ERSTES JAHRBUCH

DES

KRIEGSSPITALS DER GELDINSTITUTE

IN BUDAPEST

BEITRÄGE ZUR KRIEGSHEILKUNDE

UNTER MITWIRKUNG DER HERREN:

DR. ANTON ILLÉS, DR. LUDWIG v. ÁLDOR, DR. S. BECK, DR. GÉZA v. DIEBALLA, DR. ZACHARIAS DONOGÁNY, DR. GÉZA FARKAS, DIREKTOR FRANZ FEDER, DR. JOSEF GUSZMAN, DR. BÉLA GYÖRKI, DR. LUDWIG IHRIG, DR. JOSEF IMRE JUN., DR. LADISLAUS JANKOVICH, DR. BÉLA JOHAN, DR. WILHELM MILKÓ, DR. FRIEDRICH v. REUSZ, DR. LADISLAUS v. RHORER, DR. BÉLA v. RIHMER, DR. JOSEF SZABÓ, LEUTNANT OTTO TIHANYI

REDIGIERT DURCH:

DR. WILHELM MANNINGER

DR. KARL M. JOHN DR. JOSEF PARASSIN

MIT 382 ABBILDUNGEN, 11 SCHWARZEN :: UND 20 FARBIGEN BEILAGEN ::

BERLIN
VERLAG VON JULIUS SPRINGER
1917

ISBN-13: 978-3-642-89143-4 e-ISBN-13: 978-3-642-90999-3
DOI: 10.1007/978-3-642-90999-3

Softcover reprint of the hardcover 1st edition 1917

DRUCK VON JOSEF KERTÉSZ BUDAPEST, V., NÁDOR-UTCA 28.

Ihren Excellenzen den Herren

Ministerpräsidenten

GRAF STEFAN TISZA,

Generaloberst

BARON SAMUEL HAZAI

kön. ung. Landesverteidigungsminister,

Generalstabsarzt der Armee

DR. OTTO VON SCHJERNING

Chef des Feldsanitätswesens,

k. u. k. Generaloberstabsarzt

DR. ROBERT RITTER VON TÖPLY

Chef des militärärztlichen Offizierscorps im k. u. k. Kriegsministerium,

k. u. k. Generalstabsarzt

DR. ERICH KUNZE

Chef des Militärärztlichen Offizierscorps im k. u. k. Kriegsministerium,

k. u. k. Generaloberstabsarzt

DR. JOSEF VON SZILÁGYI

Chef des militärärztl. Offizierscorps im k. u. Landesverteidigungsministerium

und

den Aerzten der verbündeten Zentralmächte

zugeeignet vom

Kriegsspital der Geldinstitute
in Budapest.

INHALTSVERZEICHNIS.

Inhaltsverzeichnis.

I. TEIL.

Einrichtung des Spitals und Krankenverkehr.

Seite

Die Gründung des Kriegsspitals der Geldinstitute. Von Franz Feder XV
Militärische Administration. Von Otto Tihanyi XLV
Ärztliche Organisation, Pflegepersonal und Einrichtung des Spitals. Von Dr. Wilhelm Manninger LV
Die Statistik des Krankenverkehres der Verwundeten und innerlich Kranken des Spitals. Von Dr. Josef Parassin CXXIII
Todesstatistik. Von Dr. Ladislaus Jankovich CXXXIX

II. TEIL.

Beiträge zur Kriegsheilkunde.

1. Kriegschirurgie.

Asepsis und Sepsis im jetzigen Kriege. Die Gasgangraen. Der Starrkrampf (Tetanus). Von Dr. Wilhelm Manninger 1
Die pyogene Infektion der Schusswunden und die rationelle Wundbehandlung. Von Dr. Béla Györki 46
Über die mechanische Wirkung der Projektile. Von Dr. Ladislaus v. Rhorer 55
Erste Hilfe auf dem Schlachtfelde. Von Dr. Wilhelm Milkó 77
Die Verletzungen der Weichteile. Von Dr. Ludwig Ihrig 93
Über Kriegschirurgie der Blutgefässe. Von Dr. Ludwig Ihrig 108
Aneurysma embolicum infectiosum multiplex. Von Dr. Ludwig Ihrig... 128
Schussfrakturen der Extremitätenknochen. Von Dr. Wilhelm Milkó 135
Über die Schussverletzungen der Gelenke. Von Dr. Wilhelm Manninger... 200
Topische Diagnostik der Verletzungen des Zentralnervensystems. Von Dr. Friedrich v. Reusz 233
Schussverletzungen des Schädels und des Gehirnes. Von Dr. Wilhelm Manninger 276
Kriegsverletzungen der peripheren Nerven. Von Dr. Wilhelm Milkó.... 307
Schussverletzungen des Gesichtes und Halses. Von Dr. Wilhelm Milkó.... 347
Über Brustschüsse. Von Dr. Josef Parassin 358
Über Bauchschussverletzungen im Kriege. Von Dr. Wilhelm Manninger 384
Unsere Verbände. Von Dr. Wilhelm Manninger 398

Seite

Über die Hautkrankheiten im Kriege. Von Dr. S. Beck 427
Die konservative Behandlung der Kieferbrüche. Von Dr. Josef Szabó ... 459
Erfahrungen über die Kriegsverletzungen des Auges. Von Dr. Josef Imre jun. 467
Zur Chirurgie der Blasen- und Harnröhren-Schussverletzungen. Von Dr. Béla v. Rihmer 481

2. Innere Medizin.

Die Infektionskrankheiten in unserem Spital. Von Dr. Géza v. Dieballa 493
Über den Verfall der Kräfte des menschlichen Körpers und seiner Organe im Kriege. Von Dr. M. Karl John 528
Die Kriegsernährung und einige Beiträge zu den Ernährungsverhältnissen unseres Spitals. Von Dr. Géza v. Farkas 553
Über Schutzimpfstoffe. Von Dr. Béla Johan 567
Über Typhusschutzimpfungen. Von Dr. M. Karl John 581
Über Herzerkrankungen der Kriegsteilnehmer. Von Dr. Illés Antal 594
Beiträge zur Kenntniss der akuten Tonsillitiden auf Grund meiner im Kriegslazarett gewonnenen Erfahrungen. Von Dr. Zacharias Donogány 613
Kriegstuberkulose. Von Dr. Josef Parassin 626
Krieg und Magendarmkrankheiten. Von Dr. Ludwig v. Áldor 649
Über im Kriege akquirirte Nierenleiden. Von Dr. Ludwig v. Áldor 671
Zur Frage der Bekämpfung der venerischen Krankheiten. Von Dr. Josef Guszman 691

3. Die Tätigkeit des Laboratoriums.

Beiträge zur Tätigkeit des Laboratoriums unseres Spitals. Von Dr. Géza v. Farkas 707

I. TEIL.

Einrichtung des Spitals und Krankenverkehr.

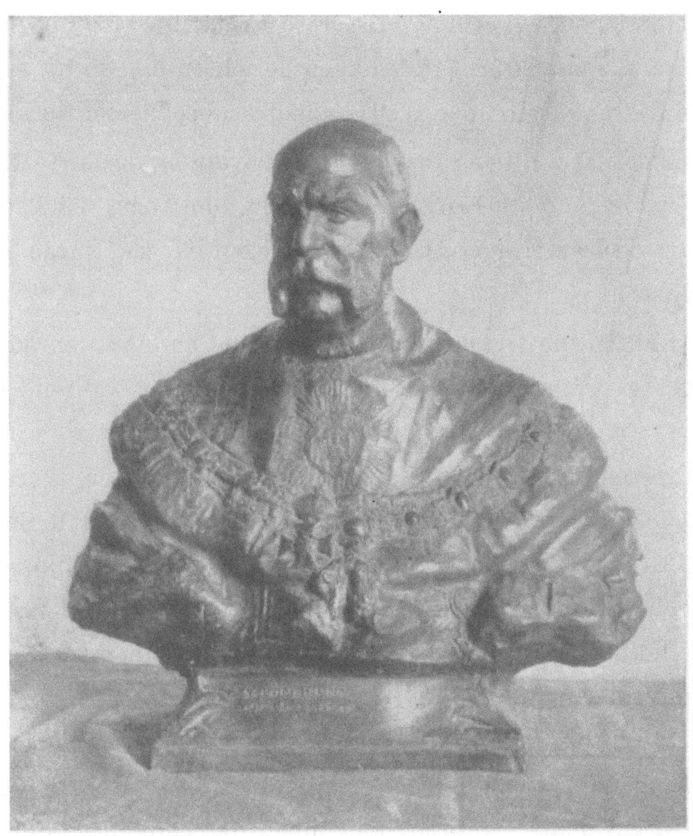

Bronzbüste weiland Seiner Majestät des Königs Franz Josef I.
Geschenk des Bildhauers Nikolaus Ligeti.

Einleitung.

Bald nach der Gründung unseres Kriegsspitales tauchte der Gedanke auf, nach Abschluss unserer ärztlichen Tätigkeit einen Bericht über dieselbe in Form eines Jahrbuches herauszugeben. Für die Kosten der Ausgabe wurde eine Summe von 5000 Kronen vorgesehen und als Fond zurückgelegt. Wer hätte damals ahnen können, dass dieser, die ganze Kulturarbeit Europas bedrohende Krieg von so langer Dauer sein würde ! Uns alle erfüllte schon damals der

Gedanke mit lebhafter Freude, als erste Friedensarbeit über die in unserem Spital gemachten Erfahrungen berichten und so für unseren Teil das blutigste Kapitel der Weltgeschichte abschliessen zu können.

Das Schicksal wollte es aber anders. Es verging das erste Kriegsjahr, es verging die erste Hälfte des zweiten, ohne dass die Tätigkeit des Spitals sich verringert hätte. Im Gegenteil, sie wurde immer umfangreicher.

Wir konnten die 10,000ste Krankenaufnahme und den 500,000-sten Pflegetag verzeichnen. Unsere Tätigkeit erfuhr während dieser Zeit keine wesentlichen Änderungen, doch sammelten wir eine Menge interessanter Beobachtungen und schöpften aus den Veröffentlichungen der an der Front tätigen Kollegen eine ganze Reihe sehr wichtiger Erfahrungen. Aus dem Vergleiche der Ergebnisse aus beiden Quellen glaubten wir uns in die Lage versetzt, über manchen strittigen Punkt ein abschliessendes Urteil zu gewinnen. Andernteils führten unsere von der Front heimkehrenden Kollegen beständig Klage darüber, dass sie von den Früchten ihrer Tätigkeit und von dem Ausgang der nach abgeänderten Indikationen durchgeführten Operationen garnichts erfuhren, weil ihnen das endgültige Schicksal ihrer Kranken infolge des schnellen Abtransports völlig unbekannt bliebe. Am treffendsten gab Sauer dieser peinlichen Ungewissheit Worte, als er bei Erörterung der operativen Behandlung von Kopfschüssen schrieb:

„Eine Klärung dieser Frage ist nur dann möglich, wenn die im Etappengebiet und in der Heimat tätigen Chirurgen uns über das Schicksal der in den Feldspitälern wegen Streifschussverletzungen des Schädels Frühoperierten und über die Resultate der später ausgeführten Operationen ausführlich berichten."

Diesem, von vielen Seiten laut werdendem Wunsche entsprang der Entschluss, unseren Bericht nicht bis zum Ende des Krieges zu verschieben, sondern den ersten Teil desselben schon jetzt zu veröffentlichen. Wir waren uns darüber klar, dass in vielen der berührten Fragen ein endgültiges Urteil noch nicht gefällt werden könne, glaubten aber, dass es doch gelungen sei, unter Benützung der uns zur Verfügung stehenden Literatur in manche dunkle Ecke der Kriegsheilkunde etwas mehr Licht zu werfen. Die Literaturangaben sammelten und benützten wir bis Anfang Mai 1916. Die ungarische Fassung des Berichtes war bis Ende Juli abgeschlossen, die ersten fertiggestellten Exemplare konnten wir am 11. Oktober dem Kuratorium überreichen. Mit der Drucklegung parallel wurden die deutschen Übersetzungen angefertigt und an Dr. med. *Ritterband* (Halensee) nach Berlin abgesandt, der mit überaus gewissenhafter Arbeit die sprachlichen Unebenheiten glättete. Wir sagen ihm an dieser Stelle unseren besten Dank für die grosse Mühe und Sorgfalt, mit der er diese schwierige und heikle Arbeit verrichtete.

Dank der grosszügigen Freigebigkeit des Kuratoriums konnten wir je ein Freiexemplar der ungarischen Ausgabe den ungarischen Militärärzten an der Front übersenden. Wir können es nicht unterlassen, dem Kuratorium unsern Dank dafür auch an dieser Stelle auszusprechen.

Zu besonderm Dank sind wir auch einer grossen Reihe von Mitarbeitern verpflichtet, die an der Aufarbeitung des umfangreichen statistischen Materials, der Illustrationen u. s. w. tätig waren. Namentlich erwähnen müssen wir Herrn Oberleutnant *Béla von Takách*, der den grössten Teil der Zeichnungen, den Einj. Freiw. Zugsführer *Dr. Stephan Császár*, der die statistischen Tafeln, und Kadett *A. von Köpf*, der die schematischen Zeichnungen der Nervenverzweigungen anfertigte. Besondere Anerkennung möchten wir auch der Buchdruckerei Josef Kertész und den Zinkografen Weinwurm jun. & Comp. aussprechen, die trotz starken Mangels an Arbeitskräften und an Material alles daransetzten, dem Buche auch ein entsprechendes Äussere zu verleihen. Nicht unerwähnt kann es bleiben, dass die Verlagsbuchhandlung Julius Springer (Berlin) uns in zuvorkommendster Weise unterstützte, so dass das Buch trotz der schwierigen Zeitverhältnisse in einer würdigen und vornehmen Form erscheinen kann.

Wir sind uns wohl bewusst, dass unserm Jahrbuch viele Mängel anhaften. Ein Hauptgrund dafür lag in der drängenden Eile, mit der wir den Bericht abfassen mussten. Trotz der uns obliegenden schweren Alltagsarbeit setzten wir alles daran, das Erscheinen des Buches möglichst zu beschleunigen, damit es rechtzeitig in die Hände der Frontärzte gelange.

„Habent sua fata libelli."

Budapest, im Jänner, 1917.

Die Herausgeber:

Dr. Wilhelm Manninger

Dr. Karl M. John *Dr. Josef Parassin.*

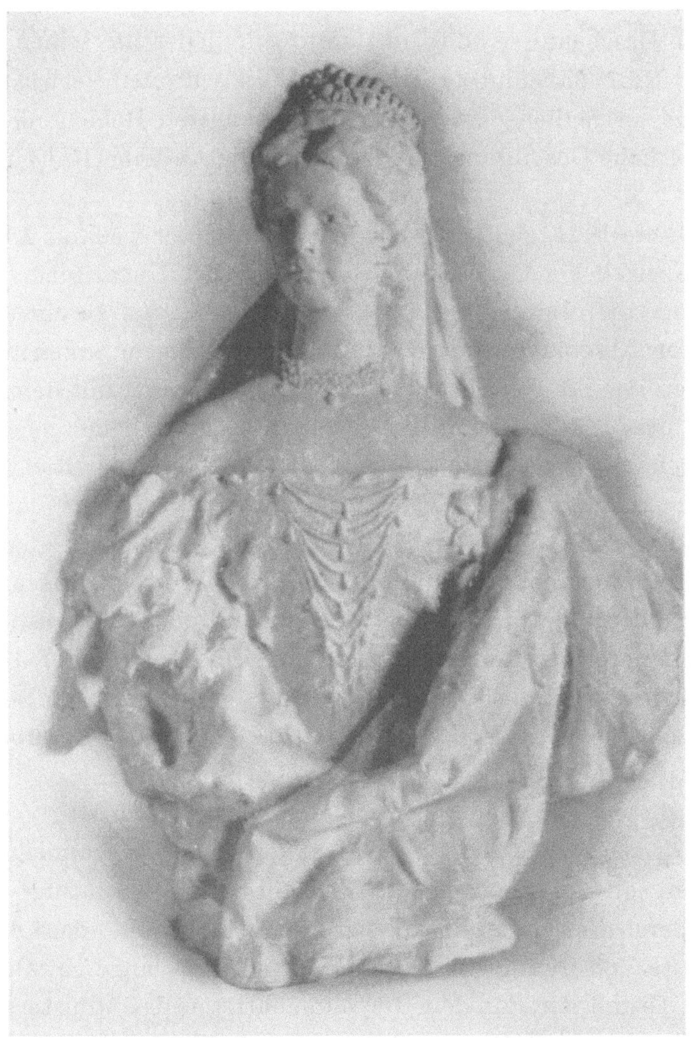

Gypsbüste weiland Ihrer Majestät der Königin Elisabeth.
Geschenk des Bildhauers Georg Zala.

Die Gründung des Kriegsspitals der Geldinstitute.

Von

Franz Feder,
administrativer Direktor.

Das „*Kriegsspital der Geldinstitute*" verdankt seine Entstehung der grosszügigen sozialen Einsicht und der richtigen Erkenntniss der Leiter unserer Geldinstitute, dass angesichts der weltbewegenden Geschehnisse, die uns umtoben, jeder an seiner Stelle mit voller Kraft dabei mitzuwirken habe, die schweren Verwüstungen des Krieges erträglicher zu gestalten und unseren Helden nicht nur ihre körperliche Gesundung, sondern auch die seelische Ruhe wiederzugeben.

Im Jahre 1914, gleich bei Kriegsbeginn, berief weiland *Koloman von Széll*, wirklicher Geheimrat, Gouverneur der Ungarischen Hypothekenbank, die führenden Männer der Geldinstitute zu einer Beratung, deren Aufgabe es war, Mittel und Wege für ein Samariterwerk festzulegen, das die Geldinstitute entschlossen waren, mit dem vollen Gewicht ihres Einflusses und ihrer Macht zu fördern, und gleichzeitig der ähnliche Zwecke verfolgenden Landesaktion eine Richtschnur zu bieten.

Die Beratung führte zu dem Beschlusse, ein gross angelegtes Kriegsspital zu errichten und dieses dem Landesverteidigungsminister zu unterstellen. Gleichzeitig wurde festgelegt, dass die Anstalt den Interessen der Verwundeten in einer Weise dienen solle, die dem moralischen Gewicht der Geldinstitute und der opferwilligen Begeisterung entspreche, von der die Geldinstitute bei Lösung der übernommenen Aufgabe geleitet waren.

Von diesem Hauptmotiv ausgehend, wurde gleichzeitig beschlossen, dass das zu errichtende Spital nicht nur in seinen räumlichen Verhältnissen, sondern auch hinsichtlich der Inneneinrichtung wie in jeder anderen Beziehung dermassen organisiert werde, dass die vollkommenste Versorgung der Kranken in jedem Belange gewährleistet sei. Auf Grund der mit dem Bevollmächtigten des Ministers, Feldmarschalleutnant *Baitz*, gepflogenen mündlichen Verhandlungen wurde bezüglich der Leitung des Spitals ein Abkommen getroffen, auf Grund dessen der Minister den Dozenten, Stabsarzt Dr. *Wilhelm Manninger* zum Kommandanten des Spitals ernannte. Hierauf meldeten die Vertreter der nachbenannten Geldinstitute die Beträge an, die sie für den Anfang zur Erhaltung des Spitals bereitstellten, und zwar :

		Beitrag :
Pester Vaterländischer Erster Sparkasseverein ...	K	444.000.—
Pester Ungarische Kommerzialbank	„	444.000.—
Übertrag	K	888.000 —

Übertrag	K	888.000 –
Ungarische Allgemeine Kreditbank	„	444.000. –
Oesterreichisch-Ungarische Bank	„	222.000. –
Ungarische Hypothekenbank	„	222.000. –
Ungarische Escompte- und Wechslerbank	„	222.000. –
Vaterländische Bank	„	222.000. –
Ungarische Bank und Handelsaktiengesellschaft .	„	222.000. –
Vereinigte Budapester Haupstädtische Sparkasse	„	111.000. –
Ungarische Landeszentral Sparkasse	„	111.000. –
Ungarische Agrar- und Rentenbank	„	86.000. –
Landeszentral-Kreditgenossenschaft	„	44.400. –
Landes Hypothekeninstitut der Kleingrundbesitzer	„	44.400. –
Ungarische Allgemeine Sparkasse	„	34.400. –
Hungaria-Bank, A.-G.	„	22.200. –
Ungarische Filiale des „Wiener Bankverein“	„	22.200. –
Nationale Sparkasse und Bank, A.-G.	„	18.700. –
Budapester Sparkasse und Landes Pfandleih-Institut	„	18.700. –
Königl. Ungarische Privil. Klassenlotterie	„	18.700. –
Innerstädter Sparkasse	„	18.700. –
Erste Ungarische Gewerbebank	„	17.700. –
Zentral-Hypothekenbank der Ungarischen Sparkassen	„	11.100. –
„Hermes“, Ungarisches Allgemeines Wechselgeschäft	„	11.100. –
Ungarische Handelskreditbank, A.-G.	„	9.350. –
Budapester-Leopoldstädter Sparkasse	„	7.350. –
	K	3,049.600. –

In einer an das Landesverteidigungsministerium gerichteten Eingabe erklärten die Geldinstitute, dass sie vorderhand zur Erhaltung des Spitals keinen Beitrag des Militärärars beanspruchen wollten und um die festgesetzten Verpflegungsgebühren nur dann ansuchen würden, wenn sie über die Erhaltungskosten entsprechend orientirt wären und sich von der unbedingten Notwendigkeit ihrer Inanspruchnahme überzeugt hätten. Als dann von der im November 1914 erfolgten Eröffnung des Spitals bis Ende desselben Jahres 42177 Verpflegungstage in Anspruch genommen wurden, war es ganz offenkundig, dass die Erhaltungskosten eine beständige Steigung erwarten lassen würden, weshalb sich das Kuratorium des Spitals entschliessen musste, um die Verpflegskosten anzusuchen. Das Militärärar hat demnach vom Jänner 1915 ab täglich 2.— Kronen, vom Oktober desselben Jahres ab per Kopf und Tag täglich 3.— Kronen vergütet und insgesamt bis Ende Mai 1916 den Betrag von Kronen 1,132.951.— an Verpflegungskosten bezahlt.

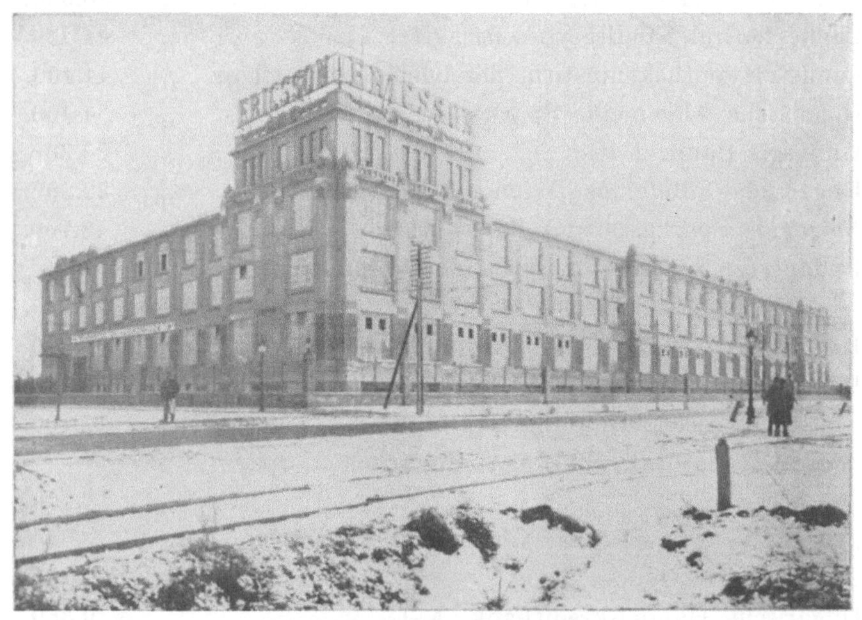

Das Spital der Geldinstitute.

Die Gründer der Anstalt wählten aus der Reihe der führenden Männer der Geldinstitute zur Beaufsichtigung der Geschäftsleitung ein achtgliedriges Kuratorium, das aus folgenden Mitgliedern bestand:

Franz von Heinrich, Direktionsmitglied (Pester ungarische Kommerzialbank),

Baron Marcell Madarassy-Beck, Generaldirektor (Ungarische Escompte- und Wechslerbank),

Baron Julius Madarassy-Beck, Generaldirektor (Ungarische Hypothekenbank),

Elemér von Horváth, Direktor (Ungarische Allgemeine Kreditbank),

Julius von Walder, Generaldirektor (Pester vaterländischer Erster Sparkasseverein),

Dr. Julius Kelemen, Direktor (Vaterländische Bank),

Simon von Krausz, Generaldirektor (Ungarische Bank und Handelsaktiengesellschaft),

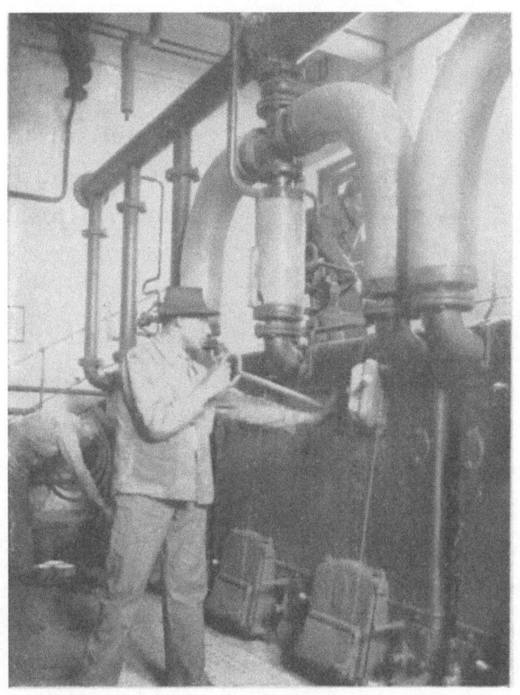

Die Heizkessel.

Fritz Schödl, Vorstand des Budapester Hauptinstitutes der Oesterreich-Ungarischen Bank, der im März 1915 verschieden ist. An dessen Stelle trat *Aladár von Heinrich*, Generalrat der Oesterreich-Ungarischen Bank.

Die unmittelbare Leitung der Kuratoriumsgeschäfte hat Herr *Franz von Heinrich* übernommen. Die administrative Leitung wurde Herrn *Franz Feder*, pens. Direktor des Franz Josef Spitals, übertragen.

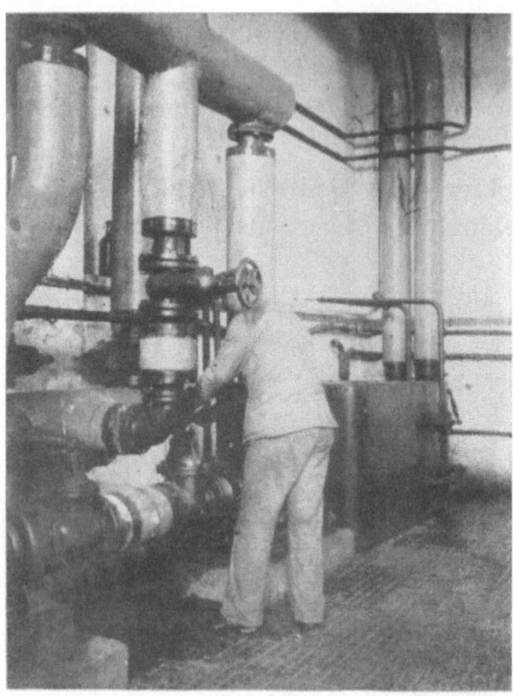

Das Kesselhaus der Zentralheizung.

Die erste Aufgabe des Kuratoriums galt der Beschaffung eines entsprechenden Gebäudes für die Zwecke des Spitals, was auch in Kürze erreicht wurde, da es gelang, das auf dem Fehérvári-ut 102 gelegene, der „Ericsson", Ungarische Electrizitäts A.-G., gehörige, noch unbenützte neue Fabriksgebäude in Pacht zu nehmen. Obschon die architektonische Struktur des Gebäudes, wie selbsverständlich, den Anforderungen eines modernen Krankenhauses nicht entsprechen konnte, war für dessen Inanspruchnahme der Umstand bestimmend, dass eine ganze Reihe von grossen lichten Räumen vorhanden war. Materiell war die Pacht kein geringes Opfer, weil man sich ausser dem jährlichen Pachtschilling von 200.000.— Kronen noch zur Zahlung sämmtlicher öffentlichen Abgaben verpflichten musste. Gleichwohl hat das Kuratorium

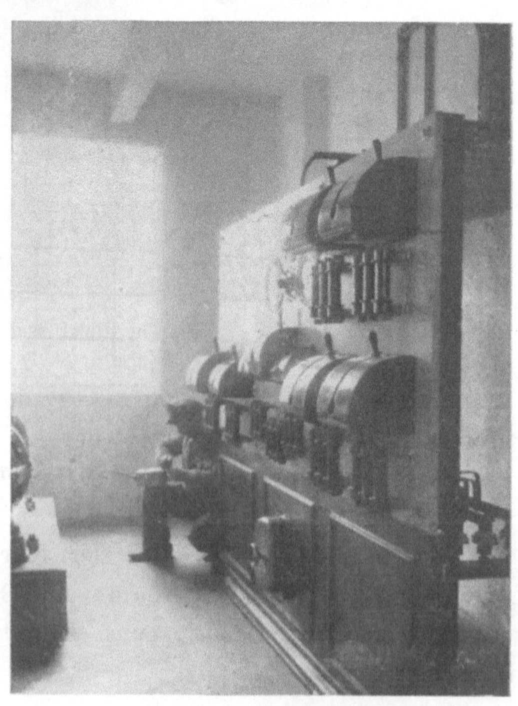

Elektrische Zentralanlage.

willig die grossen Lasten übernommen, weil dessen Entschliessungen von dem einen Gedanken beherrscht waren, dass in den Dienst der Armee nur eine Institution zu stellen sei, deren Wirksamkeit in jeder Richtung beispielgebend sei.

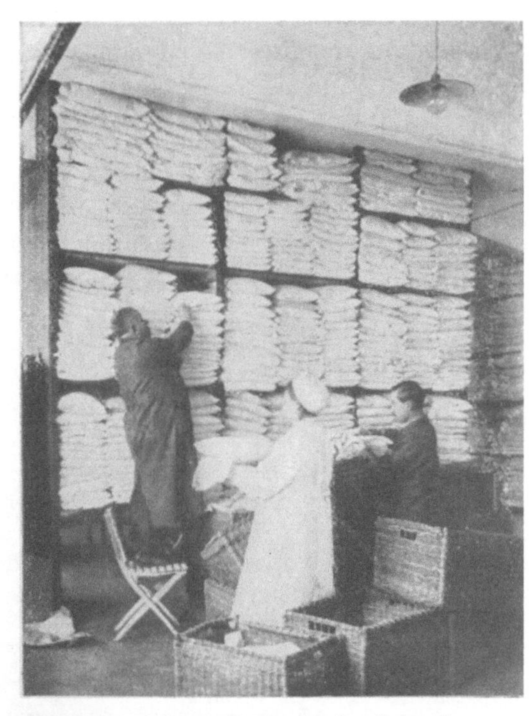

Wäscheabgabe in der Leinenkammer.

Kaum war dieser Teil der Organisationsarbeit erledigt, so wurde auch mit der Umgestaltung des Gebäudes begonnen. Vor allem waren die grossen Arbeitssäle (55 ½ Meter lang, 14 Meter breit) zu passenden Krankensälen umzuwandeln, aus welchem Grunde mehrfach Zwischenwände gezogen werden mussten, damit die Säle leicht überblickt und jede Beschäftigung in ihnen bequem verrichtet werden könne. Diese Arbeit wurde durch den Urzustand insofern begünstigt, als beim Bau der Fabrik den Anforderungen der Arbeiterhygiene ziemlich weitgehend Rechnung getragen war. So war in

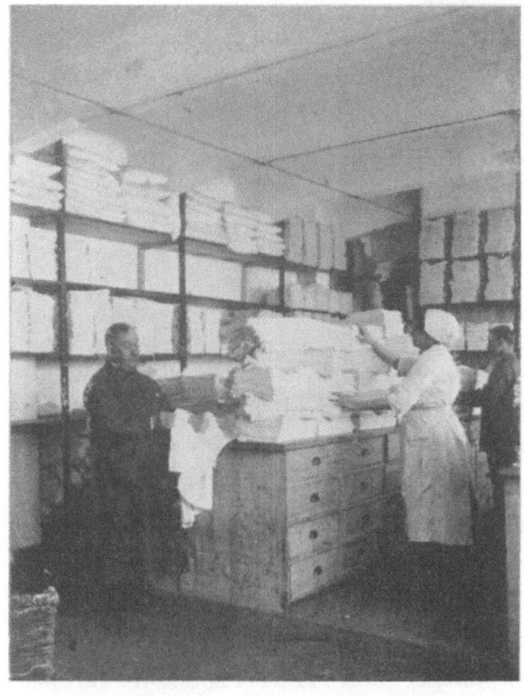

Wäscheabgabe in der Leinenkammer.

Verbindung mit den Arbeitssälen eine ganze Reihe von Wasch- und Sauberkeitsräumen vorgesehen, die mit Leichtigkeit in den Dienst des Spitals gestellt werden konnten. Es gibt daher auf jeder Abteilung genügend Bade-, Wasch- und Anstandsräume. Ganz abgesonderte Räume sind für den Verbandwechsel eingerichtet, und jeder Krankensaal hat auch ein eigenes Rauchzimmer. Mit dem ärztlichen Speisesaal steht ein grosser Festsaal in Verbindung, wo die

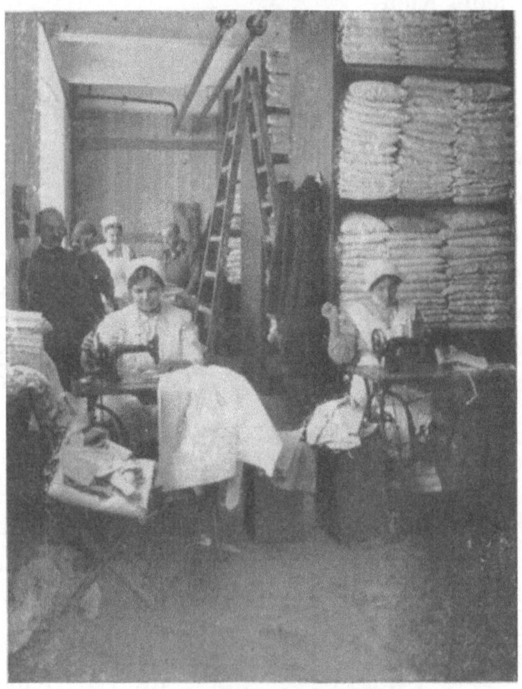

Ausbessern der Weisswäsche.

der Zerstreuung und Unterhaltung dienenden Vorträge stattfinden. In ihm wurden auch eine Reihe von Veranstaltungen abgehalten, die der Belehrung gewidmet waren. Auf diese letzteren werden wir noch eingehend zurückkommen. Der Saal dient gleichzeitig als Speise- und Gesellschaftsraum für die Schwestern. Daselbst ist auch die 2000 Bände zählende, ungarische, deutsche, rumänische und slavische Werke enthaltende Bibliothek untergebracht, die den Kranken vom Spitalkommandanten zur Verfügung gestellt wurde. Ferner ist auch der Kinoprojektionsapparat, den Herr Professor *Baron*

Koloman Müller, Präsident der Landestuberkulosekommission, dem Spital freundlichst überlassen hat, dort aufgestellt.

Die Leistungsfähigkeit der vorhandenen Zentralheizung wurde durch Einschaltung eines weiteren Heizkessels wesentlich erhöht, was zur Folge hatte, dass trotz fehlender Doppelfenster in allen Räumen eine angenehme Wärme herrscht. Nur für das Tiefparterre mussten Doppelfenster angefertigt werden, damit auf der Übergangsstation und in der Quarantaine die entsprechende Temperatur gesichert sei. Zweckmässige Lagerräume, Kleider- und Wäschekammern,

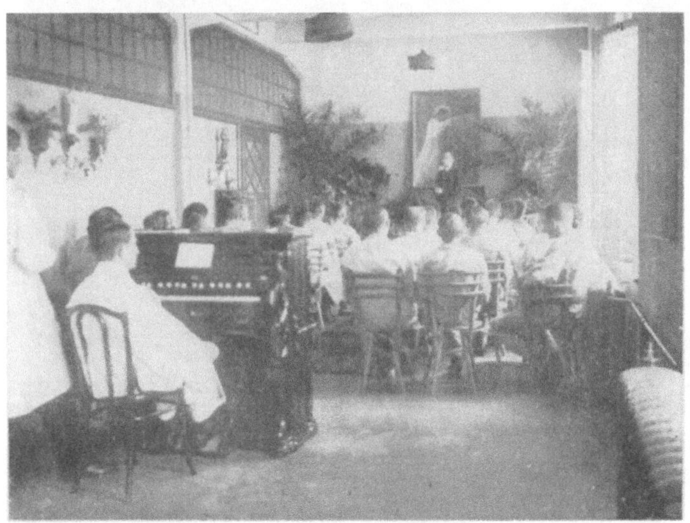

Kapelle des Spitals.

ferner Arbeitsräume für Schneider, Schuster, Tischler usw., Krankenaufnahmeräume, Kommandanten- und Direktionskanzlei, Schlafräume für die Schwestern und Wärter, alles helle, luftige Räumlichkeiten, ergänzen die zweckdienliche Einrichtung des ausgedehnten Instituts.

Der überaus grosse Bedarf an Wäsche musste durch Leihwäsche gedeckt werden, die auch in der Leihanstalt gereinigt wurde. Trotzdem war die mit bedeutenden Kosten verbundene Anschaffung eigener Wäsche, von Leintüchern, Schlafröcken usw., unausweichlich, da sonst die Bedürfnisse bei der grossen Krankenanzahl und dem lebhaften Verkehr nicht hätten gedeckt werden können.

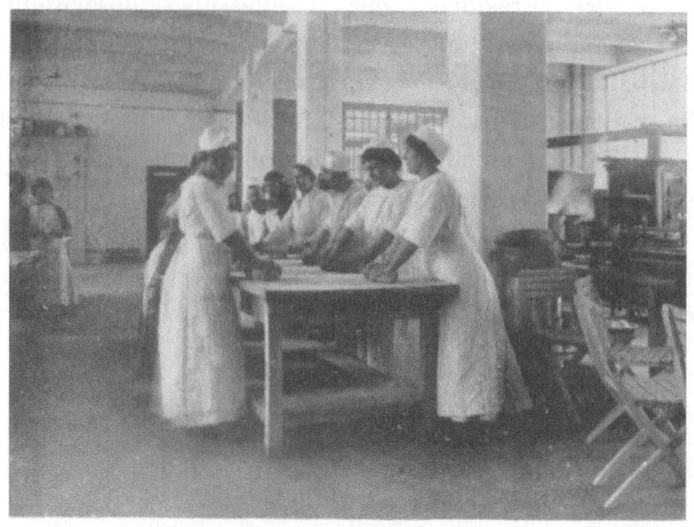

Küche: Der Teig wird geknetet.

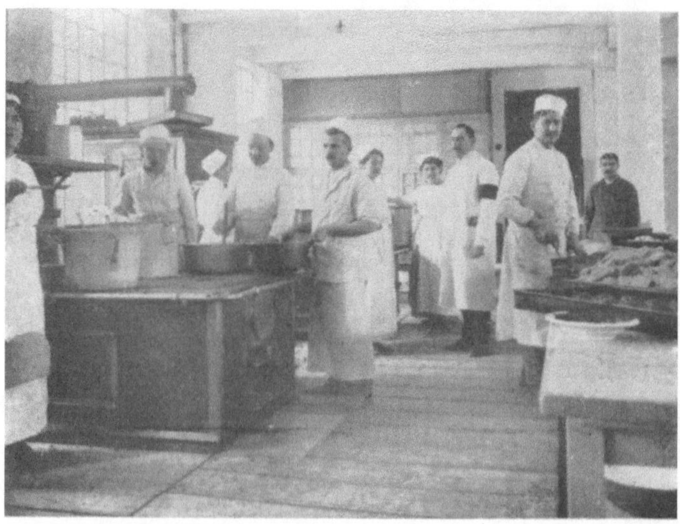

Küche: Vorne der Herd der diätetischen Küche, rückwärts der Milchherd.

Auch eine Kirche haben wir für unsere Kranken eingerichtet, die als wahre Simultankirche zu betrachten ist. Die Bekenner der verschiedenen Konfessionen haben, in gegenseitiger Achtung ihres Glaubensbekenntnisses, dort abwechselnd ihre Gottesdienste ab-

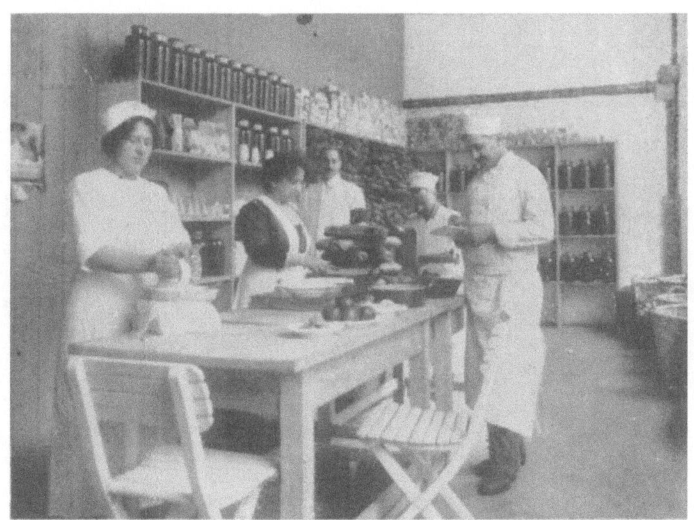

Speisekammer neben der Küche.

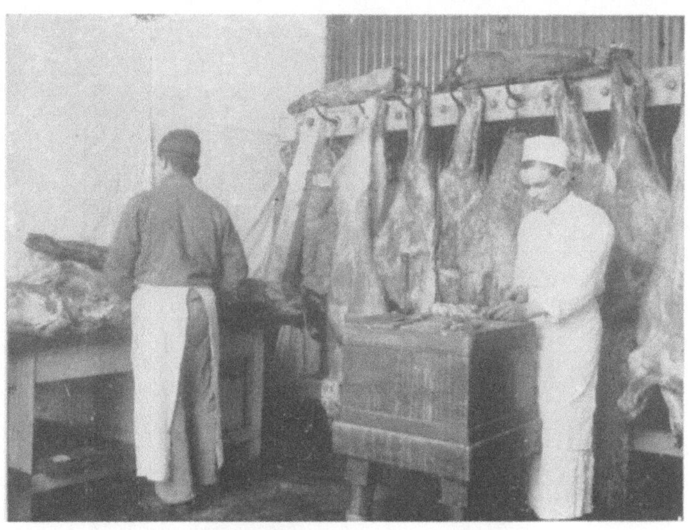

Fleischzurichtung in der Fleischkammer.

gehalten. An grossen Feiertagen werden im Festsaal musikalische Festmessen gelesen.

Im Anschluss an die Krankenaufnahmeräume haben wir ein grösseres Bad eingerichtet, das bei der Aufnahme der Kranken nicht nur eine intensive Reinigung ermöglicht, sondern auch die Prozedur

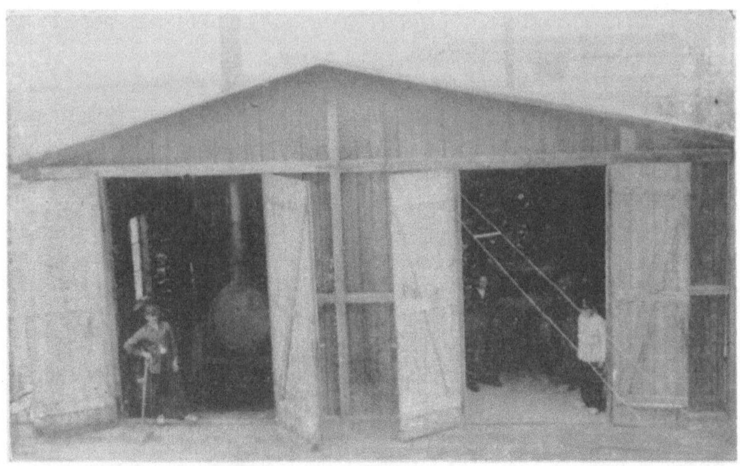

Die Desinfektionshütte: links das Lokomobil, (leihweise von der Fabrik Schlick-Nicholson zum Gebrauche überlassen) rechts der Raum für den Dampfkessel (Desinfektor).

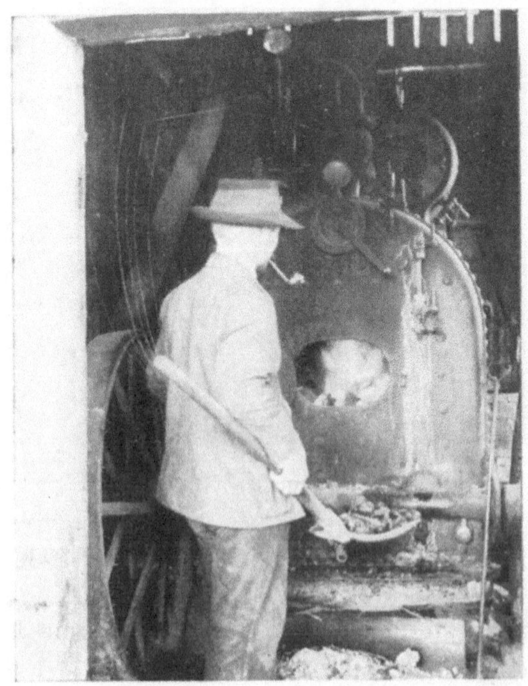

Dampferzeugung für die Desinfektionsmaschine.

der Entlausung erleichtert und somit auch Schutz gegen Einschleppung von Infektionen bietet.

Die Einrichtung von entsprechenden Operationssälen, Sterilisations- und Narkotisierräumen, ferner einer Röntgenabtheilung, hat sehr viel Arbeit beansprucht. Die gesamte Inneneinrichtung wurde im Monat Oktober mit fieberhafter Eile betrieben, und die angestrengte Arbeit hatte den Erfolg, dass am Ende des Monats in den mit Blumen geschmückten Krankensälen 1250 vorzüglich ausgerüstete, hübsche Betten unseren Kranken zur Verfügung standen.

Gegen Ende des Monats kam die Reihe an die Kücheneinrichtung. Wenn wir mitteilen, dass unsere Küche ein 24 Meter langer und 13 Meter breiter Raum ist, mit 9 Fenstern von 3 Meter Höhe und 3 Meter Breite, so ist leicht zu verstehen, dass die zweckentsprechende Ausstattung des Raumes mit viel Arbeit verbunden war. Wir haben 2 grosse Sparherde aufgestellt, auf denen für je 800 Mann gekocht und gebraten werden kann. 12 Kochkessel mit je einem Rauminhalt von 120 bis 300 Liter umgeben die Sparherde. Eine ganze Reihe der verschiedensten Hilfsmaschinen und 2 grosse amerikanische Eiskästen ergänzen die Einrichtung. In dem an die Küche stossenden Nebenraume befinden sich die Metzgerei, verschiedene Vorratskammern und die Milchkammer, in der ausschliesslich die Milch und deren Nebenprodukte eingelagert und behandelt werden.

Kaum waren wir mit der Einrichtung der Küche fertig geworden, so mussten auch schon aufs schnellste die für den ersten Bedarf nötigen Lebensmittel beschafft werden. Überhaupt mussten wir auf die Verköstigung der Kranken grosses Gewicht legen, da die leitenden Ärzte des Spitals mit dem Kommandanten an der Spitze, in dieser Richtung weitgehende Anforderungen stellten. Nicht nur der Normalkost, sondern auch der dietätischen Küche musste grosse Sorgfalt zugewendet werden. Das Kuratorium hat keine Kosten gescheut und im Interesse der Kranken allen Vorschlägen gern zugestimmt. Wir haben uns bemüht, durch Anschaffung des besten Rohmaterials, Anstellung von fachkundigem Gesinde (1 Oberkoch, 1 Koch, Suppen-, Mehlspeis- und Kaffeköchinnen usw.) dieser schweren Aufgabe in jeder Weise gerecht zu werden.

Schwer muss die Aufgabe deshalb genannt werden, weil, wie bekannt, einerseits die Beschaffung der Rohmaterialen mit ungeheuren Schwierigkeiten verbunden war, anderseits die Preise der Lebensmittel während der Kriegsdauer um 400 bis 500%, ja bei einzelnen wichtigen Nahrungsmitteln sogar um 700 bis 800% in die Höhe gegangen waren. In der nachfolgenden statistischen Tabelle sind die bezüglichen Daten genau aufgeführt.

VERGLEICHENDE TABELLE

über die Anschaffungspreise einzelner Lebensmittel in den Jahren 1914 bis 1916. Nach den Aufzeichnungen des Jahresberichtes der Markthallendirektion der Landes-Haupt- und Residenzstadt Budapest. Bei jedem einzelnen Posten wurde der billigste Preis als Grundlage angenommen.

Name der einzelnen Lebensmittel	1914 Durchschnittspreis K	1916 Durchschnittspreis K	Preiserhöhung in %
Ochsenfleisch, Suppenfleisch.	1.43	10.——12.—	669
Kudelflek	—.40	1.20	200
Kalbfleisch, Brust und Schulter	1.66	9.——11.60	520
Schaffleisch	1.06	5.60— 7.40	513
Lammfleisch	1.58	6.—— 9.20	381
Schweinefleisch	1.48	9.——11.—	575
Schweinefleisch, geselcht	1.60	8.40—10.—	575
Wurst	1.24	4.—— 6.—	303
Würstl (1 Paar)	—.12	—.40——.72	366
Knackwurst, (das Stück)	—.09	—.36——.72	500
Speck, geselcht	1.49	6.50	336
Schmeer	1.44	6.20	330
Grieben	1.16	6.—	417
Schweinefett	1.44	6.40	344
Milch (das Liter)	—.22	—.54	145
Topfen	—.57	2.—	250
Liptauer Käse	1.39	4.60	230
Emmenthaler Käse	1.04	5.40	419

Grojer Käse	1.64	4.80	192
Weissbrot	—.29	—.60	106
Kornbrot	—.23	—.48	108
Mehl 0-er	—.31	—.84	170
Brotmehl	—.23	—.48	108
Bohnen, kleine weisse.......	—.29	—.56	93
Reis, ungarischer	—.40	4.—	900
Ei zu 2 Kronen............	32 Stück	8 Stück	300
Kartoffel, neue.............	—.08	—.24	200
Zwiebel (Makóer)...........	—.19	1.80	847
Knobel II.	—.26	5.80— 8.—	2553
Kopfsalat II. das Stück	—.05	—.02——.14	60
Sauerkraut	—.23	—.70——.80	226
Pflaumen	—.47	4.—— 5.30	889
Pflaumen, gedörrte, das Kgr.	—.54	2.80— 3.20	455.

Trotz alledem können wir ohne Unbescheidenheit feststellen, dass unsere Arbeit von Erfolg begleitet war, was sowohl seitens des zuständigen Ministeriums, als auch von berufenen Fachmännern wiederholt anerkannt wurde. Diese Frage behandeln wir übrigens auch an anderer Stelle des Jahrbuchs wo wir auf wissenschaftlich-physiologischer Grundlage über die erreichten Erfolge der Spital-ernährung Rechnung legen und auf wichtige Einzelheiten genauer eingehen.

Erwähnen wollen wir noch, dass die Speisen nach den Krankensälen mittelst eines mit der Küche in unmittelbarer Verbindung stehenden Fahrstuhles befördert werden.

Die Versorgung mit Medikamenten erfolgt durch eine eigene Apotheke, über deren Wirksamkeit an anderer Stelle Bericht erstattet wird.

Das freundliche Entgegenkommen der Direktion der hauptstädtischen Desinfektionsanstalt hat es uns ermöglicht, eine eigene Desinfektionsstation zu errichten, die uns im Kampfe gegen die Einschleppung der ansteckenden Krankheiten vorzügliche Dienste geleistet hat.

In der Kuratoriumskanzlei waren ausser dem Direktor ein Kassierer, drei weibliche Beamte und zwei Manipulantinnen beim

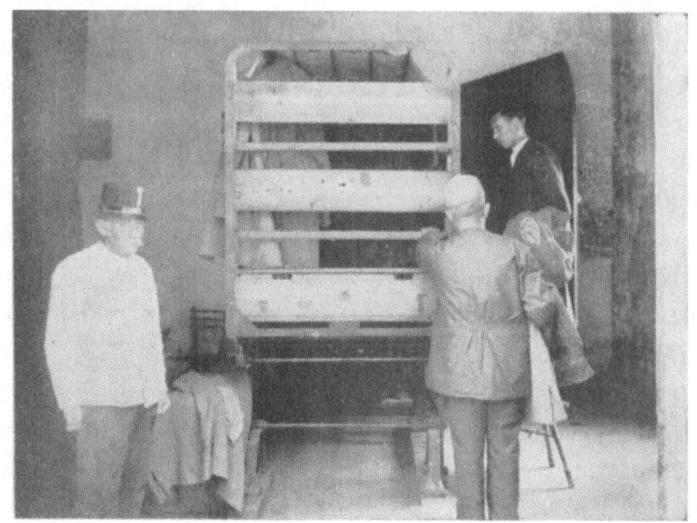

Kleider, zur Desinfektion bestimmt, werden in den Kessel gelegt.

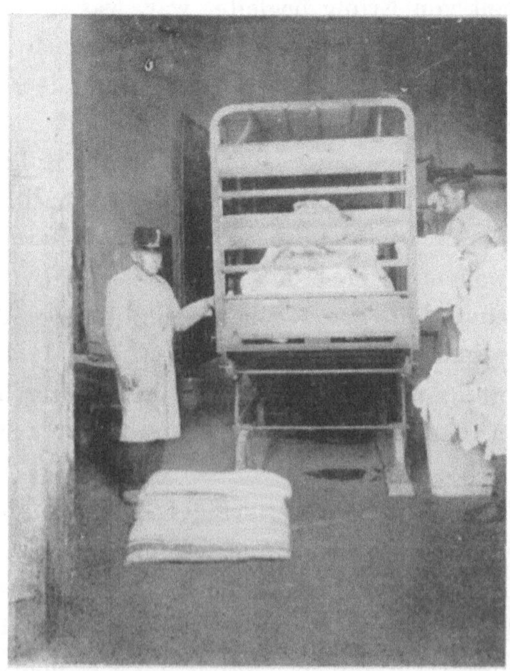

Desinfizierte Wäsche wird aus dem Kessel genommen.

Fernsprechapparat beschäftigt. Zeitweise haben militärische Personen bei der Erledigung der ziemlich umfangreichen Arbeit mitgeholfen.

Die Bemühungen der Spitalleitung, den Kranken das eigene Heim nach Möglichkeit zu ersetzen und dessen heimliche Wärme, soweit es geht, in das starre Spitalleben hineinzutragen, sind, wie wir hoffen, nicht ohne Erfolg gewesen. Ebenso war die Spitalleitung bestrebt, durch verschiedene festliche Veranstaltungen und ferner durch mancherlei zur Verbreitung von gemeinnützigen Kentnissen gebotene Vorträge das Geistes- und Gemütsleben der Kranken vorteilhaft zu beeinflussen, in der Erwägung, dass Einwirkungen solcher Art auch den Heilerfolgen zu Gute kommen mussten.

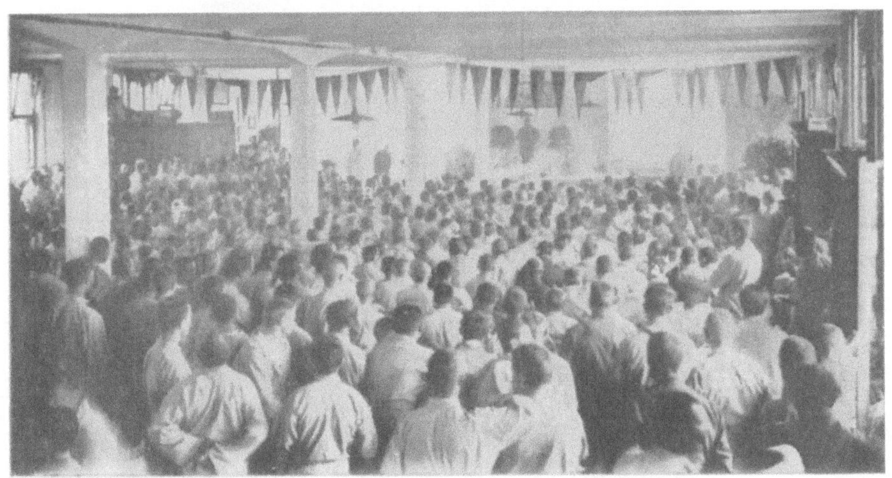

Konzert im grossen Festsaal.

Das Weihnachtsfest im Jahre 1914 bleibt allen, die daran Theil genommen haben, dadurch besonders in Erinnerung, dass der Kommandant des Spitals eine von Professor Zutt entworfene künstlerische Plakette anfertigen liess, womit jeder einzelne Kranke beschenkt wurde. Ausserdem haben die Geldinstitute jedem Kranken 10 Kronen in Geld und verschiedene andere nützliche Gegenstände zukommen lassen. Die weihevolle Rede des Bischofs *Ottokár Prohászka* über den Weihnachtsfrieden in ungarischer und deutscher Sprache, hat die Feststimmung im bedeutendem Masse erhöht, und das vom Künstlerpaar *Goth* vorgetragene Betlehemspiel mit seiner herzlich lieben Naivität hat die Kranken bis zu Tränen gerührt. Auch das Weihnachtsfest im zweiten Kriegsjahre wurde würdig begangen: wir bedachten alle unsere Kranken mit nützlichen Geschenken und waren liebevoll bemüht, ihnen die Festtage fröhlich zu gestalten.

Das freundliche Entgegenkommen verschiedener Kulturvereine, und zwar des Ofner Volksbildungsvereines (Präsident *Benő Haypál*,) des Landesvolksunterrichtsvereines (Präsident *Katona Béla*) und

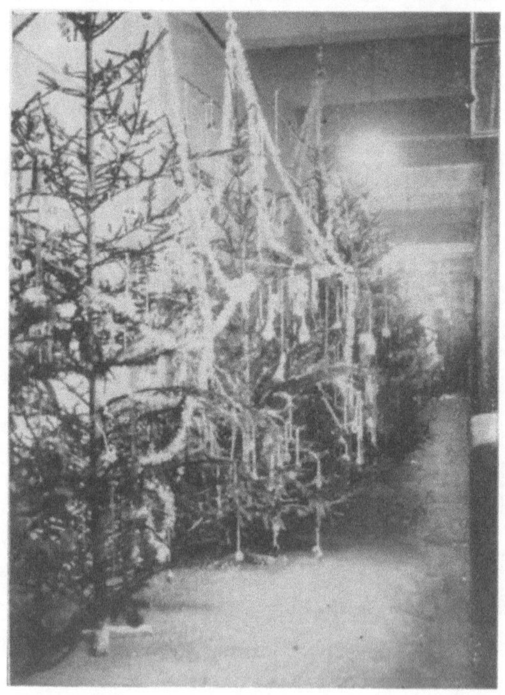

Christbäume (1914).

des Arbeitergymnasiums des II. Bezirkes (Präsident *Ludwig Szmik*), ermöglichte es, im November und December 1915 Analfabetenkurse und mehrere gemeinverständliche Urania-Vorträge mit projizierten Bildern zu veranstalten. Unter Aufsicht des Herrn *Dr. Josef Kabakovich* haben die Herren *Moritz Ballagi*, *Alexander Csizmadia*, Professoren der höheren Handelsschule, unter Mitwirkung der Fachlehrerin Fräulein *Ilona von Bertóthy* zwei je 5 Monate währende Handelslehrkurse abgehalten. Es wurde in Buchhaltung, kaufmän-

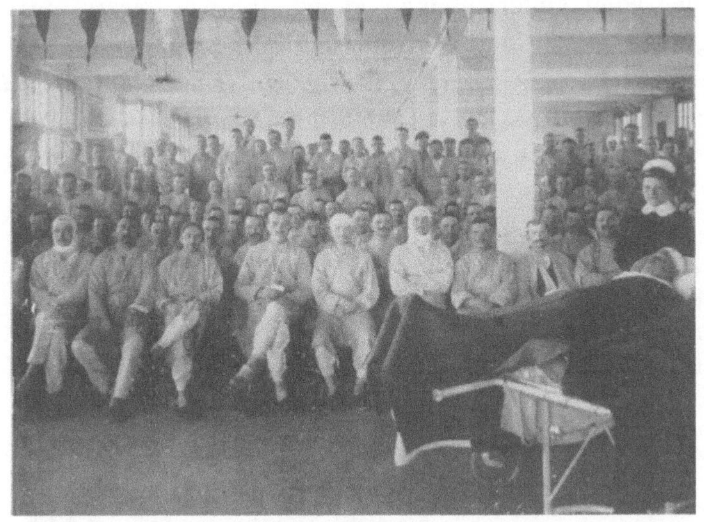

Kinovorstellung.

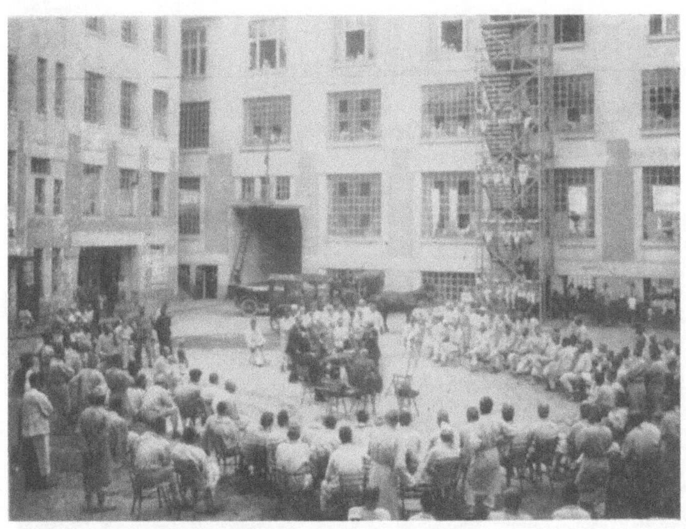

Gesellige Zusammenkunft im Sommer im Hofe des Spitals.
Eine Zigeunerkapelle konzertiert.

nischem Rechnen und Handelskorrespondenz mit zufriedenstellendem Erfolg unterrichtet. Wir müssen noch hinzufügen, dass die erwähnten 3 Kulturvereine mehrere Konzerte und musikalische Nachmittage für unsere Kranken veranstaltet haben und damit ein Beispiel edler Opferwilligkeit gaben, für das unsere aufrichtige Danksagung nur eine geringe Anerkennung ist.

Unter der Leitung des königl. ung. Unterintendanten *Ladislaus Nagy* und Mitwirkung des Fachlehrers *Géza Molnár* wurde auch

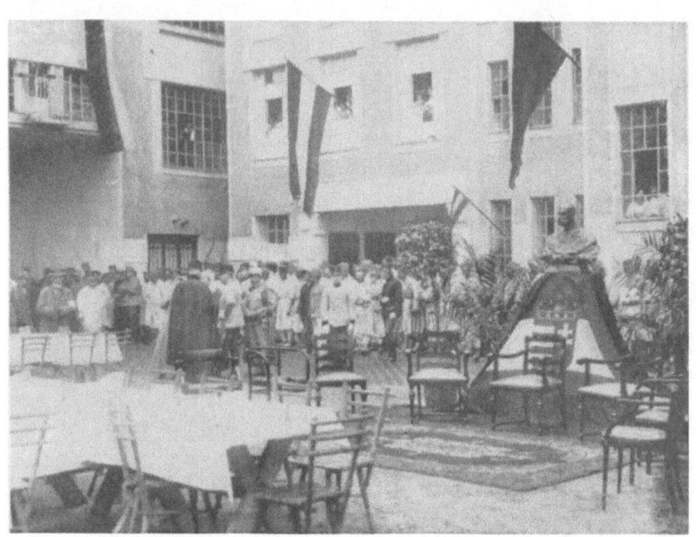

Russische Austauschgefangene werden erwartet.

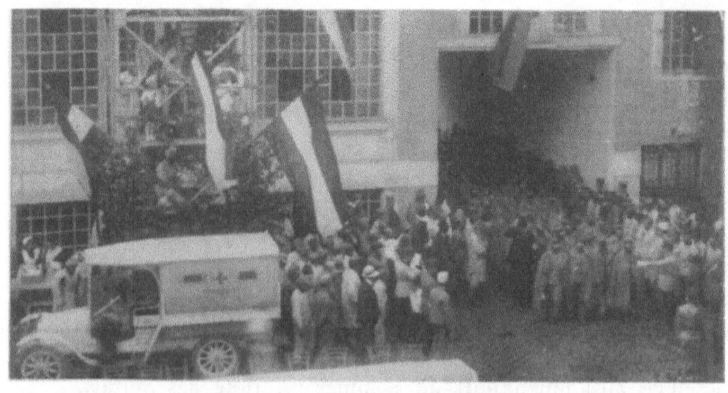

Ankunft der Austauschgefangenen.

ein landwirtschaftlicher Kurs gehalten. Wir sind den beiden Herren für ihre Bemühungen aufrichtigen Dank schuldig. Mit Ausnahme der heissen Jahreszeit wurden allwöchentlich einmal, sehr oft auch zweimal Zerstreungsnachmittage abgehalten, deren Programm durch die Anteilnahme unserer besten Künstler sich stets sehr interressant gestaltete. Unsere Kranken haben die schönen künstlerischen Dar-

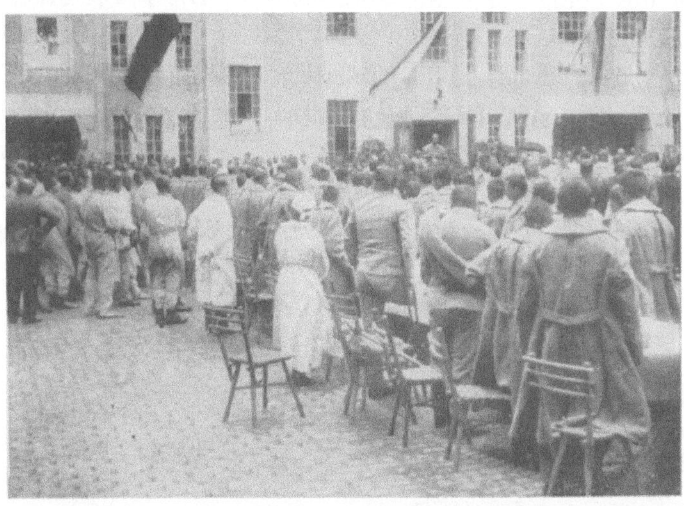

Empfang der Austauschgefangenen. Die Nationalhymne wird gesungen.

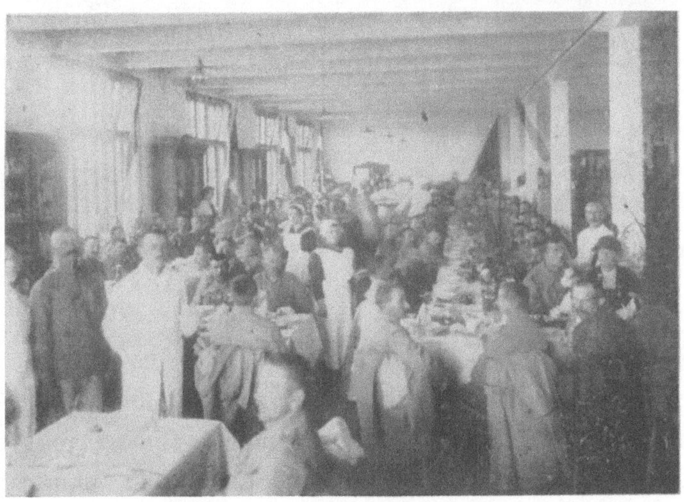

Bewirtung der Austauschgefangenen.

bietungen mit grossem Gefallen entgegengenommen und ihrem Dank durch herzlichen Beifall Ausdruck verliehen.

Die folgenden Künstlerinnen und Künstler haben durch ihre gütige Mitwirkung zu wiederholtenmalen unseren Kranken genussvolle Stunden bereitet: Frau *Marie Jászai*, Frau *Therese Csillag*, Frau *Emilie Márkus*, Frau *Mariska Vizváry* und Herr *Georg Kürthy*, Mitglieder des königl. ung. Nationaltheaters; *Dr. Franz Székelyhidy*, *Árpád Szemere*, *Franz Hegedüs*, *Izsó Buday*, Mitglieder der königl. ung. Oper; *Harry Son*, Cello-Künstler, Frau *Ilona Kasics-Durigó*, mehrere Künstler des Lustspieltheaters unter Führung der Frau *Paula Kende*: *Dr. Wilhelm Milkó*, *Géza Boros*, *Géza Sajó*, *Boriska Feledi*, *Anna Hadrik*, *Valborg Sverdström*, die schwedische Nachtigall, *Adolf Tollagi*, Herr Professor *Alois Tarnay* mit seinem 25 gliedrigen

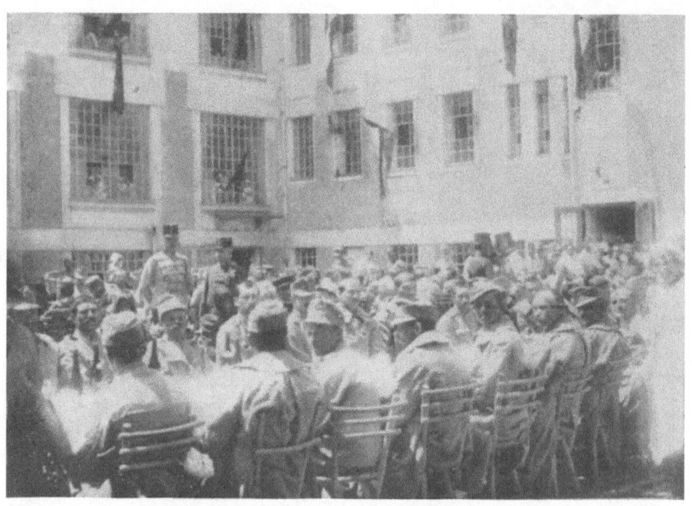

Oberkommandant der Honvedarmee Baron Karg unter den Austauschgefangenen, an seiner Seite Oberst Johann von Tagányi.

gemischten Chor, die Kapelle des *Radics* und *Béla Berkes* junior, die 60 gliedrige Kapelle der Schüler der Handelsakademie, der Schriftsteller *Fritz Karinthy*, der Männergesangverein „Törekvés", die Mitglieder des Kabaret Medgyaszay und noch viele andere. Wir sagen Allen an dieser Stelle herzlichen Dank.

Die Ungarische Bank und Handels-A.-G. hat uns für die Kranken wiederholt in grosser Anzahl Freikarten für das National- und Lustspieltheater zur Verfügung gestellt.

Auch den Empfang der aus Russland zurückgekehrten Austauschgefangenen wollen wir an dieser Stelle, wo wir über die Festlichkeiten berichten, nicht unerwähnt lassen, weil diese Empfänge sich für uns tatsächlich zu Festlichkeiten gestalteten: war ja doch die Freude des Wiedersehens beim Anblick unserer vielgeplagten Landsleute auf heimischen Boden, warhaftig herzergreifend. Drei Gruppen solcher Austausch-Invaliden konnten wir begrüssen. U. zw. die erste Gruppe am 20. Mai 1916, die zweite am 21. Juni und die dritte am 3. Juli. Stets hatten wir ihnen ein kleines Empfangsfest veranstaltet. Beim ersten Empfang war ihre kaiserl. königl. Hoheit Erzherzogin Augusta auch anwesend. Der in unserem Krankenstand befindliche junge Dichter *Béla Farkas* hat dabei ein selbstverfasstes schönes Gedicht deklamirt.

Das Spital wurde öfter durch den Besuch der Mitglieder des allerhöchsten Herrscherhauses beglückt.

Ihre kaiserl. königl. Hoheit die Kronprinzessin *Zita* hat am 13. August 1915,

Ihre kaiserl. königl. Hoheit Erzherzogin *Isabella* am 8. August desselben Jahres,

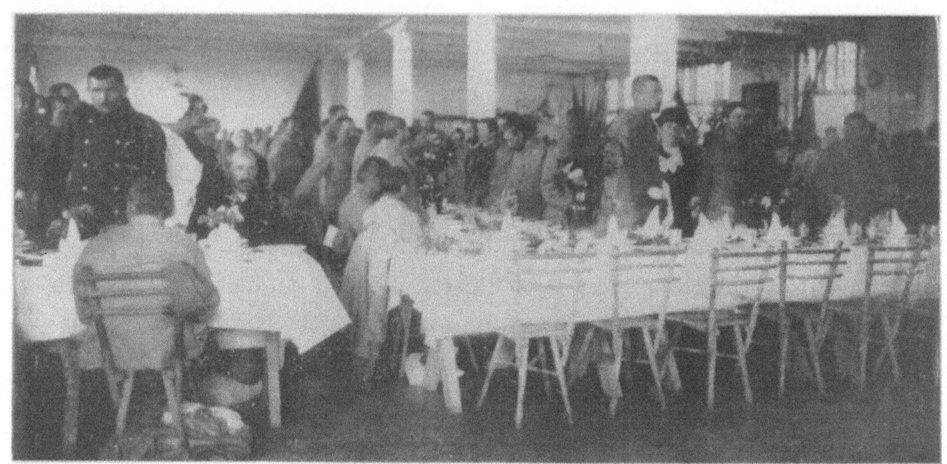

Begrüssung der Austauschgefangenen.

Ferencz Salvator Föherczeg.

Mária Valéria Föherczegnö

Ihre kaiserl. königl. Hoheiten Erzherzog *Franz Salvator* und Erzherzogin *Marie Valerie* haben am 3. März 1915 beziehungsweise am 23. Juni das Spital besucht.

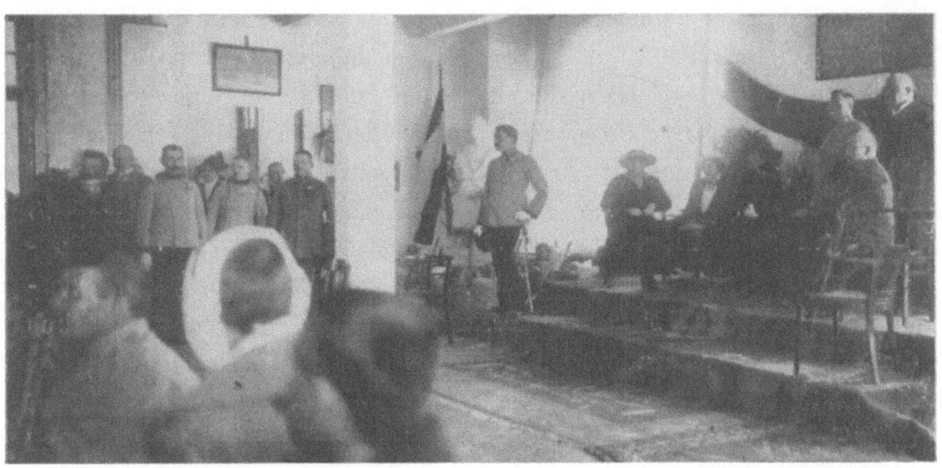

Empfang der Austauschgefangenen. Auf der Estrade Frau Minister Baronin H a z a i mit Gefolge, Generaloberstabsarzt von S z i l á g y i, Kuratoriumsmitglied Hofrat F r a n z von H e i n r i c h, Oberst von T a g á n y i u. a.

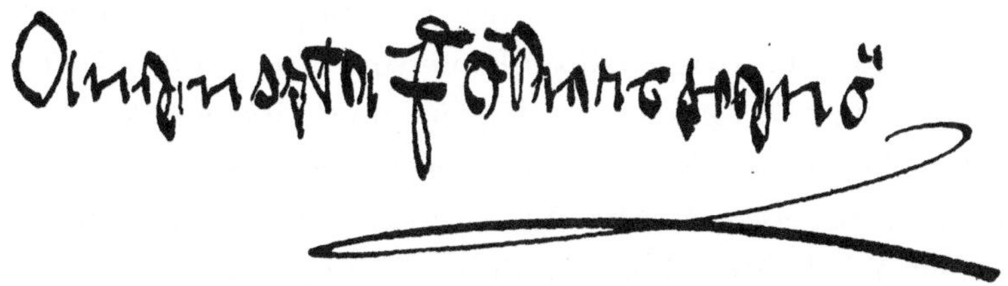

Ihre kaiserl. königl. Hoheit Erzherzogin *Augusta* hat das Spital sehr häufig durch ihren Besuch ausgezeichnet und hat unsere Arbeit durch ein lebhaftes Interesse wirksam unterstützt.

Viele hervorragende Persönlichkeiten des Landes und auch des befreundeten Auslandes haben das Spital mit ihrem Besuche beehrt. Das Namenverzeichniss dieser Besucher lassen wir hier folgen :

Seine Exzellenz der Landesverteidigungs-Minister *Baron Samuel Hazai*, die Mitglieder des Internationalen Presscomités ; Exzellenz Frau *Gräfin Stephan Tisza*, Frau *Baronin Samuel Hazai*, Generaloberstabsarzt *Dr. Josef Szilágyi*, der Bürgermeister der Haupt- und Residenzstadt Budapest *Stephan Bárczy*, der Schriftsteller *Franz*

Herczeg, Feldmarschalleutnant *Bartheldy*, der Gouverneur der Österreichisch-Ungarischen Bank *Alexander von Popovics*, der päpstliche Prälat *Dr. Ferdinand Rott*, der kaiserlich deutsche Generalconsul *Graf Egon Fürstenberg-Stammheim*, der Generalconsul der schweizerischen Eidgenossenschaft *Franz Kienast*, die Herren *Gedeon von Rohonczy*, *Julius von Huszár*, *Dr. Ignátz Brüll*, Frau *Stephan Bárczy*, Herr und Frau *Anton Székács*, *Dr. Béla von Gerlóczy*, Feldmarschalleutnant *Koloman* von *Török*, General der Cavallerie *Baron Gaudernák*, *Baron Berthold Feilitzsch*, *Dr. Mladen Magyarevits*, Oberphysikus der Hauptstadt, Frau *Baronin Ármin Groedel*, *Andreas Thék*, der Schriftsteller *Thomas Moly*, Frau Witwe *Baronin Karl Andrényi* und *Tochter*, Herr und Frau *Baron Ernst von Dániel*, *Gräfin Karl Khuen-Héderváry*, der Geheimrat *Storbs* als Führer der Abordnung des deutschen Rothen Kreuzes aus Heidelberg, General der Infanterie *Graf Marenzi*, Major *Brinzey*, *Ludwig von Hevessy*, Obersthofmeisterin *Gräfin Wimpfen-Széchenyi*, *Graf Philip Cappy*, Kammervorsteher. Die Mitglieder der am 11. März 1915 im Spital abgehaltenen Kriegschirurgischen Konferenz unter Führung des Generalstabsarztes und ord. öff. Universitäts-Professors *Dr. Julius Dollinger*. Ferner Frau *Baronin Alexander Vojnits* und *Margarethe Vojnits*, verw. Frau *Markgräfin Edmund Pallavicini*, Frau *Gräfin Rafael Zichy*, Oberstabsarzt *Dr. Áron Kováts*, die Abgesandten des Rothen Kreuz-Vereines der Vereinigten Staaten, Major *Wangemann*, Frau *Baronin Stiftsdame Alice Géramb*, Obersthofmeisterin Frau *Gräfin Henriette Bombelles*, Kammervorsteher *Graf Rezső Bellegarde*, *Gräfin Márkus Pejacsevics*, *Gräfin Adél Apponyi*, der Bischof *Dr. Ladislaus Bandurszky* aus Lemberg und der Diöcesanbischof von Székesfehérvár *Dr. Ottó Prohászka*, der ord. öff. Universitätsprofessor *Dr. Karl Hoor*, die Mitglieder der Deutschen Überwachungstelle : Major *Ottó Byschl*, die Oberleutnants *Albert Eisfeld* und *Johann Brückner*. Generalstabsarzt *Dr. Miklós Haraszthy*, Frau *Baronin Sigmund Perényi*, Frau *Alfréd Drasche-Lázár*. Der Generalstabsarzt und Sanitätschef des im Felde befindlichen Deutschen Heeres, Geheimrath *Dr. Schjerning* in Begleitung des Stabsarztes *Dr. Schultze*. Das Presscomité der neutralen Staaten unter Führung des schweizer Journalisten *Dr. Paul Nichans;* Kaiserl. deutscher Stabsarzt *Dr. Weiser*.

Dem Spital haben sowohl Institute, als auch einzelne Personen sehr oft Spenden zukommen lassen. Das Namenverzeichniss der Spender lassen wir hier folgen:

Géza Ádám
Frau Anton Arnold
Athenaeum lit. A.-G.
I. Bach
Nikolaus Barba
Alexander Beimel
Johann Bründel
Ofner Israel. Gemeinde, „Centralstelle für Soldatenlektüre" in Wien
Josef Császár
Tibor Dénes
Egerer Weinproducenten-Genossenschaft
Frau Béla Fényi
Dr. Karl Ritter von Fuchs
Géza Goldzieher A.-G.
Gödöllöer Hof Jagdamt
Baron Wilhelm Gutmann
Aladár von Heinrich
Desider von Heinrich
Franz von Heinrich
Guido C. Horváth
Grand Hotel Hungaria A.-G.
Ignatz Kanitz & Sohn
Frau Witwe Árpád Kleinlein
Frau Baronin Friedrich Korányi
Central Handels- und Gewerbebank
Simon von Krausz
Geheimrat Leo Lánczy und Frau Leo Lánczy
Frau Witwe Sigmund László
Frau Béla von Légrády und Töchter
Baron Julius Madarassy-Beck
Ungarische Bank und Handels-A.-G.
Ungarische Allgemeine Kreditbank
Ungarisches Geographisches Institut
Ungarisch-Französische Versicherungs-Gesellschaft
Ungarische Escompte- und Wechslerbank
Frau Dr. Wilhelm Manninger
Frau Kolomann Meretey
Zoltán Mihályi
Robert Neuhaus Fabrikant aus Remscheid
Direktor Neumann
Landescommission für Kriegsunterstützung
Landescentralgenossenschaft
Landescentralsparkasse
Pester Ungarische Kommercialbank
Wilhelm Platschek
Alexander von Popovits Gouverneur der Österreichisch-Ungarischen Bank
Isidor Rosenberg
Andreas Saxlehner
Richard Sebestyén
Direktor Wilhelm Suppán

Einnahmen. **Kassenverkehr des „Spitals der Geldinstitute"**

	Kronen	Heller	Kronen	Heller
Beiträge der Geldinstitute zur Erhaltung des Spitals	3.049,250	—		
Interkalar-Zinsen	30,682	44		
Vom Militärärar bezalte Verpflegungsgebühren	1.132,951	—		
Weihnachtsfest und Prothesenfonds	4,291	07		
Verschiedene Einnahmen	6,572	78	4.223,747	29
			4,223.747	29

Budapest,

Franz Feder m. p.
Direktor.

von 1-ten Oktober 1914. bis 30-ten Juni 1916. Ausgaben.

	Kronen	Heller	Kronen	Heller
Mietszins	349,999	90		
Bezüge der Pflegeschwestern und Theologen	147,669	56		
Löhne des Dienstpersonals	36,309	83		
Beamtengehälter	35,145	40		
Kranken- u. Unfallversicherung	49	74		
Löhne der Krankenpfleger und milit. Personen	103,601	58		
Kraftwagen- und andere Fahrspesen	14,694	88		
Instandhaltung der Gebäude	16,977	53		
Drucksorten und Schreibmat.	16,365	93		
Wasserleitung und Fernsprecher	8,339	85		
Verschiedene Ausgaben	9,877	82		
Gehälter der Ärzte	297,536	—		
Tabak für die Kranken	4,656	40		
Waschen der Wäsche	207,360	25		
Steuer und Abgaben	49,225	41		
Spitalinneneinrichtung	351,106	33		
Heizung und Beleuchtung	143,919	50		
Medikamente, Verbandstoffe und sonstige Heilmittel	134,070	08		
Verköstigung der Kranken, Ärzte, Schwestern, Krankenpfleger etc.	1.823,693	38		
Einrichtung der Operationssäle	67,190	65		
Weihnachtsfest und Prothesenfonds	14,041	48	3.831,831	50
Saldo			391,915	79
			4.223,747	29

30-ten Juni 1916.

Moritz Burger m. p.
Buchhalter.

St. Lukasbad
Ansiedlungs- und Parcellierungsbank
Union-Club-Kartengesellschaft
Universum, Literarische Unternehmung
Vanja Paspati, Bucarest
Dr. Árpád Venczel
Visegrader Forstverwaltung
Ungarisches Rotes Kreuz, Liebesgaben-Abtheilung
Philip Weisz

Mit schmerzlicher Ergriffenheit melden wir schliesslich das Hinscheiden des Kuratoriummitgliedes *Fritz Schödl*, der am 18. März 1915 verschieden ist. Er war ein Mann von warmer Empfindung und liebevoller Anteilnehme für seine leidenden Mitmenschen und hat an unserer Arbeit mit grosser Sorgfalt teilgenommen. Sein Andenken werden wir stets hochhalten.

Am 8. März 1916 verschied unser Kassierer, Herr *Franz Stolp*, pens. Bankoberbeamter. Eine wertvolle Arbeitskraft und sympathische Persönlichkeit. Die ihn kannten, werden ihm ein liebevolles Angedenken bewahren.

Seit Beginn unserer Arbeit sind nun schon zwei Jahre verstrichen. Kummervolle, furchtbare Jahre. In diesem Werke legen wir Rechnung über unsere Gesamttätigkeit, bei der wir nicht von dem Gedanken an irgend welche, ausser der Sache liegende Erfolge geleitet, sondern nur von dem sehnlichen Wunsche erfüllt waren, dass es unserer, mit Herzensfreude verrichteten Arbeit gelingen möge, der grossen Fülle menschlicher Not, die uns entgegentrat, Herr zu werden und, soweit es in unserer Macht stand, möglichst viele köstliche Menschenleben zu erhalten.

Militärische Administration.

von
Oberleutnant Ottó Tihanyi,
Oekonomie-Offizier im 1-ten Honvéd Feldkanonen Regiment.

Die Militärische Verwaltung des „Spitals der Geldinstitute" zerfällt in zwei Teile:

I. Die militärische Abordnung, das zur Aufrechterhaltung der Ordnung und Disziplin berufene Kommando,

II. das militärische Wirtschaftsamt, das die Vertretung des Militärärars bildet.

Als militärischer Kommandant des Spitals wirkt seit dessen Bestehen k. ung. Honvédoberst *Johann von Tagányi*, der auf Grund der Anträge, die ihm seitens des Wirtschaftsamtsvorstandes unterbreitet werden, das Disziplinarstrafrecht ausübt, wobei mit Rücksicht auf den aus den verschiedensten Elementen bestehenden tausendköpfigen Krankenstand Tag für Tag eine Fülle von Angelegenheiten zur Erledigung kommen muss.

Es ist leicht erklärlich, dass in dem Geschäftsgang einer grossen Anstalt auch Ausschreitungen schwerer Natur vorkommen können, doch darf nach anderthalbjährigen Bestehen des Spitals festgestellt werden, dass unter den gemeldeten Disziplinarvergehen kaum 1.5% eine härtere Strafe nach sich zogen.

Die militärische Abordnung verkehrt mit sämmtlichen Kommanden und Behörden unmittelbar, was eine rasche Erledigung der Angelegenheiten ermöglicht. Es steht eine 10 köpfige Wache zur Verfügung, welche die Ruhe aufrechterhält; ausser der Torwache befinden sich während der Besuchszeit stets 3—4 Boten am Tore, die den Besuchern die nötigen Auskünfte erteilen.

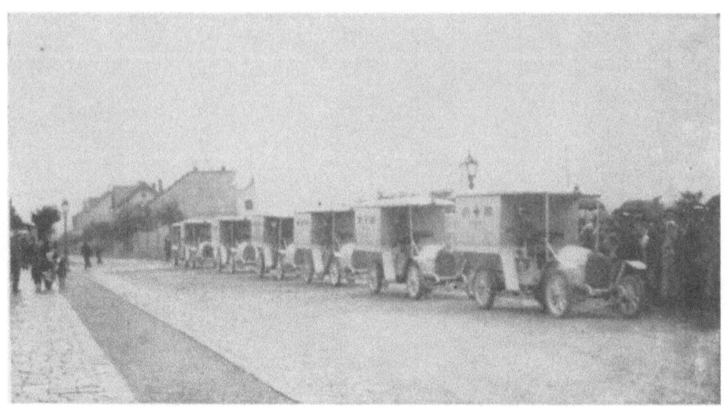

Die Verwundeten werden mit Kraftwagen in's Spital befördert.

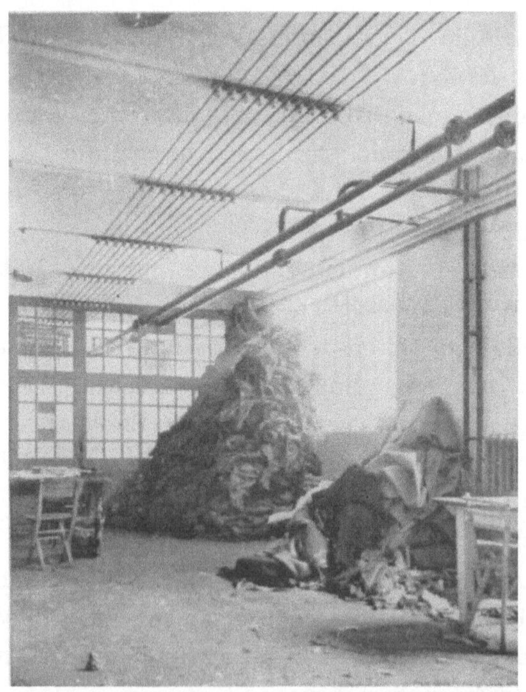

Ecke der Aufnahmskanzlei nach einer Krankenaufnahme. Rückwärts Uniformen, vorne die ledernen Ausrüstungsgegenstände.

Auch ist eine ständige Offiziers- und Unteroffiziersinspection vorgesehen. Der Dienst beginnt immer um 1 Uhr Mittags und währt 24 Stunden.

Das militärische Wirtschaftsamt ist ebenso organisiert wie die

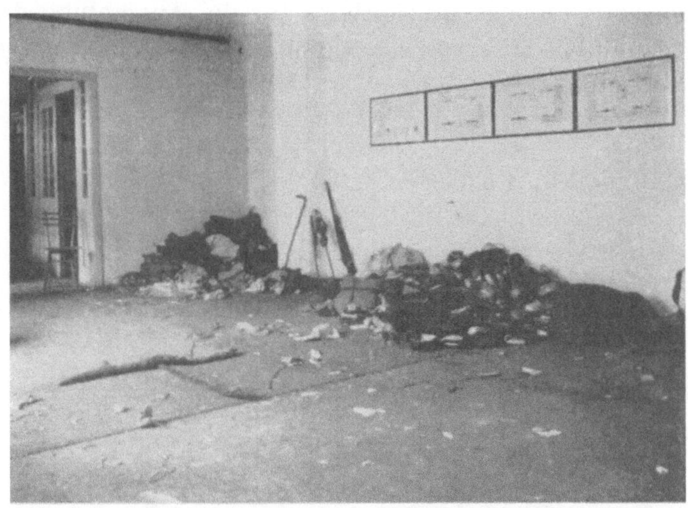

Ecke der Aufnahmskanzlei nach einer Krankenaufnahme: unbrauchbare Abfälle, vorne Essschalen, Feldflaschen.

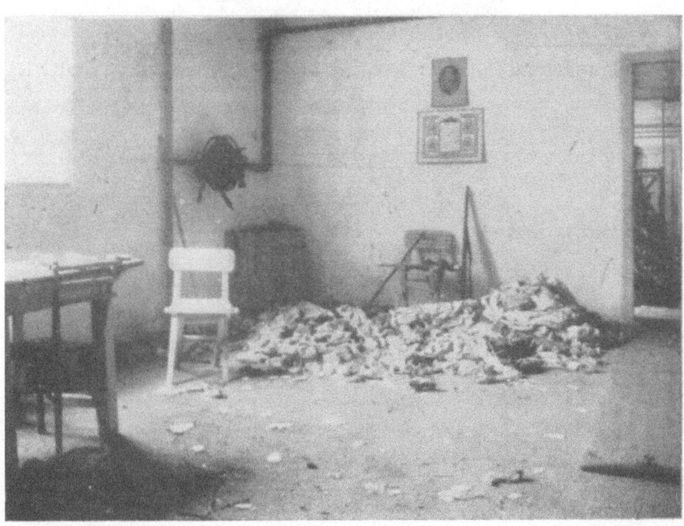

Eine Ecke der Aufnahmskanzlei nach der Krankenaufnahme: Brotreste und sonstiges Zeug aus den Taschen der Kranken.

ähnlichen Ämter der Honvédtruppe, wird jedoch durch die Krankenaufnahmekanzlei ergänzt. Das Amt bezahlt die Gage der zugeteilten Offiziere, Ärzte und Apotheker, den Sold der Mannschaft, stellt die Verpflegungstage der Kranken fest und sorgt durch Vermittelung des Landesverteidigungs-Ministeriums für die Auszahlung der Verpflegungsgebühren. Das Amt leitet auch die Aufnahme und Entlassung der Kranken.

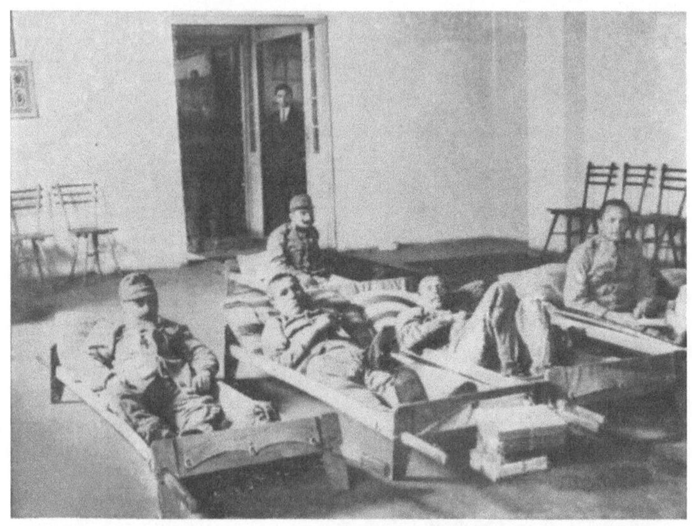

Krankenaufnahme: Die Kranken warten in der Kanzlei.

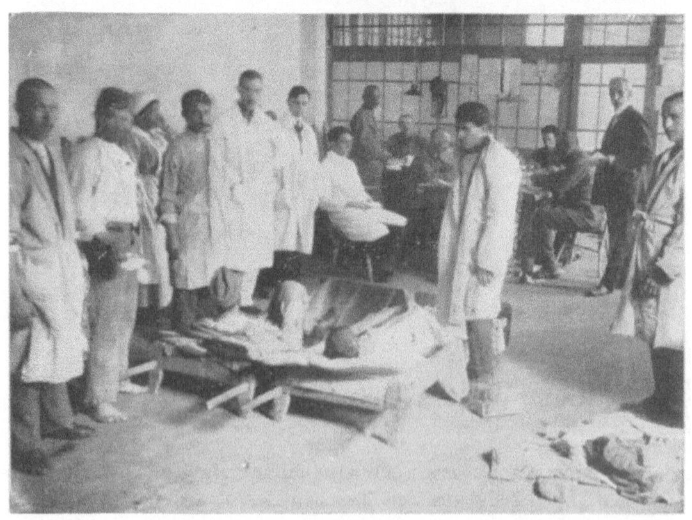

Entkleidung der Kranken und Feststellung ihres Nationales.

Das dem grossen Krankenverkehr entsprechend organisierte Kleidermagazin verfügt über die Uniformstücke und Ausrüstungen sämmtlicher Truppenteile (Infanterie, Kavallerie, Artillerie usw.)

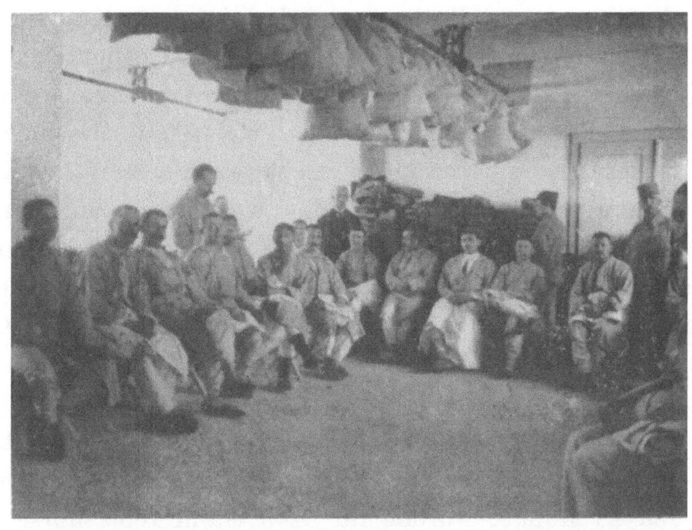

Entlassene Kranke warten im Magazin auf die Herausgabe ihrer Uniformen.

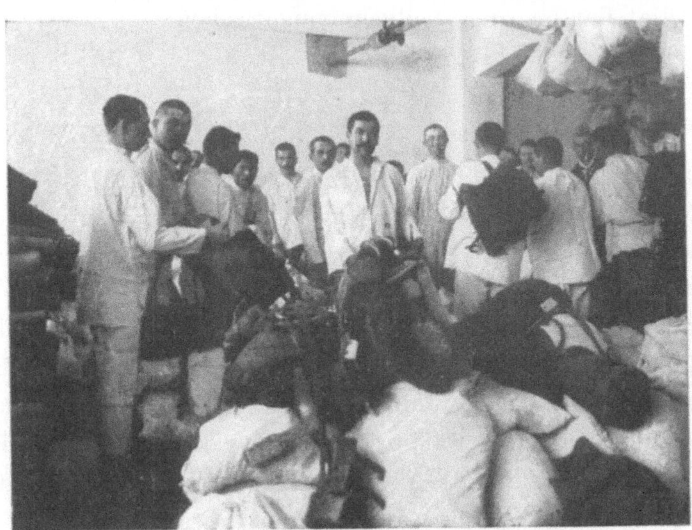

Entlassene Kranke übernehmen im Magazin ihre Ausrüstung.

und auch über eine grosse Zahl von Uniformen der Reichsdeutschen Heeresteile, da in dem Spital auch alle in Budapest befindlichen kranken deutschen Soldaten Aufnahme finden.

Zur Beleuchtung der Tätigkeit des Wirtschaftsamts mögen die folgenden Daten dienen:

Die Aufnahme und Entlassung jedes einzelnen Kranken bildet stets einen besonderen Geschäftsakt, demgemäss bedeuten die vom 1-ten November 1914 bis April 1916 erfolgten Aufnahmen von 10400 Kranken und die im selben Zeitraume erfolgten Entlassungen von 9547 Kranken zusammen 19947 Geschäftsakte, nicht nur für das Wirtschaftsamt, sondern auch für das Kleidermagazin. Für jeden entlassenen Kranken, falls er nicht mit der Bahn weiterbefördert wird, werden drei Geschäftsstücke ausgestellt, nämlich 1. der Verpflegungsschein, 2. der Verpflegungsgegenschein und 3. ein Kleiderverzeichniss, was nach Massgabe der obigen Verkehrszahlen 28641 Geschäftsstücke ausmacht.

Bei den mit der Bahn beförderten Leuten wird überdies ein viertes Geschäftsstück, die Marschroute, ausgestellt. Während der verflossenen 18 Monate wurden für 2245 Mann 1630 Marschrouten ausgestellt. Davon kommen

auf die Länder der heiligen ungarischen Krone	1522	Stück
auf Österreich	447	„
auf das Deutsche Reich	273	„
auf Serbien	3	„

Mit Marschroute wurden versehen:

Gagisten (Offiziere)	83
Offiziersaspiranten und Einjährig Freiw.	112
Angehörige des Mannschaftsstandes	2050.

Bei der Aufnahme hat jeder Mann, der mehr als 10 Kronen bei sich trägt, sein Geld dem Wirtschaftsamt zur Aufbewahrung zu übergeben. In 1135 Fällen kamen insgesammt 76,965 Kronen 39 Heller, 60 Rubel, 1141 Mark und 60 verschiedene Goldstücke zur Aufbewahrung. Ausser dem Bargeld wurden Uhren, Ringe, Dokumente, Sparbücher und Versicherungspolizen in Verwahrung gegeben. Jedes Depositum wird besonders verwaltet und im Depositenjournal verbucht, so dass es der Kranke zum Teil oder im ganzen jeder Zeit beheben kann.

Bei der Krankenaufnahme arbeiten stets 9 Schreiber und 4 Kleiderbewahrer, je 1 Schreiber notirt das Aufnahmeprotokoll, die Krankengeschichte, das Vormerkblatt, den Kopfzettel, das Impfzeugniss, den Standort und das Kleiderverzeichniss, einer stellt die Dokumente zusammen und ein weiterer verzeichnet die Depositen. Die sämtlichen Angaben werden von einem Unteroffizier diktirt, dann werden die Aufnahmenummern ausgefolgt und die Kleider auf die Desinfektionsstation geschafft.

Über den Geldverkehr des Wirtschaftsamts gibt die folgende Tabelle Aufschluss:

Zeitpunkt		Hauptposten				Gagen der Offiziere		Sold der Mannschaften	
Jahr	Monat	Einnahmen		Ausgaben					
		K	H	K	H	K	H	K	H
1914.	XI.	10742	88	4065	43	1653	03	417	30
„	XII.	10879	45	9574	24	974	81	1858	10
1915.	I.	14305	21	12221	16	1477	84	1666	72
„	II.	16304	59	15107	61	3530	74	1843	26
„	III.	19217	74	18795	45	2332	57	1905	09
„	IV.	26584	29	15968	50	3279	60	1705	18
„	V.	16985	79	7910	16	5342	16	1277	05
„	VI.	13125	63	9456	33	4019	26	1560	50
„	VII.	13772	32	8540	78	4337	28	1568	53
„	VIII.	13331	85	8466	73	4624	53	1667	16
„	IX.	12943	73	8432	70	4705	99	1603	80
„	X.	11689	64	7856	32	5198	69	1460	48
„	XI.	10863	93	8287	78	5803	99	1454	60
„	XII.	9905	85	9231	34	5198	69	1766	13
1916.	I.	13478	45	11643	30	5819	02	1957	69
„	II.	14012	07	1694	—	6510	95	1759	07
„	III.	9708	06	8473	89	5285	62	1710	34
„	IV.	9388	06	7980	76	5271	32	1680	40

Die Kranken, die mit Verwundetenzügen vom Kriegsschauplatz oder von anderen Spitälern zu uns kommen, besitzen oft nur die notwendigsten Kleidungsstücke. So haben Amputirte nur einen Schuh an den Füssen, Verwundete keine Hosen, Leute mit Kopfwunden keine Mütze. Die Daten der Aufnahme stimmen mit denen des Magazins oft nicht überein. Ein genaues Bild gewinnt man über die Arbeit des Kleidermagazins aus folgender Zusammenstellung:

	Kappen	Mäntel	Blusen	Hosen	Schuhe
	S t ü c k				Paar
Eingegangen	9804	9853	10027	9710	9933
Gelegentlich des Abganges ausgefolgt	9547	9431	9547	9431	9431

Gelegentlich werden seitens des Ministeriums für den laufenden Gebrauch Kleider ausgefolgt, wobei die schon unbrauchbar gewordenen Sachen an die Kleidersammelstellen abgeliefert werden. Bis Ende April wurden nachstehende Gegenstände eingeliefert, beziehungsweise abgegeben :

	Kappen	Mäntel	Blusen	Hosen	Schuhe
	S t ü c k				Paar
Neu bezogen	1549	1878	2166	3255	1935
Als unbrauchbar abgegeben	587	1894	1965	2933	1299

Bei Ankunft der Kranken werden sämtliche Kleider desinfiziert, sodann der Schneiderwerkstätte zum Ausbessern und Aufbügeln übergeben und gelangen schliesslich zur Aufbewahrung in das Magazin. Hier werden sie grundsätzlich offen, und zwar nicht nach Aufnahme und Mann gelagert. Die das Eigentum des Einzelnen bildenden Stücke werden in Leinwandsäcken solange aufbewahrt, bis der Eigentümer zur Entlassung kommt.

Vom Wirtschaftsamt wurden in den verflossenen 18 Monaten 3170 amtliche Zuschriften erledigt.

Die Post der Kranken wird gleichfalls vom Wirtschaftsamt verteilt. Es werden täglich in Durchschnitt 360 gewöhnliche Briefe zugestellt, was in 18 Monaten 196,920 Stück ausmacht. Ausserdem empfingen die Kranken 2667 Postpackete, 4350 eingeschriebene Briefe und 2970 Postanweisungen, deren Verbuchung und Einhändigung ein für diesen Zweck angestellter Schreiber besorgt. Die nachstehende Tabelle enthält die Zahlen der Krankenaufnahme:

Laufende Nummer	Jahr u. Monat	Zuwachs	Abgang	Verpflegstage	Tägliche Durchschnittsanzahl
	1914.				
1	November ...	752	39	9,957	332
2	Dezember ...	848	765	31,132	1,004
	1915.				
3	Januar	587	614	27,369	883
4	Februar	726	601	28,608	1,021
5	März	745	535	32,129	1,036
6	April	315	712	27,104	903
7	Mai	505	374	21,617	697
8	Juni	1,032	638	27,737	924
9	Juli	501	985	24,211	781
10	August	513	413	25,465	821
11	September....	406	375	22,876	762
12	Oktober	248	463	22,372	722
13	November ...	640	295	23,985	799
14	Dezember ...	513	653	28,182	909
	1916.				
15	Januar	461	349	31,540	1,017
16	Februar	329	517	27,054	933
17	März	896	800	29,586	954
18	April	383	419	27,247	908
	Zusammen	10,400	9,547	468,171	

Diese Zahlen geben auch ein ziemlich deutliches Abbild der Kriegslage, insofern als zahlreiche Aufnahmen meist auf eine Zeit heftiger Kämpfe, während Verminderung oder Stocken der Aufnahmetätigkeit auf Kampfpausen oder Stellungskämpfe hinweisen.

Über die Summen, die das Militärärar nach den ausgewiesenen Verpflegungstagen bezahlte, und sonstige damit in Zusammenhang stehende Daten wird in einem anderen Abschnitt dieses Buches Mitteilung gemacht.

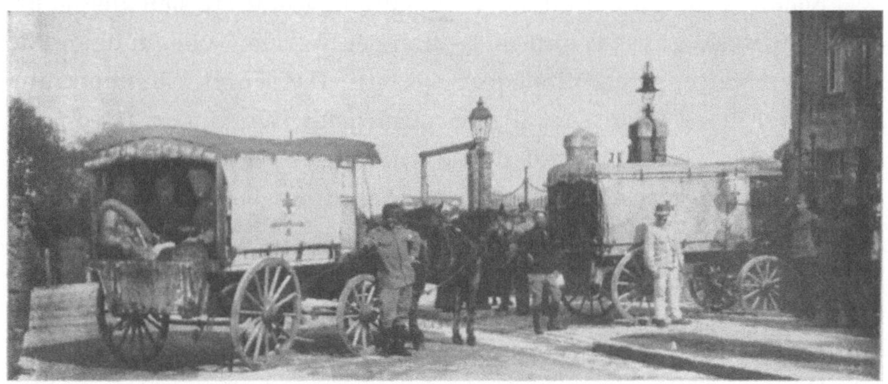

Ankunft Verwundeter im Spital.

Aerztliche Organisation, Pflegepersonal und Einrichtung des Spitals

von

Dr. Wilhelm Manninger.

Entstehung. Im dritten Kriegsmonate, in der ersten Hälfte des Oktober, wurde an mich im Namen einer Gruppe der ungarischen Geldinstitute um 10 Uhr abends telefonisch die Frage gerichtet, ob ich die Leitung eines grosszügigen, für 1200—1500 Betten berechneten Kriegsspitals übernehmen wollte.

Mit grosser Freude und Begeisterung nahm ich den ehrenvollen Antrag an, unter der Voraussetzung, dass mir die höchste Instanz, der königlich ungarische Honvédminister, das Kommando erteilt und mich meines bisherigen Postens im Honvéd-Garnisonsspital enthebt.

Diese Enthebung und die Übertragung der ärztlichen Leitung des Spitals war in 2 Tagen erledigt. Gleichzeitig begannen die Verhandlungen zwischen den Vertretern der gründenden Geldinstitute — den späteren Mitgliedern des Kuratoriums —, dem Vertreter des Honvédministeriums Se. Excellenz Feldmarschalleutnant Baitz und mir.

Schon während der ersten Verhandlung gestaltete sich alles ganz ausnahmsweise günstig, und in 1—2 Tagen war der vollständige Plan für die Verwaltung des Spitals fertiggestellt. Das Kuratorium betraute mit dem Entwurf der Verwaltungsangelegenheiten Herrn Hofrat Franz Heinrich, mit der ärztlichen Verwaltung mich, unter der Bedingung, dass wir alle unsere Anordnungen in täglich abzuhaltenden Beratungen anmelden, bei allen wichtigen Fragen die Entscheidung dem Kuratorium überlassen, in Angelegenheiten von geringerer Tragweite jedoch sofort unter Vermeidung jeglicher bureaukratischer Form selbst entscheiden sollten.

Diesen praktischen, von einer grosszügigen Auffassung sprechenden Verwaltungsgrundsätzen ist es zu danken, dass das Interesse für die Sache, der wir uns gewidmet hatten, nie erlahmte und dass wir überall mit Rat und Tat eingreifen konnten, ohne in unserem Tun und Handeln durch Kleinlichkeiten behindert zu sein.

Das Gebäude des Spitals.

Die erste schwierige Frage war die Auswahl des Platzes, auf dem das Spital errichtet werden sollte. Sie wurde aber recht schnell gelöst. Denn in dem neuen, noch nicht vollständig fertiggestellten Fabrikgebäude der „Ericsson Elektrizitäts-Aktiengesellschaft" boten sich uns Räume, die auch vom ärztlichen Standpunkt für das neue Spital hervorragend geeignet schienen. Obwohl die Pachtsumme sehr hoch war, machten doch die hygienische Bauart der Fabrik, die luftige Lage, die einfache, übersichtliche Einteilung einen so guten Eindruck auf die Mitglieder des Kuratoriums, dass nach Verhandlungen von wenigen Tagen der Vertrag unterzeichnet werden konnte. So übernahmen wir denn am 15. Oktober das Gebäude und begannen mit den notwendigen Umänderungen. Nähere Einzelheiten gibt hierüber Franz Feder im I. Kapitel dieses Werkes. Im folgenden habe ich mich mit dieser Frage nur vom ärztlichen Standpunkte aus zu befassen.

Grundsätze.

Eine der ersten und wichtigsten Aufgaben der ärztlichen Verwaltung bestand darin, die Einschleppung von Seuchen zu verhindern. Um dies zu erreichen, wurden vom ersten Tage an alle aufgenommenen Kranken einer zweimaligen gründlichen Reinigung unterworfen und in jedem Falle durch das Laboratorium des Spitals bakteriologische Untersuchungen vorgenommen. Bei kleineren Aufnahmen waren diese in 2—3 Tagen beendet. Im Interesse der klinischen Beobachtung wurden jedoch die Kranken in

Übergangsabteilung. einer im Erdgeschoss eingerichteten Übergangsabteilung durchschnittlich 5 Tage lang beobachtet. Erst nach negativem Ausfall der bakteriologischen Stuhluntersuchung gelangten sie auf die Krankenstationen. Mit Rücksicht auf die überwiegende Zahl der chirurgischen Kranken wurden diesen 60% der Räumlichkeiten vorbehalten, den inneren Kranken 40%, und

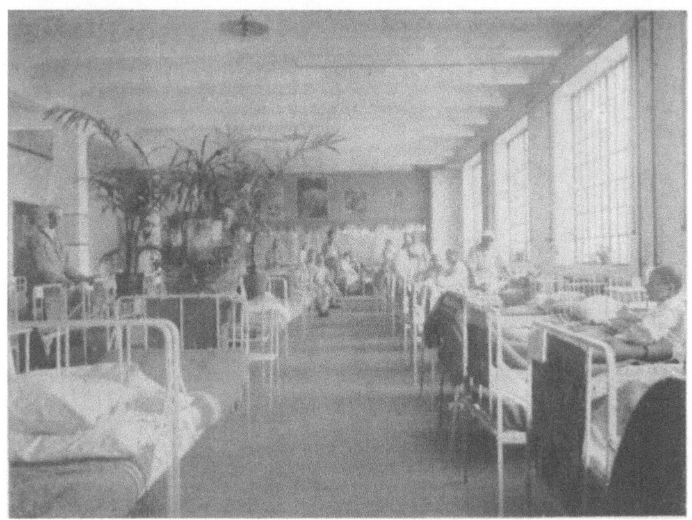

Das Innere eines Krankensaales.

zwar erhielten die Abteilungen mit den Zahlen I, III, V. die chirurgischen, die mit den Zahlen II., IV., VI. die inneren Fälle zugewiesen.

Von den Verwundungen wurden Weichteilverletzungen nach Möglichkeit auf der III., Knochenverletzungen auf der V. Abteilung untergebracht. In der V. Abteilung wurde auch das Röntgenlaboratorium und die physiko-therapeutische Station eingerichtet, sodass Röntgenkontrolluntersuchungen, gymnastische und Massage-Behandlung jederzeit bequem durchgeführt werden konnten, ohne die Kranken durch mühsamen Transport allzusehr zu belästigen. Auch für die inneren Abteilungen wurde gleich von Anfang an das Krankenmaterial in der Weise gesondert, dass den leitenden Oberärzten für ihre Abteilung diejenigen Fälle zugewiesen wurden, auf die sie nach ihrer besonderen Fachausbildung Anspruch hatten. So kamen auf die II. Abteilung die Fälle von Verdauungs- und Nierenerkrankungen, auf die IV. die Erkrankungen der Atmungsorgane, auf die VI. Abteilung die Erkrankungen des Nervensystems.

Das Gebäude, das wir übernahmen, hatte in jedem Stockwerke einen grossen, └─┴─┘-förmigen, einheitlichen Raum (Länge des Hauptsaales 112 m., Tiefe 12 m., Länge der 3 Nebensäle 58 m., Tiefe

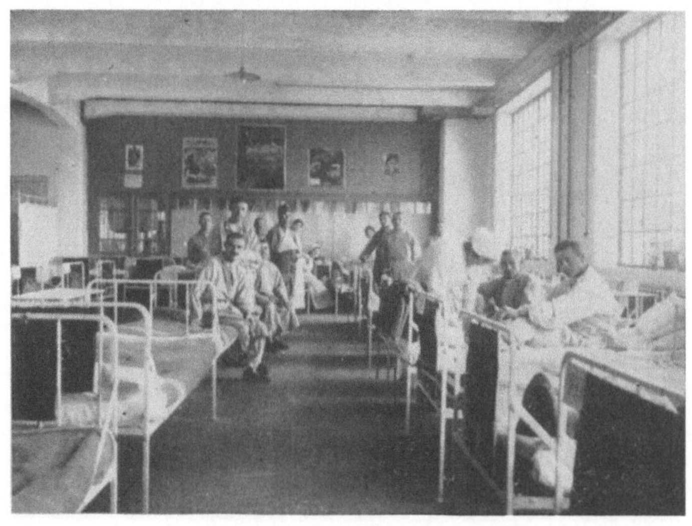

Eine Ecke des Krankensaales, die Kranken werden im Bette massiert.

7—9 m.). Es war von vornherein klar, dass diese grossen Einheitsräume geteilt werden mussten. Denn übergrosse Krankensäle sind schon im Hinblick auf die Arbeitsverteilung und Kontrolle nicht wünschenswert und besitzen ausserdem noch den grossen Nachteil, dass sie im Falle von Hausinfektionen nicht gesperrt werden können.

Ferner übt auf Kranke, insbesondere auf Schwerverwundete, wenn sie in Sälen für 300—400 Insassen zusammenliegen, der dauernde Anblick so vieler Leidensgenossen psychisch eine ausserordentlich deprimierende Wirkung aus. Das Kuratorium hat denn auch meinen Änderungsvorschlägen ohne Erörterung zugestimmt und eine entsprechende Teilung der grossen Säle angeordnet.

Durchführung siehe auf der Grundrisskizze!

Einrichtung der Krankensäle.

Bei der Ausstattung der Krankensäle leitete uns der Grundsatz, dass bei wichtigen Einrichtungsgegenständen nicht der Preis den Ausschlag geben dürfe, dafür aber bei weniger wichtigen Dingen möglichst gespart werden müsse. So wurden auf Vorschlag des Vorsitzenden im Kuratorium, Herrn *Franz Heinrich*, weiss gestrichene Eisenbetten mit elastischen Sprungfedergestellen und dreiteilige Matrazen angeschafft, die anfangs mit Holzwolle, nach dem ersten Halbjahre mit Seegras gefüllt

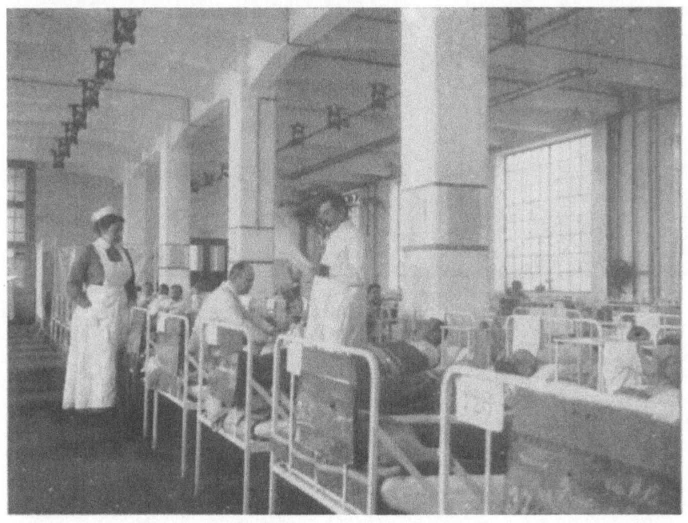

Krankenuntersuchung.

wurden. Für diese scheinbar verschwenderische Einrichtung waren nicht nur die Patienten, sondern auch wir Ärzte dankbar, da sie die Pflege und Lagerung unserer Schwerkranken in hohem Masse erleichtete. Neben jeder Abteilung wurden 2 Wasch- und Badezimmer eingerichtet. In dem einen wird auch das Porzellanessgeschirr, im anderen die Krankenpflegeartikel (Bettschalen, Uringläser, Spucknäpfe) aufbewahrt. Das erstere wird hier auf einem Spültische abgewaschen. Für warmes Wasser sorgt ein Gasofen. Jede der chirurgischen Abteilungen hat ein Verbandzimmer, zu dessen Einrichtung 3 fahrbare Betten, ein Operationstisch und das entsprechende Instrumentarium gehören. Die inneren Stationen verfügen über ein ärztliches Untersuchungszimmer, Untersuchungsinstrumente und ein kleines Handlaboratorium. Schliesslich hat jede Abteilung in der Ecke des Saales einen Rauch- und Gesellschaftsraum, der, um eine dauernde Auf-

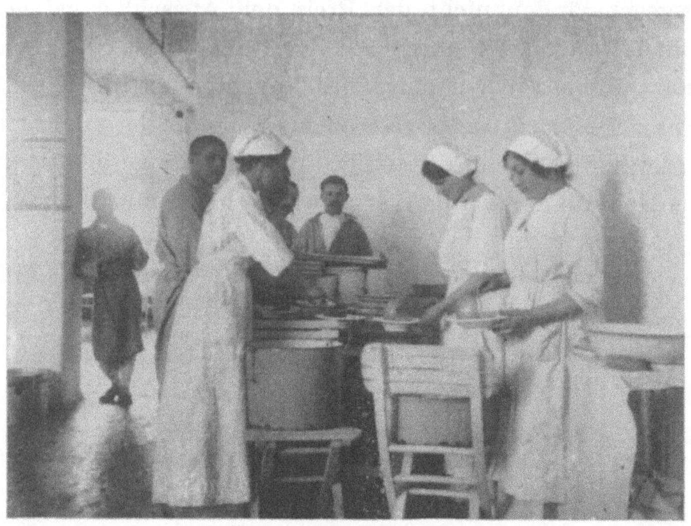

Verteilung des Mittagsmahles.

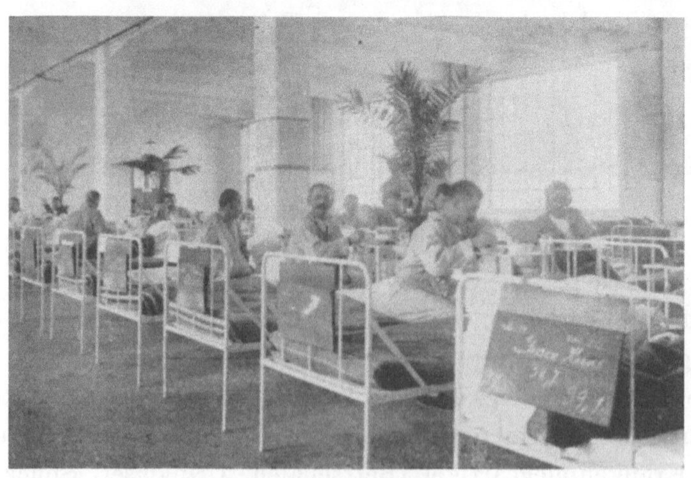

Mittagsmahl der Soldaten.

sicht zu ermöglichen, durch eine vom Boden bis zur Decke gehende Glaswand vom Krankensaal abgetrennt ist. So wird erreicht, dass die Luft in den Sälen selbst rauchfrei bleibt. In diesen dürfen nur die Schwerverwundeten nach den Mahlzeiten rauchen. Doch ist regelmässiges Lüften streng vorgeschrieben, so dass die Luft im Krankensaale stets rein bleibt. Im mittleren Flügel des Gebäudes liegen alle jene Räumlichkeiten, die den gemeinsamen Bedürfnissen des Spitals oder besonderen Zwecken dienen, nämlich im Erdgeschoss die Handwerkerstuben (Schuster-, Schneider-, Tapeziererwerkstätte) und der Warteraum für die ankommenden Kran-

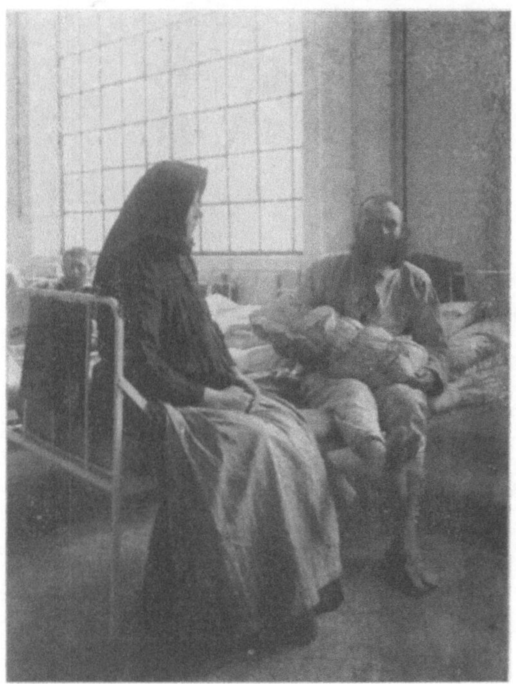

Besuch im Spital.

ken, im Zwischenstock die Küche, im I. Stock das Röntgenlaboratorium und die physiko-therapeutische Abteilung, im II. Stock die Operationszimmer, die zentralen Sterilisierräume, der Vorbereitungs- und Aufbewahrungsraum für Verbandmaterial. Neben den Operationssälen wurde in einem kleineren, als „Zimmer der Operierten" bezeichneten Saale eine getrennte, kleine Abteilung eingerichtet, um einerseits den Operierten eine ruhigere und sorgfältigere Pflege angedeihen zu lassen und anderseits den Patienten der grossen Krankensäle den Anblick der Frischoperierten zu ersparen.

Für die Offiziersabteilung waren zuerst nur 4 kleinere Zimmer mit je 1—2 Betten vorgesehen. Der immer steigende Zugang von Offizieren zwang uns jedoch bald, einige Nachbarräume, die ursprünglich für die einj. Freiwilligen bestimmt waren, mit je 12 Betten den Fähnrichen und Offiziersaspiranten zur Verfügung zu stellen. Auf diese Weise entstand eine Offiziersabteilung mit 32 Betten.

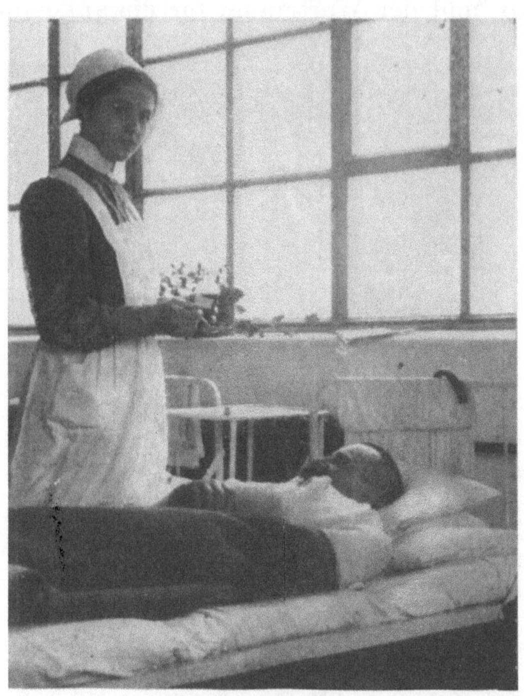

Im Tetanuszimmer.

Die einj. Freiwilligen bringen wir nunmehr auf der II., V. und VI. Abteilung unter, in einem Teil der grossen Säle, der durch Leinenwände von den allgemeinen Krankensälen abgetrennt ist und nach Bedarf vergrössert und verkleinert werden kann. Die einj. Freiwilligen erhalten aber auch hier dieselbe Kost wie die Offiziere.

Isolierabteilung. Die im Anfang nur für einen Belegraum von 4 Betten geplante Isolierabteilung hatte sich als zu klein erwiesen und musste wegen Häufung der Typhusfälle in den ersten Monaten bis zu 33 Betten erweitert werden. Später wurden auch für die immer zahlreicher zur Aufnahme gelangenden Kriegshysterien von dem Nebensaal der VI. Abteilung kleine Isolierräume abgetrennt. Abgesehen von diesen nachträglichen geringen Änderungen, erwies sich die eben beschriebene Einteilung als sehr zweckmässig und insbesondere konnte — was ja die Hauptsache — das Ganze sehr leicht überwacht werden.

Im dritten Monate nach der Gründung des Spitals musste auch für Isolierung der von den Karpathenkämpfen her uns in immer grösserer Anzahl überwiesenen Fälle von offener Tuberkulose Sorge getragen werden, so lange, bis deren Aufnahme in besonderen Krankenhäusern und Sanatorien ermöglicht werden konnte. Da ihre Zahl und auch die Zeit ihres Abganges (in Sanatorien) sehr verschieden war, so grenzten wir auf der II. Abteilung von dem Krankensaal A einen, mit Hilfe von spanischen Wänden leicht zu vergrössernden und verkleinernden Raum ab. Eine besondere Pflegeschwester übernahm hier die Pflege der Kranken, die eigenes Essgeschirr und durch besondere Sputumsterilisatoren leicht entkeimbare Dettweilersche Schalen erhielten.

Auf der IV/a, der dermatologischen Abteilung, wurde von Anfang an für Erysipelfälle ein Zimmer mit 4 Betten eingerichtet. Die Kranken liegen hier abseits von der am meisten durch sie gefährdeten chirurgischen Abteilung. Infolge der sehr sorgsamen Isolierung (getrenntes Pflegepersonal) kam kein einziger Fall von Hausinfektion vor.

Vielleicht ist es hier auch am Platze, den Infektionslift zu erwähnen, der für den Transport von infiziertem Bettzeug, Kleidern und Sekreten dient. Dieser Lift führt in den Vorsaal der Isolierabteilung (gleichzeitig der Vorsaal des Laboratoriums), so dass die (hauptsächlich von der II. und IV. inneren Station kommenden) infektionsverdächtigen Kranken und deren Bettzeug ohne Berührung eines anderen Krankensaales auf die Isolierstation bezw. in den Desinfektionsschuppen gelangen können.

Der Kontrolle halber — gleichzeitig auch aus Sparsamkeitsgründen — sind sämtliche Möbelstücke, Holzgestelle, Nachtkästen usw. in den Krankensälen und Verbandzimmern offen, ohne Türen und Schiebfächer. Nur das wertvolle Inventarium (ärztliche Instrumente, Weisswäsche und Medikamente) ist in verschliessbaren, gemieteten Kästen untergebracht.

Kórházi rend.

1. A betegszobákban rend, tisztaság és csend legyen.
2. Minden beteg az orvosok és ápolók rendelkezéseinek engedelmeskedni tartozik.
3. A villamos vagy gázvilágitási és fűtési berendezésekhez nyulni nem szabad.
4. A falakat és berendezési tárgyakat bepiszkolni, összefirkálni vagy megrongálni tilos.
5. Kártyázni pénzben nem szabad.
6. Ételt és szeszes italokat becsempésztetni tilos.
7. Dohányozni nem szabad, csak a dohányzóban.
8. Szerte köpködni szigoruan tilos és csak a köpőcsészékbe szabad köpni.
9. Az orvosi látogatások ideje reggel 8 óra és d. u. ½5 óra. Ebben az időben mindenkinek a betegszobákban kell lennie.
10. A betegek látogatása d. u. ½3—4-ig van megengedve. Egy beteghez két látogatónál több egyszerre nem jöhet.
11. Este 9 órakor minden betegnek ágyában kell lennie.
12. Az éjjeli nyugalmat zavarni szigoruan tilos.

Napirend.

Reggel 6 órakor :	felkelés (orvosok és ápolók).
„ ½7 „	reggeli (orvosok és ápolók).
„ 7 „	a nappali szolgálat megkezdése, szobák takaritása, betegek fürdetése, mosdása.
„ ½8 „	reggeli kiosztása a betegeknek. Szellőztetés.
„ 8—9-ig :	orvosi látogatás.
D. e. 9—12-ig :	Főorvosi látogatás. Betegek ellátása.
„ 10 órakor :	betegek 2-ik reggelije.
„ 12 „	betegek ebédje, főorvosok tanácskozása.
D. u. 1 „	főorvosi és orvosi ügyeletes szolgálat átadása. Orvosok és ápolók ebédje.
„ 2 „	szellőztetés.
„ ½3—4-ig :	beteglátogatás.
4 órakor :	uzsonna. Szellőztetés.
„ ½5 „	orvosi látogatás.
Este ½7—7-ig :	vacsora.
„ 7 „	éjjeli szolgálat átvétele.
„ ½8 órakor :	orvosok és ápolók vacsorája.

Spitalordnung.

1. In den Krankenzimmern hat Ordnung, Reinlichkeit und Ruhe zu herrschen.
2. Die Kranken haben sich den Anordnungen der Ärzte u. Pfleger zu fügen.
3. Das Berühren der elektrischen und Gasbeleuchtungs- sowie der Heizanlagen ist untersagt.
4. Es ist verboten, Wände und Einrichtungsgegenstände zu verschmieren, zur bekritzeln oder zu beschädigen.
5. Das Kartenspiel mit Geldeinsatz ist untersagt.
6. Esswaren oder geistige Getränke dürfen nicht eingeschmuggelt werden.
7. Das Rauchen ist nur in dem Rauchzimmer zulässig.
8. Das freie Ausspucken ist strengstens untersagt, zu diesem Zweck sind ausschliesslich die Spucknäpfe zu verwenden.
9. Ärztebesuch findet um 8 Uhr früh u. ½5 Uhr nm. statt. Zu diesen Zeitpunkten hat sich jeder in den Krankenzimmern aufzuhalten.
10. Krankenbesuchszeit nachm. ½3—4. Einen Kranken dürfen gleichzeitig höchstens 2 Personen besuchen.
11. 9 Uhr abends hat jeder Kranke im Bette zu sein.
12. Es ist strengstens untersagt, die Nachtruhe zu stören.

Tagesordnung.

Früh 6 Uhr :	Aufstehen d. Ärzte u. des Pflegepersonales.
½7 „	Frühstück d. Ärzte u. des Pflegepersonals.
7 „	Beginn des Tagesdienstes. Aufräumen der Zimmer. Baden und Waschen der Kranken.
½8 „	Austeilung des Frühstücks an die Kranken. Lüftung.
8—9 „	Ärztliche Visite.
9—12 „	Visite des Primararztes. Krankenbehandlung.
10 „	Zweites Frühstück.
12 „	Mittagessen der Kranken. Chefärztliche Beratung.
Nm. 1 „	Übergabe des Chef- und Inspektions-Ärztedienstes. Mittagessen d. Ärzte u. des Pflegepersonals.
2 „	Lüftung.
½3—4 „	Krankenbesuch.
4 „	Nachmittagsjause. Lüftung.
½5 „	Ärztebesuche.
½7—7 „	Nachtessen.
7 „	Übernahme des Nachtdienstes.
½8 „	Nachtessen der Ärzte und des Pflegepersonals.

Bolnicki red.

1. U bolestničkim sobama treba da bude red, čistoća i tišina.
2. Svaki bolestnik dužan je pokoravati se odredbama liečnika i bolničara.
3. Ne smije se dirati u uredjaje za električnu ili plinsku razsvjetu i za loženje.
4. Stiene i uredjajne predmete zabranjeno je zamrljati, po njima šarati il ih oštetiti.
5. Ne smije se kartati za novac.
6. Zabranjeno je kriomčariti hranu i žestoka piča.
7. Pušiti se ne smije, samo u pušioni.
8. Strogo je zabranjeno okolo pljuvati, te se smije samo u pljuvačnice pljuvati.
9. Vrieme isčničkih posjeta jest u jutro u 8 sati poslije podne u pol 5 sati. U to vrieme treba da je svako u bolestničkoj sobi.
10. Posjećivanje bolestnika dozvoljeno je poslije podne od ½3—4 sata. K jednom bolestniku ne može najedanput doći više od dva posjetnika.
11. Na večer u 9 sati treba, da je svaki bolestnik u postelji.
12. Strogo je zabranjeno smetati noćni počinak.

Ordine de spital.

1. In odaile pacientilos se fie ordinę curatenie si liniste.
2. Fiecare pacient e indatorat a se supune dispuzetiunilor medicilor si ngrijitorilor.
3. A tingerea nstalatiei electricę ori de gaz, de lum.nat si de incalzit este oprita.
4. Murdaritul, scrisul si pagubirea obiectelor de mobiliatura este oprita.
5. Jocul de carti in bani e sprit.
6. Aducerea de mancari ori beuturi spirituoase pe furis este oprita.
7. Fumatul numai în localul de fumat este permis.
8. Scuipitul numai in scuipitoare e permis, altundeva e strict oprit.
9. Timpul vizitei medicale este dimineata la oarele 8, ear, dupa pranz la oarele 4^{30}. In timpul acesta toti pacientii au sa se sustina in odaile lor.
10. Cercetarea pacientilor e permisa între oarele 2^{30}—4 p. m. Un pacient nu poate fi cercetat în acelasi timp de mai mult decat 2 persoane.
11. La oarele 9 seara fiecare pacient are se fie în pat.
12. Conturbarea linistei de noapte e, strict oprita.

Dnevni red.

U jutro :

u	6	sati :	ustajanje.
„	½7	„	zajutrak.
„	7	„	početak obdanje službe, čišćenje soba, kupanje i umivanje bo estnika.
„	½8	„	razdioba zajutarka bolestnicima. Zračenje.
od	8—9	„	liečnički posjet.
	9—12	„	obskrba bolestnika.
„	10	„	2. zajutrak bolestnicima.
„	12	„	objed bolestnika, viećanje primarnih liečnika.
„	1	„	predaja nadzorne službe primarnih liečnika. Objed liečnika i bolničara.
„	2	„	zračenje.
„	½3—4	„	posjećivanje bolestnika.
u	4	„	južina. Zračenje.
„	½5	„	liečnički posjet.
od	½7—7	„	večera. Zračenje.
u	7	„	preuzece noćne službe.
„	½8	„	večera liečnika i bolničara.

Ordine de zii.

Dimineata :

oarele	6 :	sculare.
„	½7 :	dejun.
„	7 :	începutul ocupatii de zii, curatitul odailor, scaldatul, spalatul pacientilor.
„	½8 :	Distribuirea dejunului pacientilor. Aerizare.
„	8—9 :	vizita medicala.
„	9—12 :	tratamentul pacientilor.
„	10 :	dejunul al 2-lea al pacientilor.
„	12 :	prânzu pacientilor, conziliul medicilor superiori.
„	1 :	predarea serviciului de inspectie din partea medicilor si medicilor superiori. Prânzul medici or si la personalului de îngrijire.
„	2 :	Aerizare.
„	½3—4 :	Cercetarea pacientilor.
„	4 :	Ujina.
„	½5 :	viz ta mediciala.
„	½7—7 :	cina.
„	7 :	predarea serviciului de noapte.
„	½8 :	cina medicilor si personalului de îngrijire.

Auch einige Kleinigkeiten, die an sich zwar belanglos erscheinen, aber seit Bestehen des Spitals sich sehr nützlich erwiesen, mögen hier erwähnt sein:

Haus- und Tagesordnung. Durch jeden Krankensaal zieht eine Reihe von Eisenbetonpfeilern, welche den für den Verkehr bestimmten Gang von dem eigentlichen Krankensaal abtrennen. Auf jeder Seite dieser Pfeiler hängt in Augenhöhe eine gedruckte Haus- und Tagesordnung in den verschiedenen Sprachen. Da sie einem jeden Kranken sofort ins Auge fallen muss, so liest

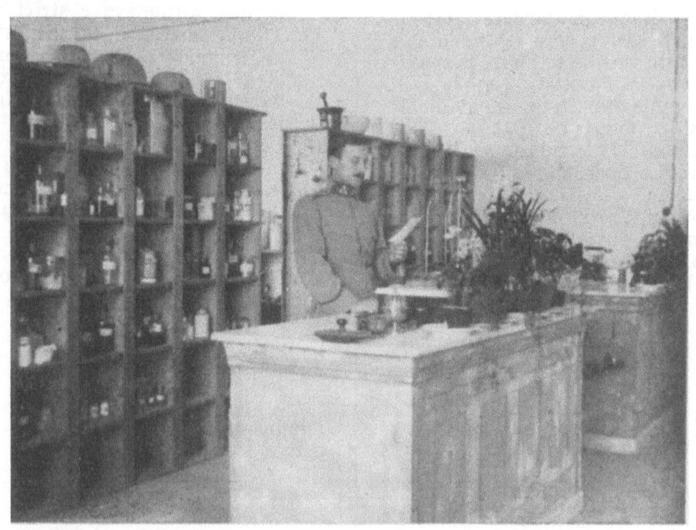

Die Spitalapotheke.

er sie auch durch und wird zu ihrer Befolgung angehalten. Dass dieses Mittel tatsächlich wirksam ist, wird dadurch bewiesen, dass im Vergleich zu anderen Spitälern Übertretungen der Hausordnung bei uns sehr selten waren.

In jedem Krankensaal ist ein Briefkasten angebracht, dessen Inhalt der Aufseher entleert und zur Post bringt. Die Verteilung der ankommenden Post für die einzelnen Stationen besorgt ebenfalls der Aufseher.

Haustelefon. Jede Abteilung und Unterabteilung hat Anschluss an das Haustelefon, ebenso sämtliche Kanzleien und die ärztlichen Schlaf- und Speisesäle, sodass überflüssiges Hin- und Herschicken und unnötige Schreibereien vermieden werden. Die Zentrale des Haustelefons ist an den städtischen Fernsprecher mit dauernden Tages- und Nachtdienst angeschlossen.

An den Fensterbrüstungen und in jedem Krankensaale befinden sich Blumen, an den Wänden sind Plakate (insbesondere ungarischer Bäder) sowie Plakette unseres Königs und des deutschen Kaisers (Geschenke des Herrn Leo v. Lánczy) angebracht, wodurch die Eintönigkeit des Krankensaals ein wohnlicheres und freundlicheres Gepräge erhält. Die Wände des Rauchzimmers zieren Fähnchen, Bilder, patriotische Verse (das Gebet Hevesi's usw.) und Sprüche. Für den schönsten Schmuck jedoch sorgt die liebe Sonne, die durch grosse Fenster von beiden Seiten der Säle hineinscheint und alles mit ihren segnenden Strahlen erwärmt. Ein eifriger Besucher unseres Spitals äusserte sich einmal, er hätte ein so freundliches Haus noch nie gesehen: „Hier scheint von beiden Seiten die Sonne auf einmal".

Apotheke. Eine wichtige Ergänzung der ärztlichen Einrichtung ist die Hausapotheke, die ein Verwalter mit 3 einj. Freiw. Apothekern (im Laufe des Krieges zu Akzessisten befördert) leitet. Ihr Umsatz ist aus dem Grafikon (siehe Tafel 6—8) ersichtlich. Über die ökonomischen Vorteile, die uns aus dem Betrieb der Apotheke erwachsen, gibt die nachstehende Tabelle Auskunft.

Umsatz in der Apotheke des „Kriegsspitals der Geldinstitute."

Auslagen für Medikamente 1. XI. 1914 bis 30. IV. 1916			K	58429.45
Wert des Medikamentenbestandes 1. V. 1916			„	3500.—
Medikamentenverbrauch während 18 Monaten			K	54929.45
Hiervon:				
Desinfektionsmittel	K	6792.55		
Alkohol	„	7748.68		
Benzin, Aether	„	3191.88		
Hyperol	„	4687.80		
Übertrag	K	22420.91		

Übertrag	K	22420.91
Cognac	„	1505.11
Spezialitäten	„	2502.62
Sera, Injektionen	„	6571.72
Mastisol, Perubalsam, Wetol	„	1508.47
Reagentien	„	1402.79
Chemische Präparate, Droguen	„	16165.27
Gefässe: Glas, Korken, Salbentöpfe, Papierwaren u. s. w.	„	2852.56
	K	54929.45

Auf der folgenden Seite geben wir eine Zusammenstellung der Kosten von Medikamenten bei eigenem Apotheken-Betrieb und bei Bezug von ausserhalb.

Danach betrugen:

die Kosten des Lazaretts für Medikamente bei einem Bezug von ausserhalb	K	99156.77
die Gesamtauslagen der Apotheke	„	54929.45
die ersparte Summe	„	44227.32

— —

Bei einer Pflegezeit von 468.171 Tagen (1. XI. 1914 bis 30. IV. 1916.) betrug der durchschnittliche Tagesverbrauch an Medikamenten pro Person 11.7 Heller.

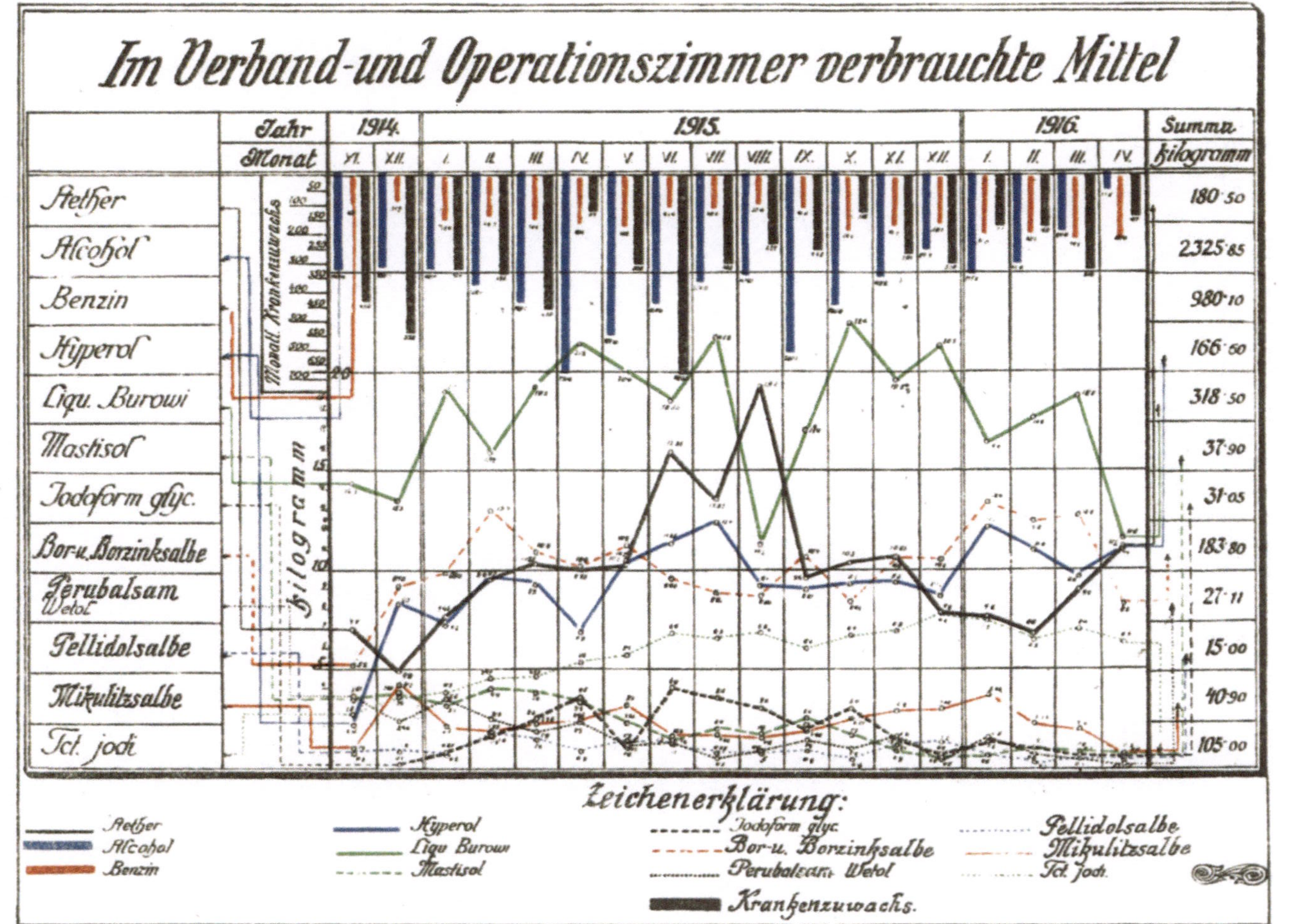
Im Verband- und Operationszimmer verbrauchte Mittel
Jahr
Monat
1914.
1915.
1916.
VI.
XII.
I.
II.
III.
IV.
V.
VI.
VII.
VIII.
IX.
X.
XI.
XII.
Summa
Kilogramm
Aether
Alcohol
Benzin
Hyperol
Liqu. Burowi
Mastisol
Jodoform glyc.
Bor-u. Borzinksalbe
Perubalsam Wetol
Pellidolsalbe
Mikulitzsalbe
Tct. jodi
180·50
2325·85
980·10
166·50
318·50
37·90
31·05
183·80
27·11
15·00
40·90
105·00
Monatl. Krankenzuwachs
Kilogramm
Zeichenerklärung:
Aether
Alcohol
Benzin
Hyperol
Liqu. Burowi
Mastisol
Jodoform glyc.
Bor-u. Borzinksalbe
Perubalsam Wetol
Pellidolsalbe
Mikulitzsalbe
Tct. jodi
Krankenzuwachs.

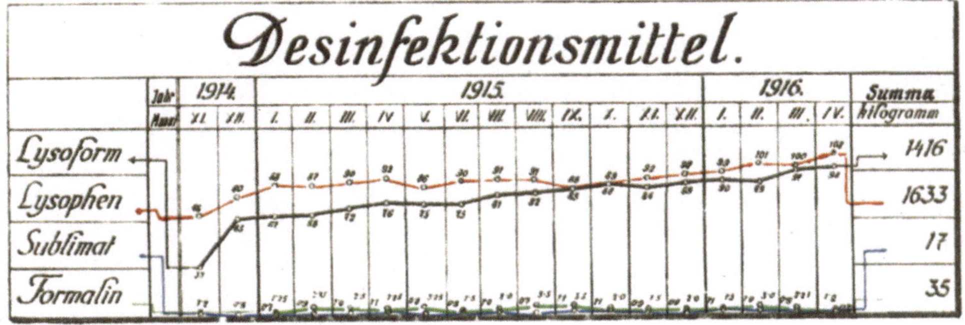
Desinfektionsmittel.
Jahr
Monat
1914.
1915.
1916.
Summa kilogramm
Lysoform
Lysophen
Sublimat
Formalin
1416
1633
17
35

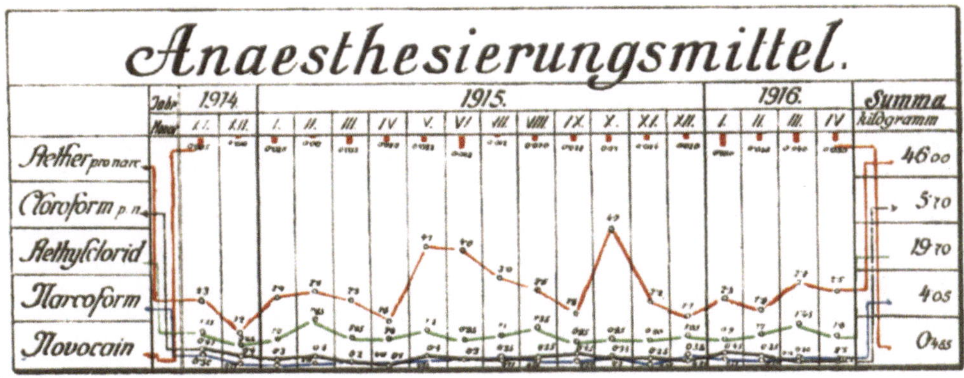
Anaesthesierungsmittel.
Jahr
Monat
1914.
1915.
1916.
Summa kilogramm
Aether pro narc.
Cloroform p. n.
Aethylclorid
Narcoform
Novocain
46.00
5.70
19.70
4.05
0.465

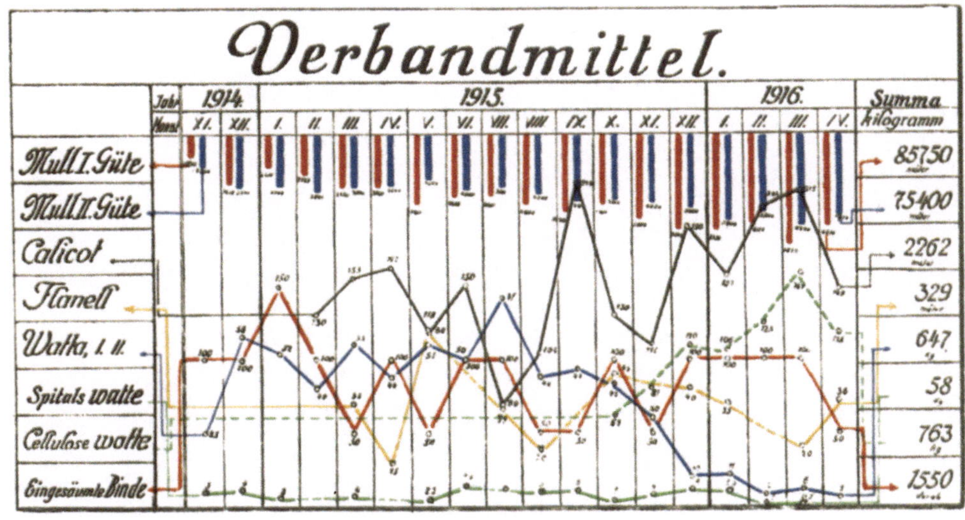
Verbandmittel.
Jahr
Monat
1914.
1915.
1916.
Summa kilogramm
Mull I. Güte
Mull II. Güte
Calicot
Flanell
Watta, I. II.
Spitals watte
Cellulose watte
Eingesäumte Binde
85750
75400
2262
329
647
58
763
1550

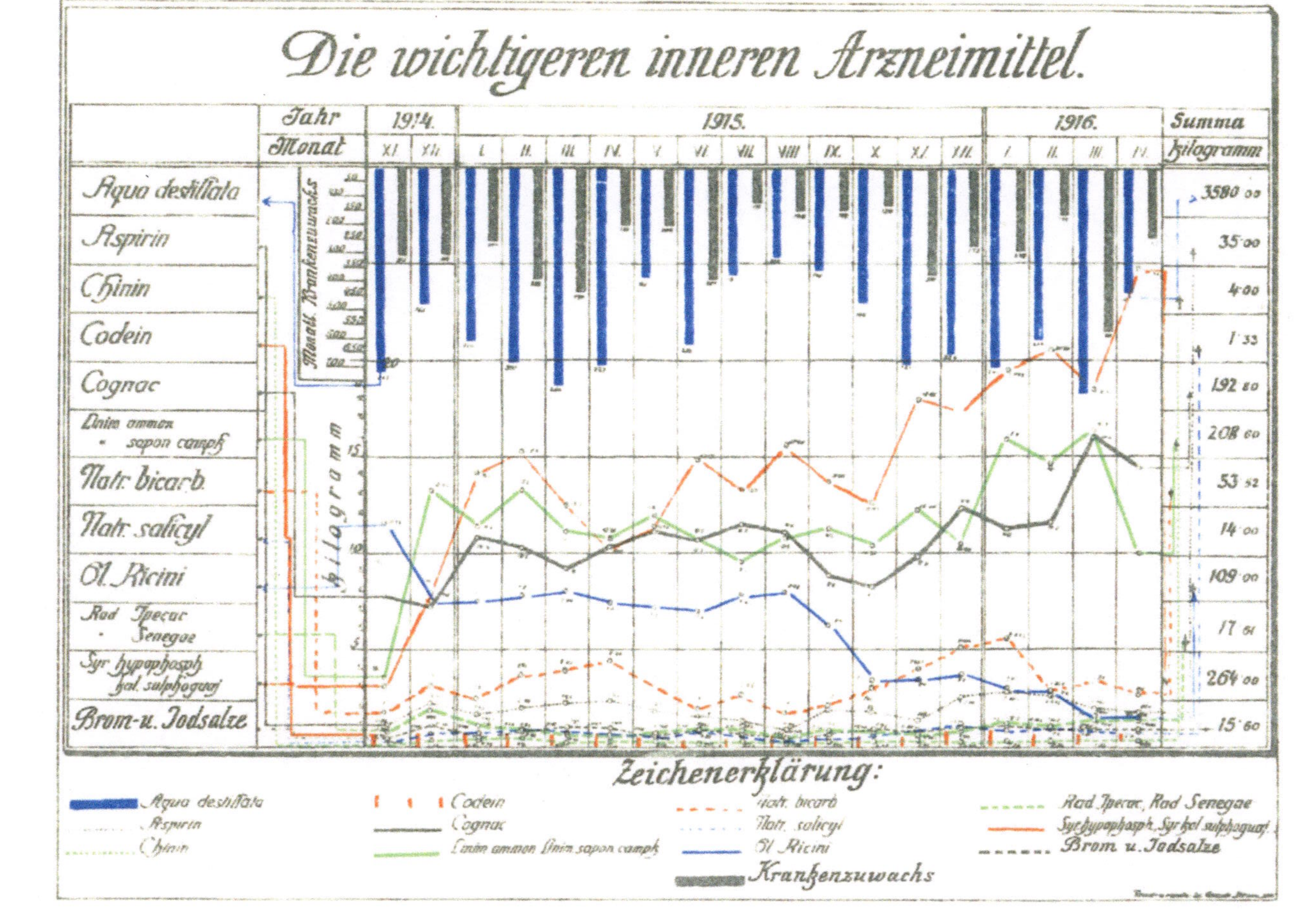
Die wichtigeren inneren Arzneimittel.
Jahr
Monat
1914.
XI.
XII.
1915.
I.
II.
III.
IV.
V.
VI.
VII.
VIII.
IX.
X.
XI.
XII.
1916.
I.
II.
III.
IV.
Summa
Kilogramm
Aqua destillata
3580 00
Aspirin
35 00
Chinin
4 00
Codein
1 33
Cognac
192 80
Linim ammon
" sapon campf
208 60
Natr. bicarb
53 52
Natr. salicyl
14 00
Ol. Ricini
109 00
Rad Ipecac
" Senegae
17 81
Syr. hypophosph
kal. sulphoguaj
264 00
Brom- u. Jodsalze
15 60
Monatl. Krankenzuwachs
Kilogramm
Zeichenerklärung:
Aqua destillata
Aspirin
Chinin
Codein
Cognac
Linim ammon Linim sapon campf
Natr. bicarb
Natr. salicyl
Ol. Ricini
Krankenzuwachs
Rad Ipecac, Rad Senegae
Syr. hypophosph. Syr. kal. sulphoguaj.
Brom u. Jodsalze

Benennung	Menge	Selbst-kostenpreis	Apotheken-preis	Differenz
Inf. Ipecacuanhae.	3.500 Dosen	264.—	3.150.—	2.886.—
Decoct. Senegae	1.800 „	431.—	2.322.—	1.891.—
Acid. acet. salicyl. 0.5	60.000 Stück	402.—	4.344.—	3.942.—
Acid. acet. salicyl. 1.0	5.000 „	67.—	582.—	515.—
Codein 0.02	45.000 „	773.—	4.176.—	3.403.—
Heroin 0.005	11.000 „	53.—	568.—	515.—
Morphin 0.01	3.000 „	29.—	222.—	193.—
Brom 0.50	7.500 „	75.—	877.50	802.50
Brom 1.0	4.500 „	90.—	900.—	810.—
Chinin 0.50	9.500 „	463.—	2.736.—	2.273.—
Salicyl 1.0	11.000 „	234.50	1.280.40	1.045.90
Salicyl 0.50	4.000 „	42.60	340.—	297.40
Pyramidon 0.30	6.500 „	231.—	1.483.90	1.252.90
Tannalbin 0.50	2.000 „	61.75	384.10	322.35
Bismuth 1.00	2.000 „	103.—	415.80	312.80
Bismuth-Opium 1.0 : 0.01	4.000 „	209.80	910.—	700.20
Phenacetin 0.5	2.500 „	51.10	352.50	301.40
Versch. Pulver (Anf. Preis)	15.000 „	—	615.—	615.—
Syr. kal. sulfoguaj.	183 „	493.40	3.120.—	2.626.60
Lin. sap. camphor.	82 „	351.70	1.180.80	829.10
Ung. zinc. boric.	95 „	509.50	1.407.48	897.98
Ung. acid. boric.	89 „	450.30	1.335.—	884.70
Ung. sec. Mikulitz	41 „	374.—	1.266.90	892.90
Ung. Wilkinsoni	36 „	72.66	534.—	461.34
Liqu. Burowi	318 „	255.19	890.40	635.21
Tinct. Jodi	105 kg.	793.90	1.950.90	1.157.—
Salben 1620 Dosen (Anfert. Preis)	210.75 „		1.049.90	1 049.90
Pillen (Anf. Preis)	13.000 Stück		208.—	208.—
Suppositoria (Anf. Preis)	900 „		153.—	153.—
Versch. Lösungen (Anf. Preis)	7.600 „		1.820.—	1.820.—
Roh-Produkte, chemische Präparate, Reagentien, bei Droguen 20% Zuschlag gerechnet, ersparte Summe			10.533.14	10.533.14
		6881.40	51.108.72	44.227.32

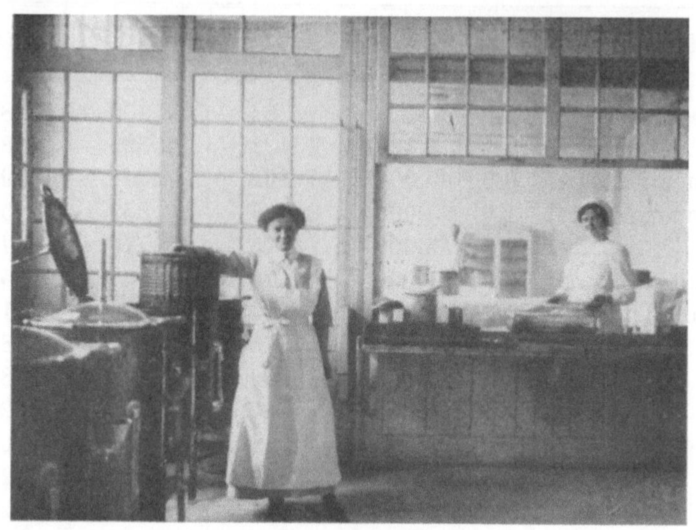

Zentral-Sterilisierraum.
Im Hintergrunde der durch ein Schiebfenster getrennte aseptische Operationssaal.

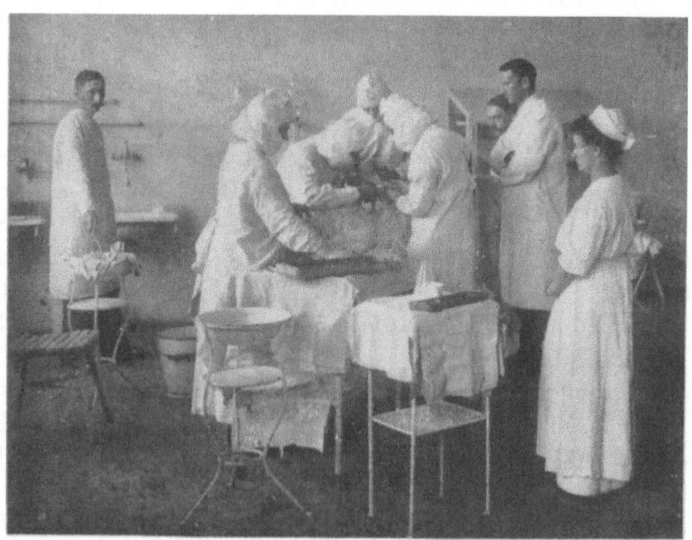

Eine Operation.

Ärztliche Einrichtung. Bei der Zusammenstellung der ärztlichen Einrichtung liessen wir uns von dem Grundsatz leiten, zwar nur die notwendigsten Instrumente, aber das beste Fabrikat anzuschaffen. Es ist uns gelungen, von Klammern (Arterien und Darmklammern) aus den sich noch in Budapest befindlichen Depots Original-Stille-Collin- und Schärersche Instrumente, von Messern und Meisseln Weiss- und Stille-sche Fabrikate zu beschaffen.

Ausser 4 ungarischen Verband-Sterilisierapparaten überliess uns die Firma Fischer für das erste Jahr leihweise ein grosses Lautenschläger'sches Autoklav, das sie später gegen ein grosses Schärer'sches eintauschte.

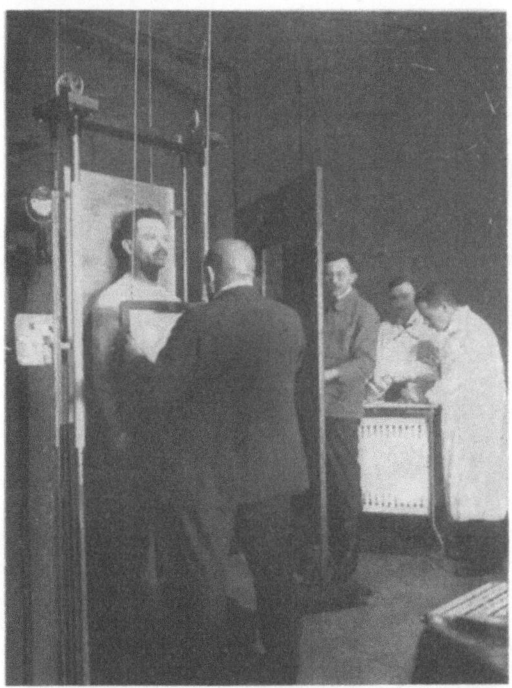

Röntgendurchleuchtung.

Instrumente, die keine Präzisionsarbeit erforderten, ferner 6 Operationstische und 14 mit Gummirädern versehene Krankenfahrwagen wurden durch die Firmen Peter Fischer und D. Szikla hergestellt. Einen de Quervain-schen Operationstisch erhielten wir geliehen. Für die Einfachheit der ärztlichen Ausstattung spricht zur Genüge die Tatsache, dass die vollkommene Einrichtung von 3 Operations- und 2 Verbandzimmern — die erwähnten Einrichtungsgegenstände, Sterilisierapparate, Beleuchtungskörper, Instrumentenkästen, Waschtische und sechs noch besonders zu erwähnende Verbandtische — alles in allem eine Ausgabe von nur 18,000.— Kronen erforderte. 3 vollständige Röntgenapparate und Elektrisiermaschinen (elektrischen Heissluftkasten, 4-zelliges elektrisches Bad, Pantostaten usw.) stellte uns die Firma Ericsson leihweise zur Verfügung.

Eine wichtige Ergänzung der ärztlichen Einrichtung ist noch die ausserhalb des Gebäudes, jedoch noch auf dem Grundstücke

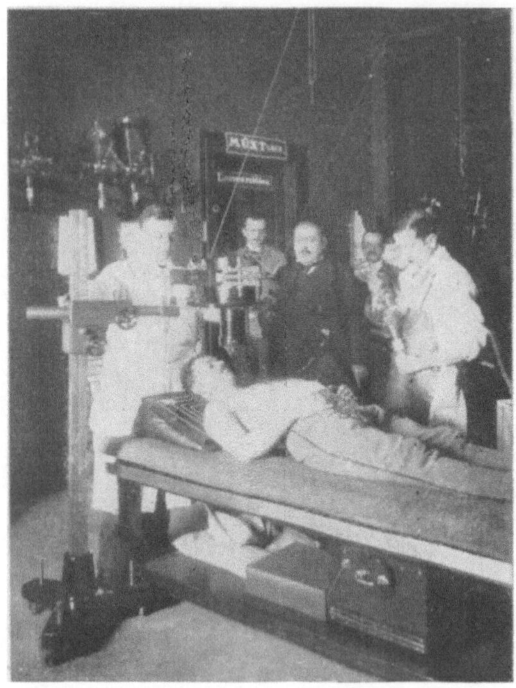

Röntgenlaboratorium.

des Spitals stehende grosse Desinfektionsmaschine, die durch ein von der Schlick-schen Fabrik leihweise überlassenes Dampflokomobil gespeist wird. Den Desinfektionskessel stellte uns durch Vermittlung des Bürgermeisters der Haupt- und Residenzstadt Budapest, Stefan von Bárczy, der Direktor der hauptstädtischen Desinfektionsanstalt, Dr. Georg Bukovszky, aus der Einrichtung der alten, nicht mehr in Betrieb befindlichen Desinfektionsanstalt zur Verfügung. Herr Direktor Bukovszky hat uns nicht nur bei der Einrichtung, sondern auch während der ganzen Zeit seit Gründung des Spitals durch mehrfache gründliche Desinfektion des ganzen Hauses und hauptsächlich durch seine unermüdliche persönliche Überwachung des Betriebes und durch stets bewährte Ratschläge die wertvollsten Dienste geleistet. Ich spreche ihm daher auch an dieser Stelle meinen verbindlichsten Dank aus.

Die beschriebene Einteilung, die gesamten Einrichtungen und notwendigen Änderungen waren im Verlaufe von 14 Tagen soweit

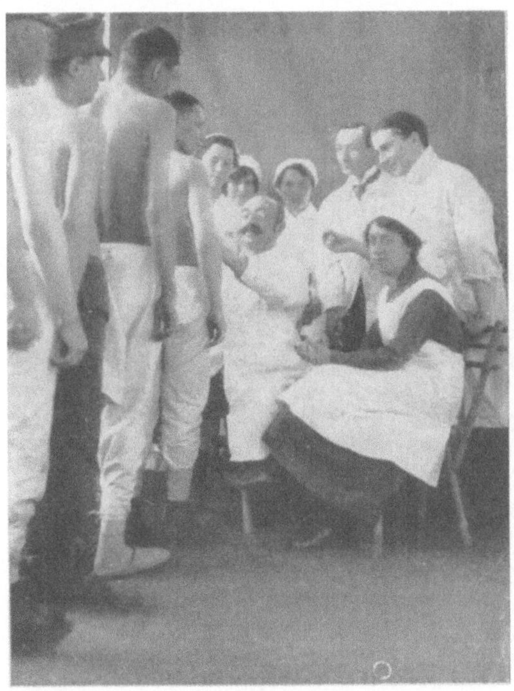

Schutzimpfungen.
Jeder Kranke wird gegen Cholera, Typhus und Pocken geimpft.

gefördert, dass schon am 1. November die Aufnahme von 250 Kranken erfolgen konnte und bis 20. November das Haus bereits völlig belegt war.

Die Ärzte des Spitals.

Die wichtigste, aber auch die schwierigste Aufgabe war die Bestellung der Ärzte für das Spital. Die chirurgisch ausgebildeten Ärzte zogen in den ersten Tagen des Krieges fast ausnahmslos ins Feld, die älteren Herren waren als selbständige Chefärzte teils auf ihren eigenen Abteilungen, teils in den „ad hoc“ errichteten Kriegsspitälern dermassen in Anspruch genommen, dass auf ihre Dienste nicht zu rechnen war. Die Nachfrage nach Ärzten erschwerte noch der vom Kuratorium vertretene Standpunkt, dass nach Möglichkeit nur solche Ärzte anzustellen seien, die ihre ganze Arbeitskraft und Zeit dem Spital zu widmen imstande waren. Wie in vielen anderen Dingen, so kam uns auch hier der Zufall zu Hilfe. Vom Kriegsschauplatze kehrten

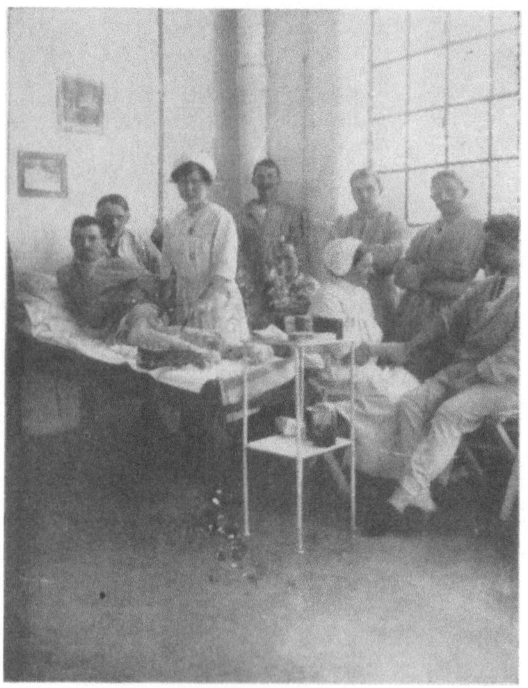

Physiko-Therapie.

zu eben dieser Zeit Dr. Josef Parassin und Dr. Georg von Finály, beide als Kranke, zurück. Da die Genannten von der Superarbitrierungs-Kommission für felddienstuntauglich erklärt wurden, so konnte ich beide für die Leitung zweier chirurgischer Abteilungen gewinnen. Mit der Stelle des Oberarztes der III. Abteilung wurde Dr. Ludwig Ihrig betraut.

Leichter war es, für die inneren Abteilungen Ärzte zu finden. Chefarzt der Nervenabteilung wurde Privatdozent Dr. Friedrich von Reusz, Leiter der II. Abteilung (für Erkrankungen der

Verdauungsorgane) königl. Rat Dr. Ludwig von Áldor, Karlsbader Badearzt. Die Leitung der IV., auch für Krankheiten der Atmungsorgane eingerichtete Abteilung übernahm Privatdozent Dr. Zacharias Donogány, Spezialarzt für Nasen- und Kehlkopfleiden.

Als beratender Internist und Chefarzt der II. und IV. inneren und der Isolierabteilung trat Dr. Géza Dieballa in den Ver-

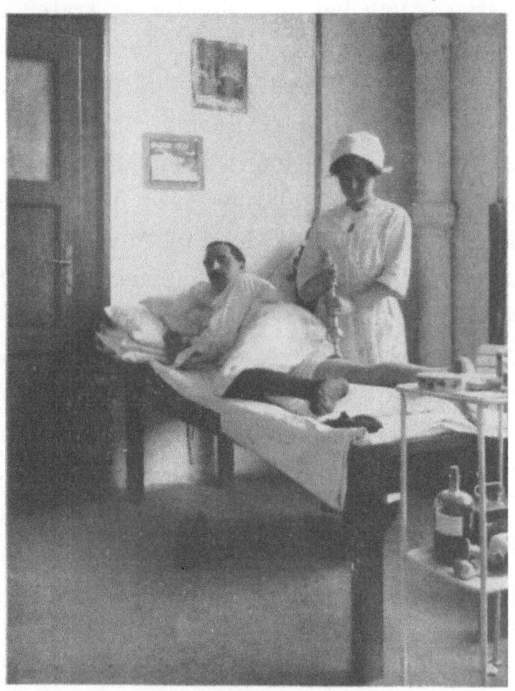

Vibrationsmassage.

band des Spitals ein. Die Leitung des Laboratoriums übernahm der o. ö. Professor der tierärztlichen Hochschule Dr. Géza von Farkas und die des Röntgenlaboratoriums Privatdozent Dr. Béla Kelen. Für ersteres gelang es noch Dr. Rezső Manninger, Assistenten am Institut für Seuchenlehre der tierärztlichen Hochschule (später Dr. Béla Györki), und für chemische Untersuchungen Dr. Béla von Horváth, Privatdozenten an der Hochschule, zu gewinnen.

Der ärztliche Dienst wurde auf die Weise geregelt, dass ausser den Oberärzten der sechs Abteilungen — deren jede mit 200 Betten belegt war — noch ein Unterarzt und ein Student der Medizin jeder Abteilung beigegeben wurden. Im ersten Halbjahr war diese Einteilung auch durchführbar. Alsbald verringerte sich jedoch infolge Abkommandierung und der neuen Bestimmungen über Felddiensttauglichkeit die Zahl der Unterärzte almählich so sehr, dass zur unterärztlichen Tätigkeit auch jüngere Studenten der Medizin herangezogen werden mussten. Auch bei den Oberärzten traten einige wesentliche Änderungen ein. So überliess der königl. ungarische Honvédminister am 22. Januar 1915 den Herrn Dr. Georg von Finály zwecks Übernahme der Leitung einer chirurgischen Abteilung an der Beobachtungsstation in Losoncz dem Ministerium des Innern. An seine Stelle trat Ende Dezember 1914 der aus dem Felde als Kranker zurückgekehrte Dr. Wilhelm Milkó, der die Leitung der V. chirurgischen Abteilung am 1. Februar 1915 übernahm.

Bei späteren Änderungen wurde uns die Besetzung der ärztlichen Stellen wesentlich dadurch erleichtert, dass es uns gelang, einige ältere Ärzte dauernd dem Spital zu sichern. Diese versahen im wesentlichen oberärztlichen Dienst, fungierten jedoch den Bestimmungen gemäss als Unterärzte (kein militärischer Rang), so Dr. Alexander Szilágyi, der aus dem Felde als Kranker zurückgekehrte Dr. M. Karl John, Privatdozent Dr. Josef Guszmann und schliesslich seit 16. April 1916 Dr. Illés Antal.

Mit Rücksicht auf den dauernd steigenden Zuwachs an Haut- und venerischen Kranken wurde für diese am 7. Dezember 1914 unter der Bezeichnung Abteilung IV/a eine eigene Station errichtet, deren Leitung Privatdozent Dr. Soma Beck übernahm.

Für die eine besondere Fachbehandlung benötigenden Kranken wurden Spezialärzte entweder von Fall zu Fall herbeigerufen, oder mit der regelmässigen (wöchentlich 1—3-mal) Versorgung der Spitalkranken betraut. Die Behandlung der Zahnkranken und Kieferverletzten übernahm Privatdozent Dr. Josef Szabó, die der Augenkranken Privatdozent Dr. Josef Imre, die der Ohrenkranken Regimentsarzt Dr. Eduard Schwarz. Die Stelle des Prosektors wechselte wegen der Abkommandierungen ziemlich häufig. Die Obduktionen nahmen Dr. Ödön Nesnera, Dr.

Ladislaus Jankovich und Dr. Béla Johan, in einigen Fällen Professor e. o. Dr. Béla Entz vor.

Überblickt man diese Reihe hervorragender Fachmänner, so wird man ruhig behaupten können, dass unser Spital von Anfang an mit erstklassigen Kräften in sämtlichen Spezialfächern versehen war, sodass die Patienten aus Mangel an entsprechenden Ärzten oder entsprechenden Einrichtungen niemals anderen Krankenhäusern überwiesen zu werden brauchten.

Ärztliche Organisation.

Nachdem das ärztliche Kollegium gebildet war, hielten wir bis zur Eröffnung des Spitals allabendlich Sitzungen ab, um über ärztliche, organisatorische und sonstige Fragen zu beraten und uns über gewisse gemeinsame, auf dem Boden der modernen medizinischen Wissenschaft fussende und dennoch schematische Grundsätze zu einigen. Das Ergebnis dieser sehr eingehenden und alle Einzelheiten würdigenden Beratungen war: die grundsätzliche Festlegung einer einheitlichen Wundbehandlung, eine Einigung über die Behandlung von Schussfrakturen und gewisse andere wichtige Fragen der Kriegschirurgie, schliesslich die Aufstellung gemeinsamer Normen für die Rezeptur. Es gelang uns, in der Verordnung von Medikamenten namhafte Vereinfachungen zu erzielen. Die Hausapotheke hielt nämlich nur solche Droguen am Lager, die in unserem kleinen Rezeptbuch Berücksichtigung gefunden hatten. Wir machten es uns zum Grundsatz, nach Möglichkeit nur diese zu verordnen. Wurden spezielle Fabrikate oder Droguen benötigt, so konnte jeder Oberarzt auch diese verschreiben. Ihre Anfertigung wurde vertragsmässig an 3 Apotheken vergeben, die abwechselnd für je einen Monat unsere Verordnungen auszuführen hatten. Wie sehr sich das Rezeptbuch bewährte, dafür spricht wohl am besten die Tatsache, dass wir überhaupt nur in 2—3 Fällen von dieser vertragsmässigen Arzneilieferung Gebrauch machen mussten. Wegen seiner praktischen Verwendbarkeit gebe ich den Text unseres kleinen Receptbuches wieder:

Anweisung über Verordnung von Arzneien.

Zur Vermeidung überflüssiger Auslagen und Arbeit ist es wünschenswert, möglichst nur die angeführten Medikamente zu verordnen. Nötigenfalls kann jede Arznei ohne Rücksicht auf den Preis verordnet werden. Von den im Register aufgenommenen Arzneien verordnet man eine Dosis, bezw. die bestimmte Anzahl von Pulvern usw. Bei einer Verordnung von im Register nicht aufgeführten Arzneien möge man nicht vergessen, dass die meiste Arbeit die Bereitung von Pillen, Tabletten und Suppositorien verursacht, hingegen die Bereitung von ungeteilten Pulvern und einfachen Lösungen sich sehr einfach gestaltet.

Sämtliche Arzneien werden mit der ganzen Verordnung signiert, stark giftig wirkende Mittel mit der Bezeichnung „sub signo veneni zu Händen des Arztes" verabfolgt. In ungenügend oder nicht signierten Flaschen aufbewahrte Arzneien an Kranke zu verabreichen, ist strengstens untersagt.

I. Zu innerlichem Gebrauch.

a) Per os.

Arsen: Sol. ars. Fowleri, aquae dest. aa gta. 5.0 = 1 dos.
Sol. ars. Fowleri, Ti. ferri pomat. aa gta. 5.0 = 1 dos.

Acid. hydrochlor. dilut.: 10. gr. = 1 dos. (in vitr. guttat.)

Adrenalin v. Tonogen.

Acid. acetylosalicylicum: Pulver à 0.5 gr. No.
Ac. ac. salic., Natr. hydrocarb, aa gta. 5.0, Aquae ad gta. 100, = 1 dos.

Antipyrin: Pulver à 0.5 grm. No.
Antip., gta. 5.0, Aquae ad. gta. 100, = 1 dos.

Aqua calcis: gta. 150, = 1 dos.

Atropinum sulfuricum: 0.01, Aquae ad gta. 10. = 1 dos.
Extr. belladonnae: gr. 0.01 Natr. hydrocarb. gr. 0.5, magistr.
Ti. belladonnae: gr. 10, = 1 dos.

Bismuthum subnitricum: Pulver à 0.5 gr. No. X = 1 dos.

Bolus alba: gta. 100, = 1 dos.

Bromkalium: Pulver à 0.5 gr., No.

Bromkalium: gta. 10, Aquae ad gta. 200, = 1 dos.

Calomel: Pulver à 0.5 gr., No.
Opium, gr. 0.01, Calomel, gr. 0.20; No. X = 1 dos.

Chininum bisulf: Pulver à 0.5 gr., No.
Extr. fluidum. chin.: gta. 20, = 1 dos.
Ti. chin. composit.: gta. 20, = 1 dos.
Ti. chin. comp., Ti ferri. pomat. aa gta. 10, = 1 dos.

Chloralum hydrat., Natr. bromat. aa gta. 5.0, Syrup. simpl. gta. 20, Aquae ad gta. 100, = 1 dos.

Codeinum hydrochloric.: gr. 0.02, Natr. hydrocarb. gr. 0.5, No.

Cocainum hydrochl.: gr. 0.02, Aquae ad gta 10, magistralit.

Digalen: lagen. origin. = 1 dos.

Digitalis folia: infusum magistraliter par.
Pulv. folior. digit.: gr. 0.10, Theobrom. natriosalic. gr. 1.0, Pulver No. X = 1 dos.

Ferrum: Ti. ferri pomati, gta. 20, = 1 dos.
Ti. ferri pomat., Ti. chin. comp., aa gta 10, = 1 dos.
Fe. protoxalat. gr. 0.20, Na. hydrocarb. gr. 0.50; M/pulv. No. X = 1 Dòs.

Gelatina alba puriss.: gta. 20, Aquae ad gta 200, = 1 dos.
Heroin: gr. 0.01, Sacchar. alb. gr. 0.50; No.
Iodum: Ti. jodi: gta. 5.0, = 1 dos. (in vitr. guttat.)
Na. jodat.: gta. 10, Aquae ad gta. 200, = 1 dos.
Na. jodat., Na. bromat., $\overline{aa}$ gta. 10, Aquae ad gta. 200, = 1 dos.
Ipecacuanhae rad.: inf. e gr. 0.50, Liqu. ammon. anisati gta. 2.0, Syr. simpl. gta. 20, Aquae ad gta. 200, = 1 dos.
Pulv. Doveri: gr. 0.20, No.
Magnes. carbon., Natr. hydrocarb., $\overline{aa}$. gta. 25, = 1 dos.
Magnes. sulfuricum: qu. s.
Morphinum hydrochl., gr. 0.10, Aquae amygd. amar., grta. 10, = 1 dos.
Natrium hydrocarb.: gta. 50, = 1 dos.
Natr. salicylic., Natr. hydroc., $\overline{aa}$. gta. 10, Aquae ad gta. 200, = 1 dos.
Nux vomica: Tinct. nuc. vomic.; gta. 10, = 1 dos.
Extr. nuc. vomic., gr. 0.02, Natr. hydrocarb. gr. 0.50.; pulv. No. X = 1 dos.
Opium: gr. 0.01., Bi. subnitr. gr. 1.0.; pulv. No. X = 1 dos.
Ti. opii simpl.: gta. 5.0, = 1 dos.
Ol. ricini: grta. 30, = 1 dos.
Pil. laxantes fortes: Extr. aloes gta. 4.0, Extr. colocynthid. gr. 0.40, Res. jalapae, Sapon. medic. aa. gta. 2.0, f. 1. a. Pill No. L., = 1 dos. (für die Abteil.)
Phenacetin: gr. 0.50, No.
Potio magnes. citr. efferv.: gta. 200, = 1 dos.
Sal therm. Carolin. artef.: gta. 50, = 1 dos.
Salol.: gr. 0.50; pulv. No. X = 1 dos.
Senegae rad.: decoct. e gtibus 10, Liqu. ammon. anis. gta 2.0, Syr. simpl. gta. 20, Aquae ad gta. 200, = 1 dos.
Sennae folia.: Pulv. liquir. compos. (Kurella) gta. 20, = 1 dos.
Spec. lax. St. Germain.: gta. 30, = 1 dos.
Tinct. amara.: ad libit.
Tinct. aromatica.: ad libit.
Tinct. chin. comp.: gta. 20, = 1 dos.
Tinct. nucis vomic.: gta. 10, = 1 dos.
Tinct. valerianae aeth.: ad libit.
Tinct. opii simpl.: gta. 10, = 1 dos.
Tinct. rhei Darelli.: ad libit.
Tinct. strophanti hisp.: gta. 10, = 1 dos.
Theobrominum natriosalicyl.: gr. 0.50, No.
Tonogen. (Richter) lagen. orig., = 1 dos.
Trional, Natr. bromat., $\overline{aa}$ gr. 0.50, No.

b) Pro injectione.

Adrenalin — Tonogen (Richter) sol. orig. 1‰, Phiolen à 1 ccm.
Atropinum sulf.: sol. 1‰, Phiolen à 1 ccm.
Coffeinum natriobenzoicum.: Solut. 20%, Phiolen à 1 ccm.
Digalen.: origin. Lösung; Phiolen à 1 ccm.
Hydrargyrum bichlor. corros: 2% und 5% Lösung in 1% NaCl Lösung, magistraliter.
Enesol.: 3% Lösung; Phiolen à 2 ccm.
Morphinum hydrochloric.: 2% Lösung in Phiolen à 1 ccm.
Morphinum hydrochl. 2%, Atropin. sulf. 1‰ Lösung; 1 ccm. Phiolen.
Novocainum: Pastillae Novocaini B. lag. orig.
Ol. camphoratum.: Phiolen à 1 ccm.
Strychnin. nitric.: 1‰ Lösung in Phiolen à 1 ccm.
Hyoscin. hydrobromic.: 0.5‰ Lösung Phiolen à 1 ccm.

II. Zu äusserlichen Gebrauch.

Acid. boric.
Aether pro narcosi lag. origin.
Amylum, c. Talc. venet. $\overline{aa}$. grta. 25, = 1 dos.

Bals. Peruvian: ad libit.
Benzin: ad libit.
Chloroform, 0.01 hyosc. fol. coct., āā. grta. 30 = 1 dos.
Chloroform pro narcosi lag. origin.
Glycerin: ad libit.
Hydrargyrum, v. Ungu. cinereum.
Hyperol (Richter): lag. orig.
Jodoformcollodium, (10%) ad. libit.
Kalium chloricum, grta. 10, Aquae, ad grta. 500, = 1 dos.
Linimentum saponatocamphoratum., 50 gr., = 1 dos.
Linimentum ammoniatum., 50 gr., = 1 dos.
Liquor Burowi: ad libit.
Mastisoli: lag. orig.
Pellidoli: scat. orig.
Sinapis,: ch. sinapisata., No.
Talcum venet., c. Amyl., āā grta 25, = 1 dos.
Ti. ratanhiae., grta. 10, = 1 dos.
Ti. jodi (5%) ad libit.
Ungu. argent. nitric. sec. Mikulicz., ad libit.
Ungu. cinereum c. resorbin. parat., grta 3, No.
Ungu. zinci oxydat. c. vaselino parat. ad libit.
Ungu. zinci oxydat. cum acid. boric. 5 gm. : 5 gm. zu 50 gm. Vaselin: ad libit.

III. Desinfectionsmittel.

Acid. carbol. liquef. ad libit.
Formalin (Formaldehydum solut.) ad libit.
Lysoform: 100 gm. lag. orig.
Lysophen 3% Lösung ad libit.
Sublimat: Cylindri hydrargyri bichlorati (Sublimat-Pastillen à 1.0 gm.) lag. orig.

Zur Erleichterung des Verkehres mit den vielsprachigen Kranken verfertigten wir ein — aus Fragen und Antworten bestehendes — einfaches Wörterbuch mit Antworten: ja und nein oder Zahlen in ung.-deutsch., slovak.-kroat., rumän.-italien. Sprache, welches, in 2 Farben auf 1 Blatte gedruckt, die wichtigsten Fragen enthält.

„DOLMETSCH."*

Antworten.

Ungarisch fett gedruckt **Deutsch** dünn gedruckt	**Kroatisch** fett gedruckt **Böhmisch—slovakisch** dünn gedruckt	**Rumänisch** fett gedruckt **Italienisch** dünn gedruckt
Igen Ja	**Jeste** Ano	**Da** Szi
Nem Nein	**Néma** Nye v. ne	**Nu** No
Mutassa Zeigen Sie	**Pokazse** Ukás	**Áráte** . Mosztri

Számok — Zahlen

1 **egy, elsején** eins, am ersten	1 **jedan, prvoga** 1 jeden, jedna, prvého	1 **unu, la prima** 1 une, il primo
2 **kettő, másodikán** zwei, am zweiten	2 **dva, . drugoga** 2 dva, dvje, druhého	2 **doi, in ta doila** 2 due, il szecondo
3 **három, harmadikán,** drei, am dritten	3 **tri, trecsega** 3 tri, trsi, tretyé ho	3 **trei, in ta trily** 3 tre, il terczo
4 **négy, negyedikén** vier, am vierten	4 **csetiri, csetvrtoga** 4 stiri, stizsi, stvrtého	4 **patru, in ta patrilya** 4 quatre, il quarto
5 **öt, ötödikén** fünf, am fünften	5 **pét, pétoga** 5 pjet, pátého	5 **csincsi, in ta csincsilja** 5 csinque, il quinto
6 **hat, hatodikán** sechs, am sechsten	6 **seszt, sésztoga** 6 seszt, szesztė ho	6 **sásze, in ta saszelja** 6 szei, il szeszto
7 **hét, hetedikén** sieben, am siebenten	7 **szedam, szédmoga** 7 szedem, szedom, szedmého	7 **septye, in ta septyelja** 7 szette, il szettimo
8 **nyolc, nyolcadikán** acht, am achten	8 **oszam, ószmoga** 8 oszem, oszmého	8 **opt, in ta optelja** 8 otto, lottavo
9 **kilenc, kilencedikén** neun, am neunten	9 **devet, devétoga** 9 devjet, devátého	9 **naue, in ta noulje** 9 nove, ill nono
10 **tiz, tizedikén** zehn, am zehnten	10 **deszet, deszétoga** 10 deszet, deszátého	10 **zecse, in ta zecselje** 10 gyiecsi, il décsimo
11 **tizenegy, tizenegyedikén** elf, am elften	11 **jedanajszt, jedanájsztoga** 11 jedenaszt, jedenasztého	11 **unszprezecse, in ta unszprezecsilje** 11 undicsi, il undicsimo
12 **tizenkettő tizekettedikén** zwölf, am zwölften	12 **dvanájszt, dvanájsztoga** 12 dvanaszt, dvanasztého	12 **doiszprezecse, in ta doiszprezecsilje** 12 dodicsi, il duodecsimo
13 **tizenhárom, tizenharmadikán** dreizehn, am dreizehnten	13 **trinájszt, trinájsztoga** 13 trinaszt, trsinaszt, trinaszté ho	13 **triszprezecse, in ta triszprezecsilje** 13 tredicsi, il tredecsimo
14 **tizennégy, tizennegyedikén** vierzehn, am vierzehnten	14 **csetrnájszt csetrnájsztoga** 14 strnaszt, strnasztého	14 **patruszprezecse, in ta patruszprezecsilje** 14 quatordicsi, il quatordecsimo

* Die kroatisch, böhmisch, slovakisch, rumänisch und italienischen Worte sind nach ungarischer Schreibart, phonetisch geschrieben.

15 tizenöt, tizenötödikén
fünfzehn, am fünfzehnten

16 tizenhat, tizenhatodikán
sechszehn, am sechszehnten

17 tizenhét, tizenhetedikén
siebzehn, am siebzehnten

18 tizennyolc, tizennyolcadikán
achtzehn, am achtzehnten

19 tizenkilenc, tizenkilencedikén
neunzehn, am neunzehnten

20 husz, huszadikán
zwanzig, am zwanzigsten

21 huszonegy, huszonegyedikén
einundzwanzig, am einundzwanzigsten

22 huszonkettő, huszonkettedikén
zweiundzwanzig, am zweiundzwanzigsten

stb. usw.

30 harminc, harmincadikán
dreissig, am dreissigsten

15 petnájszt, petnájsztoga
15 patnaszt, patnasztého

16 sesztnájszt sesztnájsztoga
16 sesztnaszt, sesztnasztého

17 szedamnájszt, szedamnájsztoga
17 sedemnaszt, sedemnasztého

18 oszamnájszt, oszamnájsztoga
18 osemnaszt, osemnasztého

19 devetnájszt, devetnájsztoga
19 devatenaszt, devatenasztého

20 dvádeszet, dvadeszetoga
20 dvaczet, dvaczatého

21 dvadeszet i dvadeszet prvoga
21 jedenadvacet, jedena dvaczatého

22 dvadeszet i dva dvadeszet drugoga
22 dva dvaczet, dva dvaczatého

stb. usw.

30 trideszet, trideszetoga
30 triczat, triczaté ho

15 csincprezecse, in ta csincprezecsilja
15 quindicsi, il quindicsézimo

16 saszprezecse, in ta saszezprezecsilja
16 szedicsi, il szedicsézimo

17 septyiszprezecse, in ta septyeszprezecsilja
17 dicsaszette, il szettedicsézimo

18 optszprezecse, in ta optszprezecsilja
18 dicsaotto, il ottodicsézimo

19 noueszprezecse, in ta nousprezecsilja
19 dicsanove, il novedicsézimo

20 douezecsi, in ta douzecsilje
20 venti, il ventezimo

21 douezecsi si unu, in tadou zecsi unulja
21 ventiuno, il uno ventezimo

22 douezecsi si doi, in ta douezecsi doilje
22 venti duo, il duo ventezimo

stb. usw.

30 treizecsi, in ta treizecsilja
30 trenta, il trentizémo

Nationale.

1 **Hogy hivják?**
Wie heissen Sie?

2 **Hol született?**
Wo sind Sie geboren?

3 **Hány éves?**
Wie alt sind Sie?

4 **Vallása?**
Ihre Religion?

Nationale.

1 **Kako se zovete?**
Jak sze menujete?

2 **Di ste se rodili?**
Deszte sze narodil?

3 **Kolko godina?**
Kolik je vam roku?

4 **Kakvesta vera?**
Nabozsensztvi?

Nationale.

1 **Kumtye tyama?**
Kome szi kiama?

2 **Ungye ái naszkut? Gye ungye jes?**
Dove e lei nato?

3 **Gye kücz ái jésty?**
Quanti anni a?

4 **Gye cse lezse jesty relizsiune?**
Queszta relidzsone a?

5 **Hol szolgált?** Wo haben Sie gedient?	5 **Gye ste vi szluzsili?** Kde szte szluzsil?	5 **Ungye ái szluzsit?** Dove szerve lei?
6 **Csapattest?** Korps? Regiment?	6 **Kot koja regimente?** Kteri regiment?	6 **Lá káré korp.** Korp? Redzsimento.
7 **Gyalogos?** Infanterist?	7 **Pesak?** Infanterist.	7 **La Infanterie.** Infanteriszta.
8 **Honvéd?** Landwehr?	8 **Domobranacz?** **(dobravanacz)** Honved.	8 **La honvézle.** Honved.
9 **Vadász?** Jäger?	9 **Kot jagere?** Jager, Miszlivecz.	9 **La jágere.** Jäger.
10 **Tüzér?** Artillerist?	10 **Kot topovo?** Kanonir.	10 **La tunári.** Artilleria.
11 **Lovas (huszár, dragonyos?)** Reiter (Huszár, Dragoner?)	11 **Konyanik (huszár, dragoner stb.)**	11 **La dragone. La huszári.** Cavalleria.
12 **Hidász?** Pionier?	12 **Kot bionére?** Pionir.	12 **La pioneri (pontonieri).** Pontonyiere.
13 **Telefon?** Telephonist?	13 **Telefon, telegrafszka regimenta?** Telefoniszt.	13 **Regiment de telefon.** Redzsimento di telegrafo.

Anamnezis. *Anamnese.*	*Unustrasnje boleszti*	*Anamnezis.*
14 **Mióta beteg?** Seit wann sind Sie krank?	14 **Od kad szte boleszttni?** Jak gloluho szte nemocni?	14 **Gye künd ésti bolnav (betyag)** Da quanto tempo e ammalato?
15 **Mije fáj?** Was tut Ihnen weh? Wo haben Sie Schmerzen?	15 **Pokazsite gye vasz bole?** Cso vam szchazi? (slovak.:) Co vám boli?	15 **Cse te doare.** Dove a dolori?
16 **Hidegrázása volt-e?** Haben Sie Schüttelfrost gehabt?	16 **Jesztél unali grozniczu?** Mjeli ste zimnici?	16 **Avut ái friguri.** A avuto fridzsidi?
17 **Hányt-e?** Haben Sie gebrochen? Haben Sie sich übergeben?	17 **Jesztél bljuváli?** Zvracali ste?	17 **Vomát ái (verszát ái).** Deve rimandare (vomitare)?
18 **Hasmenése volt-e?** Haben Sie Stuhlgang (Kolik) gehabt?	18 **Imáté li szracskaviczu (Mekanu sztoliczu)** Mnjenste ste koliku?	18 **Merzsecz folcle (Kum ci-e szkáunul).** Va di corpo szpesszo?
19 **Hányszor egy nap?** Wie oft des Tages?	19 **Kolkó puti ná dán?** Kolikrat za deny?	19 **Gye kütye ori in tozi.** Quantė volte di dzsorno?

20 **Betegsége hirtelen jött-e?** Ist Ihre Krankheit plötzlich gekommen?	20 **Jeli bolészt nágló nasztupila?** Dosztali szte vas nemocnahle?	20 **Kum ci-a venit boale D'intr'odata (Kum ci-a venit betyesigu) jutye.** Szi é ammalato repentinamente?
21 **Vagy lassan?** Oder langsam?	21 **Kasljete li?** Nebo pomálu?	21 **Ori mereo.** O a poko a poko?
22 a) **Széke volt-e véres?** War Ihr Stuhl blutig gewesen?	22a **Jeli govno bilo krvavó?** Sztolice bilo to krvave?	22a **Ajavut szkaun ku szinzse.**
b) **Köpése volt-e véres?** War Ihr Auswurf (Ausgespuckte) blutig?	b **Jeli pljuvacska bila krváva?** Cso vikaslete bilo to krvavé?	b **Ajavut szkupit ku szinzse.**
c) **Hányása volt-e véres?** War das Erbrochene blutig?	c **Jeli bljuvanje bilo krvávó?** Cso vivracáte bilo to krvave?	c **Ái verzat szinzse.** 22a, b, c Cse nelle feccsi, nella eszpettoraczióne, nel vomito meszkolato del szangve?
23 **Orrvérzése volt-e?** Haben Sie Nasenbluten gehabt?	23 **Jeli vam iz nosza isla krv?** Mjeli szte krváceni z noszu?	23 **Cou kursz szinzse djin nász.** A avuto szangve da nazo?
24 **Vizelni tud-e?** Können Sie urinieren?	24 **Mozsete li mokriti?** Muzsete mocsit? (slovak.: mozsete szcat?)	24 **Poc Pisá.** Puo urinar?
25 **Hol sebesült meg?** Wo sind Sie verwundet worden?	25 **Gyi szte ranjeni?** De ste bil zranyen? (slovak.: De szte dosztali ranu?)	25 **Ungye tyai bolnevit.** Dove lei e ferito?
26 **Mikor sebesült meg?** Wann sind Sie verwundet worden?	26 **Od kada szte ranjeni?** Kd szte bil ranyen? (slovak.: Kedi ste dosztali ranu?)	26 **Si könd tyai bolnevit.** Quando?
27 **Ágyu sebesitette meg?** Sind Sie durch Geschütz (Kanone) verwundet worden?	27 **Jeszte ukreveto ranjeni?** Biliste ranyen kanonem?	27 **Tun utyó bolnevit.** Fu ferito da una palla di kanone, o di uno srapnel?
28 **Puska sebesitette meg?** Sind Sie durch eine Gewehr-Kugel verwundet worden?	28 **Jeli szte iz puske ranjeni?** Bili ste ranyen z flinti?	28 **Puska utyó boolnevit.** Fu ferito da un fucsile?
29 **Szurony sebesitette meg?** Sind Sie durch ein Bajonett verwundet worden?	29 **Jeli szte iz kroz bajonetu ranjeni?** Bili ste ranyen z bajonetem?	29 **Bajnet utyó bolnevit.** Fu ferito da un bajonetto?
30 **Kard sebesitette meg?** Sind Sie durch Säbel verwundet worden?	30 **Jeli szte iz szablyu ranjeni?** Bili ste ranyen ze sabli?	30 **Szábie utyó bolnevit.** Fu ferito da una szabbia?

31	**Mikor kötötték be utoljára?** Wann sind Sie zulezt verbunden worden?	31	**Kada szu vasz poszlednji put závézali?** Kdi szte bili naposzled psevazani? (slovak.: zavazani?)	31	**Könd tyor legat mái pe urma.** Kvando fu legato la ultima volta?
32	**Hol kötötték be utoljára?** Wo hat man Sie das letzte Mal verbunden?	32	**Gye szu vász poszlednji put závézali?** De to bilo, kde szte bili naposled psevazani? (slovak.: zavazani?)	32	**Ungye.** Dove fu legato la ultima volta?
33	**Gyalog szállitották-e és honnan?** Sind Sie zu Fuss transportiert worden und von wo?	33	**Jeszte li pjeski poszláti i odkuda?** Neszli vász pjeski a od kád?	33	**Kum tye-au adusz, pezsosz.** Fu trasferitó a piedi e da dove?
34	**Kocsin szállitották-e és honnan?** Sind Sie mit Wagen transportiert worden und von wo?	34	**Jeszte li sza kolima poszlati i odkuda?** Psivezli vász na voze a od kád?	34	**Pe kocsié tyór adusz.** Fu trasferito a vettura e da dove?
35	**Vasuton szállitották-e és honnan?** Sind Sie auf der Eisenbahn transportiert worden u. von wo?	35	**Jeszte li sza zseljezniczom poszlati i odkuda?** Psivezli vász pod ráze? (slovak.: na zseleznici) a od kád?	35	**Or pe masiné (or pe gézés).** Fu trasferito per strada ferrata e da dove?
36	**Műtétet végeztek-e Önön?** Sind Sie operirt worden?	36	**Jeszu li vász operireli?** Bili szte operovani?	36	**Foszt ái operát.** Fu fatta una operacióné con lei?
37	**Hol?** Wo?	37	**Gye?** Kde?	37	**Ungye.** Dove?

Vizsgálat.
Untersuchung.

Examen.
Esaminazione.

38	**Mozgassa kezét, ujjait.** Bewegen Sie Ihre Hand und Finger.	38	**Micsité szasz rukom sza prsztima?** Pohibujte zrukou, z prszti?	38	**Kletyestyicz muna, dézsetyele.** Movere la mano, le dita.
39	**Mozgassa lábát, ujjait.** Bewegen Sie Ihren Fuss, Ihre Zehen.	39	**Micsite nogom, sza prsztima?** Pohibujte z nohame, z prszti u nohi?	39	**Kletyestyicz picsorul, dézsetyele.** Movere il piede, le dita.
40	**Üljön fel.** Setzen Sie sich auf.	40	**Szedite?** Poszatyte sze?	40	**Sézi (szkoletye szusz).** Szi sziedi.
41	**Feküdjék le.** Legen Sie sich nieder.	41	**Legnite?** Lehnite szi?	41	**Külkötye zsosz.** Szi kariki.

42 **Fáj ez? Itt fáj?** Schmerzt dies? Hier schmerzt es?	42 **Bole to? Bole ovde?** Boli vászto? Tu vászto boli?	42 **Tye doare ásztá, áicst tyedoare.** Duole? Duole kvi?
43 **Érzi ezt?** Fühlen Sie das?	43 **Oszjetyáte to?** Czityite to?	43 **Szimcesty ásztá.** Szente cso?
44 **Mondja hol érintettem?** Sagen Sie, wo habe ich Sie berührt?	44 **Kazsite di szam vász dodirno?** Povjeczte mi de szem vász chityil?	44 **Szupne ungye tyám azsonsz.** Dika, dove la tokkava?
45 **Mutassa hol érintettem?** Zeigen Sie, wo habe ich Sie berührt?	45 **Pokazsité di szam vász dodirno?** Ukázste mi de szem sza vász dotknul?	45 **Árátá ungye tyám azsonsz.** Mosztri, dove la tokkava?
46 **Mutassa nyelvét.** Zeigen Sie die Zunge.	46 **Pokazsité jezik?** Ukázste vás jazik?	46 **Árátá limbá.** Mosztri la tonga.
47 **Vegyen lélegzetet.** Holen Sie Atem.	47 **Uzdiszájte?** Dichajte z hluboka?	47 **Je reszufláré (reszuflé).** Aszpiri.
48 **Tartsa vissza lélegzetét.** Halten Sie den Atem zurück.	48 **Zadrzsi diszanje?** Zadrzste vász dech?	48 **Nu reszuflá (ci nye napoé reszufláreá).** Ritenga la reszpiracione.
49 **Ne feszitse hasát.** Pressen Sie nicht mit dem Bauch.	49 **Nemoj napeti trbuh.** Ne nafukujte psicho? (slovakisch = brucho)	49 **Nucz unflá falele.** Non tendere il ventro.
50 **Álljon fel.** Stehen Sie auf.	50 **Usztanite.** Sztanyte?	50 **Sztéi szusz.** Szi levo.
51 **Álljon fél lábra.** Stellen Sie sich auf ein Bein.	51 **Usztanite na jednu nogu.** Vsztujte na jedne nozse?	51 **Sztéi in ton picsoré.** Sztare á un piéde.
52 **Nyujtsa ki a kezeit.** Strecken Sie die Hände aus.	52 **Izpruzsité ruke.** Narovnite obje rucze?	52 **Intyinde munurele.** Sztendere le mani.
53 **Szoritsa meg a kezemet.** Pressen Sie meine Hand.	53 **Sztiznité mi moju ruku?** Zmacsnete moju ruku?	53 **Sztrinzse munna mea** Sztrindzsere la mia mano.
54 **Nézzen az ujjamra.** Sehen Sie auf meinen Finger.	54 **Gledajte na moj prszt.** Podivajte sze na moj prszt?	54 **Uité tye pe dezsetul meo (la zsegyit tul meo).** Veda la mia dita.
55 **Hunyja be a szemét.** Schliessen Sie die Augen.	55 **Zázsmurité.** Zavzsete oko?	55 **Intyigye otyul (egy szemet). Intyigye otyi (két szem).** Fermare lyi okki.
56 **Vizeljen ebbe az üvegbe.** Urinieren Sie in dieses Glas.	56 **Pisajte u ovo sztáklo.** Mocsite do láhle (tót: szcajte do flaski).	56 **Pisetye in glazsa ásztá (in ojag).** Urinare in kveszta fiola.

57 **Nyissa ki a száját.** Öffnen Sie den Mund.	57 **Otvorite usztu.** Otevseite uszta (slovak. : otvorte hubu).	57 **Destyide gurá.** Aprire la bokka.
58 **Mutassa a fogát.** Zeigen Sie die Zähne.	58 **Pokazsite zube.** Ukáste zubi.	58 **Árátá gyinc.** Mosztra i denti.
59 **Hunyja be a jobb szemét.** Schliessen Sie das rechte Auge.	59 **Zatvorite deszno oko.** Zatvseite prave oko.	59 **Intyode okiul drept.** Fermare lokkio desztro
60 **Hunyja be a bal szemét.** Schliessen Sie das linke Auge.	60 **Zatvorite levo oko.** Zatvseite levé oko.	60 **Intyode okiul szting.** Fermare lokkio sziossztro.
61 **Feszítse meg a hasát.** Spannen Sie Ihren Bauch.	61 **Sztisznite trbuh.** Nafukujte psicho (slovakisch : brucho).	61 **Unflec falele (incepenestye).** Tendere il ventro.
62 **Volt széke?** Haben Sie Stuhl gehabt?	62 **Mjel szte sztoliczi?**	62 **Áia vut szkaun.** A ella kakato?
63 **Szelek mentek?** Haben Sie Winde gehabt?	63 **Mjel szte vjetr?**	63 **Jesitán vunturi (bésini).** A avuto venti?
Körperteile.		
64 **Fej** Kopf.	64 **Glava** Hlava.	64 **Káp** Kapo.
65 **Nyak** Hals.	65 **Vrat** Krk.	65 **Grumáz** Kollo.
66 **Mell** Brust.	66 **Prsza** Prsza.	66 **Piept (tyiept)** Petto.
67 **Has** Bauch.	67 **Trbuh** Psicho (slovak. brucho)	67 **Foale** Ventro.
68 **Comb** Oberschenkel.	68 **Gornji but** Lidko.	68 **Sold (pulpa lai picsorúlui)** Femore.
69 **Láb** Fuss.	69 **Noga** Noha.	69 **Picsor** Piéde.
70 **Kézujj** Finger.	70 **Prszt** Prszt od ruki.	70 **Dezsetul mánli (djezsetul muni)** Dito.
71 **Lábujj** Zehe.	71 **Prszt na nogi** Prszt od nohi.	71 **Dezsetul picsorolui** Dito di piéde.
72 **Fog** Zahn.	72 **Zub** Zub.	72 **Dinté** Dente.
73 **Nyelv** Zunge.	73 **Jezik** Jazik.	73 **Limbá.** Tonga.
74 **Torok** Rachen.	74 **Grlo** Krk.	74 **Gőt (gőltán)** Gola.
75 **Gyomor** Magen.	75 **Sztomak** Zsalúdek.	75 **Rinza (sztomak)** Sztomakko.

76 **Bél** Darm.	76 **Vjetar (prdezs)** Sztrevo.	76 **Mácé (intesztine)** Intesztini.
77 **Végbél** Mastdarm.	77 **Debelo czrévó** Konecsnésztrevo, konecsnik.	77 **Kápá tu mácálor** Retto (intesztino).
78 **Váll** Schulter.	78 **Rame** Ramena (tót : plesza).	78 **Umeru** Szpallo.
79 **Könyök** Ellenbogen.	79 **Lakat** Loket.	79 **Kot** Gomito.
80 **Csukló** Gelenk.	80 **Gljezsno** Zápjesztyi	80 **Intyejetura muenei** Artikolaczione.
81 **Csipő** Hüfte.	81 **Sztruk** Sztehno.	81 **Sold** Anka.
82 **Térd** Knie.	82 **Koljenvo** Koleno.	82 **Zsenuntye** Dzinokkio.
83 **Boka** Fussgelenk.	83 **Gljezsno noge** Kotnyik.	83 **La gleznyece** Palkanyo (Ferse) Malleolo (Knöchel).
84 **Tenyér** Hohlhand.	84 **Dlan** Dlány.	84 **Pálmá** Kavo della mano, pianta della mano.
85 **Talp** Sohle.	85 **Taban** Slapadlo.	85 **Tálpá** Pianta del piéde.

Diese Organisation konnte nur dann ihren Zweck erfüllen, die gegenseitige Verständigung und das einheitliche Zusammenarbeiten in einem so grossen Spital nur dann als gesichert gelten, wenn sämtliche angestellte Ärzte — die Mehrzahl trat ja in einen ganz neuen und ungewohnten Wirkungskreis — von Anfang an mit einheitlichen Plänen an die Arbeit gingen. Diese Auffassung wurde von sämtlichen Ärzten geteilt. Und dieses, einem Ziele zustrebende einheitliche Zusammenarbeiten, das so recht eigentlich das innere ärztliche Leben unseres Spitals charakterisiert und während unseres 18 monatlichen gemeinsamen Wirkens durch keinen Misston getrübt wurde, wird stets zu den schönsten Erinnerungen meiner ärztlichen Laufbahn gehören. Das hohe Ziel hat uns gewissermassen zu einer einzigen Familie zusammengeschmiedet.

Pflegeschwestern. Die Frage der Pflegeschwestern bedarf einer etwas eingehenderen Behandlung. Die ungarischen Pflegerinnenschulen („das rote Kreuz", „die Fürsorge", „die Diakonissen") waren nicht in der Lage, uns Pflegeschwestern in genügender Anzahl zu stellen. Deshalb versuchte ich in Wien mein Glück. Das Rudolfinerhaus war geneigt, uns für die leitenden Stellen 12 erprobte Schwestern zur Verfügung zu stellen, der österreichische Minister des Innern versagte jedoch seine Einwilligung dazu telegrafisch. Deshalb entschlossen wir uns, durch Vermittlung des österreichischen „Patriotischen Hilfsvereins" reichsdeutsche Pflegeschwestern zu erbitten. Diese kamen auch in genügender Anzahl, so dass bei der Eröffnung des Spitals die Hälfte des Pflegepersonals aus reichsdeutschen, $1/4$ aus deutsch-polnisch-slovenisch sprechenden österreichischen, und $1/4$ aus rumänisch-kroatisch oder slovakisch sprechenden ungarischen Berufspflegeschwestern bestand. Das Kuratorium hatte schon in seiner ersten Sitzung beschlossen, nur Berufspflegeschwestern anzustellen. Dieser Auffassung konnten auch sämtliche Ärzte nur beipflichten, weil die Erfahrungen der ersten Kriegsmonate gelehrt hatten, wie schwierig es ist, die Leitung eines grossen Spitals freiwilligen „Roten Kreuz"-Pflegeschwestern anzuvertrauen. Die Begeisterung, Aufopferung und die zweifellos grössere Bildung und Intelligenz schuf zwar aus Einzelnen dieser musterhafte Pflegeschwestern, doch, abgesehen von diesen Ausnahmen, konnte bei dem Durchschnitt der Mangel an Fachvorbildung und Übung durch keine dieser so schätzenswerten Eigenschaften ersetzt werden. Da es vom ökonomischen Standpunkt unerlässlich war, mit möglichts kleinem Personal zu arbeiten, dessen Arbeitskraft ganz ausgenützt werden konnte, so musste das Wohnen im Hause mit nur einmaligem Ausgang in der Woche Bedingung sein. Unter den freiwilligen Pflegeschwestern waren nur wenige geneigt, diese Bedingung zu erfüllen. Mit der Zeit stellten wir zwar in immer grösserer Anzahl — als Berufschwestern mit Bezahlung — freiwillige Pflegerinnen an, die sich zu unseren besten Pflegeschwestern entwickelten. Diese Ausnahmen erhärten jedoch nur unseren vom Anfang an vertretenen Standpunkt, nämlich nur bezahlte Pflegerinnen, die im Spital wohnen müssen, aufzunehmen.

Am Ende des ersten Halbjahres waren einige (11) der deutschen Pflegerinnen nicht geneigt, ihren Vertrag bis Ende des Krieges zu verlängern. Sie verliessen uns daher mit ihrer Oberin gegen Ende April 1915. Die übrigen reichsdeutschen Pflegeschwestern sind bis zum heutigen Tage im Verbande unseres Spitals geblieben und geben durch ihr strebsames, aufopferndes Wirken ein musterhaftes Beispiel bundestreuer Pflichterfüllung. Die Mehrzahl eignete sich so viel Kenntnis der ungarischen Sprache an, dass sie dem aus ungarischen Landsturmleuten der Klasse B. bestehenden Hilfspersonal Anweisungen in dieser Sprache geben kann.

Die Einteilung der Pflegeschwestern wurde von Anfang an derart geregelt, dass ausser der Oberin und 5 Operationsschwestern, von denen 3 in den Operationssälen und 2 in den Verbandzimmern beschäftigt sind, durchschnittlich für jede Abteilung (mit 200 Betten) eine Oberschwester, 6 Tagesschwestern und eine (zuerst 2) Nachtschwester bestimmt wurden. Den Nachtdienst versehen der Reihe nach in 2 wöchentlicher Ablösung die Stationsschwestern (anfangs in einmonatlicher). Die jeweilige Tagesschwester versieht keinen Nachtdienst. Diese im Ausland von altersher bestehende Einrichtung hat sich auch bei uns vortrefflich bewährt.

Für die den Dienst übernehmende Pflegeschwester werden die sich auf die Pflege beziehenden Anweisungen schriftlich in das Stationsbuch durch die Oberschwester und dann noch besonders durch den Stationsarzt (von beiden stets in Duplikat) eingeschrieben. Das von der Oberschwester ausgefertigte Duplikat wird der Oberin, das des ärztlichen Stationsbuches dem Oberarzt des Tagesdienstes beim Frührapport ausgehändigt. Ebenso gelangt auch jedes ärztliche Rezept im Duplikat in die Apotheke. Das Verordnungsbuch für die Apotheke bleibt auf den Abteilungen zwecks Nachprüfung durch den Oberarzt des Tagesdienstes. In wichtigen Fragen galt uns stets der Grundsatz: „Scripta manent, verba volant".

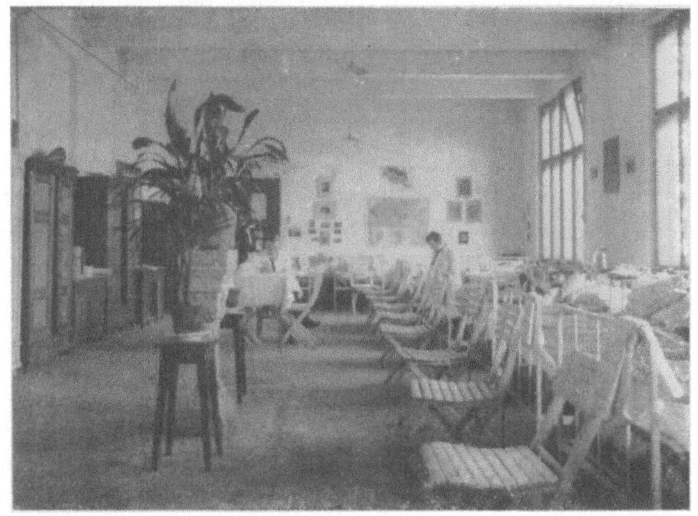

Schlafsaal der Aufseher.

Die Kopien sämtlicher Schriftstücke werden auf Indigopauspapier angefertigt, so dass eine Nachprüfung stets leicht möglich ist.

Die Aufseher. Ausser den Pflegeschwestern waren anfangs 20, später 14 Aufseher angestellt. Auch bei diesem Punkte will ich etwas länger verweilen, da es sich um eine Körperschaft handelt, die meines Wissens zuerst bei uns in den inneren Betrieb eines Spitals eingestellt wurde. Ich hatte bereits im Honvédgarnisonspital Gelegenheit, die Hörer der Budapester reformierten Theologie kennen zu lernen, die sich sofort nach Ausbruch des Krieges zum Krankenpflegerkurs meldeten. Da ihr Beruf und ihre zukünftige Laufbahn mit dem Waffendienst nicht vereinbar waren und sie sich der grossen

Sache auch lieber durch Arbeit in der Heimat widmen wollten, so meldeten sie sich im Honvédministerium zu Krankenpflegerdiensten. Es ist unserem Spital gelungen, von dieser begeisterten Schar 20 junge, gesunde, intelligente und — was die Hauptsache — gut disziplinierte Aufseher zu gewinnen. Im Anfange mussten sie auf einen Monat Probedienste leisten. Nach Ablauf dieser Zeit hat die Konferenz der Oberärzte einstimmig ihre endgültige Anstellung nicht nur empfohlen, sondern geradezu gefordert, denn ohne sie, d. h. ohne die Ordnung, die sie durch ihre Arbeit schufen, liess sich der verwickelte und verantwortungsvolle Dienst des Spitals kaum mehr durchführen. Dieses Urteil änderte sich auch während der anderthalb Jahre, die wir mit ihnen zusammen arbeiten, nicht, im Gegenteil: es vertiefte und befestigte sich — wenn überhaupt möglich — nur noch mehr.

Es ist nicht leicht, ihr vielseitiges Arbeitsfeld in Kürze zu beschreiben, da nach und nach — infolge Abnahme der Zahl der Unterärzte — fast deren ganze Tätigkeit ihnen zufallen musste. Ihr Dienst — zu dem anfangs auch der nächtliche Inspektionsdienst gehörte — ist im Grossen und Ganzen ein zweifacher.

Der „Senior" kontrolliert das innere Leben auf den einzelnen Stationen, erstattet dem Kommandanten Meldung über etwa auf der Abteilung vorgekommene Ordnungsstörungen und berichtet nach schriftlicher Zustimmung seitens des Stationsoberarztes über die Ausgangs- und Beurlaubungsbescheinigungen. Er verwaltet mit seinen Gehilfen die — im Anfang 2000 Bände umfassende — Bibliothek und übernimmt die Verteilung der Tagesblätter und Postsendungen an die einzelnen Stationen.

Auf den Stationen erledigt der „Scriba" sämtliche schriftliche Arbeiten und nimmt bei chirurgischen Kranken den nicht ärztlichen Teil der Vorgeschichte auf (s. die Vorderseite des Krankenblattes); er schreibt die Krankengeschichte nach Diktat des Oberarztes, führt das Impfbuch, das „schwarze Buch", in das die Namen der wegen Disziplinarvergehen mit Ausgangsentziehung oder mit einer anderen Strafe belegten Kranken eingetragen werden, und die Liste der „drei Monate lang Behandelten". Ferner stellt er die Frageblätter für Laboratorium- und Röntgenuntersuchungen aus und erledigt überhaupt die meisten militärisch-organisatorischen schriftlichen Arbeiten.

Der Theologe für „den inneren Dienst" beaufsichtigt die Arbeit der Landsturmleute der Klasse b, welche die groben Arbeiten auf den Abteilungen verrichten, er sorgt für Reinlichkeit im Krankensaal und für die Befolgung der Hausordnung. Bei der Verteilung des Essens in der Küche übernimmt er gegen Quittung die für die Abteilung bestimmten Speisen und ist der Oberschwester bei ihrer Verteilung behilflich. Neben all diesen und noch vielen anderen Tätigkeiten, für die Pfleger nicht angestellt werden konnten, üben die Abteilungsaufseher gewissermassen auch eine innere Mission aus. Sie sind die Freunde und Ratgeber der Kranken, berücksichtigen ihre kleinen Bitten und Wünsche, schreiben die Briefe für die Analphabeten, lehren sie schreiben und lesen und besorgen die Lektüre aus der Bibliothek. Sie waren es, die vor Beginn des Betriebes das Bücherverzeichnis der Bibliothek anlegten, in dem die Kranken jeder Abteilung die sie interessierenden Bücher sich heraussuchen können. Sie sind es, die sich der religiösen Bedürfnisse annehmen, bei Protestanten persönlich, bei Angehörigen der anderen Konfessionen durch Verständigung der betreffenden Seelsorger.

Die bisherige Schilderung der Tätigkeit der Aufseher erweckt vielleicht den Anschein, als wenn ich in der Anerkennung unserer braven Helfer gar zu weit gegangen wäre. Deshalb sei nochmals als meine und meiner sämtlichen Kollegen Überzeugung ausgesprochen, dass die Ordnung im Spital — musterhaft vom ersten bis zum heutigen Tage — im wesentlichen ihr Werk war und ohne sie garnicht hätte aufrecht erhalten werden können. Dies muss umsomehr betont werden, da wir auch die Dienste der militärisch ausgebildeten Sanitätsunteroffiziere entbehren mussten, die in anderen Militärspitälern das Aufsichtspersonal bilden.

Landsturmleute der Klasse b, Hilfswärter.

Der Honvédminister stellte uns auf unser Ersuchen (am 5. November 1915) 78 Landsturmleute der Klasse b zu sogenannten Krankenpflegediensten zur Verfügung. Ich muss hier bemerken, dass diese Leute weder militärisch, noch für irgendwelche Sanitätsdienste ausgebildet waren. Abgesehen von den brauchbaren Fachleuten (6 Barbiere, 2 Köche, 1 Tischler, 1 Fleischer, 2—5 Schuster und Schneider, 1 Maschinist und 1 Chauffeur), die bei uns ihren früheren Beruf weiter ausüben konnten, waren unter ihnen nur wenige, die zu wichtigeren Arbeiten herangezogen werden konnten. Ein Kunsttischler fand als Laboratoriumdiener Verwendung, ein Bankbeamter bewährte sich als Röntgenphotograph, ein Photograph als Laborant in der Apotheke.

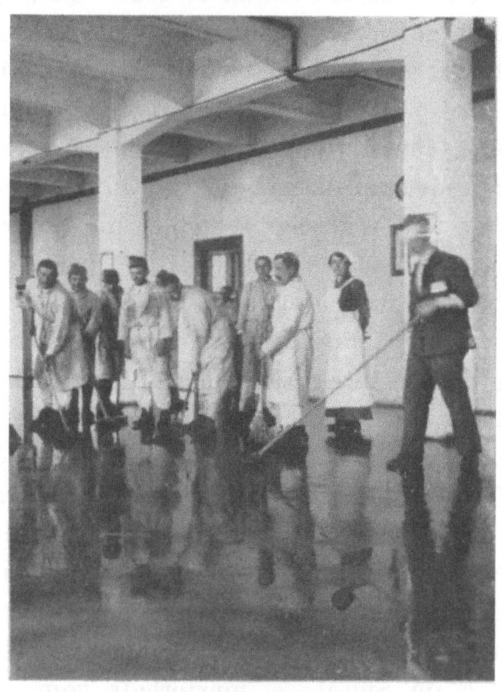

Beim Reinigen der Krankensäle.

Für die Arbeiten im Krankensaal hatte keiner von ihnen Verständnis, und sie dazu zu erziehen, glückte nur bei wenigen. Übrigens fanden die einander folgenden ärztlichen Nachuntersuchungen die Landsturmleute für den Lokal- und Wachtdienst verwendbar und erklärten den grössten Teil sogar für geeignet zum Truppendienst. So wurden die meisten eingezogen, ohne sich die für den Spitaldienst nötigen Kenntnisse angeeignet zu haben. Der Rest war teils zu alt, teils krank, auch zu wenig intelligent und selbst zu gröberer Arbeit nicht zu gebrauchen.

Mit diesen heterogenen Elementen gaben sich von Anfang an der militärisch-ökonomische Bureauchef des Spitals und auch die Theologen redlich Mühe. Nur ihrer Energie und Umsicht ist es zu verdanken, dass die Arbeit ohne Stockung vonstatten ging. Die persönliche Leistung der Landsturmleute ist aber durchaus anzuerkennen, umsomehr als in der ersten Zeit dauernd „grosse

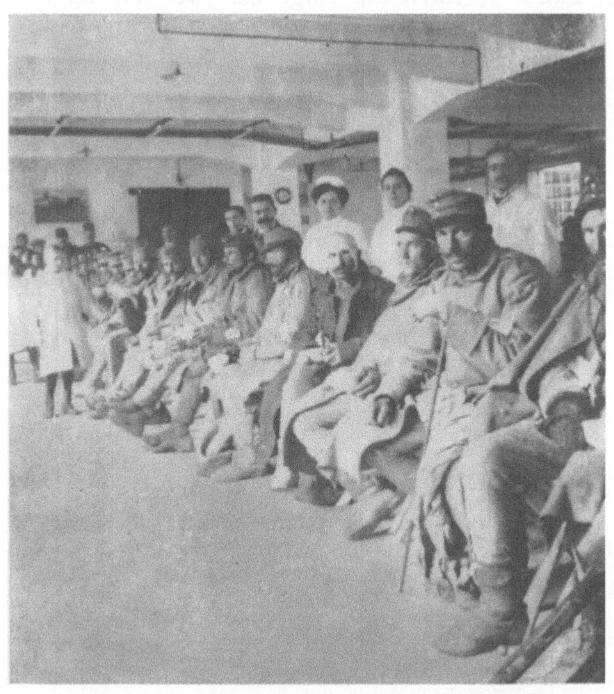

Krankenaufnahme.
Den ankommenden Kranken werden im Warteraum Erfrischungen gereicht.

Aufnahmen“ erfolgten (150—250 Kranke mit einem Transport, siehe Tagesschwankung des augenblicklichen Personenstandes) und die „guten alten Landsturmleute“ ihre Nachtruhe opfern mussten und auch tagsüber zum Ausruhen keine Zeit fanden. Von den 36 Landsturmleuten, die auf die einzelnen Abteilungen verteilt waren, wurden zu jeder Aufnahme 25 (s. die Aufnahme) benötigt. Durch diese Mehrarbeit durfte aber auch ihre übliche Tagesbeschäftigung keine Einschränkung erfahren.

— —

Die Krankenaufnahme.

Die Krankenaufnahme erfolgte vom ersten Tage an (1. November 1914) nach folgenden Grundsätzen, die bis heute massgebend geblieben sind:

Die ankommenden Kranken werden zunächst im Erdgeschoss des mittleren Flügels, im Warteraum neben den Werkstätten untergebracht und sofort in zwei Gruppen getrennt, in die chirurgischen und inneren Fälle. Je nach der Tageszeit werden entweder nur Er-

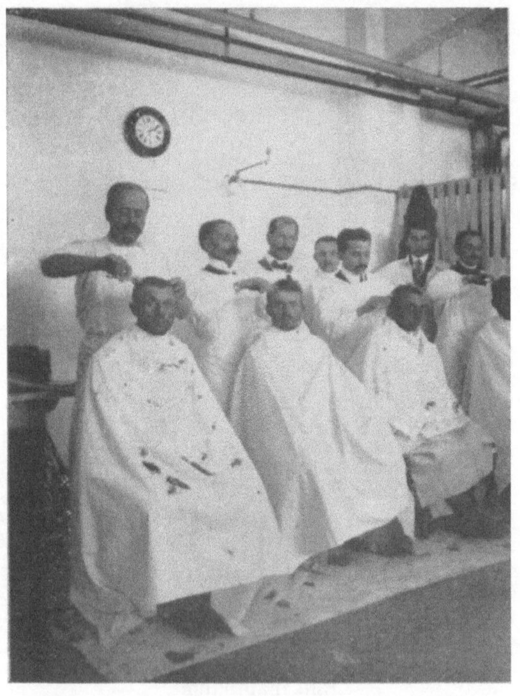

Kopfhaare und Bart der Neuangekommenen werden kurz geschoren.

frischungen (Kaffe, Thee) oder eine feste Speise (denen, die nicht magenkrank sind, Gulyás oder Pörkölt, den Fiebernden Milchspeisen) gereicht. Inzwischen nehmen unter Aufsicht der Oberin, je nach der Grösse der Aufnahme, 3—6 Pflegeschwestern Temperaturmessungen vor und schreiben die Zahlen mit farbigem Stift auf einen Zettel, der an der Kappe des Kranken befestigt wird. Die sonstigen Rubriken dieses Zettels füllt dann der militärökonomische Bureauchef und ein Theologe — wenn nötig unter Beihilfe eines Dolmetschers — aus. Mit diesem Zettel werden die Kranken in Gruppen von je 5 Mann durch einen Aufseher und je 2 Landsturmleute der Klasse b zum Auskleiden in die Aufnahmekanzlei geführt. Währenddessen übernimmt der Aufseher die den Kranken gehörigen Wertsachen (Geld, Schmuckgegenstände, Uhr usw.), notiert sie und übergibt sie in einem durchlochtem Papiersäckchen behufs Desinfektion und Aufbewahrung dem Offizier des ökonomischen Bureaus. Gleichzeitig werden Kleider und Unterwäsche des Kranken in einen

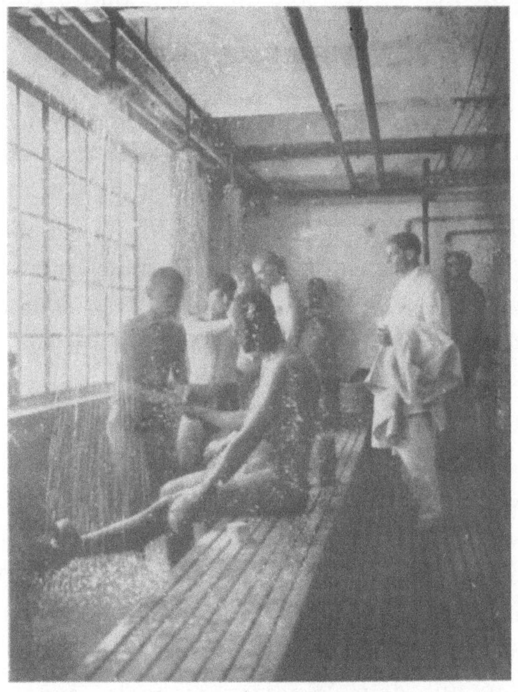

Aufnahme.
Die neuankommenden Kranken werden gebadet.

dampfdurchlässigen Sack gepackt. An letzteren, ans Handgelenk des Kranken und an das die Wertsachen enthaltende Säckchen wird die laufende Aufnahmenummer (runde Blechmarken, auf denen die Tausender-Stellen mit den römischen Zahlen I—X, die Hunderter, Zehner und Einer mit arabischen Zahlen bezeichnet sind) gebunden. Ein Offizier oder Feldwebel der Aufnahmekanzlei diktiert 5 Schreibern, welche gleichzeitig die militärischen Dokumente auszufüllen haben, die Personalien der Kranken. Von den Dokumenten kommt die Krankengeschichte, das militärische Vormerkblatt, der Kopfzettel und der bei der Aufnahme ausgestellte Zettel mit der aufgezeichneten Körpertemperatur — sämtliche Schriftstücke werden durch seitlich befestigte Drahtklammern zusammengehalten — in das Weisswäschemagazin. Die vollständig entkleideten, in ein Leintuch gehüllten Kranken werden in den benachbarten Baderaume geführt, wobei die Leichtkranken über einen Kokusfaserteppich gehen, während die Schwerkranken auf einer Bahre getragen werden.

(S. den Bauplan des Erdgeschosses.)

Je nach der Grösse der Aufnahme schneiden 3—6 Barbiere Haare und Bart der Kranken (mit einer 00 Haarschneidemaschine); darauf werden die Kranken in demselben Raum unter Aufsicht des Bademeisters durch je 2 Landsturmleute im Duschebad für je fünf Personen mit (Schleich'scher) Marmorseife und Holzwolle von Kopf bis Fuss abgewaschen. Der Verband bleibt dabei am Kranken. Der vollständig abgetrocknete Kranke wird nun auf einem fahrbaren Krankenwagen in den A-Saal der Übergangsabteilung gebracht, an dessen Eingang ihn der Oberarzt des Tagesdienstes in Empfang nimmt. Nach Massgabe der Körpertemperatur und einer kurzen, schnellen, allgemeinen Untersuchung werden die Kranken jetzt sofort in 4 Gruppen geteilt:

Chirurgische Fälle:	Innere Fälle:
auf Infektion nicht verdächtige,	auf Infektion nicht verdächtige,
„ „ verdächtige,	„ „ verdächtige.

Die Schriften aus dem Weisszeugmagazin, sodann ein Hemd, eine Unterhose, ein Paar Pantoffel werden jetzt an das Fussende des Krankenwagens gelegt, und der Aufseher verteilt die Kranken der Übergangsabteilung in folgender Weise:

Die chirurgischen Kranken kommen in das Operationszimmer, die auf Infektion Verdächtigen nach Wechsel des Verbandes und Aufnahme des „Status" in das Isolierzimmer, die Nichtinfektionsverdächtigen in den Krankensaal. Von den inneren Kranken kommen die Infektionsverdächtigen sofort auf die Isolierstation, die Nichtinfektionsverdächtigen auf die Übergangsabteilung, ohne dabei den Operationssaal zu berühren.

Im Krankensaal übernimmt den Kranken an seinem Lager die Stationsschwester unter Aufsicht der Oberschwester, bringt ihn zu Bette und legt seine Schriften in die Papptasche für die Krankengeschichte, die sich am Fussende des Bettes befindet.

Bei chirurgischen Kranken werden grundsätzlich alle Verbände (auch die grossen Gypsverbände) am Eingange zum Operationszimmer durch 1—2 Pflegeschwestern aufgeschnitten und dann die Patienten den 2—3 chirurgischen Oberärzten, welche die Aufnahme vornehmen, zugewiesen. Die Oberärzte diktieren nach Untersuchung der Verletzungen den ihnen zugeteilten Medizinern den Aufnahmestatus, versehen den Kranken sofort mit dem endgültigem Verband und operieren, wenn nötig (Blutstillungen, Abszesseröffnung). Nur eingreifendere, sorgfältige Sterilisation erfordernde Operationen werden bis nach Beendigung der Aufnahme verschoben. Bei grösseren Aufnahmen mussten gelegentlich in einer Nacht 10—20 dringende (kleinere) Operationen ausgeführt und 8—25 Extensionsverbände angelegt werden. Wir erledigten grundsätzlich alles Nötige möglichst sofort und endgültig. Der Zettel mit dem vorläufigen „Status" wird zu den anderen Schriften in die Tasche am Fussende des Bettes gelegt. Jeder Kranke bekommt, wenn es die Natur der Wunde erfordert, Morphium, die Tetanusverdächtigen eine prophylaktische Antitoxininjektion, falls sie sie nicht schon vorher bekommen haben.

— —

Diese Art der Aufnahme, die vielleicht langwierig und schwerfällig erscheint, hat sich, bei entsprechender Verteilung der Arbeitskräfte, als ausserordentlich zweckmässig erwiesen. Sie nahm zwar viele Leute in Anspruch, störte aber die normale Tätigkeit im Spital viel weniger als ein einfacherer Aufnahmemodus mit kleinerem Personal, wie wir ihn zeitweise versuchten. Die Aufnahme von dem Augenblicke an, wo das Signal zum Sammeln für alle bei der Aufnahme Beteiligten ertönte, bis zur vollständigen Bettung des Kranken auf seinem Lager nahm bei nicht allzu grossen Aufnahmen für jeden Patienten durchschnittlich 1 Minute 25 Sekunden, bei Aufnahme von über 150 Kranken durchschnittlich nur 1 Minute 36

Sekunden in Anspruch. In dieser Zeit wurden langwierige Extensionsverbände angelegt, dringende Operationen ausgeführt (Rippenresektionen, Gefässunterbindungen, Tracheotomien, Revision der Schädelbrüche usw.) und auch die Gypsverbände angelegt. Um Missverständnissen vorzubeugen, sei betont, dass die angegebene Zeit alle einzelnen Phasen der Aufnahme umfasst. Eine sorgfältig durchgeführte, vollständige Aufnahme von 100 Kranken nahm 1 Stunde 55 Minuten, eine solche von mehr als 150 — infolge Ermüdung wurde der Betrieb in der zweiten Stunde schon etwas langsamer — 2 Stunden 10 Minuten in Anspruch.

Für das vorzügliche und sichere Arbeiten des ganzen Betriebes spricht die Tatsache, dass in den 1 ½ Jahren trotz fortwährender Kontrolle nachträglich nur ein einzigesmal eine Läuserevision für das ganze Haus angeordnet zu werden brauchte, ferner, dass dem bei der Aufnahme diktierten chirurgischen Status (ausser dem Röntgenbefund) etwas Wesentliches nur in den seltensten Fällen hinzugefügt zu werden brauchte.

Über das Entlausungsverfahren nur soviel, dass ausser einer ersten Revision mit der Lupe nach dem Bade, bei den Kranken vor ihrer Einteilung in die Stationen eine nochmalige Untersuchung nicht nur durch die auf diesem Gebiete sehr geübten Aufseher, sondern in jedem Falle auch durch Privatdozent Dr. Beck vorgenommen wurde.

Wie wichtig die strikte Durchführung dieser Massnahmen ist, dafür zeugt folgende Tatsache: Im Herbst 1915, nachdem wir schon lange nichts mehr vom Typhus exanthematicus gehört hatten, griff bei diesem besonderen Teil der Aufnahme zuweilen eine etwas laxere Handhabung Platz. So blieb z. B. in manchen Fällen, wenn der Zustrom der Kranken zu gross wurde, das zweite Bad weg. Die böse Folge war eine kleine Hausepidemie von Typhus exanthematicus (3 Fälle), die dann freilich Veranlassung gab, unsere prophylaktischen Massnahmen gegen Verlausung sofort wieder zu verschärfen und ihre Durchführung mit unerbittlicher Strenge zu erzwingen.

Nach Beendigung der Aufnahme werden im Hause die Unter- und Oberkleider durch Dampf desinfiziert, Ledersachen und

Gegenstände, die durch Dampf leiden, in dem Vacuum-Formalin-Desinfektor des hauptstädtischen Desinfektionsinstituts entkeimt.

Die Übergangsabteilung.

Die Übergangsabteilung hat eine zweifache Aufgabe: sie soll uns die Möglichkeit geben, erstens infektionsverdächtige Fälle auf Grund klinischer und bakteriologischer Untersuchung zu isolieren und namentlich auch die Bazillenträger festzustellen und zweitens das Krankenmaterial nach der Art der vorhandenen Krankheiten behufs Verlegung in die verschiedenen Abteilungen zu sondern. Ausserdem wird hier noch die Anamnese der chirurgischen Kranken aufgenommen.

An dieser Stelle möge auch eine Beschreibung der äusseren Form unseres Krankenblattes gegeben werden. Unsere Krankenblätter bestehen aus einem grossen, gedruckten, den militärischen Vormärkblättern ähnlichen Doppelbogen in Quartformat, dessen Vorderseite inhaltlich mit dem Vormerkblatt übereinstimmt. Die zweite Seite ist für die Vorgeschichte, die dritte für die eigentliche Krankengeschichte bestimmt. Die vierte Seite dient als Fiebertafel. Weitere Notizen können auf den nicht bedruckten Seiten der Fiebertafeln gemacht und diese dann mit dem Krankenblatt mittels Dratklammern zusammengeheftet werden. Beim Abgang vom Spital wird das Vormerkblatt vom Doppelbogen abgetrennt und dem Kranken ausgehändigt, nachdem zuvor die Kanzlei darin die wesentlichen Punkte der Krankengeschichte in Schreibmaschinenschrift vermerkt hat. Der Kopfzettel mit der üblichen militärischen Formel dient gleichzeitig als Quittung für das von dem Kranken hinterlegte Geld.

Die Verteilung der Kranken.

Aus der Übergangsabteilung gelangen die Kranken, nachdem sie neuerlich ein Bad genommen und reine Wäsche angelegt haben, in die entsprechenden Abteilungen. Ihr Krankenblatt mit dem Stempel: „Infektions- und läusefrei“ nehmen sie mit. Jede Verlegung auf die Krankenstation, auch von einer Station zur anderen oder in ein anderes Spital, ebenso der Abgang zum Truppenteil, wird unter Angabe des Namens und der Aufnahmenummer im Tagesbefehl jeder Abteilung mitgeteilt. In der Kanzlei des Kommandanten wird über jeden Kranken nach Karthoteksystem ein Zettelkatalog geführt, der in Schreibmaschinenschrift den Namen, die Abteilung und Bettnum-

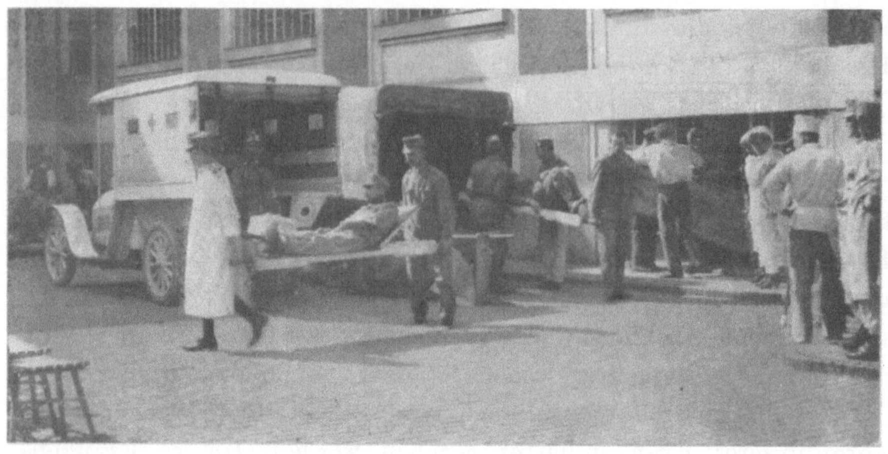

Die ankommenden Kranken werden in den Warteraum getragen, wo ihnen Speise und Trank gereicht und die Körpertemperatur gemessen wird.

mer, bei Verlegungen auf eine andere Abteilung auch die neue Bettnummer und schliesslich die Art des Abgangs enthalten muss. Dieses Blatt wird beim Abgang des Kranken in einen besonderen Karton gelegt. Bei diesem System können alle Notizen über den Kranken in kurzester Zeit aufgefunden werden.

Die innere Organisation, die Inspektions- und sonstigen dienstlichen Angelegenheiten des Spitals haben wir im Einverständnis mit den Oberärzten und im Sinne der „Dienstvorschrift für Honvédspitäler“ in grossen Zügen noch vor Eröffnung des Spitals wie folgt geregelt :

Dienstordnung und Grundregeln des Kriegsspitals der Geldinstitute.

Name und Siegel des Spitals: „Pénzintézetek hadikórháza.“ Siegel: dieselbe Aufschrift am Rande des Stempels, im mittleren Felde zwei gekreuzte Schwerter.

Gründer und Unterhalter des Spitals: die ungarischen Geldinstitute. Die geschäftliche Leitung des durch freiwillige Spenden gegründeten und unterhaltenen Spitals wurde einem aus der Mitte der Spender gewählten Kuratorium übertragen. In militärischer Beziehung untersteht das Spital dem königl. ungarischen Honvédminister, der gleichzeitig ein militärisches Detachement im Spital einrichtete, das für den Zu- und Abgang, die Aufrechterhaltung der Ordnung und für die Aufbewahrung der Kleidungs- und Ausrüstungsstücke der Kranken sorgt.

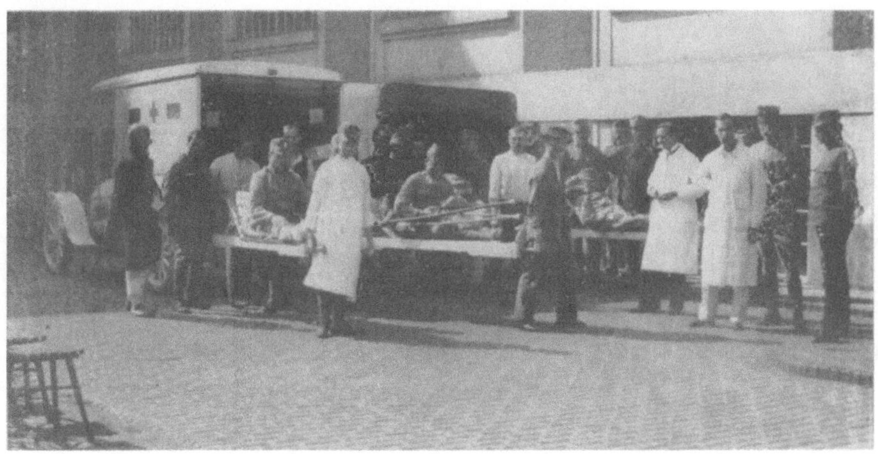

Ankunft Schwerverwundeter in Automobilen.

Organisation des Spitales.

I. Das Kuratorium bestimmt über sämtliche notwendige Anordnungen bezüglich der Einrichtung und Unterhaltung des Spitals. Es wählt das ärztliche Personal, verfügt über notwendige Anschaffungen und weist mit Unterschrift zweier beauftragter Mitglieder die erforderlichen Gelder an. In allen etwa auftauchenden Streitfragen ist es die höchste Instanz und seine Entscheidung ausschlaggebend. Die Sitzungen des Kuratoriums beraumt gegebenenfalls das geschäftsführende Kuratoriummitglied, Herr Hofrat Franz von Heinrich, an.

II. Der Spitalkommandant: Auf Gesuch des Kuratoriums überliess der königl. ung. Honvédminister aus dem ärztlichen Personal des Honvéd-Garnisonspitals Nr. 1. den Spitalkommandanten Dr. Wilhelm Manninger. Er ist in ärztlichen Fragen der Ratgeber des Kuratoriums und der ärztliche Oberleiter des Spitals. Seine Tätigkeit ist in H 14. I. F. II. Absatz § 5, Punkt D., festgelegt.

III. Der Direktor des Spitals: Herr Franz Feder leitet die geschäftlichen und wirtschaftlichen Angelegenheiten des Spitals. Ermächtigt durch das Kuratorium, weist er die fälligen Zahlungen aus der Hauptkasse an. In wirtschaftlichen Fragen ist er der Ratgeber des Kuratoriums und in Disziplinarangelegenheiten der Chef des wirtschaftlichen Personals.

IV. Militärisches Detachement: Kommandant: Oberst a. D. Johann Tagányi von Oszlány, der Inspektionsoffizier und Chef des militärischen ökonomischen Bureaus: Georg Heim, königl. ungarischer Gendarmerieoberleutnant und Rechnungsführer.

Die Tätigkeit des Letzteren als Inspektionsoffizier und Chef des ökonomischen Bureaus ist durch Honvédministerialerlass 138156/6. 1914 geregelt.

Ärzte des Spitals.

Es werden zwei Gruppen unterschieden:

Die Oberärzte wählt auf Vorschlag des Spitalkommandanten das Kuratorium für die Dauer des Spitalbestandes.

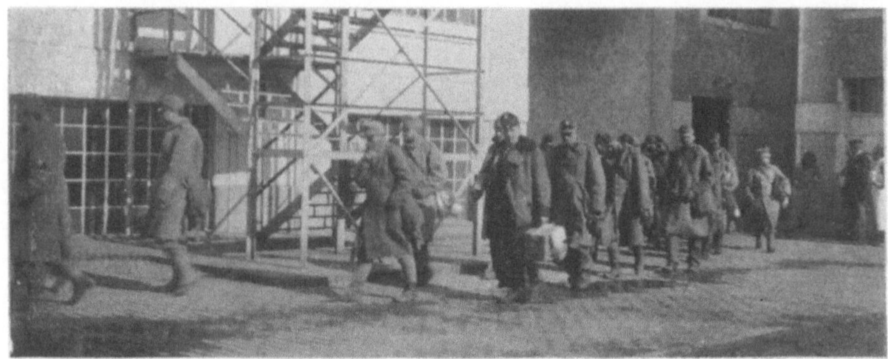

Ankunft Leichtverwundeter.

Die Ernennung des hilfsärztlichen Personals (vorläufig 6 Unter- und 6 Assistenzärzte) steht nach einmonatlicher Probedienstzeit und auf Grund einer Begutachtung seitens der oberärztlichen Konferenz dem Spitalkommandanten zu.

Sämmtliche Gebühren werden am Ende des Monats in einer Summe (nach Tagen berechnet) ausgezahlt.

Die Chefärzte.

Spitalkommandant: Dr. Wilhelm Manninger.
Chefarzt der inneren Abteilungen: Dr. Géza Dieballa.
Chefarzt der Nervenabteilung: Dr. Friedrich Reusz v.Ráthony
Die beiden Letzteren sind die Stellvertreter des Spitalkommandanten im Verhinderungsfalle.

Abteilungsoberärzte :

I. Dr. Ludwig Ihrig (chir. Abt.),
II. Dr. Ludwig Áldor von Gyömrő (inn. Abt.),
III. Dr. Georg von Finály (chir. Abt.).
IV. Dr. Zachariás Donogány (inn. Abt.),
V. Dr. Josef Parassin (chir. Abt.),
VI. Dr. Friedrich von Reusz (Nervenabt.).

Stationsärzte :

1. Dr. Alexander Szilágyi, (Stellvertretender Oberarzt, der Abt. II. zugeteilt).

Leiter des Röntgenlaboratoriums:

2. Dr. Béla Kelen.

Leiter des chemischen Laboratoriums:

3. Dr. Géza Farkas.

Dem chemisch-bakteriologischen Laboratorium sind 2 Assistenten zugeteilt :

4. Dr. Béla Györki und
5. Dr. Rezső Manninger.

Von Spezialärzten können in Bedarfsfalls in Anspruch genommen werden :
für Augenverletzungen: Dr. Josef Imre,
für Kieferverletzungen: Dr. Josef v. Szabó.
Prosektor: Dr. Ödön Nesnera.

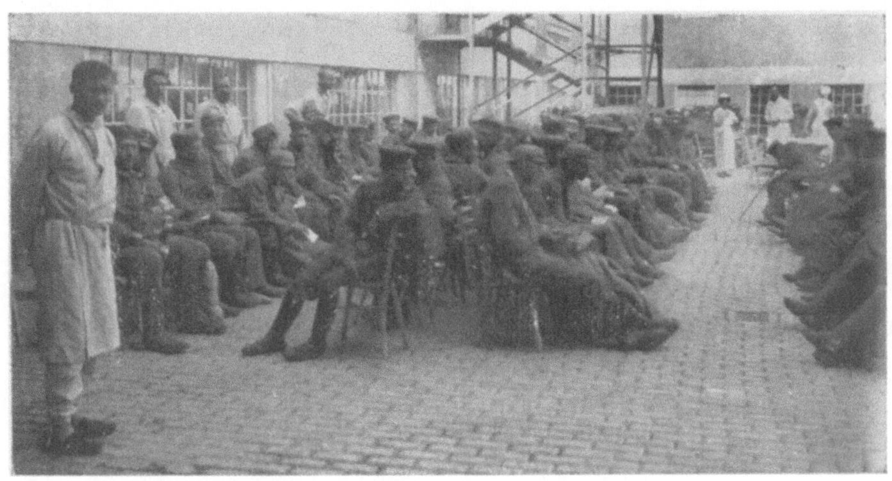

Ankunft verwundeter deutschen Soldaten.

Apotheke: Das Spital hat eine eigene Apotheke. Vorsteher: Verwalter Karl Grobetti; ihm zugeteilt sind zwei einj. Freiwillige Feldwebel- und 2 einj. Freiw. Apotheker.

Pflegepersonal: Eine Oberin als Vorsteherin des Pflegepersonals; eine Oberschwester auf der Übergangsabteilung, 6 Stationsoberschwestern, 48 Schwestern und Hilfsschwestern,

20 Aufseher (Hörer der Theologie) und 50 männliche Pfleger (Landsturmleute).

Disziplinarvorschriften.

In Disziplinarangelegenheiten ist das Spitalpersonal seinem direkten Dienstchef (Abteilungsoberarzt, Direktor, militärökonomischer Bürochef, Oberin) unterstellt. Bei einfachen Disziplinarvergehen bestimmt der Dienstchef selbst die Strafe und erstattet dem Kommandanten auf kurzem Wege Meldung über das Geschehene. Die Strafe, die sich auf die Mannschaften des militärischen Detachements — denn diese sind den Bestimmungen der militärischen Dienstvorschrift unterworfen — nicht bezieht, besteht aus Verweisen und kleineren (1—10 Kronen) Geldstrafen.

Bei grösseren Disziplinarvergehen oder bei Wiederholung von kleineren bestraft der Spitalkommandant nach vorheriger Anhörung des betreffenden Dienstchefs. Die Strafe kann eine Geldstrafe über 10.— Kronen, sofortige Entlassung aus dem Dienste oder beides zugleich sein.

In Berufungsangelegenheiten urteilt als erste Instanz der Kommandant. In wichtigen Angelegenheiten als zweite Instanz ein ständiger ärztlicher Rat, dem folgende Mitglieder angehören: ausser dem geschäftsleitenden Kuratoriummitglied, dem Kommandanten und dem Direktor, die Herren: Dr. Géza Dieballa, Dr. Ludwig Ihrig und Dr. Friedrich von Reusz.

Beschwerden über Vorgesetzte sind bei dem täglichen Rapport dem Spitalkommandanten mündlich oder schriftlich vorzutragen.

In Streitfragen zwischen den Oberbeamten des Spitals (Kommandant, Direktor, Oberärzte) entscheidet auf Grund einer Begutachtung seitens des ständigen ärztlichen Rates das Kuratorium.

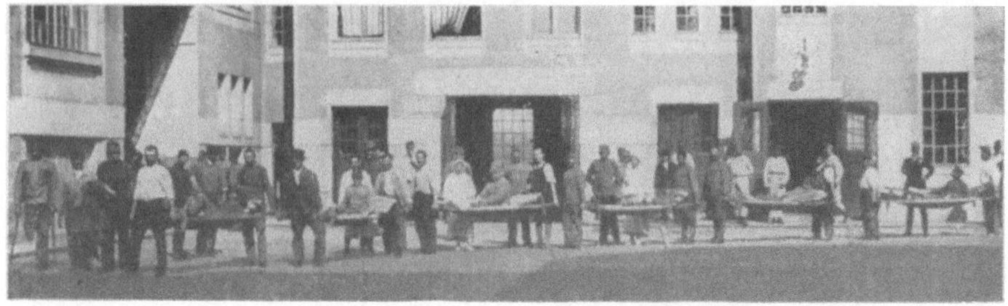

Die Schwerkranken werden aus dem Warteraum in die Aufnahmekanzlei getragen.

Inspektions- und Stationsdienst im Spital.

Der ärztliche Inspektionsdienst dauert 24 Stunden und beginnt um 1 Uhr nachmittags.

Der Oberarzt des Tagesdienstes: Die Oberaufsicht in sämtlichen Angelegenheiten des Tagesdienstes führt der taghabende Oberarzt. Er vertritt den Kommandanten (oder dessen Stellvertreter) im Verhinderungsfalle. Seine hauptsächliche Aufgabe besteht darin, in der Abwesenheit der Stationsoberärzte den ärztlichen und Pflegedienst zu überwachen. Bei der Verteilung der Speisen in der Küche überzeugt er sich von der Güte und genügenden Menge der zur Verteilung bestimmten Speisen. Er trägt seine dabei gemachten Beobachtungen und auch etwaige Bemängelungen seitens der einzelnen Abteilungsleiter, in das Küchentagebuch ein und übergibt die Abschrift in der oberärztlichen Konferenz dem Kommandanten.

Er nimmt an den im Spital Verstorbenen die Leichenschau vor und trägt den Befund in die Krankengeschichte ein. Er betraut den Inspektionsarzt mit der Anfertigung des Vormerkblattes, des Kopf- und Fusszettels und übergibt die Dokumente zwecks weiterer Bearbeitung der militärischen Kanzlei. Ferner sorgt er dafür, dass die Leiche eine Stunde nach Feststellung des Todes in die Totenkammer geschafft werde. Auch hierüber erstattet er dem Kommandanten (oder dessen Stellvertreter) Meldung. Wollen die Angehörigen den Toten besichtigen, so erteilt er in Abwesenheit des Kommandanten hierzu die Erlaubnis. Die Besichtigung der an Infektionskrankheiten Verstorbenen ist strengstens untersagt.

Während der in der Spitalordnung angebenen Zeit überwacht er den nächtlichen Inspektionsdienst der Ärzte und des Pflegepersonals, indem er etwaige Verordnungen der Stationsoberärzte, die er in dem Stationsbuche einsehen kann, in Betracht zieht.

Wenn auf irgendeiner Abteilung besondere Verfügungen in Abwesenheit des Stationsoberarztes notwendig erscheinen, verfügt er nach Gutdünken. Der Oberarzt des Tagesdienstes ist verpflichtet, in der Nacht zum mindestens einmal (zwischen nachm. 11 und vorm. 5 Uhr) die Abteilungen zu revidieren und insbesondere die Nachtdiensthabenden zu überwachen. Den Zeitpunkt der nächtlichen Revision und etwaige Bemerkungen trägt er in das Inspektionstagebuch ein. Vorgefundene Unregelmässigkeiten müssen sofort beseitigt werden.

Privatpersonen und Angehörigen darf nur über die Art der Erkrankung und deren bisherigen Verlauf, in keinem Falle aber über Dinge, die sich auf den zukünftigen militärischen Dienst beziehen, auch wenn sie ganz klar liegen, Auskunft erteilt werden.

Der Oberarzt des Tagesdienstes hat, wenn er das Inspektionszimmer verlässt, auf der an der Türe befindlichen Tafel seinen Aufenthaltsort anzuschreiben, um zu jeder Zeit erreichbar zu sein ; ferner hat er die unter „dringend" ankommenden ärztlichen Aktenstücke oder Postsendungen zu öffnen, nach Bedarf zu verfügen und den Spitalkommandanten oder dessen Stellvertreter sofort zu verständigen.

Der Inspektionsarzt. Der Inspektionsdienst der Sekundärärzte (Unter- und Assistenzärzte) dauert ebenfalls 24 Stunden, er beginnt um 1 Uhr nachmittags. Während dieser Zeit ist es dem Inspektionsarzt strengstens untersagt, das Spital zu verlassen. Nur in ganz besonders begründeten Fällen kann der Spitalkommandant oder dessen Stellvertreter die Erlaubnis erteilen, unter gleichzeitiger Ernennung eines Stellvertreters. Das Spital hat zu gleicher Zeit zwei Inspektionsärzte, einen Unter- und einen Assistenzarzt. Sie müssen sich im Inspektionszimmer aufhalten und dürfen es nur im Falle ihrer Beschäftigung auf den Abteilungen verlassen. Auch in diesem Falle soll sich nach Möglichkeit nur einer entfernen. Beim Verlassen des Inspektionszimmers müssen sie ihren Aufenthaltsort auf der an der Türe angebrachten Tafel immer pünktlich, leserlich und in einer der Pflegeschwester verständlichen Sprache vermerken, um nötigenfalls sofort gefunden zu werden

Während der ärztlichen Visite am Vormittag (von 9 Uhr vorm. bis 1 Uhr nachm.) arbeiten die Inspektionsärzte auf ihren Abteilungen und brauchen sich während dieser Zeit nicht unbedingt in dem ärztlichen Inspektionszimmer aufzuhalten. Aber auch während dieser Tageszeit muss auf der Tafel deutlich zu lesen sein, auf welcher Abteilung sie sich (ihrer Einteilung gemäss) befinden. Ergeben sich im Laufe des Vormittags dem Inspektionsarzt zukommende Tätigkeiten, so kann er bis zu deren Erledigung seine Abteilung verlassen. Die Inspektionsärzte sind nach Übergabe des Inspektionsdienstes bis zum folgenden Vormittag von jedem Dienst auf der Abteilung befreit.

Der Inspektionsarzt führt die Anordnungen des Oberarztes des Tagesdienstes aus und steht ihm bei seinen ärztlichen Tätigkeiten zur Verfügung. Bei der Nachmittagsvisite nimmt er dessen Anordnungen entgegen, um auf den Abteilungen in ärztlichen Angelegenheiten behilflich sein und verfügen zu können.

In der Nacht besichtigt er ohne Aufforderung, zum mindesten zweimal, die Abteilungen, sorgt jedoch immer dafür, dass die Ruhe der Kranken nicht gestört wird.

Er ist nicht berechtigt, Privatpersonen und Angehörigen der Kranken Aufklärungen zu erteilen, sondern verweist sie an den Oberarzt des Tagesdienstes. Seine vornehmlichste Aufgabe ist es, während seiner Inspektion über die Ordnung des Spitals zu wachen und im Falle von Verstössen gegen sie dem Oberarzte sofort Meldung zu machen.

Der Pflegedienst.

Der Pflegedienst auf der Station beginnt nach dem Frühstück um ½7 Uhr morgens.

A) Die Oberin ist die unmittelbare Vorgesetzte des Pflegepersonals, das ihren Anordnungen unbedingte Folge zu leisten hat.

B) Die Abteilungsoberschwester ist nach den Verfügungen des Oberarztes für die Pflege verantwortlich. Ihr zugeteilt sind auf jeder Abteilung nach Bedarf 6—8 Pflegeschwestern und 6—8 Hilfswärter. Sie führt das ärztliche Verordnungsbuch und beaufsichtigt die Verteilung der Speisen.

C) Die Pflegeschwestern waschen die Kranken, bringen die Betten in Ordnung und messen die Körpertemperaturen ; sie handeln im Sinne der ärztlichen Verordnungen und verteilen die Speisen.

D) Die Aufseher sind für die Reinlichkeit des Krankensaales und sämtlicher Nebenräume verantworlich. Es stehen ihnen die Hilfswärter zur Verfügung.

Die Nebenräumlichkeiten müssen bis ½8 Uhr, die Krankensäle bis 8 Uhr vormittags in tadelloser Ordnung sein.

Die Aufseher haben folgende Aufgaben (bei denen ihnen die Hilfswärter zur Seite stehen) zu erledigen: sie sorgen

a) für den Transport der Kranken,

b) für das Herbeitragen der Speisen aus der Küche in den Krankensaal, deren Verteilung die Schwestern unter Aufsicht der Oberschwester vornehmen, und für die Reinlichkeit des Essgeschirrs und der Bestecke,

c) für die Lektüre der Kranken, indem sie das Bücherverzeichnis um 10 Uhr vormittags dem Bibliothekar unter Rückgabe (mit Kontrollzettel) der nicht mehr benötigten Bücher übergeben,

d) für das in der Hausordnung vorgeschriebene Lüften und für die pünktliche Befolgung der allgemeinen Reinlichkeitsvorschriften (Rauch- und Spuckverbot),

e) sie füllen die Rubriken des ersten Teils der Krankengeschichte aus (Personalien und Vorgeschichte).

„Der Senior" der Aufseher ist für die Ordnung und Reinlichkeit ihres Schlaf- und Gesellschaftszimmers verantworlich.

E) Die Hilfswärter nehmen nach Anleitung der Aufseher und der Stationsoberschwester die nötigen Reinigungsarbeiten vor; sie transportieren die Kranken und bringen die Speisen von der Küche in den Krankensaal. Nach der Mahlzeit spülen sie das Essgeschirr und die Essbestecke.

Die Diensteinteilung für die auf die einzelnen Abteilungen verteilten Hilfswärter (Tages-, Nachtdienst, besondere Krankenaufsicht usw.) verfertigen die Stationsaufseher mit den Stationsoberschwestern zusammen für eine Woche im Voraus, und legen sie zwecks Bestätigung dem militärischen Ökonomiechef vor. Im übrigen haben die Hilfswärter den Anweisungen der Stationsoberschwester Folge zu leisten.

Den Nachtdienst (von 7 Uhr abends bis 7 Uhr morgens) versieht auf den einzelnen Stationen je eine Schwester und ein Aufseher. Vor Übergabe des Dienstes zählt die Nachtschwester die leeren Betten und erstattet darüber bis 7 Uhr morgens der Kommandantenkanzlei Meldung.

Die Nachtschwestern versehen keinen Tagesdienst. Die Nachtwache dauert zwei Wochen. Um die Nachtschwestern in ihrer Ruhe nach dem Dienst nicht zu stören,

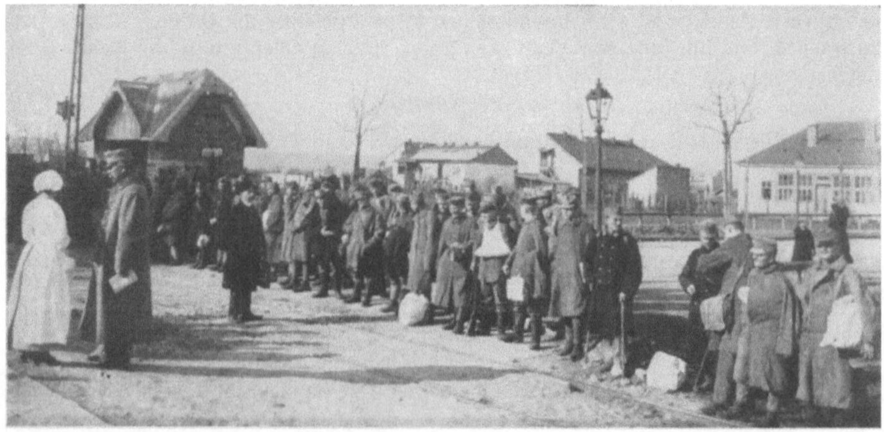

Geheilte Soldaten warten nach dem Verlassen des Spitals auf die Strassenbahn.

darf in ihr Schlafzimmer bis 1 Uhr nachm. niemand eintreten. Die übrigen Pflegeschwestern halten sich tagsüber im Gesellschaftsraum auf.

Schweren Kranken können, wenn sie einer besonderen Pflege bedürfen, eigene Nachtschwestern zugeteilt werden. Auch für diese gelten die Bestimmungen über den Nachtdienst.

Ärztlicher Dienst.

Der ärztliche Dienst auf den Abteilungen beginnt um 8 Uhr vorm., um welche Zeit die Sekundärärzte verpflichtet sind, mit der ärztlichen Vorvisite zu beginnen, die Tagesmeldung und andere schriftliche Arbeiten vorzubereiten.

Die Oberärzte beginnen um 9 Uhr vorm. mit ihrer Tätigkeit auf den Stationen.

Um 12 Uhr findet die oberärztliche Konferenz statt.

Die Nachmittags-Krankenvisite halten 2 Oberärzte, abwechselnd ein Chirurg und

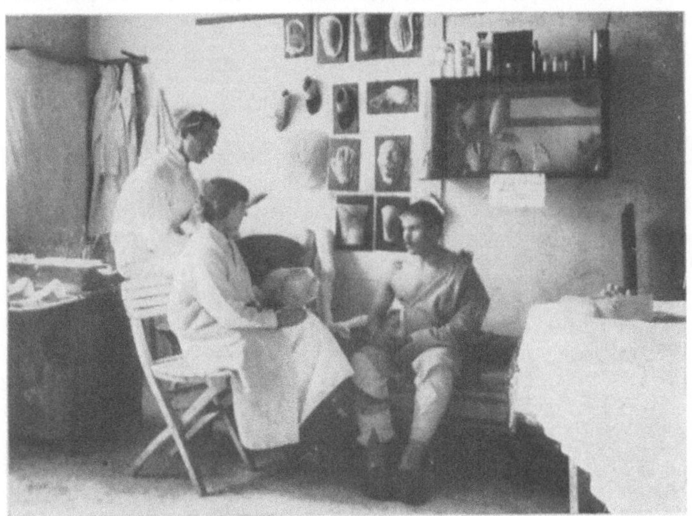

Anfertigung von Moulagen.

ein Arzt für innere Krankheiten, ab. Die Sekundärärzte halten abwechselnd die Stationsinspektionen ab und sind verpflichtet, mit den Inspektionsärzten an der oberärztlichen Visite am Nachmittag teilzunehmen. Der Stationsinspektionsdienst kann nur in wichtigen Fällen und unter besonderer Begründung mit Erlaubnis des taghabenden Oberarztes übertragen werden. Der Übergeber und der Übernehmer des Dienstes sind verpflichtet, sich beim taghabenden Oberarzt zu melden.

Art der Aufnahme.

Die Aufnahme der Kranken besorgt die Aufnahmekanzlei. Zur Übernahme des Geldes und der Wertsachen ist nur der Ökonomieschef des Spitals berechtigt. Dieser übernimmt auch die Bekleidungs- und Ausrüstungsstücke, welche, in die mit der Aufnahmenummer versehenen Säcke gelegt, zur Desinfektion gelangen. Kleider und Weisswäsche werden im eigenen Betriebe, Gegenstände, die eine Dampfdesinfektion nicht aushalten, in der Desinfektionsanstalt der Haupt- und Residenzstadt entkeimt.

Die Personalienaufnahme geschieht möglichst auf Grund der Legitimationskarte; der Kranke wird nur noch über den Ort des Gefechtes oder der Verwundung oder des Abtransportes befragt. Um das linke Handgelenk des Kranken wird die Aufnahmenummer gebunden, womit er nun in den Baderaum gelangt. Nötigenfalls werden hier Haare und Bart abgeschoren. Aus dem Baderaum gelangt der Kranke mit frischer Wäsche in das Verbandzimmer, von wo er, ärztlich versehen (Anfertigung des Status präsens), auf die Übergangsabteilung oder nach Umständen auf die Unterabteilungen für innere Kranke, Leicht- und Schwer-Verwundete kommt. Hier füllen die Stationsaufseher die Rubriken, die sich auf die Vorgeschichte beziehen, und die Personalien, die sie von der militärischen Kanzlei am Kopfzettel übernommen, aus.

Der Abgang.

Der Abgang der Geheilten aus dem Spital erfolgt gewöhnlich jeden 5-ten Tag, am 5., 10., 15. etc. eines jeden Monates. In Ausnahmefällen können die Kranken auch an anderen Tagen aus dem Spital entlassen werden.

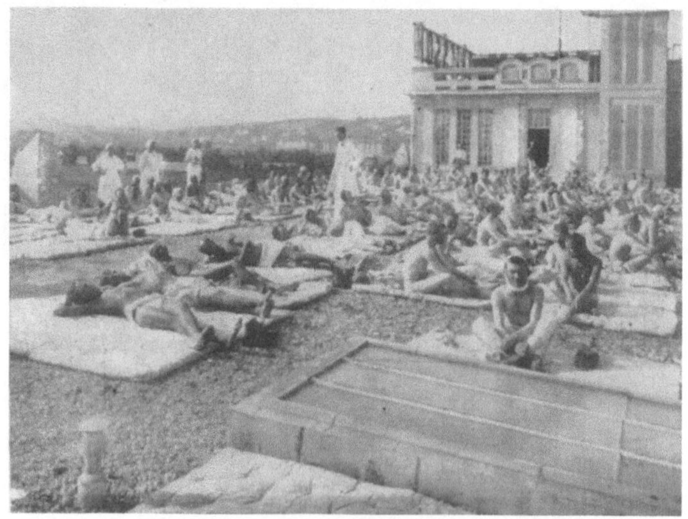

Das grosse Sonnenbad für liegende Kranke.

Am Tage vor dem Abgange sind sämtliche Papiere der Abgehenden während der Oberärztekonferenz dem Kommandanten zu übergeben. Die als geheilt zur Entlassung kommenden „Dienstfähigen" werden getrennt vorgestellt; diejenigen, die einen Urlaub oder eine Erholung von mehr als 2 Wochen bedürfen, sind am Vortage des Abganges beim Rapport dem Kommandanten im Vorraum des Operationszimmers vorzustellen. Den Abgang innerlich Kranker regelt Chefarzt Dr. Géza Dieballa. Der Abgang der Kranken aus dem Spital erfolgt um 1 Uhr nachmittags.

Rapport beim Kommandanten.

Der Rapport beim Kommandanten wird täglich um 12 Uhr vorm. abgehalten. Ärzte und Beamte warten im Vorsaal der Kommandantenkanzlei unter Führung des taghabenden Oberarztes; die Leute des Mannschaftsstandes und auch das Pflegepersonal warten im Gange. Letztere führt der Ökonomiechef bezw. die Oberin vor.

An dieser Einrichtung wie auch an der ganzen ärztlichen Organisation des Spitals waren seit Anfang des Betriebes nur wenige Abänderungen nötig. Der ärztliche Inspektionsdienst war später infolge Abkommandierens der Unterärzte insofern vereinfacht, als seit März 1915 ausser dem taghabenden Oberarzt ein Mediziner den Inspektionsdienst des Unterarztes versieht.

Eine für die Wundbehandlung sehr wichtige Neuerung fällt in das Jahr 1915/16. Es ist die offene Wundbehandlung bezw. die intensive Anwendung von Sonnenbädern. In meiner Spitalpraxis wende ich die Sonnenkur seit dem Jahre 1904 in grossem Umfange

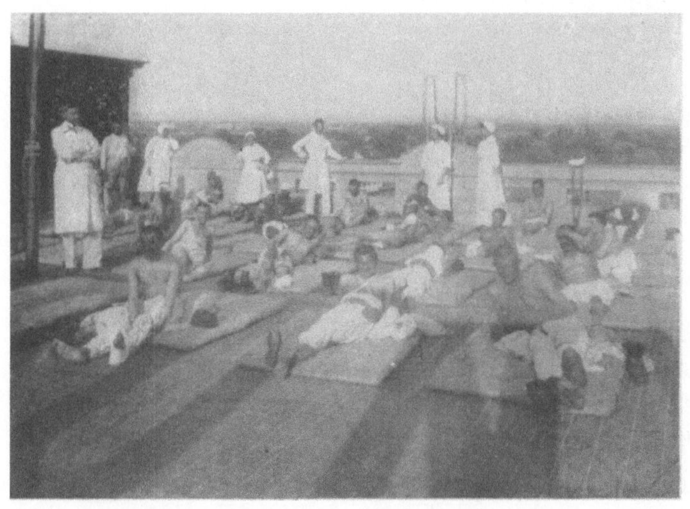

Das kleine Sonnenbad für nichtliegende Kranke.

an, insbesondere zur Lokalbehandlung von tuberkulösen Erkrankungen. Die während dieser Zeit erzielten vorzüglichen Resultate bewogen mich dazu, die ausserordentlich günstigen Verhältnisse des Spitals für die Lokalbehandlung der in immer grösserer Anzahl ankommenden Tuberkulösen auszunützen. Von Anfang an kombinierten wir bei der Behandlung verschiedene Arten der Strahlenenergie: die Quarzlampe, die Röntgenbestrahlung und das natürliche Sonnenbad. Für Letzteres stand uns das 400 qm grosse flache Dach des Turmgebäudes zur Verfügung, zu dem Lift Nr. 1. emporführt. Die Resultate waren auf diesem freiliegenden, nach Süden gerichteten

Dach in Bezug auf Insolation so günstig, dass bei uns seit Sommer 1915 Lymphome nicht mehr (zum mindesten nicht mehr auf sog. radikalem Wege) operiert wurden. Ausser kleinen Abscess-Spaltungen wurde 3—4 wöchentlich 1 E. D. Röntgen und dazwischen bei Sonnenschein das natürliche Sonnenbad, bei bewölktem Himmel die Quarzlampe angewandt.

Das kleine Sonnenbad erwies sich als ungenügend, sobald wir nach dem Vorgange von Braun die offene Behandlung und Insolierung auch auf verwundete Soldaten ausdehnten. Anfangs gingen wir nur sehr vorsichtig zu Werke; die guten Resultate jedoch,

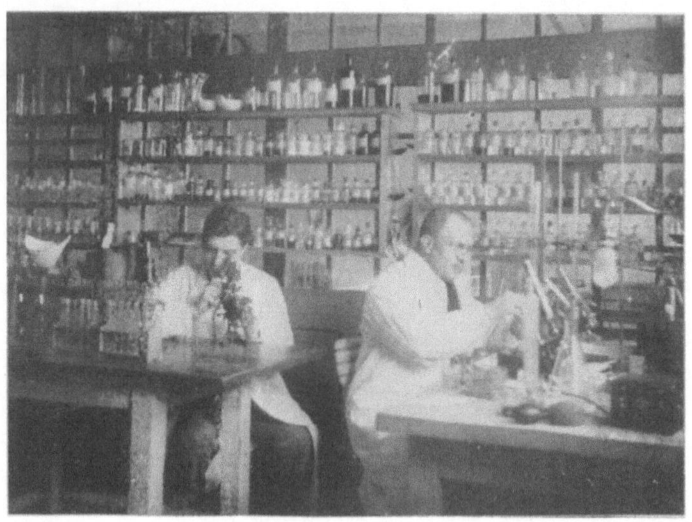

Das Laboratorium des Spitals.

die sich hauptsächlich in dem schnellen Abstossen ausgebreiteter Sequester und in einer oft ganz unglaublich raschen Ausfüllung der Wunde zeigten, bewogen uns dazu, das obere kleine Sonnenbad für ambulatorische, das grosse Sonnenbad, das wir auf einem tiefer gelegenen Dache einrichteten, für bettlägerige Kranke zu benützen. Die Kranken begeben sich nach der ärztlichen Frühvisite auf das Dach, dessen Grösse (cca 6000 qm) eine Anwendung dieses mächtigen Heilfaktors ohne Einschränkung der Krankenzahl ermöglichte. Mit der Überwachung des Sonnenbades wurde Oberarzt Dr. Béla Györki betraut, der auch die Kontrolle der Bakterienflora der Verwundungen übernahm.

Die möglichst grosse Selbständigkeit, die jedem Gliede unseres Mikroskosmos eingeräumt war, unsere gemeinsamen Besprechungen über alle wichtigen Fragen und die daraus entspringende Einheitlichkeit unserer Arbeit, das waren die Quellen, aus denen dieser sozusagen dem Nichts entsprungene Organismus sein einheitliches Leben und seine Leistungsfähigkeit schöpfte. Das ganze System, das vom ersten Tage ab unserer Arbeit zu Grunde lag, und sie auch heute, nach 1½ Jahren, in gleicher Weise lenkt und regelt, hat seinen provisorischen Charakter bis zu dieser Stunde in allen seinen Einzelheiten bewahrt. Mit eigenen Arbeitskräften errichteten wir, wenn eine Abteilung abgetrennt werden sollte, in einer Nacht Zwischenwände und entfernten sie wieder, wenn sie überflüssig geworden waren. In den Operations- und Verbandzimmern stehen ungehobelte Tische aus Weichholz, mit weissen Leintüchern bedeckt, auf welche die Verbandzeugtrommeln gestellt werden. Auf Weichholzregalen stehen die Droguen unserer Apotheke. Wir gingen von dem Standpunkte aus, überall möglichst zu sparen und nichts zu kaufen, was wir uns leihweise beschaffen konnten. Dabei aber stehen uns alle für die Zwecke des Spitals und sogar für die wissenschaftliche Arbeit notwendigen Hilfsapparate zur Verfügung. Dies alles haben wir dem nicht hoch genug einzuschätzenden Verständnisse der in den einleitenden Zeilen genannten grossherzigen Gründer zu verdanken, die vor nützlichen und notwendigen Anschaffungen niemals zurückschreckten und — um nur ein Beispiel anzuführen — die erheblichen Ausgaben für die Herausgabe dieses Jahrbuches auf meine erste Bitte sofort genehmigten.

Möge dieses Buch ein Andenken an unsere Spitaltätigkeit sein und gleichzeitig Rechenschaft darüber ablegen, wie wir mit den uns „anvertrauten Talenten" gewirtschaftet haben.

Namens-Verzeichnis des ärztlichen Personals.

		Tag des Eintritts		Tag des Austritts	
* Dr.	Wilhelm Manninger, Privatdozent, Stabsarzt, Spitalkommandant	29/X.	1914.		
* ,,	Géza Dieballa, Privatdozent, Chefarzt	29/X.	1914.		
* ,,	Friedrich Reusz von Ráthony, Privatdozent, Chefarzt der Nervenabteilung	29/X.	1914.		
* ,,	Josef Parassin, Regimentsarzt, Oberarzt der I. chir. Abteilung	29/X.	1914.		
* ,,	Ludwig von Áldor, königl. Rat, Regimentsarzt, Abteilungsoberarzt (vom 1/V. — 1/IX. 1916. beurlaubt)	29/X.	1914.	30/IV.	1916.
,,	Zacharias Donogány, Privatdozent, Regimentsarzt, Abteilungsoberarzt	29/X.	1914.		
* ,,	Soma Beck, Privatdozent, Leiter der Haut- und venerischen Abteilung	7/XII.	1914.		
* ,,	Wilhelm Milkó, Operateur, Regimentsarzt, Abteilungsoberarzt	21/XII.	1914.		
* ,,	M. Karl John, Regimentsarzt, Abteilungsoberarzt	6/I.	1915.		
* ,,	Josef Imre, Privatdozent, Leiter der Augenabteilung	1/III.	1916.		
* ,,	Ludwig Ihrig, Operateur, Abteilungsoberarzt	29/X.	1914.		
,,	Béla Kelen, Privatdozent, Leiter des Röntgenlaboratoriums	29/X.	1914.	28/II.	1916.
* ,,	Géza Farkas, o. ö. Professor der tierärztlichen Hochschule, Leiter des Laboratoriums	29/X.	1914.		
* ,,	Alexander Szilágyi, Regimentsarzt, ordin. Arzt.	29/X.	1914.		
** ,,	Ladislaus Rhorer, o. ö. Prof. der tierärztl. Hochschule, Leiter des Röntgenlaboratoriums	1/III.	1916.		
,,	Georg von Finály, Abteilungsoberarzt, Honvédassistenzarzt, z. zt. Regimentsarzt	29/X.	1914.	24/I.	1915.
,,	Josef Guszmann, Privatdozent	1/V.	1915.	26/I.	1916.
,,	Friedrich Irsay, Honvédoberarzt	1/III.	1916.	30/IV.	1916.
* ,,	Illés Antal, ordin. Arzt (z. zt. beurlaubt)	17/IV.	1916.		
* ,,	Wilhelm Ehrenthal, Regimentsarzt, ordin. Arzt	15/IV.	1916.		
,,	Rezső Manninger, Assistent an der tierärztl. Hochschule, Assistent des Laboratoriums	1/XI.	1914.	30/IV.	1915.
** ,,	Béla v. Horváth, Chemiker, Priv. Doz. an der Hochschule, Assistent des Laboratoriums	1/XI.	1914.		
* ,,	Béla Győrki, Honvédoberarzt, Assistent des Laboratoriums	1/XI.	1914.		

Anmerkung: mit * bezeichnete Ärzte und Mediziner sind gegenwärtig noch in Dienst.
mit ** bezeichnete sind im Laboratorium z. zt. beschäftigte Fachleute.

	Tag des Eintritts		Tag des Austritts	
Dr. Julius Vészi, Privatdozent der Bonner Universität, Assistent des Laboratoriums.....	10/I.	1915.	30/IV.	1915.
„ Andreas Balogh, Ldst.-Oberarzt, Unterarzt	29/X.	1914.	30/IV.	1915.
„ Emil Gager, Ldst.-Assistenzarzt, Unterarzt	29/X.	1914.	23/II.	1915.
„ Georg Szemző, Ldst.-Assistenzarzt, Unterarzt	29/X.	1914.	31/III.	1915.
„ Béla Purjesz, Ldst.-Assistenzarzt, Unterarzt	29/X.	1914.	9/IX.	1915.
„ Ladislaus Szaszovszky, Regimentsarzt, ordin. Arzt	14/XI.	1914.	30/IV.	1915.
„ Ladislaus Hay, Ldst.-Assistenzarzt, Unterarzt	1/XI.	1914.	30/IV.	1915.
„ Andreas Mandel, Ldst.-Assistenzarzt, Unterarzt	19/XII.	1914.	31/III.	1915.
„ Paul Kaufmann, Ldst.-Assistenzarzt, Unterarzt	1/X.	1915.	4/XI.	1915.
Nathan Finn, Mediziner, Assistenzarzt....	1/XI.	1914.	30/VII.	1915.
Géza Belle, Mediziner, Assistenzarzt, z. zt. Honvédassistenzarzt	1/XII.	1914.	14/XII.	1915.
Elemér Czappány, Mediziner	9/V.	1915.	15/VIII.	1915.
Dr. Benjamin Morovitz, Arzt aus New-York, Assistenzarzt	10/I.	1915.	21/II.	1915.
Franz Feder, Mediziner, Assistenzarzt	29/X.	1914.	1/IV.	1915.
Josef Reichenthal, Mediziner, Assistenzarzt	1/XII.	1914.	31/IV.	1916.
Stefan Fülöp, „ „	29/X.	1914.	15/XII.	1915.
Max Neumann „	1/XII.	1914.	12/I.	1915.
Stefan Takács „	27/I.	1915.	4/XII.	1915.
Alfred Loser „	29/V.	1915.	30/IX.	1915.
Ede Hoór „	1/VI.	1915.	30/IX.	1915.
Josef Fülep, „	1/VII.	1915.	17/V.	1916.
Béla Steiner, „	16/VIII.	1915.	16/I.	1916.
Ignatz Moskowitz, „	15/XII.	1915.	15/I.	1916.
* Ladislaus Gámán, „	8/III.	1916.		
* Julius Erdélyi, „	8/III.	1916.		
Soma Hilvert, „	23/V.	1916.	30/VI.	1916.
Ernst Gruber, „	27/V.	1916.	20/VII.	1916.
* Franz Császár „	26/VI.	1916.		

Namensverzeichnis der militärischen Expositur:

* Johann Tagányi von Oszlány, Oberst	13/X.	1914.		
Georg Hein, Oberleutnant	„		1/II.	1916.
* Győző Szercsényi, Oberleutnant	1/XI.	1914.		
Gustav Csiky, Leutnant	1/III.	1915.	31/VIII.	1915.
Karl Szensz, Leutnant	1/VIII.	1915.	1/IV.	1916.
* Otto Tihanyi, Oberleutnant	2/II.	1916.		

Josef Ágh, Feldwebel	14/X.	1914.	15/X.	1915.
Dusán Michajlov, Feldwebel	„		14/III.	1916.

	Tag	
	des Eintritts	des Austritts
Emerich Gaál, einjähr. Freiwill. Feldwebel	14/X. 1914.	
Marcell Palásthy, Feldwebel	„	
Bernát Blau, Feldwebel	„	
Julius Mátyássy, Feldwebel	„	
Moriz Burger, Gefreiter	„	
Johann Pálich einjähr. Freiwill. Feldwebel	15/IX. 1915.	
Andor Preiner, Feldwebel	19/III. 1916.	
Johann Zsámboky, Feldwebel	III/29. 1916.	
Ausserdem 100 Landsturmleute Klasse B als Wärter.		
Apotheker:		
Stefan Vidovszky Akzessist	14/X. 1914.	31/I. 1916.
Johann Menesdorfer „	„	
Dr. Attila Lengyel „	„	
Paul Krinitzky „	„	
Dr. Andreas Gaál, Landst. „	„	
Namensverzeichnis der Beamten:		
Direktor:		
Franz Feder	1/XI. 1914.	
Beamte:		
Franz Stolp, Oberkassier	15/X. 1914.	† 8/III. 1916.
Frau Franz Feder	15/X. 1914.	
Elisabeth Técsy Maschinschreiberin	15/X. 1914.	
Szerén Pap, Maschinschreiberin	15/I. 1915.	
Elisabeth Taubinger, Maschinschreiberin	15/X. 1914.	
Frau Stefan Képes, Telefonistin	„	
Namensverzeichnis der Aufseher:		
Ludwig Pap von Bilke, senior	13/X. 1914.	1/V. 1915.
Emerich Berta, senior	„	1/IX. 1915.
Béla Tollas, Aufseher	„	1/III. 1916.
Karl Szivós, Aufseher	„	1/IX. 1915.
2.-mal	1/III. 1916.	
Ludwig Kuli Aufseher	13/X. 1914.	15/X. 1915.
Alexander Lázár „	„	1/X. 1915.
Emerich Pánczél „	„	1/IX. 1915.
Béla Árokháty „	„	1/IX. 1915.
Ludwig Kardos „	„	31/VII. 1915.
László Szurmó „	„	1/V. 1915.
Gábor Gubacsi „	„	1/V. 1915.
Gustav Papp „	„	1/V. 1915.
Karl Kovács „	„	1/V. 1915.

		Tag des Eintritts		Tag des Austritts	
Alexander Kovácsy	Aufseher	1914.	13/X.	1915.	28/II.
Julius Kónya, senior			„	1915.	10/II.
Ludwig Vincze	Aufseher		„	1915.	5/II.
Josef Herczegh	„		„	1914.	17/XI.
Josef Szőke			„	1914.	30/XI.
Desider Kudar	„		„	1914.	30/XI.
Alexander Szél	Aufseher	1914.	XI/15.	1914.	XI/30.
Julius Zeke	„	1914.	XII/2.		
Moses Bartha	„		„	1915.	X/1.
Josef Füle	„ vom 1/III. 1916 Senior	1915.	I/25.		
Karl Takács	„	1915.	II/15.	1915.	X/1.
Eugen Ujhelyi	„	1915.	II/20.	1915.	V/1.
Andor Sebestyén	„ vom 1/IX. 1915 Senior	1915.	II/22.	1916.	III/1.
Emerich Kutassy	„	1915.	V/1.		
Emerich Marton	„		„		
Ludwig Jakos	„		„		
Alexander Bereczk	„				
1.-mal			„	1915.	XI/15.
2.-mal		1916.	VI/15.		
Julius Pap	„	1915.	V/1.	1916.	VI/15.
Alexander Csekey	„		„	1915.	X/1.
Ludwig Bernáth	„		„	1915.	IX/15.
Dr. Desider Trócsányi	„	1915.	VI/1.	1915.	IX/1.
Barna Pruzsinszky	„	1915.	VII/1.	1915.	X/1.
Josef Kovács	„		„		
Alexander Teleki	„	1915.	IX/1.		
Ludwig Zsemlye	„		„		
Ladislaus Bakó	„		„		
Ernst Komlósi	„				
1.-mal		1915.	IX/15.	1915.	X/1.
2.-mal		1915.	XII/1.		
Emil Kutas	„				
1.-mal		1915.	X/29.	1915.	XII/20.
2.-mal		1916.	III/10.		
Ladislaus Nagy	„	1915.	X/17.	1916.	V/15.
Kázmér Hatolkay	„	1916.	II/1.		
Stephan Gál	„	1916.	VI/1.		
Josef Fehér	„	1916.	VI/15.		

Namensliste der Pflegeschwestern:

1	Louise Wegener RD. Oberin	1914.	X/12.	1915.	IV/15.
	Elise Grewe RD. O. Sch.		„	1915.	IV/15.
	Grete Ehrenkönig RD. Operationsschw.		„		
	Marie Spindler RD. Oberin vom 1. VII. 1916.		„		
5	Marie Gritsch Ö.	1914.	X/14.	1915.	II/1.
	Magdalena Rusp Ö. O. Schw.		„	„	
	Ellen Roland Schwedin, Masseuse		„	1916.	III/15.

		Tag			
		des Eintritts		des Austritts	
	Lilly Vörtmann Ö.	1914.	X/14.	1915.	IV/15.
	Anna Rieger RD.		„	1915.	II/1.
10	Margarethe Keglevich Ö.		„	1915.	III/1.
	Anna Marwan Sacher Ö. O. Schw.		„	1914.	XI/7.
	Leopoldine Lukesch Ö. O. Schw.		„	1915.	VIII/1.
	Maria Panstingl Ö.		„	1914.	XII/22.
	Anna Brandtner RD.	1914.	X/16.	1914.	XII/29.
15	Dora Sachse RD.		„	1915.	IV/15.
	Ida Bütow RD. O. Sch.		„		
	Ida Feldtrapp RD.		„		
	Meta Hopp RD. O. Sch.		„		
	Auguste Krause RD. O. Sch.		„		
20	Käthe Riedel RD.		„		
	Marianne Riedel RD.		„		
	Martha Pick RD.		„	1915.	IV/15.
	Martha Müller RD.		„	1914.	XII/17.
	Helene Mistel RD.		„	1915.	III/1.
25	Anna Uhrland RD. O. Sch.		„	1915.	II/1.
	Martha Krüger RD.		„	1915.	V/18.
	Martha Kopp RD.		„	1915,	I/2.
	Wilhelmine Schütte RD.		„	1914.	XII/8,
	Maria Kiessler RD.		„	1914.	XII/8.
30	Ilona Hennet U.	1914.	X/23.	1914.	XI/16.
	Berta Pécsi U.		„	1914.	XI/16.
	Gizella Andrássi U. Operationsschw.	1914.	X/26.		
	Lilly Jellinek U.	1914.	X/29.		
	Rózsi Grünwald U.		„	1916.	I/8.
35	Juliska Fodor U.		„	1915.	II/15.
	Ernestine Szontagh U. O. Sch.	1914.	X/30.		
	Luise Liedel RD.		„	1914.	XI/14.
	Fr. Géza Kristóf U.		„	1914.	XII/1.
	Xenia Czehe U.		„		
40	Elisabet Kanyó U.		„	1914.	XII/1.
	Verona Veres U.		„	1914.	XII/8.
	Julia Tremya U.		„	1914:	XI/15.
	Irmgard Frey RD.	1914.	XI/3.	1914.	XII/1.
	Margaretha Brandt RD.	1914.	XI/4.	1914.	XII/22.
45	Friederika Schulf Ö.		„	1914.	XII/8.
	Ella Thoms RD.		„		
	Susanne Ruth RD.		„		
	Margarethe Prochnow RD.		„	1916.	II/16.
	Elfrida Brunnert RD.		„	1916.	III/1.
50	Grethe Ruthenberg RD.		„	1915.	VI/15.
	Elsa Schostak RD.		„	1915.	VI/15.
	Amalie Fleckstein U.	1914.	XI/6.	1915.	III/1.
	Alice Rossmann RD.	1914.	XI/7.	1915.	V/1.
	Frida Kampe RD.		„	1915.	IV/15.
55	Lidia Marzahl RD.	1914.	XI/11.	1914.	XII/17.

		Tag des Eintritts		Tag des Austritts	
	Elise Zimmermann RD. O. Sch.	1914.	X/11.	1915.	IV/25.
	Anna Hartmann RD.	1914.	XI/14.	1915.	IV/1.
	Fr. Anton Grosz	1914.	XI/23.	1916.	III/15.
	Alma Troppacher RD.	1914.	XI/11.	1915.	IV/25.
60	Anna Reinisch U.	1914.	XI/23.	1915.	III/15.
	Fr. Géza Bartócz Lehel U.	1914.	XI/24.	1915.	II/10.
	Margit Kondri U	1914.	XI/29.		
	Henny Hemmerle RD.	1914.	XI/30.	1915.	I/2.
	Fr. Ernst Wighardt U.	1914.	XII/1.	1915.	III/21.
65	Fr. Eugen Krausz U.	1914.	XII/5.		
	Fr. Stefan Tóth U.	1914.	XII/7.		
	Klara Perlmann U.	1914.	XII/8.	1915.	XI/11.
	Anna Drabissák U.	1914.	XII/8.		
	Vera Frank U.		„	1915.	VIII/1.
70	Frida Schramek Ö.		„	1915.	IV/12.
	Marie Paláncz U.	1914.	XII/11.		
	Gabriella Schmidt U. O. Sch.		„		
	Terese Kreska U.	1914.	XII/12.	1915.	I/19.
	Amália Denz U.		„	1915.	V/1.
75	Melanie Brosch U.	1914.	XII/13.	1916.	I/19.
	Toni Keil Ö.	1914.	XII/16.	1915.	III/24.
	Natália Kenner Ö.	1914.	XII/17.	1915.	I/3.
	Grethe Morgner RD.	1914.	XII/18.		
	Martha Jahn RD.	1914.	XII/19.		
80	Anna Limberg RD.	1914.	XII/22.	1915.	IV/17.
	Jenny Hoffmann Ö.	1914.	XII/23.	1915.	I/9.
	Anna Rabasz U.	„			
	Gräfin Johann Pongrácz U. O. Sch.	1914.	XII/25.		
	Anna Alexis Ö.	1914.	XII/28.	1915.	II/1.
85	Elfrida Steinbach U. Oberin	1915.	I/2.	1916.	VII/6.
	Marie Brandes RD. Operationssch.	1915.	I/8.	1915.	X/8.
	Anna Loskow RD.	1915.	I/9.	1915.	III/1.
	Vilma Niebauer U.	1915.	I/25.	1915.	III/20.
	Rosa Steininger RD. O. Sch.	1915.	I/18.		
90	Julia Mischka Ö. Röntgen	1915.	I/31.		
	Judith Vida U. O. Sch.	1915.	II/1.		
	Baronin Paul Földváry U.		„	1915.	III/23.
	Eva Panczer U.		„	1915.	V/5.
	Fr. Alexander Tóth U.		„	1915.	II/4.
95	Elise Schmidt RD. O. Sch.	1915.	II/3.	1915.	IV/15.
	Celestine Reichert U.	1915.	II/4.		
	Helene Gazdácska U.		„		
	Elly Péterl Ö.	1915.	II/9.		
	Margit Rekvény U.	1915.	II/10.	1915.	V/15.
100	Fr. Franz Körmendy U.	1915.	II/15.	1915.	II/18.
	Johanna Drechsler Ö.	1915.	II/10.	1915.	X/8.
	Julia Szikora U.	1915.	II/22.		„
	Kristina Mazawa Ö.	1915.	II/24.	1915.	III/2.

		Tag des Eintritts		Tag des Austritts	
	Elisabeth Papp U.	1915.	III/1.	1915.	V/25.
105	Marie Schumann RD O. Sch.	1915.	III/8.		
	Sofie Jenkner Ö.	1915.	III/9.		
	Lenke Dietz U.	1915.	III/15.		
	Johanna Amster U.	1915.	III/15.	1915.	X/8.
	Josefine Schneider Ö.	1915.	III/18.	1915.	X/4.
110	Elsa Pflug Ö.	1915.	III/29.	1915.	VIII/21.
	Marie Eleöd U.	1915.	IV/15.	1915.	X/8.
	Gizella Travnik U.		"	1916.	VII/1.
	Flóra Perlmann U.		"		
	Rózsi Rottmann U.		"	1915.	VI/4.
115	Aranka Balkányi U.	1915.	IV/16.		
	Helene Balassa U.		"	1915.	VI/4.
	Grethe Klima RD.	1915.	IV/17.	1915.	VIII/1.
	Frida Thormählen RD. Verbandg.	1915.	IV/18.	1916.	III/1.
	Fr. Franz Péter U.	1915.	IV/19.		
120	Frau Desider Iby U.		"	1915.	VII/1.
	Irma Polszky U.	1915.	IV/20.	1915.	XI/3.
	Barbara Takács U.		"	1915.	X/8.
	Karoline Ehmann U.	1915.	IV/25.	1915.	VIII/1.
	Josefine Németh U.		"	1916.	VI/1.
125	Marie Domján U.	1915.	IV/26.	1915.	VII/24.
	Jolán Zöld U.	1915.	IV/26.	1915.	V/26.
	Marie Pogorecz U.		"		
	Katalin Kardos U.	1915.	V/1.	1915.	VII/1.
	Frau Franz Wanka U.	1915.	V/3.	1915.	X/8.
130	Márta Elekes U.	1915.	V/6.	1915.	V/15.
	Blanka Józsa U.		"	1915.	V/5.
	Irén Fehér U.	1915.	V/7.	1915.	VI/1.
	Fr. Josef Huf U.		"	1915.	VI/25.
	Anna Csathó U.	1915.	V/15.	1915.	VII/15.
135	Eva Jenkner Ö.		"	1915.	VII/1.
	Rozália Ilniczky U.	1915.	V/20.	1915.	VIII/1.
	Anna Beck U.	1915.	V/21.		
	Fr. Vlaszko Stojits U.	1915.	V/27.	1915.	VII/1.
	Ilona Lőrincz U.	1915.	V/29.	1916.	III/1.
140	Vilma Horváth U. Operationssch.	1915.	V/29.		
	Irene Fränkel U.	1915.	VI/1.	1915.	X/8.
	Marie Pócs U.	1915.	VI/5.		
	Ilona Antal U.	1915.	VI/12.	1915.	X/8.
	Marie Gerda U.	1915.	VIII/1.	1916.	I/15.
145	Fr. Franz Niederführ U.	1915.	VII/1.	1915.	XII/7.
	Erika Schellenberg Ö.	1915.	VII/1.	1915.	XII/7.
	Fr. Albert Pál U.	1915.	VII/7.	1915.	X/8.
	Margit Goldberger U.	1915.	VIII/1.		
	Fr. Michael Manczinger U.	1915.	VIII/2.	1916.	VI/1.
150	Wwe Ludwig Bánik U. O. Sch.	1915.	VIII/3.		
	Barbara Szabó U.	1915.	VIII/17.	1915.	X/8.

		Tag des Eintritts	Tag des Austritts
	Elisabeth Gergely U.	1915. VIII/21.	1915. X/8.
	Irene Szakál U.	1915. IX/15.	1915. X/8.
	Emma Ilaring U.	1915. XII/1.	1915. XII/15.
155	Irene Békési U.	1915. XII/8.	1916. I/8.
	Mártha Kameniczky U.	1915. XII/15.	1916. I/4.
	Wwe Julius Gaál U.	1915. XII/19.	1916. VI/1.
	Fr. Franz Szejberth U.	1916. I/5.	
	Ilona Kosztolányi U.	1916. I/12.	1916. I/18.
160	Auguszta Puczkaller U.	1916. I/7.	
	Julia Tollasy U.	1916. I/8.	1916. I/31.
	Marie Ambrus U.	1916. I/9.	
	Marie Palocsay U.	1916. I/12.	1916. III/23.
	Adele Spuller U.	1916. I/18.	
165	Fr. Franz Makra U.	1916. II/1.	
	Josefine Tömör U.	1916. II/6.	
	Elisabeth Fock Ö.	1916. II/12.	
	Loló Berzeviczy U.	1916. II/18.	
	Fr. Géza Tóth U.	1916. III/1.	
170	Ilona Lantos U.	1916. III/6.	1916. VII/11.
	Meta Seibt RD.	1916. III/8.	
	Ilona Németh U.	1916. III/23.	1916. VI/15.
	Edith Eördögh U.	1916. III/23.	
	Fr. Sigmund Miklovics U.	1916. III/24.	
175	Sarolta Ruttkay U.	1916. III/28.	
	Fr. Josef Mágli U.	1916. III/1.	1916. III/23.
	Dora Peuckert RD.	1916. IV/16.	
	Irene Iglódi U.	1916. V/10.	
	Karola Bokor U.	1916. V/15.	1916. VI/1.
180	Elisabeth Váka U.	1916. V/24.	
	Katarine Csupa U.	1916. VI/9.	
	Jolán Mészáros U.	1916. VI/26.	
	Katarine Kiss U.	1916. VI/28.	
	Marie Szénássy U.	1916. V/28.	
185	Magdalene Babócs U.	1916. VI/28.	
	Ida Benkő U.	1916. V/28.	1916. VII/16.
	Róza Kovács U.	1916. VI/15.	
	Elisabeth Szilágyi U.	1916. VI/13.	
	Katarine Schäffer U.	1916. VI/1.	
190	Fr. Caspar Nemes U.	1916. III/1.	
	Anie Papailiopulos Kroat	1916. VI/4.	
	Fr. Theodor Demjén U.	1916. VI/12.	
	Alice Heins Engl.	1916. III/20.	
	Mimi Laáb U.	1916. VI/4.	
195	Boris Kecskés U.	1916. VII/12.	
196	Anna Jernovits U.	1916. VII/12.	

Abkürzungen : RD. = reichsdeutsche Schwestern
U. = ungarische „
Ö = österreichische „
O. Sch. = Oberschwester.

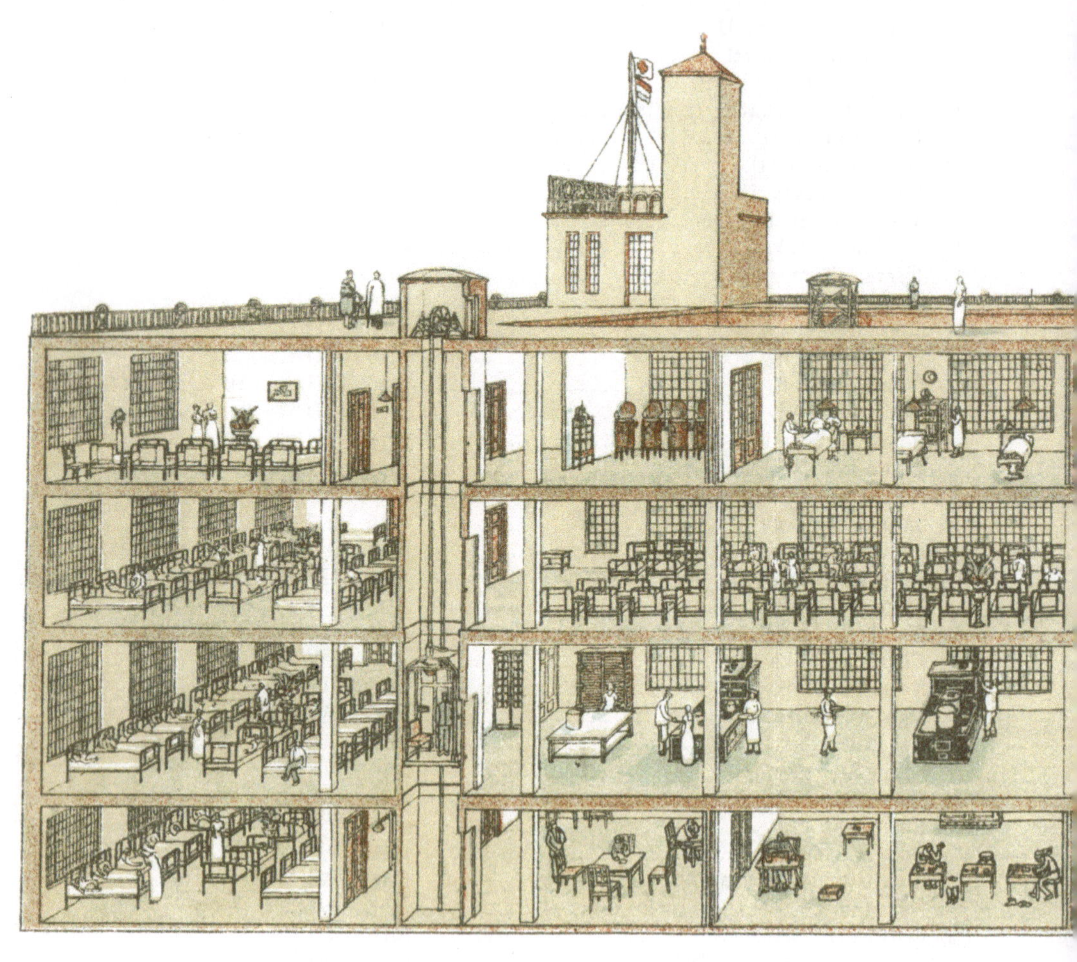

A kórház ker

Idealer Du

PÉNZINTÉZETEK HADIKÓRHÁZA

SZEMLÉLTETŐ · FÜGGŐLEGES · METSZÉSE
AZ · ÉPÜLET · KÖZÉP TENGELYÉN KERESZTÜL

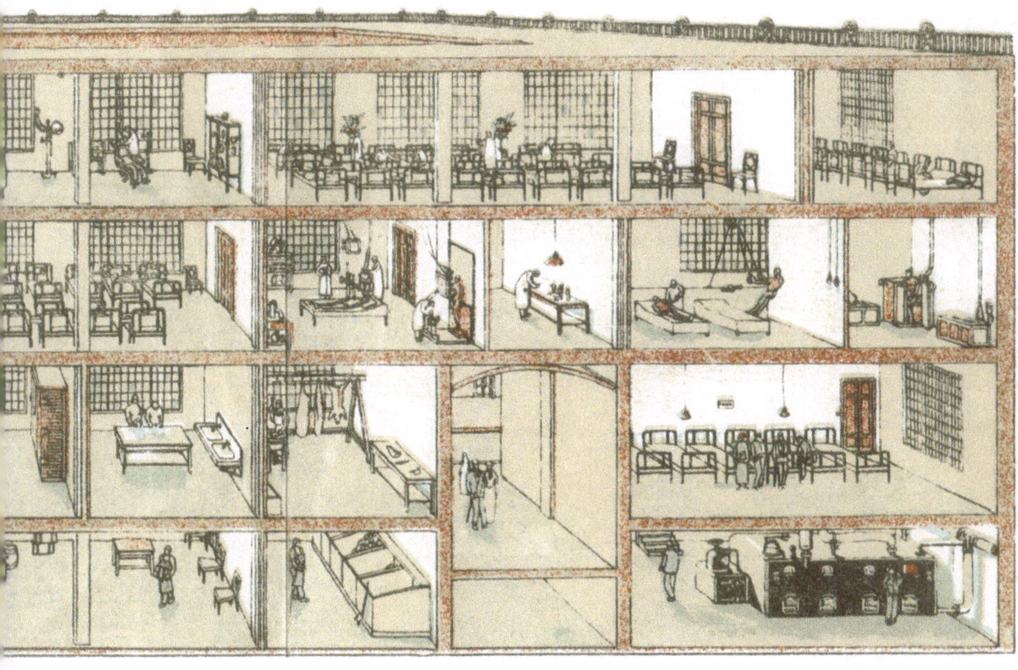

szete.

t.

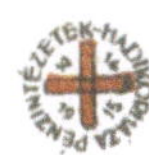

	Tag des Eintritts	Tag des Austritts
Namensliste des Küchenpersonals		
Ludwig Wojatschek erster Koch	1914.	X/30.
Zoltán Supka II. Koch	1915.	II/15.
Marie Godó Wirtschafterin	1915.	II/3.
Stephan Váradi Fleischer	1916.	IV/22.

Ausserdem Hilfspersonal (26 Personen).

KRIEGSSPITAL-DER-GELDINSTITUTE. ERDGESCHOSS.

ÜBERSICHTSPLAN.

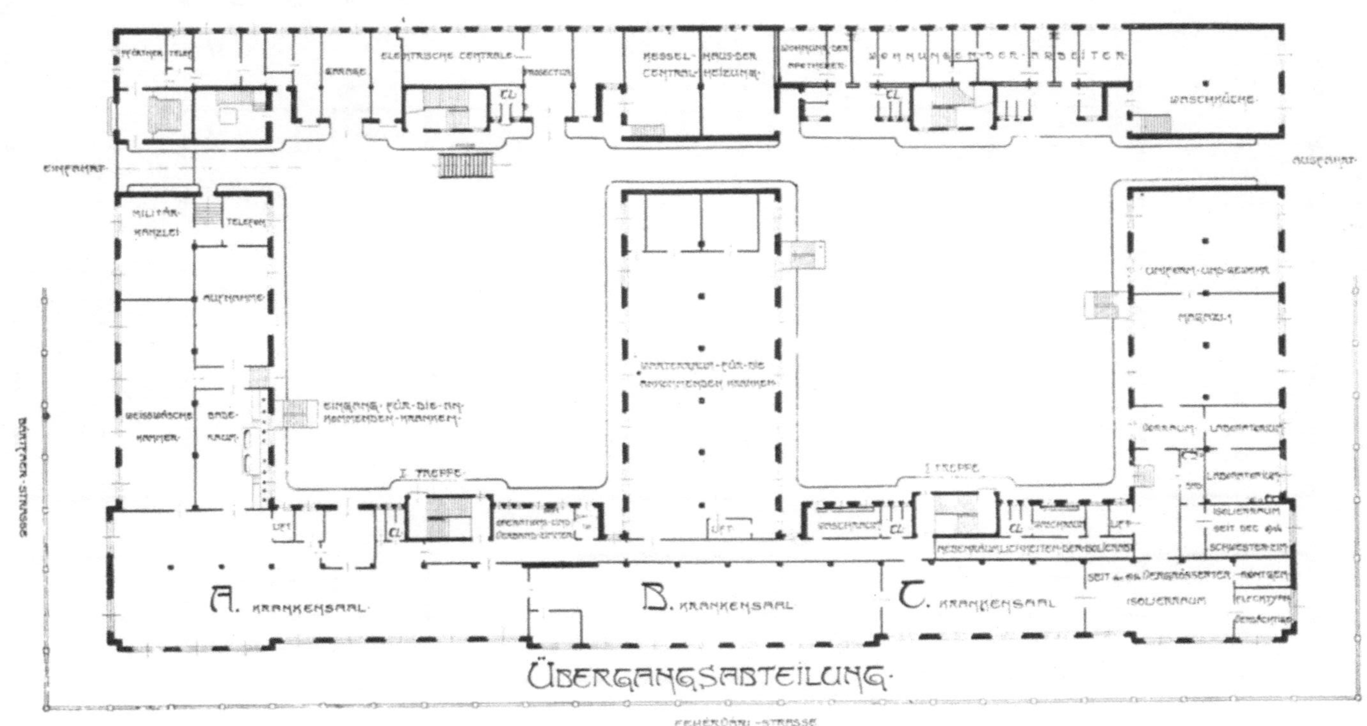

Kriegspital der Geldinstitute.

Übersichtsplan.

I. Stock.

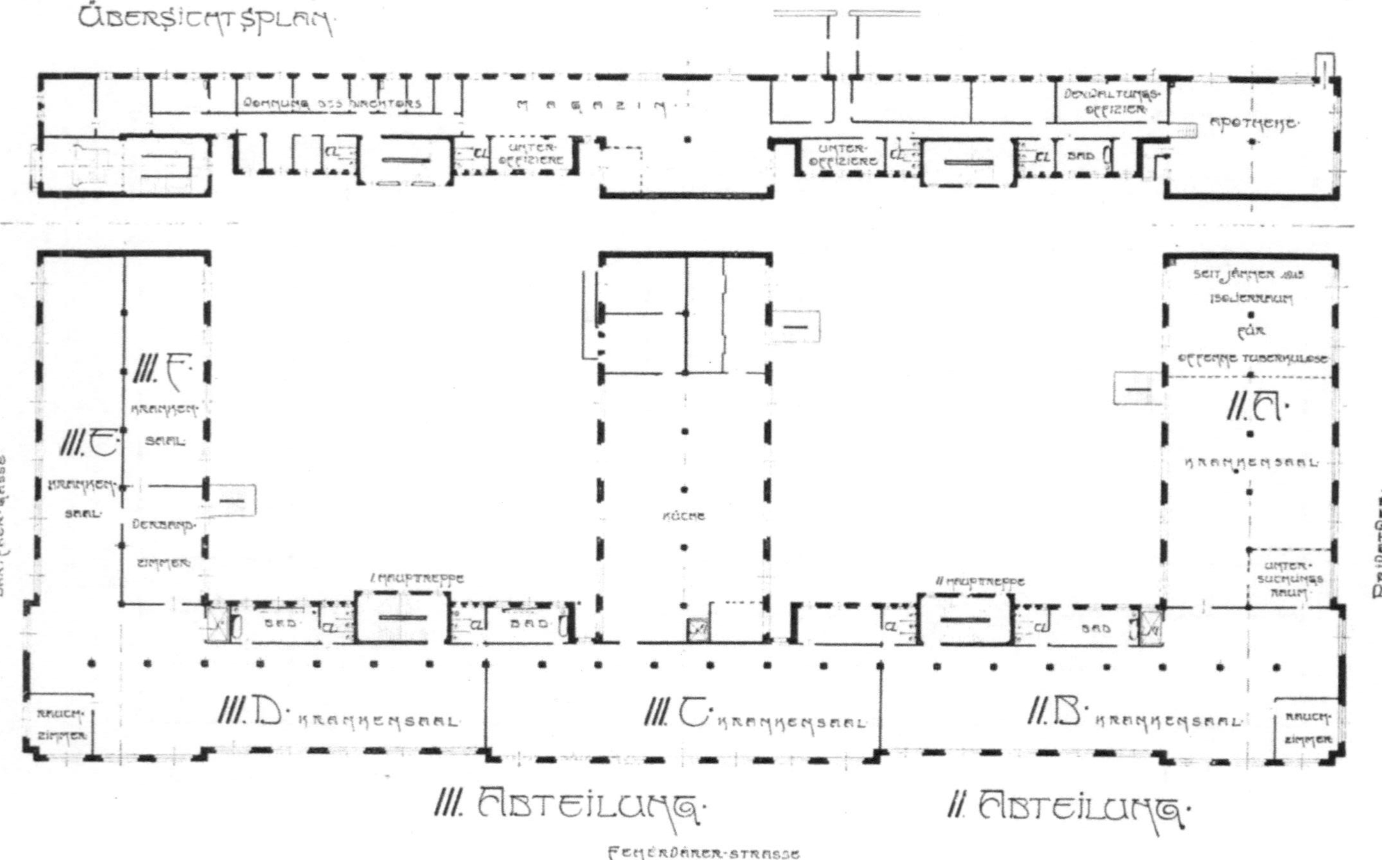

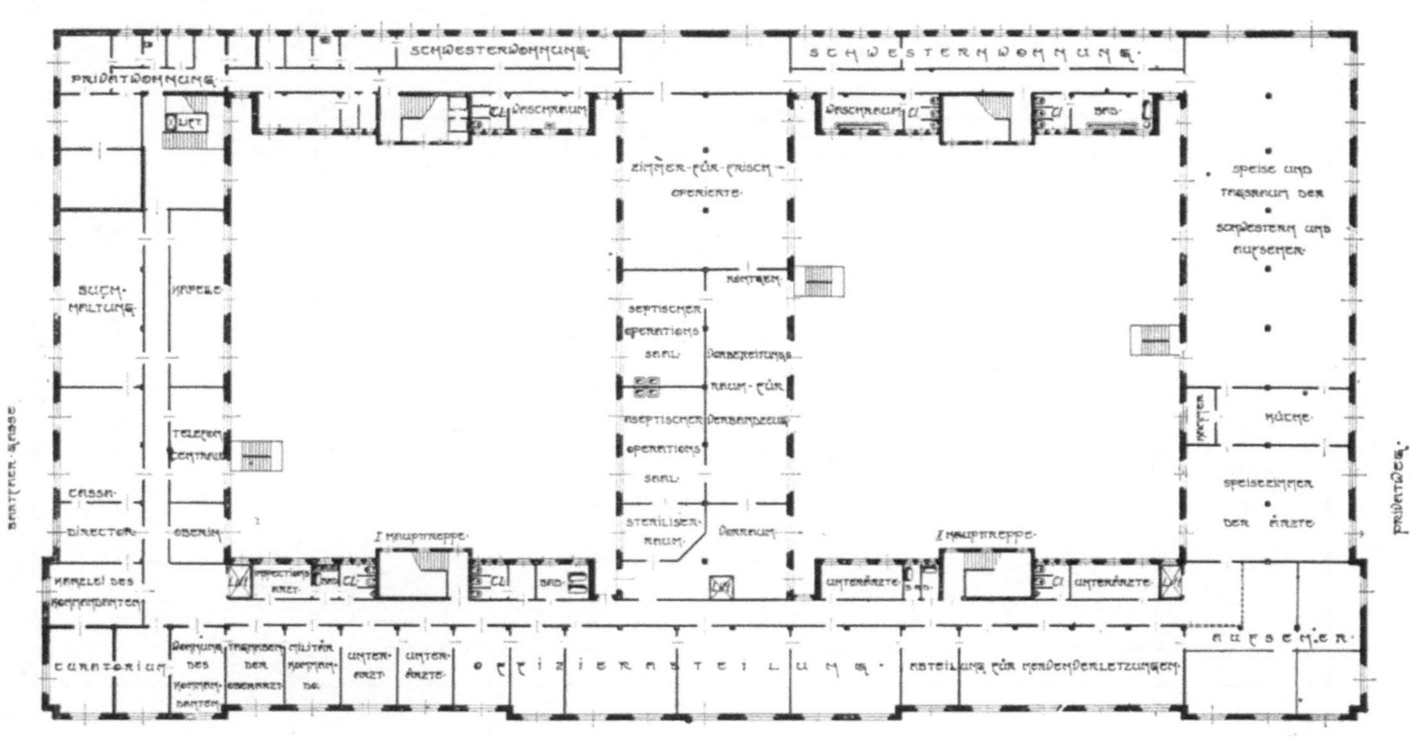
Kriegspital der Geldinstitute.
Übersichtsplan.
II. Stock.
Schwesterwohnung.
Schwesternwohnung.
Privatwohnung.
Lift
Waschraum
Bad
Zimmer für frisch Operierte.
Kapelle
Buchhaltung.
Telefon Centrale
Cassa.
Director.
Oberin.
Kanzlei des Kommandanten.
Curatorium.
Wohnung des Kommandanten
Militär Kommando.
Unterarzt.
Unterärzte.
Offiziersabteilung.
Abteilung für Nervenverletzungen.
Aufseher.
Septischer Operationssaal.
Vorbereitungsraum für Verbandzeug.
Aseptischer Operationssaal.
Sterilisierraum.
Vorraum.
I. Haupttreppe.
Unterärzte
Speise und Tagraum der Schwestern und Aufseher.
Küche.
Speisezimmer der Ärzte.
Privatweg.
Fehérvárer-Strasse.

Kriegspital der Geldinstitute.
Übersichtsplan.

III. Stock.

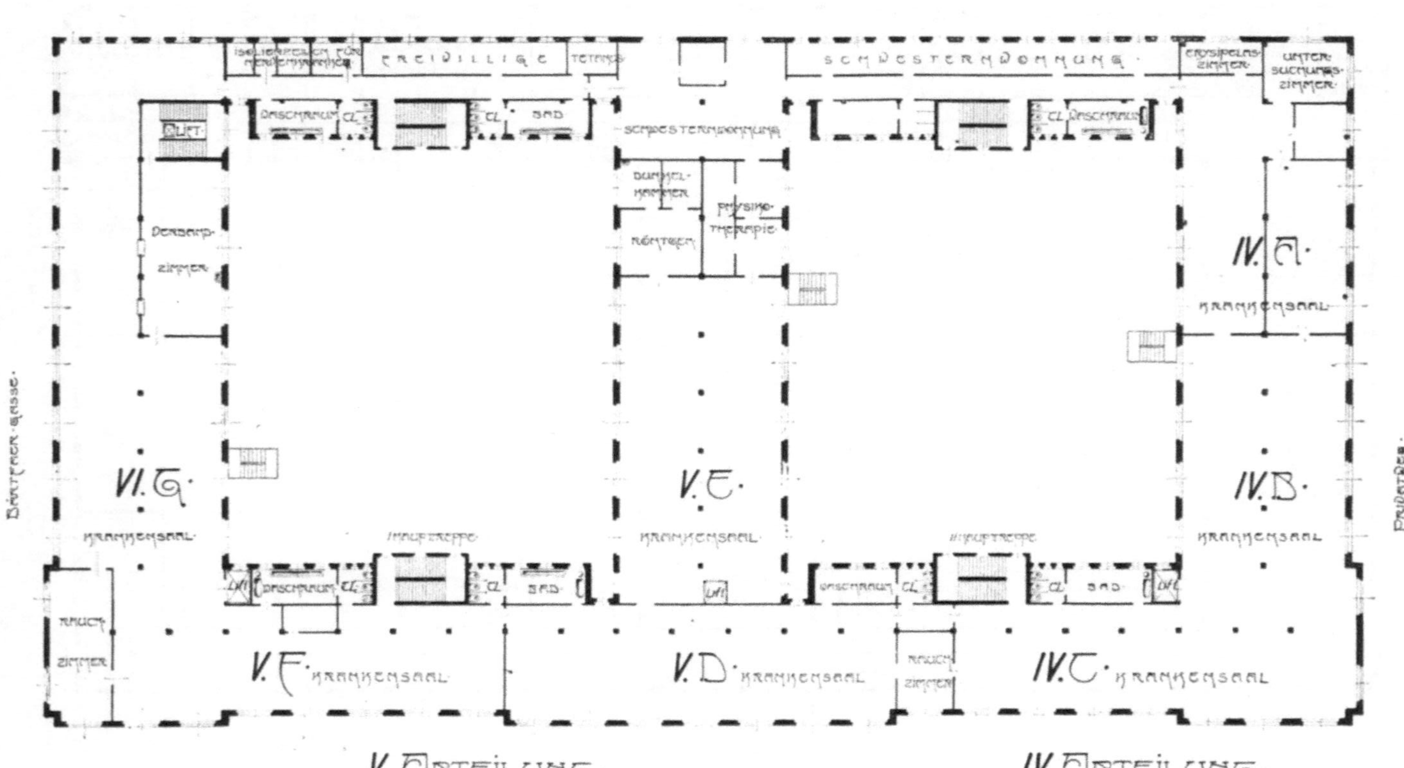

Die Statistik des Krankenverkehrs der Verwundeten und innerlich Kranken des Spitals.

von

Dr. Josef Parassin
Regimentsarzt.

Die folgenden Daten beziehen sich auf die Thätigkeit unseres Spitals vom 1. November 1914 bis 30. April 1916 und sollen ein Bild des Krankenverkehrs in den ersten 8 Monaten geben.

Verpflegungstage. Vom Tage der Eröffnung bis zum obigen Zeitpunkte betrug die Zahl der Verpflegungstage 468,171. Auf die einzelnen Monate entfielen :

Jahr	1914.	1915.	1916.
Monate	Zahl der Verpflegungstage		
Januar	—	27,369	31,540
Februar	—	28,608	27,054
März	—	32,129	29,586
April	—	27,104	27,247
Mai	—	21,617	—
Juni	—	27,737	—
Juli	—	24,211	—
August	—	25,465	—
September	—	22,876	—
Oktober	—	22,372	—
November	9,957	23,985	—
Dezember	31,132	28,182	—

Aus dieser Tabelle ist die ständig hohe Ziffer des Krankenverkehrs ersichtlich, der täglich seit Anbeginn im Durchschnitt 855 Verpflegungstage erforderte. Die Zahlenreihen ergeben, dass der Verkehr in den Wintermonaten eine ansehnliche Zunahme erfuhr. Der erste und zweite Winter brachte Erkrankungen der Respirationsorgane und der Gelenke, sogenannte Erkältungskrankheiten ; nichtsdestoweniger sehen wir grosse Unterschiede im Kranken- und Verwundetenmaterial der beiden Winter. Der Verkehr der ersten Wintermonate stand hauptsächlich im Zeichen der grossen Zahl von Verwundungen und Erfrierungen, die unsere Soldaten in den Karpathenkämpfen erlitten hatten, während bei den Aufnahmen des zweiten Winters meist die oben erwähnten Erkrankungen vorherrschend waren.

Auf den Spitalaufenthalt je eines Kranken oder Verwundeten entfallen auf Grund der gegebenen Zahlen 45 Verpflegungstage. Wenn wir die lange Heilungsdauer der schweren Verwundungen berücksichtigen, so ist diese verhältnissmässig geringe Zeitspanne hauptsächlich dem Umstande zuzuschreiben, dass ausserordentlich häufig grössere Transferierungen vorkamen.

Personaldaten. Wenn wir den aus den Personaldaten des Verwundeten- und Krankenmaterials zusammengestellten Ausweis näher betrachten, so ergibt sich, dass $50^0/_0$ der Pfleglinge im Alter von 20—25 Jahren standen. Sie stellten auch den Hauptanteil an den Verwundungen, während die älteren Jahrgänge, insbesondere jenseits der 30-er Jahre, weit mehr unter den innerlich Krankon figurieren.

Lebensalter	Zahl	Lebensalter	Zahl
Jünger als 18 Jahre	12	23 Jahre alt	824
18 Jahre alt......	14	24 „ „	683
19 „ „	182	25 „ „	642
20 „ „	466	26 „ „	548
21 „ „	553	27 „ „	580
22 „ „	833	28 „ „	542

Lebensalter	Zahl	Lebensalter	Zahl
29 Jahre alt	479	42 Jahre alt...	132
30 ,, ,, ...	456	43 ,, ,, ...	111
31 ,, ,, ...	457	44 ,, ,, ...	57
32 ,, ,, ...	484	45 ,, ,, ...	15
33 ,, ,, ...	337	46 ,, ,, ...	17
34 ,, ,, ...	407	47 ,, ,, ...	4
35 ,, ,, ...	301	48 ,, ,, ...	8
36 ,, ,, ...	288	49 ,, ,, ...	13
37 ,, ,, ...	238	50 ,, ,, ...	11
38 ,, ,, ...	186	über 50 Jahre alt...	25
39 ,, ,, ...	177		
40 ,, ,, ...	171		
41 ,, ,, ...	145	Summa...	10,400

Der Konfession nach waren :

Römisch-katholisch	5805	Mohamedaner	67
Evang.-Augsburger	1458	Unitarier	17
Griechisch-orientalisch ...	977	Baptisten	4
Evang.-reformiert	847	Konfessionslos	13
Griechisch-katholisch.....	621	Summa...	10400
Israeliten	591		

56.9% der Verpflegten waren, wie der folgende Geburtsortausweis ergibt, Ungarn bezw. in Ungarn gebürtig.

Einen auffallend hohen Prozentsatz (nahezu 16%) bilden in unserer Statistik die in Deutschland gebürtigen Pfleglinge, was sich daraus erklärt, dass unser Spital von Beginn an viele reichsdeutsche Kameraden aufnahm. Späterhin wurden sogar uns ausschliesslich von den verschiedenen Orten des Landes und dem balkanischen Operationsgebiet durch die „Kaiserlich deutsche Überwachungsstelle“ sämtliche reichsdeutsche Soldaten zugewiesen, die nicht unmittelbar in das Gebiet des verbündeten Staates übergeführt wurden. Nach dem Geburtsort verteilten sich die Pfleglinge folgendermassen :

Ungarn	5919	Bukovina	82
Deutschland	1633	Russland	9
Österreicher	1097	Frankreich	2
Böhmen	580	Rumänien	2
Galizien	492	Türkei	1
Kroatien-Dalmatien	415	Serbien	1
Bosnien-Hercegovina	167	Summa..	10,400

Den grösseren Teil unseres Krankenmaterials lieferten die innerlich Kranken, was in der äusserst langen Dauer des Krieges, in dem Übergang zum Stellungskriege und in dem seit zwei Jahren währenden Lagerleben seine Erklärung findet. Die Kriegsverletzungen waren mit 43.5%, innerliche Krankheiten mit 56.5% vertreten. Über die Zahl der Verwundeten und innerlich Kranken gibt, nach Rangstufen gruppiert, folgende Tabelle genauen Aufschluss:

Rang	Verwundet		Innerlich krank		Zusammen	
	Absolute Zahl	%	Absolute Zahl	%	Absolute Zahl	%
Mannschaft	3907	37.5	4766	45.8	8,673	83.3
Unteroffiziere	489	4.7	753	7.2	1,242	11.9
Offiziere (die Kadetten mitinbegriffen)	133	1.2	345	3.3	478	4.5
Stabsoffiziere	1	—	6	—	7	0.06
Zusammen	4530	43.5	5870	56.5	10,400	—

Kriegsschauplatz. Den grösseren Teil unserer Verwundeten bekamen wir vom russischen Kriegsschauplatz, denn dieser war der nächstgelegene. Nach Kriegsschauplätzen gruppiert, zeigt unser Material folgendes Bild:

Verwundet auf dem				
russischen	serbischen	italienischen	nicht festzustellen	Summa
Kriegsschauplatz				
3540	317	550	123	4530

Heilerfolg. Die Heilerfolge zu demonstrieren, wäre eigentlich folgende Tabelle berufen, welche die Pfleglinge nach dem Entlassungsmodus gruppiert. Ein getreues Bild gibt jedoch dieser Ausweis nicht und kann es auch nicht geben, denn das Krankenmaterial der Kriegsspitäler fluktuiert ausserordentlich, u. zw. zu Ungunsten der Krankheitsdauer und des Grades der Heilung. Während unser Bericht nur 0.68% Gestorbene und 3.8% einer Überprüfung Bedürftige (vollkommene oder teilweise, definitive oder zeitweilige Invaliden, Dienstunfähige) ausweist, beträgt die Verhältniszahl unserer Heilungen nicht mehr als 37.8%. Das ist darauf zurückzuführen, dass die Verwundeten und innerlich Kranken fortwährend in Heimats- oder andere Spitäler, einzeln oder gruppenweise, transferiert werden. Diese Gruppe der Transferierten figuriert in unserem Ausweise mit 32.7%, die in ihrer Mehrzahl den Geheilten zugerechnet werden müssen und also deren Verhältniszahl entsprechend vergrössert haben würden, falls sie ihre Heilung hier abgewartet hätten. Wir können daher getrost behaupten, dass wir bei 70% unserer Kranken und Verwundeten Heilung ohne Invalidität erwarten konnten.

Nach dem Entlassungsmodus gruppiert sich unser Material in folgender Weise:

	Entlassene absolute Zahl	%
Geheilt	3,932	37.8
In Heimats- oder andere Spitäler transferiert	3,402	32.7
Nach Deutschland überwiesen	1,467	4.0
In Rekonvalescentenheime „	401	
In Bäder „	173	
Zur Überprüfung „	398	
Auf andere Weise entlassen	54	
Im Bestande befinden sich noch	502	
Gestorben	71	0.68
Summa	10,400	

Art der die Verletzung verursachenden Waffe. Wenn wir die Verletzungen nach der Art der Waffe, von der sie herrührten, gruppieren, so sehen wir, dass sie vorwiegend durch Infanteriegeschosse entstanden sind. 65% von ihnen entfallen auf Infanteriegeschosse, 22% auf Artilleriegeschosse und Sprengstücke. Verschwindend gering ist die Zahl der Säbelverletzungen, denn selbst unter den sämtlichen Verletzungen durch Seitenwaffen war neben den Bajonettverletzungen nur ein sehr kleiner Teil durch Säbel verursacht. Der moderne Krieg hat wie es scheint diese Waffe zum Museumgegenstand erhoben. Über die eben dargelegten Verhältnisse gibt die folgende Tabelle genauere Auskunft:

Verletzungen	durch	Handwaffe kamen vor in ...	2840	Fällen
„	„	Shrapnell „ „ „	725	„
„	„	Granate „ „ „	258	„
„	„	Seitengewehr(Säbel,Bajonett)	64	„
„	„	Handgranate kamen vor in	65	„
„	„	Maschienengewehr „ „	46	„
„	„	Dum-Dum Geschoss „ „	107	„

Das grösste Kontingent aller Wunden bildeten die Extremitätenverletzungen mit 73%, während die Verletzungen des Stammes mit 15%, die Kopfverletzungen mit 8% vertreten sind. Von den Schussverletzungen waren etwa 16—17% mit Knochenbruch kompliziert. Regionär verteilen sich die Verletzungen folgendermassen:

A) Kopfverletzungen:

Schädel, Schläfe, Stirne	180
Auge	26
Augenbrauen	4
Nase	17
Ohr	8
Mund	17
Kinn und Kiefer	44
Nacken	13
Summe	309

B) Halsverletzungen:

Hals und Halswirbelsäule	92
Kehlkopf	1
Summe	93

C) Stammverletzungen:

Schulter	178
Achsel	19
Schlüsselbein	21
Brustkorb, Lunge, Rippe	220
Schulterblatt, Rücken	141
Wirbelsäule	7
Hüfte	61
Lende, Kreuzbein	15
Leistengegend	6
Becken	16
Bauchhöle	12
Mastdarm	4
Hoden	4
Harnröhre	2
Harnblase	1
Summe	707

D) Verletzungen der oberen Extremität:

Oberarm	411
Ellbogen	97
Vorderarm	446
Hand und Finger	990
Summe	1944

E) Verletzungen der unteren Extremität:

Trochanter, Gesäss	94
Oberschenkel	415
Knie	70
Unterschenkel	364
Knöchel	53
Fuss und Zehen	396
Summe	1392

Mehr als eine Verletzung an einem Individuum beobachteten wir in 148 Fällen.

Erfrierung. Die Verletzungen durch Erfrierung erfordern eine gesonderte Besprechung. Den grössten Teil der ausserordentlich erbarmungswürdigen Verletzungen lieferte der erste Winterfeldzug. Durch die traurigen Erfahrungen des ersten Winters gewitzigt, setzte die Heeresverwaltung alles daran, später den Verletzungen durch Erfrieren möglichst vorzubeugen, und während des zweiten Winterfeldzugs waren die zu diesen Zwecke getroffenen Vorkehrungen von erfreulichem Erfolge gekrönt. Daher kamen solche entsetzlichen Fälle, wie wir sie zu Hunderten während des ersten Winterfeldzuges sahen, während des zweiten nur sporadisch in unsere Beobachtung. Die in unsern Spital behandelten Erfrierungen verteilen sich wie folgt:

Hand und Finger	34 Fälle
Fuss und Zehen	698 „
Finger und Zehen zusammen	11 „
Beide Hände oder beide Füsse	250 „
Summe	993 Fälle

Verwundeten- und Krankenstatistik. Unsere Verwundeten- und Krankenstatistik gibt für die einzelnen Gruppen und Krankheitsformen das nachstehende Bild:

Gruppe I. Akute Infektionskrankheiten:

1. Darmtyphus	108
2. Flecktyphus	12
3. Asiatische Cholera	—
4. Einheimische Cholera	19
5. Ruhr	3
6. Blattern	3
7. Scharlach	9
8. Masern	—
9. Rotlauf	85
10. Influenza	55
11. Diphterie und Krupp	—
12. Ohrspeicheldrüsen-Entzündung	3
13. Sonstige akute Infektionskrankheiten	12
Zusammen	309

Gruppe II. Chronische Infektionskrankheiten:

14.	Wechselfieber	19
15.	Lungentuberkulose	281
16.	Tuberkulose der Drüsen etc.	9
17.	Trachoma	2
18.	Harnröhrentripper	134
19.	Weicher Schanker	54
20.	Harter Schanker	6
21.	Allgemeine Syphilis	137
	Zusammen	642

Gruppe III. Entwicklungs- und Ernährungsstörungen:

22.	Körperschwäche	284
23.	Skorbut	—
24.	Sonstige Entwicklungs- und Ernährungsstörungen	167
	Zusammen	415

Gruppe IV. Krankheiten des Nervensystems:

25.	Hitzschlag und Sonnenstich	—
26.	Krankheiten der Hirnhäute und des Gehirns	3
27.	Krankheiten des Rückenmarks und seiner Häute	11
28.	Neuralgien	25
29.	Fallsucht	6
30.	Geistesstörungen	6
31.	Sonstige Krankheiten des Nervensystems	248
	Zusammen	299

Gruppe V. Krankheiten des Auges:

32.	Krankeiten der Lider und Tränenorgane	5
33.	Bindehautkatarrh	22
34.	Entzündung der Hornhaut	9
35.	Narben, Trübungen, Formveränderungen der Hornhaut	6
	Übertrag	42

Übertrag...	42
36. Herabsetzung der Sehschärfe	4
37. Kurzsichtigkeit	12
38. Übersichtigkeit; Anomalien der Akkomodation	2
39. Schielen, Lähmungen der Augenmuskel	—
40. Nachtnebel	—
41. Sonstige Krankheiten des Auges	11
Zusammen.....	71
Gruppe VI. Krankheiten des Ohres:	
42. Krankheiten des äusseren Ohres und des Trommelfells	26
43. Katarrhal. Mittelohrentzündung	64
44. Eitrige Mittelohrentzündung	73
45. Durchlöcherung des Trommelfells	14
46. Herabsetzung der Hörschärfe	16
Zusammen.....	193
Gruppe VII. Krankheiten der Atmungsorgane:	
47. Krankheiten der Nasenhöhlen	35
48. Krankheiten des Kehlkopfes	27
49. Akuter Bronchialkatarrh.	580
50. Chronischer Bronchialkatarrh, Lungenemphysem	202
51. Kruppöse Lungenentzündung	84
52. Brustfellentzündung	9
53. Lungenblutung	122
54. Sonstige Krankheiten der Atmungsorgane	374
Zusammen.....	1433
Gruppe VIII. Krankheiten der Kreislauforgane:	
55. Entzündung des Herzbeutels, des Herzmuskels und der inneren Herzauskleidung	14
56. Herzklappenfehler	94
57. Kropf und Blähhals	12
58. Erweiterung der Blutadern	35
59. Krankheiten der Lymphdrüsen	49
60. Sonstige Krankheiten der Kreislauforgane.....	177
Zusammen.....	381

Gruppe IX. Krankheiten der Verdauungs- und adnexen Organe:

61.	Krankheiten der Zähne und des Zahnfleisches	15
62.	Mandelentzündung, Rachenkatarrh.	86
63.	Magenkatarrh, Darmkatarrh	483
64.	Bauchfellentzündung, Blinddarmentzündung ...	40
65.	Eingeweidevorlagerung	118
66.	Sonstige Krankheiten der Verdauungs- und adnexen Organe	261
	Zusammen.....	1003

Gruppe X. Krankheiten der Harn- und Geschlechtsorgane:

67.	Nierenentzündung, Nierenbeckenentzündung...	131
68.	Blasenkatarrh	4
69.	Nächtliches Bettnässen, Harnträufeln	10
70.	Eicheltripper, spitze Feigwarzen	8
71.	Hoden- und Nebenhodenentzündung	20
72.	Wasserbruch etc.	25
73.	Verengerung der Vorhaut	6
74.	Sonstige Krankheiten der Harn- und Geschlechtsorgane	26
	Zusammen.....	230

Gruppe XI. Krankheiten der Bewegungsorgane und des Skeletts:

75.	Gelenkrheumatismus	104
76.	Muskelrheumatismus	635
77.	Knochen-, Knochenmark- und Beinhautentzündung	4
78.	Gelenkentzündung	20
79.	Krankheiten der Schleimbeutel und Sehnenscheiden	4
80.	Missbildungen etc. am Skelett des Kopfes und Stammes	1
81.	Missbildungen etc. an den Gliedmassen (ausschiesslich Nr. 82)	5
	Übertrag....	773

	Übertrag....	773
82.	Plattfuss	15
83.	Sonstige Krankheiten der Bewegungsorgane und des Skeletts	21
	Zusammen.....	809

Gruppe XII. Krankheiten der äussern Bedeckungen:

84.	Fingerwurm	51
85.	Entzündung des Unterhautbindegewebes	101
86.	Abszesse etc.	78
87.	Wunddruck der Füsse, Auftritt	15
88.	Schweissfüsse	—
89.	Akute Hautausschläge	12
90.	Chronische Hautausschläge	12
91.	Krätze	392
92.	Sonstige Krankheiten der äusseren Bedeckungen	190
	Zusammen.....	851

Gruppe XIII. Körperliche Beschädigungen:

93.	Verletzungen des Auges	26
94.	Verletzungen des Ohres	8
95.	Hirnerschütterung etc.	2
96.	Quetschung etc.	93
97.	Stich-, Schnitt- und Hiebwunden	64
98.	Verletzungen durch Schuss und Explosion	4123
99.	Knochenbrüche	85
100.	Verrenkungen	12
101.	Verstauchung	15
102.	Verbrennung	9
103.	Erfrierung	993
104.	Vergiftung	1
105.	Sonstige Beschädigungen	21
106.	Folgezustände nach Beschädigungen	52
	Zusammen.....	5504

Gruppe XIV. Ohne bestimmte Diagnose:

107. In Beobachtung	138
108. Zur Konstatierung	4
Zusammen	142

An den das Material der Statistik bildenden Kranken wurden folgende Operationen ausgeführt:

Kopf- und Gesichtsoperationen:

Enucleatio bulbi	4
Exstirpatio atheromatis frontis	1
Exstirpatio carcinomat. buccae	1
Exstirpatio cicatricis	3
Exstirpatio sacci lacrimalis	2
Extractio dentium	17
Extractiones projectilium	16
Incisiones, excisiones, excochleatio etc.	28
Operatio sec. Denker	1
Operatio sec. Jaesche	1
Operatio mukokele sinus frontalis sec. Kilián	1
Oper. ptosis sec. Payr-Hirschl	1
Plastica capitis et faciei	9
Resectio mandibulae	1
Sequestrotomia	11
Solutio symblepharontis et plast. conjunctivae	1
Transplantatio cambii	4
Trepanatio	13
Varia	9
Zusammen	124

Hals-Operationen:

Exstirpatio aneurysmatis carotidis comm.	1
Exstirpatio gland. lymph. colli	33
Extractiones projectilium	7
Incisiones, excisiones, excochleationes	35
Übertrag	76

Übertrag....	76
Ligatura carotidis communis	1
Sequestrotomia	1
Strumektomia	2
Tracheotomia	1
Varia	10
Zusammen.....	91

Stamm-Operationen:

Appendectomia	21
Castratio	1
Exstirpatio gland. cicatricis	1
Exstirpatio fist. ani, sphincterotomia	9
Exstirpatio nodorum haemorrhoidalium	13
Epicystotomia	1
Extractiones projectilium	51
Gastroenterostomia retroc. post s. Mayo	3
Gastroenteroanastomosis	2
Herniotomia	69
Incisiones, encisiones, excochleationes	65
Laparatomia explorativa	1
Laparatomia. Fistula sec. Witzel	1
Operatio hydrokele s. Winckelmann	3
Operatio prolapsus ani sec. Rehn	1
Operatio prolapsus ani sec. Thiersch	3
Plastica urethrae	5
Pneumothorax arteficialis s. Brauer	1
Punctio abdominis	13
Reconstructio parietis abdominis	2
Resectio coeci	1
Resectio colon. descend., anus praeternat.	1
Sequestrotomia	18
Sutura intestini, laparatomia	1
Thoracopunctio	24
Varia	10
Zusammen.....	321

Extremitäten-Operationen:

Achillotenotomia	8
Amputatio antebrachii	2
Amputatio cruris	7
Amputationes, enucleationes digitorum manus	28
Amputationes, enucleationes digitorum pedis	21
Amputatio femoris	7
Amputatio humeri	1
Amputatio metatarsea	2
Amputatio s. Saabanyeff	1
Arthrotomia	2
Exarticulatio s. Chopart	2
Exarticulatio s. Lisfranc	2
Exarticulatio s. Seymur	2
Enucleatio cubiti	1
Exstirpatio aneurysmatis art. radialis	1
Exstirpatio cicatricis	31
Exstirpatio chondromatis femoris	1
Exstirpatio aneurysmatis art. tib. post	1
Exstirpatio aneurysmatis art. axillaris	1
Exstirpatio exostosis humeri	1
Exstirpatio exostosis manus	1
Exstirpatio lipomatis femoris	1
Exstirpatio melano-sarcomatis femoris	1
Exstirpatio neurofibromatis axillae	1
Exstirpatio osteomatis humeri	1
Exstirpatio tumoris manus	1
Exstirpatio unguis	8
Extractiones projectilium	146
Incisiones, excisiones, excochleationes	439
Ligatura art. axillaris	1
Ligatura art. dorsalis. pedis	2
Ligatura art. glutealis superioris	1
Ligatura art. popliteae	2
Ligatura art. pudendae	1
Übertrag	728

Übertrag....	728
Ligatura art. radialis	1
Ligatura art tibialis posterioris	1
Ligatura venae femoralis	1
Lysis praeputii post phimosin congenitam	1
Neuroimplantatio	1
Neurolysis	17
Neuroraphia	31
Operatio varikokele	2
Osteotomia femoris	1
Osteotomia humeri	1
Plastica	2
Reamputatio cruris	2
Reamputatio femoris	1
Repositio sanguinea luxationis cubiti	2
Repositio sanguinea luxationis digiti	1
Repositio sanguinea luxationis pollicis	1
Resectio capitis femoris	1
Resectio capitis humeri	1
Resectio cubiti	3
Sequestrotomia	153
Sutura circularis arteriae femoralis	1
Transplantatio ossis	3
Transplantatio sec. Thiersch	4
Venaesectio	12
Varia	13
Zusammen.....	985

Zahl der gesamten Operationen: 1521.

Todesstatistik

zusammengestellt von:

Dr. Ladislaus Jankovich
Spitalsprosektor.

Die *Statistik* über die im Kriegsspital der Geldinstitute vorgenommenen Obduktionen liefert keine genauen Angaben über sämtliche Todesfälle, da insbesondere in den ersten Monaten nach Gründung des Spitals nicht obduziert und auch später in ganz klaren Fällen davon Abstand genommen wurde.

Der unten gegebene Ausweis bezieht sich auf den Zeitraum vom 1. Februar 1915 bis 31. Juli 1916 (d. h. auf $1^1/_2$ Jahre) und enthält die während dieser Zeit pathologisch-anatomisch bearbeiteten Fälle. Als Todesursache sind diejenigen Krankheiten aufgeführt, welche im Organismus die grössten Verheerungen angerichtet haben und denen die schwersten pathologischen Prozesse zu Grunde lagen. Die direkte Todesursache (z. B. Herzschwäche) ist nicht angegeben, da sie sehr oft vom Zufall abhängt und für die zum Tode führende Krankheit nichts Charakteristisches bedeutet.

Name der zum Tode führenden Krankheiten	Abscessus cerebri	Bronchopneumonia	Dysenteria diptherica	Verblutung	Enteritis acuta	Insufficientia aortae	Erschöpfung und Kräfteverfall	Melanosarcoma	Meningitis purulenta	Meningitis tuberculosa	Myelitis transversa	Morbus-Banti
Zahl der Fälle.....	2	2	1	2	1	1	2	1	3	1	2	1

Name der zum Tode führenden Krankheiten	Mors suffocatoria	Nephritis diffusa	Nephritis tuberculosa	Pericarditis et pleuritis purulenta	Pericarditis et pleuritis tuberculosa	Peritonitis tuberculosa	Peritonitis purulenta	Pneumonia crouposa	Sepsis*	Tuberculosis pulmonum	Typhus abdominalis	Zusammen
Zahl der Fälle	1	1	1	2	1	1	5	1	9	10	1	52

* Sepsis als Todesursache wurde in Fällen angenommen, bei denen Verwundung oder ein umschriebener, eiternder Lokalprozess zur allgemeinen Infektion führte.

II. TEIL.

Beiträge zur Kriegsheilkunde.

1. Kriegschirurgie.

Asepsis und Sepsis im jetzigen Kriege.

Die Gasgangraen. — Der Starrkrampf (Tetanus).

Von

Dr. Wilhelm Manninger.

Vom Standpunkt des medizinischen Historikers betrachtet, giebt es kaum ein interessanteres Kapitel als die Untersuchung derjenigen Bestrebungen, durch welche die Chirurgen der zwei einander bekämpfenden Völkergruppen die grosse Zahl der Wundinfektionen herabzumindern bemüht waren. Wollte man die lange Reihe dieser Bestrebungen mit einem Paradoxon kennzeichnen, so könnte man sagen : auf dem Gebiete der Wundbehandlung ging die Kriegschirurgie im Verlaufe der letzten zwei Jahre denselben Weg, nur in umgekehrter Richtung, den sie zum Ausbau der Aseptik durch zwei Jahrtausende zurückgelegt hatte, um schliesslich wieder ungefähr zu demselben Standpunkt zu gelangen, von dem die rationelle Wundbehandlung ausgegangen war, zu den Lehren der hippokratischen Schule.

So befremdend und übertrieben dieser Satz im ersten Augenblicke klingen mag, so nahe kommt er der Wahrheit. Überblickt man die Literatur der beiden Kriegsjahre über diese Frage und fasst dabei, ohne sich vom Detail ablenken zu lassen, nur die biologischen Grundlagen der vielen empfohlenen Methoden ins Auge, so wird einem die Wahrheit des obigen Paradoxons ohne weiteres einleuchten. Wir finden bei den meisten Chirurgen denselben Seelenzustand, der wieder in packender Form bei Pirogoff zum Ausdruck kommt. Am Ende seiner kriegschirurgischen Laufbahn, seines

10

an Taten und Erfolgen so beispiellos reichen Wirkens, bricht er in die resignierten Worte aus : *

„Wirft ein Hospitalarzt zum Ende seiner Laufbahn einen Blick zurück auf all' die Toten, die er durch Pyämie, Nosokomialbrand und Sephthämie in seinem Lazarette verlor, so wird er gewiss in Verlegenheit kommen, was er mehr zu bewundern hat, den Stoizismus der Wundärzte, die sich mit der Verbesserung verschiedener Operationsmethoden beschäftigen, oder die Gleichgültigkeit der Administratoren und Behörden, welche die Hospitalmiasmen mitten unter der Bevölkerung schalten und walten lassen."

Infektion bei Schusswunden.

Die ersten Monate des jetzigen Krieges brachten für die Chirurgen eine recht unliebsame Überraschung. Wir freilich bekamen unsere Verwundeten anfangs von den Bewegungskämpfen der serbischen und russischen Front und sahen wirklich schwere Infektionen verhältnismässig selten. Nicht so unsere deutschen Kollegen an der französischen Front. Die führenden deutschen Chirurgen überzeugten sich sehr bald, dass die modernen Waffen, besonders die Artilleriegeschosse, ganz andere Wundverhältnisse und Infektionsbedingungen setzten, als es das unter dem Einflusse der Bergmann'schen Lehren stehende kriegschirurgische Dogma hätte erwarten lassen. Wenn man den Kriegsberichten der neutralen Länder Glauben schenken kann, so waren die Erfahrungen der französischen und englischen Chirurgen noch viel schlimmer. Von den Schlachtfeldern der Champagne kam im Oktober und November 1914 eine solche Menge aufs schwerste infizierter Verwundeter nach Paris, dass die Klagen des Volkes, das durch die stets aufgeregte und stets nach politischen Sündenböcken suchende pariser Presse aufgereizt war, ihren Weg bis in die Sitzungen der Kammer fanden. Man setzte Preise aus für die beste Methode der Wundbehandlung, wovon einen — 50,000 Frcs. — Carrel mit seiner antiseptischen Methode errang.

Zum Beweise dafür, dass das Paradoxon, von dem ich ausging, keine Übertreibung enthält, nur einige Zitate :

Bruns, der vor Kurzem verstorbene Altmeister der deutschen Chirurgie, der mit unermündlichen Fleisse alles sammelte, was der jetzige Krieg auf dem Gebiete der Wundbehandlung her-

* N. Pirogoff : Grundzüge der allgemeinen Kriegschirurgie. Leipzig. 1864. pag. 7. Hft.

vorbrachte, weist in einem längeren Artikel auf die Beobachtungen eines unvoreingenommenen amerikanischen Arztes, K. Connel, hin, der monatelang die französischen, englischen und deutschen Kriegslazarette besuchte und am Ende seines Referats zu folgenden Ergebnissen kommt:

„In den primitiven Bewegungen der Chirurgie finden wir uns auf der Rückkehr zu den Massnahmen der Napoleonischen Kriege; nur die Verfeinerung des behandschuhten Fingers und sterilen Verbandes macht den Unterschied in den Erfolgen aus."

Aber selbst die deutschen leitenden Chirurgen, die das Bergmann'sche Dogma nicht gern verlassen mochten, müssen gestehen:

„Die Hauptsache im Kriegslazarett aber beansprucht die Bekämpfung der Infektion." — „In den Kriegslazaretten scheint mir die Infektion durch die Fremdkörper die grösste Rolle zu spielen." (Rehn.)

„Nicht der erste Verband allein, wie die Parole lautete, entscheidet über das Schicksal der Verwundeten, sondern vornehmlich die primäre Infektion" (Bruns). Zum Beweis der Richtigkeit dieses Satzes führt er unter anderem an, dass von 34 Knieschüssen „10 nicht infizierte Fälle alle mit beweglichem Gelenke" heilten, von „23 infizierten 15 das Leben und nur 6 das Glied gerettet" wurde.

„Das im Anfange des Krieges bevorzugte konservative Verfahren hatte bei diesen Verletzungen", (er spricht von Schusswunden mit ausgebreiteten Zertrümmerungen) „ausserordentlich schlechte Ergebnisse". (Braun).

„Konservative Behandlung darf doch unter keinen Umständen gleichbedeutend sein mit „nichts anrühren, und wenn eine noch so infizierte Wunde oder ein Abszess vorliegt". (Rothe.)

„Noch schlimmer aber sieht es aus bei allen Artillerie- und Minenschusswunden. Hier sehen wir kaum einmal eine, die nicht als schwer infiziert anzusehen ist, und es will uns scheinen, als ob die Schwere der Infektion in der letzten Zeit noch zugenommen hätte". (Generaloberarzt Faisst an Bruns). „Dann aber kam der September: Rückzug, Regengüsse, die Strassen kotig, erweicht, die Felder zum Versinken, wahnsinniges Artilleriefeuer der Franzosen, Stellungskrieg, Nahkämpfe". „Was wir von da ab für furchtbare Wunden — furchtbar durch die Wirkung brutaler Geschosse, furchtbar durch die Infektionen — erlebt haben, spottet jeder Beschreibung." (Tietze an Bruns; zit. nach Bruns).

Man könnte die Reihe der Zitate beliebig fortsetzen, doch wiederholt sich dieselbe Grundnote in sämtlichen Aufsätzen über Wundbehandlung. Der Gegensatz wirkt umso greller, wenn wir die beiden Leitsätze der Bergmann'schen Lehre daneben stellen:

1. Die Schusswunden sind praktisch als aseptisch zu betrachten.

2. Sie heilen ohne Infektion aseptisch, wenn man durch fixierenden (Gips-) Verband für die Ruhigstellung sorgt und durch trockenen, aseptischen Deckverband die Sekundärinfektion verhütet.

Dieser krasse Widerspruch führte im Verlaufe des jetzigen Krieges zu einer Neuentdeckung alter, längst vergessener Wundbehandlungsmethoden, zu einem ähnlichen planlosen Herumtasten, wie man es in der Vorgeschichte der antiseptischen Wundbehandlung findet. In der Geschichte der Medizin finde ich kein packenderes Beispiel für das „Gesetz der Periodizität", als es uns die Wandlungen der Wundbehandlung während des jetzigen Krieges darbieten.

Um die vielen empfohlenen Methoden in ein übersichtliches System zu bringen und sie gleichzeitig im Rahmen der medizinischen Geschichte an den ihnen gebührenden Platz zu stellen, brauche ich nur die Schlussätze meines vor 12 Jahren erschienen Buches: „Der Entwicklungsgang der Antiseptik und Aseptik" (Abhandl. z. Geschichte der Medizin. Breslau, 1904. J. N. Kerns Verlag) hier anzuführen:

Reizmittel. „Auf diesem langen Weg der Entwicklung haben wir zwei Gruppen von Mitteln kennen gelernt. Die eine kämpft unmittelbar gegen die Lebensfähigkeit jener Mikroorganismen, welche die Infektion verursachen. Zu dieser Gruppe kann man die Desinfektionsverfahren rechnen, die im strengen Sinne genommenen antiparasitären Mittel. Die zweite Gruppe erstrebt dasselbe Ziel durch die Ausnützung und die Unterstützung der natürlichen Schutzvorrichtungen des Organismus."

„Die Anfänge dieser beiden Bestrebungen findet man schon in den Werken des Hippokrates und anderer Ärzte des Altertums."

„Die mit scharfen Instrumenten verursachten Wunden, deren lokale Verhältnisse für die primäre Heilung günstig sind, wurden von ihnen als zur unmittelbaren Vereinigung geeignet erachtet. Solche Wunden behandelten sie daher mit austrocknenden Mitteln und solchen Stoffen, welche die Fäulnis, die Zersetzung des Wundsekretes, verhindern, während sie bestrebt waren, die Quetschwunden, da selbe zu einer derartigen Heilung sich nicht eignen, früh in Eiterung zu bringen, damit nach Abstossung der zerquetschten Teile die Heilung durch Granulation desto eher zustande käme."

„In dieser Beförderung der Eiterung kann man die künstliche Erzeugung des Entzündungswalles unserer Zeit wieder erkennen." (l. c. pag. 160—61).

„1. Wundwaschflüssigkeiten waren Wein oder salzhaltiges, abgekochtes Wasser.

2. Als Streupulver verwendeten sie Meersalz.

3. Ein Lieblingsmittel war Kupfervitriol und andere Kupfersalze, besonders als Streupulver für die Wunden.

4. Als Wundbalsame benützten sie die aromatischen und bitteren Mittel „denn diese widerstehen der Fäulnis". (l. c. pag. 16.)

Ein Wiederaufleben dieser alten Behandlungsarten können wir in folgenden, während des jetzigen Krieges empfohlenen Methoden sehen:

W r i g h t empfiehlt unter dem Namen „lymph lavage" Wundspülungen mit 5%-er Kochsalzlösung, der er ½% zitronensaures Natron zusetzt. Er bezweckt damit, die Wunde zu ausgiebiger Sekretion anzuregen. Die Erfolge sollen so vorzüglich sein, dass er meint, kein Feldchirurg könne mit seinen Erfolgen zufrieden sein, der diese Methode nicht anwende. W h i l e h o u s e benützt zu demselben Zweck eine gesättigte Lösung von Traubenzucker, der er im Verhältniss 1 : 80 Karbolsäure zusetzt (zit. nach B r u n s). Ähnliche Wirkung hat ein altes Volksmittel, der Streuzucker, das warme Anhänger gefunden hat (F a c k e n h e i m, H e r c h e r, E. M e y e r). H e r f f empfiehlt den Kristallzucker, mit 2—5% Salicylsäure versetzt. Es ist ein ausgezeichnetes Lymphagogum und trocknet die Wunde ausgezeichnet.

Wundöle. „Aus dem Vermengen der antiseptisch wirkenden Öle mit den Reizmitteln resultiert jene Reihe von Wundbalsamen und- Salben, welche bis zum Beginn der Neuzeit oder besser gesagt bis zur Entwicklung der bewussten Antisepsis in den Wundbehandlungsmethoden herrschend waren."

Zu dieser Gruppe kann man neben dem ausgezeichneten Perubalsam die von D u s c h k a u-K e s s i a k o f f empfohlene pix-liquida, das K n o l lsche Wundöl, das Wetol W a g n e r s und das Properuin von T a r rechnen. Ich möchte hier auch den von C h l u m s z k y empfohlenen Phenolkampfer einreihen. Besonders P a y r trat warm für diesses Mittel ein, das neben seiner guten antiseptischen Wirkung sicher auch als Reizmittel günstig wirkt. Nach B r u n s äussert sich K. C o n n e l l darüber folgendermassen: „Am besten bewährte sich Karbolkampfer, der in die weitgespaltenen Wunden, zerquetschten Gewebe eingegossen wurde." Ich benütze ihn schon seit Jahren und habe ihn seit Beginn des Krieges wieder aufgenommen. In zu grosse Wunden gebe ich ihn nicht gerne, bei tiefen Wunden erscheint mir wegen der doch nicht zu leugnenden Intoxikationsgefahr seine Anwendung etwas gewagt. Bei Gelenkeiterungen ist er sicher das beste Mittel, das uns zur Verfügung steht. Seine Zusammensetzung ist: Phenol 30 gm., Camphora 60 gm., Alkohol absol. 5 gm. Zur Ätzung infizierter grosser Wunden hat sich die konzentrierte flüssige Karbolsäure bewährt, die B r u n s und P h e l p s auch zur Behandlung ausgebreitete Phlegmonen empfahlen. Nach Bruns verwendet sie W. Watson Cheyne bei sämtlichen infizierten und schwer gequetschten Schusswunden.

Physikalische Wundbehandlung.

„Gegen diese Anschauung (dass solche Mittel die Wunden modifizieren und verbessern) nimmt Borgnoni und seine Schule im Verlauf des XIII. Jahrhundertes Stellung. Sie betonen, dass man durch Reinlichkeit und Vermeidung der Berührung der Wunden die meisten Wunden ohne Eiterung heilen könne."

Nach Henry de Mondeville (1320) handeln „die Alten unrichtig": 1. quia probant vulnera, 2. quia ampliant ea, 3. quia permittunt sanguinem fluere, 4. quia ponunt tentas,.................. 6. quia non ligant artificialiter, 7. quia applicant medicinas putrefactivas, 8. removent violenter frusta ossium a vulneribus cranii etc. Während die vernünftige „moderne" Chirurgie: 1. non probat vulnera, 2. non ponit tentas, 3. vulnera non emittunt saniem, 4. non foetent, 5. non incidit periculum, 6. non est dolorosum, 7. non est laboriosus sed levis et brevis, ... 9. non extrahit ossa at frusta cranii e vulneribus capitis, 10. facit pulchras cicatrices non concavas, 11. non destruit motum membrorum nervosorum." (l. c. pag. 19.)

„Sie verwerfen das unvernüftige Sondieren und das Eiterung verursachende Ausstopfen der Wunde mit fettigen, öligen Stoffen. Sie beschränken sich darauf, Fremdkörper und Schmutz aus der Wunde zu entfernen. Sie verwerfen den Gebrauch der „tenta" (Tampone), denn diese reizen die Wunde .... Statt dessen führen sie in den tiefstgelegenen Teil der Wunden einen in Wein getränkten Leinwandstreifen ein, welcher nicht anschwillt und so das Wundsekret besser ableitet. Eine besondere Sorgfalt verwenden sie auf pünktlichste Blutstillung." „Auf Reinlichkeit, Ruhe und Fernhalten der schädlichen Einflüsse muss jede vernünftige Wundbehandlung bedacht sein."

Ähnlich schreibt Bilguer (der Wundarzt Friedrich des Grossen) am Ende des XVIII. Jahrhunderts:

„Von 6618 Verwundeten seines Feldspitales konnte er nach Beendung des Feldzuges 5557 Mann in kriegstüchtigen Zustand geheilt entlassen. Halbinvalid blieben 195, ganzinvalid 213. Es starben 653. Die 408 ganz- und halbinvalid Entlassenen hatten sämtlich komplizierte Knochenbrüche, meist durch Kartätschenschuss entstanden. Von den tausenden Verletzten, welche er im 7-jährigen Kriege behandelte, hat er nur wenige amputiert." (l. c. pag. 37.)

„Seine Wundbehandlung ist im grossen-ganzen als eine offene zu betrachten. Er verwarf die Naht, benützte.................... als antiseptische Mittel vornehmlich Myrrha, Kampfer (s. Chlumszky Lösung), Nelkenöl (s. Wetol), Kalkwasser und Kampferspiritus".................. „Nicht so sehr in den Eigenschaften, als in der sorgfältigen Anwendung dieser Stoffe muss man den Schlüssel zu seinen ausgezeichneten Erfolgen suchen." (l. c. p. 37.)

Das ist ungefähr die Methode, die nach Bruns heute bei den deutschen Frontchirurgen zur Regel wurde. Sicheres Ruhigstellen der Wunde, breites Aufklappen, gute Drainage mit Gegenöffnungen, feuchter, doch austrocknender Verband, mit einem Worte: die günstige Gestaltung der physikalischen Wundverhältnisse ist heute die meistverbreitete Methode. Ungefähr so lauten auch die Lehren von Paracelsus und Würtz vom Ende des XVI. Jahrhunderts.

Offene Wundbehandlung.

„Vinzenz von Kern war es*, der......... darauf hinwies, dass durch das vollkommene Offenhalten der Wunden, durch zweckmässiges Ableiten des Wundsekretes und durch Fernhalten des gröbsten Schmutzes es gelingt, so gute Erfolge zu erzielen, wie solche durch kein anderes kompliziertes und kostspieliges Wundheilverfahren zu erreichen möglich war.“ „Dem Staate ersparen wir Millionen und die Kranken bewahren wir vor Schmerzen und Gefahren.“

„Eine grössere Bedeutung gewann das Verfahren erst durch Bartscher, Vezin, vor allem aber durch Burows Empfehlung (1875).“

Fast wörtlich wiederholen die Beweisführung von Kern's alle Chirurgen, die während des jetzigen Krieges die offene Wundbehandlung versuchten und empfahlen. Als ersten müssen wir Bernhard erwähnen, der seit nahezu 20 Jahren für offene, mit Insolation verbundene Wundbehandlung kämpft. Im jetzigen Kriege ist es neben Backer und Schede besonders die warme Empfehlung von Braun und seiner Schule gewesen, die der offenen Wundbehandlung viele Anhänger gewann. Mit Ausnahme Seefisch's sprachen sich sämtliche Chirurgen, die damit Versuche machten (Bernhard, Fehling, Härtel, Klapp, Lörcher, Springer, Weissenberg und Wild), günstig über das Verfahren aus.

Neuere Antiseptika.

„Von neueren Antisepticis muss ich noch der Jodtinktur Erwähnung tun, welche Boinet** anempfohlen hatte, die aber wegen ihrer ätzenden Eigenschaften für Wundbehandlung sich als ungeeignet erwies.“

Trotzdem fand sie im jetzigen Kriege in Bulling (der mit dem Jungengel'schen Zerstäuber Joddämpfe auf die Wunden bringt) und in Dedolph begeisterte Anhänger, nicht als Haut- sondern als Wund-desinfektionsmittel. Brunners Versuche, die bewiesen, dass mit tetanushaltiger Gartenerde in sicher tödlicher Dosis infizierte Versuchstiere durch zweimaliges Jodieren am Leben blieben, haben die experimentelle Basis geliefert, auf der Kümmel die Joddesinfektion der auf Tetanusinfektion verdächtigen Wunden empfahl. Zu ähnlichen Ergebnissen kam auch Bernhard.

* Avis aux chirurgiens, pour les engager à accepter et à introduire une methode plus simple, plus naturelle et moins dispendieuse dans les pansements des blessées, Vienne 1809.

** Traité d'iodotherapie. Paris. 1865.

Kohlensäure, Oxygen. „Andere ersetzten die Luft durch Kohlensäure (D e m a r q u a y und L e c o n t e), durch Oxygen (L a u g i e r)“ (l. c. pag. 12.).

Mit der Kohlensäurebehandlung befasste sich M a n d e l, mit Oxygenbehandlung in Form verschiedener Hydrogenhyperoxidpräparate B a u m (Ortizon), F r a e n k e l (H_2O_2), L e u b u s c h e r (Leukozon), S t e i n d l e r. Mit Ausnahme von H a n s, der vom Eindringen des unter hohem Drucke sich entwickelnden Oxygen in enge Fistelgänge schwere Erscheinungen fürchtet, stimmen sämtliche Beobachter im Lobe der oxygenerzeugenden Praeparate überein.

Chlorkalk. „H u e t e r verwendete 1831 zuerst Chlorwasser und Kreosot als Desinfiziens“ (S. Pag. 45). Dieses Mittel benützte auch S e m m e l w e i s . „Um diese Ansicht zu erproben“ musste „jeder der eine Schwangere untersuchen wollte, zuvor seine Hände in einer wässerigen Chlorkalklösung waschen“. (l. c. pag. 59.) aus H e b r a ’s erster Mitteilung in Z. d. k. k. G. d. Aerzte, Wien 1847/48).

Es ist dies das Wundmittel, das nach den Untersuchungen D a k i n s und C a r r e l s das wirksamste Desinfektionsmittel für Kriegsverletzungen ist. Die D a k i n-Lösung wird aus 200 grm. Chlorkalk und 10 Litern Wasser bereitet, wozu dann noch 140 grm. Natriumcarbonat zugesetzt werden. Die aufgeschüttelte Lösung wird nach 30 Minuten filtriert und schliesslich mit Borsäure neutralisiert (mit Phenolphtalein als Indikator: „Tüpfelmethode“). Diese Lösung wurde nach B r u n s Mitteilung von der Pariser Akademie mit dem 50,000 Frcs. Preis honoriert.

Wenn ich zum Schluss noch anführe, dass von den englischen Chirurgen viele mit W. W a t s o n C h e y n e die alten L i s t e r-schen Verbände anwenden und nach Spaltung der Wunde diese mit konzentrierter flüssiger Karbolsäure auswischen, dann haben wir so ziemlich alle Methoden aufgeführt, die im jetzigen Kriege gegen die oft endemisch auftretenden Wundinfektionskrankheiten empfohlen wurden.

Epikrise. Die Verfahren sind im wesentlichen nichts anderes, als Neuempfehlungen längst bekannter, oft verlassener oder vergessener, meist aber wohlbewährter Wundbehandlungsmethoden. Ich will diese historische Analogienreihe nicht abschliessen, ohne die Schlusssätze anzuführen, in denen Pirogoff seine im Krimkriege (1864) gesammelten Erfahrungen zusammenfasst:

„Man kann als allgemein gültigen Satz aufstellen, dass die Chirurgie in der Kriegszeit stets durch Hospitalwesen sehr unsicher und oft für das Wohl der Leidenden mehr schädlich als nützlich gemacht wird ; und zwar aus folgenden Gründen : 1. Weil in Kriegshospitälern eine Menge von solchen Kranken, die am meisten einer Absonderung und Vereinzelung bedürfen, zusammengelegt werden, sei es auch in geräumigen Anstalten und Häusern, 2. weil wir, unserer Unkenntniss von der Natur der Hospitalmiasmen wegen, so gut wie gar kein Praeservativmittel gegen dieselben besitzen und von denjenigen Mitteln, die uns einigermassen bekannt sind, nur selten gehörigen Gebrauch machen können."

„Die Zeit ist gewiss nicht so fern, wo die Chirurgie durch eine genauere Erforschung der Infektions- und Intoxikationsbedingungen eine andere Wendung erhalten wird... Die Zeit ist gekommen, wo alle Wundärzte ihre Kräfte darauf richten müssen, um den Schlüssel zur echten Chirurgie zu finden. Die echte Chirurgie ist aber nur da, wo keine Nosokomialpyaemie und kein Nosokomialbrand sind". (l. c. pag. 47.)

Diesen Schlüssel haben Semmelweis und Lister gefunden. In Friedenszeiten versperrte er auch die Infektionspforten. Die Chirurgie liess am Anfang des jetzigen Krieges den Schlüssel aus ihren Händen gleiten. Das geschah, weil wir nach den Lehren Bergmann's, die aus der Beobachtung der Wundverhältnisse im russisch-türkischen Kriege ganz folgerichtig abgeleitet waren, auch die heutigen Kriegswunden behandeln zu müssen glaubten. Als der Irrtum erkannt wurde, versuchte man von Neuem alle möglichen Methoden, alte und neue, um endlich auf Umwegen zu der Erkenntnis zu gelangen, dass nur dann, wenn wir die Wunden unter Verhältnisse bringen, die mit ihrer Biologie in Einklang sind, einem Fortschreiten der Wundinfektionskrankheiten Schranken gesetzt werden können.

Die Biologie der Schusswunden.

In letzter Instanz kann man das Prinzip dieser Wundbehandlung in den Leitsatz Lister's „to be let alone" zusammenfassen : Entfernung alles dessen, was die Wundheilung und die Schutzmittel der Gewebe stört, und Sicherung der Ruhe für die Wunden.

Es ist zweifellos, dass der Satz Bergmann's, Schusswunden seien als „praktisch steril" zu betrachten, auf einem Irrtum beruht. Unmittelbare bakteriologische Untersuchungen über ganz frische Schusswunden im Felde stehen mir nicht zu Verfügung. In Fällen, die unter dem ersten Verbande ohne entzündliche Reaktion bei uns eingeliefert wurden, hat Dr. Béla Györki systematische Untersuchungen gemacht. Diese beweisen, dass selbst aus vollkommen aseptisch heilenden Wunden fast ohne Ausnahme pathogene Keime zu züchten waren.

Von 297 Fällen waren die Schusskanäle nur in 3 Fällen steril. In den übrigen wuchsen bei 4—5 Tage alten Fällen: neben Staphylokokken in 21% Streptokokken (u. zw. in 12.6% Str. brevis, in 8.4% Str. longus), in 1.8% Tetragenus, in 2.8% Pyocyaneus. In noch frischeren Fällen, die in den ersten Tagen vom Schlachtfelde eingeliefert wurden, waren von 30 Fällen in 38% Streptokokken nachweisbar. Die Fälle mit grösseren, besonders gequetschten, Wunden zeigen gleich von Anfang an eine sehr gemischte Bakterienflora.

Wenn man nun bedenkt, dass die mit Gewebszertrümmerung einhergehenden Schusswunden alle Vorbedingungen aufweisen, die ein Haften und Weiterentwickeln der Bakterien begünstigen, so kann man sich nicht wundern, dass im jetzigen Kriege eine solche Fülle schwerster Infektionen beobachtet wurde.

Aus den klassischen Untersuchungen der Kocher'schen Schule (Tavel, Lanz, Brunner) kennen wir aber die Bedingungen, die bei der Kontamination das Zustandekommen der Infektion begünstigen, ganz genau. Es sind dies:

1. Quetschen der Gewebe, Setzen von Nekrosen,
2. Fremdkörper,
3. Ansammeln von Blutgerinseln und Wundsekret,
4. Mechanische, physikalische und chemische Schädigungen während der Wundheilung (hierher wäre zu rechnen: Störung der notwendigen Ruhe, besonders bei Kontinuitätsverletzung der Knochen, Verbinden, Sondieren etc.; Austrocknen und Abkühlen der Wunde; in chemischem Sinne differente Antiseptika usw.).

Wenn man diese Bedingungen auf die Kriegsverletzungen überträgt, so muss man staunen, dass man schwere Infektionen bei den Kriegsverletzten nicht in noch viel grösserer Zahl findet. Denn selbst die raffiniertesten Experimente könnten für das Angehen von Infektionen kaum günstigere Bedingungen schaffen, als wir sie in den von modernen Projektilen gesetzten Wunden antreffen. Als einzige Ausnahme kann man Schusswunden betrachten, welche die aus grösserer Entfernung in der Längsachse durchschlagenden Kleinkaliber-Geschosse setzen. Eine Kontamination erfolgt in überwiegender Zahl auch bei diesen Fällen (s. die Untersuchungen Györki's). Ein Weiterschreiten der Infektion oder ein Zustandekommen von Sekundärinfektionen wird jedoch hier dadurch verhindert, dass die Schutzvorrichtungen des Körpers in diesen günstig liegenden Fällen mit dem meist nicht sehr virulenten Infektionsstoff in wenigen Tagen fertig werden bzw. ihn sehr schnell abkapseln.

Die Behandlung der Schusswunden.

In Bezug auf die Behandlung der Schussverletzungen müssen die Methoden, die in nahe an der Front gelegenen Lazaretten zu empfehlen sind, streng von denen unterschieden werden, die in den Heimatslazaretten Anwendung finden sollen.

Liegen an der Front günstige äussere Verhältnisse vor, kann bei Stellungskämpfen der Verletzte im Laufe des ersten Tages an einen Ort geschafft werden, wo aseptisches Arbeiten durchführbar ist, so wäre es, um einer Infektion von vornherein vorzubeugen, bei schweren Verletzungen zweifellos das beste, die Wunden im Gesunden auszuschneiden, wie dies vor Jahren Friedrich empfahl. Nach seinen Untersuchungen verläuft zwischen der Kontamination (dem Eindringen der Keime in die Wunde) und dem Angehen der Infektion im Durchschnitt eine Inkubationszeit von 6 Stunden. Wenn man Wunden, die mit sicher tötlichem Infektionsmaterial beschickt waren, innerhalb dieser Zeit ausschneidet, so gelingt es im Tierversuch stets, den Tod abzuwenden. Bei akzidentellen Wunden ist der Infektionsstoff selten so virulent, wie man ihn im Tierversuch anwendet. Hier ist also die Inkubationszeit meist eine längere. Dem entspricht die Erfahrung des jetzigen Krieges, dass es innerhalb 12—24 Stunden gelingt, mit der Wundexzision nach der Verletzung in fast allen Fällen einer schweren Infektion zuvorzukommen. Der beste Prüftein für die Wahrheit dieser These ist die Gasgangrän, die besonders im Verlauf des ersten Herbstes, namentlich an der französischen Front in erschreckender Zahl auftrat. Nach den Berichten von Enderlen und Ritter verschwand diese schwerste Form der Wundkrankheit mit einem Schlage von dem Tage an, als man prinzipiell jede schwergequetschte Wunde mit im Gesunden geführten Schnitten ausräumte.

Das Ausschneiden der Wunde erscheint auf den ersten Blick als ein zu heroischer Eingriff, der an der Front kaum durchführbar ist. Persönliche Erfahrungen fehlen mir. Wenn man aber den deutschen Chirurgen, die damit an der Front Versuche gemacht haben, Glauben schenken kann, so ist der Eingriff einfach, die Wunde blutet kaum, sodass nur einige grössere Gefässe zu unterbinden sind und der ganze Eingriff bei gut eingeübtem Hilfspersonal in einigen Minuten beendet ist.

Ähnlich zu beurteilen ist die schon erwähnte Wright'sche „lymphlavage" und das Spülen der Wunden mit der Dakin-Carrel'schen Hypochlorit-Lösung, denen immer eine gründliche Erweiterung der Wunde vorausgehen soll. Carrel gibt an, dass es ihm in den meisten Fällen gelungen sei, bei Wunden, die innerhalb 6 Stunden in seine Behandlung kamen, vollständige Sterilität zu erzielen. Die im grossen Stile durchgeführten Nachuntersuchungen von Tuffier beweisen, dass die Desinfektion nur in den ersten Stunden nach der Verletzung wirksam ist. Bei den frühzeitig mit der Dakin-Carrelschen Lösung behandelten Verletzten war die Mortalität 6%, während sie bei später in Behandlung genommenen Fällen bis auf 34% anstieg.

Wenn es erlaubt ist, die Ergebnisse der experimentellen Pathologie auf den Menschen zu übertragen, so wäre hier noch das Jodieren der Wunden nach Brunner zu erwähnen.

Zusammenfassend könnte man für die nahe an der Front arbeitenden Chirurgen etwa folgendes Schema der Wundbehandlung aufstellen :

1. Glatter Durchschuss, durch Kleinkalibergeschoss ohne explosive Wirkung bedingt : aseptischer Deckverband (allenfalls mit Mastisol) nach Jodieren der Haut.

2. Glatter Durchschuss mit Knochenbruch unter gleichen Bedingungen wie bei Punkt 1. : genaueste Immobilisation.

3. Schusswunden mit grossen Zertrümmerungen der Weichteile bei Einlieferung innerhalb 12 Stunden : Wundexzision ; zweimaliges Jodieren der Wunde als Prophylaxe gegen Tetanus. 20 A. E. Tetanusantitoxin subkutan ; offene Wundbehandlung, wenn der Verletzte nicht sofort abzutransportieren ist.

— —

Ganz andere Gesichtspunkte kommen bei Behandlung infizierter Schusswunden in den von der Front weiter abseits gelegenen Spitälern in Frage. Bis die Verletzten bei diesen eingeliefert werden, ist der erste Kampf mit den eingedrungenen Infektionskeimen bereits abgeklungen. Es gibt da 3 Möglichkeiten :

1. Der Organismus hat den Infektionsstoff vollständig gebunden: glatte Durchschüsse, unter Schorfbildung heilende Weichteilwunden. Therapie: exspektatives Verhalten.

2. Die Infektion ist angegangen, der Organismus hat sie jedoch lokalisiert. Therapie: Ableiten des Sekrets, Beschleunigen der Demarkation.

Es ist mehr Frage der persönlichen Neigung, ob man die letztere Aufgabe mit dem einen oder anderen Mittel lösen will. Wir haben sämtliche Mittel durchprobiert. Am besten bewährte sich der Perubalsam, der aber nicht mehr erhältlich ist. Als gutes Ersatzmittel lernten wir das Wetol schätzen. Mit dem Properuin sind die Versuche noch nicht abgeschlossen. Bei jauchigen, übelriechenden Wunden hat sich H_2O_2 in Pulverform mit Talcum im Verhältnis 1 : 3 bewährt. Ebenso ständiges Bespülen mit H_2O_2 Lösung bei tiefen buchtigen, auf Tetanus oder Gasgangrän verdächtigen Wunden. Am allerbesten ist in diesen Fällen die offene Wundbehandlung. Ihre Erfolge sind umso auffälliger, je grösser und klaffender die Wunde ist. Es empfiehlt sich also, tiefe Wunden ausgiebig zu spalten.

Die Technik der offenen Wundbehandlung haben Braun und seine Schule vervollkommnet (s. auch das Kapitel: „Unsere Verbände"). Das Sekret ist in den ersten Tagen oft sehr reichlich, versiegt aber sehr bald. Die Wunde bedeckt sich mit einem gelblichen oder mehr weisslichen, aus Eiterzellen und geronnenem Fibrin bestehenden Schorf, unter dem hie und da ein Tropfen Eiter zum Vorschein kommt. Sehr bald beginnt sich die Wunde zu verkleinern. Sobald sich die abgestorbenen Gewebsteile abgestossen haben, was durch direktes Besonnen der Wunden oder durch Quarzlampenbestrahlung beschleunigt werden kann, soll man die offene Wundbehandlung wenigstens zeitweise unterbrechen. Braun betont auch, dass das Überhäuten der Wunde schneller geschieht, wenn man sie vor zu starker Austrocknung schützt. Wir verwandten seit Kriegsbeginn abwechselnd die 3% Pellidolsalbe, die Mikulicz'sche Salbe (Arg. nitr. 1.00, Bals. peruv. 10.00, Vaselinae 100.00) und dazwischen für 1—2 Tage die indifferente Borzink-Vaseline. Wenn das Sekret unter dem Salbenverband sich vermehrt oder übelriechend wird, die Granulationen leicht bluten, weich und durchsichtig werden, so empfiehlt es sich, die Granulationsfläche für einige Tage wieder offen zu behandeln.

Dieser Wechsel ist keine Spielerei. Die Wunden mögen die einseitige Beeinflussung nicht. Wenn ich auch der zum Glück längst überwundenen Polypragmasie des Mittelalters, der Anwendung der Incarnativa, Digestiva, Regenerativa, Corrosiva und Putrefactiva nicht das Wort reden will, so muss ich doch Matti rechtgeben, der die Ergebnisse der bisherigen kriegschirurgischen Erfahrungen auf dem Gebiete der Wundbehandlung in folgendem Satze zusammenfasst: „Das Geheimnis des Erfolges liegt oft in einem sinngemässen Wechsel der Behandlungsart".

Ist Infektion nicht mehr zu befürchten und die Wundheilung gesichert, so haben wir unser Augenmerk auf die Wiederherstellung der Funktion zu richten. Zweifellos darf diese Aufgabe erst nach gelungener Bekämpfung der Infektion einsetzen, aber — und das ist das Wichtige — sie muss dann auch ohne Zeitversäumnis in Angriff genommen werden. Nach Weglassen der fixierenden Verbände leisten nun die feine, individualisierende manuelle Massage und manuelle Widerstandsübungen für die Wiederherstellung der Funktion den besten Dienst. In unserem Spital arbeitet von Anfang an eine schwedische Masseuse, die mit den von ihr eingeübten Gehilfen teils auf der medikomechanischen Abteilung, teils (bei bettlägerigen Kranken) auf den Stationen die Verletzten möglichst frühzeitig in Behandlung nimmt.

3. Die Infektion ist angegangen und hat den Schutzwall der Gewebe durchbrochen.

Das Eindringen pyogener Bakterien in die Blutbahn scheint mir bei den Kriegsverletzten verhältnismässig seltener zu sein als die Toxinämie. Wenigstens sprechen dafür die Blutuntersuchungen, die wir bei schwer septischen Kranken, besonders am Anfang des Krieges, anstellten. Die Zahl dieser Untersuchungen ist jedoch viel zu klein, um exakt angeben zu können, in welchem Verhältnis die Infektion des Blutes mit pyogenen Bakterien zu der reinen Toxinaemie steht. Im klinischen Bilde steht eines sicher fest, dass die metastasierende Form der pyogenen Blutinfektion (die klassische Pyämie) bei Kriegsverletzten verhältnismässig selten ist.

Unsere Massnahmen müssen sich in erster Linie auf eine zweckentsprechende Lokalbehandlung des primären Infektionsherdes richten. In der grossen Mehrzahl der in Heilung ausgehenden Fälle haben wir unser Ziel mit dieser einfachen Behandlung auch erreicht. Wenn man den meist jungen und im übrigen gesunden Patienten nur die sonstigen, für die Heilung günstigen Bedingungen (Ruhe, entsprechende Kost, gute Luft etc.) bietet, so werden sie mit den in die Blutbahn eingedrungenen Keimen bald fertig, vorausgesetzt, dass es gelingt dem Eindringen von frischem Infektionsmaterial in die Zirkulation Schranken zu setzen.

Dass bei Bekämpfung der Sepsis alles darauf ankommt, den primären Herd breit zu spalten und für gute Ableitung des Wundsekrets Sorge zu tragen, wird am schlagendsten dadurch bewiesen, dass die an Sepsis Verstorbenen mit wenig Ausnahmen zu den Fällen gehörten, bei denen diese Massnahmen nicht genügend durchführbar waren. Solche Fälle sind : die meist mit Darmverletzungen verbundenen Schusswunden des Beckens und die Infektionen in völlig

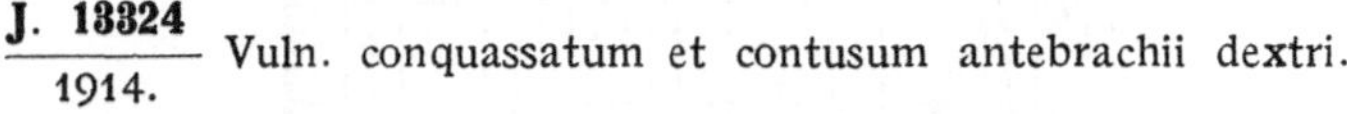

J. 13324 / 1914. Vuln. conquassatum et contusum antebrachii dextri.

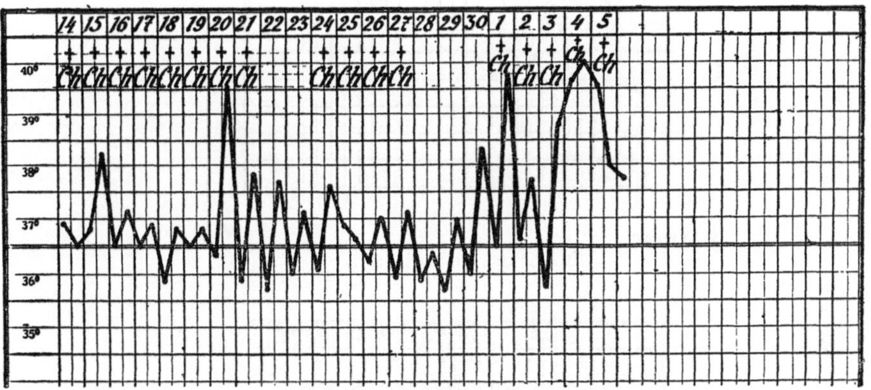

zerschossenen Hüftgelenken. Bei den schweren Zertrümmerungen der Extremitäten kommt dann als ultima ratio immer noch die Amputation in Betracht.

Neben dieser rein chirurgischen Behandlung erwiesen sich Einspritzungen von schweren Metallsalzen, von kolloidalem oder methylenblauem Silber, von Platin- und Goldsalzen direkt in die Blutbahn als wirksame Unterstützungsmittel in dem Kampfe des Organismus gegen die Infektion. Am besten jedoch bewährten sich intravenöse Sublimatinjektionen, wie sie schon Bacelli und bei uns, besonders zur Bekämpfung der puerperalen Infektion, Bársony empfohlen hatten. (Rp. Hydrog. bichlorati corros. gm. 0.50, Natrii chlorati gm. 0.80, Aqu. destill. gta 100.00 ; von dieser Lösung täglich 2 × 1 kcm. intra venam !)

Schon in meinem, mit Professor Verebélÿ herausgegebenen Lehrbüche der Chirurgie (A sebészet tankönyve I. 1910. p. 509—510) betonte ich, dass das eingespritzte Sublimat in einer so schwachen Verdünnung im Blute kreist, dass dabei an ein direktes Abtöten der Bakterien nicht gut zu denken ist. Das Verhältnis des Sublimats zum kreisenden Blute berechnet sich auf 1 : 500000. Dabei ist nicht berücksichtigt, dass das Hg-Salz sogleich vom Bluteiweiss gebunden

J. 12518 / 1914. Vuln. sclop. cruris sin.

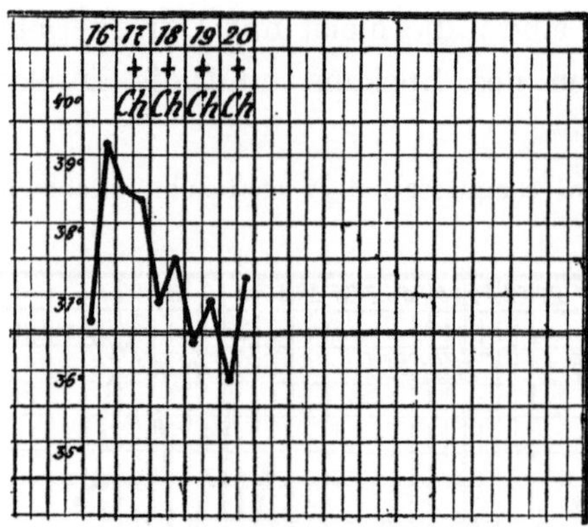

J. 13296 / 1914. Vuln. sclop. femoris sin.

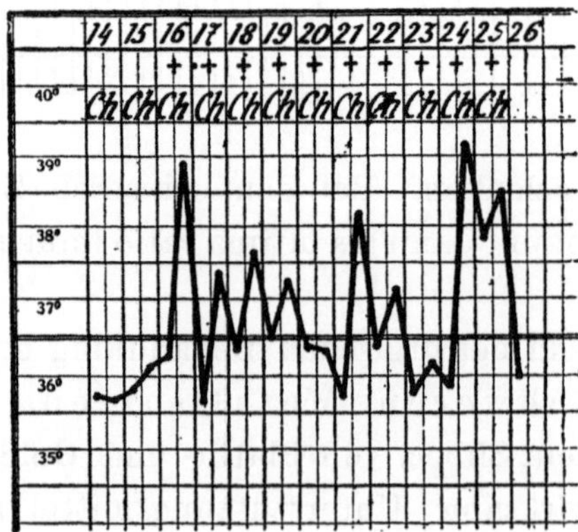

und zu einer Quecksilber-Eiweiss-Verbindung umgewandelt wird, deren keimtötende Kraft sehr gering bemessen werden muss. Auch die klinische Beurteilung der Wirkung des Sublimats ist sehr schwierig. „Arbeiten wir doch bei der Beurteilung von Infektionskrankheiten mit so vielen Unbekannten, dass das Abwägen der eingeschlagenen Behandlungsmethoden am Krankenbette fast unmöglich ist". Wie viele Fälle von Sepsis heilen ohne Silber- und Quecksilbereinspritzungen, wie viele sterben trotz aller Behandlungsversuche!

Wenn ich trotz aller Skepsis die intravenösen Sublimatinjektionen empfehle, so tue ich es, weil ich davon gerade im jetzigen Krieg in einer Reihe von Fällen einen zweifellos günstigen Einfluss gesehen habe. Eine zahlenmässige, genaue Statistik könnte in dieser Frage

J. 13180 Vuln. sclop.
1914. manus sin.

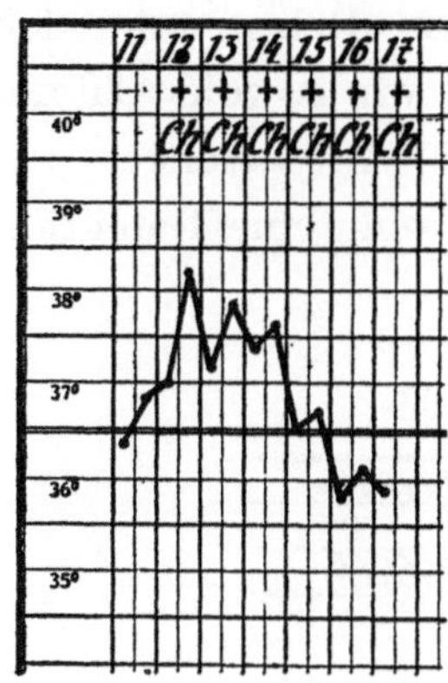

J. 13327.
Vuln. sclop. phlegmonosum cruris sinistri.

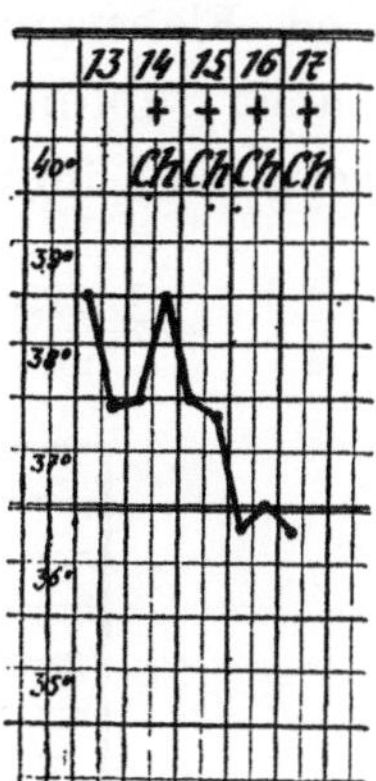

J. 12521 Vuln. sclop. regionis gluteae lat.
1914. dextri et femoris dextri.

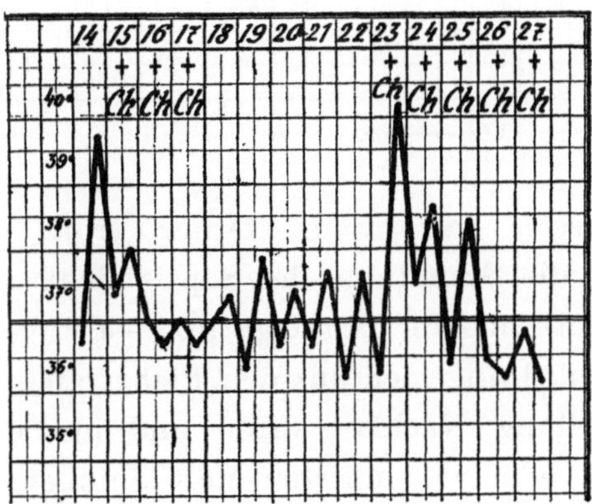

nur dann ausschlaggebend sein, wenn ein sehr grosses, unter ganz denselben Verhältnissen beobachtetes Vergleichsmaterial zur Verfügung stände. Da dies nicht der Fall ist, so muss ich mich hier darauf beschränken, den zweifellos günstigen Eindruck hervorzuheben, den uns die Anwendung der Sublimatinjektionen gemacht hat.

Etwas ausführlicher kann ich mich über die Kaczvinszkysche Chininbehandlung äussern, die wir in einer lückenlosen Serie von Fällen zu Anfang des Krieges anwandten. Das Verfahren besteht darin, dass von einer hochkonzentrierten, sterilen Chininlösung (Rp. Chinini bisulfurici gta. 10.00, Aquae destill. gta. 110.00) 3—4-mal täglich je 9 kcm. in die Tiefe der Schenkelmuskulatur eingespritzt werden. Zum Belege teile ich einige Fieberkurven mit. Ich bemerke, dass wir sowohl Chinin, als auch Sublimat oder Argosol (das ungarische Ersatzmittel für Electrargol) immer nur dann verabreichten, wenn eine Retention

J. 12532 / 1914. Vuln. sclop. femoris sinistri.

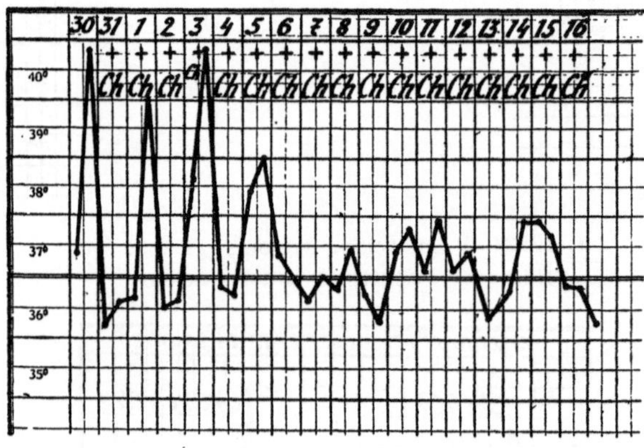

sicher auszuschliessen war, wenn ferner trotz Regelung der Wundverhältnisse die Symptome der Sepsis nicht nachliessen und auch das Fieber trotz sicherer Drainage in 3—4 Tagen nicht abfiel. Um Platz zu sparen, bringe ich aus den Fiebertafeln bloss die erste Periode zur Darstellung. Nachher waren und blieben die Kranken entweder fieberfrei, oder wir mussten die Chininbehandlung unterbrechen, weil sich schmerzhafte Infiltrate in den Muskeln bildeten, die in einigen Fällen sogar vereiterten. Das letztere war der Grund, warum wir die sonst ganz vorzügliche Methode zugunsten der Sublimatinjektionen verliessen. Bei der intravenösen Infektion sahen wir nie unangenehme Nebenwirkungen.

— —

Wenn wir das Verletzungsmaterial unseres Spitals vom Standpunkte der Infektion betrachten und als Beispiel die Verletzungen der Extremitäten heranziehen, so finden wir eine erschreckend hoche Zahl von infizierten Wunden. Die Zahlen beziehen sich auf den Status bei der Aufnahme.

Von Weichteilschüssen waren bei der Aufnahme:

nicht infiziert	infiziert	schwer infiziert (septisch)
31.3%	68.1%	0.5%

Von Knochenschüssen:

	nicht infiziert	infiziert	schwer infiziert
1. Verletzung der Hand........	36.4%	59.3%	4.3%
2. „ des Unterarms	37.1%	58.3%	4.6%
3. „ „ Oberarms	42.0%	50.4%	7.6%
4. „ „ Unterschenkels.	38.8%	51.2%	10.0%
5. „ „ Oberschenkels .	38.0%	35.0%	27.0%
Im Durchschnitt	38.46%	46.84%	10.7%

Trotz der grossen Zahl der infizierten Fälle und der schwerinfizierten Schussverletzungen, besonders an der unteren Extremität, hatten wir auffällig wenig tödlich endende Blutvergiftungen, ein Beweis dafür, dass es gelingt, durch gründliche Spaltung des primären Infektionsherdes und sonstige, die biologische Ruhe der Wunden sichernde Behandlungsmethoden, dem Weiterschreiten der Infektion in der weitens grössten Mehrzahl der Fälle Einhalt zu tun (s. die Mortalitätsstatistik auf Seite CXXXIX).

Eine Behandlungsart habe ich bisher nicht erwähnt, trotzdem ich überzeugt bin, dass es mit ihr vielleicht mehr und häufiger als mit andern Methoden gelingen könne, frische Fälle von Infektion günstig zu beeinflussen: ich meine die Bier'sche Stauungsbehandlung. Wir wandten sie in allen Fällen an, die uns im Frühstadium der Infektion zugingen. Die Zahl dieser Fälle jedoch ist sehr klein. Der Ort, wo diese Methode wirklich grossen Nutzen stiften könnte, wären die nahe der Front gelegenen Lazarette. Leider ist das etwas heikle und zweischneidige Verfahren gerade an dieser Stelle bei dem Massenandrang von Verletzten und der Unmöglichkeit, die dabei notwendige, genaue Beobachtung durchzuführen, praktisch nicht gut anwendbar. Bei Stellungskämpfen, wo das

Evakuieren der Verletzten nicht so dringend ist, wo zur pünktlichen Temperaturmessung, genauen Beobachtung die Möglichkeit gegeben ist, kann es allen, die mit der feinen, individualisierenden Technik vertraut sind, wärmstens empfohlen werden. „Die Schwierigkeit liegt nur darin, dass das Verfahren ständige, sehr genaue Kontrolle verlangt, was in der Privatpraxis (hier in der Kriegschirurgie) oft aus äusseren Gründen nicht zu erreichen ist. Dies ist der fundamentale Nachteil des Verfahrens.“ (Lehrb. d. Chirurgie I. p. 489.)

— —

Mit zwei Wundinfektionskrankheiten, die besonders am Anfange des jetzigen Krieges in erschreckend hoher Zahl auftraten, der Gasgangrän und dem Tetanus, müssen wir uns noch besonders befassen.

I. Die Gasgangrän.

Verhältnissmässig kurz kann ich mich bei der Gasgangrän fassen. Von dieser Krankheit, die mit den Wandlungen der kriegschirurgischen Wundbehandlung immer seltener wurde, haben wir in unseren Spital bloss einige Fälle beobachten können.

Besonders heftig trat sie im Herbste 1914 an der französischen Front auf. Seltener war sie in Polen, relativ häufig in den Karpathenkämpfen. Die 5 Fälle, die wir beobachteten, bekamen wir von dieser Front.

Die Gasgangrän ist, vom ätiologischen Gesichtspunkte betrachtet, jedenfalls keine einheitliche Krankheit. Von den Erregern steht sicher an erster Stelle der Fraenkel'sche Bazillus emphysematosus. Es steht aber fest, dass neben diesem auch noch andere Bakterien Gasbrand mit gasigen und blutig serösen Exsudaten erzeugen können. Wir treffen eine ganze Reihe gasbildender Bakterien bei den Untersuchungen, die im jetzigen Kriege angestellt wurden (Aschoff, Conradi und Breling, Fraenkel und Wehrsig, Selter, Steinbrück, Sudeck, Tietze und Korbsch). Die bakteriologische Sonderung der verschiedenen, den Gasbrand erzeugenden anaëroben Stämme (Hibler'sche Stämme, Ghon-Sachs'sche Bazillen, Grossberger und Schattenfroh'schen Stämme) ist nicht leicht. In den aus den Feldlaboratorien hervorgegangenen Arbeiten herrscht eine unglaubliche Verwirrung. Eines ist sicher: dass sämtliche in Frage kommende Stämme obligate Anaërobier sind, dass einzelne vorwiegend Ödeme erzeugen, dass die meisten grosse Mengen von Gas bilden; einzelne Stämme können noch in vivo in die Blutbahn eindringen. Da hier aber die Bedingungen für die Weiterentwicklung ungünstig sind, so vermehren sie sich im kreisenden Blute nicht. Nach dem Tode tritt jedoch in wenigen Stunden eine so starke Vermehrung ein, dass es zur Bildung von Schaumorganen kommt.

Die in diese Gruppe gehörigen Bakterien sind im Kote der Menschen und Tiere recht häufig. Sie kommen überall vor, wo sich zur Fäulnis neigende Stoffe finden. Sie vermehren sich schnell in der Wärme, wachsen aber auch bei kühlem Wetter auf Menschen- und Tierleichen. Diese Eigenschaft der Bakterien erklärt es vielleicht, warum sich die Krankheit besonders bei den Kämpfen in der Champagne und in den Karpathen so sehr verbreitete (Ritter). Zwischen den naheliegenden Schützengräben lagen oft wochenlang die Leichen der Gefallenen. Die Projektile, die, von den vielreihigen Drahtnetzen abgelenkt, die Kadaver durchbohrten, dann, als Querschläger oder direkte Explosionsgeschosse wirkend, durch die mit Kot und Exkrementen beschmutzten Uniformen in den Körper eindrangen und hier grosse buchtige Verletzungen setzten, rissen sicher die überall vorhandenen Fäulnisserreger mit in die Wunde. Es ist kein Wunder, dass bei der damals allgemein verbreiteten, streng konservativen Behandlung diese Erreger in den von der Luft abgeschlossenen Buchten günstige Wachstumsbedingungen fanden und dass sich der Gasbrand an einzelnen Frontabschnitten endemisch ausbreiten konnte.

Krankheitsbild. Vom Krankheitsbilde ist wenig zu sagen. Plötzlich einsetzende Schmerzen, schneller Kräfteverfall, frequenter, kleiner Puls bei feuchter Zunge und ein oft unglaublich schnelles Anschwellen der Umgebung der Wunde sind die ersten Krankheitszeichen. Die Schwellung verbreitet sich im Verlauf einiger Stunden, u. zw. meist gegen die Peripherie, erst später auch zentralwärts. Die Haut verfärbt sich. Die Farbenskala geht vom Zitronen-Orangegelb bis zur dunklen Rotbronze. Die subkutanen Venen zeichnen sich als blau-rote oder braune Marmorierung zwischen den helleren Hautinseln ab. In den ersten Stunden ist das Oedem vorherrschend, bald aber zeigen sich die Symptome der Gasbildung. Die tiefen Gasheerde lassen sich sehr schön im Röntgenbild (Döhner, Finckh, Martens und Frisch) erkennen. Die Gasbildung an der Oberfläche verraten die mit dem Wundsekret hervortretenden Gasblasen, das knisternde Hautemphysem, der beim Rasieren hörbare Schachtelton. Eine sehr genaue Beschreibung des Krankheitsbildes finden wir in den schönen Arbeiten von Kausch, Ritter und besonders bei Payr.

Payr teilt von klinischem Standpunkte das Krakheitsbild in zwei Formen. Die oberflächliche (epifasziale) Form, die zwischen Haut und oberflächlicher Faszie weiterschreitet, ist verhältnissmässig gutartig und bildet sich nach multiplen Inzisionen und Anlegung einer Stauungsbinde an der Basis der Extremität meist schnell zurück.

Die tiefe Form entwickelt sich unter der Faszie und führt zu einer zunderförmigen Nekrose der Muskeln. Thrombosen in den Blutgefässen, vielleicht auch der rein mechanisch wirkende Druck des sich bildenden Gases führt schnell zum Absterben des Gliedes, und die Kranken gehen, — kommt nicht schnell chirurgische Hilfe — unter den Zeichen einer schweren Vergiftung zugrunde.

Bakteriologische Untersuchungen machen es wahrscheinlich, dass die beiden Formen auch ätiologisch nicht einheitlich sind.

Prognose. Die Prognose ist nach Erfahrungen der Friedenszeit eine sehr schlechte. Mortalität von 85%. Am Anfange des jetzigen Feldzuges war die Prognose auch bei den Kriegsverletzten infaust. Die Krankheit war für die meisten Chirurgen ein Novum. Überblickt man die aus dieser Zeit stammenden Veröffentlichungen, so gibt sich in ihnen eine tiefe Resignation, eine an allem chirurgischen Können verzweifelnde Auffassung kund. Mit und ohne Amputation Mortalität zwischen 70—100%.

Mit einem Schlag verändert sich das traurige Bild, als die anfangs schüchtern einsetzenden aktiven Massnahmen einem bewussten, gegen die Ursache des Übels gerichteten chirurgischen Einschreiten Platz machen.

Schon oben erwähnte ich die grundlegende Beobachtung Enderlens und Ritters, dass von dem Momente an, als man sämtliche, mit schwerer Gewebszertrümmerung einhergehende Schusswunden durch breite Spaltung und Ausschneiden des gequetschten Gewebes behandelte, der Gasbrand wie mit einem Schlage verschwand. Diese Erfahrung ist umso überzeugender, als zu gleicher Zeit in benachbarten Frontabschnitten, wo man der konservativen Wundbehandlung treu blieb, der Gasbrand seine Opfer weiterforderte.

Behandlung. Die breite Spaltung buchtiger Wunden und die Exzision des der Nekrose geweihten gequetschten Gewebes ist somit eine fast sichere Prophylaxe des Gasbrandes.

Das Geheimnis der Therapie bei schon ausgebrochenem Gasbrandes besteht darin, dass man die Krankheit frühzeitig erkennt und sogleich aktiv, chirurgisch angreift.

Über die Behandlung der epifaszialen Form habe ich schon gesprochen. Es scheint nicht von Belang, ob man viele kurze, bis zur Faszie vordringende Einschnitte (bis zu 50 Inzisionen) oder einige längere, durch das ganze infiltrierte Gebiet geführte Schnitte anlegt. Setzt diese Behandlung frühzeitig ein und wird sie ausserdem mit Bier'scher Stauung kombiniert, so kommt in den meisten Fällen die Infektion rasch zum Stillstand.

Bei der tiefen Form führt das Ausschneiden sämtlicher dem Absterben geweihter Muskeln und völlig offene Wundbehandlung meist zur Genesung. Ist nur eine Muskelgruppe ergriffen, so ist dieses Verfahren das einfachste und sicherste. Sind auch die Antagonisten dem Brande verfallen, so hat das Konservieren des Gliedes keinen Zweck mehr: die Amputation oder Enukleation tritt dann in ihr Recht.

Der einfache, einzeitige Zirkelschnitt, wie ihn Larrey für solche Fälle schon in den Napoleonischen Feldzügen empfahl, sowie Offenlassen der Wunde bilden das beste Verfahren. Auf diese Weise gelang es Seefisch, 12 sehr schwere Fälle ohne Verlust durchzubringen. Auch die anderen Publikationen aus neuerer Zeit sprechen von ähnlich günstigen Beobachtungen. Mit diesem Verfahren gelingt es, die hohe Mortalität von 70—100% auf 12—20% herabzudrücken.

Von unseren 5 Fällen — alle aus den ersten Monaten des Krieges — betrafen 2 die epifasziale Form (beide an der oberen Extremität, der eine nach Schussverletzung des Handgelenks, der andere nach Ellbogenschuss). In diesen beiden Fällen gelang es durch Inzision und Bier'scher Stauung, wozu in dem einem Falle noch ständige Tropfspülung (H_2O_2), im anderen Oxygenbehandlung kam, die Kranken am Leben zu erhalten, und zwar mit gut beweglichen Gliedern, trotzdem in einem Falle das knisterne Oedem im Verlaufe von 2 Stunden auf die Schulter und die Hälfte des Rumpfes übergegriffen hatte.

In 2 Fällen mit der tiefen Form Payrs mussten wir die schon brandige Extremität amputieren. Genesung in beiden Fällen, trotzdem der eine ausserdem noch schweren Tetanus hatte. Ein Kranker starb in wenigen Stunden, trotz relativ frühzeitig vorgenommener Amputation.

Ich halte es für sicher bewiesen, dass Gaserreger häufig in Schusswunden eingeschleppt werden und dort auch angehen und Gas bilden. Besonders in den Transporten von den Karpathenkämpfen bekamen wir sehr viele Schussverletzungen, bei denen aus den tiefen Buchten anlässlich der Wundspaltung Gas unter hohem Drucke mit dem jauchigen Sekret entwich. Nach breiter Spaltung stand die Gasbildung sofort. Ich glaube, dass wir es dieser prinzipiellen Wundspaltung verdanken, wenn bei unserem reichen Material nicht ein Fall von Gasgangrän auf den Stationen zur Entwicklung kam, nicht zuletzt vielleicht auch unserem

Prinzip, Gipsverbände immer sofort bei der Aufnahme zu entfernen und mit Streckverbänden zu vertauschen. Meines Erachtens bedarf der sonst nur auf totem Nährmaterial lebende Erreger des Gasbrandes gewisser physikalischer Vorbedingungen, um in das lebende Geweb einzudringen. Dieses muss, wie ich glaube, erst blutleer geworden sein, und unter dem Druck des in den Wundbuchten sich entwickelnden Gases entsteht eben diese Blutleere. In das anaemische, in seiner Lebenskraft geschwächte Gewebe können die Gasbildner eindringen. Sowie das Tor in das lebende Gewebe gesprengt ist, wird der weitere Weg automatisch frei.

In dieser Anschuung bestärken mich vor allem die ausgezeichneten Erfolge der chirurgischen Therapie.

— —

II. Der Starrkrampf (Tetanus).

Im Laufe des jetzigen Krieges hat der Starrkrampf eine recht eingehende Behandlung in den Fachzeitschriften erfahren. Wenn man, abgesehen von den kasuistischen Beiträgen, die bedeutenderen und neue Wege weisenden Arbeiten durchsieht, so gewinnt man den Eindruck, dass auch in der Geschichte der Tetanusbehandlung sich die altbekannte Tatsache wiederholt, dass erst Hunderte und Aberhunderte von Kranken sterben müssen, damit längst erkannte Wahrheiten zum Durchbruch kommen.

Vor 9 Jahren habe ich auf Grund eigener und aus literarischen Studien gewonnenen Erfahrungen eine zusammenfassende Übersicht über die Serotherapie der Starrkrampfes gegeben. *

Ich möchte daraus, um die eben aufgestellte Behauptung zu begründen, einiges wiederholen:

„Der Wert der antitoxischen Therapie lässt sich nur auf Grund einer solchen Statistik bestimmen, die auch die Dignität der einzelnen Fälle berücksichtigt."

Schwankung der Mortalitätsziffer.

Steuer hat für 311 serotherapeutisch behandelte Fälle eine Mortalität von 42.1% angegeben. Diese Zahl müsste in Anbetracht dessen, dass nach Rose und Richter in den Lehrbüchern die Mortalität ohne Antitoxinbehandlung mit 88 und 96% angegeben ist, für den unbedingten Wert der Antitoxinbehandlung sprechen. Doch ist die Virulenz des Tetanusbazillus recht verschieden. Aus den vorserotherapeutischen Zeiten hat Friedrich (1878) aus 252 Fällen 50.8% Mortalität berechnet, Curschmann (1889) aus 912 Fällen 44.6%, nach Kovalsky sind von den tetanuskranken Soldaten des (österreichischen) Heeres in den Jahren 1860—1803 34% gestorben, und Worthington gibt als Mortalität von 68 in England in den Jahren 1884—1894 beobachteten Starrkrampffällen 41% an.

Eine noch mindere Zahl geben die italienischen Autoren an. Marcosig-

---

* A tetanus prophylaxisa és gyógyitása. Budapesti orvosi ujság. 1907. 27. sz.

n o r i (1881—1891: 188 Fälle) und A l b e r t o n i (1892—176 Fälle) fanden Mortalitätsziffern von 25% bezw. 21.1%.

Die mit Tizzoni'schem Serum behandelten Fälle, nach Ländern klassifiziert, ergeben die interessante Tatsache, dass von 79 Fällen

24 italienische Fälle 4.5%
55 nicht italienische Fälle 45.45%

Mortalität aufweisen.

Vergleichen wir nun auf Grund obiger Statistiken die Mortalitätsziffer der symptomatisch und der serotherapeutisch behandelten Fälle, so ergibt sich, dass:

die Mortalität der symptomatisch behandelten 1805 Fälle........ 36%
nach Abzug der italienischen Fälle 42%
die Mortalität der 311 mit Serum behandelten Fälle............... 41.2%
nach Abzug der italienischen Fälle 47.7%

beträgt. Ich muss betonen, dass in die Zahl der 1805 symptomatisch behandelten Fälle die Daten von R o s e und R i c h t e r nicht eingerechnet sind.

Diese Zusammenstellung beweist füglich, dass das Starrkrampfvirus nach Ländern, nach Witterung und anderen, zurzeit noch nicht bekannten Verhältnissen, erheblichen Schwankungen unterworfen ist.

Erfolge der Serumbehandlung.

Meine eigenen Fälle sowie die seinerzeit bekanntgegebenen Literaturangaben haben mich zu der Anschauung gebracht, dass die Serumbehandlung keinen besonderen Einfluss auf den Krankheitszustand hatte. S t e u e r erwähnt unter 311 Fällen nur 4 mal das Aufhören der Krämpfe, 21 mal etwas Besserung. An der XXXV. Tagung der deutschen Gesellschaft für Chirurgie im Jahre 1906 haben sich R i e d e l, K ö r t e, Z o e g e, v. M a n t e u f f e l, v. W r e d e n, K r ö n l e i n, B r a u n, B o r n h a u p t mit mehr oder weniger Entschiedenheit gegen den Wert der Serumbehandlung ausgesprochen.

Meine Erfolge, richtiger Misserfolge, seinerzeit waren aber zum Teil von mehreren Ursachen bedingt:

1. Meine bis dahin beobachteten Fälle waren mit 2 Ausnahmen Fälle, die nach R o s e mit dem Namen „Tetanus acutissimus" belegt werden. Es waren dies rasch verlaufende Fälle mit nur wenig Tage betragender Inkubation.

2. Diese Patienten bekamen die damals übliche Dose von 100 A. E. und auch die nur subkutan oder in die Umgebung der Verletzung.

3. Es waren schon damals die Versuche von D e s c o u s und B a r t h é l e m y bekannt, wonach

„das Antitoxin, im Verhältnis von 1 : 10,000 Körpergewicht sofort oder 24 Stunden nach der Infektion verabreicht, den Tetanus entweder verhindern oder doch wesentlich mildern;

dass ein im Beginn der Krämpfe in der üblichen Dosis gegebenes Serum nur intravenös verabreicht den Tod verhindern konnte und

dass ein schon vollkommen entwickelter Tetanus auf keine Weise geheilt werden kann."

Dieselben Forscher haben auch auf die Wichtigkeit der präventiven Serumbehandlung hingewiesen, da „das Antitoxin im Verhältnis von 1 : 10,000 Körpergewicht absolute Immunität verleiht, im Verhältnis von 1 : 100,000 dagegen nur intravenös von Erfolg sein kann."

Präventive Impfungen.

Schon B e h r i n g und K i t a s a t o sowie T i z z o n i, R o u x und V a i l l a r d haben die prophylaktische Serumbehandlung empfohlen und N o c a r d hat durch seine grossangelegten Experimente die wissenschaftliche Grundlage der präventiven Bekämpfung des Starrkrampfes noch wesentlich verstärkt.

In meiner erwähnten Arbeit habe ich die Fälle gesammelt, welche gegen den Wert der prophylaktischen Serumbehandlung zu sprechen schienen. Von solchen sind im ganzen 18 bekannt geworden (Buschke, Tizzoni 2 Fälle, Ulrich, Terrier, Monod, Mauclaire, Reynier 2 Fälle, Reclus, Suter, Range, Krafft, Pochhammer, Kocher, Terrier und Mercade). Zu diesen gesellte sich dann ein eigener Fall, der ein Schulfall des auch im jetzigen Kriege so häufig beobachteten sog. Spättetanus war (4 Monate nach der Verletzung und trotz prophylaktischer Impfung Kopftetanus). Alle Autoren haben betont, dass diese Fälle ganz besonders mild verlaufen, sodass man fast von einer „abortiven Form" sprechen könne. Auch in den tödlich verlaufenden Fällen war ein besonders protrahierter Verlauf bemerkbar (im Falle Monod's Tod am 30. Tage, in jenem Pochhamers am 39. Tage). Die Mehrzahl der Fälle war mit französischem (rein antitoxischem) Serum behandelt worden, nur in einem Falle war Behringsches (Höchst-er) Serumpulver verwendet worden.

Alles in allem schien es damals angezeigt, folgende Ergebnisse festzulegen:

1. Die präventive Serumbehandlung ist das beste Mittel zur Herabdrückung der Mortalität.

2. Mit der bisherigen Serumverabreichung (einmal 10 ccm. Antitoxin) gelingt es zwar nicht immer, den Tetanus vorzubeugen, doch verläuft ein trotz präventiver Serumbehandlung entstehender Tetanus äussert mild (längere Inkubation, chronischer Verlauf).

3. Für die Zukunft scheint es notwendig, folgende zwei Postulate aufzustellen.

a) Die Anwendung eines nicht nur antitoxischen (französischen), sondern auch bakteriziden Serums (Höchster Präparat).

b) Zwei-, eventuell dreimalige Impfung: vorerst 50 A. E., nach einer Woche 25 A. E., eventuell nach einer witeren Woche abermals 25 A. E.

Behandlung des schon ausgebrochenen Tetanus.

Die Wirkungslosigkeit der Behandlung bei schon völlig entwickeltem Tetanus suchte ich darauf zurückführen:

1. dass das Serum erst bei Vorhandensein ausgesprochener Krämpfe, also schon zu spät verabreicht wird,

2. dass die Menge des verabreichten Serums ungenügend ist.

Behring hat auf Grund theoretischer Berechnungen die Serumdose für den Menschen bestimmt. In den letztvergangenen Jahren sind 10—20 mal grössere Dosen gegeben worden, in einigen Fällen mit überraschendem, ja überzeugendem Erfolge.

Auch von der Applikationsweise des Serums scheint viel abzuhängen:

I. Der Nachteil der subkutanen Anwendung besteht hauptsächlich darin, dass die Resorption langsam erfolgt. Es ist nachgewiesen, dass der bei weitem grössere Teil des Serums erst nach 24—40 Stunden in den Kreislauf gelangt, womit man bei Tetanus acutissimus entschieden zu spät kommt.

II. Die intravenöse Behandlung ist die beste Methode zur Absättigung der im Kreislaufe befindlichen Toxine, dagegen hat sie den Nachteil, dass das Serum den Körper zu schnell verlässt und daher öfter wiederholt werden muss.

III. Die intrazerebrale und subdurale Anwendung sind auf falschen Vorstellungen fussende Methoden. Das Antitoxin wird zwar aus der Zerebrospinalflüssigkeit rasch resorbiert, doch erhalten die Nervenelemente auf diese Weise keinen besonderen Schutz, da sie das Antitoxin nicht zu binden vermögen (Meyer und Ransom).

IV. Die intraneuralen Injektionen finden auch beim Menschen Anwendung, seitdem Meyer und Ransom durch Tierexperimente nachgewiesen haben, dass das Tetanustoxin den Nervenbahnen entlang dem Zentralnervensystem zugeführt wird und der Tetanus durch endoneurale Seruminjektionen verhindert werden kann.

Auf Grund dieser Tatsachen und Erwägungen habe ich mich für folgende Behandlungsweise ausgesprochen: Zur Neutralisation des kreisenden Toxins ist Serum intravenös (100—200 A. E.) zu verabreichen. Sollten sich die Allgemeinerscheinungen nicht bessern, so ist die Injektion am nächsten Tage zu wiederholen.

Ausserdem ist bei lokalem Tetanus Serum in die betreffenden Nervenwurzeln zu spritzen, und zwar ist bei Verletzungen der oberen Extremität der Plexus brachialis freizulegen und in jede Nervenwurzel Serum zu injizieren. Da diese Injektionen eventuell wiederholt werden müssen, so empfiehlt es sich, nach der Injektion um die Nerven einen Seidenfaden zu ziehen, der durch einen der Wundwinkel leicht entfernt werden kann, wenn eine Wiederholung der Injektion unnötig erscheinen sollte.

Bei Verwundungen der unteren Extremität stehen zwei Wege offen: entweder sind die einzelnen Nerven aufzusuchen (N. femoralis, ischiadicus, obturatorius), oder man sprizt das Serum in die Cauda equina (Rogers). Letzteres hat Rogers auf folgende Weise ausgeführt: Durch Lumbalpunktion gelangt er in den Lumbalsack, verwundet blindlings die dort befindlichen Nervenwurzeln und injiziert das Antitoxin. Er selbst bemerkt, dass es chirurgisch richtiger wäre die Laminektomie auszuführen und das Antitoxin in die unter Kontrolle des Auges aufgesuchten Nervenwurzeln zu injizieren. Doch sträubte er sich vor diesem brutalen Eingriff.

Die Tetanusstatistik des jetzigen Krieges. Bis hierher der Gedankengang meines vor 9 Jahren geschriebenen Tetanusaufsatzes. In den ersten Monaten des jetzigen Krieges bekamen auch wir vom südlichen Frontabschnitt Tetanusfälle. Sie kamen aber nur vereinzelt. Anders lagen die Dinge in den an der französischen Front gelegenen deutschen Lazaretten. Am Anfang, während des Einmarsches in Belgien, waren zwar die Fälle nicht sehr zahlreich. Später jedoch, als nach den schweren Herbstkämpfen aus dem Bewegungskrieg sich die Stellungskämpfe entwickelten, als der Boden der Champagne von immer dichter fallenden Granaten druchwühlt wurde, kam mit einem Male eine solche Menge schwerer Tetanusfälle in Behandlung, wie in keinem der bisherigen Feldzüge. Nicht so auffällig, aber immerhin in besorgniserregenden Masse mehrte sich die Zahl der Tetanusfälle auch an den anderen Frontabschnitten (so im Elsass).

Mit den Daten der ersten Sammelstatistik will Madelung zum energischen Widerstand gegen das Fortschreiten dieser furchtbarsten Wundinfektionskrankheit aufrufen. Seine Daten, die sich auf die drei ersten Kriegsmonate beziehen, sind erschreckend hoch.

Unter den 27677 in seinem Wirkungskreise eingelieferten Verwundeten (vom 1. August bis 31. Oktober 1914) befanden sich 174 Tetanusfälle. Davon starben 115, was einer Mortalität von rund 70% entspricht. Die Morbidität beträgt 6.6‰. Auffällig ist auch der hohe Prozentsatz der durch Kleinkaliber verursachten Tetanusinfektionen (80 gegen 27 Schrapnell- und Granatverletzungen).

Stellt man die Morbidität gegen die der früheren Kriege, so ist das Ansteigen auffällig:

Im Krimkriege	1.5‰
„ amerikanischen Sezessionskriege	2‰
„ deutsch-französischen Kriege	3.5‰
1914. August—Oktober	6.6‰.

Prophylaktische Impfungen wurden nur vereinzelnt, in ausgewählten Fällen angewendet, teils weil man zu ihrer Wirkung kein Vertrauen hatte, teils weil nicht genügend Serum aufzutreiben war. Der Unterschied in der Morbidität ist auch kein grosser:

Ohne Impfung	7.7‰
Unter den mit Auswahl Geimpften	5.5‰.

Die Erfolge der Serumbehandlung selbst sind gleichfalls wenig ermutigend.

Von 152 mit	Serum Behandelten	starben 105,	genasen 47
„ 15 ohne	„ „	„ 12,	„ 3.

Auf Grund eines grösseren Materials referierte Kümmel auf dem ersten Chirurgentag in Brüssel (7. April 1915):

Von 351 Fällen starben 242, wurden geheilt 109;
(Frontfälle) Mortalität .... 70%.

Von 125 Fällen starben 61, wurden geheilt 64;
(Hamburger Fälle) Mortalität .... 49%.

Die geringere Mortalität schreibt er der längeren Inkubationszeit der nach Hamburg transferierten Verletzten zu. Mit Recht, wie ich glaube.

Morbidität. Die Morbiditätsziffer stieg bis zum Winter immer noch an. Wenn sich auch heute noch kein völlig klares Bild der Verhältnisse geben lässt, so sind einzelne Daten doch schon verwertbar. In

Belgien und der Champagne stieg die Krankheitsziffer, die in den Vogesen nur 6.6‰ betrug, auf 10—12‰ an (S u d e c k, E n d e r l e n), und erreichte nach einer Mitteilung von B e h r i n g an einzelnen Frontabschnitten die unerhörte Höhe von 4—5% (40—50‰). Neben diese Angabe möchte ich ein Fragezeichen setzen, denn selbst für den jetzigen Krieg wäre die angegebene Zahl enorm gross. Demgegenüber ist die Zahl der Tetanusfälle auf dem östlichen Kriegsschauplatz, besonders in den polnischen Sandflächen zwar immer noch sehr gross, aber bei weitem nicht so hoch wie im Westen. Zum Vergleiche kann die Statistik von A r z t herangezogen werden, umso eher, als die äusseren Bedingungen des Materials, das ihr zu Grunde liegt, denen bei der M a d e l u n g'schen Statistik sehr nahekommen. (Beide Aufstellungen beziehen sich auf das Material von Festungslazaretten, die von den Fronten ungefähr gleich weit entfernt waren : Krakau und Strassburg).

	Zahl der Verwundeten	Tetanus	Morbidität	Mortalität	%
MADELUNG :	27677	174	6.6‰	115	70%
ARZT :	26597	65	2.4‰	43	83%

Mortalität.

Nicht nur die Morbidität, sondern auch die Mortalität war im Anfange dieses Krieges enorm. Wenn man neben den grossen Sammelstatistiken (M a d e l u n g 70%, K ü m m e l 70%, A r z t 83%) die Statistiken der Hauptverbandplätze und Kriegslazarette heranzieht, so ergibt sich, dass die Mortalität des Tetanus an den meisten Plätzen über 70% betrug. So berechnet E n d e r l e n von 34 Fällen 79%, G u n d m a n n 80%, K l i e n e b e r g e r von 31 Fällen 84%, L i e b o l d von 4 symptomatisch behandelten Fällen 100%, M e n z e r von 17 Fällen 100% Mortalität. Die ersten 13 Fälle Schneider's (subkutan mit Serum behandelt) endeten alle tödlich = 100%. 6 Fälle S i e m o n's 100%. 6 Fälle W i e n e r t s 100%. W i e s e l verlor von 13 Fällen 10 = 92%. W o l f s o h n von 29 Fällen 27 = 93% Mortalität.

Diese Zahlen stimmen mit der Mortalitätsstatistik des 1870/71-er Krieges überein, nach der von 326 Fällen 295 starben = 90.49% Mortalität (S t r i c k e r), ein Beweis, dass der Tetanus acutissimus (R o s e), wie er nach Kriegsverletzungen meist auftritt, durch die übliche Serumbehandlung kaum beeinflusst wird.

Die Methoden der Serumapplikation.

Um hier gleich meine Ansicht über die Heilwirkungen des Serums vorweg zu nehmen, muss ich zunächst betonen, dass die Erfolge in den weitab von der Front gelegenen Kriegsspitälern bedeutend besser sind, als sie im Frieden waren. Betrachtet man diese Fälle epikritisch, so darf man nicht vergessen, dass die bis hierher gelangenden Fälle meist eine längere Inkubationszeit aufweisen, also zu denjenigen gehören, die, wie allbekannt, auch ohne spezifische Behandlung heilen können. Stellt man aber die Angaben des jetzigen Krieges denen grösserer Friedensstatistiken gegenüber, so ist der Fortschritt doch augenfällig. Der Grund dürfte darin zu suchen sein, worauf ich übrigens schon in der Einleitung hingewiesen habe, dass die Anwendung des Serums in höheren Dosen und in zweckmässigerer Weise erfolgte.

Kleine Dosen, subkutan angewandt, kommen wegen der langsamen Resorption meist zu spät und sind selbst zur Bindung des noch kreisenden Toxins unzulänglich. Die Autoren, die im jetzigen Kriege gute Erfolge sahen, gaben das Serum intravenös oder intralumbal. Prinzipiell besteht zwischen den beiden Anwendungsarten kein Unterschied, denn auch das intralumbal gegebene Serum wirkt erst nach seiner Resorption, d. h. nachdem es den Lumbalsack verlassen hat. Die ausgezeichneten Versuche Meyers haben dies zweifelsohne bewiesen. Ich kann mich übrigens ausser auf ihn noch auf zwei andere Forscher, Behring und Paltauf, berufen, die gewiss zu den besten Kennern der Antitoxinwirkung gehören. Alle drei betonen, dass die Zellen des zentralen Nervensystems das Antitoxin weder aus dem Blute, noch aus der Zerebrospinalflüssigkeit aufnehmen. Alle drei halten die intralumbale Anwendung für überflüssig, da man mit der intravenösen dieselben Erfolge erreichen kann. Ich will noch dazusetzen, dass die intralumbale Anwendung durchaus nicht gefahrlos ist. Vor Jahren fand ich bei der Sektion eines zwölfjährigen Kindes, dem ich wegen schwersten Tetanus Antitoxin intralumbal injiziert hatte, eine eitrige Meningitis. Seit dieser Zeit gebe ich Serum nie mehr intralumbal. Kann man auch in diesem vereinzelten Fall eine zufällige Infektion anschuldigen, so muss es dennoch auffallen, wenn man in der Veröffentlichung von Moritz (Brief aus Köln) liest, dass unter 32 aus den verschiedensten Kölner Lazaretten zur Sektion gekommenen Tetanusfällen bei 12 eine eitrige spinale Meningitis festgestellt wurde. Bedenkt man ferner, dass ich unter vielen Hunderten von Lumbalpunktionen und intrameningealen Arzneiinjektionen (Magnesium usf.) niemals eine Infektion der Hirnhäute beobachtete, so muss ich in meinem Falle (und vielleicht auch in den Kölner Fällen) eine sekundäre Verunreinigung des Serums annehmen. Das Serum der Behringwerke ist unbedingt steril. Dafür bürgt die strenge und sorgfältige Kontrolle, unter der seine Erzeugung steht. Aber gerade im Laufe des jetzigen Krieges müssen wir mit Seren sehr verschiedener Provenienz arbeiten, über deren Sterilität keine unbedingte Sicherheit besteht. Rückenmarkshäute sind nun aber gegen Infektionen recht wenig widerstandsfähig, während die Abwehrkräfte des Blutes mit den Keimen, wenn sie nicht allzu zahreich sind, noch recht gut fertig werden. Schon aus diesem Grunde glaube ich die intralumbale Methode der Serumanwendung verwerfen zu müssen.

Die folgende Zusammenstellung spricht deutlich für die Wirksamkeit grosser Serumdosen :

Dreyfuss und Unger .. haben von 32 Fällen 10 verloren = 31% Mortalität
Siemon .... hat „ 20 „ 0 „ = 0% „
Sudeck .... „ „ 6 „ 2 „ = 33% „
Nach Kümmel sind von 125 Hamburger Fällen 61 gestorben .... = 49% „
„ „ „ von 17 mit sehr grossen Dosen behandelten Patienten 4 gestorben .... = 17% „
„ „ „ von 13 mit Serum und Salvarsan behandelten Patienten 2 gestorben = 15% „

Noch einmal möchte ich aber darauf hinweisen, dass alle diese Fälle eine mehr als 8 Tage betragende Inkubation hatten, weshalb sie immerhin vorsichtig beurteilt werden müssen. Sie gewinnen indessen entschieden an Beweiskraft, wenn man sie den Statistiken der Friedenszeit gegenüberstellt.

Nach der grossen Zusammenstellung von Permin über die Serumbehandlung des Tetanus betrug die Mortalität :

von 109 Fällen mit einer Inkubation von weniger als 10 Tagen 78.9%
„ 108 „ „ „ „ „ mehr als 10 Tagen 37.0%
„ 23 „ unbekannter Inkubation 34.8%

Diesen Zahlen stelle ich die Fälle Kreuters gegenüber, (intravenöse und spinale Behandlung mit grossen Serumdosen)

Mortalität von 14 Fällen mit einer Inkubation von weniger als 10 Tagen... 64.3%
„ „ 17 „ „ „ „ „ mehr als 10 Tagen... 12.2%

Mortalität von 31 Fällen 35.5%

Noch ein Umstand darf nicht aus den Augen gelassen werden : die möglichst frühzeitige Anwendung des Heilserums. Am kürzesten und bezeichnendsten hat sich darüber Ehrlich geäussert : „möglichst viel, möglichst rasch“.

Frühdiagnose des Tetanus.

In dieser Hinsicht ist das Wichtigste, den ersten Symptomen des Tetanus ganz besondere Aufmerksamkeit zu schenken. Wenn die traurigen Erfahrungen über den Tetanus während des Krieges uns doch etwas eingetragen haben, so war es die Vervollkommnung der feineren Diagnostik.

Die Experimentalpathologie unterscheidet zwischen Tetanus ascendens und descendens (Paltauf). Grosse Toxinmengen gelangen vom Blute direkt ins zentrale Nervensystem, und es entstehen zunächst Krämpfe auf dem Wege der kurzen Nervenbahnen (Gehirnnerven, n. trigeminus : Trismus, Nackensteifheit). Dies wäre der Typus descendens. Kleinere Toxinmengen dringen dagegen längs den Nervenbahnen zum Rückenmark vor, erhöhen die Erregbarkeit des ersten Reflexbogens und lösen lokale Spasmen aus (Lokaltetanus; Typus ascendens). Zu ihnen gesellen sich erst später Allgemeinsymptome, wie Trismus, Schlingkrampf usw. Die Inkubation ist beim ersten Typus kurz, beim zweiten desto länger, je weiter die Verletzung vom Zentralnervensystem entfernt ist. Doch gestatten nicht nur die Inkubationsdauer (die Folgen der Toxinproduktion und der Toxinwanderung) einen Schluss auf die Toxinmenge und mittelbar auf die Prognose, sondern auch die Geschwindigkeit und die Reihenfolge der Symptomentwicklung sind prognostisch von Wichtigkeit. Je rascher und dramatischer sich die Entwicklung und das Weitergreifen der Krämpfe von einer Muskelgruppe auf die andere gestaltet, umso grösser die entstandene und resorbierte Toxinmenge und umso ungünstiger die Prognose.

Das war im grossen und ganzen das Bild, das wir in Friedenszeiten vom Tetanus gewonnen hatten. Der einzelne Beobachter hatte im Laufe der Jahre nur wenig Gelegenheit, Tetanusfälle zu sehen, sodass ihm keine Möglichkeit geboten war, auch die feineren Züge des Krankheitsbildes zu studieren. Leider aber kann man eine genauere Kenntnis der Semiologie nur auf Grund direkter Beobachtung gewinnen. Hierzu bot sich während des Krieges reichlich Gelegenheit.

Der erste Fortschritt, der sich ergab, war der, dass wir in dem Lokaltetanus das früheste Zeichen der Krankheit erkennen lernten (Hannover, Haarf, Meyer, Tobias, Goldscheider). Der Muskeltonus ist erhöht, bei genauer Beobachtung lassen sich zeitweise fibrilläre Zuckungen von wachsender Intensität wahrnehmen. Oft treten schon in diesem Zeitpunkte Symptome hervor, die auf eine allgemeine Vergiftung hindeuten und auf die zu achten, wir erst jetzt gelernt haben. Nach Mendel sind „direkt prämonitorisch" die gesteigerte psychische Erregbarkeit, die Gemütsveränderungen und die Störungen der Harnentleerung. Blumenthal (zit. bei Tobias) erwähnt Störungen des Schlingaktes, Klineberger Missgefühle und Gespanntheitsgefühl in den Kaumuskeln, Goldscheider die gesteigerte mechanische Erregbarkeit der Nervenstämme (wie bei der Tetanie) sowie das zuweilen vorhandene Babinski'sche Symptom als frühe Zeichen der allgemeinen Vergiftung.

Diese Symptome (wenn auch nicht sämtlich in allen unsern Fällen) haben auch wir beobachtet. Ihnen möchte ich ein oft vorhandenes Symptom anreihen, das wir meistens schon recht früh feststellen konnten, eine sozusagen embryonale Form des Risus sardonicus, eine fast unbeschreibbare, maskähnliche Versteifung des Gesichts. Die feineren mimischen Muskeln geben — schon geraume Zeit vor Eintritt des Trismus — ihr Spiel auf und die sonst in steter Veränderung befindlichen Gesichtsfalten bleiben nun unbeweglich. Eine unserer Pflegeschwestern hat in manchen Fällen nur aus dieser Erscheinung schon 1—2 Tage vor Eintritt sonstiger Symptome unsere Aufmerksamkeit auf die herannahende Gefahr gelenkt und stets das Richtige getroffen.

Alle diese Frühsymptome lassen sich auf e i n e Quelle zurückführen, auf die gesteigerte Erregbarkeit des zentralen Nervensystems und die daraus resultierenden Störungen der feineren, zusammengesetzten Reflexbewegungen.

Ihre Wichtigkeit kann garnicht zu hoch veranschlagt werden, da von der frühzeitigen Erkennung und richtigen Deutung dieser Symptome die Möglichkeit abhängt, die Heilmethode des endoneuralen Giftabschlusses in Anwendung zu bringen.

Der endoneurale Giftabschluss. Die Literaturangaben über sie sind zwar recht spärlich, die einzelnen Fälle auch wenig überzeugend, da sich ja in Friedenszeiten nur selten die Gelegenheit zur Anwendung der Methode geboten hatte. Doch beobachtete ich in zwei Fällen eine derart prompte und sichere Wirkung, dass ich es für meine Pflicht halte, diese wenigstens in kurzem Auszuge mitzuteilen.

Der erste Fall bezieht sich auf eine Handverletzung, zu der sich am 6. Tage lokaler Tetanus in Arm gesellte. Als wir in Narkose zur Freilegung des Armgeflechtes schritten, erfolgte im Exzitationsstadium ein typischer grosser Anfall, der erste und letzte, den wir beobachteten. In jeden Stamm des Armgeflechtes spritzten wir soviel Antitoxin, dass der Nerv spindelformig aufgetrieben wurde. An den nächsten 3 Tagen war noch Trismus, Lokaltetanus im Arme noch 3 Wochen lang vorhanden. Dann aber schien vollkommene Heilung eingetreten zu sein. Nach 3 Monaten jedoch, am Tage der Redressierung der Handkontraktur trat noch ein allgemeiner Tetanusfall auf, der ungefähr 10 Minuten dauerte. Seitdem endgültige Heilung.

Der zweite Fall : 18 Tage Inkubation, nach schwerer Querschlägerverletzung im Fusswurzelgelenk. Plötzlich sehr heftige Schmerzen, Zuckungen in der Wadenmuskulatur. Erregbare Stimmung, Reflexsteigerung, insbesondere an der rechten Seite. Hohe Temperaturen. Schlingbeschwerden. Nach Freilegung des N. ischiadicus Toxinabschluss durch Antitoxin ; 10 g Chloral pro die ; 200 A. E. intra venam. 8 Tage lang Lokaltetanus in der Wadenmuskulatur, kein einziger allgemeiner Anfall. Fortwährende Irrigationen mit H_2O_2-Lösung. Eine mit Wundsekret geimpfte Maus stirbt in 36 Stunden an typischem Tetanus, was auf die hohe Wirksamkeit des Virus schliessen lässt.

Diese beiden Fälle haben mich von der Wirksamkeit der endoneuralen Injektionen vollauf überzeugt. * Die Erfahrungen der Experimentalpathologie liessen sich also in diesem Falle auf den Menschen übertragen. Die Schwierigkeit besteht jedoch darin, dass es verhältnismässig selten gelingt, den Tetanus früh genug zu erken-

* Seither sahen wir in einem dritten Falle promte Wirkung des Giftabschlusses. Schwere Unterarmverletzung, die schliesslich zur Amputation zwang. Lokaltetanus im Arm. Die mit dem Wundsekret geimpfte Maus geht in 18 Stunden an typischen Tetanus ein. Blokierung des Armgeflechtes. Kein allgemeiner Anfall. Genesung.

nen. Eine Methode, die Teutschländer empfohlen hat, würde hier zum Ziele führen : das Impfen einer Maus mit dem Sekret jeder irgendwie verdächtigen Wunde. Im Hinterlande, in gut eingerichteten Spitälern würde das sicherlich auf keine Schwierigkeiten stossen. Bei negativem Erfolg könnte die Maus am Leben bleiben, die Kosten wären also nicht gar so hoch, — erkrankt die Maus, so würde durch dieses kleine Opfer eventuell ein Menschenleben gerettet werden können. Im Kriege, nahe der Front, liesse sich dieser Gedanke wegen der allzugrossen Zahl der Verwundeten kaum verwirklichen, selbst nicht in der geistreichen Form, in der ihr der Verfasser das Wort redet (Bereitstellung eines mit kleinen Mäusekäfigen ausgestatteten Eisenbahnwagens für jedes Feldlazarett). In Friedenszeiten würde dagegen der Verwirklichung dieser Idee nichts im Wege stehen, doch meine ich, dass sie durch Verbreitung der prophylaktischen Impfungen überflüssig werden dürfte.

Magnesiumbehandlung.

Bei den übrigen Behandlungsmethoden kann ich mich ganz kurz fassen, mit einer Ausnahme, der Magnesiumbehandlung, die eine wirkliche Bereicherung der Tetanus-Therapie bildet. Doch muss ich hier gleichwohl auf die Artikel Kocher's und Meltzer's hinweisen, da für eine erschöpfende Behandlung des Gegenstandes der Raum zu beschränkt ist.

Es steht fest, dass das Magnesium sulfuricum (oder das von Zülzer empfohlene M. glycerinophosphoricum) die Reizbarkeit des ganzen Nervenapparats herabsetzt. Die Ansicht Straub's, dass es spezifisch auf die Endorgane der motorischen Nerven wirkt und das zentrale Nervensystem nicht beeinflusst, haben die Experimente Mansfeld's und die überzeugenden Beweise Meltzer's endgültig abgetan. Das Magnesium ist nach letzterem das am sichersten und nachhaltigsten wirkende Narkotikum, vorausgesetzt, dass es im Blute in einer gewissen konstanten Konzentration kreist. Durch Herabsetzen der bei Tetanuskranken immer hochgesteigerten Nervenerregbarkeit kann es die quälendste und gefährlichste Folge der Kämpfe, die Erschöpfung, hintanhalten.

Wie jedes andere Narkotikum, ist es nur bis zu einer bestimmten Konzentration (im Blute) gefahrlos ; steigt diese, so lähmt es das Atemzentrum. Im Tierversuche wirkt es, selbst in minimaler

Menge in die Rautengrube gebracht, sofort tödlich. Darum ist auch die intralumbale Anwendung nicht gefahrlos. Nach Issekutz ist seine Toleranzbreite sehr eng. Diese lässt sich zwar durch Kombination mit anderen Narkoticis erweitern (z. B. mit Luminal), doch kommt bei dieser Anwendungsart das Gesetz Bürgi's von der synergischen Potenzierung der Arzneimittel zur Geltung. Es können sich unerwartete Wirkungen einstellen, denen gegenüber auch das Kalziumchlorid, ein sonst prompt wirkendes Gegenmittel, versagen kann. Unmittelbare Wirkung auf das Herz hat das Magnesium nur bei direkter Einspritzung in den Blutstrom. Aus diesem Grunde warnt Meltzer vor der intravenösen Anwendung.

Da nach intralumbalen Injektionen leicht Atemlähmung eintreten kann (s. oben), so darf man diese nur machen, wenn für langdauernde künstliche Atmung vorgesorgt ist, vor allem verlässliches Personal zur Verfügung steht. Am einfachsten ist es, die künstliche Atmung mit der Meltzer-Auer'schen intratrachealen Insufflation einzuleiten. Nach Meltzer kann sie ein verlässlicher Wärter erlernen. Es scheint aber, dass in der Praxis die Sache doch nicht so einfach ist, da z. B. Kocher — der Übrigens begeisterter Anhänger der Magnesiumbehandlung ist — die Oxygeneinführung immer durch eine kleine Tracheotomiewunde vornahm. Es scheint auch, dass selbst die tracheale Insufflation nicht für alle Fälle genügt. So war Sauerbruch (nach Jehn's Mitteilung) gezwungen, den N. phrenicus beiderseits zu durchschneiden, um die künstliche Atmung mit Erfolg durchführen zu können. Dem Kranken schadete die Phrenikotomie nicht, die künstliche Atmung rettete ihm das Leben. Ich glaube aber schon mit dem bisher Gesagten bewiesen zu haben, dass der Magnesiumschlaf, so ideal er auf die tetanischen Krämpfe wirkt, in seiner Anwendung doch ziemlich heikel ist. Wie jedes differente Narkotikum, so verlangt auch das Magnesium einen Künstler, der die Narkose beständig, und zwar tagelang, kontrolliert. Dann freilich sind die Erfolge glänzend. Kocher heilte eine Serie von 6 schweren Tetanuskranken ohne Todesfall. Wenn aber ein begeisterter Anhänger der Methode betont, dass zur Behandlung eines Tetanuskranken ein Arzt nicht genügt, sondern beständig zwei Ärzte in Permanenz treten müssten, so schliesst schon dieser

Umstand allein die allgemeine Anwendung desMittels in der Kriegschirurgie aus.

Auch wir machten mit dem Magnesium, und zwar noch in Friedenszeiten, Versuche. Als aber die Massentransporte des Krieges kamen, mussten wir es aus Mangel an entsprechenden Hilfskräften beiseitelegen. Unter dem Drucke des sich immer steigernden Enthusiasmus nahmen wir es wieder auf. Es ist zweifellos, dass es, intradural gegeben, bei entsprechender Dosis sofort krampfstillend wirkt; dass das glycerophosphorsaure Salz, intravenös gegeben, viel schwächer wirkt als die intralumbale Injektion der schwefelsauren Verbindung; dass endlich die subkutane Anwendung in wirklich schweren Fällen vollkommen versagt, weil die Resorption zu ungleichmässig ist. Aus diesen Gründen halte ich das sonst ganz ausgezeichnete Verfahren nur unter ausnahmsweise günstigen Verhältnissen — bei absolut verlässlichem und mit der Methode vertrautem Hifspersonal — für durchführbar.

Neuere Behandlungsmethoden.

Von den neueren Behandlungsverfahren wollen wir nur zwei erwähnen. Das eine ist die Injektion von menschlichem Serum, das einem Tetanusrekonvaleszenten (oder nach Durlacher irgend einem serösem Exsudat entnommen) ist. Doch steht es nach Untersuchungen von Noeggerath und Schottelius sowie von Wintz fest, dass Rekonvaleszenten-Serum so geringe Mengen Antitoxin enthält, dass von Einspritzungen dieses so schwer zu beschaffenden Heilmittels keine — auch nur in Zahlen ausdrückbare — Wirkung zu erwarten ist.

Als Kuriosum erwähne ich den Vorschlag Unger's, der, um das Antitoxin unmittelbar an das Gehirn zu bringen, durch einen, in die Art. ulnaris durch die Karotis in den Schädel vorgeschobenen Ureteren-Katheter das Serum einzuspritzen empfiehlt... !

Über die Wirkung der ultravioletten Strahlen (Jesionek, Jakobsthal), der heissen Bäder, der Piorkowski'schen Tetanusbazillen habe ich keine persönlichen Erfahrungen. Ausser bei ihren Empfehlern fand ich keine Notizen darüber in der Literatur. Bloss die heissen, prolongierten Bäder scheinen nach Angaben der Nachprüfer subjektiv günstig zu wirken.

Serumkrankheit. Es ist kein Wunder, dass bei der Massenanwendung des Serums im jetzigen Kriege der einzige grosse Nachteil dieser Methode — die Serumkrankheit — viel von sich reden machte. Boenhein, Freund, Mertens, Müller, Simon und Voit beschreiben einschlägige Fälle, Klimenko soll sogar 33 Fälle von anaphylaktischem Shock aus der Literatur gesammelt haben. Auch ich sah 3 Fälle, zwei wenige (2—3) Tage nach prophylaktischen Einspritzungen (primäre Giftwirkung) und einen (am 14. Tage) in Form der Serumkrankheit. Die Fälle ersterer Art werden mit der Zeit sicher seltener werden. So bringen schon heute die Behring-Werke (nach Angabe Behrings) nur noch Sera mit niedrigem anatoxischen Index in den Handel. Es scheint, dass das Serum einzelner Pferde besonders reich an diesen Giftstoffen ist. So ist es allbekannt, dass bei der Diphterieimpfung zeitweise Serien von Exanthemen auftreten, um dann, sobald Serum von anderen Tieren geliefert wird, für lange Zeit ganz auszubleiben.

Ich halte es für wichtig hervorzuheben, dass, trotz der manchmal dramatisch einsetzenden, beängstigenden Symptome und auch trotz der furchteinflössenden Nomenklatur (anaphylaktischer Shock) weder ich selbst ernste Nachwirkungen gesehen habe, noch auch in der ganzen Literatur sich auch nur ein Todesfall auffinden liess. Es ist sogar auffällig, dass die beschriebenen Fälle, soweit ich die Literatur überblicken kann, sämtlich von ihrem Tetanus geheilt wurden. Dies kann Zufall sein, aber auch im Sinne einer „Massenüberschwemmung" gedeutet werden. Die meisten Fälle wurden nach wiederholter intravenöser Applikation des Serums beobachtet. Einige Ausnahmen (kleine Dosen, primäre Giftwirkung) habe ich oben erwähnt.

Unsere Fälle. Vergleicht man unsere Ausführungen mit dem, was wir an unserm Krankenmaterial beobachteten, so ergeben sich anscheinend ganz widersprechende Folgerungen. Diese Widersprüche sind aber nur scheinbare. Da man beim Tetanus **nicht** generalisieren darf, wie ich das in der Einleitung ausgeführt, muss ich unsere Krankengeschichten in kurzem Auszuge einzeln anführen.

1. Aufn. Nr. 36. B. I. 19/X. 1914. Unterarm-Durchschuss. Ink.: 21 Tage, leichter Tetanus. 80 A. E. intravenös, Na. Br. Chloral, Morph. 3-mal täglich. Max. Temp. 38.5°. Am 20/XI. geheilt.

2. Aufn. Nr. 536. Sch. E. 26/XI. 1914. Oberarm-Durchschuss. Mit allgemeinen Krämpfen eingeliefert. Ink.? Sensorium getrübt, 40 A. E. in den Plexus (Kulenkampf), 80 A. E. intravenös. Br. Chloral, Morph. schwere Sepsis. Septische Nachblutung. Am 1/XII. Exitus.
3. Aufn. Nr. 1001. H. J. 3/XII. 1914. Unterarmschuss mit Splitterbruch beider Knochen. Ink. 4 Tage. 160 A. E. Na. Br.+Chloral, 9×3-mal 10 ccm. Carbolöl tägl. 4 - m a l 0.2—06 gr. Morph. Temp. 40.2⁰. P. 142. † 17. XII. 1914. Sektion : Hyperaemia universalis. Oedema pulmonum.
4. Aufn. Nr. 1603. N. J. 20/XII. 1914. Streifschuss am Rücken. Ink.: 13 Tage. 160 A. E., Na. Br. + Chloral, 3-mal 0.02 Morph. Max. Temp. 38.5⁰, am 28/II. 1915 geheilt.
5. Aufn. Nr. 2220. S. V. 21/II. 1915. Streifschuss der linken Hand. Schwere Infektion. Ink. 18 Tage. Bei der Einlieferung lokaler Tetanus am Arme, in der ersten Nacht allgemeiner Anfall. 80 A. E. in den Plexus brachialis + 100 A. E. intravenös, 2 stündlich Na Br. + Chloral, 3 mal 0.02 Morph. Tetanus geheilt.
6. Aufn. Nr. 3574. L. Gy. 25/III. 1915. Erfrierung II. u. III. Grades beider Hände. Ink? (schwere Sepsis, anamnestische Daten nicht eruierbar) schwerster Tetanus. 160 A. E. Tägl. 3—4-mal 0. 02 Morph. Na Br. + Chloral. Max. Temp. 39—40⁰. Wegen Schluckbeschwerden Ernähren per Rectum. Am 9/IV. Exitus. Sektion : Eitrige Bronchopneumonie, ichoröse Pleuritis rechts.
7. Aufn. Nr. 5337. H. A. 20/VI. 1915. Schwere Phlegmone an Hand und Unterarm. Kopftetanus. Max. Temp. 39.2⁰. 150 A. E. 15 ccm. Mg. glycerophos. intravenös, 3—4-mal 0.02 Morph. Tetanus am 6/VIII. geheilt.
8. Aufn. Nr. 4232. O. P. 23/V. 1915. Schwere Zertrümmerung des linken Unterarms. Bei der Aufnahme ausgesprochener Lokaltetanus bis zur Schulter. 120 A. E. in den Plexus. (Kuhlenkampf). Am 25/V. alle 10 Min. schwerer allgemeiner Tetanusanfall. Am stärksten ausgeprägt an der Rumpfmuskulatur. 26/V. kein Anfall. 27/V. Schluckbeschwerden. Trismus nimmt zu. 80 A. E. intravenös. 28/V. Bauch muskulatur ad max. contrahiert. 100 A. A. in den Plexus (Kuhlenkampf) + 100 A. E. intravenös. Die Krämpfe lassen bei Morph. + Chloral-Medikation langsam nach. Trotz breiter Spaltung und ständiger Medikation mit H_2O_2 schreitet die Gangrän am Unterarm fort, sodass am 28/V. der Unterarm im Ellenbogengelenk abgesetzt werden muss. Tetanus am 6/VI. geheilt.
9. Aufn. Nr. 5506. H. J. 27/VI. 1915. Schwere Zertrümmerung des rechten Unterschenkels durch Minenexplosion. Ink. 6 Tage. Ständige schwere Krämpfe. Max. Temp. 38.8⁰, P. 148. 140 A. E. 4 mal 1—2 ccm. Mg. glycerophos. intravenös + Morph. Am nächsten Tag Exitus. Sektion : Hyperaemia universalis.
10. Aufn. Nr. 5852. V. V. 23/VII. 1915. Steckschuss im rechten Unterschenkel (Granatsplitter). Ink. 7 Tage. Mit schweren tetanischen Krämpfen eingeliefert, 200 A. E., Mg. glycerphos. intravenös. Am nächten Tage Exitus. Sektion: Hyperaemia corticis cerebri et organorum abdominalium.
11. Aufn. N. 5900. B. J. 22/VII. 1915. Steckschuss im rechten Unterschenkel (Granatsplitter). Schwerster Tetanus von vorwiegend diaphragmatischem Typus. Siehe beiliegende Tabelle.
12. Aufn. Nr. 7817. F. J. 3/XII. 1915. Zertrümmerung des linken Ellenbogengelenks durch Granatschuss. Granatsplitterverletzungen am Unterarm und am Rumpf. Ink. 6 Tage. Schwerer Tetanus. Geheilt.
13. Aufn. Nr. 8622. A. Gy. 29/XII. 1915. Schussverletzung der linken Hand mit

PÉNZINTÉZETEK HADIKÓRHÁZA.

Felvételi szám: 5900

Osztály: I. II. III. IV. V. VI.

Kórterem: Tetanus szoba

Ágyszám: 1253

PÉNZINTÉZE

Felvételi szám:

Osztály: I. II. III. IV.

Kórterem:

Ágyszám:

LÁZTÁBLA

Név: Belyán Ferenc

Felvétetett: 1915 VII. 30.

Kórisme:

Elbocsájtatott: 1915 XII. 9.

Julius	11.	12.	13.	14.	15.	16.	17.	18.	19.	20.
Roham Anfälle	Trismus, Dyspnoe, Opisthotonus			Apnoe	Apnoe	Apnoe				
Antitoxin	100 AE IL	100 IL	100 IL	100 IV	100 IL	100 IV	100 IV	100		
	100 AE SC	100 SC	100 SC	100 SC	100 SC	200 SC				
Magnesium	10 K. 25% IV	7·5 gm IV	6·25 IV	7·5 gm IL	7·5 gm IV, SC	8·5 gm SC	10 gm IV	3·25 gm IL, IV		5 gm IV
Morphium	0·02	0·02	0·02	inj. SC	0·02	0·02	0·02	4 × 0·02		5 × 0·02
Chloral	8 gramál			0·02						

Temperature scale: 40°, 39°, 38°, 37°, 36°, 35°

AE - Antitoxin egység, Antitoxin Einheit
IL - Intralumbal
IV - Intra venam
SC - Subcutan.

IKÓRHÁZA.

PÉNZINTÉZETEK HADIKORHAZA.

Felvételi szám: ....

Osztály: I. II. III. IV. V. VI.

Kórterem: ....

Ágyszám: ....

LÁZTÁBLA

Kórisme: ....

Felvétetett: .... Elbocsájtatott ....

22.	23.	24.	25.	26.	27.	28.	29.	30.	31.	1.
0	100	200 I.L.								Summa 2000 AE
IV	75 gm IV	75 g IV	5 gm IV	15 cc IV						96.75 gm
0·02	4×0·02	2×0·03	0·02	3×0·02	3×0·02	0·02	2×0·02	2×0·02	2×0·02	1·07 gm

schwerer Knochenzertrümmerung. Ink. 23. Tage. Lokaltetanus der auf die andere obere Extremität übergeht. Beginnender Trismus. Max. Temp. 39°. 50 A. E. in den Plexus .Leichter Tetanus am 23/I. 1916 geheilt.

14. Aufn. Nr. 9522. E. J. 23/II. 1916. Granatverletzung mit Zertrümmerung der linken Beckenschaufel und des Hüftgelenks, mit Dickdarmfistel und Kotabszess. Ink. 56 Tage. Der Tetanus setzt am Tage nach der Einlieferung ein und geht wahrscheinlich von einem tiefen Dekubitus aus. Unter dem Bilde des Tetanus acutissimus zum Tode führender Fall. Sektion: Peritonitis incipiens, Phlegmone gangr. ad musc. ileopsoadicum. Tetanus.

15. Auf. Nr. 7389. F. A. 8/VI. 1916. Der mit intraneuraler Injektion in den Ischiadicus, Femoralis und Obturatorius behandelte, oben erwähnte Fall.

— —

Wenn man die Fälle zahlengemäss betrachtet, so entspricht die Heilungsziffer im grossen und ganzen der aus der Literatur durchschnittlich zu berechnenden Prozentzahl. Bei 40% Mortalität 60% Heilungen. So betrachtet, kann man weder auf die Prognose noch auf den Einfluss der Behandlung aus diesen Zahlen Schlüsse ziehen. Von den verstorbenen Fällen waren 3 mit schweren allgemeinen Krämpfen zur Aufnahme gekommen. Die durch den Transport noch gesteigerten septischen Erscheinungen trübten das Sensorium der Kranken so stark, dass man selbst die Inkubationszeit nicht eruieren konnte. Da wir die Kranken ohne Vormerkblatt bekamen, konnten wir weder das Datum der Verletzung, noch den Beginn der ersten Tetanussymptome feststellen.

Vom Gesichtspunkt der Therapie halte ich den Fall 5900 für den wichtigsten. Den Fall muss man trotz der langen Inkubation zu den schweren rechnen, da der Zwerchfellkrampf und der dadurch bedingte, zu schweren Erstickungsanfällen führende Atemstillstand das hervorstechendste Symptom war. Nur mit Oxygeninsufflation und künstlicher Atmung konnte der Kranke am Leben erhalten werden. Der auf der Fiebertafel vermerkte Behandlungsmodus beweist, dass in derartigen Fällen die sonst so verwerfliche Polypragmasie Nutzen stiften kann.

Noch ein Wort zu unserer Antitoxin-Behandlung. Aus den Krankengeschichten geht hervor, dass wir gegen unsere Überzeugung nur verschwindend kleine Dosen geben konnten. Am Anfange des Krieges war die Beschaffung des Serums schwer, weil davon nur wenig vorhanden war, später, weil die Heeresleitung das in grossen Mengen hergestellte Serum für die prophylaktischen Impfungen in Beschlag nahm. Gleich zu Beginn des Krieges kauften wir das im Handel befindliche Serum auf, reservierten es aber für die prophylaktischen Impfungen der frisch eingelieferten verdächtigen Fälle. So blieb zur Behandlung der mit Tetanus ankommenden Kranken nur wenig Serum übrig. Infolgedessen waren wir gezwungen die symptomatische Behandlung in den Vordergrund zu stellen (Morphin, Chloral, in einzelnen Fällen Magnesium). Wir isolierten jeden Fall im Tetanuszimmer und stellten eine besonders geschulte Pflegeschwester bei. Auch unsere Ärzte waren in ständiger Permanenz, was besonders bei der Mg.-Behandlung von grosser Bedeutung war. Der beispiellosen Aufopferung des Pflegedienstes muss ich es zuschreiben, dass es uns gelang, in einigen sehr schweren, schon verloren gegebenen Fällen das Leben der Kranken noch zu erhalten.

Literatur.

Asepsis, Sepsis, Gasgangrän.

BACKER: Sonnen- u. Freiluftbehandlung schwer eiternder Wunden. D. m. W. 1914. No. 52.

BANDORF: Beiträge zur Behandlung von inf. Schusswunden etc. M. m. W. 1914. p. 2226.

BAUM: Ortizonpulver in der Behandlg. schw. Schusswunden. M. m. W. 1915. No. 22. p. 761.

BERNHARD: Über Wundbehandlung. M. m. W. 1916. p. 625.

BLIND: Kriegschir. Erfahrungen mit Pellidol. M. m. W. 1915. p. 1228.

BOGDÁN: Ismeretlen természetü fertőzőbetegség sebesültek közt. O. H. 1915. p. 270.

BORSOS: A napfény befolyása a sebek gyógyulására. O. H. 1916. p. 27.

BRAUN: Die offene Wundbehandlung. Kr. ch. Hft. 10. p. 13.

BRILL: Zur Lichtbehandlung. v. eitrig. jauchigen Wunden. D. m. W. 1914. p. 2100.

BRUNNER: Erdinfektion u. Antiseptik. Zlbl. f. Chir. 1915. No. 32.

BRUNS: Zur Wundbehdlg. im Kriege. Kr. ch. Hefte 6. p. 189.

— Kr. ch. Hft. 10. p. 1.

— Kriegschirurg. Beobachtungen eines amerik. Chirurgen. Kr. ch. H. XIII. p. 555.

BUDAY: A balassagyarmati különös fertőzésekről. O. H. 1915. p. 683., 700.

BULLING: Hautdesinfection und Wundbehdlg. mit Joddämpfen nach Jungengel. M. m. W. 1915. p. 1584.

DEDOLPH: Jodtinktur, Perubalsam und Wasserstoffsuperoxyd, mittels Zerstäuber angewandt. D. m. W. 1915. p. 107.

DUSCHKOW-KESSIAKOFF: Pix liquida zur Behdlg. infiz. Wunden. M. m. W. 1915. p. 1067.

ENGEL: Chlortorfkissen als antisept. Verbandstoffsparer. D. m. W. 1915. p. 44.
FACKENHEIM: Behandlg. eiternder Wunden mit Zucker. M. m. W. 1915. p. 1001.
FAISST: Chirurgie im Kriegslazarett. Kr. ch. Hft. 3. p. 391.
FEHLING: Über Wundbehandlung bei Kriegsverletzten. Kr. ch. H. Hft. 15. p. 1.
FIEDLER: Über granulierendes Wundöl Knoll. D. m. W. 1915. p. 1162.
FREUND: Über Behg. gangränöser Wunden m. künstl. Magensaft. W. kl. W. p. 1653.
FRAENKEL: Über die Verwendung des Wasserstoffperoxyds bei der Wundbehandlg. D. m. W. 1915. p. 66.
FRIEDENTHAL: Kriegsseuchenbekämpfung durch klinische antiseptische Massnahmen. Berl. kl. W. 1914. p. 1937.
GEBELE: Moderne Wundbehandlung und chirurg. Assistenz. M. m. W. 1915. p. 1729.
GRUNERT & MOHR: Zur offenen Wundbehandlung. M. m. W. 1916. p. 403.
GUNDERMANN: Kriegschir. Bericht aus d. Giessener Klinik. Kr. ch. H. Hft. 9. p. 479.
HAENEL: Über Wundbehandlung im Kriege. M. m. W. 1915. p. 485.
HAMM: Asepsis oder Antisepsis bei frischer Wundinfection. Kr. ch. H. Hft. 15. p. 12.
HANNES: Zur Frage der Asepsis im Felde. M. m. W. 1914. p. 2351.
HANS HANS: Über die Verwendung gaserzeugender Mittel in Wundkanälen und engen Körperhöhlen. M. m. W. 1915. p. 1031.
HÄRTEL: Offene Wundversorgung. M. m. W. 1915. p. 1302.
HERCHER: Zuckerbehdlg eiternder und verunreinigter Wunden. M.m. W. 1916. p. 333.
HERFF: Salizylzuckerverband. M. m. W. 1916. p. 515.
-- Prinzipien in der Bekämpfung einzelner lokaler Wundentzündungen. M. m. W. 1915. p. 573.
HERZOG: Zur Anwendung der Jodtinctur. M. m. W. 1914. No. 48.
HUFNAGEL: Die kombin. Behdlg. langdauernder Wundeiterungen mit ultraviolettem Licht und allgemeiner Diathermie. D. m. W. 1915. p. 860.
HUFNAGEL: Wundennachbehandlung m. Ultraviolettlicht. D. m. W. 1915. p. 67.
— Wundbehdlg. mit warmem Bad, Ultraviolettbestrahlung. D. m. W. 1915. p. 1552.
HÜSSY: Zur Behandlg. der septischen allgem. Infektion. M. m. W. 1915. p. 576.
JOCHMANN: Sepsis. D. m. W. 1914. pag. 1929.
— Wundinfektionskrankheiten: Erysipel. D. m. W. 1914. pag. 1977.
KLAPP: Über physikalische Wundbehandlung. M. m. W. 1916. p. 433.
KRAUSS: Zur Wundbehandlung. M. K. 1914. No. 35.
KROH: Kriegschirurg. Erfahrungen einer San. Komp. Bruns Kr. ch. H. VIII. 1915. p. 347.
KRÜGER: Ueber offene Wundbehandlung. Kr. ch. H. Heft 12. p. 382.
KÜMMEL: Korkpapier bei Tamponade offener Wunden. M. m. W. 1916. p. 60.
LEDDERHOSE: Sparsame u. beschleunigte Wundbehandlung im Kriege. D. m. W. 1914. p. 1911.
LEUBUSCHER: Über auffallend beschleunigte Wundheilung mit einem neuen Wundstreupulver. M. m. W. 1915. p. 1236.
LEXER: Die Grundlagen der heutigen Kriegschirurgie. D. m. W. 1914. No. 40.
LUCK: Zur Wundbehandlung. D. m. W. 1914. pag. 2030.
LÖRCHER: Offene Wundbehdlg. mit Zellstoffmullringen. M. m. W. 1915. p. 1445.
MANNINGER: Széljegyzetek a mai hadi sebészethez. O. K. 1914. p. 738.
MATTI: Ergebnisse der bisherigen kriegschir. Erfahrungen. D. m. W. 1915. p. 1447. u. p. 1481.
MELCHIOR: Über den Begriff der ruhenden Infektion in seiner Bedeutung für die Chirurgie. Berl. kl. W. 1915. p. 97.

MENDEL: Die Kohlensäurebehandlung eiternder Wunden. M. m. W. 1915. p. 932.
ERICH MEYER: Bemerkungen zur Wundbehandlung mit Zucker. M. m.W.1916. p. 69.
MÜNCH: Eine einfache wirksame Behandlgsmethode bei infiz. Wunden. M. m. W. 1915. p. 900.
OBERST: Zur Technik des ersten Wundverbandes im Felde: M. m. W. 1914. p. 2320.
PAYR: Gelenkverletzungen, Gelenkeiterungen u. ihre Behandlung. M. m. W. 1915. p. 1241.
REHN: Kriegserfahrungen eines beratenden Chirurgen. Kr. ch. Hft. 1. p. 127.
ROTHE: Chirurgie im Kriegslazarett. Kr. ch. H. Hft. 2. p. 183.
SCHÄCHTER: Sebkezelési tapasztalataim. Gy. 1915. p. 569.
SCHÄFER: Feuchte Verbände ohne wasserdichten Stoff. M. m. W. 1916. p. 515.
SCHEDE: Offene Wundbehandlung eiternder Wunden. M. m. W. 1914. p. 2114.
SCHÖNWERTH: Wundverband bei Schussfrakturen. M. m. W. 1914. p. 1861.
SCHULTZE: Asepsis und Amputation im Kriege. D. m. W. 1915. p. 42.
SEEFISCH: Die Frage der off. Wundbehdlg. im Kriege. Kr. ch. H. Hft. 15. p. 19.
SEHRT: Die Stauungsbehdlg. schwerer Granat- u. Shrapnellverletzungen. M. m W. 1915. p. 1260.
SPRINGER: Offene Wundbehdlg. eiternder Wunden. M. m. W. 1916. p. 351.
STEINDLER: Die Wundantisepsis im Felde mit bes. Berücksichtigung des Wasserstoffsuperoxyds. W. Kl. W. 1914. p. 1125, 1163.
STRAUSZ: Vorzüge des Zellstoffes als Ersatz für Mull & Watte. D. m. W. 1915. p. 107.
STRÖBEL: Über Händedesinfektion. M. m. W. 1916. p. 445.
SZVINYAREV: Sebkezelési tapasztalataim. Gy. 1915. p. 160.
TAR: A roncsolt sebek kezelése egy uj anyaggal. O. H. 1915. p. 587.
VERTH: Über den Wert der Desinfection des Operationsfeldes. M. m.W. 1915. p. 1297.
WAGNER: Sebgyógyitás illóolajokkal. O. H. 1915. p. 88.
WEILER: Eine Methode zur Dauerdrainage tiefer Höhlenwunden. M. m. W. 1915. No. 8. p. 278.
WEISSENBERG: Über offene Wundbehandlung. D. m. W. 1915. p. 1193.
WILD: Für die offene Wundbehandlung. M. m. W. 1916. p. 333.
ZUCKERKANDL: Über Wundbehandlung im Kriege. D. m. W. 1915. p. 1505.

Tetanus.

ALEXANDER: Zur Behandlung des Tetanus. M. m. W. 1914. p. 2260.
ANGERER: Zur Behandlung des Wundstarrkrampfes. M. m. W. 1914. p. 2226.
ARTHUR u. W. MEYER: Die intraneurale Injection von Tetanusantitoxin bei lokalem Tetanus. Berl. kl. W. 1915. II. p. 975.
ARZT: Über Tetanus.
BEHRING: Indikationen für die serumtherapeutische Tetanusbekämpfung D. m. W. 1914. pag. 1833.
— Zur Anwendung des Tetanusserums. D. m. W. 1914. p. 1956.
— Mein Tetanusimmunserum. Berl. kl. W. 1915. p. 121.
BOENHEIM: Ein Fall von Intoxikation nach Tetanusheilserum. Berl. kl. W. 1914. p. 1956.
BRUNS: Kriegschir. Beob. eines amerik. Chir. Tetanus und Wundbehandl. Kr. ch. H. XIII. p. 555.
CZERNY: Zur Therapie des Tetanus. D. m. W. 1914. p. 1906.
— D. m. W. 1914. p. 1933.
DREYFUS: Über die Behandl. d. Tetanus. Aerztl. Verein in Frankfurt a/M. 2. IX. 1914. M. m. W. 1914. p. 2282. Discussion: Sachs, Unger, Gümke.

DREYFUS & UNGER: Die kombinierte Antitoxinüberschwemmungs- und Narkosentherapie des Tetanus. M. m. W. 1914. p. 2417.

DURLACHER: Beh. v. Tetanus traumat. mit ser. Transsudat der Bauchhöhle. M m. W. 1914. p. 2116.

ENDERLEN: Erfahrungen eines ber. Chirurgen. Kr. ch. H. XII. p. 419.

— Kr. ch. H. 13. p. 421.

EUNIKE: Über Tetanus nach Schussverletzungen. M. m. W. 1914. p. 1247.

— Zur Tetanusbeh. m. Magnesiumsulfat. M. m. W. 1914. p. 2225.

EHRLICH: Die Antitoxinbeh. des Tetanus. M. m. W. 1915. p. 1036.

FALK: Zur Beh. d. Tetanus m. subkutan. Magn. Inject. D. m. W. 1914. p. 1689.

— Einige Beobachtungen bei Beh. v. Tetanus m. subkut. Magn. Inj. D. m. W. 1914. p. 1989.

FREUND: Zum anaphylakt. Shock im Verlauf der Tetanusbehandl. Kr. ch. H. 11. p. 269.

GAJDUSEK: Tetanus sikeres gyógyitása morph. chloral. nagy adagjaival. Gy. 1914. p. 708.

GLÜCKSTHAL: A szokatlanul hosszú incubatióju és recidiváló tetanus casuistikájához. O. H. 1916. p. 98.

GOLDSCHEIDER: Klin. Beob. über Tetanus im Felde. Berl. kl. W. 1915. I. p. 228—268.

GOLDSCHMIED: Patholog. anatom. Demonstrationen. Aerztl. Ver. in Frankfurt a/M. Sitzung 5. X. 1914. M. m. W. 1914. p. 2315.

GRUNDMANN: Meine Beobachtungen über Tetanus im Frieden und im Felde. Berl. kl. W. 1915. I. p. 180.

HAMMER: Ein auf den linken Plexus lokalis. Fall v. Tetanus M. m. W. 1915. p. 1098.

HIPPEL: Zur Lehre v. Wundstarrkrampf. M. m. W. 1915. p. 1030.

HAARF: Tetanus lateralis. Berl. kl. W. 1915. I. p. 412.

HEDDÄUS: Beiträge z. Heilserumbehandl. d. Tetanus. M. m. W. 1914. p. 2186.

HEILE: Praktische Gesichtspunkte bei der Behandl. des Tetanus. Berl. kl. W. 1915. I. p. 150.

HEISLER: Vorschlag z. Verhütung der Tetanusgefahr durch intensive Luftströmung. M. m. W. 1914. p. 2453.

HERCHER: Anw. v. intraven. Aether-Kochsalzinfusionen bei Tetanus. M. m. W. 1915. p. 1126.

HOCHHAUS: Erfahrungen über die Behdlg. d. Tetanus. M. m. W. 1914. p. 2253.

HUFNAGEL: Kurze feldärztliche Mitteilung. D. m. W. 1914. p. 2102.

HUTYRA: A tetanusról. O. K. 1914.

ISSEKUTZ: A magnesiumsók hatásáról. Orv. Hetilap. 1915. p. 615.

JAKOBSTAHL & TAMON: Abtötung der Tetanuskeime am Orte der Infection durch ultraviolettes Licht. M. m. W. 1914. p. 2324.

— Zur Vorbeugung der Starrkrämpfe im Heere. M. m. W. 1914. p. 2079.

JEHN: Die Behandlung schwerster Atmungskrämpfe beim Tetanus durch doppelseitige Phrenikotomie. M. m. W. 1914. p. 2048.

JESIONEK: Lichtbehandlg. des Tetanus. M. m. W. 1915. p. 305.

JOCHMANN: Wundinfectionskrankheiten. Tetanus. D. m. W. 1914. p. 1881.

KELLERMANN: Tetanusbehandlung. M. m. W. 1914. p. 2453.

KÜMMELL: Wundinfection, insbesond. Wundstarrkrampf u. Gasbrand. Kr. ch. H. Nr. 4. p. 421—434.

KIRCHMAYR: Zur intravenösen Antitoxinbehandlung des Wundstarrkampf. M. m. W. 1914. p. 1955.

KLEINBERGER; Klinische Erf. über Tetanus auf dem westl. Kriegsschaupl. Berl. kl. W. 1915. II. p. 842.
KOCHER: Beh. schwerer Tetanusfälle. D. m. W. 1914. p. 1953., 1981.
KREUTER: Bericht ü. 21 Tetanusfälle etc. M. m. W. 1914. p. 2255.
— Über einige praktisch wichtige Gesichtspunkte in der Tetanusfrage. M. m. W. 1914. p. 2045.
KROH: Kriegschir. Erfahrungen. Bruns Hft. VIII. p. 388.
KÜHN: Über die Beh. des Tetanus mit Luminal. D. m. W. 1914. p. 2260.
LEWANDOWSKY: Zur Behandlg. des Tetanus. D. m. W. 1914. p. 2060.
LIEBOLD: Beitrag zur Tetanusbehandlung. M. m. W. 1915. p. 697.
LOBMAYER: A tetanusról. O. K. 1914. p. 718.
LOSSEN: Ein Tetanusfall. D. m. W. 1916. p. 46.
LŐVI: A tetanus kezeléséről. O. H. 1916. p. 112.
MANSFELD: Exp. Unters. über Wesen und Aussicht d. Tetanustherapie mit $MgSO_4$. M. m. W. 1915. p. 208.
MADELUNG: Über Tetanus bei Kriegsverwundeten. M. m. W. 1914. p. 2441.
MANNINGER R.: A tetanusz orvoslása és megelőzése. Állatorvosi lapok. 1914. 42—43. sz.
MANNINGER V.: A tetanus prophylaxisa és gyógyitása. Bp. O. U. 1907. 28. sz.
MATTI: Tetanus. D. m. W. 1915. p. 1516.
MELTZER: Magnesiumsulf. bei Tetanus. Berl. kl. W. 1915. p. 261.
MENZER: Zur Tetanusfrage. D. m. W. 1916. p. 218.
MERTENS: Notizen zur Tetanusfrage. M. m. W. 1915. p. 534.
MORITZ: Brief aus Köln. M. m. W. 1914. p. 2329.
MÜHSAM: Beitrag zur Behandlg. d. Tetanus. Berl. kl. W. 1914. pag. 1784.
MÜLLER: Einige Ratschläge für die Behandlg. des Wundstarrkrampfes. M. m. W. 1914. p. 2257.
— Kriegsmedizinischer Abend. Med. Klinik. Tübingen. M. m. W. p. 2176.
NOEGGERATH & SCHOTTELIUS: Serologische Unters. bei Tetanus. M. m. W 1915. p. 1293.
PIORKOWSKI: Zur Prophylaxe gegen Tetanus. M. m. W. 1915. p. 238.
PRIBRAM: Klinische und therapeut. Erf. ü. d. Tetanus. Berl. kl. W. 1915. II. p. 865, 896. 1916.
RITTER, CARL: Zur Prophylaxe des Tetanus. Berl. kl. W. 1915. p. 126.
ROTHFUCHS: Zur Behdlg. d. Tetanus. M. m. W. 1914. p. 2259.
— Zur Salvarsanbehdlg. d. Tetanus. M. m. W. 1915. p. 980.
ROZNOWSKI: Zur Magnesiumsulfattherapie d. Tetanus. Th. d. G. 1914.
SCHNEIDER: Zur Frage der Tetanusbehandlung. M. m. W. 1915. p. 33.
SCHÜTZ: Bemerkung zur Mgsulf.-Behdlg. d. Tetanus. M. m. W. 1915. p. 135.
SIEMON: Kurze Mitteilung über Wundstarrkrampf etc. M. m. W. 1914. p. 2322.
SIMON: Die Aaphylaxiegefahr bei der Serumbehdlg. d. Tetanus. M. m. W. 1914. p. 2223.
STADLER: Die Magnesiumsulfatbehdlg. d. Tetanus. Berl. kl. W. 1914. p. 15, 109, 148.
STRAUB: Exp. Unters. über Wesen und Aussicht der Therapie mit $MgSO_4$. M. m. W. 1915. p. 25.
— Tetanustherap. m. Magnesiumsulf. M. m. W. 1915. p. 341.
STRATER: Ein bemerkenswerter Fall von Tetanus. D. m. W. 1916. p. 383.
STRICKER: Vorschlag für eine Sammelforschung über Tetanus. D. m. W. 1914. p. 2117.
STROMEYER: Zur Magnesiumbehdlg. des Tetanus. M. m. W. 1914. p. 1556.

SUDECK: Bisherige Erf. üb. Kriegsinfectionen. II. Teil. Tetanus. Aerztl. Verein in Hamburg. 3. X. 1914. M. m. W. 1914. p. 2283.
SUGÁR: Serummal és serum nélkül kezelt tetanusesetek. Orv. Hetilap. 1914. p. 885.
SYRING: Behdlg. des Wundstarrkrampfes mit Magn. sulf. D. m. W. 1914. p. 2029.
SZÁSZY: Tetanus letalis esetei. Gy. 1914. p. 732.
TELLER: Ein Beitrag zur Tetanustherapie. M. m. W. 1914. p. 2325.
TEUTSCHLAENDER: Tetanusinfection und Abortivbehdlg. des Wundstarrkrampfes. D. m. W. 1915. p. 582.
— Spättetanus nach frühzeitiger prophylakt. A. T. Injection. D. m. W. 1915. p. 1453.
TOBIAS: Ergebnisse der bisherigen Kriegserfahrungen auf dem Gebiete des Nervensystems. D. m. W. 1916. p. 141.
UNGER: Zur Behdlg. d. Tetanus. Berl. kl. W. 1914. p. 1721.
USENER: Indikationen für die subkut. Magnesiumbehdlg. d. Tetanus traumaticus. M. m. W. 1914. p. 2323.
WEINTRAND: Zur Behdlg. d. Tetanus mit bes. Berücksicht. der Magnes.-sulfat Behandlung. Berl. kl. W. 1914. p. 1616.
WIENER: Zur Therapie des Tetanus. D. m. W. 1915. p. 107.
WIESEL: Tetanusfälle. W. kl. W. 1914. p. 1575.
VOGT: Serumexanthem nach Tetanusantitoxininjection. M. m. W. 1915. p. 350.
VÖLKER: Zur Behdlg. d. Tetanus. M. m. W. 1914. p. 2146.
WINTZ: Unters. ü. d. Antitoxingehalt im Serum Tetanuskranker. M. m. W. 1915. p. 1564.
WOLFSOHN: Zur Tetanusfrage. Berl. kl. W. 1914. p. 1883.
WOLF: Zur Frage der prophylaktischen Impfung gegen Tetanus. M. m. W. 1915. p. 1341.
ZUELZER: Glycerinphosphors. Magnesium (Merck) als Ersatz für Magnesiumsulf. bei der Behdlg. des Tetanus. Berl. kl. W. 1915. I. p. 689.

Die pyogene Infektion der Schusswunden und die rationelle Wundbehandlung

von

Dr. Béla Györky
Oberarzt.

Die moderne Kriegschirurgie begann ihre Tätigkeit im Zeichen des von Bergmann'schen Dogmas: jede Schusswunde ist vom klinischen Standpunkte als steril anzusehen. Wollte man dieses Prinzip auch weiter aufrechthalten, bedürfte es so vielerlei Einschränkungen hinsichtlich der Umstände der Verletzung, dass die Umkehrung der These und die Abstraktion der nötigen Einschränkungen aus der umgekehrten These viel einfacher wäre. Diese würde dann zu lauten haben: Vom klinischen Standpunkt ist jede Schusswunde als infiziert anzusehen.

In welchem Maasse dies vom bakteriologischen Standpunkt aus der Fall ist, dafür zeugen die Ergebnisse zahlreicher Forscher sowie auch unserer eigenen Untersuchungen.

Wir forschen nicht nach, ob die Wunde zur Zeit der Verletzung pathogene Keime enthielt oder nicht. Das ist ja auch gar nicht das Wesentliche. Viel wichtiger fällt der Umstand in die Wagschale, dass die Wunde, von verschwindenden Ausnahmen abgesehen, schon infiziert ist, wenn der Verwundete ins Hinterland gelangt, wobei es gleichgiltig ist, ob sie von Schorf bedeckt ist oder nicht, durch welche Waffengattung und auf welche Weise immer sie verursacht wurde.

Wir stellten in 1000 Fällen einschlägige Untersuchungen an. Von diesen kamen 300 Fälle kurz nach der Verwundung am

3—11. Tage in unser Spital; stets waren die Wunden mit einem Schorf bedeckt. Der Schorf wurde mittelst steriler Pinzette abgehoben und unter ihm her entweder mit einer Platinöse oder einer 1 cm langen Kapillarröhre Sekret entnommen, das auf Agar und Bouillon überimpft wurde. Das Sekret war bloss in 3 Fällen steril, in den übrigen 297 mit Staphylokokken infiziert, u. zw. in 71%, nur mit Staphylokokken und in 28% auch noch mit anderen Bakterien.

Die Staphylokokkeninfektion beträgt demnach 100%. Unter den Mischininfektionen waren 21% mit Streptokokken infiziert, 2.8% mit Pyocyaneus, 1.8% mit Tetragenes und 3.3% mit anderweitigen Bakterien (in 1 Falle war der Bazillus bipolaris, in 1 Falle ein Gasbazillus, in 4 Fällen Coli und in 4 weiteren Fällen irgend ein banaler Luftbazillus vorhanden).

Die nicht mit Schorf bedeckten Wunden enthielten in sämtlichen Fällen pyogene Kokken, u. zw. in jedem einzelnen Falle Staphylokokken, in 18% ausserdem auch noch Streptokokken. Demnach war die Streptokokkeninfektion der offenen Wunden eine geringere als die der schorfbedeckten.

Vielleicht bedarf es gar keiner grossen Phantasie, um sich vorstellen zu können, dass die dem Schützengrabenbewohner beigebrachten Wunden nicht steril sind und nicht steril sein können. Fürbringers Untersuchungen haben die Schwierigkeit, ja beinahe Unmöglichkeit der Sterilisation der Haut zur allgemeinen Kenntnis gebracht, wobei noch betont werden mag, dass sich dieser Autor behufs Erreichung seines Zweckes der raffiniertesten Verfahren bediente. Die Tatsache braucht also nicht des Weiteren bewiesen, sondern soll hier nur an einem sehr geeigneten Beispiel illustriert werden: Ein vom volhynischen Kriegsschauplatz zurückgekehrter Verwundeter wurde am 9. Tage nach der Verwundung in unserem Spital aufgenommen. Unterwegs badete er zweimal, seine Kleider wurden einmal desinfiziert. Von Bluse, Kappe, Hemd konnten Staphylo- und Streptokokken, von Hose, Schuhen Staphylo-, Streptokokken, Colibazillen und ein stark sporenbildender Bazillus, von der Haut des Gesichtes, Bauches, Rückens, Unterschenkels Staphylokokken, von der Hand, Kopfhaut Staphylo-,

Streptokokken und ein bipolarer Bazillus, aus der Ohrmuschel Staphylo-Streptokokken und Tetragenes gezüchtet werden. Von den Schleimhäuten konnten mit geringen Ausnahmen stets Streptokokken gezüchtet werden. Chatin fand in 5 Fällen auf der Haut Streptokokken verschiedener Virulenz. Wir fanden in jedem einzelnen Falle Streptokokken.

Die durch die Projektile verursachten minimalen chemischen, traumatischen und thermischen Wirkungen sind sicherlich ausreichend, um die pathogenen Keime des Bodens, der Kleidung, der Haut dem Organismus zu inokulieren, doch so intensiv sie auch sein mögen, genügen sie doch nie dazu, die eingebrachten Keime auch zu töten. Dies versuchten wir auch durch folgendes primitives Experiment zu beweisen. Auf die Oberfläche kleiner Agar- und Gelatineröhren wurde ein Stückchen in Streptokokkenbouillon getauchtes und vorher in Thermostaten getrocknetes Filtrirpapier gelegt und mittelst glühender Platinnadel durchstochen. Wir achteten darauf, dass das Papier in jedem einzelnen Falle versenkt wurde, Agar und Gelatine sich an der Oberflüche sogar verflüssigten. Trotzdem gelang es uns 7 mal unter 10 Fällen, die Infektion in die Röhren einzubringen: Die Keime drangen bis zu einer Tiefe von $1^1/_2$—2 cm. entlang dem Stichkanal ein. Übrigens beweisen die Untersuchungen von Kocher-Tavel, dass sterilangelegte Wunden von der Umgebung aus schon nach 6 Stunden sekundär infiziert werden.

Sämtliche einschlägige Untersuchungen beweisen, dass bei der Wundinfektion, perzentuell, die durch Strepto- und Staphylokokken hervorgerufene pyogene Infektion die erste Stelle einnimmt. Die Infektion durch Tetanus und Gasbazillen hat wegen ihrer relativen Seltenheit eine viel geringere Bedeutung, trotz ihrer hohen Mortalität; zumal wenn wir in Betracht ziehen, wie häufig die durch pyogene Kokken bedingte Wundinfektion zur Septicämie führt und in wie vielen Fällen wir bei nötig werdenden Wundrevisionen durch das Auftauchen und Hervorbrechen eines abgekapselten Abszesses überrascht werden, der nicht nur den Erfolg einer beabsichtigten, dringlichen Operation in Frage stellt, sondern den Kranken abermals den Gefahren einer neuen Wundinfektion aussetzt.

Man hat versucht, zwischen den Infektion erregenden Kokken morphologische und biologische Unterschiede ausfindig zu machen, aus denen man ein Urteil über das eventuelle Zustandekommen einer Infektion und deren Gefährlichkeit zu gewinnen hoffte. Unna-Moberg hat die Staphylokokken vom botanischen Standpunkt aus klassifizieren wollen, wobei er von der Art ihrer Teilung ausging. Die ein wenig phantastische und nur geringen praktischen Erfolg versprechende Klassifikation stellt beiläufig 23 Arten von Staphylokokken fest, wobei den einzelnen Arten eine verschieden grosse Pathogentät zukommen sollte. Kocher-Tavel legen neben der älteren und anerkanntesten Unterscheidung in lange und kurze Ketten bildende Streptokokken dem Umstande Bedeutung bei, ob die Kokken queroval oder längsoval gelagert sind. Diese und anderweitige differentielle Faktoren ändern sich aber im Verlaufe des Kulturverfahrens, so dass man in diesem Sinne kaum von einer Pluralität der Pyogene sprechen kann. (Egnet).

Es ist viel richtiger, wenn wir die verschiedenen von einander abweichenden Wirkungen darin suchen, ob der Organismus als guter, weniger schlechter oder als schlechter Nährboden fungiert, ferner in welchem Masse die Umstände die Bildung des Toxins und dessen vergiftende Rolle in günstigem oder ungünstigem Sinne beeinflussen, denn danach ändert sich die Menge der sich vermehrenden Bakterien, die Qualität des in den Bakterien enthaltenen Toxins sowie auch dessen Wirksamkeit. Betrachten wir die Schusswunden und Kriegsverletzungen von diesem Standpunkt aus, so ist die Bemerkung Manninger's sehr treffend: „nicht einmal mit der raffiniertesten Versuchsanordnung kann man zur Infektion geeignetere Wunden hervorbringen wie mit den modernen Kriegsverletzungen".

Achalme injizierte subkutan ins Kaninchenohr abgeschwächte Erysipel-Streptokokkenkulturen; das Resultat war Abszessbildung. Spritzte er aber ins andere Ohr des Kaninchens faulendes Pepton ein, so verendete des Tier im Verlaufe einiger Tage an allgemeiner Streptokokkeninfektion. Zerstören die als human angesprochenen modernen Projektile nicht so viel Gewebe, um genügend faulende Eiweissprodukte zur Entwickelung der lokalen und allgemeinen Infektion abgeben zu können? Widal fand eine Zunahme der

Virulenz der Streptokokken, wenn mit den Streptokokken zugleich auch Coliprodukte injiziert wurden. Nach den Erfahrungen T u r r o's haben saure Kulturen die Eigenschaft ihre Vitalität länger zu bewahren und in ihrer Virulenz beständiger zu sein. Unsere eigenen Untersuchungen bestätigen dies, und wir müssen daraus schliessen, dass bei einer Symbiose von Coli und Streptokokken die Vitalität beider eine Steigerung erfährt, wobei die Säuereproduktionsfähigkeit, besonders des Colibazillus, eine Rolle spielen muss, weil auch unsere sonstigen Untersuchungen dafür sprechen, dass schwache Säuren auf die Vermehrung der Streptokokken und Staphylokokken als formativer Reiz wirken. Wir haben sonach genügende Erklärungsmomente für die Entstehung virulenter Infektionen nach Verletzungen der Haut bei den in unausgesetzter, schwerer Arbeit schwitzenden Soldaten: mit Hilfe der organischen Säuren des Schweisses bringen es die auf der Haut befindlichen Kokken in wahrhaft raffinierter Weise zustande, sich ihre Virulenz zu bewahren, um dann später in der Wunde ihre pathologene Tätigkeit zu entfalten.

In der Wunde wirkt aller Wahrscheinlichkeit nach nicht das durch die Bakterien abgesonderte Toxin schädlich, sondern die Zelle selbst enthält das toxische Prinzip. Der Bazillus prodigiosus z. B. ist an sich vollkommen wirkungslos, während das in ihm enthaltene Gift in sehr kräftiger Weise wirkt. Nach den Ergebnissen von M a n f r e d i, T r a v e r s e, L i n g e l s h e i m, M a r m o r e k sind Bakterienfiltrate nur dann schädlich, wenn in ihnen der Zellkörper gelöst ist. Dies besorgen die in der Wunde befindlichen proteolytischen Fermente, indem sie die Bakterien auflösen. Eine ganze Reihe von Beobachtern erbringt den Beweis, dass lediglich alte Kulturen giftig wirken, also Kulturen, die durch verschiedene Agentien für die Proteolyse genügend vorbereitet sind.

Derartige Fermente werden von den zerfallenden Leukozyten geliefert. Die Lymphozyten enthalten keine Fermente. Nach A b d e r h a l d e n und seinen Mitarbeitern liefern die roten Blutzellen und die Blutplättchen ein sehr aktives peptolytisches, noch dazu in polypeptider Art wirkendes Ferment. Charakteristisch für die Fermente ist, dass sie ihre Wirkungsfähigkeit auch nach Zusatz sehr starker

Desinfizientien — Chloroform, Toluol, Tymol, Äther — behalten, die geringste Alkalimenge aber bereits ihre Funktion stört. Das Optimum der Wirkung tritt in einem sauren Medium ein, das einer Konzentration von 0.1—0.3% Salzsäure entspricht, ein Aciditäts-Grad, der auch durch Eitererreger nach 24—48 Stunden in einer Bouillon hervorgerufen wird. Die protoelytischen Fermente wirken gut bei 35 Grad, besonders gut aber dann, wenn die Leukozyten vorher auf 50—60 Grad erwärmt worden waren.

Erinnern wir uns nur der Worte Manninger's: „das Projektil infiziert nicht nur die Wunde, sondern das warme Projektil macht auch die Fermente der Leukozyten und Blutzellen frei, aktiviert dieselben, welche dann das koagulierende Fibrinnetz des Blutserums verdauen, die erstarrten Albumine auflösen und die Organisation der die Wunde ausfüllenden Coagula für längere Zeit verzögern, ja, unmöglich machen, zufolge Nekrose und Kolliquation der umgebenden lebensfähigen Gewebe. Die Bindegewebsfasern zeigen lichtbrechende Körner, das Zellprotoplasma wird voll von Vakuolen, der Kern quillt, wird transparent, die Chromatinsubstanz schwindet und nur ein körniges Sediment bleibt zurück, welches dann einen sehr geeigneten Nährboden für die in die Wunde gelangten Keime abgibt."

Diese Umstände steigern die Adhäsionseventualität der hineingelangten Keime. Demnach ist die Aufrechterhaltung des „Noli me tangere"-Grundsatzes sehr zu erwägen, was aber nicht gleichbedeutend ist mit einer Wiederaufnahme der Sondierung, die die ungarisch-österreichische Heeresverwaltung zu Beginn des Krieges sehr weise verboten hat, weil damit nur die pathogenen Keime in die tieferen Gewebsteile verschleppt werden, — sondern eher mit einer Befolgung des Lister'schen Grundsatzes: „jeden schädlichen Einfluss zu beseitigen, welcher die Heilung der Wunde und den Schutz der Gewebe stören könnte". Wir müssen daher in erster Linie für die Ableitung der stagnierenden, sich zersetzenden Sekrete sorgen, selbst um den Preis der Entfernung des Schorfes.

Wenn wir von dem durch Vermeiden der Sondierung erzielten negativen Vorteil absehen, können wir den Nutzen der Heilung unter dem Schorf bloss darin finden, dass der Organismus unter ihm eine mehr oder weniger vollkommene anaërobe Kultur anlegt. Da wir jedoch wissen, dass die pyogenen Kokken fakultativ anaërob sind, können wir auch die Bedeutung dieses Umstandes nicht so überaus hoch einschätzen, obzwar es allgemein bekannt ist, dass die Vermehrungstendenz derartiger Kulturen eine langsamere, ihre Virulenz und Giftproduktion eine geringere ist, ganz abgesehen davon, ob nicht gerade diese Umstände die Entwicklung des obligaten anaëroben Tetanusbazillus begünstigen. Die auf diese Art in ihrer Virulenz abgeschwächten Kokken eignen sich dann sehr dazu, als Saprophyten in der Tiefe der Wunde sich abzukapseln, um nach einiger Zeit — Wochen oder Monaten — wenn die Widerstandskraft des Organismus aus irgend welchen Gründen abnimmt, durch ihre relative Virulenz wieder pathogen zu wirken. Wir wissen ja von welcher Wirkung oft anscheinend kleine Abweichungen von der Norm auf die Widerstandskraft des Organismus einerseits, auf die Virulenz der Bakterien andererseits sein können. Nach alledem erscheint die Umkehrung der Bergmann'schen These und deren logische Konsequenz vielleicht nicht sehr gewagt: „Wir müssen trachten, die Wunde keimfrei zu machen " Indem wir das feststellen, müssen wir an die Worte Hartmann's denken: All jenen, welche die Naturgesetze studieren, ist es bekannt, dass es ein Gesetz der Periodizität gibt, nach welchem Formeln verschwinden, die Wahrheiten jedoch welche sie enthalten, in neuer Gestalt aufleben. Was eine Generation als den Gipfelpunkt menschlichen Wissens ehrt, beurteilt die kommennde als absurd, und was in dem einem Jahrhundert als Aberglaube erscheint, kann im folgenden einen Grundstein der Wissenschaft bilden.

Zur Sterilisation der Wunden bedarf es vor allem ihrer Reinigung, dann aber antiseptischer Mittel. Es ist hier nicht der Ort, um uns mit der Legion der Antiseptika zu befassen, doch ist es evident, dass keines von ihnen dem Ziele nahekommt. Den eklatentesten Beweis hierfür liefert uns das Vorgehen der französischen Akademie, die zu Beginn des Krieges einen Preis auf ein gutes Antiseptikum ausschrieb.

Wir sind immer noch nicht über den Standpunkt hinausgekommen, dass die Antiseptika unter den die verschiedenen Bakterienarten abtötenden Mitteln zu suchen seien. Unser Vorgehen ist ziemlich roh, und das erreichte Resultat kommt dem vorgesteckten Ziele kaum nahe. Seit Koch haben die Forscher eine ganze Reihe von Kulturverfahren für pathogene Bakterien entdeckt. Sie wendeten unendlich viel Geist auf, um die Bedingungen herzustellen, unter denen die verschiedenen Mikroorganismen das Optimum ihrer Lebensfähigkeit erreichen.

Vielleicht ist die Zeit für uns gekommen, um die Agentien systematisch zu erforschen, durch deren Entziehung die Funktionen der Bakterien unmöglich gemacht werden.

Untersuchungen und Versuche in dieser Richtung führten jedoch nur bei Infektionen durch Tetanus- und Gasbazillen zu einem Resultat: durch breite Eröffnung der Wunde, die Anwendung leicht Oxygen abgebender Mittel wurden die anaeroben Bazillen in ihren Lebensbedingungen angegriffen. Das ist jedoch wenig mehr als ein blosses Herumtappen, wobei man recht häufig daneben griff, z. B. als man die durch den Bazillus pyocyaneus verursachten Infektionen mittelst basischer Aluminiumazetatlösung zu behandeln versuchte: das Sekret wurde entfärbt, die Entwickelung des Bakteriums aber in keinerlei Weise gehemmt.

Im Vertrauen des Arztes auf das erfahrungsmässige Wissen besteht die Wundbehandlung noch immer, je nach der Beschaffenheit des Wundsekretes und der Wand der Wunde, in der äusserst unsystematischen Variation von sekretionsbeschränkenden, epithelisierenden Pulvern, Salben, Balsamen, von mit Antisepticis durchtränkten Gazebäuschen, — ihr einziger Vorzug besteht eben in dieser Systemlosigkeit.

Wir müssen zu der Einsicht gelangen, dass der Chirurg denselben Weg zu betreten hat, den der Internist wandelt: wie dieser die Richtigkeit der Diagnose und die zu verordnende Therapie mit dem Befunde des Laboratoriumarztes in Einklang zu bringen trachtet, so soll auch der Chirurg die Qualität der zu verwendenden Mittel erst nach genauer Bestimmung der Bakterienflora und der fermentativen Wirkungsintensität der Wunde feststellen. Dies würde dann dazu führen, dass die von Hippokrates Zeiten bis in die Gegenwart geübten Wundheilverfahren von der rationellen Wundbehandlung abgelöst werden könnten.

Gelegentlich der bakteriologischen Untersuchung der Wundsekrete wurdc meine Aufmerksamkeit auf eine Erscheinung gelenkt, die zwar sporadisch Erwähnung gefunden hat, bisher jedoch nur wenig gewürdigt wurde. Es fiel mir nämlich auf — worauf ich übrigens bereits oben hinwies — dass Schusswunden verhältnissmässig viel Säure enthalten. Ich vermag und wage es auch nicht, aus dieser Tatsache und den Ergebnissen der von uns in Angriff genommenen Partialuntersuchungen vom Gesichtspunkte der Frage weitgehende Schlussfolgerungen abzuleiten. Die nach dieser Richtung hin begonnenen Versuche berechtigen jedoch zu der Hoffnung, dass wir mit der Beeinflussung der chemischen Zusammensetzung und der fermentativen Verhältnisse der Wunde bei Behandlung schwerer lokaler Infektionen uns auf dem richtigen Wege befinden.

Literatur.

(S. die Artikel Manninger's über Asepsis, Gasphlegmone und Tetanus.)

Über die mechanische Wirkung der Pojektile.

von

Dr. Ladislaus von Rhorer

o. ö. Prof. der Physik an der kön. Ung. Veterinär-Hochschule,
Leiter des Röntgenlaboratoriums.

Der grosse Fortschritt der technischen Wissenschaften übte auch auf die Verfertigung der menschentötenden Werkzeuge eine entsprechende Wirkung aus; besonders auffallend ist diese Entwickelung in der Technik der Feuerwaffen. Während die verschiedenen zum Schneiden und Stechen dienenden, sog. kalten Waffen, auch heute höchstens in der Qualität des Materials (z. B. des Stahls) von den schon im Altertum gebrauchten abweichen, zeigen die Feuerwaffen sowohl hinsichtlich der Präzision wie auch der Intensität ihrer Wirkungen einen wahrhaft wunderbaren Fortschritt. Die neuen Waffen rufen selbstsverständlich auch neue, eigenartige Verletzungen hervor, z. B. durch die explosive oder die dum-dum-artig zerstörende Wirkung der Projektile. Da die richtige Beurteilung solcher Verletzungen, die Konstatirung der Art und des Grades der Destruktion, die für eine sachgemässe Behandlung unumgänglich nötig ist, dem Arzte manchmal erhebliche Schwierigkeiten darbietet, so habe ich versucht, die einfachen physikalischen Gesätzmässigkeiten, welche sich beim Eindringen der Projektile in den Körper geltend machen, kurz zusammenzufassen.

Unter den verschiedenen Projektilen müssen wir in erster Linie denen von bestimmter Grösse, also den Gewehr-, Maschinengewehr- und Shrapnellkugeln, unsre Aufmerksamkeit schenken, und wollen uns darauf beschränken, vor allem i h r e Wirkungen darzulegen, weil hier die Verhältnisse relativ am einfachsten liegen. Indessen sind dieselben physikalischen Faktoren, aber unter viel verwickelteren Umständen, auch bei den Granaten wirksam, welche bei der Explosion in Sprengstücke zerfallen, die einige Milligramm oder auch nahezu einen Zentner wiegen können, dabei von unregelmässiger Gestalt sind und unberechenbare Energien besitzen*, und ebenso auch bei den sog. indirekten Geschossen, z. B. den von den einschlagenden Projektilen sekundär in Bewegung gesetzten Felsenstücken, den verschiedenen in der Tasche getragenen Gegenständen, dem vor Augen gehaltenen Fernrohr usw. Diese Beschränkung des Gegenstandes mag auch insofern berechtigt erscheinen, als nach den bisherigen Statistiken in den neueren Kriegen 70—90%, also der

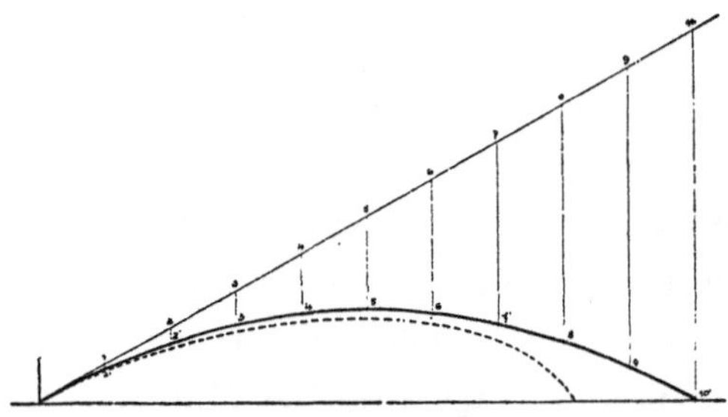

Fig. 1. Die ausgezogene Kurve (Parabel) zeigt die Bahn eines schief aufwärts abgefeuerten Projektils im luftleeren Raume, die punktirte ballistische Kurve die entsprechende im Luft.

überwiegende Anteil sämtlicher Verletzungen, durch Handfeuerwaffen verursacht worden sind.**

Elemente der Ballistik.

Durch den Druck der Pulvergase aus dem Rohre getrieben, gewinnt das Projektil eine

* Um von den hier zur Geltung kommenden Energiemengen einen Begriff zu geben, sei erwähnt, dass z. B. eine Schiffskanone von 40.6 Cm. Kaliber ein Geschoss von 920 Kg. mit einer Anfangsgeschwindigkeit von 940 Meter in der Sekunde abfeuern kann, was einer kinetischen Energie von 41 Millionen Meterkilogramm entspricht. Eine solche Panzergranate vermag in einer Entfernung von 12 Km. noch eine 81 Cm. dicke Stahlplatte durchzuschlagen (Cranz, Zeitschr. f. Elektrochem. **19**. 731. 1913).

** Bruns, Kriegschirurg. Hefte I. 1. 1914. Im jetzigen Kriege wird diese Zahl in Folge der grossen Rolle der Artillerie wohl etwas niedriger ausfallen.

gewisse Anfangsgeschwindigkeit (v_0), die auf horizontalem Boden im allgemeinen etwas aufwärts gerichtet ist und deren Grösse bei den modernen Infanteriegewehren etwa 700—900 Meter i. d. Sekunde beträgt. Würden keine weiteren Kräfte auf das Projektil einwirken, so würde es dem ersten Newton'schen Bewegungsgesetze entsprechend in gerader Linie (längs 1, 2, 3—10. auf Fig. 1.) mit dieser konstanten Geschwindigkeit weiter fliegen. In Wirklichkeit wird aber seine Bewegung erstens durch die Schwerkraft, zweitens durch den Luftwiderstand wesentlich beeinflusst. Unter der Wirkung der Schwerkraft „fällt" das Geschoss ebenso wie ein losgelassener Stein, bewegt sich demnach gleichförmig beschleunigt nach unten und gelangt so am Ende der ersten Secunde statt nach Punkt 1, nach 1', am Ende der zweiten statt nach 2 nach 2' usw. Diese zwei von einander unabhängigen Bewegungen setzen sich im luftleeren

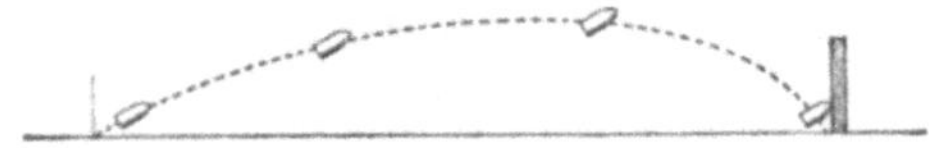

Fig. 2. Das um seine Längsachse rotierende Geschoss fliegt in einer zu sich paraleller Lage weiter.

Raume zu einer Resultante zusammen, bei der die Gestalt der Bahn eine Parabel ist (die ausgezogene Kurve auf Fig. 1.).

Die Grösse der Geschwindigkeit nimmt auf dem aufsteigenden Aste allmählich ab, am absteigenden ebenso zu, so dass das Geschoss mit derselben Geschwindigkeit (v_0) die Erde erreichen würde, mit der es abgefeuert wurde. Diese Bewegung wird bei kugelförmigen (und nicht rotierenden) Geschossen durch den Luftwiderstand nur insofern modifiziert, als die jeweilige Geschwindigkeit sich verringert, so dass die Kugel die berechnete Höhe nicht erreicht und besonders auf dem absteigenden Aste steiler herunterfällt, so dass die Bahn statt einer Parabel eine sog. ballistische Kurve (punktierte Kurve auf Fig. 1.) wird. Die Verhältnisse werden aber noch weiter komplizirt durch den Umstand, dass man dem Geschoss statt der kugelförmigen eine längliche Gestalt mit mehr oder weniger abgerundeter Spitze zu geben pflegt, damit (bei derselben Masse) der zur Bewegungsrichtung senkrechte Querschnitt und sonach auch der Luftwiderstand geringer wird. Dieser Vorteil bleibt aber selbstverständlich nur so lange erhalten, als das Geschoss sich mit der Spitze vorwärts bewegt; nach der Erfahrung dreht es sich aber bald und durchschneidet die Luft mit seiner viel grösseren Seitenfläche (eventuell auch mit der Grundfläche usw.). Um dies zu verhüten, wird die aus dem Beispiele des Kreisels bekannte Eigenschaft rotierender Körper benützt, dass sie bestrebt sind, die Richtung ihrer Drehachse beizubehalten. Dass Gewehrrohr wird also mit spiralförmigen Vertiefungen (dem Dralle) versehen, durch welche das eingepresste

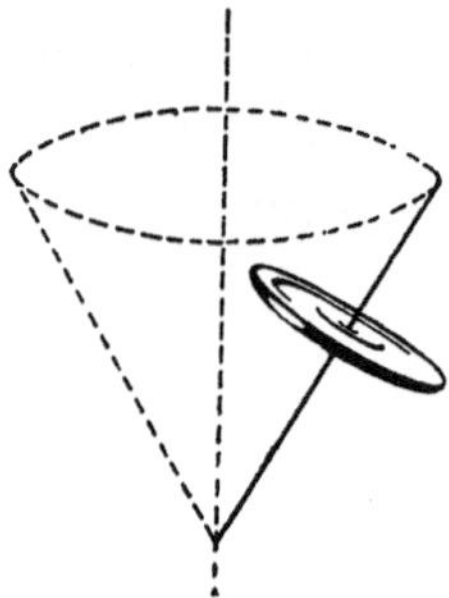

Fig. 3. Präcessionsbewegung. Der rotierende Kreisel fällt nicht um, sondern seine Achse beschreibt eine durch die punktierte Linie angedeutete Kegelfläche.

Geschoss beim Vordringen eine schnelle Drehbewegung um die Längsachse erhält und somit in unveränderter, mit der ursprünglichen paralleler Lage weiterfliegt. Da indessen die Bahn keine gerade, sondern eine gekrümmte Linie ist, fällt die Längsachse des Geschosses im weiteren Verlaufe nicht mehr in die Richtung der Bahntangente, sondern schliesst damit einen immer grösser werdenden Winkel ein (Fig. 2). Dazu kommt noch, dass der Luftwiderstand in Folge der Verdichtung der Luft am vorderen Teile des Geschosses grösser als am hinteren ist und somit die Resultante des auf die ganze Oberfläche wirkenden Widerstandes die Achse nicht im Massenmittelpunkt, sondern v o r ihm schneidet und dadurch bestrebt ist, die Achse noch mehr aufzurichten. Durch diese ablenkende Kraft wird das rotierende Geschoss zu einer sog. Präzessionsbewegung gezwungen, die ebenfalls aus dem Beispiele des Kreisels bekannt ist (Fig. 3.)

und darin besteht, dass die Achse um die Bahntangente eine Kegelfläche beschreibt. Bei dem bei uns und auch in Deutschland üblichen Rechtsdrall ist auch die Präzession rechtsläufig, d. h. die Achse dreht sich (vom Gewehr gesehen) zuerst nach rechts, wodurch die Bahn des länglichen Geschosses von der ursprünglichen Richtung ebenfalls eine Abweichung nach rechts erfährt. Diese Präzessionsbewegung ist wegen der veränderlichen Richtung des Luftwiderstandes, wegen der Nutation und anderer zufälliger Einflüsse in Wirklichkeit so kompliziert, dass sie bisher weder rechnerisch, noch experimentell vollkommen aufgeklärt werden konnte*. Sicher ist nur, dass das Geschoss schliesslich wirklich nach rechts abgelenkt wird, was beim Zielen auch berücksichtigt werden muss. Für die Wirkung auf das Ziel ist diese Erscheinung insofern von Wichtigkeit, als sie uns zeigt, dass das Geschoss ein auf die Schiessrichtung senkrechtes Ziel, z. B. eine stehende Gestalt, im allgemeinen nicht senkrecht, mit der Spitze voraus erreicht, sondern mehr oder weniger schief (Fig. 2.), so dass eine weitere Verdrehung und somit die Entstehung von Querschlägern auch in denjenigen Fällen verständlich sein wird, wo das Geschoss vorher keine festen Gegenstände berührt hat (womit man in allgemeinen die Entstehung von Querschlägern zu erklären pflegt).

Die Energie des Geschosses.

Man sagt, ein Körper enthalte Energie, wenn er infolge seines Zustandes Arbeit zu verrichten vermag. Wenn wir z. B. die Wanduhr aufziehen, so setzen wir (durch die von unseren Muskeln verrichtete Arbeit) das erhobene Gewicht in einen Zustand, aus dem es heruntersinkend die Uhr zu bewegen vermag, und wir sagen desshalb: das Gewicht hat in erhobenem Zustande eine Energie der Lage (potentielle Energie). Wenn wir 1 *kg.* Gewicht 1 *m.* hoch erhoben haben, so ist der Betrag dieser Energie 1 Meterkilogramm *(mkg.)*. Wenn das Gewicht von der Höhe frei herunter fällt, so gewinnt es — indem seine potentielle Energie abnimmt — eine fortwährend zunehmende Geschwindigkeit und gerät somit in einen Zustand, in dem es zufolge seiner Geschwindigkeit Arbeit zu verrichten vermag (ähnlich wie z. B. strömendes Wasser in einer Turbine), es besitzt also kinetische oder Bewegungsenergie,

* Cranz, Lehrb. d. Ballistik. (Teubner 1910.) I. 334.

deren Betrag, wie aus der Physik bekannt, durch das halbe Produkt aus Masse *(m.)* mal Geschwindigkeitsquadrat *(v)* bestimmt wird $(\frac{1}{2}\, mv^2)$.*

Wenn der herunterfallende Körper elastisch ist, wie z. B. eine Billardkugel, die auf eine Marmorplatte fällt, so wird er im Momente der Berührung etwas abgeflacht; in diesem Zustande hat er weder potentielle noch kinetische Energie, er besitzt aber solche in der Gestalt der elastischen Deformation, weil er im nächsten Zeitelement, seine frühere Gestalt wieder gewinnend, vom Boden zurückschnellt. Wenn der Stoss vollkommen elastisch wäre, würde der Körper dieselbe Höhe erreichen, von der er herabgefallen ist, und der ganze Vorgang würde sich stets von neuem wiederholen. Potentielle, kinetische und elastische Deformationsenergien können sich beliebig ineinander verwandeln, die Summe der einzelnen Energiearten würde aber in jedem Augenblick denselben Wert zeigen. Es ist dies ein spezieller Fall des allgemeinsten Naturgesetzes, des Prinzips von der Erhaltung der Energie. Die Summe der erwähnten drei mechanischen Energiearten kann aber nur so lange konstant bleiben, bis keine anderen Energien auftreten. In Wirklichkeit wird in Folge von Reibung und Luftwiderstand ein Teil der Bewegungsenergie fortwährend in Wärme verwandelt. Dasselbe geschieht, wenn der Stoss nicht vollkommen elastisch ist, d. h. wenn eine dauernde Deformation eintritt. Wenn wir statt der Billardkugel eine Tonkugel auf die Erde fallen lassen, wird sie plattgedrückt und springt nicht mehr zurück. Es wäre aber unrichtig, zu sagen, wie es in der ärztlichen Literatur beinahe ausnahmslos heisst: die kinetische Energie hätte sich in Deformation umgewandelt. Ein deformirtes Geschoss oder eine plattgedrückte Tonkugel enthält kein Plus von Energie gegenüber einer im selben Zustande (derselben Lage, Bewegung und

* Bei der Berechnung dieser Arbeit ist zu berücksichtigen, dass im praktischen Masssystem (wenn wir in *mkg* rechnen) die Einheit der Masse $g = 9.81$ mal grösser als im absoluten Masssystem ist und deshalb die in gewöhnlicher Weise in Kilogrammen gemessene Masse *(m)* noch durch 9.81 zu dividiren ist. So beträgt z. B. die kinetische Energie *(E)* eines Geschosses von $m = 10$ gramm = 0.01 Kg. Masse, welche sich mit einer Geschwindigkeit von 800 *m* in der Sekunde ($v = 800\ m/sek.$) bewegt

$$E = \frac{mv^2}{2g} = \frac{0.01\ .\ 800^2}{2\ .\ 9.81} = 326\ mkg.$$

Temperatur) befindlichen undeformierten. Das Charakteristische bei der unelastischen Deformation ist eben, dass sie nicht mehr zurückgeht, im unelastischen Körper werden bei der Deformation keine elastischen Kräfte geweckt, die Arbeit verrichten könnten, er enthält auch keine besondere Energie.

Die scheinbar verschwindende Energie wird in solchen Fällen bekanntlich in Wärme verwandelt, die sofort an die Umgebung abgegeben wird. Dasselbe geschieht, wenn das einschlagende Geschoss in zahlreiche Stücke zersplittert: beim Zerplatzen wird beträchtliche Energie verzehrt, die durch die kinetische Energie des Geschosses geliefert wird. Es wäre aber unrichtig zu sagen: die kinetische ist in Zersplitterungsenergie umgewandelt, es muss vielmehr heissen: die mechanische Energie ist auf dem Wege der Deformation in Wärmeenergie verwandelt worden, die durch gleiche Richtungen und gleiche Geschwindigkeiten ausgezeichnete geordnete Bewegung der Teilchen hat sich in ungeordnete Wärmebewegung im Sinne der kinetischen Wärmetheorie umgewandelt.

Die auf diese Weise entstehenden Wärmemengen sind im allgemeinen ziemlich gering: die maximale (Anfangs-) Bewegungsenergie der Infanteriegeschosse beträgt 3—400 *mkg.*, was also weniger ist als eine grosse Kalorie (1 *Cal.* = 427 *mkg.*). Auch diese Wärmemenge entsteht nicht im selben Punkte und im selben Momente, sondern allmählich in dem Maasse, in welchem die Bewegungsenergie des Geschosses sich verringert, sie wird also auf die ganze Länge des Schusskanals verteilt und kann nur eine geringe Temperaturerhöhung hervorrufen. Die spezifische Wärme der Gewebe kommt derjenigen des Wassers sehr nahe, es könnte somit die Temperatur eines Körperteils von einem Kilogramm Masse durch eine Kalorie nur um 1^0 *C* erhöht werden. Die momentane und lokale Erwärmung kleiner, das Geschoss unmittelbar berührender Körperteile kann zwar beträchtlich höher ausfallen, und das Geschoss selbst kann sich beim Schnellfeuer und beim Maschinengewehr noch im Rohre so stark erwärmen, dass das Blei im Mantel schmilzt (344^0 *C*), aber die schädliche Wirkung der Wärme kann gegenüber den mechanischen Wirkungen auf die Gewebe auch in diesem Falle vernachlässigt werden.

Das Eindringen des Geschosses in den Körper.

Unsere Kenntnisse bezüglich der mechanischen Wirkung der Projektile sind noch recht mangelhaft. Zwar haben seit Euler viele zu bestimmen versucht, wie tief ein Geschoss bei gegebener Bewegungsenergie und gegebenem Querschnitt in das Ziel eindringt, aber die Berechnungen haben selbst bei homogenen Substanzen keine befriedigenden Resultate ergeben, was am schlagendsten durch die grosse Zahl der vorhandenen Formeln bewiesen wird. So zählt z. B. Ronca blos über das Durchschlagen von Panzerplatten nicht weniger als 37 Formeln auf (Cranz l. c.). Es ist somit leicht zu verstehen, dass bei heterogenen Substanzen, und in erster Reihe beim menschlichen und tierischen Körper, die aus so verschieden dimensionierten und widerstandsfähigen Geweben bestehen, die Berechnungen auf vorläufig unüberwindliche Hindernisse stossen. Solche Angaben wie: dass nach den Schätzungen der französischen Artillerie 4 *mkg.* Energie nötig sei, um einen Menschen, und 19 *mkg.*, um ein Pferd kampfunfähig zu machen, können also höchstens als Kuriosa erwähnt werden. Sicher scheint nur zu sein, dass die Wirkung der Projektile — ausser von der Art der getroffenen Gewebe — erstens von der Bewegungsenergie (Masse und Geschwindigkeit), zweitens vom Querschnitt der Projektile abhängen wird, und so müssen wir uns der Betrachtung dieser Verhältnisse zuwenden. Die folgende Tabelle enthält nach Bruns (l. c.) einige Daten über die von den verschiedenen Nationen gebrauchten Infanteriegeschosse:

	Kaliber	Länge	Masse	Anfangsgeschw.
Deutsch	7.9 *mm*	28.0 *mm*	10.0 *mm*	855 *m/sec.*
Österr.-Ungarn* ..	8.0 „	32.0 „	15.8 „	600 „
Französisch	8.0 „	39.2 „	12.8 „	720 „
Englisch	7.7 „	31.5 „	14.0 „	713 „
Russisch	7.6 „	25.0 „	9.0 „	860. „

Der Durchmesser (Kaliber) der modernen Infanteriegeschosse bewegt sich also innerhalb sehr enger Grenzen (7.6—8 *mm.*). Es ist bekannt, dass in der Bestrebung, den Luftwiderstand möglichst zu verkleinern, das Kaliber allmählich immer kleiner und

* Modell vom Jahre 1893.

kleiner gewählt wurde. Um dabei die Masse und damit die Bewegungsenergie nicht allzusehr zu verringern, wurde statt der Kugel die längliche, vorn mehr oder weniger zugespitzte Form (Fig. 4.) gewählt. Die längliche Gestalt hat ihrerseits, wie schon erwähnt, die Drallrohre nötig gemacht, um die Querstellung zu verhüten. Eine weitere Verringerung des Kalibers konnte nicht vorgenommen werden, weil dann die Wirkung der Geschosse nicht mehr hinreichte, um die Verwundeten kampfunfähig zu machen. So sind im russisch-japanischen Kriege von 1904/05 zehn Prozent der vom japanischen Geschosse (6.5 *mm.*) getroffenen russischen Verwundeten sofort, 45% innerhalb 3 Monaten wieder kampffähig geworden (Bruns l. c.).

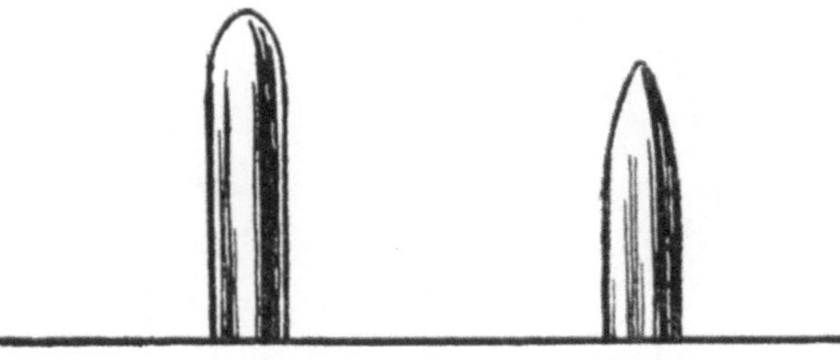

Fig. 4. Links das Österr.-Ungarische-, rechts das Deutsche Infanteriegeschoss in natürlicher Grösse.

Es ist noch zu beachten, dass der wirksame Querschnitt der Projektile sehr stark vergrössert werden kann erstens durch Querstellung und zweitens durch Deformation (s. w. u.).

Die Bewegungsenergie ($\frac{1}{2}\,mv^2$) der Geschosse verändert sich mit der Entfernung, z. B. beim Deutschen Spitzgeschosse, auf folgender Weise*.

Schussweite	0	300	500	700	1000	1500	2000 *m.*
Geschwindigkeit	875	673	538	403	301	222	166 *m/sec.*
Bewegungsenergie ...	390	231	148	83	46	25	14 *mkg.*

Also verringert sich in einer Entfernung von ungefähr 650 *m.* die Geschwindigkeit auf die Hälfte, die Bewegungsenergie auf den vierten Teil, bei 1500 *m.* die Geschwindigkeit auf ein Viertel, die Energie auf $^1/_{16}$ des Anfangswertes u. s. w. Um die Verhältnisse mög-

* Bircher, Kriegschirurg. Hefte 1. 38. (1914.)

lichst zu vereinfachen, teilen wir das Material willkürlich in zwei grosse Gruppen und behandeln zuerst die Erscheinungen bei grosser Schussdistanz (ungefähr über 6—700 *m.*), also relativ kleiner Geschwindigkeit, wo sich die komplizierenden Momente: die Explosionswirkung und die Deformation (wenigstens bei den modernen Mantelgeschossen), noch nicht zeigen, und schreiten erst nachher zu diesen vor.

Geschosse von mässiger Geschwindigkeit.

Wenn man ein Geschoss langsam, z. B. mit Hilfe einer Presse, in den Körper hineintreiben

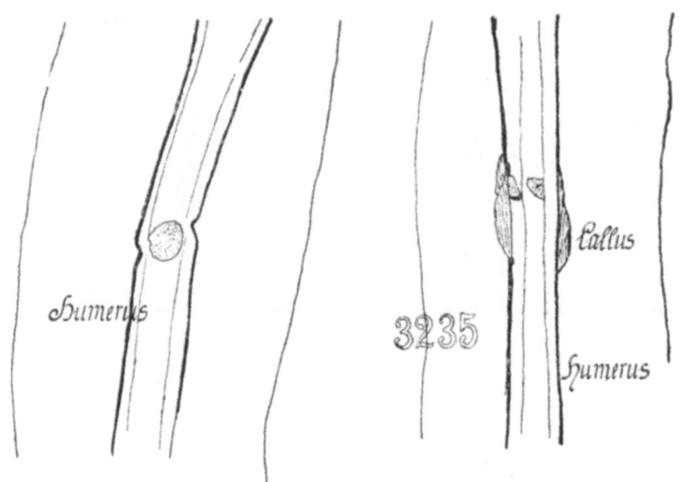

Fig. 5. Glatter Schusskanal im Oberarmkanal.

wollte, so würde es die im Wege stehenden Gewebe zusammenpressen, quetschen, dann auseinanderdrängen und einen seinem Querschnitt entsprechenden Kanal bohrend, den Körper (wenigstens die Weichteile) durchdringen. Nach seinem Durchtritte würde sich der Querschnitt des Kanals infolge der Elastizität der Gewebe wieder verengern, eventuell vollkommen schliessen. Ungefähr dasselbe geschieht, wenn ein Geschoss von geringer Geschwindigkeit den Körper durchdringt. So entstehen die schmalen, glatten, der Infektion wenig Gelegenheit darbietenden Schusskanäle, auf Grund deren die modernen kleinkalibrigen, mit Mantel versehenen, also schwer deformierbaren Geschosse h u m a n genannt werden. Bei der Entstehung der glatten

Schusskanäle mag auch die drehende Bewegung der Projektile * eine Rolle spielen, mit der sie sich in die Gewebe gewissermassen hineinbohren. Solche glatte Schusskanäle können nicht nur in den Weichteilen, sondern auch in Knochen entstehen, in erster Reihe in der spongiösen Substanz (Sternum, Epiphysen), manchmal aber auch in den Diaphysen der Röhrenknochen (Fig. 5). In den Knochen sieht man häufig mehrere, sich aus dem Schusskanal in radialer Richtung verzweigende Risse, die dadurch enstehen, dass das keilförmig eindringende Geschoss einen Seitendruck entwickelt, dem das spröde Knochengewebe nicht nachzugeben vermag, so dass es zerrissen

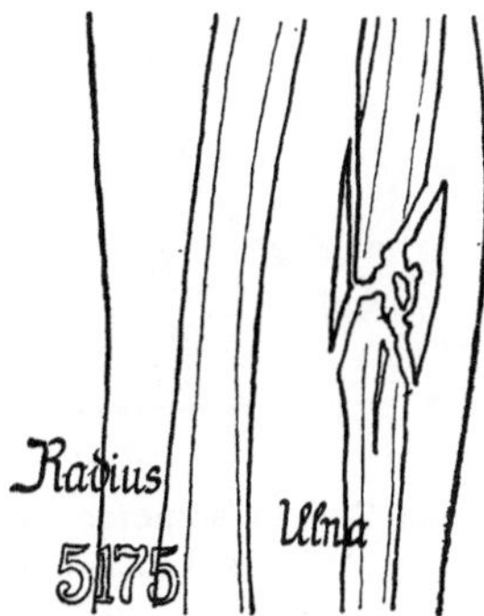

Fig. 6. Schmetterlingsfraktur der Ulna.

wird. Der Verlauf der Risse könnte nur bei homogener Struktur ein regelmässig radialer zu sein, in Wirklichkeit richten sie sich nach dem geringsten Widerstand, haben also an den Röhrenknochen eine der Längsachse mehr oder weniger parallele Richtung ; es entstehen dadurch die sog. Schmetterlingsfrakturen (Fig. 6.). Ausser den radialen Rissen entwickelt sich besonders bei flachen Knochen (am Schädel) ein anderes System der Bruchlinien, das die Einschuss-

* Die Drehgeschwindigkeit ist im allgemeinen recht bedeutend, die Anfangsdrehungszahl etwa 3—4000 in der Sekunde, die Energie der Drehbewegung beträgt nach Cranz nahezu 2 *mkg.*, also ein im Verhältniss zum geringen Radius beträchtlichen Wert. Die Energie der Drehbewegung verringert sich infolge des relativ kleineren Widerstandes langsamer als die der translatorischen. Es ist auch möglich, dass das momentan gestoppte, z. B. einen Knochen treffende Geschoss, infolge seiner Präzessions- und Nutationsbewegung die umgebenden Gewebe noch stärker quetscht, indem es sich eine kegelförmige Höhlung bohrt.

öffnung zirkulär umschliesst und dadurch ensteht, dass das Geschoss den Knochen in der Bewegungsrichtung vorwölbt und einstülpt. Ist die Bewegungsenergie des Geschosses zu klein im Verhältniss zum Widerstande, so kann es in den Knochen nicht eindringen und ruft nur einen Sprung oder Bruch vor. Dies kann auch geschehen, wenn das Geschoss den Knochen nicht senkrecht, sondern unter einem spitzen Winkel trifft. In diesem Falle erleidet es eine Richtungsänderung, es gleitet vom Knochen ab. Wie bekannt, kommen solche gegenseitige Verschiebungen auch bei Weichteilen vor: zähe elastische Gewebe, wie Sehnen und Arterien, können ohne namhafte Verletzung zu erleiden, dem Geschosse ausweichen.*

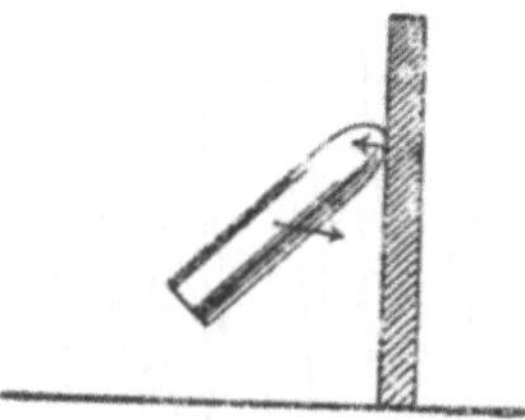

Fig. 7. Das Geschoss, welches das Ziel in schiefer Lage trifft, wird durch den auf seine Spitze ausgeübten Widerstand noch stärker verdreht.

Die Verdrehung des Geschosses. Das alleinige komplizierende Moment bei der Wirkung von Geschosse mit mässiger Geschwindigkeit wird durch ihrer eventuelle Verdrehung gebildet. Diese entsteht, wenn die Längsachse des Geschosses den Körper oder irgend ein Hinderniss nicht senkrecht, sondern unter einem spitzen Winkel trifft (Fig. 7.). In diesem Falle geht nämlich die Richtung des auf die Spitze ausgeübten Widerstandes nicht durch den Massenmittelpunkt, kann also die ganze, hier konzentriert gedachte Masse des Geschosses nicht aufhalten, diese bewegt sich weiter und das Ge-

* Laut dem dritten Newtonschen Bewegungsgesetze ist die gegenseitige Einwirkung (Druck) zweier Körper immer gleich, aber entgegengesetzt gerichtet. Es muss also gleichzeitig mit der Richtungsänderung des Geschosses auch der Knochen in der entgegengesetzten Richtung verschoben werden, die Geschwindigkeitsänderung ist aber der Masse umgekehrt proportional, es ist also auch die Verschiebung der schweren, mit anderen Geweben in fester Verbindung stehenden Knochen klein, bei den dünnen, leichten Sehnen und Arterien gross, im Vergleich zur Ablenkung, die das Geschoss erleidet.

schoss stellt sich quer, weil die Rotationsenergie nicht mehr ausreicht, um die Richtung der Achse auch so starken Eingriffen gegenüber unverändert zu erhalten. Die Verdrehung der Achse erfolgt umso leichter, je weiter der Massenmittelpunkt hinter der Spitze liegt, also besonders leicht bei den vorn sich stark verjüngenden Spitzgeschossen.

Hat das Geschoss irgend ein äusseres Hinderniss, also den gefrorenen Boden, aus dem es zurückschnellt (Geller), oder einen Ast, einen Strohhalm usw. berührt, so behält es, in der Luft weiterfliegend, die durch den Drehimpuls erhaltene Rotation um seine Querachse ebenso wie diejenige um die Längsachse, und die Resultante wird eine komplizierte Bewegung sein, bei der das Geschoss abwechselnd mit der Spitze, mit der Seite und auch mit dem Boden voran die Luft durchschneidet; auf den Körper treffend, schlägt es eine seiner momentanen Lage entsprechende, mehr oder weniger länglich geformte Wunde und einen breiten Schusskanal*. Die Verdrehung kann auf der Körperoberfläche durch denselben Mechanismus (S. Fig. 7.) noch vermehrt werden. In einem so stark widerstehenden Mittel wie der menschliche Körper kann aber die Rotation um die Querachse, die im allgemeinen doch nur eine geringe Energie besitzt, nicht unverändert fortbestehen, und es muss der Versuch, die Entstehung der Schusskanäle von veränderlichem (z. B. sanduhrförmigem) Querschnitte auf eine solche Rotation zurückzuführen, als vollkommen verfehlt bezeichnet werden. Eine weitere Querdrehung des Geschosses im Körper ist wohl möglich, aber nur infolge des verschiedenen Widerstandes der Gewebe. Trifft z. B. das quer, mit der Seitenfläche, vordringende Geschoss mit dem einen Ende ein stark widerstehendes Gebilde, z. B. einen Knochen, so wird dieses Ende zurückgehalten, und die Längsachse wird sich der Bewegungsrichtung annähern, das Geschoss kann sich wieder mit der Spitze oder dem Boden voran weiterbewegen.

Geschosse von grosser Geschwindigkeit. Bei den aus geringer Entfernung (unter 6—700 *m.*), also mit grosser Geschwindigkeit (4—900 *m/sek.*), kommenden Geschossen treten zwei neue Erscheinungen

* Levy, Berl. Klin. Woch. 1915. Nr. 29.

auf: die explosive Wirkung und die Deformation der Mantelgeschosse.

Die explosive Wirkung äussert sich in dem Umstande, dass das Geschoss statt des bisher behandelten langen und schmalen Schusskanals sich eine, den eigenen Querschnitt bedeutend überragende, zu einer Höhle sich ausweitende Bahn bricht, gerade so, als wenn es mit explosiven Substanzen gefüllt wäre. Dass der Unterschied durch die grössere Geschwindigkeit hervorgebracht wird, zeigen folgende Versuche von Bircher (l. c.): Dasselbe Geschoss schlägt eine 7—8 *cm.* dicke Bleiplatte aus einer Entfernung von 1500—700 *m.* mit einem glatten und engen Kanal durch; von 300 *m.* ist der Kanal weiter, die Platte wird kaum durchgeschlagen. Aus der Nähe (25 *m.*), also mit grosser Geschwindigkeit ankommend, bohrt sich das Geschoss eine weite Höhlung und bleibt in der Platte stecken.* Zu gleicher Zeit wird es stark deformiert, und es wäre schwer zu sagen, wieviel von der Erweiterung des Schusskanals auf Rechnung der Deformation und wieviel auf die explosive Wirkung komme. Im Körper sind es besonders die mit Flüssigkeit gefüllten oder eine breiige Konsistenz zeigenden Organe, wie Leber, Milz, Gehirn, gefüllte Blase oder Magen usw., die durch das Geschoss vollkommen zerrissen, in viele Teile zersprengt und zerspritzt werden, so als wenn in ihrem Inneren eine Explosion stattgefunden hätte. Ähnliche Erscheinungen beobachtet man auch an Blechgefässen, die mit Flüssigkeit gefüllt sind, und an nassen Tonkugeln.

Zur Erklärung dieser Erscheinungen sind verschiedene Umstände herangezogen worden, wie *a)* die Spannkraft des durch die Wärmewirkung erzeugten Wasserdampfes oder der durch das Geschoss mitgerissenen Luft. Diese Spannkraft könnte aber, auch wenn sie auftreten würde, nur so gering sein, dass sie in keinem richtigen Verhältniss zu den beobachteten mächtigen Wirkungen stände; *b)* ein hydrodynamischer Druck, wie er z. B. in einem geschlossenen Gefässe durch eingepresste Flüssigkeit hervorgerufen

* Es ist eine allgemeine Erfahrung bei den Schiessproben, dass das Geschoss bei Nahschüssen viel weniger in das Ziel eindringt als bei einer mittleren Entfernung von etwa 2—300 *m.*

wird; ein solcher Druck von mehr statischer Natur kann sich aber eben nur in geschlossenen Gefässen entwickeln, während die Explosionswirkung auch in offenen Gefässen zu beobachten ist; *c)* eine Wirkung nach Art einer longitudinalen Schallwelle (Reger), was zunächst sehr plausibel schien: Das Geschoss vermag, die Flüssigkeit oder eine breiige Substanz zusammendrückend, eine Verdichtung hervorzurufen, die, sich nach allen Richtungen ausbreitend, zur Ablösung und Abstossung der peripheren Teile führen könnte, gerade so, wie z. B. von dem oberen Ende einer tönenden Wassersäule Tropfen in die Höhe geworfen werden. Demgegenüber haben Cranz und Koch* durch besondere Versuche gezeigt, dass solche Longitudinalwellen beim Einschlagen von Geschossen nicht zu beobachten seien resp. dass die Explosionswirkung sich mit geringerer Geschwindigkeit als der Schall ausbreite. Nach ihnen besteht diese Wirkung, wie schon früher von Delorme, Beck und Kocher behauptet wurde, darin, dass das einschlagende Geschoss seine Bewegungsenergie dem getroffenen Körper derart mitteilt, dass dessen Teile gewissermassen als selbständige Projektile weiterfliegen; während also bei den Schallwellen nur eine Zustandsänderung (die Verdichtung) sich ausbreitet, kommen hier Massenteile selbst derart in Bewegung, dass deren Zerstreuung und Zerspritzung verständlich wird. Das Geschoss setzt die getroffenen Gewebsteile natürlich in erster Reihe seiner eigenen Richtung entsprechend in Bewegung. Sie werden aber ausserdem aneinander gepresst, und während die Wirkung von einem Teilchen zum anderen weitergegeben wird, können auch nach der Seite und sogar rückwärts gerichtete Impulse entstehen, und die Teilchen weichen in der Richtung des geringsten Widerstandes aus.

Dies geht klar hervor aus Versuchen von Cranz und Koch, bei denen sie mit Wasser gefüllte, an den Enden mit Pergament oder Kautschukmembranen verschlossene Blechzylinder in der Richtung der Längsachse durchschossen und die einzelnen Phasen der Erscheinung mit Hilfe von Momentaufnahmen analysierten. Es war ersichtlich, dass schon im Momente, wo

---

* Ann. d. Physik. 3. 247. 1900.

das Geschoss sich ungefähr in der Mitte des Zylinders befindet, ein Wasserstrahl durch die Eintrittsöffnung nach hinten herausschiesst, dann tritt das Projektil, eine kleine Öffnung schlagend, durch die vordere Platte heraus, und erst nachher erfolgt eine starke Vorwölbung dieser Platte,* die zur Berstung und zum Austritt eines mächtigen Wasserstrahls führt; als Beweis eines starken Seitendruckes wird der Zylinder oft in seiner ganzen Länge aufgerissen.

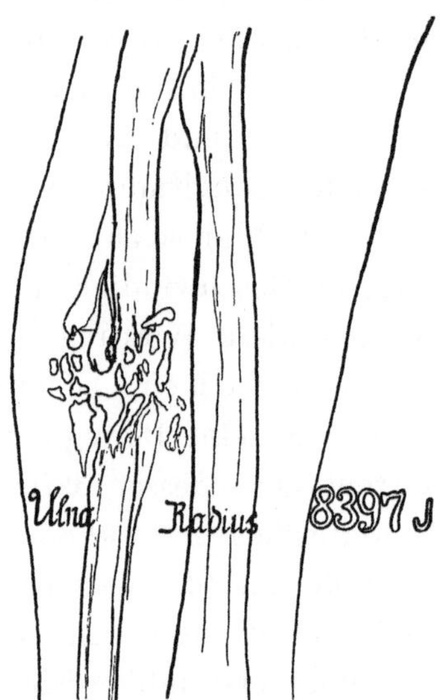

Fig. 8. Bruch der Ulna mit kleinen Splittern.

Die Explosionswirkung wird gehemmt durch den Zusammenhang (Kohäsion) der Teilchen, der sich ihrer gegenseitigen Verschiebung widersetzt; die Wirkung entwickelt sich deshalb am stärksten bei Flüssigkeiten und den breiigen, leicht zereissbaren Geweben und ist kaum zu beobachten bei festen und einigermassen elastischen Substanzen, z. B. bei Holz, wo die Kohäsionskräfte beträchtlich sind, wobei die Teilchen kleine Verschiebungen in Gestalt einer elastischer Deformation erleiden, also dem Stosse gewissermassen nach-

* Eine ähnliche, erst nach dem Austritt des Projektils erfolgende Vorwölbung der Weichteile mag auch die an der Haut oft zu beobachtenden, einander nahe parallel verlaufenden, langen und glatten, wie mit Messer geschnittenen Risse hervorrufen. S. Liebert, Kriegschirurg. Hefte 1. 99.

geben können, ohne dass der Zusammenhang zwischen ihnen unterbrochen würde. Unter den festen Körpern ist eine Explosionswirkung bei solchen zu beobachten, welche, wie die Knochen, zugleich auch spröde sind, so dass, wenn eine Deformation, der sie sonst genügend widerstehen, bei ihnen in nennenswertem Masse eintritt, sie auch zum Bruche führt. Bei den in Rede stehenden plötzlichen Stosswirkungen geht der Bruch nicht nur

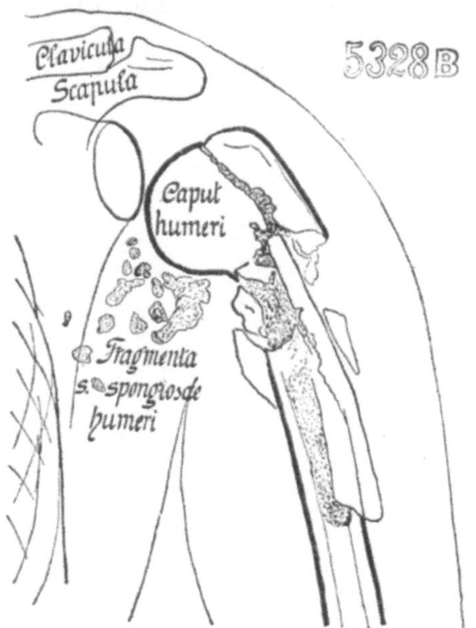

Fig. 9. Die Zerstreuung der Knochensplittern.

in der Richtung des kleinsten Widerstandes, sondern nach zahlreichen verschiedenen Richtungen, so dass an Stelle weniger grosser, viele ganz kleine Splitterchen entstehen (Fig. 8.), die oft wie Projektile nach allen Richtungen auseinanderfliegen (Fig. 9.), so dass an deren Stelle ein knochenfreier Raum entstehen kann.

Gehemmt wird ferner die Explosionswirkung durch die unter den Teilchen auftretende Reibung, welche die Bewegungsenergie in Wärme umwandelt. Sie ist deshalb an mit Sand gefüllten Blechgefässen garnicht oder höchstens in Spuren zu beobachten.

Hindernd macht sich endlich auch eine allzugrosse Ausbreitung des getroffenen Körpers geltend, indem Geschosse von endlicher

Energie selbstverständlich auch nur endliche Massen in Bewegung zu setzen vermögen. So bewirkt nach Cranz* das deutsche S-Geschoss, wenn es mit einer Geschwindigkeit von 870 *m/sec.* zentral auf Tonkugeln einschlägt, bei einem Durchmesser der Kugel von 30 *cm.* noch eine vollkommene Explosion; bei einem Durchmesser von 45 *cm.* wird die Kugel durchbohrt, der Schusskanal hat eine Eingangsöffnung von 4, eine Ausgansöffnung von 8 *cm.* Durchmesser, in der Mitte entseht eine rundliche Höhlung von 25 *cm.* Durchmesser.

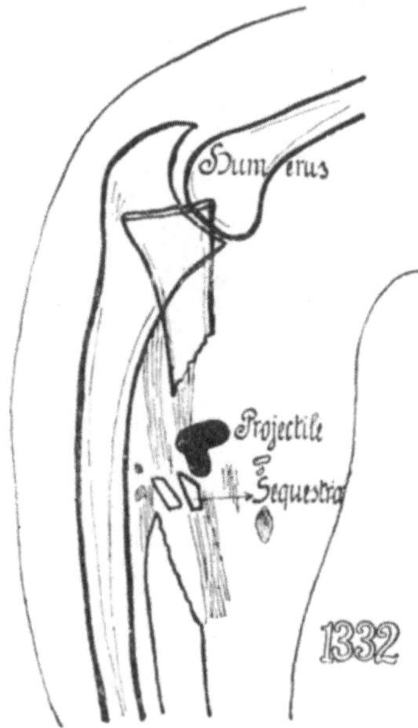

Fig. 10. Pilzförmige Deformation des Projektils.

Endlich in einem Tonblock von sehr grosser Ausdehnung bleibt das Geschoss stecken, der weiten Eingangsöffnung folgt ein sich zuerst allmählich noch erweiternder, dann wieder verengernder Schusskanal. Wenn der Block nicht genau zentral getroffen wird, erfolgt leicht eine Aufberstung auf der Seite des kleinsten Widerstandes. Wenn eine bestimmte Masse von Ton, zu einer dünnen Platte geformt, senkrecht durchschossen wird, so entsteht eine relativ kleine Öffnung, während der grösste Teil unversehrt bleibt. Wenn dieselbe Masse, zu einem Zylinder geformt, in der Längsrichtung durchschossen

* Lehrb. der Ballistik. 1. 432.

wird, so wird sie vollkommen auseinandergeschleudert; die Wirkung ist demnach um so stärker, je grösser die getroffene Masse und je länger der Schusskanal ist. Dem entspricht eine Beobachtung von Tillmann*, nach der von zwei aus derselben Entfernung (100 *m.*) kommenden Kopfschüssen der eine, der bloss einen Weg von 3 *cm.* im Gehirn zurücklegte, nur eine verhältnissmässig leichte Verletzung verursachte, während der andere, das ganze Gehirn durchbohrende auch den Schädel vollkommen

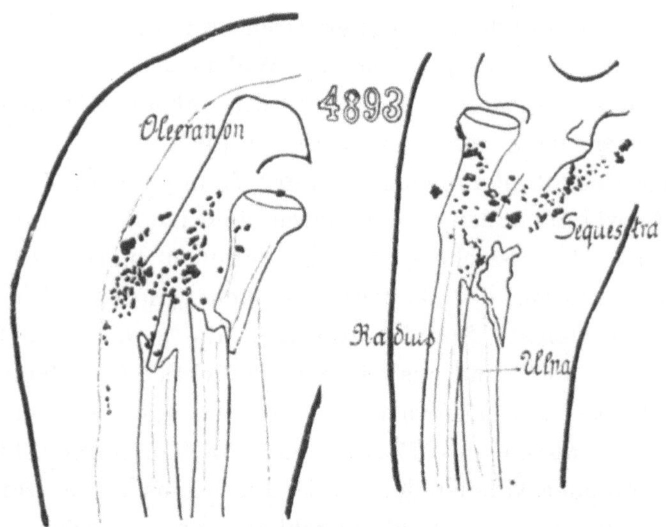

Fig. 11. Zerspritzung des Bleies.

zerriss. Nach den Gesagten ist es im allgemeinen leicht zu verstehen, dass im menschlichen Körper, wo sich Gewebsteile von so verschiedener Ausdehnung und Widerstandsfähigkeit aneinanderreihen, die genannten Faktoren zu Schusskanälen von der grössten Mannigfaltigkeit führen können.

Die Deformation der Geschosse. Dumdum-Geschosse.

Bei den modernen Infanteriegeschossen wird der Bleikern gewöhnlich mit einem Mantel von Nickelstahl umschlossen, der höchstens am Boden eine Fläche von einigen Quadratmillimetern freilässt. Der Zweck dieser Anordnung war nur, dem Geschoss eine genügende

* Münch. Med. Woch. 1915. No. 9.

Festigkeit zu geben, damit es in den Vertiefungen des Dralles nicht zerspringt und sie nicht mit Bleibröckeln füllt; sie hat aber auch, vom ärztlichen Standpunkte betrachtet, eine grosse Bedeutung, indem sie die Deformation des Geschosses hemmt*. Den alten Bleikugeln gegenüber, die schon bei geringen Geschwindigkeiten und auch in den Weichteilen plattgedrückt und in Stücke zerrissen wurden und so zur Enstehung von breiten und verästelten Schusskanälen Veranlassung gaben, ist das Mantelgeschoss mit seinen schmalen, glatten Schusskanälen wahrhaft human zu nennen. Dies gilt jedoch nur innerhalb gewisser Grenzen; bei genügender Geschwindigkeit und entsprechendem Widerstande wird auch das Mantelgeschoss deformirt; die Spitze wird abgeflacht oder schiefgedrückt, eventuell gewinnt das Projektil die auf Fig. 10 sichtbare pilzförmige Gestalt. Bei noch schnellerer Hemmung reisst der Mantel auf, (gewöhnlich längs den durch den Drall hervorgerufenen Eindrücken), dás Geschoss wird vollkommen plattgedrückt oder in Stücke zerrissen, der Bleikern löst sich vom Mantel und kann in zahlreiche kleinste Splitter zergehen, die in den Geweben zerspritzen (Fig. 11.) und dabei die schrecklichsten Zerstörungen hervorbringen. Diese Deformation lässt sich auch künstlich durch allerlei Verletzungen des Mantels hervorrufen, durch Abbrechen, Einschneiden oder Abfeilen der Spitze, durch Einschlagen von Nägeln usw. Diese Entdeckung wurde angeblich von englischen Soldaten im indischen Kriege vom Jahre 1897 gemacht, und bald darauf begann die Munitionsfabrik von Dumdum bei Kalkutta die fabrikmässige Herstellung solcher Geschosse, deren Mäntel am Ende eine Lücke hatten. Die Spitze des jetzigen englischen Geschosses besteht aus einer Legierung von Aluminium und Magnesium und kann mit Hilfe des am Gewehr befindlichen „Zigarrenschneider“ entfernt werden oder bricht, auf Knochen treffend, von selbst ab, der Bleikern tritt aus und entfaltet dann seine zerstörende Wirkung**. Noch böser ist ein russisches mantelloses Geschoss,

---

* Noch vollkommener sind in dieser Hinsicht die französischen kupfernen Vollgeschosse.

** Haenisch, Fortschr. auf dem Geb. d. Röntgenstrahlen 23. 1., Stargardt, Münch. Med. Woch. 1914. No. 52.

das eine mit Rohvaselin gefüllte Höhle enthält. Das Geschoss, dessen geringe Festigkeit durch die Höhlung noch mehr verringert wird, zerreist sehr leicht, das geschmolzene Vaselin verspritzt und verursacht brennenden Schmerz*. Über die Entstehung der Dumdumwirkung gibt es verschiedene Meinungen; so behauptet Kirschner,** dass sie nur durch Auftreffen auf einen Knochen zustande komme, weil das Blei so fest am Mantel hafte, dass es sich beim Durchdringen von Weichteilen nicht ablösen könne, auch wenn die Spitze abgebrochen sei. Demgegenüber fand Perthes*** bei seinen mit Pferden angestellten Versuchen, dass die Ablösung auch in den grossen Muskeln erfolge.

Am Anfange des jetzigen Krieges waren die Ärzte geneigt, jede hochgradige Zerstörung, bei der abgeplattete oder verspritzte Bleikerne gefunden wurden, Dumdumgeschossen zuzuschreiben. Bei den ersten Beobachtungen, die unzweifelhaft zeigten, dass auch regelrechte (z. B. deutsche) Mantelgeschosse aufreissen und ähnliche Verletzungen verursachen können, wollte man dies auf Fabrikationsfehler oder auf in das Rohr gelangte Sandkörnchen usw. zurückführen.**** Es wurde jedoch bald klar, dass bei den jetzt gebräuchlichen riesigen Geschwindigkeiten auch vollkommen intakte Mäntel zerreissen können, wie denn ganz allgemein die gewohnten statischen Festigkeitsverhältnisse unter diesen Umständen grundlegende Änderungen erfahren. So ist z. B. bekannt, dass man ein Holzbrett mit einer Stearinkerze durchschiessen kann, wobei die letztere grössten teils unverändert bleibt, weil „die Deformation eine gewisse Zeit beansprucht“. Das ist so zu verstehen, dass eine gewisse Deformation eine um so grössere Kraft erfordert, je schneller sie vorgenommen wird. Die Stearinkerze, die wir langsam unter den Fingern zerdrücken können, erweist gegen Einwirkungen, die nur Tausendstelsekunden oder noch weniger dauern, einen enorm

---

* Bujvid, Med. Klin. 1915. No. 20.

** Kirschner, Münch. Med. Woch. 1914. No. 52.

*** Perthes, Münch. Med. Woch. 1915. No. 6.

**** Nippe, Münch. Med. Woch. 1914. No. 41; Kolb, Berl. Klin. Woch. No. 24.

hohen Widerstand, so dass das Holz durchschlagen wird.* Unmittelbare Versuche haben ergeben, dass das deutsche Stahlmantelgeschoss, mit einer Geschwindigkeit von etwa 900 *m/sec.* in das Wasser geschossen, plattgedrückt oder auch vollkommen zerrissen wird.** Berechnet man den Widerstand auf die gewohnte Weise, indem man ihn proportional dem Quadrat der Geschwindigkeit ansetzt, so ergibt sich ein Wert von einigen Tausend Kilogrammgewicht, der die Deformation vollkommen erklärt. Es kann deshalb nicht bezweifelt werden, dass hochgradige Zerstörung und verspritztes Blei zur Konstatierung des Dumdumcharakters allein nicht hinreichen; dies kann nur geschehen auf Grund des Nachweises einer absichtlichen Mantelverletzung an relativ unveränderten (z. B. bei Gefangenen gefundenen) Geschossen.

* Es ist wahrscheinlich, dass das Durchschlagen durch den vorderen Teil der Kerze vermittelt wird, der dabei auch deformiert wird; der hintere Teil geht dann durch die bereits fertige Öffnung und bleibt unversehrt.

** Cranz, Lehrb. d. Ballistik I. 417.

Erste Hilfe auf dem Schlachtfelde.

von

Dr. Wilhelm Milkó
Regimentsarzt.

Einleitung. Fern vom Kriegsschauplatze, in den Spitälern des Hinterlandes sind Scharen von tüchtigen Chirurgen in rastloser Arbeit bemüht, die Qualen der zahllosen Verwundeten zu lindern und ihre Dienstfähigkeit so früh wie möglich wieder herzustellen. Sie sind in der günstigen Lage, in gut eingerichteten Anstalten unter dem Schutze einer sicheren Asepsis zu arbeiten und können dort alle Erfahrungen der modernen Kriegschirurgie zur Heilung unserer tapferen Krieger verwerten. Betrachten wir aber die andere Seite der Medaille, so sehen wir die lange Reihe der in Front stehenden Ärzte, denen die schwere Aufgabe der ersten Hilfeleistung zufällt. Ihre Tätigkeit ist nicht minder wichtig als die der Spitalärzte und darf in ihrer Bedeutung nicht unterschätzt werden. Der Truppenarzt steht in einer Reihe mit den Kämpfern und versucht gleichsam aufzubauen, was die mörderische Arbeit der Waffen vernichtet hat. Er macht alle Strapazen und Gefahren des Krieges mit und muss zu ihrer Bewältigung einen kräftigen Organismus und ein starkes Nervensystem besitzen.

Die Verrichtung seiner ärztlichen Thätigkeit stösst auf die grössten Hindernisse. Mitten im Kampfe muss er arbeiten, ohne Rücksicht auf Ort und Zeit, häufig in Ermangelung der primitivsten Hilfsmittel. Es fehlt die zur erfolgreichen ärztlichen Tätigkeit so wichtige Ruhe, meist auch die allerprimitivste Asepsis. Die grösste Schwierigkeit liegt aber in der kolossalen Anzahl der Verwundeten. Kein

Wunder, wenn minder robuste Naturen zuweilen der Zweifel überkommt, ob nicht einer solchen Masse von Elend gegenüber alle Arbeit nutzlos sei.

Energie und Selbstvertrauen sind daher Eigenschaften, die der Truppenarzt in hohem Masse besitzen muss.

Es liegt auf der Hand, dass durch die genannten Schwierigkeiten der feldärztlichen Tätigkeit gewisse Schranken gezogen sind. Anpassung an die gegebenen Verhältnisse, Vermeidung der heillosen Polypragmasie und weise Selbstbeherrschung in der Anwendung von chirurgischen Eingriffen, das sind die Grundbedingungen einer erfolgreichen und nützlichen Tätigkeit. Der Truppenarzt darf keinen Augenblick vergessen, dass seine Arbeit nichts anderes sein darf, als die erste Etappe in der langen Reihe der Eingriffe, deren der Verwundete bedarf, bis er von der Schwarmlinie in ein stabiles Spital gelangt. Durch die erste Hilfe sollen nur günstige Bedingungen für die Wundheilung geschaffen werden. Die definitive Wundversorgung ist eine spätere Aufgabe.

Etablierung des Hilfsplatzes.

Die erste Station im Felde, wo der Verwundete ärztlich behandelt werden kann, ist der Hilfsplatz. Es ist Aufgabe des Truppenarztes, unmittelbar vor dem Ausbruch eines Gefechts für die Etablierung des Hilfsplatzes zu sorgen. Nach den Vorschriften des Reglements sollte der Hilfsplatz in möglichst geringer Entfernung von der Feuerlinie, jedoch an einem vor feindlichem Feuer geschützten Ort eingerichtet werden. Diese Forderung erwies sich leider im jetzigen Weltkriege als vollständig illusorisch. Der Hilfsplatz ist nicht einmal vor der Wirkung der weittragenden modernen Infanteriegewehre gesichert, gegen Artilleriefeuer gewährt er aber nicht den geringsten Schutz. Ein Grund mehr, dass dort nur die allernotwendigsten Eingriffe ausgeführt werden. Die Heftigkeit des Artilleriefeuers kann sich soweit steigern, dass jede ärztliche Tätigkeit unmöglich wird. Selbstverständlich wird der Truppenarzt je nach den strategischen und taktischen Verhältnissen trachten, den Hilfsplatz an einer geschützten Stelle, möglichst unter Dach einzurichten. Häufig ist er aber gezwungen, im Freien zu arbeiten. Unbedingt zu erstreben sind leichte Zugänglichkeit des Hilfsplatzes und Bereitstellung von frischem Wasser und Stroh für die Verwundeten. In vereinzelten Fällen, speziell auf dem westlichen Kriegsschauplatze, erwies sich die Organisation der sog. fliegenden Ambulancen als praktisch. Sie besteht darin, dass der Arzt mit einigen Sanitätssoldaten und dem notwendigsten Verbandmaterial an verschiedenen Stellen des Schlachtfeldes erscheint, wodurch eine möglichst rasche, fachgemässe Versorgung der Verwundeten gewährleistet wird. Der eigentliche Hilfsplatz, mit seiner vollständigen Ausrüstung wird etwas weiter nach rückwärts gelegt.

Günstigere Bedingungen für die Einrichtung des Hilfsplatzes bietet der Stellungskampf, wie er im gegenwärtigen Kriege so häufig vorkommt. Da ist genügend Zeit und Gelegenheit für die vollkommenere Versorgung des Hilfsplatzes: es können entsprechende Lager für die Verwundeten vorbereitet werden, und da ihr Abschub nicht so dringend ist, können wir auch in unseren Eingriffen etwas weiter gehen. Ein agiler Truppenarzt, der gleichzeitig gewandter Chirurg ist, kann einen solchen Hilfsplatz unter Umständen zu einem wahren Miniaturfeldspital ausbauen. (Holzbach, Münch. med. Wochenschrift 1915. Nr. 11. Tar, Orvosi Hetilap. 1916. Nr. 3.)

Blessiertenträger. Die Beförderung der Verwundeten zum Hilfsplatz obliegt den Blessiertenträgern. Laut Vorschrift des Dienstreglements sind dazu möglichst die Feuerpausen zu benützen. In der Wirklichkeit wird diese Forderung meistens ein frommer Wunsch bleiben. Im heutigen Kriege, wo auf den meisten Kriegsschauplätzen Tag und Nacht ununterbrochen geschossen wird, können die Blessiertenträger mit dem Einliefern der Verwundeten unmöglich auf die Feuerpausen warten.

Es ist klar, dass unter solchen Verhältnissen eine nicht geringe Zahl der Blessiertenträger gleichfalls verwundet wird. Ich selbst verlor während meiner truppenärztlichen Tätigkeit in Galizien fast 30% meiner Blessiertenträger. Glücklicherweise ist die Mehrzahl der Schussverletzungen solcher Natur, dass die Verwundeten den Hilfsplatz ohne fremde Hilfe, allein erreichen können. Nach den Erfahrungen des Weltkrieges sind unsere tapferen Blessiertenträger des grössten Lobes würdig. Sie erfüllen ihre schwere und gefahrvolle Pflicht mit grosser Selbstaufopferung und kameradschaftlicher Liebe.

Verbandpäckchen. Hat der Verwundete den Hilfsplatz glücklich erreicht, so beginnt die chirurgische Tätigkeit des Arztes, bestehend in der ersten Wundversorgung. Die allererste Wundversorgung geschieht aber meistens schon am Orte der Verletzung. Die Verwundeten kommen auf den Hifsplatz fast ohne Ausnahme mit einem Verband, der von einem Blessiertenträger, einem Kameraden oder vom Verwundeten selbst angelegt wurde. Zu diesem Zweck hat jeder Soldat im linken Rockschoss zwei Verbandpäckchen eingenäht. Jedes enthält eine Mullbinde, auf der 25 cm. von ihrem Ende ein steriles Gasestück befestigt ist. Diese Konstruktion ermöglicht das Anlegen eines aseptischen Verbandes, ohne dass die Wunde mit den Händen berührt wird.

Nicht nur die Blessiertenträger, sondern auch die meisten Soldaten haben eine grosse Geschicklichkeit in der Anlegung dieses ersten Verbandes erlangt. Jeder von ihnen hatte Gelegenheit genug, sie sich in diesem langen Kriege anzueignen. Während es in den ersten Kriegsmonaten noch häufig vorgekommen ist, dass auch Schwerverletzte ohne jeden Verband auf dem Hilfsplatz eingeliefert wurden gehört dies heute schon zu den grössten Seltenheiten.

Nach Angabe der Verwundeten, die im Kriegsspital der Geldinstitute seit

15. Okt. 1914 behandelt wurden, kamen von ihnen 95% schon verbunden auf den Hilfsplatz. Angelegt wurde der Verband in 10.07% der Fälle vom Verwundeten selbst, in 29.3% von einem Kameraden, in 38.04% von einem Blessierträger und in 22.59% vom Arzt.

Die allgemeine Verwendung der Verbandpäckchen war eine der wichtigsten Neuerungen des modernen Kriegssanitätsdienstes. Bedenken wir, dass der Verletzte den Hilfsplatz unter Umständen erst nach 8—10 Stunden erreichen kann, so wird die grosse Bedeutung des sofort angelegten Verbandes, durch den die Gefahr der sekundären Infektion vermindert wird, ohne weiteres klar.

Massen-Wundbehandlung.

Auf dem Hilfsplatz übernehmen nun die Truppenärzte die weitere Versorgung der provisorisch Verbundenen. Stellen wir uns nur die Lage dieser Ärzte vor. Von den Blessierteträgern werden unaufhörlich schwere Verletzungen, Ausgeblutete und Verstümmelte eingeliefert. Kaum ist ein Bruchteil von ihnen versorgt, so erscheinen schon wieder die Feldtragen mit neuen Kranken. Eine Massenarbeit im strengsten Sinne des Wortes muss hier geleistet werden, an einem Ort, wo von einer wirklichen aseptischen Wundbehandlung keine Rede sein kann und wo die primitiven Verhältnisse irgendeinen grösseren operativen Eingriff garnicht gestatten. Es muss flott gearbeitet werden, da wir nicht nur eine grosse Menge von Verwundeten versorgen, sondern auch trachten müssen, die Versorgten so schnell als möglich auf den bessergeschützten Verbandplatz abzuschieben.

Man muss einmal einen mit Volldampf arbeitenden Hilfsplatz gesehen haben, um die Überzeugung zu gewinnen, dass er nicht der Ort für eine individualisierende Behandlung ist. Mit der speziellen Versorgung einzelner Fälle darf nicht viel Zeit vergeudet werden, vielmehr soll man sich da an ein schablonenmässiges Arbeiten gewöhnen, um möglichst viel bewältigen und wirklichen Nutzen stiften zu können.

Allgemeine Prinzipien.

Alles, was der Arzt bei der ersten Wundversorgung berücksichtigen muss, lässt sich in folgende 3 Punkte zusammenzufassen :

1. Die Bekämpfung der Infektion.
2. Die Blutstillung.
3. Die transportgemässe Versorgung der Wunde.

Bergmann'sche Wundbehandlung.

Was zunächst die Frage der Infektion anbelangt, so ist oberster Grundsatz der ersten Versorgung, die Wunde vor der sekundären Infektion zu schützen und das Aufflammen einer vorhandenen, aber latenten Infektion zu verhindern. Dieser Forderung wird dadurch genügt, dass man die frische Schusswunde ohne jede überflüssige Manipulation einfach mit einem trockenen aseptischen Deckverband versieht. Es ist daher streng verpönt, die Schusswunde zu sondieren, sie mit Fingern oder Instrumenten zu betasten, den Schusskanal zu spülen und zu erweitern. Der aseptische Deckverband verhütet die weitere Verunreinigung der Wunde. Jede Manipulation an der infizierten Wunde bildet einen schädlichen Reiz, wodurch eine Mobilisierung der pathogenen Keime und eine Propagierung der Infektion hervorgerufen werden kann. Bei konservativem Verfahren hingegen bleibt die Infektion lokalisiert. Dieser grundlegende Gedanke unserer ersten Wundversorgung wurde zuerst von Bergmann, einem der grössten Kriegschirurgen aller Zeiten ausgesprochen. Die glänzenden Resultate, die er im russisch-türkischen Kriege (1877—78) mit der konservativen Behandlung der Schussverletzungen, speziell des Kniegelenkes, erreichte, führten zu dem allerdings irrigen Schluss, dass alle Kleinkaliberverletzungen primär steril sind und die Infektion erst sekundär erfolgt. Frische Schussverletzungen sind daher ganz so zu behandeln wie andere aseptische Wunden : mit einem sterilen Deckverband, ohne jede überflüssige Manipulation.

Obwohl die theoretische Voraussetzung von Bergmann's Lehre sich als unrichtig erwiesen hat — Fränkel hat ja durch klassische Experimente bewiesen, dass eine bakteriologische Keimfreiheit der Schusswunden niemals besteht — so verdanken wir dieser Lehre dennoch eine gewaltige Besserung der kriegschirurgischen Resultate. Mit einem Schlage hörte die früher so beliebte aber gefährliche Polypragmasie auf, die besonders in der Zeit der Antisepsis ein unglaubliches Mass erreichte. Alles wurde sondiert, gespült und erweitert. Mit den brutalsten Mitteln wollte man die Infektion ausrotten. Das traurige Resultat dieser Art von Behandlung war die kolossale Vermehrung der sekundären Infektionen. Niemals beobachtete man so viel Phlegmonen und Allgemeinsepsis ; Oberschenkelfrakturen kamen fast ausnahmslos zur Amputation. Dagegen heilten bei konservativer Wundversorgung 70—80%, im Burenkriege sogar 90% der einfachen Schusswunden reaktionslos, ohne jede Eiterung.

Der Weltkrieg brachte auch in dieser Richtung eine gewisse Enttäuschung. Heute sehen wir viel seltener Schussverletzungen, die im Bergmann'schen Sinne aseptisch sind und unter einem einfachen Deckverband ohne Infektionserscheinungen heilen. Durch die bedeutende Rolle der Artillerie in diesem Feldzuge, die schweren Sprengwirkungen moderner Gewehrkugeln und anderer Explosivgeschosse werden zahllose schwere, zerfetzte und verrunreinigte Wunden erzeugt. Solche Verletzungen heilen nie ohne Eiterung, nicht selten treten bei ihnen Symptome schwerer Allgemeininfektion auf.

Es unterliegt keinem Zweifel, dass man in solchen Fällen, besonders aber bei den schon primär schwer infizierten Granatverletzungen, mit übertriebenem Konservativismus keine guten Resultate erzielt. Diese Wunden müssen aktiver behandelt werden, sobald der Verletzte an einen Ort kommt, wo die Verhältnisse es gestatten, einen grösseren Eingriff mit der nötigen Ruhe und Gründlichkeit auszuführen. Dazu ist das Feldspital, unter Umständen auch schon der Verbandplatz geeignet. Am Hilfsplatz aber, wo für einen solchen Eingriff beinahe alle Bedingungen fehlen, müssen wir uns auf die konservative Behandlung beschränken.

Alle Verletzungen, ohne Rücksicht auf Schwere und Infektionsgrad, sollen steril verbunden und der Kranke sobald wie möglich transportfähig gemacht werden. Eine Ausnahme von dieser Regel bildet nur der Stellungskrieg mit seinen stabilen Hilfsplätzen, die auch zur Vornahme grösserer, dringender Eingriffe eingerichtet werden können. In diesem Falle richtet sich unser Verfahren nach den bekannten Regeln der Wundinfektionsbehandlung. Garré, Israel und andere namhafte Autoren fordern ein radikales Vorgehen in der Versorgung der Granatverletzungen. Die Wunde wird, wenn nötig, sogar nach vorsichtiger manueller Austastung, in allen ihren Buchten freigelegt, mit antiseptischer Lösung ausgespült, das Abfliessen des Sekrets durch entsprechende Kontrainzisionen und Drainage gesichert.

Händedesinfektion. Soll der Arzt bei der ersten Hilfeleistung seine Hände desinficieren? Diese Frage kann umso leichter mit nein beantwortet werden, als die Verhältnisse des Hilfsplatzes, wo häufig nicht einmal genügend Wasser zur Verfügung steht, eine Händedesinfektion von vornherein ausschliessen. Aber abgesehen davon, ist von dem fortwährenden Waschen der Hände entschieden abzuraten, da es, ohne die Hände auch nur annähernd keimfrei zu machen, viel Zeitverschwendung mit sich bringt. Ausserdem ist die Berührung der Schusswunden mit feuchten Händen direkt schädlich, da sich die Bakterien in einem feuchten Medium rascher vermehren. Die Konstruktion der Verbandpäckchen ermöglicht ohnedies, die Wunde mit sterilem Verbandstoff zu bedecken, ohne sie vorher mit den Händen berührt zu haben.

Gummihandschuhe. Statt der zeitraubenden und überflüssigen Händedesinfektion ist die Benützung von sterilisierten Gummihandschuhen dringend angezeigt. Heute sind diese in allen Sanitätsformationen, mit Ausnahme des Hilfsplatzes, eingeführt. Bei Massenversorgung leisten die Gummihandschuhe unschätzbare Dienste. Sie schützen die Hände des Arztes vor Verunreinigung und verhindern die Übertragung der Infektion von einem Patienten auf den anderen. Die Reinlichkeit des Handschuhs leidet während des Gebrauchs verhältnissmässig weniger als die der blossen Hand, denn der erstere kann durch flüchtiges Abwaschen oder Eintauchen in verdünnte Jodtinkturlösung wieder annähernd steril gemacht werden.

Desinfizieren der Wunden. Eine andere Frage, die im Weltkrieg wieder aktuell wurde, ist die, ob man die Umgebung der frischen Schusswunde oder die Wunde selbst durch Antiseptika desinfizieren soll. Vor Ausbruch des Krieges, als man noch der Meinung war, dass die Mehrzahl der einfachen Schussverletzungen praktisch steril sei, wurde diese Frage von den meisten Autoren mit einem kategorischen Nein beantwortet. Viele betrachten sogar die beliebte Jodbepinselung der Wundumgebung als überflüssig (Lexer D. med. W. 1914. No. 40, Graser M. med. W. 1914 Nr. 36, Eiselsberg Wiener kl. W. 1915. Nr. 6). Vom Sanitätsoberinspektor des französischen Heeres, Delorme, wurde im Anfang des Krieges ein Rundschreiben an die Militärärzte gerichtet, in dem sie angewiesen wurden, die Schusswunden ausschliesslich aseptisch zu versorgen. Wie aber schon erwähnt, ergab sich im Laufe des Krieges, dass das Gros der Verletzungen schon primär schwer infiziert ist. Durch diese Erfahrung belehrt, wurden viele Gegner der antiseptischen Behandlung wieder zu warmen Anhängern derselben. Eine bemerkenswerte Folge dieser Wandlung war u. a. dass im französischen und italienischen Heere alle Soldaten mit gefüllten Jodtinktur-Ampullen versehen wurden, um die sofortige Desinfektion ihrer Wunden vornehmen zu können.

Ist es aber möglich, durch frühzeitige Anwendung chemischer Antiseptika die primäre Wundinfektion zu eliminieren oder zu verringern? Auf diese Frage geben die bisherigen chirurgischen Erfahrungen des Krieges keine befriedigende Antwort. Soviel ist jedenfalls festzustellen, dass momentan eine stattliche Reihe namhafter Autoren wieder die antiseptische Behandlung befürwortet (Matti D. m. W. 1915. Nr. 44). Nach Hauser (Versamml. d. Schweizer Aerzte in Neuenburg 1915) feierte in diesem Kriege die Antisepsis einen glänzenden Sieg über die reine Asepsis. Kocher (Schweizer Corr. Bl. 1915. No. 15) empfiehlt, dass in schwer infizierte Schusswunden Jodtinktur, Aether oder Perubalsam gegossen werde. Vermutlich liegt auch hier die Wahrheit in der Mitte. Gelingt es auch nicht, mit chemischen Antisepticis die Infektionskeime zu vernichten, soviel ist vielleicht zu erreichen, dass ihre Virulenz abgeschwächt und die weitere Entwicklung der Infektion hintangehalten wird. Nicht zu vergessen ist aber, dass durch Gebrauch starker Antiseptika die Lebensfähigkeit der Gewebe geschädigt und auch Intoxikationen hervorgerufen werden können.

Am Hilfsplatz begeht man also keinen Fehler, wenn man stark

zerfetzte, und voraussichtlich infizierte Wunden mit schwachen Antisepticis behandelt. Am zweckmässigsten ist unseres Erachtens die Bepinselung der Wunde mit 5% Jodtinktur. Kommen Verwundete in grosser Zahl an und ist Mangel an Zeit, dann ist jede Desinfektion zu unterlassen. Bei Wunden mit kleinem Ein- und Ausschuss hat eine Desinfektion keinen Sinn, weil sie auf die tiefer liegenden Gewebe ohnedies nicht wirken kann.

Mastisol. Im Jahre 1916 empfahl Oettingen sein Mastisol, eine harzige, stark klebende Flüssigkeit, über die seither so viel geredet worden ist. Nach Oettingens Worten umgibt das Mastisol, wenn es genügend verdunstet ist, die Mikroorganismen mit einer harzigen Schicht, leimt sie an die Haut fest und macht sie unfähig, sich weiter zu entwickeln (Bakteriumarretierung). Infolge dieser Eigenschaft soll es besonders geeignet sein, die Umgebung frischer Schusswunden keimfrei zu machen.

Die Glanzperiode des Mastisols fällt in die Zeit des russisch-japanischen Krieges. Heute halten es viele Autoren für entbehrlich und bezweifeln seine bakterienarretierende Fähigkeit. So viel steht aber fest, dass das Mastisol sich als Klebemittel ausgezeichnet bewährt hat, weil es das Verrutschen des Verbandes verhindert, ein wichtiger Umstand beim Krankentransport. Ausserdem spart man durch die Anwendung der Mastisolverbände viel Verbandstoff.

Blutstillung. Die zweite wichtige Aufgabe der Wundversorgung am Hilfsplatz ist die Blutstillung. Einfach und leicht bei richtiger Durchführung, kann sie mehr Schaden als Nutzen bringen, wenn man unzweckmässige und fehlerhafte Methoden wählt. Glücklicherweise sind die Zeiten schon längst vorüber, wo man zur Blutstillung das Ferrum candens, das siedende Öl und andere brutale Mittel verwendet hat. Styptische Mittel, die manche Feldärzte noch im Balkankriege mit Vorliebe benützten, sind vollständig entbehrlich. Aus den Erfahrungen dieses Krieges haben wir folgendes gelernt: Ein Theil der Schussverletzungen führt schon auf dem Schlachtfelde zu einem so raschen Verblutungstod, dass jede Hilfe zu spät kommt. Bei der Mehrzahl ist aber die Blutung so gering, dass sie mit einem einfachen Druckverband auf längere Zeit gestillt werden kann. Die Ursache ist einfach. Bei grober Gewebszerstörung steht die Blutung bald infolge Quetschung der Gefässintima, besonders wenn nach einem grösseren Blutverlust der Blutdruck gesunken ist. Das ist besonders der Fall bei Verletzungen mit Geschossen von explosiver Wirkung. Vermeiden wir also jedes unnötige Herumsuchen nach dem blutenden Gefäss, und hüten wir uns, vor allem Blutschorfe, welche die Wunde decken, gewaltsam abzulösen. Solche Manipulationen würden nur erneute und stärkere Blutung provozieren und auch der Infektion Vorschub leisten. Aus demselben Grunde ist es unangebracht und schädlich, einen gutsitzenden ersten Verband zu entfernen nur darum, weil er etwas mit Blut durchschlagen ist. Dies soll nur dann geschehen, wenn der Verband von Blut ganz durchtränkt ist. Bei Schusswunden mit kleinem Ein- und Ausschuss stillt ein unter mässigem Druck applizierter Verband die Blutung fast immer. Bei grossen Wunden mit stärkerer parenchymatöser Blutung kann eine Tamponade des Schusskanals notwendig werden. Das ist aber auch der einzige Fall, der uns gestattet, das Verbot des Tamponierens zu überschreiten. Es ist wichtig zu wissen, dass die Ligatur eines grösseren Blutgefässes auf dem Hilfsplatze ausserordentlich selten notwendig ist. Ich selbst bin trotz Versorgung von beinahe 10000 frischen Schussverletzungen in keinem einzigen Falle dazu gekommen. In demselben Sinne haben sich Holzbach (M. med. W. 1915. Nr. 11), Wievorovszky (D. med. W. 1915. Nr. 5.) und andere geäussert. Sollte es sich trotzdem einmal ereignen, dass die Stillung einer stärkeren arteriellen Blutung unumgänglich ist, so halten wir uns an den Vorschlag Garré's (Kriegschirurgentagung Brüssel 1915) welcher empfahl, das blutende Gefäss mit einer Klemme zu fassen und diese mit in den Verband einzubinden. Die definitive Ligatur wird den Ärzten des Verbandplatzes überlassen.

Esmarchbinden. Nicht unerwähnt darf hier der Missbrauch mit den Esmarchbinden und ähnlichen Abschnürungen bleiben, der gerade in diesem Kriege besonders häufig beobachtet wurde. Er ist auf den Übereifer zurückzuführen, mit dem man häufig ganz unbedeutende Blutungen auf diese Weise zu stillen hofft. Die schweren Folgen bleiben nicht aus, und es sind darüber seitens namhafter Autoren (Rehn Brunsbeiträge 1915. Bd. 96.) viel Klagen laut geworden. Mir selbst sind mehrere Fälle unter die Hand gekommen, bei denen infolge zulange wirkender Abschnürung eine foudroyante Gangrän der unteren Extremität eingetreten war. Im Gegensatz dazu können auch unvollkommen angezogene Binden Schaden stiften, weil die durch sie erzeugte venöse Stauung die Blutung nur verstärkt. Es sind daher folgende Regeln zu beachten:

Esmarch darf nur bei schweren Blutungen mit praeziser Indikationstellung angelegt werden. Auch bei arteriellen Blutungen können wir mit der oben erwähnten Methode Garrés auskommen. Ist eine Abschnürung zwecks Blutstillung unvermeidlich, dann soll sie lege artis gemacht werden, weder zu fest, um Gangrän zu vermeiden, noch zu locker, um keine venöse Stauung zu erzeugen. Blessiertenträger und Kombattanten sollen auf die Gefahren der Abschnürung aufmerksam gemacht werden. Unter allen Umständen ist von der Esmarchierung abzusehen, wenn der Verbandplatz in spätestens 2 Stunden nicht zu erreichen ist. Durch eine länger dauernde Abschnürung steigt die Infektionsgefahr, es können Nervenlähmungen und Gangrän der Extremität hervorgerufen werden. Es wäre praktisch, nach Rehn's Vorschlag die „Schlauchträger" mit einem weit sichtbaren, auffallenden Zeichen zu versehen. In der Masse der Verwundeten entgeht nämlich der esmarchierte Patient leicht unserer Aufmerksamkeit, und die verhängnissvolle Binde bleibt länger als notwendig liegen.

Zu feste Verbände. Weniger gefährlich als die Abschnürung, aber immerhin schädlich ist es, wenn die Wunden zwecks sicherer Blutstillung zu fest verbunden oder tamponiert werden. Beides ist zu verwerfen, nicht nur wegen der dadurch verursachten unerträglichen Schmerzen, sondern auch deshalb, weil durch zu starken Druck Sekretstauung erzeugt und die Infektionsgefahr verdoppelt wird. Verwundete, bei denen infolge des erlittenen Blutverlustes die Zeichen akuter Anämie mit hochgradiger Herzschwäche bemerkbar sind, sollen sofort nach ihrer Einlieferung Exzitantien, heissen Thee oder schwarzen Kaffee erhalten. Ihr Transport muss so lange als möglich aufgeschoben werden. Von Kochsalzinfusionen sahen wir wenig Erfolg. Sie bringen meisst nur eine kurzdauernde und scheinbare Besserung. Ausserdem fehlen auf dem Hilfsplatz die zu ihrer Anwendung nothwendige Ruhe und Asepsis.

Fixierung und Immobilisation. Mit der Blutstillung und dem ersten Verband ist die Aufgabe des Truppenarztes nicht erschöpft. Die erste Wundversorgung muss auch so beschaffen sein, dass durch sie alle Schädigungen, denen die Wunde beim Transport ausgesetzt ist, möglichst verhütet werden. Bekanntlich steigert jede mechanische Laesion, welche die frische Schussverletzung erleidet, die Infektionsgefahr. Es können Infektionen aufflammen, die bei entsprechender Ruhe nie manifest geworden wären. Daraus folgt ohne weiteres die Regel, dass man jedes verletzte Glied für die

Zeit des Transportes ruhigstellen soll. Bei kleineren Weichteilverletzungen wird man dieser Forderung vollkommen gerecht durch einfache Fixierung des Verbandes an die Haut mittels Heftplaster oder Mastisol, um einem Abrutschen vorzubeugen. Schwere und ausgedehnte Weichteilverletzungen der Extremitäten erfordern schon eine vollständigere Immobilisation, die nur durch Schienen oder Kontentivverbände zu erzielen ist. Weit wichtiger noch ist die Rolle der Immobilisation bei der Versorgung der Knochen- und Gelenkschussverletzungen. Bei Knochenbrüchen erreicht man durch die Immobilisation einen doppelten Zweck. Neben wirksamer Bekämpfung der Infektion wird auch die Ruhe und richtige Einstellung der Fragmente gesichert. Das letztere Moment ist aber von entscheidender Bedeutung zur Erreichung eines guten Endresultats. Weiterhin ist nicht zu unterschätzen die überaus schmerzstillende Wirkung einer guten Immobilisation. Richtig angelegte ruhigstellende Verbände können dem Verwundeten unaussprechliche Leiden ersparen. Aus der Geschichte des Balkankrieges kennen wir die traurigen Resultate mangelhaft fixierter Knochenbrüche, von denen besonders Kirschner Schauderhaftes zu erzählen wusste. Die vielzitierte Phrase, dass „der erste Verband über das Schicksal des Verwundeten entscheidet“, verdient also hier eine besondere Beherzigung.

Gipsverband. Ideal kann man eine Immobilisation nur dann nennen, wenn sie bei vollständiger Fixation dem Verwundeten gestattet, das Feldspital zu erreichen, ohne dass man genötigt wäre, beim Verbandwechsel auch den Fixationsverband zu entfernen. Dieser Forderung entspricht am besten der zirkuläre gefensterte Gipsverband (Perthes M. m. W. 1915. Nr. 22., Hohmann M. m. W. 1915. Nr. 4.). Leider ist dieser auf dem Hilfsplatze aus äusseren Gründen kaum anzuwenden. Gehen wir auch nicht so weit wie Goldammer (Brunsbeiträge 1915. 96. Hft. 4.), der den Gips von den Hilfs- und Verbandplätzen gänzlich verbannen will, soviel steht fest, dass ein Gipsverband auf dem Hilfsplatze nur mit den grössten Schwierigkeiten auszuführen ist. Vorausgesetzt, dass uns Gips in entsprechender Menge und Qualität zur Verfügung steht, fehlt uns vor allem die für einen guten Gipsverband nötige Zeit, da wir auf dem Hilfsplatze häufig in wenigen Stunden eine enorme Menge von Frakturen versorgen müssen. So schreibt u. a. Danielsen (M. med. W. 1914. No. 4.), dass man in einer einzigen Nacht 19 Oberschenkelfrakturen auf seinen Truppenverbandplatz brachte. Die Anwendung des Gipsverbandes erfordert entsprechende Routine, die nicht alle Truppenärzte besitzen; eine fehlerhafte Technik kann zu schweren Zirkulationsstörungen führen. Überdies versagt der beste Gipsverband bei ungünstiger Witterung. Durch Regen oder Schnee wird der Gipsverband feucht und geht rasch zu Grunde. Unter solchen Umständen ist es auf dem Hilfsplatze unvermeidlich, zur Fixation der Frakturen improvisierte Schienenverbände herbeizuziehen. Zu diesem Zweck stehen uns in der Ausrüstung des Hilfsplatzes verschiedenartige Schienen zur Verfügung.

Frakturenversorgung. Es ist ein wichtiges Grundprinzip bei der Frakturenversorgung, dass in den Verband ausser der Frakturstelle auch die zwei Nachbargelenke einbezogen werden müssen. Unschwer ist die Befolgung dieses Prinzipes bei den Ober- und Unterarm- sowie den Unterschenkelfrakturen. Oberarmbrüche können schon dadurch genügend fixiert werden, dass man den Arm bei rechtwinkliger Einstellung des Ellbogengelenkes an den Thorax anbindet. Der Arm muss im Schultergelenk mässig abduziert werden, was durch Einlegung eines Wattepolsters in die Achselhöhle erreicht wird. Sehr brauchbar sind die biegsamen Cramerschen Drahtschienen und die von Lange empfohlenen Papp-Bandeisenschienen. Zur Fixation der Frakturen der Hand- und Unterarmknochen genügen einfache Holz- oder Pappschienen. Unterschenkelfrakturen finden eine gute Fixierung in den Blechschienen, die zur Ausrüstung der Blessiertenträger gehören. Sie müssen beim Gebrauch gut ausgepolstert werden.

Die vollkommenste Fixation gewähren gut zubereitete Gipsschienen, deren grosser Vorteil darin liegt, dass sie sich an jede Extremitätenform gut anmodellieren lassen. Schade, dass wir aus den oben angeführten Gründen Gips nur selten anwenden können.

Oberschenkelfrakturen. Ein viel schwierigeres Problem stellt die Immobilisation der Oberschenkelfrakturen dar. Die kriegschirurgische Literatur wimmelt geradezu von einem Heer aller möglichen Apparate, die für jenen Zweck empfohlen worden sind. Trotzdem müssen wir uns gestehen, dass die endgültige Lösung der Frage noch aussteht, und gerade der Umstand, dass immer wieder neue Vorschläge gemacht werden, beweist am besten, dass wir über ein, in jeder Beziehung einwandfreies Verfahren nicht verfügen. Dies ist umso bedauerlicher, als wir gerade Oberschenkelfrakturen mit der peinlichsten Sorgfalt versorgen müssen, um leidliche Resultate zu erzielen. Unter allen Frakturen geben sie noch immer die grösste Mortalitätsziffer, das grösste Kontingent an schweren Infektionen und die funktionell schlechtesten Erfolge. Vor allem ist zu betonen, dass die alten Volkmann'schen Hohlschienen, welche die Blessiertenträger mit sich führen, zur Immobilisierung der Oberschenkelfrakturen absolut nicht geeignet sind. Ohne die Nachbargelenke zu fixieren, reichen sie bei Brüchen im oberen Drittel häufig ausgerechnet bis zur Frakturstelle, eine wahre Karrikatur der Immobilisation.

Wie schon mehrmals erwähnt, ist das einzige verlässliche Verfahren, das dem gebrochenen Femur auch für die Dauer eines längeren Transports sichere Ruhigstellung gewährt, der zirkuläre Gipsverband. Da er auf dem Hilfsplatze unausführbar ist, müssen wir uns mit provisorischen Schienenverbänden behelfen und dafür sorgen, dass die Patienten so geschwind wie möglich den Verbandplatz erreichen. Dort kann man die provisorischen Verbände entfernen und einen definitiv fixierenden Gipsverband anlegen.

Von den provisorischen Schienenverbänden ist am brauchbarsten die Hacker'sche Extensionslatte. Sie hat den grossen Vorzug, dass sie gleichzeitig zu fixieren und extendieren vermag. Eine einfache und praktische Verbesserung dieser Schiene beschrieb Anschütz (Bruns Beiträge 1915. Bd. 96. S. 552.). Von anderen Verfahren erwähnen wir dasjenige von Eiselsberg. Er benützt eine lange Cramerschiene, die in der Gegend der Hüfte und des Kniegelenks mit je zwei kurzen Querflügeln versehen ist. Die Franzsche Vorderschiene (D. med. W. 1914. No. 27.) wird auf die Vorderseite der unteren Extremität appliziert, wodurch die Bewegungen des Hüft- und Kniegelenks unmöglich werden. Die Friedrichsche Transportschiene (Centr. bl. f. Chir. 1914. Nr. 24.) ist eine dreigeteilte und zusammenlegbare Cramer-Schiene, Sie hat den Vorzug, dass sie wenig Raum einnimmt und Hüft- und Kniegelenk fixiert. Nach denselben Prinzipien konstruierte Gergő seine Schiene. (Orv. Hetilap. 1915. 38.). In neuerer Zeit empfahl Tintner wieder eine praktische Extensionsschiene (Wiener klin. W. 1916. 21.), deren Anwendung aber meines Erachtens nur in stabileren Sanitätsformationen möglich sein wird.

Die Aufzählung der Unzahl sonstiger Apparate muss ich mir versagen. Wir pflichten Matti vollständig bei, wenn er sagt, dass bei den meisten der gute Wille lobenswerter ist als die Idee.

Es gibt Situationen im Felde, die schleunigstes Handeln erfordern und nicht einmal Zeit zum Anlegen eines der erwähnten Schienenverbände lassen. Dann ist die einfachste Fixation dadurch zu erreichen, dass man den gebrochenen Oberschenkel an den gesunden oder auch an die Tragbahre anbandagiert.

Operationen am Hilfsplatze.

In den obigen Auseinandersetzungen haben wir die wichtigsten Aufgaben der ersten Hilfe bereits erörtert. Es wäre noch die Frage zu besprechen, welche dringlichen Operationen man am Hilfsplatze ausführen muss?

Es erübrigt sich zu betonen, dass man am Hilfsplatz vor allem verbinden und nicht operieren soll. Jeder überflüssige operative Eingriff hat dort zu unterbleiben. Wer seine chirurgischen Ambitionen hier befriedigen wollte, würde mehr Unheil als Nutzen stiften. Am Hilfsplatz braucht man weniger erstklassige Chirurgen als Ärzte, die Indikationen stellen können und sich nicht vom Furor operativus leiten lassen. Die einzige Operation, die auch am Hilfsplatz unbedingt ausgeführt werden muss, die Trachetomie, wird in den seltensten Fällen indiziert sein. Ich kam trotz meiner 4-monatlichen Thätigkeit als Truppenarzt nicht ein einziges Mal in die Lage, sie ausführen zu müssen. Im selben Sinne äussern sich die meisten Autoren. Die Erstickungsgefahr bei schweren Schussverletzungen des Halses und der Mundhöhle wird meistens beseitigt, wenn man dem Verwundeten eine kräftige Morphiuminjektion gibt und ihn ein paar Stunden ausruhen lässt.

Hüten soll man sich vor der früher so beliebten, aber ganz unnötigen Entfernung von Projektilen. Die Entfernung oberflächlich liegender Geschosse ist nur eine überflüssige und schädliche Zeitvergeudung. Tiefer liegende aber soll man unbedingt in Ruhe lassen, um nicht die Infektionsgefahr heraufzubeschwören. Liegen Projektilsplitter, Schmutz, Kleidungsfetzen etc. ganz auf der Oberfläche, dann — aber nur in solchen Fällen — ist ihre Entfernung berechtigt.

Primäre Naht der Weichtheile, u. zw. der Haut, der Muskeln, Sehnen oder Nerven, ist auf alle Fälle zu verwerfen. Diese Eingriffe bringen dem Verwundeten nicht den geringsten Nutzen. Sie können nicht mit der nötigen Asepsis ausgeführt werden, gehen mit einer mechanischen Irritation, mit Eröffnung neuer Blut- und Lymphbahnen einher und schaffen so neue Eingangspforten für die Infektion. Die einzige Ausnahme von dieser Regel bilden die Schussverletzungen des Thorax mit offenem Pneumothorax. Hier wird im Gegentheil durch die primäre Wundnaht die Infektionsgefahr vermindert und das Dyspnoe aufgehoben.

Eine primäre Amputation der Extremitäten ist auf dem Hilfsplatze — selbst bei schwerster Zerstörung derselben — niemals angezeigt. Von manchem Gliede, das im ersten Augenblicke verloren schien, stellt sich nachträglich heraus, dass es noch zu retten war. Glücklicherweise sind die Zeiten vorüber, wo die Ärzte des Hilfs- und Verbandplatzes Tag und Nacht amputierten und einen wahren Sport daraus machten, wer von Ihnen mehr Glieder im Laufe von 24 Stunden absetzen konnte. Es gibt aber auch heute noch Ärzte, die auf dem Hilfsplatze gern amputieren, Schade, dass sie nur selten in die Lage kommen, die unseligen Objekte ihrer Operationswut einige Tage später wiedersehen zu können. Vermutlich verginge ihnen dann die Lust zu übereilten und ohne Asepsis ausgeführten Amputationen.

Die Absetzung, eines Gliedes auf dem Hilfsplatze ist einzig und allein in dem Falle gestattet, dass es, vollständig zertrümmert und abgerissen, nur durch eine kleine Weichteilbrücke mit seiner Umgebung zusammenhängt und mit einigen Scherenschlägen abzutrennen ist.

Bauchschüsse, Schädelschüsse.

Die erste Versorgung der Bauchschüsse im Felde schliesst selbstredend ebenfalls jeden aktiven Eingriff aus. Nichtsdestoweniger gibt es zwei Fälle, die ein Abweichen vom Prinzip des Noli me tangere gestatten. Der eine ist der, dass die Bauchverletzung mit Darm- oder Netzprolaps kompliziert ist. Dann ist es angezeigt, den vorgefallenen Theil nach entsprechender Reinigung mit einem sterilen Tupfer in die Bauchhöhle zurückzulagern. Ist die Öffnung, durch welche die Eingeweide vorgefallen sind, zu klein, so kann auch ihre vorsichtige Erweiterung vorgenommen werden.

Der zweite Fall ist gegeben, wenn wir der Perforation des prolabierten Darmes gegenüber stehen, durch welche Darminhalt hervortritt. Machen wir in solchen Fällen keine Darmnaht. Es genügt, das Zurückschlüpfen des verletzten Darmabschnittes dadurch zu verhindern, dass wir unter ihm durch's Mesenterium einen sterilen Mullstreifen oder Seidenfaden ziehen und den Darm damit an die Bauchwand fixieren. Führt neben dem vorgefallenen Darmstück eine grössere Öffnung in die offene Bauchhöhle, so ist das Einfliessen des Kotes zu verhindern. Die Bauchwunde wird dann rund um den Darm mit sterilen oder Jodoformgasestreifen tamponiert.

Nicht unerwähnt darf ich lassen, dass unsere Begriffe über die richtige Behandlung der Bauchschüsse durch die Erfahrungen des Weltkrieges gründlich geändert worden sind. Seit dem russisch-japanischen Kriege ist es zur Phrase geworden, dass Bauchverletzte starben, wenn man sie operierte und am Leben blieben, wenn man sie in Ruhe liess. Die einzige Therapie der Bauchschüsse war absolute Ruhe und Entziehung jeglicher Nahrung per os. Der Abschub von Bauchverletzten wurde streng untersagt, selbst auf die Gefahr hin, dass sie beim Rückzug in Feindeshände gerieten. Diese Auffassung erfuhr im Laufe des jetzigen Krieges eine wesentliche Änderung. Heute wird von den meisten Autoren die Ansicht verfochten, dass jeder Bauchverletzte so früh wie möglich operiert werden muss. Unter solchen Umständen musste auch das Verbot des Transportes auf Fälle beschränkt werden, in denen ein Abschub des Kranken innerhalb 10—12 Stunden in eine, für die Ausführung der Laparatomie geeignete Anstalt von vornherein ausgeschlossen war. Ist aber ein Feldspital oder ein gut eingerichteter stabiler Verbandplatz in der Nähe, dann sind gerade die Bauchverletzten am schleunigsten hinzutransportieren. Fast dieselben Regeln sind bei der Versorgung von schweren Schädel- und Hirnschüssen zu beachten. Tangentiale Schädelschüsse beanspruchen einen dringenden operativen Eingriff, sollen daher so früh wie möglich an einen Ort transportiert werden, wo man die Operation ausführen kann.

Ich bin am Ende meines Vortrages angelangt. Je länger der Krieg dauert und je grössere Opfer er an Menschenleben fordert, destomehr wird unser Sanitätsdienst und somit auch die erste Hilfeleistung vervollkommnet werden. Weit entfernt davon, mit den erreichten Resultaten ganz zufrieden zu sein, müssen wir immerhin froh sein, reiche Erfahrungen gesammelt zu haben. Sie bringen uns immer näher an das Ideal, das zu erstreben jeder von uns verpflichtet ist. Der Hilfsplatz soll nicht nur eine Stätte des Grauens und der ärztlichen Hilflosigkeit sein, wie in Zola's „Debacle", sondern die erste Station einer grossartig organisierten und erfolgreichen ärztlichen Tätigkeit, deren idealer Zweck die Herstellung der Dienst- und Arbeitsfähigkeit unserer Verwundeten ist.

Die Verletzungen der Weichteile.

Von

Chefarzt Dr. Ludwig Ihrig.

Die Unterscheidung von Weichteilverletzungen ist willkürlich, wenn Verletzungen der Knochen, der Nerven, der Hals- und Brustgegend sowie einzelner Organe eine gesonderte Besprechung erfahren. Weichteile werden in jedem Fälle verletzt, doch selten ohne Beteiligung anderer Organe und Gewebskategorien. Die Gliederung der Fälle, welche unter obigem Sammelnamen zusammengefasst werden, berüksichtigt weder Gewebsgruppen mit besonderer Funktion, noch sind sie vom Gesichtspunkte des Funktionsentfalles zu beurteilen. Aus den angeführten Gründen haben wir ausschliesslich die Weichteilverletzungen der Extremitäten zum Ausgangspunkte unserer Betrachtungen gemacht. Gemeinsam ist ausschliesslich der traumatische Ursprung der Gewebstrennung, heterogen ist in jedem Falle die Art der betroffenen Gewebe. Dieses Kapitel ist der Wundbehandlung gewidmet und soll ausserdem darlegen, wie Kriegsverletzungen entstehen, wie sie aussehen, und welchen Verlauf sie nehmen.

Die Schulchirurgie hat Schnitt-, Hieb-, Riss-, Stich-, Quetsch- und Schusswunden unterschieden. Alle sind sie unter den Kriegsverletzungen anzutreffen, zumeist kombiniert. Die Mechanik dieser Verletzungen ist allbekannt und von sekundärer Bedeutung. Nicht die Art und Mechanik der Verletzung entscheidet über die eintretenden Folgen. Diese sind vielmehr abhängig von dem funktionellen Ausfall der verletzten Gewebe und von der etwa gesetzten Infektion. Diese Infektion ist die Achse, um die sich die ganze Wundbehandlung dreht, und ist sowohl von der Art des Trauma, wie von dem Gegenstand der es hervorgerufen hat, unabhängig.

Unser Kriegsspital liegt einige Hundert Kilometer vom Kriegsschauplatze entfernt und kann folglich nicht als Sammelstelle frischer Verletzungen gelten. Wenn im verflossenen Jahre zur Zeit der Karpathenkämpfe Verletzungen schon nach wenigen Tagen in unsere Behandlung kamen, so bekommen wir heute fast nur noch das Material evakuierter Spitäler zu Gesicht, sowie Fälle die nach langer Spitalvergangenheit noch einer Operation bedürfen. Infolgedessen enthält das Krankenmaterial jetzt bedeutend schwerere Fälle und ist bei kleinerem Verkehr abwechselungsreicher geworden.

Statistik.

Anbei sei die Statistik der in unserem Spital seit 18 Monaten behandelten Weichteilverletzungen mitgeteilt. Es ist daraus zu ersehen, dass die Mehrzahl der Extremitätenverletzungen auf die Hände entfällt und von diesen die linke Hand bevorzugt wird, offenbar aus dem Grunde, weil die am Mechanismus der Waffe befindliche Rechte grösseren Schutz geniesst. Der zahlenmässigen Reihenfolge nach folgen die Schenkelverletzungen : Unter diesen wieder überwiegen die der rechten Seite, vielleicht darum, weil der kauernde Soldat beim Schuss sich auf das linken Knie niederlässt. Es folgen Ober- und Unterarm und zwar der rechte Oberarm, mit einer Mehrzahl von Verletzungen, was bei seiner grösseren Aktivität in der Führung der Waffe begreiflich ist, während gerade der linke Unterarm häufiger verletzt wird als der rechte, offenbar wieder aus dem Grunde, weil der letztere an der Handhabe der Waffe mehr Schutz findet. Auch an den unteren Extremitäten ändert sich das Verhältnis zum Nachteil des linken Unterschenkels und Fusses, ebenfalls darum, weil der linke Unterschenkel, auf dem der Krieger kniet, mehr gefährdet ist als der eingezogene rechte.

All' das aber ist nur ein Spiel mit den Zahlen der Statistik. Ebenso hat die Angabe, welcher Waffe die Verletzungen enstammen, nur datenmässigen Wert? Hingegen ist die Festsellung von Wert und Interesse, dass die Steckschüsse auf das Doppelte ihres Zahlenverhältnisses steigen, je nach der grösseren Masse der Muskulatur der Schulter, des Oberarms, der Schenkel, der Aftergegend und der Waden.

Am meisten beansprucht unsere Aufmerksamkeit die Frage der Infektion. Hier will ich mich blos auf die Betonung der Tatsache beschränken, dass die überwiegende Mehrzahl der Verletzungen infiziert ist, nämlich 60—80%. Und es ist auffallend, dass sich Wadenschüsse am häufigsten als infiziert erweisen, sogar häufiger als Glutealschüsse. Auf die Natur der verschiedenen Infektionen komme ich weiter unten zu sprechen. Für eine Berechnung der Erfolge sind unsere Angaben nicht zu verwerten, denn die Mehrzahl der Kranken kam während der Rekonvalescenz in andere Spitäler oder begab sich ins Ausland.

Rein	Infiziert	Schwer infiziert	Gewehrkugel	Schrapnell	Granat	Durchschuss	Tangentialschuss	Steckschuss	Dienstfähig	Erfolglos	Zusammen
				Oberarm rechts:							
42	103	1	114	22	6	98	14	26	64	82	146
				Oberarm links:							
45	70	—	86	20	5+1	81	11	20	58	57	115
				Unterarm rechts:							
42	65	1	77	18	8+2	69	8	21	45	63	108
				Unterarm links:							
34	88	3	85	21	11+1	90	15	10	45	80	125
				Hand rechts:							
57	154	1	149	19	17+7	149	40	5	106	106	212
				Hand links:							
88	185	2	211	27	13+1	207	36	12	136	139	275
				Schulter:							
61	99	1	110	25	13+1	103	18	26	78	83	161
				Schenkel rechts:							
72	125	1	124	39	25+5	109	36	44	110	88	198
				Schenkel links:							
44	102	—	99	27	8+6	83	33	27	88	58	146
				Unterschenkel rechts:							
28	50	—	43	17	11	38	14	11	36	42	78
				Unterschenkel links:							
39	60	—	51	23	19	51	18	13	46	53	99
				Fuss-Knöchel rechts:							
43	79	—	71	15	28	54	35	4	60	62	122
				Fuss-Knöchel links:							
48	91	—	97	19	19+1	91	29	6	55	85	140
				Wade rechts:							
17	54	—	40	29	3+1	43	9	15	38	33	71
				Wade links:							
17	77	—	60	13	4+5	70	7	8	44	50	94
				Glutealgegend:							
27	61	—	54	2	6+3	46	29	11	51	37	88
704	1463	10	471	356	196+34	1342	352	249	1060	1118	2178

Anmerkung: Mit + bezeichnete Fälle der Granat-Rubrik sind Dum-Dumschüsse, 34 an der Zahl.

Wenn der diensttaugliche Zustand als Restitution gelten kann, dann kann man die Zahl solcher Fälle mit unbekanntem Endresultat, die nahezu alle diensttauglich wurden, ungnfähr der Zahl der Restituirten gleichsetzen.

Mechanik der Weichteilschüsse. Wie entsteht eine Kriegsverletzung? Das wissen wir nicht aus unmittelbarer Erfahrung. Da die Zahl aller übrigen Kriegsverletzungen neben der der Schüsse verschwindet, entscheidet die Dynamik des Schusses die Frage.

Wir unterscheiden drei Arten von Geschossen : die Gewehrkugel, das Schrapnellgeschoss und den Granatsplitter. Das 8 mm.- Geschoss ist eine in einen 1 mm. dicken Stahlmantel eingeschlossene harte Bleikugel. Es durchschlägt bei einer Anfangsgeschwindigkeit von 620 m. aus 1 m. Entfernung eine 36 cm. dicke Eichenplatte, aus 600 m. Entfernung eine 19 cm. dicke Eichenplatte. Über 2400 m. Entfernung nimmt seine Geschwindigkeit und Durchschlagskraft rapide ab. Das 8 mm.- Shrapnellgeschoss besteht aus 332, in einen 1 mm. dicken Stahlmantel eingeschlossenen Bleikugeln, welche eine Explosionskonstruktion nach ihrer zeitlichen Einstellung oder in einer bestimmten Zeit nach dem Einschlag mit der Gewalt der Explosionswirkung auf die Oberfläche eines Kugelmantels zerstreut. Das Granatgeschoss wieder besteht aus einer mit Ekrasit gefüllten Eisenkapsel, die durch einen Zünder im Augenblicke des Aufschlages in 260 Splitter zersprengt wird. Die Kartetsche ist ein Schrapnellgeschos, das vor der Kanonenmündung explodiert. Die Haubitze ist eine kurze Kanone von grossem Kaliber, deren Geschoss aus Granaten bezw. Schrapnells besteht.

Vom Gesichtspunkte der Verletzungsmechanik sind alle weiteren Einzelheiten belanglos.

Das Geschoss durchschlägt mit der Kraft der erhaltenen Geschwindigkeit die Körpergewebe, solange diese Kraft nicht erlischt. Demnach ist der Erfolg ein Durchschuss, ein Tangentialschuss oder ein Steckschuss.

1. Der Kleingewehrschuss durchschlägt die Körpergewebe in unveränderter Kraft und Richtung seiner Anfangsgeschwindigkeit glatt ; die Weichteile weichen vermöge ihrer Elastizität vor tangential wirkender Gewalt aus und verschliessen dahinter die Durchschlagsöffnung sofort. Der glatte Durchschuss der Weichteile stellt daher die gelindeste Kriegsverletzung dar, wenn der Treffer weder Adern, noch Nerven vertikal getroffen hat. Das Resultat ändert sich sofort, sobald eine der Bedingungen sich ändert.

a) Die müde Kugel schlägt in der Richtung des abwärts geneigten Schenkels einer Parabel ein und weicht vor kleinem Widerstande ab. Die nach der Seite geneigte Kugel schlägt eine fünfmal so grosse Wunde wie eine Kugel, die mit der Spitze durchschlägt.

b) Sowohl die Geschwindigkeit wie die Richtung der Kugel erleidet eine Abänderung durch jedes Hindernis auf ihrer Bahn. Die Kugel, welche an die zahllosen Drahthindernisse der modernen Kriegsführung prallt, büsst an Anfangsgeschwindigkeit ein und wechselt die Richtung, folglich verliert sie den Vorteil eines glatten Durchschusses. Ebenso verändert das Hindernis, das durch das Knochenskelett gebildet wird, die Geschossrichtung. Solche Deviationen verursachen ausschliesslich jene häufig paradoxen Abweichungen des Schusskanals, über welche sich die Berichte mit grosser Weitläufigkeit auslassen.

Bei ungestörtem Lauf der Geschosse aus mässiger Entfernung sind Ein- und Ausschussöffnung gleich. Je mehr die Durchschlagskraft abnimmt, desto grösser wird der Ausschuss. Die infolge von Hindernissen sich querstellende Kugel schlägt eine grosse Eingangsöffnung, und es kann sich dann ereignen, dass sie sich infolge Anpralls auf den Knochen mit der Spitze wieder nach vorn dreht und nun durch eine kleine Ausgangsöffnung entweicht. Und endlich kann es vorkommen, dass bei kleiner Ein- und Ausgangsöffnung eine grosse innere Gewebszerstörung vorliegt, aus dem einfachen Grunde, weil die an eine Knochenkante anprallende Kugel sich in den Weichteilen überschlägt und wieder mit der Spitze nach vorn entweicht. Bei drei Fällen unserer Wadenschüsse ist kein anderer Grund der Zertrümmerung der Wadenmuskulatur zu entdecken.

c) Endlich kann auch der Stahlmantel einer im Drahtgeflecht angeprallten Kugel springen. In solchen Fällen wird sich die Kugel nicht nur überschlagen, sondern sie wird durch Entweichen ihres Bleikerns verunstaltet, und setzt beim Einschlagen entsetzliche Zerstörungen. Das ist das Dum-dumgeschoss des jetzigen Krieges, welches ganz gewiss bedeutend seltener ist, als man zuerst glaubte.

2. Die Shrapnellkugel schlägt wegen ihrer grösseren Masse und geringeren Durchschlagskraft grössere Wunden und bleibt häufiger stecken, hingegen ist die gesetzte Gewebszertrümmerung geringer und zeigt nicht so wechselnde Bilder.

3. Die Wirkung der Granatsplitter steht keineswegs in geraden Verhältnis zu ihrer Grösse, ist vielmehr unverhältnismässig zerstörend. Da diese Splitter nämlich aus unregelmässigen, eckigen Eisenstücken bestehen und mit verschiedenen Kanten und Flächen in den Körper eindringen, so können sie von der Quetschung bis zur Zertrümmerung alle Varianten der Gewebszerstörung hervorrufen.

Die Bedingungen der Wundheilung.

Die anatomische Verletzung, die von diesen Geschossen bei ihrem Durchgang durch den Körper erzeugt wird, hängt in ihrer Bedeutung vor allem von der Dignität der getroffenen Gewebe und Organe ab. Kopf- und Halsschüsse haben topographische Bedeutung. Penetrierende Brust- und Bauchschüsse sind vom Gesichtspunkte der physiologischen Rolle der betroffenen Eingeweide aus abzuschätzen. An den Extremitäten haben Knochen-, Adern- und Nervenverletzungen eine besondere Bedeutung, je nach dem funktionellen Ausfall, den sie zur Folge haben. Die Verwundungen des Urogenitalapparats sind sowohl nach den topographischen Verhältnissen als auch nach der physiologischen Wichtigkeit des getroffenen Organs zu beurteilen.

Das Wesentliche jeder Weichteilverletzung besteht in der Trennung der anatomischen und funktionellen Kontinuität, solange nicht besondere Krankheitskeime in Frage kommen. Aufgabe der ärztlichen Kunst aber ist es, die Kontinuität wieder herzustellen im Einklang mit den biologischen Bedingungen der Reparation.

Die Kriegsverletzungen zerstören gewöhnlich die Gewebe, die sie treffen, aus diesem Grunde verspricht die operative Herstellung der Kontinuität nicht viel Erfolg. Die Wundflächen durchschossener Haut, Muskeln, Sehnen und Bänder eignen sich nicht zur Vereinigung, schon deshalb nicht, weil ihre Oberfläche zerstört ist, doch ebenso wenig eignen sich Stich-, Hieb-, Riss- und Quetschwunden dazu, wegen der Schädlichkeiten, die zugleich mit dem Geschoss in die Wunde gelangt sind. Überdies ist eine solche Vereinigung gar kein Bedürfnis, denn die Lebenskraft der Gewebe erledigt das selbst am raschesten und in zweckentsprechendster Weise, wenn die Bedingungen dazu vorhanden und Hindernisse, die sich der Vereinigung entgegenstellen, beseitigt sind. Wenn z. B. klaffende Ränder durchschossener oder zerissener Haut, getrennte Muskeln oder Sehnen in der Weise gegenübergestellt werden, dass die korrespondierenden Flächen sich beständig berühren, dann kommt die Vereinigung unfehlbar zustande, auch in dem Falle, dass einige Lücken zeitweilig durch Blutgerinnsel ersetzt werden, und selbst dann, wenn nach Ausfall nekrotischer Wundränder Narbengewebe eingeschaltet wird.

Eine Störung des normalen Wundverlaufs verursacht jeder zwischen die Wundflächen eingedrungene Fremdkörper, ob es nun ein Geschoss, Kleiderfetzen, ein Knochensplitter, Verbandzeug, Steinbröckel, ein aus der Kontinuität des Blutkreislaufes ausgeschalteter Bluterguss oder ein Blutgerinnsel ist. Heilungen sind auch in solchen Fällen keine Seltenheit, wenn Wundinfektionen ausbleiben. Ich kann mich auf eine ganze Reihe reaktionsloser Heilungen berufen, trotzdem Geschosse oder Knochensplitter in der Wunde zurückgeblieben waren oder komminutive und Schmetterlingsbrüche vorlagen. Hingegen kommt keine Heilung zustande über steckengebliebenen organischen Bestandteilen, weil sie zerfallen, ebenso wenig über ausgeschaltetem, absterbendem Gewebe, das sich durch eine Nekrose abgrenzt.

Die Kriegsverletzungen der Weichteile heilen demnach an gesunden Menschen reaktionslos ab, wenn die anatomischen Bedingungen dazu gegeben sind und keine Infektion vorliegt.

Wundinfektion. Die Wundinfektion ist das wichtigste Kapitel der Kriegschirurgie, denn von ihr hängt das Schicksal sämtlicher offenen Wunden ab. Es wird behauptet, dass zu Kriegsbeginn die Wundinfektion seltener gewesen sei, und dies dem Umstande zugeschrieben, dass die Verletzung ein kräftigeres Menschenmaterial, reinere Kleider und Körper traf. Dem wiederspricht aber die Erfahrung.

Zur Zeit der Karpathenkämpfe gab es mehr glatte Durchschüsse als während der serbischen bezw. italienischen Offensive, einfach weil die Kampffront näher gelegen war und jene Fälle uns durch die Beobachtungsspitäler der ersten Linie nicht entzogen wurden. Hingegen kommen uns auch heute verhältnissmässig ebensoviele glatte Durchschüsse von der russischen Offensive zu, wobei freilich zu berücksichtigen ist, dass die Technik der ersten Wundversorgung sich bedeutend gebessert hat.

Wenn wir äusseren Faktoren einen allgemeinen Einfluss auf die Wundinfektion zusprechen wollen, dann könnte in dieser Beziehung eher die Witterung eine Rolle spielen. Zweifellos kommt trockenes, warmes Wetter der Reinlichkeit zugute, nasskaltes Wetter hingegen vermittelt Verunreinigungen : Strassenkot setzt sich an Menschen und Kleidern fest, durchdringt die letzteren und schlägt sich zusammen mit den infizierten Körpersekreten auf der Hautoberfläche nieder. Überdies setzt die bei schlechten Wetter stets etwas darniederliegende Zirkulation die Widerstandsfähigkeit der Gewebe herab.

Die Armeeleitungen sind seit langem zu der Einsicht gelangt, dass Reinlichkeit und Körperhygiene für die Verhütung von Krankheit und Infektion eine hervorregende Bedeutung haben. Die Notwendigkeit der Menschenökonomie zwang deshalb zum Erlass jener humanen Verfügung, dass die Mannschaften hinter der Front Duschebäder zu nehmen hätten. Zweifellos wird dieses zweite Kriegsjahr, bei weiterer Verbesserung der ersten Wundversorgung, auch trotz des geschwächten Menschenmaterials die Gefahren der Wundinfektion noch bedeutend verringern. Aber könnten nicht gerade Kampf und Not und Entbehrungen unsere Soldaten im Gegenteil g e s t ä h l t haben?

Wenn irgend ein Satz Wahrheit enthält, so ist es der, dass die Quellen der Wundinfektion ungeheuerlich angeschwollen sind : denn eine solche Flut von Eiter hat sich noch niemals über die Welt ergossen wie in diesem entsetzlichen Kataklysma.

Wir kommen nun zu der Frage : „Was trägt die Keime der Infektion in die Wunde?“ Der Satz, dass der glatte Durchschuss als aseptisch zu betrachten sei und deshalb reaktionslos heile, fand zahlreiche Anhänger. Jedoch entstammt er einer Selbsttäuschung und ist falsch. Es konnte an sämtlichen bei uns aufgenommenen Verwundeten festgestellt werden, dass sie ausnahmslos infiziert waren. Unter dem trockenen Schorf der reaktionslosen Wunde wächst häufig die gleiche Kultur hochvirulenter Streptokokken wie in nekrotischen zerfallenden Geweben.

Woher diese Infektion in der reaktionslosen Wunde? Das Geschoss an sich ist ganz zweifellos frei von Infektionskeimen. Wenn wir indessen seine Bahn bis zum Eindringen in den Körper verfolgen : an die von Schützengrabenschmutz starrende Montur, die seit Wochen nicht mehr gewaschene Leibwäsche, an den eingetrockneten Schweiss und andere unnennbare Sekrete des allzu lange der Reinigung entbehrenden Körpers denken, — dann muss es uns schier wundernehmen, dass es überhaupt noch Kriegsverletzungen gebe, die reaktionslos heilen. Und solcher wunderbaren Fälle gibt es gar nicht wenig. Aber nicht etwa deshalb, weil es der Kugel auf irgend eine merkwürdige Art gelungen wäre, durch die Keime der Infektion unbehelligt durchzuschlüpfen — nein ! die Erfahrung lehrt vielmehr, dass alle Kugeln Infektionskeime mit sich führen. Aber die Keime kommen gegen den Biochemismus des Organismus nicht auf.

Behandlung. Worin besteht nun unsere Aufgabe bei Behandlung von Weichteilverletzungen? Sie ist durchaus keine einheitliche, sondern ändert sich je nach der Zeit und den Einrichtungen, die zu Gebote stehen. Hinter der Gefechtsfront, auf dem Hilfsplatze, überstürzt sich die Menge der Ereignisse und der ankommenden Verwundeten. Der Arzt aber verfügt ausser seinen zwei Händen nur über den einen Schutzverband. Er hat eine einzige, gebietende, schwere Pflicht : das ist die Abstinenz. Wird diese durchgeführt, und gelangt die Wunde unberührt, in gesicherter Ruhestellung mit dem entsprechendem Transport an den Ort der definitiven Versorgung, so ist damit das Schicksal der Wundheilung entschieden.

Der Verbandplatz ist das berufene Forum für dringliche Operationen, jedoch dürfen diese die Grenzen lebensrettender Operationen nicht überschreiten.

Hier aber müssen wir einen Augenblick verweilen und zusehen, ob und in welchem Masse die ärztliche Erfahrung dieses Krieges die anerkannten Sätze der Kriegschirurgie verändert oder verschoben habe. Die Frage um die es sich handelt, dreht sich darum, ob die Grenzen der lebensrettenden chirurgischen Eingriffe erweitert worden sind. ***Unbedingt und entschieden ja.*** Ein unkontrollierbares Prozent der Gefässverletzungen verblutet, ein noch höheres Prozent vereitert. Die durch Eingeweide gedrungenen Bauchschüsse sind in 90—100% tödtlich. Schädelschüsse gehen in 30% der Fälle zu Grunde, und 40% führen zu Abszessbildung mit unersetzlichen Sinnes- oder Innervationsverlusten. Rückenmarkzerstörungen sind unrettbar verloren. 19—20 Prozent sämtlicher Verletzungen sind Brustschüsse, davon sterben 15% unmittelbar hinter der Front, und 20% führen zu Empyembildung. Diese grosse Belastung lässt sich ganz durch Operationen nicht beheben, aber sicher ist es möglich, einen bedeutenden Prozentsatz dieser Fälle zu retten, wenn sie an dem entsprechenden Orte in entsprechender Weise versorgt werden. Es kann gar keinem Zweifel unterliegen, dass die erste Versorgung für die chirurgische Behandlung sämtlicher Verletzungen die allergünstigsten Bedingungen bietet. Demnach sind wir der Ansicht, dass für diese

Versorgung nur eine einzige imperative Forderung an das Können und an das Gewissen des Arztes zu stellen ist: die Forderung der Revision. Einer Revision bedarf die Verletzung, deren Anatomie, und zwar bis auf den Grund, der Zustand der Wunde, die Verunreinigung und deren Grad, und in Erwägung all' dieser Umstände sind zugleich die Heilungsaussichten zu prüfen, Bei dieser Gelegenheit muss die Frage entschieden werden, welches die Bedingungen der Funktionsherstellung sind, und diese müssen rücksichtslos geschaffen werden. Einer Revision muss ferner die Therapie unterzogen werden, von dem Fundamente der Wundheilung an, denn die Grenzen des Gewebstodes, der Lebensfähigkeit und der Wundinfektion stehen in diesem Zeitpunkte der Verletzung noch nicht fest. Wir sehen, dass ein grosser Teil der Schädelschüsse nach frühzeitigem operativen Eingriff glatt heilt, ohne diesen aber verloren ist, zum mindesten in Bezug auf die Restitution. Wir sehen, dass 55% der Bauchschüsse mit Darmperforation durch frühzeitige Operation zu retten sind. Das bedeutet 45% Gewinn auf der 90%-igen Verlustliste zugunsten der Frühoperation. All' das beweist, dass im Augenblicke der Verletzung durch deren mechanische Verhältnisse kein Definitivum für den Wundheilungsprozess geschaffen ist. In dem Zeitpunkt, in dem wir am Orte der ersten meritorischen Versorgung die Bedingungen der Wundheilung feststellen, ist noch Alles in der Schwebe. Die Infektion ist noch nicht so weit gediehen, dass sie der Biochemismus des Organismus nicht mehr unschädlich machen könnte. Die Gewebszerstörung ist noch nicht so weit abgegrenzt, dass die Bedingungen einer Restitution sich nicht mehr herstellen liessen. Der Darm kann vernäht werden, der Durasack des Schädels lässt sich reparieren, die Ader lässt sich rekonstruieren, grundlegende Bedingungen einer Funktionsherstellung von Knochen, Muskeln, Sehnen und Nerven lassen sich schaffen. An diesem Punkte ist also wohlerwogen der kühnste Radikalismus angezeigt. Es ist nur notwendig, dass zu diesem Zweck sowohl alle sachlichen Behelfe, als auch die geeigneten Personen zur Verfügung stehen. Also vor allem gewandte Operateure. Dann wären noch Hunderttausende von Menschenleben und Arbeitskräften zu retten. In bezug auf die genaueren statistischen Daten müssen wir auf die einschlägigen Originalarbeiten verweisen.

Je weiter von der Front, desto weiter werden auch die Möglichkeiten des aktiven Eingriffes und desto mehr Zeit ist zu ihrer Ausnützung gegeben.

Und dennoch hat, wie die bisherige Erfahrung lehrt, der Konservativismus der sanguinischen Aktivität das Messer abgerungen. Es soll zugewartet werden mit der Gehirnverletzung, mit dem Aneurysma, mit der Nervennaht und sogar mit der einfachsten Weichteilverletzung, solange, bis die Gewebsabgrenzung stattgefunden hat und die Infektion erloschen ist. Dieselbe Forderung wird auch für die Steckschüsse erhoben. Die Kugel muss durchaus nicht entfernt werden aus dem Grunde, weil sie ein Fremdkörper ist. Hingegen soll sie entfernt werden, sobald sie den Herd einer unverschlossenen (offenen) Infektion bildet und eine Funktionsstörung veranlasst. Beide Folgen treten recht häufig ein. Wir haben gesehen, welche Mengen von Schmutz das Geschoss auf seiner Bahn aufnimmt, und wissen, dass Körpersekrete Träger der allervirulenteston Infektionskeime sind. Es bedarf keines besonderer Beweises, dass Steckschüsse in den Gelenken und dass der Druck von Geschossen auf einen Nervenstamm funktionelle Störungen verursachen. Auch in zahlreichen Fällen glatt verheilter Steckschüsse lässt es sich feststellen, dass sie in Eiter gebettet liegen.

Das Aufsuchen der Geschosse ist bei Röntgenaufnahme sehr einfach — in der Theorie. Aber siehe da! Eine Kugel in der Knöchelgegend, welche die Aufnahme in den Interossealraum lokalisiert, wird nach mühsamem Suchen hinter der Achillessehne entdeckt. Eine andere Kugel, welche nach der Aufnahme am Olecranon liegen sollte, ist nicht zu finden, weil sie im Knochen eingebettet ist. Es darf daher die Kugelentfernung auch in den einfachsten Fällen nicht ohne genaue Ortsbestimmung unternommen werden, denn das Wühlen in den Geweben ist ein Kunstfehler. Diese Ortsbestimmung ist aber gar nicht leicht, sie hat heute bereits eine reiche Literatur hervorgebracht und lässt uns dennoch im Stiche. Eine genau mit 4 Punkten lokalisierte Kugel unter der 6. Rippe, welche nach der Theorie unter der Haut liegen musste, konnte nicht entfernt werden, weil sie im Pleuraraume lag, je nach der Körperlage ihren Platz veränderte und das Risiko eines Pheumothorax nicht getragen werden konnte.

Wie aber sollen wir es mit der Infektion von Kriegsverletzungen halten? Es wurde bereits darauf hingewiesen, dass meist die erste Versorgung über das Schicksal dieser Fälle entscheidet. Vor allem soll durch sie erreicht werden, dass die Infektion ferngehalten wird. Vor Jahresfrist machte ich in einem Vortrage die Bemerkung, dass die Eitermenge durch die Zahl der behandelnden Finger messbar ist. Die Abstinenz soll die Quellen der Infektion zum Versiegen bringen. Alle Versuche, eine stattgefundene Infektion zu unterdrücken, haben sich als fruchtlos erwiesen. Weder die Exstirpation, noch das Ausbrennen hatte Erfolg. Der Lauf einer angegangenen Infektion kann nicht mehr aufgehalten werden. Die Versuche, sie mit chemischen oder serologischen Mitteln zu ersticken, sind recht zahlreich. Wir verweisen in dieser Beziehung nur auf die auch heute noch hier und da spukenden intravenösen Sublimat- und Antitoxin-Injektionen. Die Antisepsis sah sich auf der ganzen Linie zum Rückzuge gezwungen und musste ihr Kampfgebiet immer mehr auf den Infektionsherd, in die Wunde selbst verlegen. Es lässt sich gar nicht verkennen, dass in diesem Kriege sämtliche bereits für verschollen gehaltene Methoden und ein gut Teil Aberglauben einer längst dahingegangenen Zeit ihre Wiederauferstehung gefeiert haben.

Ich will hier jeder theoretischen Erörterung ausweichen und mich lediglich auf die einfache lapidarische Feststellung beschränken, dass nur die Asepsis in der Wundbehandlung Wert besitzt, das Antiseptikum aber dem kranken Gewebe mehr schadet als den virulenten Keimen.

Das Wesentliche über die Chirurgie der Eiterungen habe ich in einem Vortrage über Ableitung der Wundsekrete ausgeführt. Die dort abgeleiteten Grundbedingungen sollen in folgenden 3 Sätzen festgehalten werden:

1. Eröffnung des Infektionsherdes bis zum letzten Wundwinkel,

2. Sicherung des freien Abflusses nach den Regeln der Physik.

3. Anwendung der Saugwirkung, sobald die Wirkung der Schwere versagt.

Methode der Wundbehandlung. Zum Schlusse will ich mit einigen Strichen die Methode der Wundbehandlung skizzieren, die auf meiner Abteilung zur Anwendung kommt.

Der Verbandraum ist mir ein Heiligtum. Eine gute Wundbehandlung nämlich ist zuweilen schwieriger und stets dankbarer als jede Schablonenoperation. Das Behandlungszimmer wurde wiederholt getüncht, einmal, als Erysipel auftrat, besonders desinfiziert und wird täglich bis in den letzten Winkel und bis auf das letzte Stück der Einrichtung feucht abgewischt. Die Vorbereitung des Raumes liegt einer geübten, verlässlichen Operationsschwester ob, da in dem Verbandzimmer täglich zunächst auch kleinere Operationen zur Ausführung kommen.

Die Behandlung selbst wird durch einen Arzt ausgeführt, der von der Operations- bezw. einer Behandlungsschwester unterstürzt wird. Für alle ist eine gewissenhafte Händereinigung obligatorisch, die mit Marmorseife und Nagelbürste ausgeführt wird und die Nageltoilette mit einschliesst. Die gereinigte Hand erhält sowohl für aseptische Operationen, als auch für Fälle, in denen die Beteiligung der Hand notwendig wird, einen sterilen Gummihandschuhüberzug. Zu alledem aber ist zu bemerken, dass mit Rücksicht auf die Asepsis der Operation und der Wundbehandlung, weder der Desinfektion des Lokals, noch derjenigen der Hand kardinale Bedeutung zukommt. Entscheidende Wichtigkeit hat lediglich die lokale Asepsis. Die Wunde darf nur mit Instrumenten berührt werden, diese müssen ausgekocht sein und dürfen nur einmal gebraucht werden. Verlässlich keimfreie Tupfer dürfen nur die Wunde und bloss einmal berühren. Bei diesem System habe ich zahlreiche Fälle zu verzeichnen, bei denen von profus eiternden Wundhöhlen ausgehende Operationswunden tadellose Prima ergaben.

Die Hand des behandelnden Arztes (und die der Operationsschwester) darf weder eine Untersuchung vornehmen, noch einen Verband anlegen. Diese Untersuchung findet vor der Behandlung statt, die Verbände werden von dem Wartepersonal ausgeführt. So bleiben die beiden bei der Operation beteiligten Personen vor unnützem Beschmutzen bewahrt.

Es wäre der Einspruch gerechtfertigt, wozu die ganze zeitraubende Handasepsis und deren Erhaltung dienen soll, wenn eine Berührung der Wunde doch ausgeschlossen ist? Bin ich dessen sicher, dass die Hand als Träger der Instrumente und Tupfer eine Verunreinigung nicht auf diese überträgt, dann darf diese Asepsis auch durch Betasten von Haut oder Wunde nicht gefährdet werden.

Aus demselben Grunde muss auch auf peinliche Sauberkeit des Lokals gehalten werden, denn eine unbeachtete Binde, gebliebene welche über den tadellos aseptischen Verban dgelegt wird, kann ein Erysipel vermitteln.

Weder für die Indikationen, noch die Technik des operativen Eingriffes lassen sich allgemeine Regeln geben, deshalb sei hier bloss betont, dass die notwendigen Operationen nach reiflicher Erwägung möglichst radikal ausgeführt werden müssen. Jeder operative Eingriff soll ein Definitivum schaffen. Diese Forderung schliesst zugleich die Ruhigstellung des kranken Gliedes und die des ganzen Menschen ein.

Damit hängt auch aufs Engste die Frage der Schmerzstillung zusammen. Wir vertreten die Auffassung, dass einem Kranken weder durch die Operation, noch die Behandlung ein Schmerz zugefügt werden darf. Von diesem Grundsatz machen wir den reichlichsten Gebrauch, und zwar nicht nur bei eigentlichen Eingriffen, sondern wir wenden Narkoform-Rauschnarkosen sehr häufig auch bei schmerzhaftem Verbandwechsel an.

Die Ableitung der Wundsekrete gehört, wie bereits betont wurde, zu den kardinalen Aufgaben des Chirurgen. Als zweiten Grundsatz möchten wir hier festlegen, dass jede Anwendung eines Antiseptikums und jedes Hineinbringen von Verbandmaterial in die Wunde völlig unzulässig ist. Das Antiseptikum schädigt das Zellenleben des kranken Gewebes unvergleichlich mehr als die Krankheitskeime. Das Verbandmaterial aber bildet für den reparativen Prozess mindestens ein mechanisches Hindernis, ganz abgesehen von der verbängisvollen Rolle, die zurückgelassene Tampons in zahllosen Fällen als Sepsisübertäger gespielt haben.

Diese intransigenten Anschauungen sind bei uns durch die Erfahrung zur Reife gebracht worden. Einen Tampon verwende ich ausschliesslich nach Operationen, und zwar lediglich zur Stillung parenchymatöser bezw. Knochenmarkblutungen, und lasse ihn nur bis zum nächsten Verbandwechsel liegen. Hingegen mache ich reichlichen Gebrauch von Wetol, und da bei diesem Dermatitiden in der Umgebung beobachtet wurden, neuerdings nur noch von sterilisiertem Öl. Denn es ist immerhin fraglich, ob das Wetol als aseptisch gelten kann, resp. ob es zufällig hineingeratene ubiquitäre Keime auch sicher vernichtet. Das Wundöl hat die Aufgabe, granulierende Hohlräume und Spalten bis zum Abschlusse der Wucherung aseptisch auszufüllen. Neuerdings habe ich den Eindruck, dass aseptisch gewordenes Wundsekret diesem Zweck am besten dient.

Bei der Wundheilung ist mit aller Sorgfalt auf möglichste Beschränkung der Narbenbildung zu achten; denn davon hängt sehr wesentlich auch die Wiederherstellung der Funktion ab. Das Fernhalten von Reizen und Infektionen, die Beförderung von Eiterabfluss durch Eröffnen mechanischer Ableitungen und die Anbahnung der anatomischen Restitution im Laufe der Wundbehandlung dürfen hier als präventive Massregeln gelten. Die Narbe behindert die Funktion der Gelenke, indem sie deren Beweglichkeit hemmt, die der Muskeln und Sehnen, deren Aktivität sie durch ihre tote Masse bindet, und endlich die der Nerven, deren Achsenbündel sie erdrückt. Als abgeschlossen kann man den Wundheilungsprozess erst dann ansehen, wenn der funktionelle Erfolg so gut ist, wie es der durch die Verletzung gesetzte anatomische Ausfall irgend zulässt.

Die Reparation hat zahlreiche Möglichkeiten und eine subtile Technik. Die operative Lösung soll aber nur der letzte Ausweg sein. Ehe man sich zu ihm entschliesst und auch wenn man ihn gewählt hat, sind daneben alle Mittel, welche die Wiederherstellung befördern, mit eiserner Konsequenz und in allen Varianten zu verwenden: Röntgen, Quarzlampe, Bäder, Massage, Zander und jede Art der Übung.

Es ist eine Pflicht unseres Berufes, die Zahl der Krüppel, die aus diesem entsetzlichen Kriege hervorgehen, durch unsere Behandlung möglichst zu verringern. Mit zäher ungarischer Beharrlichkeit wollen wir alles daran setzen, dass, soviel an uns liegt, ein lebensfrisches und leistungsfähiges Geschlecht sich von neuem den Werken des Friedens widmen kann.

Literatur.

ALBERS-SCHÖNBERG: Beitrag zur Projektildiagnose. D. m. W. 1915. No. 50. p. 1477.

BRILL (Magdeburg): Zur Lichtbehandlung v. eitr. jauchingen Wunden. D. m. W. 1914. No. 51. p. 2100.

v. BRUNS: Zur Wundbehandlung im Kriege. Kriegschir. H. No. 6. p. 189.

COENEN: Ueber einige chir. Erf. aus dem II. Balkankriege. B. kl. W. 1914. No. 48. p. 1873.

DEDOLPH: Jodtinctur. Perubalsam u. Wasserstoffsuperoxyd mittelst Zerstäuber angewandt. D. m. W. 1915. No. 4. p. 106.

A. DEUTSCH: Zirkumskripte Narbenschmerzen bei Durchschüssen von Hand u. Fuss. W. kl. W. 1915. No. 35. p. 950

ALEX. FRAENKEL: Einige allgem. Bemerkungen zur modernen Kriegschirurgie. W. kl. W. 1914. No. 39. p. 1308.

— dtto. W. kl. W. 1914. No. 40. p. 1323.

FRANZ: Praktische Winke für die Chirurgie im Felde. B. kl. W. 1914. No. 34. p. 1569.

v. FRISCH: Ueber den Spitzfuss nach Schussverletzung im Bereiche des Unterschenkels. W. kl. W. 1915. No. 35. p. 945.

GUNDERMANN: Kriegschirurgischer Bericht aus der Giessener Klinik über die ersten 5 Monate des Krieges. Kriegschirurg. H. No. 9. p. 479.

JEGER: Einige kriegschirurgische Improvisationen. Kriegschirurg. H. No. 9. p. 549.

KIRSCHNER: Wirkung der regelrechten Infanteriegeschosse und der Dum-Dumgeschosse. D. m. W. 1915. p. 116. No. 4.

KROH: Kriegschir. Erfahrungen einer Sanitätskomp. Kriegschirurg. H. No. 8. p. 345.

LEDDERHOSE: Sparsame und beschleunigte Wundbehandlung im Kriege. D. m. W. 1914. No. 44. S. 1911.

LINK: Zur Wundbehandlung. D. m. W. 1915. No. 49. p. 2030.

MATTI: Ergebnisse der bisherigen kriegschir. Erf. I. Wundinfection und Wundbehandlung. D. m. W. No. 49. p. 1447. No. 50. p. 1481.

E. MELCHIOR: Zur Kasuistik der Verwendungen durch indirekte Projektile. B. kl. W. 1914. No. 46. p. 1805.

MÜLLER: Zur Behandlung grosser Weichteilverletzungen. D. m. W. 1915. No. 3. p. 86.

E. PRIBRAM: Zur Prophylaxe und Therapie der Erfrierungen. W. kl. W. 1914. No. 52. p. 1638.

E. RANZI: Zur Frage der primären Okklusion der Schusswunde durch Naht. W. kl. W. 1915. No. 21. p. 555.

RIEDEL: Verletzung durch Dum-Dumgeschosse. D. m. W. No. 47. p. 1983.

FR. RIEDL: Heilgeräte für Folgen nach Kriegsverletzungen. W. kl. W. 1915. No. 43—44. p. 1165. p. 1199.

RIEHL: Zur Behandlung der Phlegmone im kontinuierlichen Bade. W. kl. W. 1914. No. 47. 1501.

RYDYGIER v. REUDIGER: Ueber Wundbehandlung in den Kriegsspitälern. W. kl. W. 1915. No. 25. p. 665.

SENGER: Über Wadenschüsse und deren Behandlung. D. m. W. 1914. No. 49. p. 2029.

TAPPEINER: Erf. bei malignen Phlegmonen. D. m. W. 1915. No. 51. p. 1513.

TINTNER: Wie bleibt der Verwundete trotz Operation und Verbandwechsels auf derselben Trage v. Gefechtsfelde bis ins Hinterland? W. kl. W. 1915. No. 17. p. 446.

W. TRENDELENBURG: Ueber die genaue Ortsbestimmung von Geschossen und anderen Metallteilen im Körper mittels Röntgenaufnahme. W. kl. W. 1914. No. 51. p. 1609.

WAGNER: Sekundäre Sehnennaht und Sehnenplastik bei Schussverletzungen der Hand. W. kl. W. 1915. No. 18. p. 468.
— Behandlung der Erfrierungen: W. kl. W. 1915. No. 50. p. 1385.
WALZEL: Zur Frage der operativen Tätigkeit und des Verbandwechsels auf Spitalszügen. W. kl. W. 1915. 10. p. 262.
ZUCKERKANDL: Über Wundbehandlung im Krieg. D. m. W. 1915. No. 51. p. 1505.

Über Kriegschirurgie der Blutgefässe.

Von

Chefarzt Dr. Ludwig Ihrig.

Ich habe den Eindruck, es sei dies derzeit das spannendste Kapitel der Kriegschirurgie. Der unmittelbare Schlachtfeldtod ist ausnahmslos durch Verblutung bedingt. Die in Ärztehand geratene Blutgefässverletzung aber stellt das ärztliche Wissen vor eine schwere und kritische Aufgabe. Die Folgen der Gefässverletzung endlich haben der ärztlichen Wissenschaft ein neues Kapitel eröffnet, das die Friedenschirurgie kaum kennt und das — nach seinem richtigen Wert — auch die Kriegschirurgie erst heute entdeckt.

Was ist das Blutgefäss? Es ist ein Irrtum, wenn wir es bloss als schlauchartiges Bett des Blutkreislaufes betrachten. Gewiss klingt diese Bemerkung für Ärzte sehr naiv, dennoch ist es angezeigt, mit Nachdruck darauf hinzuweisen, dass das Blutgefässsystem ein selbständiger, aktiver Mechanismus im menschlichen Organismus sei. Seine Zentrale ist das Herz, das mittels eines speziell innervierten Pumpensystems oxydiertes Blut aus der Lunge saugt und es durch rhythmische Kontraktionen in die Schlagadern wirft. Diese letzteren geben mittels ihrer elastischen, muskulösen Wandung die Welle in der Richtung des empfangenen Stosses weiter bis zu den im Körpergewebe sich verlierenden Kapillarverzweigungen. In diesem verengten Bette von enormer Ausdehnung verlangsamt sich die Zirkulation zum Gleichmass. Über dieses Kapillargebiet hinaus nimmt die Geschwindigkeit des Stromes ansteigend wieder zu, unter der beständig wachsenden Einwirkung der Aspiration, die abermals die Herzpumpe auf das Venengebiet ausübt. (Diese Rekapitulation soll bloss dazu dienen, einen Lichtstrahl auf die physiologische Grundlage zu werfen, worauf sich die ganze Pathologie der Kriegschirurgie aufbaut).

Die Strukturen der einzelnen Blutgefässabschnitte interessieren den Chirurgen mehr vom Standpunkte ihrer mechanischen Rolle. Wichtig ist folgendes: von den drei Schichten der Blutgefässwand ist die Adventitia reich an longitudinalen elastischen Fasern. Die Media enthält neben Kapillargefässen quer- und längsgerichtete Muskelfasern. Die Intima endlich ist ein sehr zähes, laxes Bindegewebe mit Endothelbekleidung. Aus diesem Gewebsbau lässt sich schon jetzt

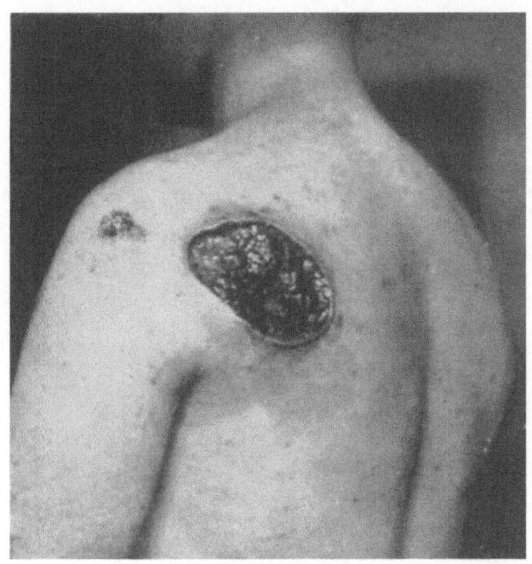

Weichteildurchschuss mit kleiner Ein- und grosser Ausschussöffnung. (Wirkung eines Infanteriegewehrgeschosses aus mittlerer Entfernung.)

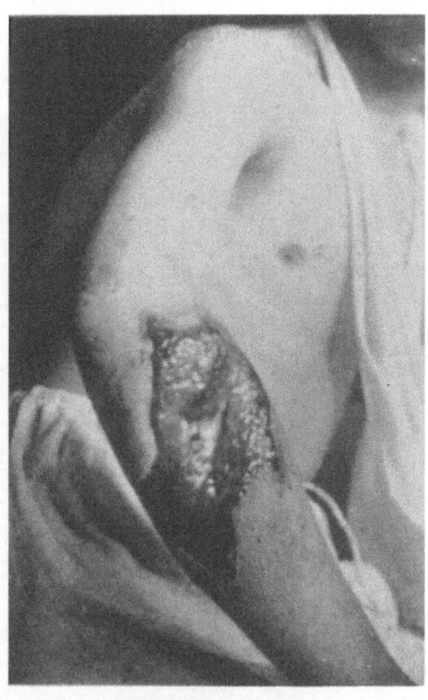

Streifschuss der Weichteile. (Wirkung eines Infanteriegewehrgeschosses aus mittlerer Entfernung.)

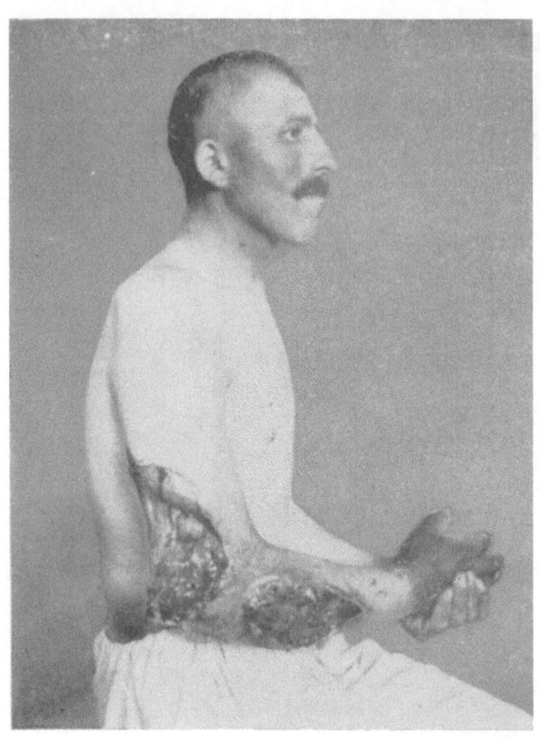

Destruirender Weichteildurchschuss. (Wirkung eines Infanteriegewehrgeschosses aus der Nähe.)

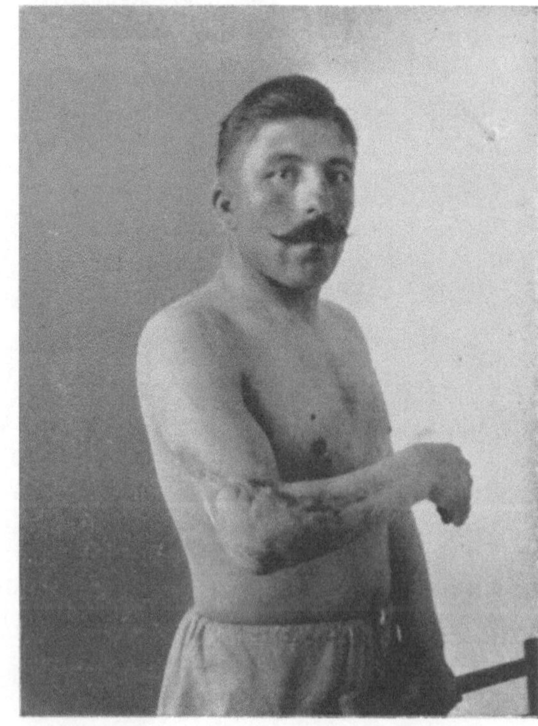

Derselbe Fall nach Abheilung. Die Gelenksteiſe musste durch Arthroplastik behoben werden. Mit beweglichen Ellenbogengelenk entlassen.

der praktische Satz abnehmen, dass das durchschossene Blutgefäss klafft und blutet infolge der Kontraktion seiner elastischen und muskulären Elemente, das zerrissene Blutgefäss aber sich schliesst, weil die laxe Intima kollabiert oder sich umstülpt und der Blutgerinnung Vorschub leistet.

Die an einem beliebigen Punkte des Gefässystemes auftretende Erkrankung hat für uns von zwei Gesichtspunkten aus Interesse. 1. Vom Gesichtspunkte der Unterbrechung des Blutgefässes und 2. vom Gesichtspunkte der Unterbrechung des Blutstromes. Die Kriegsverletzungen haben nach beiden Richtungen hin eine hervorragende Bedeutung. An erster Stelle steht das Trauma, welches das Gefäss an irgendeinem Punkte eröffnet.

Herzverletzung. Was geschieht vor allem bei den Herzverletzungen? Man hält sie allgemein für tödlich, obwohl wir seit langer Zeit wissen, dass es auch am Herzen Steckschüsse gibt.

Heute hat auch die Herzchirurgie schon eine Literatur, und wir wissen, dass es wiederholt gelang, die Herzwunde mittels Naht zu schliessen, während minutenlanger Kompression der grossen Herzgefässe. Unser Spital hatte keinen solchen Fall. Bei Entfernung einer linksseitigen VI. Rippe, die durch einen Tangentialschuss zerschmettert war, haben wir bloss den Herzbeutel eröffnet und mit zerfetztem Blutgerinnsel erfüllt gefunden, sodass der Ventrikel nach Ausräumung der Blutkoagula frei unter unseren Fingern pulsierte. Der Patient verliess genesen das Haus.

Blutung. Die erste Gefahr einer Eröffnung der Ader, auf welchem Punkte immer, ist die Blutung. Nach ihren verschiedenen Arten und Folgen spricht man von Verbluten nach aussen, nach innen-, von arteriöser, von venöser Blutung, von Haematom, von Luftembolie, von Aspiration und dergleichen mehr. Kardinale Bedeutung hat der Blutverlust. Das besonders zu betonen, ist unnötig, da er in der Allgemeinauffassung dasjenige Symptom der Verletzungen ist, das am meisten Schrecken verursacht. Weitaus wichtiger ist die Rolle des Blutes für die Unterhaltung des Lebens.

Ich erwähne, wieder bloss als Rekapitulation, dass die roten Blutkörperchen die energiegefüllten, aktiven Batterien der Oxydation des Organismus sind, während die weissen Blutkörperchen die zu jeglicher Rollenübernahme fähigen Vertreter der Stoffneubildung sind, dass das Blutserum organische Gifte bindet und Gegengifte erzeugt usw. usw. Aus all' dem ergibt sich klar die einzige Tatsache, dass dieses flüssige, in unseren Adern kreisende Organ für unsere Lebenserhaltung von wesentlichster Bedeutung ist.

Aber auch damit ist die Gefahr der Kriegsverletzung nicht

erschöpft, denn eine fast noch grössere Gefahr bedeutet die Unterbrechung der Kontinuität des Blutstromes.

Blutgerinnung.

Ihr erstes Element bildet die Blutgerinnung. So kurativ deren Bedeutung ist, wenn sie eine Blutung stillt, so verhängnisvoll kann sie werden, wenn sie die Lebenszufuhr von den Gliedern absperrt.

Das ergossene Blut gerinnt unter Einfluss des Fibrinogens bei Berührung mit jedem beliebigen Fremdkörper. Die unverletzte Intima allein besitzt die Fähigkeit, das Blut flüssig zu erhalten. Das Blutgerinnsel verschliesst den Weg des hinter ihm sich stauenden Blutstroms, wenn es seinem Drucke standhält. Blutgerinnung aber kommt auch in den Adern zustande *a)* bei Verletzung der Intima, *b)* bei Verlangsamung des Blutstroms, *c)* bei Veränderung des Blutes, *d)* bei Eindringen von Infektionskeimen. Das geronnene Blut bildet in den Adern einen Thrombus und schliesst das Gebiet ihrer peripheren Verzweigungen von der Zirkulation aus. Das bedeutet für die von ihnen versorgten Gewebselemente das Absterben, es sei denn, dass kollaterale Verbindungen ihnen Blut zuführen. Der Thrombus erschöpft nicht die Gefahren der Verlegung des Blutstroms. Abgestossene Partikel des Gefässpfropfs, die in die Zirkulation gelangen, werden dadurch zu Quellen neuer Gefahren, dass sie an kritischen Punkten des Blutstroms als Emboli stecken bleiben und Tod, Lähmung, Erblindung oder mindestens einen Infarkt verursachen. Die Gefahren von alledem steigern sich, je nach dem Grade der pathophysiologischen Bedeutung des betroffenen Organs, noch durch Infektionen, die sowohl im Thrombus wie im Embolus sitzen können.

Die Entstehung der Gefässverletzung.

Wie ensteht die Gefässverletzung? Nach dem Muster der Weichteilverletzungen als Schnitt-, Hieb-, Quetsch-, Stich- und hauptsächlich als Schusswunde. Adern werden in jedem Falle bei einem Trauma verletzt. Vor der grossen Durchschlagskraft des heutigen Geschosses kann nicht einmal die stärkere elastische Arterienwandung immer ausweichen, sodass Durchschüsse grösserer Blutgefässe im Vergleich zu Erfahrungen der Vergangenheit recht häufig sind. Die eröffnete Ader blutet, wenn sich ihre Öffnung nicht schliesst: auf die Körperoberfläche, zwischen die Gewebe, in Körperhöhlen — demnach wo die Bahn frei ist. Zum Glück hat sie viele Hindernisse. Die Weichteile schliessen sich vermöge ihrer Elastizität unmittelbar hinter der hindurchgedrungenen Gewalt. Sie sind die Träger der Grundbedingungen für die Blutgerinnung. Eine Blutung kommt nur da zustande, wo die Kraft des Blutdruckes stärker ist als die Wirkung der Blutgerinnung. Dies kommt bei Verletzungen grösserer Gefässe häufig vor, hauptsächlich bei klaffenden Seitenverletzungen (ebenso auch bei mangelnder Gerinnungsfähigkeit [Diabetes]). In jedem Falle einer Verletzung aber blutet es solange, bis die Gefässöffnung durch Thrombose verschlossen wird.

Steht die Blutung, dann bedarf ihr Schicksal bei ungestörter Blutzirkulation keine Erklärung und keine Behandlung, da das Blut zwischen den Geweben durch den Lymphstrom aufgesogen wird. Ist das nicht der Fall, dann kann die lackartig gewordene Masse nach Wochen an der geeignetsten Stelle abgelassen werden.

Die Blutung muss gestillt werden, entweder dadurch, dass das blutende Gefäss unterbunden wird, oder dadurch, dass man es verstopft, oder aber durch Behinderung der Blutzufuhr. Die Ligatur ist die einzig korrekte Lösung, falls ein Definitivum geschaffen werden soll, demnach in allen Fällen, wo eine Erhaltung der Gefässkontinuität keine Bedingung für die Lebensfähigkeit peripherer Gliedmassen ist. Sowohl der Tampon wie die elastische Kompression sind nur Provisorien und haben lediglich in diesem Sinne und nur dann Berechtigung, wenn eine definitive Blutstillung in absehbarer Zeit zu erwarten ist. Dabei darf es sich höchstens um Stunden handeln.

Erste Versorgung. Die erste Versorgung der Blutgefässverletzung erfordert zwei kardinale Massnahmen u. zw.:

a) aseptischen Verband ohne Berührung der Wunde, so fest und reichlich, dass er bis zur Ankunft auf dem Verbandplatze vorhält,

b) Ruhigstellung des verletzten Gliedes mittels Schienenverbandes und Transport nach dem Verbandplatz. Demnach ist erst der Verbandplatz der berufene Ort für die endgültige Versorgung von Gefässverletzungen.

Nach Entfernung des Tampons und der Esmarchbinde ist eine topographische Diagnose zu stellen. Eine Ader, der für das Leben der peripherischen Teile keine besondere Bedeutung zukommt, soll bloss unterbunden werden, ohne dass dabei Nerven verletzt werden. Blutgefässe hingegen deren Kontinuität für die Lebensfähigkeit von Organen und Gliedern unentbehrlich ist, müssen eine Rekonstruktion mittels Gefässnaht erfahren. Dieser Satz klingt vielleicht utopisch und nach dem grünen Tisch, jedoch nur aus dem Grunde, weil es heute noch nicht Sitte ist, gefässchirurgisch taktfeste Ärzte auf den Verbandplatz zu stellen. Und deshalb müssen eben viele Glieder und so manches blühende Leben zugrunde gehen!

Wir bekommen hier Gefässverletzungen leider meist mit irreparablen Komplikationen zu Gesicht. Vereiterte Ligaturen, Lähmungen, Nekrosen und septische Nachblutungen.

Das Krankheitsbild der Gefässverletzung ist in unserem Material ein sehr verschiedenes, je nachdem die Verletzung selbst aseptisch verlaufen oder Infektion in der Wunde aufgetreten ist. Bei einer ganzen Reihe glatter Durchschüsse heilt die Wunde in der Gefässwand samt den übrigen Weichteilen aseptisch aus. Vorhandene Haematome bedürfen keiner besonderen Behandlung.

Infektion. Das Kaleidoskop der Komplikationen wird bei der Blutung durch die Infektion eröffnet. Bekanntermassen bringt jede Verletzung Infektionskeime in die Wunde, und auch unter reaktionslos verklebtem Schorfe wachsen Kulturen von Streptokokken. Träger dieser Infektion ist in erster Reihe das Projektil selbst oder mitgerissene Kleiderfetzen und abgesprengte Knochensplitter. Doch auch bei glatten Durchschüssen können Keime der Infektion zurückbleiben, sei es ausserhalb oder innerhalb der Gefässwand. Hat die Infektion Wurzel gefasst, dann gewinnt sie Boden in Gewebstrümmern und Blutgerinnseln. Die Infektion kann auch selbst durch die Gefässwandung dringen, dann, wenn sie ausserhalb derselben aufgegangen ist: sie führt dann nämlich zur Thromben bildung. Und dieselbe Infektion ist bei ihrer Weiterentwickelung der Ausgangspunkt von Eiterungen, die den eben gebildeten Thrombus wieder auflösen. Das Lumen des verstopften Gefässes wird dadurch frei, und es entsteht die Nachblutung. Zweifellos kann auch eitriger Zerfall infizierter Gewebe die Gefässwand zernagen, solche Fälle sind aber seltene Ausnahmen. Somit ist das Krankheitsbild der septischen Nachblutung mit wenig Ausnahmen durch eitrigen Zerfall eines primären Blutschorfes bedingt.

Auch die Nachblutung stellt unverändert die Anforderung an uns, dass sie gestillt werde. Die Ausführung aber erleidet Abänderungen, da man in brüchigem, zerbröckelndem Gewebe arbeiten muss. Die uns obliegende Aufgabe ist aber auch in diesem Falle immer dieselbe, d. h. die Quelle der Blutung soll mittels breiter Spaltung aufgedeckt und die blutende Ader an einer intakten Stelle unterbunden oder mittels Umstechung verschlossen werden. Diese Forderung ist so unbedingt, dass ihr ganze Knochen und Glieder geopfert werden dürfen. Im Falle einer septischen Nachblutung wird der Versuch die Gefässwand zu rekonstruieren gegenstandslos, weil sie dazu nicht mehr geeignet ist und weil höhere Interessen im Vordergrunde stehen.

Tampon. Wie verhält es sich mit der Tamponade? Es steht ausser Zweifel, dass Blutungen mittels Tamponade häufig aufgehalten, sogar endgültig gestillt werden können. Eine erbsengrosse Schussöffnung des Brustbeines sollte z. B. behufs Ableitung des Wundsekrets erweitert werden. Während der Abhebelung des kostalen Pleurablattes riss die Vena mammaria interna ein und ergoss einen ungeheuren Blutstrom über die Brust nach aussen und innen. Es blieb uns keine Zeit zum Aufsuchen des Gefässes im 2. oder 3. Interkostalraum. Rasch entschlossen wurde erweitert, mit dem Zeigefinger eingedrungen und das Gewebe von untenher an das Brustbein gepresst. Die Blutung stand. Die Kompression wurde durch einen Tampon gesichert und dieser liegen gelassen. Nach 14 Tagen hat ihm der Strahl der Spülflüssigkeit herausgewaschen. Der Pneumothorax aber schloss sich spontan.

Ausser den schon berührten gibt es noch Blutungen, die aus dem Knochenmark, dem Parenchym, den Kapillaren, und aus Granulationen stammen und die sowohl für Instrumente wie für eine Unterbindung unzugänglich sind. Bei ihnen bleibt als einziges Mittel der Blutstillung der Tampon. Nur zwei Grundbedingungen müssen klargelegt werden: 1. Er darf nur bei geklärten Wundverhältnissen und bloss da angewendet werden, wo er die einzige Möglichkeit der Blutstillung darstellt. 2. Er muss in der Weise eingelegt werden, dass sein Nachteil als Fremdkörper auf ein Minimum verringert, vor allem aber eine Infektion ausgeschlossen ist.

Die Tamponade hat also nur mit diesen Beschränkungen Berechtigung und nur, solange sie als mechanischer Verschluss blutender Gefässöffnungen wirkt. Darüber hinaus ist der Tampon eine unbedingt zu vermeidende, gefährliche Handhabe. Es muss mit Nachdruck darauf hingewiesen werden, dass jeder mechanische Reiz einen Insult, eine Beschädigung des Wundverlaufs darstellt, von der Sondierung bis zum Verbandwechsel, und dass insbesondere der Tampondruck Nekrosen erzeugen kann.

Blutersatz. Nach grossem Blutverlust — sei dieser durch primäre oder durch Nachblutung veranlasst — ist unsere wichtigste Aufgabe der Blutersatz. Häufig genügt ein temporärer Ersatz des Blutquantums durch physiologische Kochsalzlösung. Bei grosser Lebensgefahr wird diese intravenös, bei kleinerem Blutverlust in rectum verabreicht. Die schmerzhafte subkutane Injektion ist durch die Murphy-Katzensteinsche Tropfmethode fast vollständig verdrängt worden. Falls Kochsalzlösung wiederholt eingeführt werden muss, so ist sie besser durch die Ringersche Lösung zu ersetzen, die ausser dem Chlor-Natrium auch die Kali- und Kalziumsalze des Blutplasmas enthält, nach folgendem Rezept:

Na. Cl.	gmta	8.50
Ka. Cl.	,, ...	0.20
Ca. Cl^2.	,, ...	0.20
Aquae d. s.	,, ...	1000.0

Um der grösstem Gefahr eines einmaligen grossen Blutverlustes, dem plötzlichen Sinken des Blutdruckes zu begegnen, genügt eine Kochsalzfusion. Sobald nämlich der Kranke die erste Gefahr überwunden hat, stellen die Organe der Blutregeneration allmählich die normale Zusammensetzung des Blutes wieder her. Nach Operationen von Aneurysmen mit 3—4 L. Blutgerinnseln, bei Verminderung des Haemoglobingehaltes unter 30% und einer Erythrocytenzahl von 2000000 pro mm., steigt die Zahl der roten Blutkörperchen binnen 1—2 Wochen nahezu auf die Norm. Länger dauert es, bis der Blutfarbstoff sich ersetzt hat. In vielen wohlbeobachteten Fällen ergab sich eine wöchentliche Zunahme von 7—8%, sodass der Blutersatz im Durchschnitt auf 2—3 Monate veranschlagt werden kann, — obschon sich die einzelnen Organismen darin verschieden verhalten.

Anders gestaltet sich der Vorgang, wenn häufige, mittelstarke Blutungen, vor allem septische Nachblutungen den Blutgehalt des Organismus erschöpfen. In solchen Fällen kommt es nicht bloss zur Abnahme der Blutmenge, sondern auc hzur Schädigung der haemopoëtischen Organe durch das Bakteriengift. Dann sind, zumal bei grossem Blutverlust, Infusionen nutzlos. Wir haben den Eindruck, dass durch die in Amerika während der letzten Jahrzente stark in Aufnahme gekommene Bluttransfusion manches Leben gerettet werden kann. Aus den Referaten von Bruns und Madelung erfahren wir, dass an französischen und englischen Fronten, auf Anregung von Carrel, Versuche mit Transfusion häufiger ausgeführt wurden. Sehr verlockend zur unmittelbaren Transfusion erscheint die Technik von Sauerbruch, der einfach die freipraeparierte Radialis in eine Vene des ausgebluteten Kranken hineinsteckt. Die Menge des umzuleitenden Blutes wird derart bestimmt, dass an der freipraeparierten Schlagader des Blutgebers durch Auffangen des abfliessenden Blutes in einem Gefäss (Zylinder einer Rekord-Spritze) die Zeit bestimmt wird, welche das Abfliessen von 10 cm³ Blut bedarf. Das sind im Durchschnitt 40—50 Sekunden. Nach dem Einführen der Schlagader in die Vene kann durch ein einfaches Exempel die Menge des transfundierten Blutes ausgerechnet werden (Technik siehe Seite 114).

Die Methode hat den Nachteil, dass die an der Luft abgekühlte Schlagader durch Krampf der Vasokonstriktoren sich derart verengen kann, dass das Spritzen arteriösen Blutes selbst bei gutem Blutdruck eines gesunden Blutgebers stockt. In solchen Fällen bleibt die Transfusion vollständig stecken. Aus diesem Grunde ist die alte Technik der Transfusion empfehlenswerter. Das Blut wird in einem Glasgefäss, das mit warmem Vaselin ausgestrichen ist und 50—100 kcm. Ringer'sche Lösung enthält, aufgefangen. Durch Rühren mit ausgekochten Holzstäbchen wird das Fibrin aus dem Blute entfernt. Das mit Ringer'scher Lösung 1 : 1 bis 1 : 2 verdünnte Blut wird durch 6 Schichten sterilen Mullstoffes getrieben

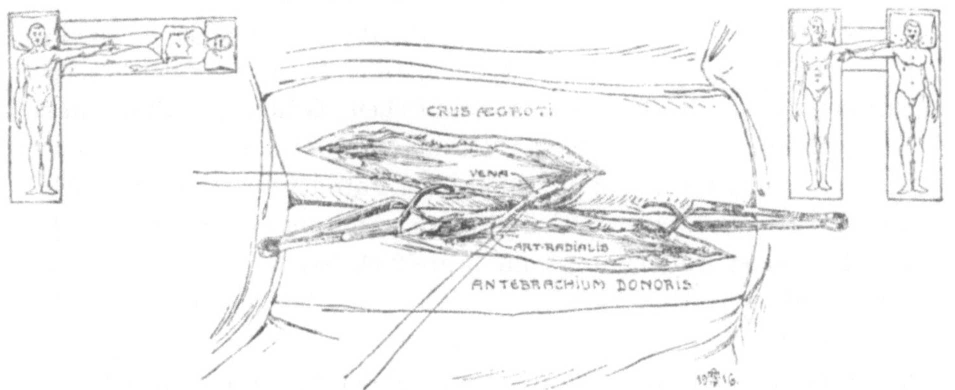

und mittels einer in Oleum vaselinae sterilisierten Spritze in die Vene des ausgebluteten Kranken injiziert. 300—400 gm. genügen für je einen Fall. Bei mässiger Reaktion kann die Transfusion nach 2—3 Tagen wiederholt werden. Ist genügend Zeit, so kann an dem Blute sowohl des Gebers wie des Nehmers die haemolytische Probe ausgeführt werden. Es ist jedenfalls ratsam mit dem Blute des Gebers die Wassermannsche Reaktion anzustellen.

Aneurysma. Im Grunde genommen nennen wir Aneurysma jede Erweiterung der Gefässwandung. Wenn z. B. die Gefässwand durch Erkrankung an einer Stelle erweicht ist (L u e s), so dehnt hier der Blutdruck die widerstandschwache Wandung aus. Dadurch wird ein Hindernis in das Bett des Blutstromes eingeschaltet, das mit dem Grade der Erweiterung wächst und zu dem sich dann noch der schwere Jammer des Nervendruckes gesellt. Grundverschieden von dieser Erkrankung ist ätiologisch, anatomisch, symptomatologisch und in allen Konsenquenzen jenes Krankheitsbild, das die Kriegschirurgie mit der Bezeichnung eines t r a u m a t i s c h e n

Aneurysma belegt. Gemeinsam ist beiden Affektionen allein die auf eine bestimmte Stelle beschränkte Erweiterung des Strombettes.

Es kann sich ereignen, dass der Schuss ein grosses Blutgefäss durchlöchert und das ausströmende Blut durch den Blutdruck in die den Schusskanal umgebenden Gewebe hineingepresst wird, weil dieser sich sofort wieder geschlossen hat. Der Blutstrom findet nun keinen Weg, weder nach der Oberfläche, noch nach den Körperhöhlen zu, wendet sich nach vergeblichem Vortreiben von Ausbuchtungen dem Ausgangspunkte zu und mündet unter Bildung diverser Wirbel wieder in das Gefässloch ein.

Es gibt 3 Arten des Aneurysma traumaticum, je nachdem die Schlagader, die Vene, oder beide gleichzeitig betroffen sind. Nach dieser anatomischen Grundlage führt das Krankheitsbild den Namen eines A. arteriosum, venosum und arteriovenosum. Diese drei Formen unterscheiden sich funktionell voneinander. Das A. arterio-venosum kommt, was nach der Art seiner Entstehung wohl begreiflich ist, 3—4-mal so häufig vor als die isolierten Formen.

Die grössten Aneurysmen kommen nach Seitenverletzungen der Schlagader zustande, da die Kontraktion ihrer elastischen Wandung die entstandene Öffnung erweitert, ihre Gewebsverbindungen aber eine Retraktion verhindern. Isolierte Verletzungen der Venen führen zur Entwickelung des Varix aneurysmaticus. Dieser erreicht niemals grosse Dimensionen infolge der natürlichen Ableitung in den centripetalen und neigt aus demselben Grunde zu spontaner Restitution. Prof. Verebély nennt diese Form des Aneurysma traumaticum in richtiger Distinktion Haematoma communicans.

Haematoma communicans. Dieses Haematom, das neben Blutgerinnseln die Kotinuität des Blutstromes enthält, umkleidet sich nach mehrwöchentlichem Bestehen mit einer bindegewebigen Kapsel. Dieses sackartige, unregelmässige Gebilde unterscheidet sich schon durch seine Gestalt von der Spindelform des A. venosum. Die zahlreichen Wirbel des Blutstromes, die in ihm entstehen, rufen ein kontinuierliches, oder durch regelmässige Pausen getrenntes Gefässgeräusch, ein Schwirren hervor, das mittels Stethoskops nachweisbar ist (Wahlsches Symptom). Im Falle eines A. arterio-venosum erfolgt, nachdem es sich abgegrenzt hat, der Abfluss des Blutes, unter dem Einflusse ihrer Saugwirkung, nach der Vene hin. Auf diese Weise besteht zwar beim traumatischen Haematom ein natürlicher Abfluss, was aber den grossen Nachteil hat, dass der zwischen den beiden Gefässen gelegene Körperteil grösstenteils die Blutnahrung entbehren muss. Das Wahl'sche Symptom besteht bei dieser Form in beständigem Schwirren.

Krankheitsbild des Aneurysma.

Das Krankheitsbild des Aneurysma ist durch das Zirkulationshindernis bedingt. Stauung nach der Peripherie hin besteht in desto höherem Masse, je mangelhafter der Rückfluss ist. Bei einem Aneurysma der Schlagader ist sie demnach ceteris paribus am meisten ausgeprägt. Das geht so weit, dass die Blutstauung bei Seitenverletzungen grosser Schlagadern Gangraen zur Folge haben kann und gleichzeitige Verletzung der Vene geradezu ein Glied zu retten vermag. Im Falle frischer Blutung, also bei jedem Kriegshaematom, ist der Bluterguss (nach innen) nicht scharf umgrenzt und hat keinen Anspruch auf die Bezeichnung eines Aneurysma. Bei weiterer Entwicklung aber wird er von einer Kapsel umgeben, und nun tritt die Stauung in Szene. Ihr Symptomenbild wird durch subjektive Erscheinungen, Neuralgien und Paraesthesien, vervollständigt. Diese Neuralgien können an den ödematösen Gliedern für den Patienten zu besonders grosser Qual werden.

Ein spezielles Symptom des Aneurysma hat Katzenstein entdeckt. Es ist dies die Verlangsamung des Pulses bei Druck auf das Aneurysma. Die Erscheinung kommt zweifellos durch Nerveneinfluss zustande und ist anscheinend nicht konstant.

Die Blutstauung kann sich ihrem Grade nach bis zum Gewebstode steigern. Anderseits wieder hat sie in ihrer regulierenden Wirkung auf die Zirkulation einen lebensrettenden Einfluss. Sie drängt den Blutstrom von dem ausgeschalteten normalen Wege in engere Seitenbahnen und dehnt diesen Kollateralweg nach Wochen so weit aus, dass er im Falle der Ausschaltung des Aneurysma die Aufgabe der Blutversorgung übernehmen kann.

Entwickelung des Aneurysma traumaticum.

Welches Schicksal hat das Aneurysma? Die durchgeschossene Ader heilt, wenn die Wunde aseptisch geblieben ist. Entweder so, dass das Gefäss durch einen Thrombus ausgefüllt wird, der aber bindegewebig entartet und das Lumen dauernd verlegt, oder dadurch, dass die sich berührenden Wundflächen verkleben und so das Lumen wieder hergestellt wird, während der Blutschorf sich auflöst. In ähnlicher Weise kann auch bei Aneurysmen die Heilung erfolgen entweder durch Obliteration oder durch Einschmelzung des Blutschorfes.

Bei Verletzungen grösserer Gefässe können Verklebung und Thrombenbildung infolge des starken Blutdruckes nicht zustandekommen. Die physischen und dynamischen Komponenten des Aneurysmas entwickeln einen Spezialtypus des Kreislaufes, der persistiert. An den Grenzen des ursprünglichen Haematoms, in den Buchten des verdrängten Gewebes entstehen Blutgerinnungen, die sich zu Bindegewebe umwandeln und schliesslich die Kapsel des Aneurysma bilden. Diese Kapsel entscheidet das weitere Schicksal des Aneurysma. Ist das Bindegewebe stark genug, um dem Blutdrucke genügenden Widerstand zu leisten, so entartet sie im weiteren Verlaufe zu einer dicken, rigiden Schwarte und die Entwickelung von Kollateralbahnen kann nicht eintreten. Nach monatelangem Besthen traumatischer Aneurysmen darf daher die Entfaltung von Kollateralbahnen nicht mehr in Berechnung gezogen werden. Wenn dagegen das Bindegewebe der Kapsel dem Blutdrucke nachgibt, so schreitet die Erweiterung unaufhaltsam fort, weil sich das Bindegewebe, unelastisch wie es ist, auch bei nachlassenden Blutdruck nicht retrahieren kann. Schliesslich usuriert das Aneurysma auch Knochen und platzt entweder oder führt zur Druckgangrän benachbarter Gewebe.

Das Symptomenbild des Aneurysma wechselt, je nachdem die Blutstauung während seines Wachstums zunimmt und die Funktion der Nerven und Gewebe in der Umgebung durch den Druck leidet. Wir kennen Fälle von Elephantiasis bei Aneurysmen der Axillaris und Iliaca, und in der Literatur finden sich zahlreiche Beobachtungen über Trachealstenose und Oesophagusstriktur bei Aneurysmen der Subklavia und der Carotiden, über Lähmungen, Paraesthesien und Neuralgien bei Aneurysmen der Glieder, über Knochen- und Muskelschwund in den verschiedensten Gebieten des Körpers. Ist das Aneurysma infiziert, so vervollständigt sich dieses Bild noch durch Entwicklung von Eiterungen mit ihren unberechenbaren Folgen.

Hat das Aneurysma schon an sich eine schwache Heilungstendenz, so ist seine Prognose, wenn die grossen Gefässe betroffen sind, ohne operativen Eingriff völlig aussichtslos.

Behandlung. Welchen Zweck und welche Aussichten hat die ärztliche Behandlung?

Die Aderverletzung bedarf vom Augenblicke der Feststellung an der sorgfältigsten Behandlung. Die Möglichkeiten der Blutstillung sind gewissenhaft zu erwägen, verlässliche Asepsis sei unsere

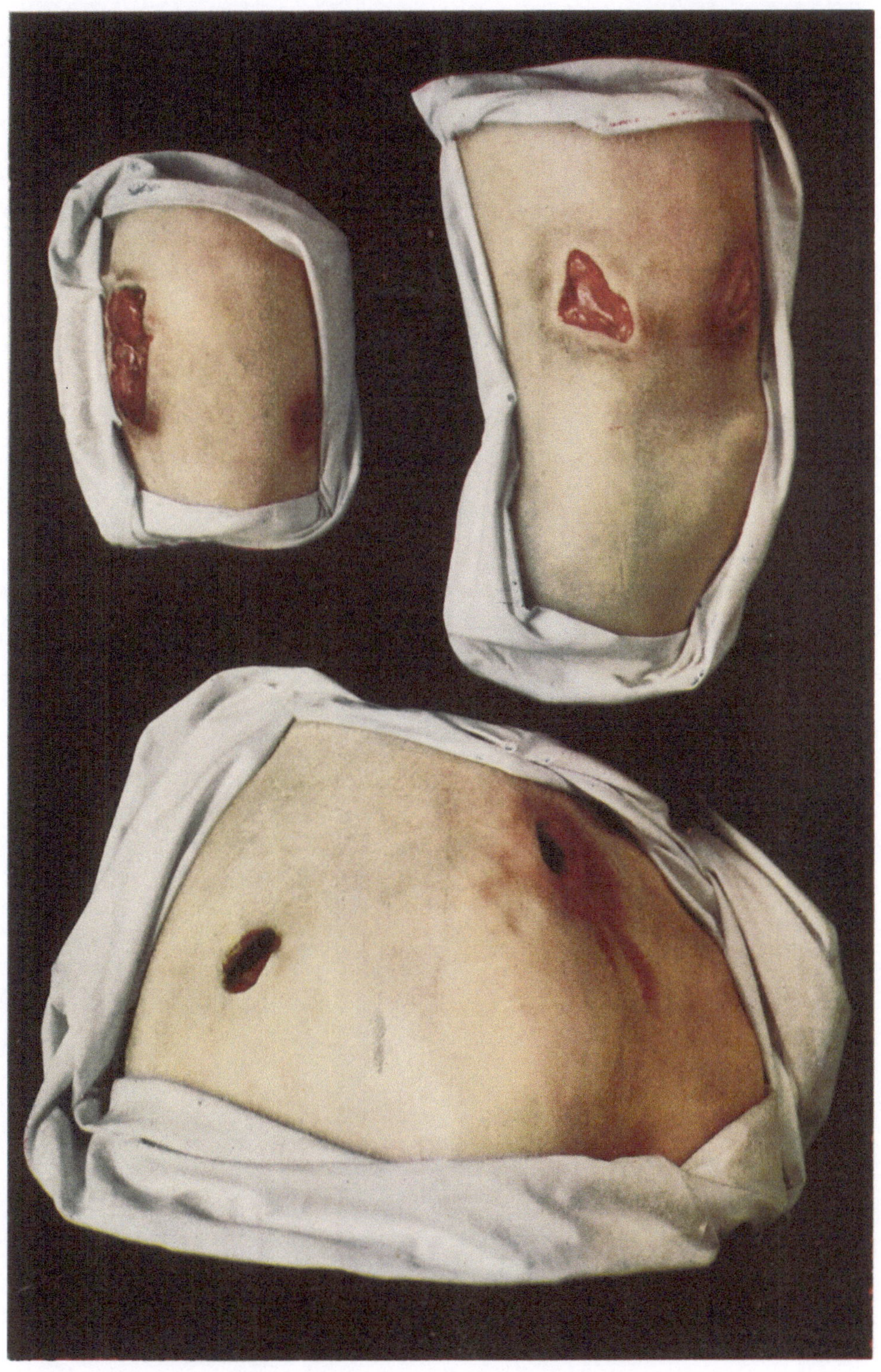

Typische Durchschüsse infolge Kleinkaliberverletzungen.

Dreifarbendruckklische von der Firma A. Weinwurm jun. & Comp., Budapest, VI., Ó-u. 6.

oberste Richtschnur; möglichste Ruhe mässige den Blutdruck bis zur ersten fachgemässen Versorgung. Das Hauptgewicht aber ist auf eine korrekte chirurgische Blutstillung zu legen, und zwar in den ersten 24—48 Stunden, wo ihre Vornahme die weitaus günstigste Prognose bietet. Lebensfähig gebliebene Gewebe sind in diesem Zeitraum noch vor den Folgen der Stauung und dem Auskeimen der Infektion zu retten. Fand eine solche sachgemässe chirurgische Versorgung in den ersten 48 Stunden unüberwindliche Hindernisse, dann ist es geraten die Abkapselung abzuwarten, welche gewöhnlich nach Ablauf von 4—6 Wochen stattgefunden hat. Denn nach 48 Stunden hat in dem Haematom bereits die Nekrobiose begonnen, und ebenso wuchern in der Wunde, deren vitale Kräfte durch die verschiedensten Einflüsse herabgesetzt sind, die Infektionskeime wie in einem Warmbeet, so dass nunmehr die Zeit für eine primäre Vereinigung vorüber ist.

In welchem Zeitpunkte auch immer die Frage der Behandlung eines Aneurysma traumaticum an uns herantreten möge, stets kommen dabei nur zwei Möglichkeiten in Betracht: entweder muss das zuführende Gefäss unterbunden werden, oder es muss die Kontinuität der Zirkulation hergestellt werden. (Es ist überflüssig, uns bei der Technik der Kompressionsverbände aufzuhalten. Sie haben den Zweck, die Verengerung, eventuell die Obliteration des Schlauches herbeizuführen. Der Versuch hat nur bei kleinen Aneurysmen Berechtigung und in Ausnahmefällen auch Erfolg.)

Rekonstruktion. Die soeben angeführte Alternative stellt es auf den ersten Blick klar, dass in jedem Falle die ideale Lösung eine Herstellung der Zirkulationskontinuität ist, die man wohl als Rekonstruktion bezeichnen kann. Das ist in der Theorie einleuchtend, aber gar nicht einfach. Von den technischen Schwierigkeiten, die so häufig der Gefässnaht oder der Transplantation zwischen den Gefässverzweigungen entgegenstehen, wollen wir hier nicht sprechen, — aber in den zahlreichen Fällen, in denen die Versorgung infizierter Aneurysmen in Frage kommt, bleibt keine andere Wahl als die Unterbindung, und an einem mit Kollateralbahnen wohl versorgten Gliede ist wiederum die periphere Unterbindung ein so einfacher Eingriff, dass es ungerechtfertigt wäre, den Patienten dem Risiko einer Gefässrekonstruktion auszusetzen.

Andererseits muss als Regel gelten, dass die Indikation der Gefässrekonstruktion in jedem aseptischen Falle imperativ ist, wenn die Unterbindung mit dem Risiko der Gangraen verbunden ist. Bier bezeichnet eine solche geradezu als Kunstfehler, und für Aneurysmen der grossen Blutgefässe ist eine so strenge Indikationsstellung durchaus gerechtfertigt.

Unterbindung. In der Praxis steht es damit so, dass Axillaris und Femoralis gefahrlos unterbunden werden können, obere Brachialis und Femoralis unterhalb der Profunda Gefahren in sich bergen, die Unterbindung der Poplitea aber ausnahmslos zu Gangraen führt. Bei jeder Unterbindung ist mindestens ein solches Mass von Vorsicht zu fordern, dass sie zunächst von der Ausbildung eines Kollateralkreislaufes abhängig gemacht werde. Dieser Kollateralkreislauf hat nicht etwa die Aufgabe, Blut nach der Peripherie zu leiten, sondern soll lediglich den Gefässstamm mit Blut anfüllen. Wenn darüber irgendwelche Zweifel obwalten, dann ist es mindestens geboten, vorerst die Entwickelung solcher Kollateralbahnen abzuwarten. Über Anzeichen dafür finden sich Angaben bei Korotkoff, Frisch und Henle (Blutung an der Peripherie auf Einstich, auf Kompression des Stammes u. s. w.).

Aneurysmen-Operation. Die Technik der Aneurysmen-Operation ist eine der schwierigsten Aufgaben des Chirurgen. Eingeleitet wird dieser Eingriff immer durch die Blutleere. Das geschieht an den Extremitäten durch die Esmarchbinde, an hochsitzenden Arm- und Schenkelaneurysmen durch Umschnürung mit Hilfe der Lanze, für die Iliaca und den Stamm der Femoralis mittels Momburgscher Kompression. Am Halse, in der Schulter- und Achselgegend und überall, wo elastische Umschnürung keine Verwendung finden kann, kommt die Höpfner-sche Klemme in Anwendung, die zwischen ihren gummibezogenen, federnden Backen das Gewebe der Gefässwandung komprimiert, ohne es zu schädigen. Diese Höpfner-Klemme kommt auch in Fällen elastischer Blutleere zur Verwendung an den zentralen resp. peripheren Enden des blossgelegten Aneurysmasackes vor seiner Eröffnung.

Die nächste Phase der Operation ist nunmehr die Eröffnung der sorgfältig herausgeschälten Aneurysmakapsel. Es sei hier die Bemerkung eingeschaltet, dass nach langem Bestehen das Ausschälen aus den Schwarten der Bindegewebsnarben ungeheure Anforderungen an die anatomische Orientierung stellt. Nach Eröffnung der Kapsel müssen alle Blutgerinnsel bis zur letzten Bucht mit der grössten Schonung ausgeräumt werden. Darauf folgt das anatomische Orientieren in der Aneurysmenhöhlung selbst mit der Bestimmung der Topographie der Verletzung.

Von dieser Phase an scheiden sich die Wege der Operationstechnik je nach der Indikation. Beabsichtigen wir eine Unterbindung, so haben wir die Wahl unter folgenden Methoden: nach Anthylis bleibt nach doppelseitiger Unterbindung des Gefässtammes die ausgeräumte Aneurysmakapsel in situ liegen und wird durch Granulationen ausgefüllt. Philagrius entfernt die Kapsel selbst, die zwischen den beiden Unterbindungen gelegen ist. Frisch legt die Ligatur innerhalb der ausgeräumten Kapsel an die freigelegte, ursprüngliche Gefässverletzung. Diese Methode ist identisch mit der von Kikuzi. Hunter unterbindet nur den zentralen Gefässstumpf, Brasdor und Wardorf dagegen schliessen bei Venenverletzungen nur die peripheren Öffnungen.

Die Endoaneurysmoraphie von Matas besteht darin, dass Quernähte an der Innenfläche des Schlauches diesen in Längsfalten legen, wodurch das Lumen auf die normale Dimension verengt oder verschlossen wird.

Jede Methode hat Erfolge aufzuweisen und jede kann gegebenen Falles ihre Berechtigung haben.

Gefässrekonstruktion.

Den Höhepunkt der technischen Leistungsfähigkeit der Chirurgie bei Behandlung von Aneurysmen bildet gegenwärtig die Gefässrekonstuktion. Ich will hier die historische Entwicklung der Adervereinigung nicht berühren. Heute ist auch die Methode von Payr ein überwundener Standpunkt. Dieser stülpte bekantlich das eine Ende der durch einen Magnesiumring gezogenen Ader um, zog das andere Ende darüber und band es fest in der Absicht, die Intimaflächen ohne traumatischen Insult miteinander in Berührung zu bringen.

Murphy und Dörfler konnten auf Grund ihrer Erfahrungen feststellen, dass das Gewebe der Intima durch seine Beschaffenheit für die Naht besonders geeignet ist und dass die gefürchtete Empfindlichkeit gegen Berührungen gar nicht so gross ist, wie man glaubte. Es steht zwar fest, dass das Blut an der verletzten Intimafläche zur Gerinnung gelangt. Aus diesem Grunde soll die Gefässnaht (und alle unvermeidlichen Verletzungen) mit subtiler Technik ausgeführt und auch jede chemische Reizung vermieden werden. Das ist auch die Ursache, weshalb die Anwendung paraffingetränkten Nahtmaterials vorgeschrieben ist.

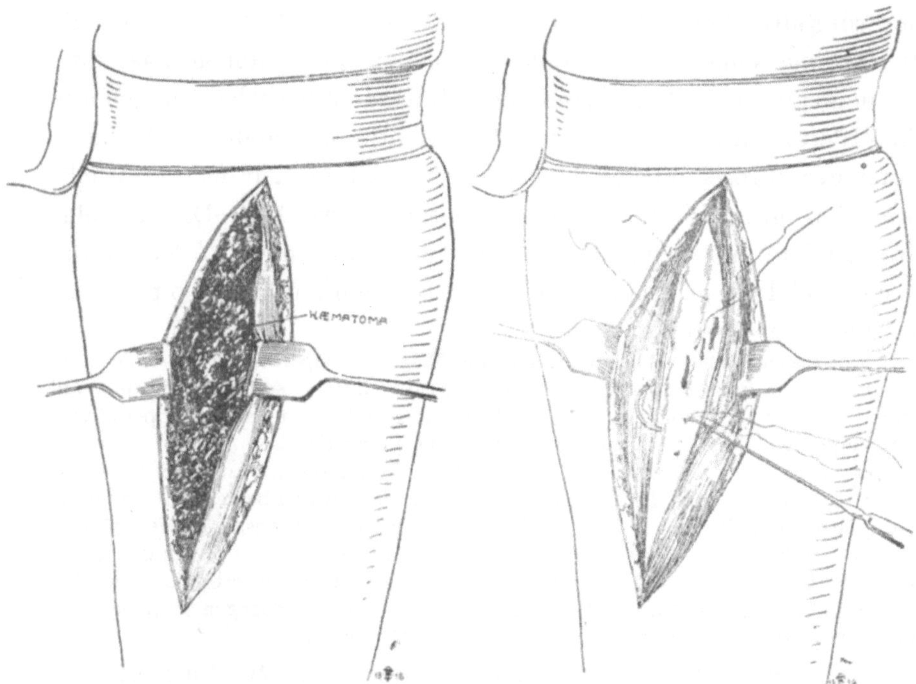

Operation einer Haematoma communicans.

1. Nach Esmarchscher Blutleere ist der Haematomsack eröffnet.

2. Nach Entfernung des Blutkoagulums wird unmittelbar ober- und unterhalb des sichtbaren Verletzungsstelle Artiere und Vene unterbunden.

Stetig zunehmende Erfahrungen aber beweisen, dass die Blutgerinnsel, welche an der Oberfläche so kleiner Intima-Verletzungen entstehen, im Blutstrom alsbald einschmelzen. Das geht so weit, dass Bier auf Grund zahlreicher Erfahrungen jede besondere Berücksichtigung der Intimaempfindlichkeit für überflüssig erachtet.

Den ersten Schritt zur Rekonstruktion bildet das Herauspraeparieren des verletzten Gefässes in dem ausgeräumten Aneurysmensacke bis zu jener Grenze, wo gesunde Gefässwandungen vorliegen. Dazu sind nicht geringe anatomische Kenntnisse und eine subtile Operationstechnik erforderlich, und es bedarf behutsamster Geduld, um die im Narbengewebe nur schwer erkennbaren Gefässverzweigungen aufzufinden und zu verfolgen; nur an tadellos herausgearbeiteten und völlig gesunden Gefässwandungen ist es zulässsig, Nähte einzulegen. Demnach dürfen verletzte oder gar infizierte Partien keinesfalls genäht werden. Das ist selbstverständliche Voraussetzung, und beides, Verletzung wie Infektion, ist makroskopisch an der veränderten Farbe des Gewebes sofort erkennbar.

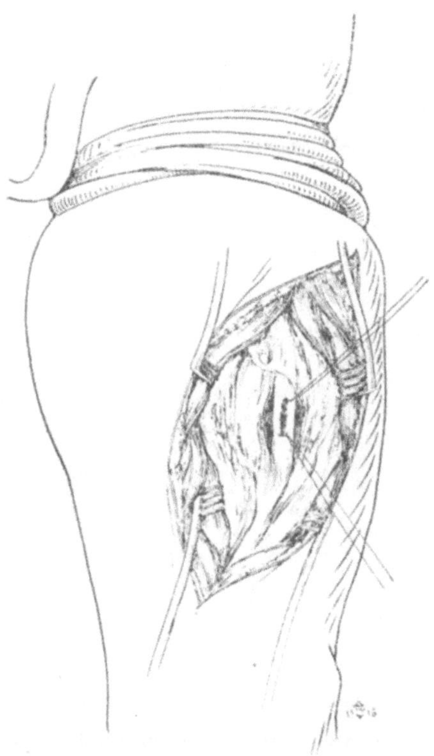

Ideale Operation des Haematoma communicans.
Nach Ausräumung des Blutkoagulums, nach Ausspülung und Bestreichen mit Vaseline wird die Intima mit zwei Richtnähten ausgestülpt und die Wunde der Gefässwandung durch feine Kürschnernaht geschlossen.

Eine Naht richtig einzulegen, ist nur bei Unterbrechung des Blutstroms gut ausführbar. Aus diesem Grunde ist es unerlässlich, dass die zuführenden Gefässstämme mittels Höpfner-Klemmen oder auch durch den Fingerdruck des Assistenten komprimiert werden.

Bekanntlich ist zur Naht unter den drei Schichten der Blutwandung nur die Intima geeignet. Sie ist, wenn sie sich aus der Bucht der Adventitia hervorstülpt, an ihrer bläulichen Farbe und an der Glätte ihres Gewebes leicht kenntlich.

Technik der Gefässnaht.

Die Technik der Gefässnaht wurde von Carrel und Stich ausgearbeitet. Sie besteht darin, dass die wohl zusammengepassten Intima-Wundränder mittelst feiner Nadel und dünnem Faden in fortlaufender Naht geschlossen werden. Bei Seitenverletzung der Ader bedarf diese Methode keiner weiteren Erklärung. Ist die Ader an ihrem ganzen Umfange durchgerissen, oder muss sie, bei grösserer

Gewebszertrümmerung, reseziert werden, so ist die Zirkulärnaht der Gefässwandung erforderlich. Diese ist noch bei einer Diastase von mehreren Zentimetern ausführbar, weil das Gefäss ausserordentlich elastisch ist und insbesondere die Intima eine beträchtliche Weite und Dehnbarkeit besitzt. Zur Verminderung von Spannungen sind jedoch in solchen Fällen die Extremitäten einzubiegen.

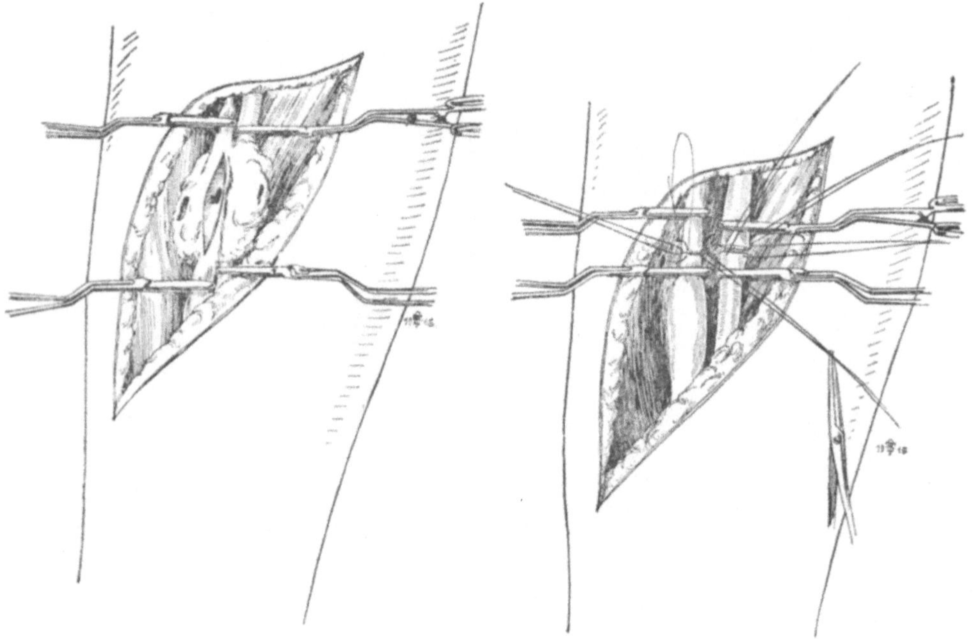

Operation des Aneurysma arterio-venosum. Zirkulärnaht.

Nach Freipräparieren des Aneurysmasackes wird die Zirkulation durch je zwei Höpfnerklemmen verschlossen.

Nach Exstirpation des Aneurysmasackes sind die Richtnähte nach Carrel-Stich eingelegt und die feine Kürschnernaht ist begonnen ; 2 Höpfnerklemmen verhüten die Blutung.

Das Wesentliche an der Technik einer zirkulären Naht sind drei Fadenstränge, die in gleichmässigen Zwischenräumen die Peripherie auf beiden Seiten der Gefässwand durchbohren. Indem je zwei Fadenstränge gespannt werden, sind die dazwischen aneinander geschmiegten Intima-Blätter mittels fortlaufender Naht zu vereinigen, in der Weise, wie oben beschrieben wurde, bis an allen drei Abschnitten zwischen den Spannungsfäden die gesamte Gefässzirkumferenz durch die Naht geschlossen ist. Eine Bedingung des Erfolges ist die reichliche, gesunde Weichteilbedeckung der Gefässnaht und die Vermeidung jeder mechanischen und chemischen Reizung der Wunde. Eine entblösste oder an Verbandstoff adhärente Gefässwandung stirbt ab.

Transplantation. Es ereignet sich häufig, dass ein beträchtliches Stück der zerschossenen Ader fehlt, so dass die beiden Enden nicht bis zur Vereinigung einander genähert werden können. In solchen Fällen führt man die autoplastische Transplantation, (Enderlen-Borst) aus. Sie besteht darin, dass man aus einem anderen Körperteil derselben Person ein Venenstück von entsprechender Länge und Weite reseziert, es zwischen die beiden Enden des zerschossenen Gefässes einschaltet und so seine Kontinuität wiederherstellt. Eine Modifikation der Technik besteht darin, dass grosse Venen der Länge nach in verkehrter Richtung eingeschaltet werden, um zu vermeiden, dass vorspringende Klappen den zentrifugalen Zirkulationsstrom behindern.

Die Ergebnisse der Aneurysmen-Operationen sind leider ungünstig. Vereitern von Thromben, Nachblutungen und Embolien gefährden den Erfolg. Die Ursache liegt darin, dass die für die Operation erforderlichen Grundbedingungen so häufig nicht erfüllt werden. Wo dieses der Fall war, blieben auch Erfolge nicht aus und bildeten einen Triumpf der ärztlichen Wissenschaft. Das beweist vor allem die Statistik von Bier.

Bei einem infizierten Aneurysma ist weder die Unterbindung, noch die Rekonstruktion am Platze. Es ist von besonderem Interesse, dass für diese Operation sich die Grenzen der Indikation so schwer abstecken lassen, und hauptsächlich, dass Bier dazu neigt, sie etwas weiter zu ziehen, insofern als er bei verdächtigen Fällen noch Konzessionen macht. Es hat den Anschein, als wenn die Dexterität des Chirurgen einen grossen Einfluss in der Richtung ausübe, ob eine latente Infektion zum Ausbruch komme oder unterdrückt werde.

Wir haben den Eindruck, dass in Bezug auf die Festsetzung der operativen Indikationen traumatischer Aneurysmen das letzte Wort noch nicht gesprochen sei.

Weitere Gegenstände der Gefässchirurgie, wie z. B. das Angiom, der Varix, die Varikokele, der Nodus und dergleichen mehr, gehören so sehr in den Erfahrungskreis der Friedenschirurgie, dass ihnen in der Kriegschirurgie keine besondere Stellung gebührt.

Alles erwogen, verdient es die vergossene Menge Menschenblutes, dass nun auch Schweiss für ihre Verminderung fliesse.

Zum Schluss sei folgender Fall einer Aneurysmen-Operation hier als Paradigma angeführt:

Aufnahmsnummer 7138. Verletzung 17. Okt. 1915. Erster Verband 17. X. 1915. Aufnahme 1/XI. Steckschuss im oberen Drittel des rechten Schenkels. Beförderung nach der Verletzung mit Wagen. 8 Stationen bis zur Aufnahme. Erste Versorgung: Deckverband. Eingriff unterblieb bis zur Aufnahme.

Status: Hellergrosse Eingangsöffnung an der Streckseite des rechten Oberschenkels, 3 Finger breit unterhalb der Leistenbeuge, vernarbt. Unter der Haut über den grossen Gefässen ist eine längliche Resistenz und daselbst ein lebhaftes, krepitierendes Schwirren fühlbar. Dieses Schwirren besteht in der Leistenbeuge ununterbrochen, verschwindet aber fast vollständig auf Kompression des Gefässtammes. Bettruhe.

Operation 8. XI. 1915 in Morphium-Äther-Chloroformnarkose. Längsschnitt, 15 cm. lang, dem Verlaufe der Femoralschlagader entlang, abwärts vom Poupartschen Band. Nach Ausschälen des zentralen und peripheren Stammes der Femoralis werden die zuführenden Aderstämme mit Höpfner-Klemmen verschlossen. Nach Freilegung der Verletzungsstelle stellt es sich heraus, dass die Schlagader an zwei Stellen durchlöchert ist und an beiden eine Kommunikation mit der Vene besteht. Nach Freipraeparieren der Vene und doppelseitiger Kompression lässt sich feststellen, dass die eine Kommunikation mit den benachbarten Venen eine so weite ist, dass eine Unterbindung unerlässlich wird. Die verletzte Stelle der Schlagader wird nun in einer Länge von 1 cm. reseziert. Dann werden die Gefässstümpfe nach Carrel-Stich zirkulär vereinigt. Hautnaht. Zwei Minuten nach der Vereinigung ist der Pulsschlag an den peripheren Enden nachweisbar. Am 16. XI. Heilung per primam intent. Entfernung der Nähte. Glatte Heilung.

Literatur.

BIER: Über Kriegsaneurysmen. D. m. W. 1915. No. 5. p. 121. No. 6. p. 157.

BONIS: Aneurysmen durch Schussverletzungen und ihre Behdlg. Kriegschir. Hft. No. 6. p. 146.

BURCKHARDT: Innere Verblutung in den Oberschenkel. Kr. chir. Heft. No. 7. p. 340.

DREYER (Breslau): Beitrag zur Gefässchirurgie. D. m. W. 1914. No. 34. p. 1671.

GRUBER (Strassburg): Muskelverknöcherung in derUmgebung eines traum. Aneurysmas. D. m. W. 1915. No. 22. p. 659.

H. v. HABERER: Bericht über 13 Aneurysmen aus dem gegenwärtigen Kriege. W. kl. W. 1914. No. 46. p. 1473.

— Zirkuläre Naht der Carotis communis. W. kl. W. 1914. No. 48. p. 1533.

— Weitere Erfahrungen über Kriegsaneurysmen m. bes. Berücks. der Gefässnaht. W. kl. W. 1915. No. 17. p. 435.

— dtto. W. kl. W. 1915. No. 18. p. 471.

HANS (Limburg): Seitliche Naht des Durchschusses der A. subclavia. D. m. W. 1915. No. 37. 1112.

HEYROVSZKY: Über infizierte Gefässchüsse. W. kl. W. 1916. No. 6. p. 141.

HOTZ (Freiburg in Br.): Zur Chirurgie der Blutgefässe. Kriegschir. Hft. No. 6. p. 177.
— Chirurgische Behadlg. der Aneurysmen. D. m. W. 1915. No. 10. p. 294.
JEGER: Der gegenw. Stand der Blutgefässchirurgie. B. kl. W. 1914. No. 38. p. 1637.
— dtto. B. kl. W. 1914. No. 39. p. 1657.
— Kriegschir. Erf. über Blutgefässnaht. B. kl. W. 1914. No. 50. p. 1907.
— Die Chir. der Blutgefässe und des Herzens. W. kl. W. 1915. No. 8. p. 212.
— Zur Technik der Blutgefässnaht. Kriegschir. Hft. No. 9. p. 553.
LUNDMARK: Arteriotomie wegen Embolus. D. m. W. 1915. No. 9. p. 265.
MOSZKOWICZ (Wien): Wie vermindern wir die Gefahr der Gangrän nach Aneurysm. Operationen. Kriegschir. Hft. No. 9. p. 569.
F. OEHLECKER (Hamburg): Operation der sog. falschen Aneurysmen. D. m. W. 1915. No. 54.
PRESECHTEL (Prag): Therapie der Aneurysmata spuria der Gliedmassen. D. m. W. 1915. No. 24. p. 720.
PUPOVAC: Ein Beitrag z. Arteriotomie bei Embolie. W. kl. W. 1915. p. 90.
— Arteriotomie bei Embolie. D. m. W. 1915. No. 9. p. 265.
RÜHL (Dillenburg): Über eine neue Behandlungsmethode v. Verletzungen grösserer Gefässe etc. D. m. W. 1915. No. 24. p. 710.
WIEWIOROWSZKI: Zur Behandlg. der kriegschir. Blutung. D. m. W. 1915. No. 5.

Aneurysma embolicum infectiosum multiplex.

Von

Dr. Ludwig Ihrig.

Der Fall, den ich mitzuteilen gedenke, ist spannend in seinem Verlaufe, das Krankheitsbild aber, das sich vor uns entfaltet, steht vereinzelt in der Literatur der Kriegschirurgie, sowohl mit Rücksicht auf seine besondere Art wie seine Deutung.

Ausführliche Einzelheiten der Krankengeschichte sind folgende :

K. J. Leutnant i. d. Res. 29 Jahre alt, Konzipist der k. ung. Staatsbahnen, verwundet am 21. November 1914. Tangentialschuss am rechten Unterschenkel ; Durchschuss durch den linken Afterbacken, der den rechten Hoden zertrümmert hat. Der Kranke fiel verwundet in russische Gefangenschaft ; nach 3 Tagen Spitalaufnahme. Bis 28. September war Patient in Moskau und wurde nach kurzer Frist als Invalide wieder dahin zurückversetzt. Die Schussverletzungen waren am 15. Januar 1915 geheilt. Am 10. Januar Schmerzen und Kontraktur in den Kniegelenken ; nach einigen Tagen auch im Ellbogen. Temperatur 38° C. Vom 15. Januar an bettlägerig, infolge von Gelenkschmerzen bewegungslos. Gelenke angeschwollen, Anorexie.

Vom 5. auf den 6. März 1915, nachts 12 Uhr, entstand mit der Plötzlichkeit eines Schusses ein entsetzlicher Schmerz in der rechten Hüfte, der weder durch Eisbeutel, noch durch Morphium- Einspritzung beseitigt werden konnte. Es bestand unstillbares Erbrechen, und des Morgens wurde ein Bauchschnitt ausgeführt. Angeblich wurde ein Bluterguss abgelassen und ein nekrotisches Darmstück von 20—25 cm. Länge reseziert.

Nach diesem Eingriff verschwanden die Gelenkschmerzen, und die Anschwellung der Glieder fiel ab. Nach Wochen setzte neuerdings Anschwellung ein. Am 7. April abends ½8 Uhr wiederholten sich dieselben Erscheinungen in der linken Hüfte, abermals schussartig, in gleicher Heftigkeit. Bei dieser Gelegenheit sank die Temperatur dermassen, dass Patient mit Wärmflaschen erwärmt werden musste und das Thermometer nicht mehr als 35.2° C. zeigte. Diesmal wurde, da man durch die frühere Erfahrung gewitzigt war, kein operativer Eingriff unternommen. Die linke Bauchhälfte und Hüftgegend schwoll an bis an die Wirbelsäule und wurde mit Eisbeuteln belegt. Nach 14 Tagen ging die Geschwulst allmählich zurück, und Patient erholte sich. Anfang Mai setzte Kopfschmerz ein, und die Sehkraft des linken Auges nahm ab. Der Kopfschmerz hielt 1½ Monate an, die Sehkraft besserte sich, Patient vermochte aber noch im Juli weder zu lesen noch zu schreiben. Das Sehvermögen des linken Auges blieb herabgesetzt. Am 31. Mai morgens 5 Uhr wieder ein ganz ähnlicher plötzlicher Anfall in der l. Hüftgegend. Es wurde ein Eisbeutel aufgelegt, das „Rheuma" aber wollte nicht weichen. Am 27. Juni entstand plötzlich in der r. Hüftgegend unter der aufgelegten Hand des Patienten eine schmerzhafte Anschwellung, Patient erbrach und wurde steif. Von diesem Anfall erholte er sich schwer und hatte noch nach Wochen Bewusstseinstörungen. Am 28. Juli entstand oberhalb der Herzgegend, abermals blitzartig, eine Geschwulst von der Grösse eines Taubeneis. In derselben Zeit schwoll der r. Schenkel allmählich an und war druckempfindlich. Am 31. Juli nachts 4 Uhr wölbte sich plötzlich die linke Pektoralisgegend unter seiner Hand und schwoll samt dem l. Arme beträchtlich an, wobei heftige Schmerzen entstanden und mit Morphin gestillt werden mussten. Am 20. August kam die am l. Arme Ende Juli entstandene Geschwulst zur Eröffnung, es entleerte sich schwarzes, gestocktes Blut. Es kam dabei zur Verletzung und Unterbindung einer Schlagader unterhalb der Achselhöhle. Die Wunde wurde genäht und eiterte mässig; die Armwunde heilte Mitte September, die an der Brustseite erst am 1. März 1916.

Mitte November 1915 entstand unter dem r. Schulterblatt eine hühnereigrosse, unempfindliche Geschwulst und wurde nach Wochen allmählich rückgängig. Diese Geschwulst kam Mitte Februar 1916 plötzlich wieder und entleerte Blut. Ebenfalls Mitte November 1915 entstand im linken Bein ein krampfartiger Schmerz, das Bein schwoll an und wurde im Knie eingebogen. Dieser Krampf wiederholte sich blitzartig am nächsten Tage und später noch 5—6-mal in zwei- bis dreiwöchentlichen Zwischenräumen. Im Januar 1916 blieben die Anfälle aus, hingegen wurde der Schmerz beständig. Dieses Bein kann seither nicht gestreckt werden.

An der Stelle der ersten Operation ist eine Bauchhernie entstanden.

Seit März 1915 erfolgt Stuhlentleerung nur auf Einguss. Am 1. Mai 1916 wurde der Kranke als Tauschinvalide in das Kriegsspital der Geldinstitute aufgenommen mit folgendem Status praesens:

Mittelgrosser, bleicher, abgemagerter Mann. Pupillen mittelweit, prompte Reaktion. Auf der l. Brusthälfte eine 5 cm. lange Operationsnarbe, die von der Warzengegend zur Achselfalte verläuft und an die sich eine zweite, 7 cm. lang Narbe auschliesst, die sich nach abwärts wendet. Eine 15 cm. lange Operationsnarbe auf der Rückseite des l. Oberarmes, nach dem Ellbogen verlaufend. Infolge Spannung der Narbenstränge kann der l. Arm nur bis zur wagerechten Stellung gehoben werden, und sein Umfang ist um 2—3 cm. geringer als der des rechten. Strecken im Ellbogengelenk ist nur bis auf 160° möglich. Rechts unterhalb der hinteren Achselfalte ist eine harte, unempfindliche, bewegliche Geschwulst nachweisbar, die nahezu die Grösse und auch die Form eines Hühnereis hat. Auf der r. Bauchhälfte verläuft schräg vom Rippenbogen nach der Leistenbeuge zu eine 10 und 8 cm. lange, sich ergänzende Narbenlinie. In der Tiefe der unteren Narbe besteht eine 1 cm. lange Diastase zwischen den Bauchmuskeln. An der Stelle des r. Hodens findet sich ein nussgrosser, harter, bindegewebiger, unempfindlicher Nebenhodenrest; links eine taubeneigrosse Hydrokele. Die rechte Wade ist beträchtlich verstärkt, sie hat an Umfang um 7, 7 cm. zugenommen. Die Wadenmuskulatur schliesst eine runde, harte, wohl begrenzte Geschwulst ein, die Fluktuation aufweist und auf Punktion Blut und Gewebspartikel entleert. Das Kniegelenk steht unter einem Winkel von 45° in Kontrakturstellung, die Sehnen sind bei Streck- und Beugeversuchen gespannt.

Erster Herzton nicht ganz rein, sonst keine Veränderung an den Brustorganen. Puls regelmässig, 102 Schläge. Obere Lebergrenze an der VI. Rippe, untere gegen die Norm nicht verändert. Obere Grenze der Milz an der IX. Rippe. Bauch nach Umfang und Gestalt normal, mässig gebläht, druckempfindlich. Unterhalb des r. Rippenbogens ist ein taubeneigrosser Knoten und in dessen Fortsetzung ein Strang nachzuweisen, der nach der Leistenbeuge verläuft. Neben dem Nabel ist eine kaum handtellerbreite Fläche schmerzhaft. Kniephaenomen fehlt, Hautreflexe vorhanden, kein Zungentremor. Urin blass, strohgelb, alkalisch, spez. Gew. 1014, Albumen stark +, Esbach 1½%. Zucker 0, Blut 0. Mikr.: viel Leukozyten, zahlreiche Nieren-, Plattenepithel-, Hyalinzylinder und Bruchstücke granulierter Zylinder. Am 12. Mai Blutfarbstoff +, zahlreiche Erythrozyten. Stuhl enthält Schleim, kein Blut.

Blutuntersuchung : Haemoglobin 30%
Eyrthrozyten 3.159,000
Leukozyten 9,600
mässige Anisozytose, Poikilozytose, blasse Zellen.

Blutbild : Polymorph. Neutrophile 71%
Eosinophile 0.5%
Lymphozyten 25%
Monozyten 4.5%

Röntgendurchleutung erbringt keinen Nachweis eines differenzierten Schattens im Abdomen ebensowenig sind Abnormitäten am Herz und Lungen nachweisbar.

Im weiteren Verlauf treten ab und zu in der rechten Bauchhälfte Schmerzen auf, die daselbst befindliche Geschwulst bleibt unverändert.

9. Mai Operation in Novocain-Lokalanaesthesie : der vor dem rechten Schulterblatt gelegene Geschwulstknoten wird entfernt, das Ausschälen aus den Fasern des M. latissimus dorsi kann glatt ausgeführt werden. Inhalt der Geschwulst besteht aus einem kirschengrossen, hellroten Blutgerinnsel mit einer reinen Fibrinschicht als Kugelmantel auf der Oberfläche, in eine schwartige Hülse von konzentrischen Bindewebsschichten gebettet.

Histologische Untersuchung der Geschwulst : An drei Seiten grobes, faseriges Bindegewebe, in dem sehr viel amorphes (Hasmosiderin) und kristallisiertes (Haematoidin) Blutpigment enthalten ist. Innerhalb dieser Bindegewebsschicht befinden sich Blutgerinnsel (Dr. Johann).

17. Mai. Reaktionslose Heilung.

23. Mai. Operation am r. Unterschenkel in Novocain-Lokalanaesthesie. Ein Längsschnitt von 14 cm. Länge dringt durch die Faserstränge der Wadenmuskulatur. Im Bauche des M. soleus befindet sich ein faseriger Schlauch von 12—13 cm. Länge, der bis zum Übergang des Muskels in die Achillessehne reicht. Er entspringt an der Abgangsstelle der A. poplitea, doch lässt sich darunter die Tibialis postica und peronea glatt verfolgen, und das Ausschälen gelingt blutlos. Von dem Ende der Kniekehlenschlagader führte ein Äderchen von 1 mm. Durchmässer in die Geschwulst, und nur dieses wurde unterbunden. In den unteren Wundwinkel wird ein Glasdrain gelegt ; im übrigen durchgreifende Nähte.

Bei derselben Gelegenheit wird zur Beseitigung der Kniegelenkkontraktur im Aethylchlorid-Rausch ein Streckverband angelegt. Das Strecken gelingt aber nur bis auf 135°.

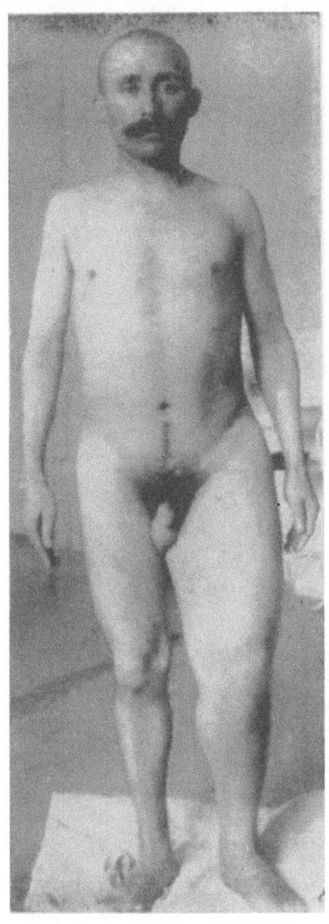

Fig. 1

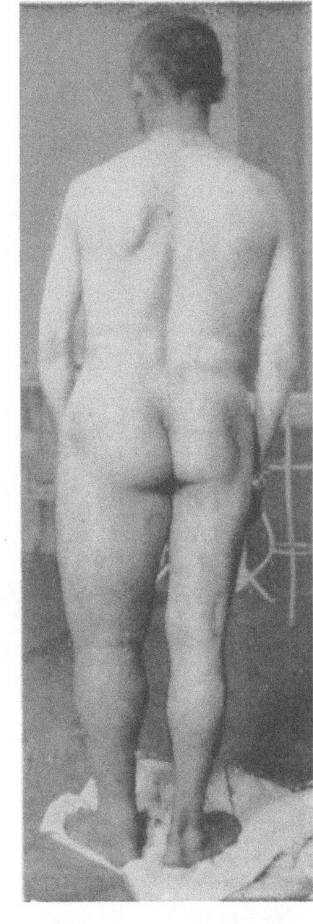

Fig. 2.

A n e u r y s m a a r t e r i a e i l i a c a e c o m m u n i s. Die durch hochgradige Zirkulationsstörung bedingte elefantiasisartige Anschwellung der linken unteren Extremität ist deutlich zu sehen. Fig. 3. zeigt das stark erweiterte subcutane Venengeflecht

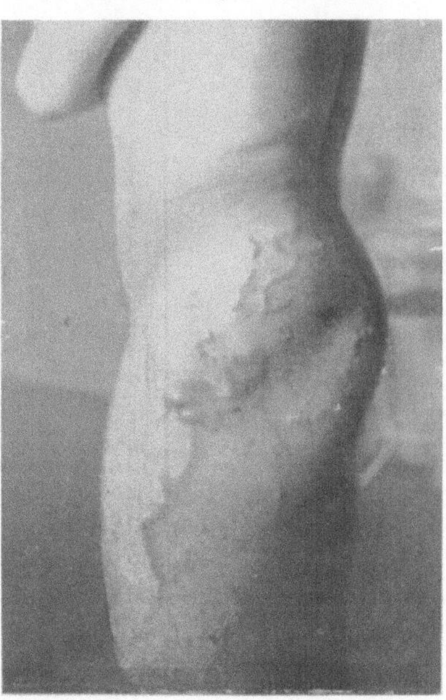

Fig. 3.

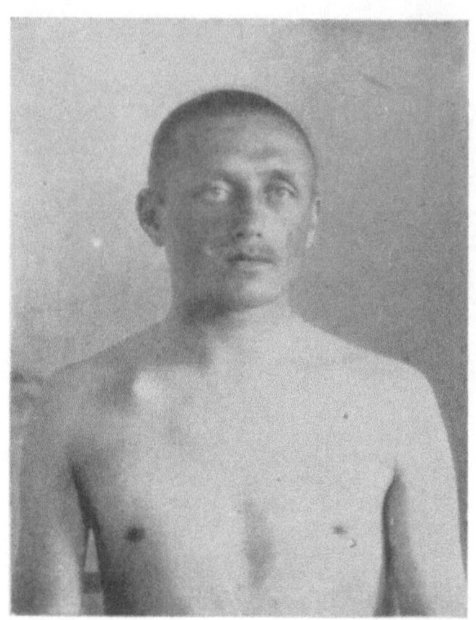

Aneurysma arteriae subclaviae.

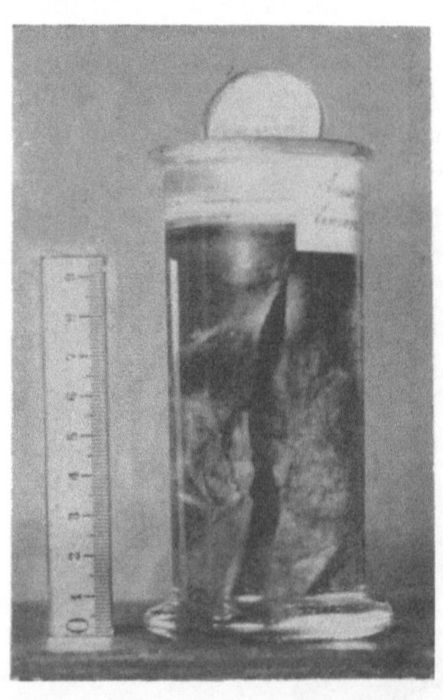

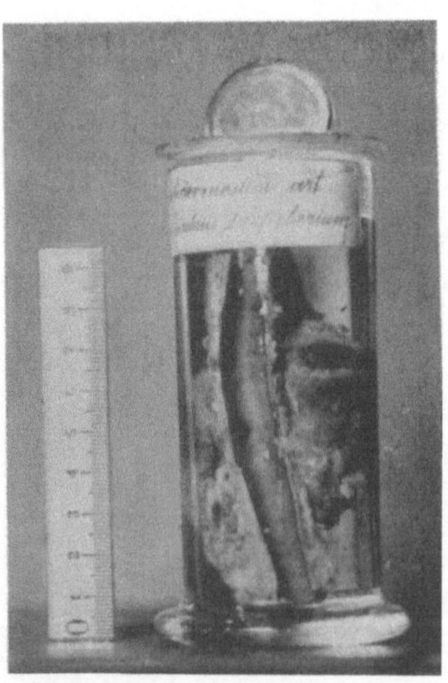

Praeparat eines Aneurysma arteriovenosum art. et. venae femoralis. Nach der Exstirpation gelang es den fast 10 cm. langen fehlenden Anteil durch zirkuläre Gefässnat zu überbrücken. Vollkommener funktioneller Erfolg.

28. Mai. Entfernung des Glasdrains, in dem sich wenig dünnflüssiges Blutgerinnsel befindet, Wundverlauf reaktionslos.

30. Mai. Blutiger Harn; Esbach 2% Albumen, viel rote und weisse Blutkörperchen und granulierte Zylinder. Milchdiät.

2. Juni. Es entsteht die Frage, ob die Blutung der rechten Niere entstamme. Der im r. Hypochondrium nachweisbare Tumor entspricht der Niere, und in ihn hat zu einem früheren Zeitpunkt der Erkrankung offenbar eine Blutung stattgefunden. Da also wahrscheinlich eine Blutung auf entzündlicher Basis nicht in Frage kommt, wird von der Milchdiät Abstand genommen.

4. Juni. Abends 6 Uhr Harndrang, es werden 3—400 grm. reinen Blutes entleert, das im Glase gerinnt. Ununterbrochener Tenesmus, die Blase ist Abends 8 Uhr als faust grosser Tumor über der Symphyse palpabel. Ganz ausgeblutet, kein Puls fühlbar. Es werden von einem kräftigen, gesunden, luesfreien Landsturmmann mittels Transfusion nahezu 400 gm. Blut aus dessen Radialarterie in die Vena cephalica des Kranken geleitet und zum Schlusse noch 300 gm. physiol. Kochsalzlösung intra venam verabreicht.

Die agonale Atmung des Kranken bessert sich, der Puls wird fühlbar und erreicht mässige Spannung. Erbrechen, Harndrang. Mittels Katheter werden 70—80 kcm. blutiger Harn abgelassen. Später fliesst nicht einmal das eingespritzte Borwasser ab. Die zweifaustgrosse, prall gespannte Blase erweicht auf Minuten, um bald wieder anzuschwellen. Da also offenbar ein Blutkoagulum vorhanden ist, wird die Blase mittels Epicystotomie geöffnet. Nach Ablassen des flüssigen Inhaltes wird ein zweifaustgrosses Blutkoagulum entfernt. In die entleerte Blase drängt sich aus dem l i n k e n Ureter ein dünnes Streifchen geronnenen Blutes heraus, nach dessen Entfernung sich aus der Ureteröffung das Blut tropfenweise entleert. Es werden nun Ureterenkatheter von verschiedener Farbe in die beiden Harnleiter eingeführt und durch den linksseitigen 40 kcm. thierisches Antistreptokokkenserum injiziert. Die Blasenwand wird in zwei Etagen mit Catgutnähten geschlossen und die Ureterenkatheter durch die Bauchwunde herausgeleitet, so dass ihr Inhalt getrennt aufgefangen (M a n n i n g e r) werden kann.

5. Juni morgens 3 h. 15' Exitus.

Aus dem Sektionsprotokoll teile ich folgende Daten mit:

In dem 2. Interkostalraum der linken Hals- bezw. Brusthälfte in der Fussrichtung des Pector. major verläuft eine 5 cm. lange Narbe, derselben entsprechend ist ein erbsengrosser, unumschriebener Knoten fühlbar. Auf Inzision findet sich unter der Narbe in der Muskulatur ein rötlich-braunes Knötchen, zu dem eine deutlich tastbare, bindfadendicke Schlagader führt, die sich in einem Knoten verliert und weiterhin als zwirnfadendicker, weisser Strang ausläuft. Auf dem Durchschnitt findet sich im Knoten braun-rotes Blutgerinnsel, das von einer ausgedehnten Kapsel umschlossen ist, so dass das Ganze einer verdickten Gefässwandung ähnlich ist. Einige cm. unterhalb des Nabels, im M. rectus, stossen wir auf die Arteria epigastr. inferior, die an der Stelle ihres Abganges nahezu Federkieldicke hat und einige cm. unterhalb des Nabels einen erbsengrossen Knoten bildet, der auf Inzision wieder Blutgerinnsel in einer 1—2 mm. dicken Kapsel enthält. Die Kommunikation der Kapselhöhle mit dem Blutgefässe lässt sich nicht unmittelbar nachweisen, doch ist ein enger Zusammenhang zweifellos. Weiter oben teilt sich die Schlagader in feine Aeste, woselbst eine längliche, mehr spindelförmige, gerstenkornähnliche Verdickung sichtbar ist.

Das Peritoneum parietale ist ebenfalls verfärbt. Diese Verfärbung setzt sich nach oben in die Nierengegend fort, woselbst sich beide Nieren beträchtlich in den

Bauchraum vorwölben, so dass sie bereits von aussen tastbar sind. Das Herz ist etwas vergrössert, der Herzbeutel ist glatt und glänzend, daran finden sich zerstreut erbsen- bis bohnengrosse, harte Knoten, die eigentlich unterhalb des Herzbeutels gelegen und mit der Muskulatur verwachsen sind. Sie sind von bläulichgrauer Färbung und gleichen den oben beschriebenen Knoten. Die Herzspitze bildet der kugelförmige linke Ventrikel. Die Muskulatur ist rechts ½ cm., links etwas über 1½ cm. dick, ausserordentlich blass und anämisch, etwas trübe und kompakt. Unter dem Endocard des linken Ventrikels sind zahlreiche streifenförmige Hämarrhagien sichtbar. Die Ostien sind für Sonden leicht passierbar mit Ausnahme des linken venösen Ostiums, das für 2 Finger nicht ganz durchgängig ist. Die Klappen halten bei Wasserprobe gut, sind im Allgemeinen dünn und häutig. Hingegen sind die Aortenklappen an den Ecken etwas verwachsen; daselbst sind sie hart und gespannt. Die Sehnenbogen der Bikuspidalklappe sind etwas verdickt. An der Schlusslinie der Klappe sind graurötliche Knötchen sichtbar, an einigen Stellen der Sehnenbögen aber klebt etwas bräunliches Blut. Die Innenfläche der Pulmonalis ist glatt, hingegen ist die Aorta stellenweise grau getupft, hauptsächlich in den Vasalva'schen Buchten. Im Bogen an den grossen Gefässen ist eine deutliche linsengrosse Verdickung des Endocard sichtbar. An den kleinen Halsgefässen fanden sich ebenfalls einige hanfkorn-, bis erbsengrosse, den beschriebenen ähnliche Knötchen. Ebenso ist ein bohnengrosser Knoten, den Interkostalräumen entsprechend, hauptsächlich auf der linken Seite, genau am unteren Rippenrand nachweisbar, An der Innenfläche der Halsgefässe sind längliche, gelbliche Intima-Verdickungen sichtbar. An der Achsellinie, im Zusammenhange mit einem feineren Nebenästchen der Arterie, finden sich einige hanfkorngrosse Knötchen. Ähnliche sind in grosser Zahl an der Innenfläche des Biceps, im Zwischenraume des Muskels sichtbar. Die Milz ist auf das Eineinhalbfache vergrössert, ihre Kapsel ist etwas weisslich, ihre Pulpa blassrötlich, sehr blutarm, etwas gefleckt, indem mohn- bis hanfkorngrosse, dunkelrote Flecken an der Schnittfläche sichtbar werden. Sie heben sich etwas ab, sind tastbar, in ihrer Mitte tritt meistens ein etwas verdicktes Äderchen hervor. Die linke Niere ist fast zweifaustgross, Beim Einschneiden stellt sich aber heraus, dass die Vergrösserung nicht so sehr durch die Niere selbst bedingt ist, sondern vielmehr durch ein hühnereigrosses Blutgerinnsel am oberen Pole und in der Hilusgegend, das ebenfalls allseitig von einer 1—2 mm. dicken, schwartigen Kapsel umgeben ist. Die Blutung hat sich augenscheinlich unter der Nierenkapsel auch in das Nierenparenchym fortgesetzt, das stellenweise auseinanderdrängt wurde, so dass sie den Nierenkelchen näher kam. In diesen ist gerade so wie in dem Nierenbecken und in den Ureteren geronnenes Blut enthalten.

Das Nierenparenchym ist übrigens etwas trübe, blass, rötlichbraun, blutarm, die Nierenoberfläche aber ist derb, zeigt tiefe Einkerbungen und mit ihnen abwechselnd Blutungsflecken, die ins Parenchym führen. Die Nierenschlagader ist an ihrer Einmündungsstelle beträchtlich verengt, indem die Aorta abdominalis hier gelbliche, warzige Prominenzen von gleichmässiger Grösse aufweist, hauptsächlich an den Ostien der Adern. Beim Verfolgen der Nierenschlagader gerät man an den Ausgangspunkt der Blutungen. Im Nierenparenchym selbst gibt es mehrere erbsengrosse Aneurysmen. Die rechte Niere und Nebenniere sind der linken ähnlich. Die Darmmucosa ist ebenfalls blass und blutarm, doch sind stellenweise hirsekorngrosse, palpable, dunkelblaue Knötchen nachweisbar und ähnliche grössere Knoten auch im Mesenterium tastbar. (Dr Jankovich).

Die Deutung des Falles ist durch den Inhalt des Sektionsprotokolles gegeben. Aneurysma embolicum infectiosum multidlex war unsere Diagnose nach dem Befunde der ersten Exzision. Für die Eintrittspforte der Infektion haben wir die Schussverletzung gehalten, die dem Patienten am 21. November 1914 den Hoden abriss. Die beschriebenen Tumoren sind als Metastasen der unrprünglichen Infektion aufzufassen. Sie entstanden wie die exstirpierten Exemplare beweisen, infolge Durchreissens der kranken Blutgefässwand. Die aus dem Infektionsherde in die Blutbahn fortgeschwemmten Keime aber haben an der Stelle, wo sie stecken blieben, keine Entzündung und keine Eiterung angefacht, sondern sie griffen die Gefässwandung an. Die Annahme lag nahe, dass Reste einer abgelaufenen Endocarditis septica, die durch den Blutstrom fortgeschwemmt wurden, die einzelnen Krankheitsattacken hervorriefen, in der Weise, dass eine Metastase plötzlich zur Entstehung eines Haematoms, eine andere zur Entwicklung eines Aneurysma spurium führte. Wir hatten den endocardialen Prozes nach einem mehrmonatlichen Intervall für erloschen betrachtet und beschränkten uns lediglich auf Beobachtung des Falles. Die Exstirpation der einzelnen Tumoren hatte auch bloss den Zweck einer Bestätigung, der gestellten Diagnose. Unsere Annahme erwies sich als irrig, wie die plötzlich einsetzende Nierenblutung bewies, und es ergab sich nicht bloss die Multiplizität der Blutungen und das Befallensein der Gefässwandungen beider Nieren, sondern überdies auch die Tatsache, dass die Endocarditis noch als aktiver Prozess fortbestand.

Das Aneurysma ist ein wichtiges und fesselndes Kapitel in der kriegschirurgischen Literatur, es ist auffallend, dass in dem Brennpunkte des chirurgischen Interesses sich kein ähnlicher Fall aufgezeichnet findet. Es muss zugegeben werden, dass diese Gefässtumoren nicht einem Trauma der Gefässwand entstammen, mithin nicht eigentlich Kriegsaneurysmen sind. Da sich jedoch der Fall im Ausschluss an eine Schussverletzung entwickelte, so bildet er jedenfalls ein Unicum der Kriegschirurgie und zugleich der Pathologie.

— —

Der bedauernswerte Kranke, der ein lebendiger Kommentar seiner Krankengeschichte war, brachte wiederholt die Rede darauf, dass wie ihm sein Arzt in Russland mifgeteilt habe, seine Krankengeschichte in der ärztl. Literatur aufgezeichnet sei. Ist dem so, dann reizt es uns zu wissen, ob sich unsere Anschauungen über den Fall wohl in der Epikrise begegnen werden?

Schussfrakturen der Extremitätenknochen

von

dr. Wilhelm Milkó.

Regimentsarzt.

Häufigkeit.

Alle grösseren Kriegsstatistiken der letzten Zeit betonen übereinstimmend die auffallende Häufigkeit der Extremitätenschussfrakturen. Nach Exner's Angaben waren in den grossen Feldzügen der Neuzeit $^2/_3$ sämtlicher Schussverletzungen Extremitätenschüsse, und diese waren in einem Drittel der Fälle mit Knochen- oder Gelenkverletzung verbunden. Noch zahlreicher sind die Extremitätenschüsse im jetzigen Weltkriege. In seinem auf der Kriegschirurgentagung zu Brüssel gehaltenen Referat schätzt Goldammer ihre Zahl auf $^5/_6$ der gesamten Kriegsverletzungen. Die Anzahl der Schussfrakturen stieg dementsprechend ebenfalls. Erklärt wird diese verblüffend grosse Menge der Schussfrakturen durch die zerstörende Wirkung der modernen Schusswaffen, speziell durch die enorme Zunahme der Artillerieverletzungen im Gegensatz zu früheren Kriegen.

Eigene Statistik.

Im Zeitraum vom 15. Oktober 1915 bis 1. Mai 1916 wurden in unserem Kriegsspital im ganzen 4530 Verwundete behandelt, von welchen 3336 Extremitätenwunden hatten. In 884 Fällen, also 26.5% aller Extremitätenverletzungen, wurden Schussfrakturen beobachtet. Daraus ergibt sich, dass unsere Erfahrungen bezüglich der Häufigkeit der Extremitätenfrakturen von den Angaben der vorhin erwähnten Autoren nicht wesentlich abweichen. Die weitaus überwiegende Mehrzahl der von uns beobachteten Frakturen entfiel auf die obere Extremität, da von 884 Fällen 728 mal dieser Körperteil betroffen war, u. zw. sahen wir 125 Frakturen des Ober-, 166 des Unterarmes, 437 der Mittelhand- beziehungsweise Phalangealknochen. Dem gegenüber behandelten wir nur 66 Patienten mit Brüchen des Oberschenkels und 90 mit Unterschenkelfrakturen,

Das Interesse der Chirurgen, zu lange durch die Fragen der Bauchchirurgie gefesselt, wandte sich schon in den letzten Friedensjahren zusehends den Problemen der Frakturbehandlung zu. Man erkannte, dass die Forderung, Knochenbrüche mit vollkommenem

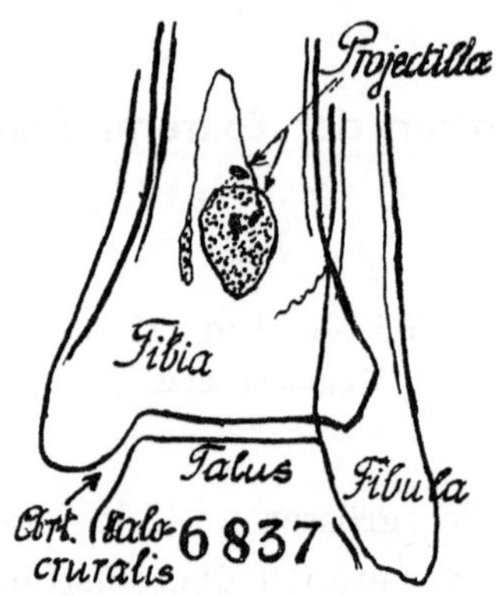

1. Typischer Lochschuss der unteren Tibiaepiphyse.

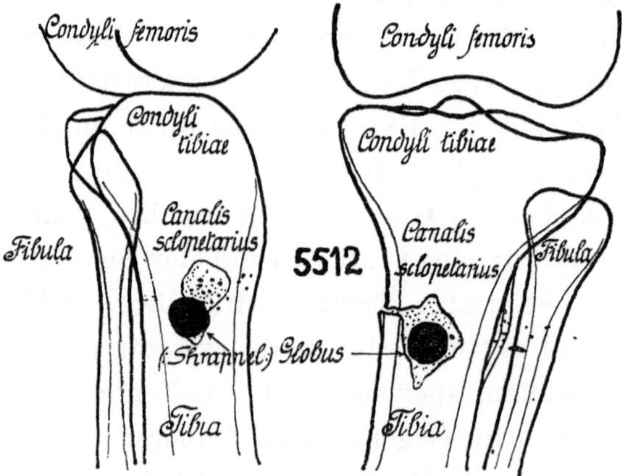

2. Lochschuss an der oberen Grenze der Tibiadiaphyse mit steckengebliebener Shrapnellkugel.

anatomischem und funktionellem Resultat zu heilen, sowohl aus sozialen, wie aus nationalwirtschaftlichen Gründen von der grössten Wichtigkeit ist. Diese schon im Frieden gewonnene Erkenntnis erlangte doppelte Wichtigkeit in Kriegszeiten, wegen der kolossalen Vermehrung der Frakturen. Durch rastlose, ununterbrochene Vervollkommnung unserer Behandlungsmethoden und Verbreitung der Grundsätze rationeller Frakturbehandlung müssen wir bestrebt sein, die Dienst- und Arbeitsfähigkeit unserer Verwundeten frühe-

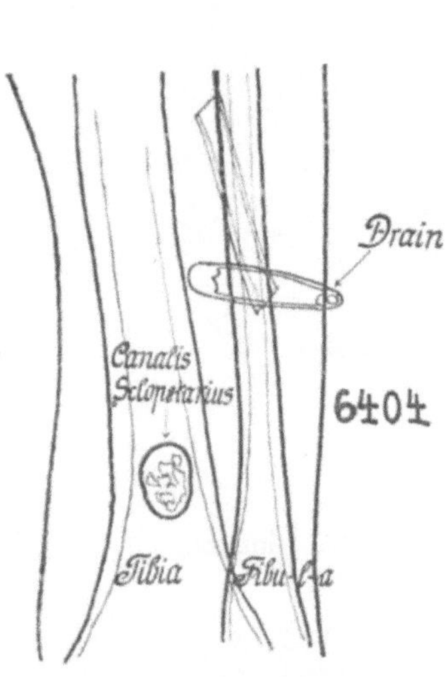

3. Lochschuss an der unteren Grenze der Tibiadiaphyse mit kleinen Sequestern.

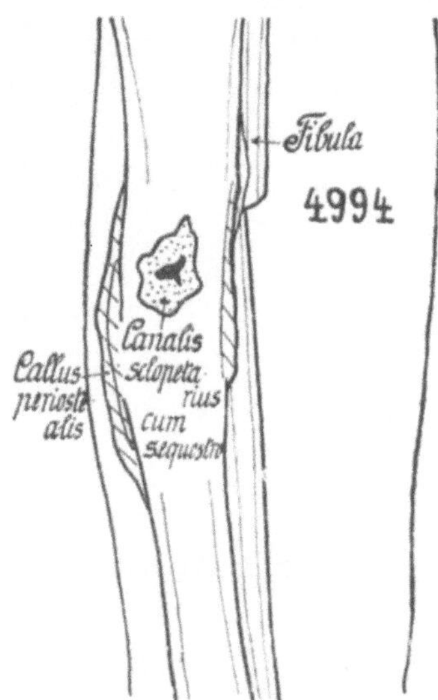

4. Lochschuss im mittleren Drittel der Tibia.

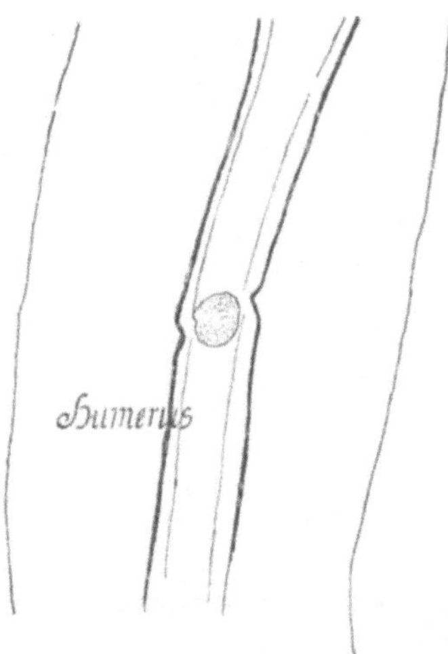

5. Lochschuss in der Mitte des Humerus.

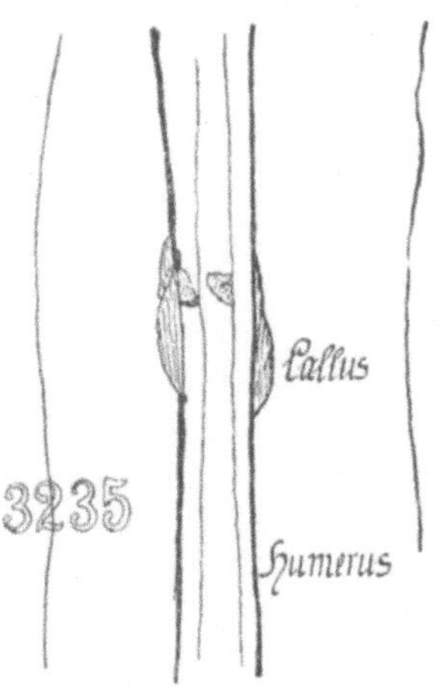

6. Dasselbe nach der Heilung.

stens wieder herzustellen und auf diese Weise die Zahl der Invaliden nach Möglichkeit zu beschränken.

Anatomie der Schussfrakturen.

Die Schussverletzungen der Knochen gehören fast ausnahmslos in die Gruppe der kompli-

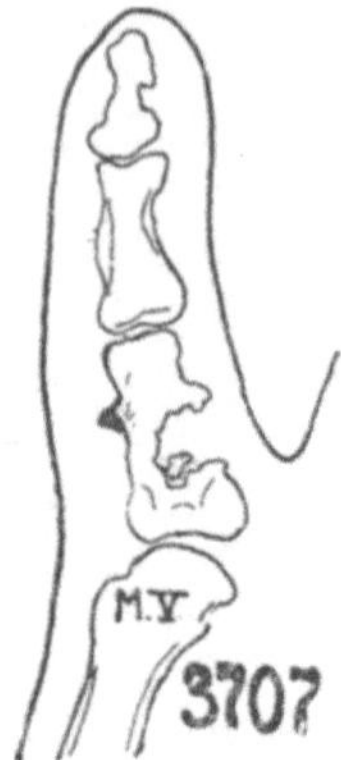

7. Lochschuss am Grundphalanx des V. Fingers.

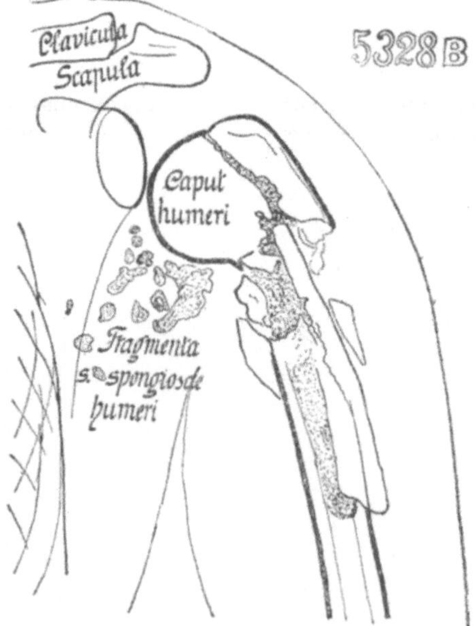

8. Grosse Zerstörung des Caput und collum humeri mit zersprengten Spongiosapartikeln.

zierten, d. h. offenen Frakturen. Eine seltene Ausnahme bilden Fälle von subkutaner Fraktur ohne Weichteilverletzung, die durch matte Geschosse verursacht sind.

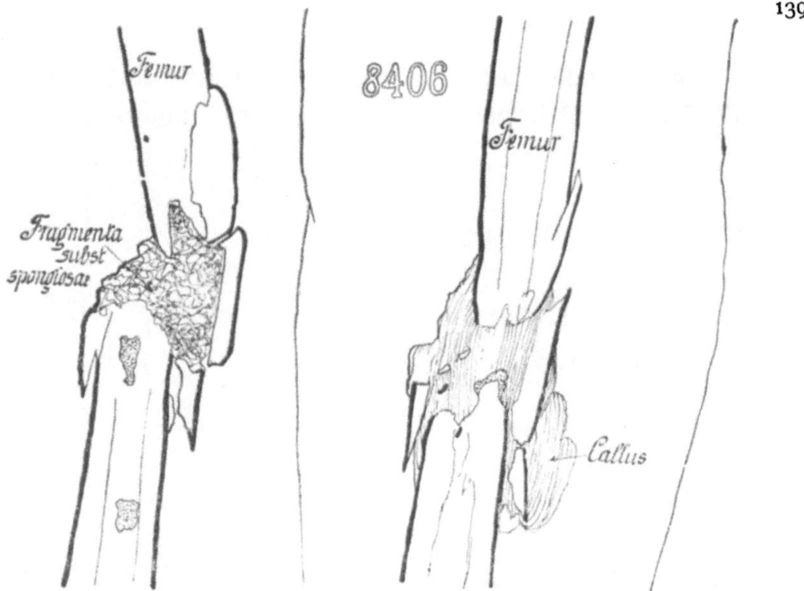

9. Splitterbruch des Femur mit grosser Zertrümmerungshöhle und abgesprengten Splittern.

10. Dasselbe nach der Heilung.

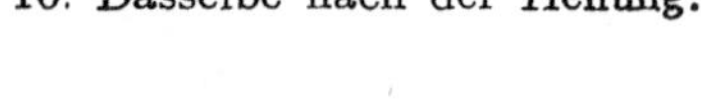

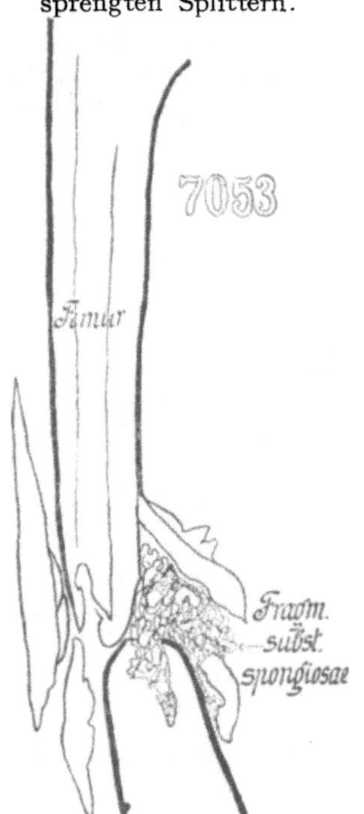

11. Splitterbruch des Femur. Zertrümmerungshöhle und grössere Splitter. Geheilt mit 3 cm. Verkürzung.

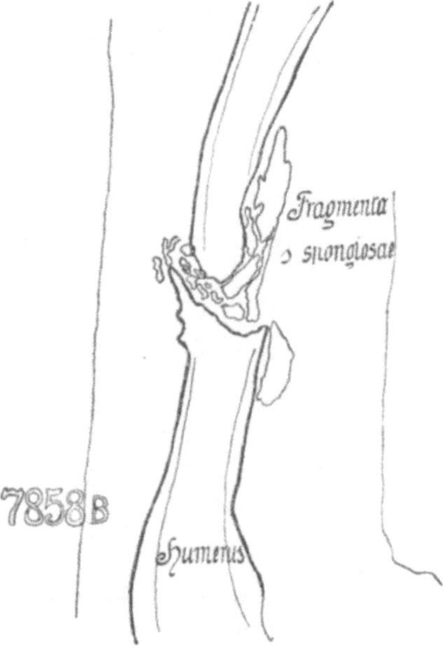

12. Splitterbruch des Humerus mit kleinen und mittelgrossen Splittern. Extensionsbehandlung. Vollständige Konsolidation in 4 Wochen.

Das anatomische Bild der Schussfraktur ist bedingt einerseits durch die Härte und Konsistenz des Knochens, anderseits durch die

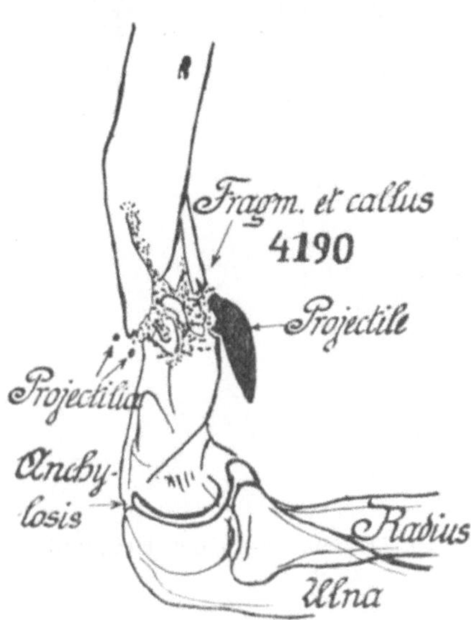

13. Steckschuss des Humerus. Zertrümmerungshöhle in der Diaphyse mit Längssplitterung derselben. Nach Entfernung des deformierten Projektils und Extensionsbehandlung Heilung in 3 Wochen.

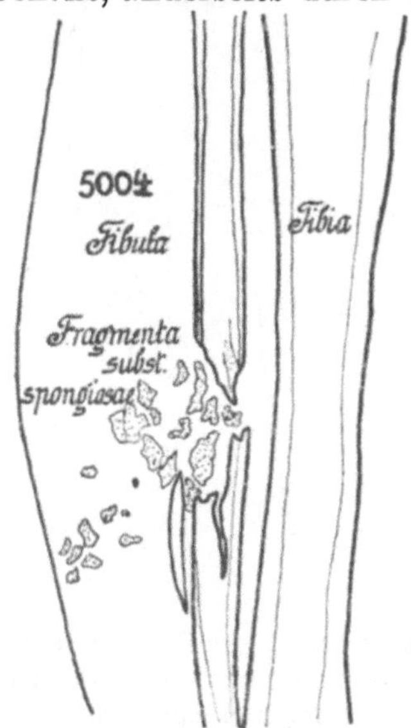

14. Splitterbruch der Fibula mit in die Weichteile zersprengten kleinen und mittelgrossen Splittern.

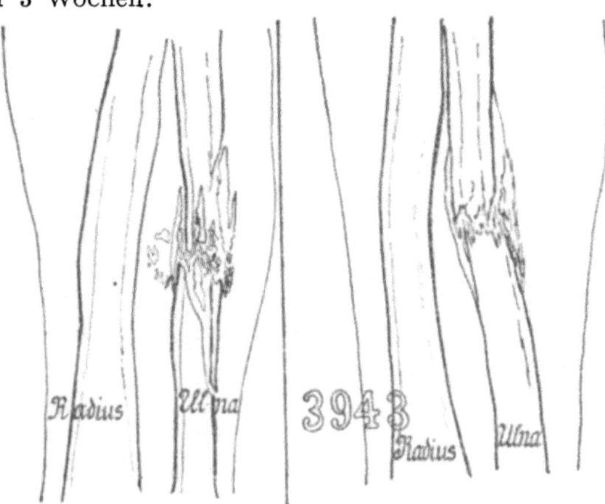

15. Fractura ulnae mit Längssplitterung.

16. Dasselbe nach der Konsolidation.

Qualität und lebendige Kraft des Geschosses sowie durch die Richtung in der das Geschoss den Körper trifft. Unsere Kenntnisse auf diesem Gebiete, die wir hauptsächlich den Forschungen Kocher's, Schjerning's und Küttner's etc. verdanken, erfuhren auch

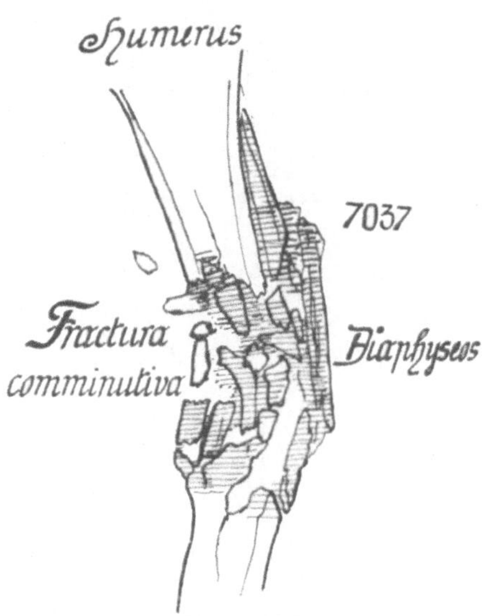

17. Kleinsplitterige Humerusfraktur, mit schwerer Weichteilzerstörung. Heilung mit knöcherner Konsolidation und tadelloser Funktion.

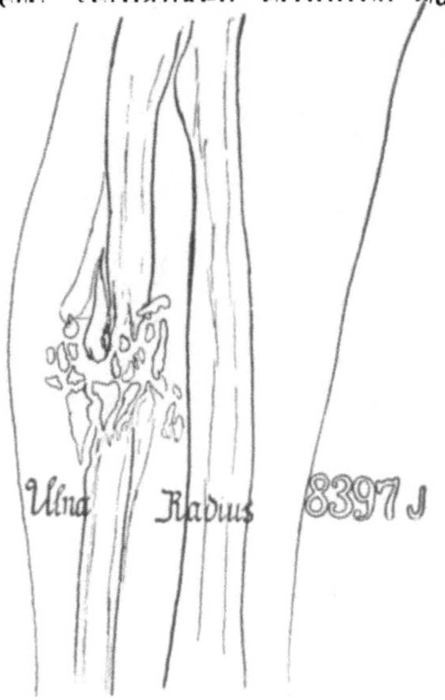

18. Kleinsplitterige Ulnafraktur. Heilung unter Extension.

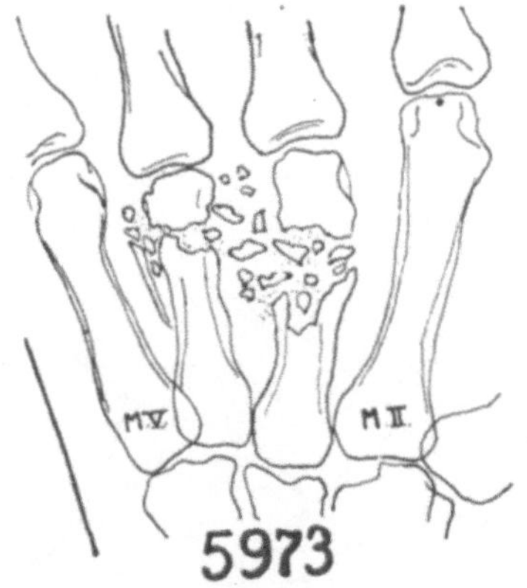

19. Splitterfraktur des III. und IV. Metakarpelknochens.

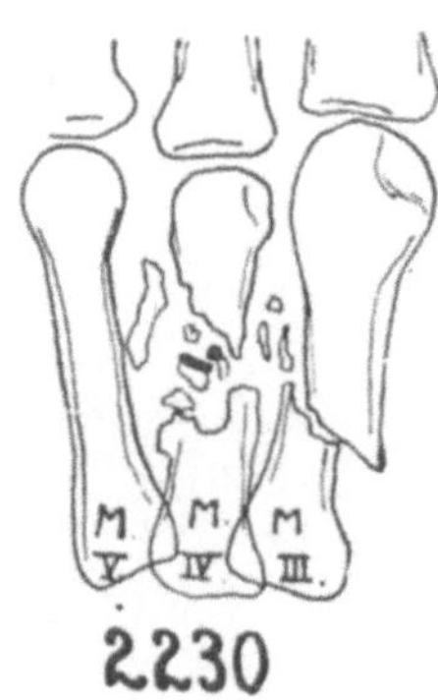

20. Querbruch des III. Splitterbruch des IV. Metakarpalknochens. Heilung im Extensionsverband.

im Weltkriege keine besondere Änderung, und wir können sie in folgende wesentliche Punkte zusammenfassen:

Knochenverletzungen, die durch kleinkalibrige Mantelgeschosse hervorgerufen sind, lassen sich in zwei Hauptformen einteilen. Die

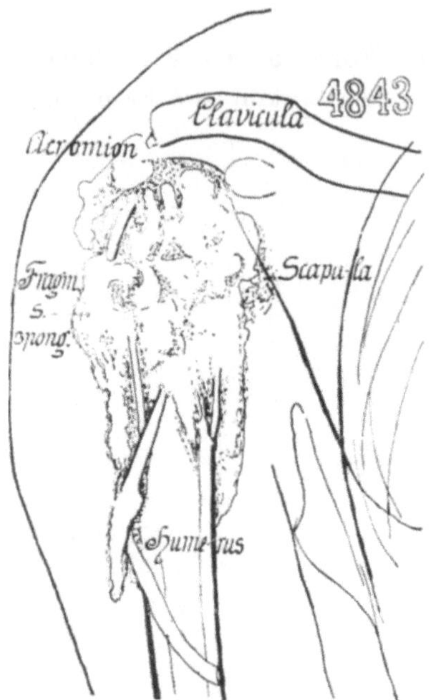

21. Trümmerschuss des Humeruskopfes mit zahllosen Fisteln. Nach Resektion des caput humeri Heilung mit befriedigender Funktion.

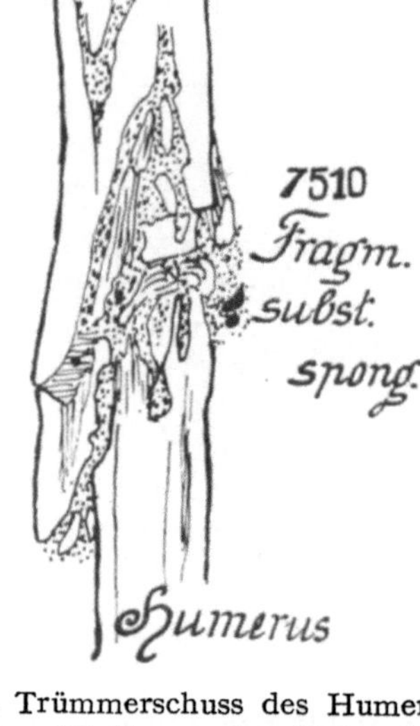

22. Trümmerschuss des Humerus. Konsolidation unter Extensionsbehandlung.

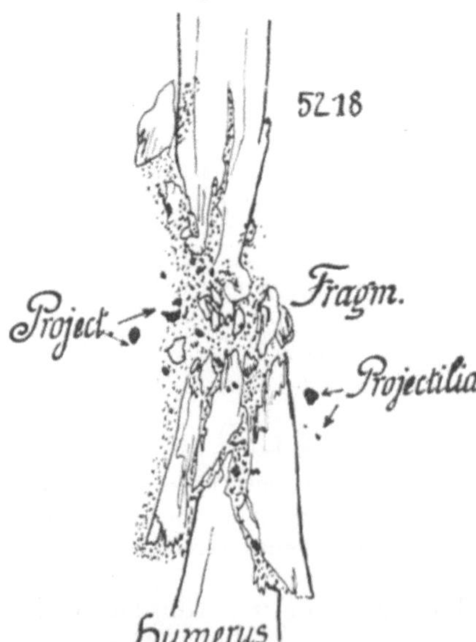

23. Trümmerschuss des Humerus mit gröberen Splittern. Heilung im Extensionsverband mit guter Funktion.

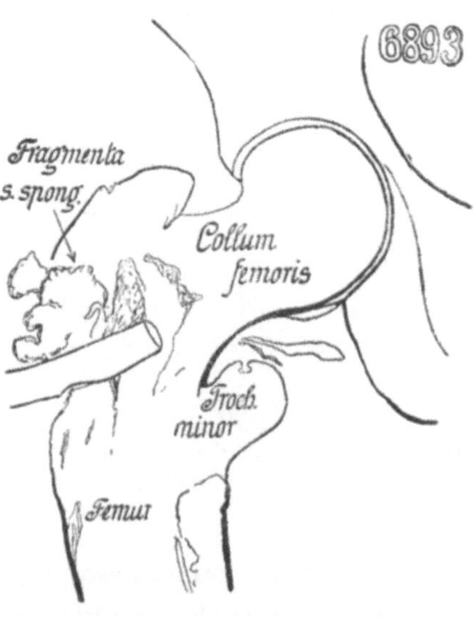

24. Trümmerschuss des Trochanter major. Langwierige Eiterung mit Ausstossung breiiger Knochenmassen.

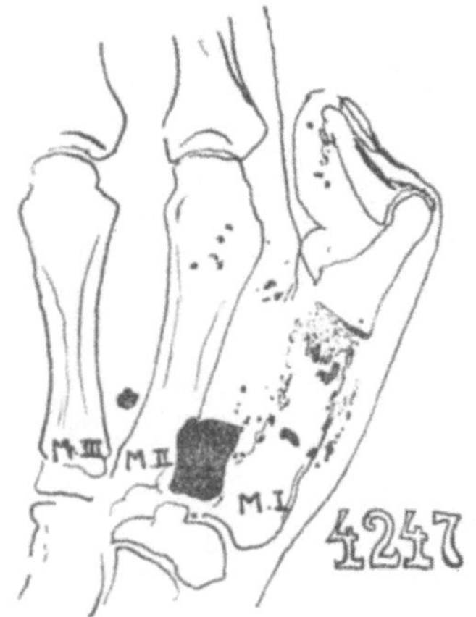

25. Hochgradige Zerstörung des I. Metakarpus mit deformiertem Projektil.

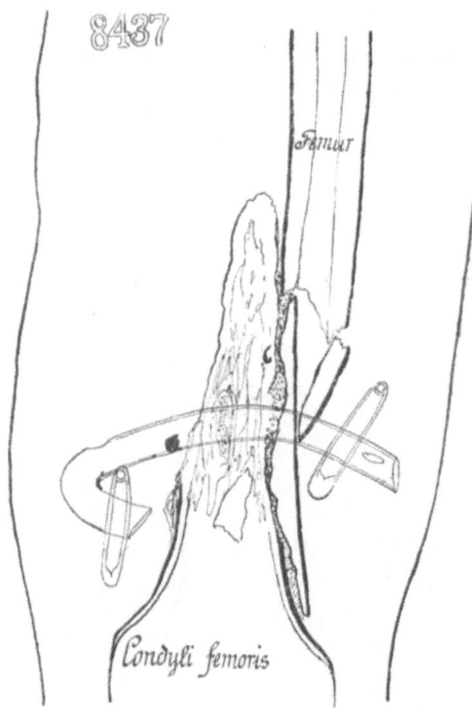

26. Fractura femoris mit grosser Dislocatio ad longitudinem und Zerstörung des distalen Fragmentes. Heilung im Extensionsverband mit 3 cm. Verkürzung.

charakteristische Verletzung der Epiphysen ist der Lochschuss, diejenige der Diaphysen der Splitterbruch.

In die weiche, spongiöse Knochensubstanz der Epiphysenkno-

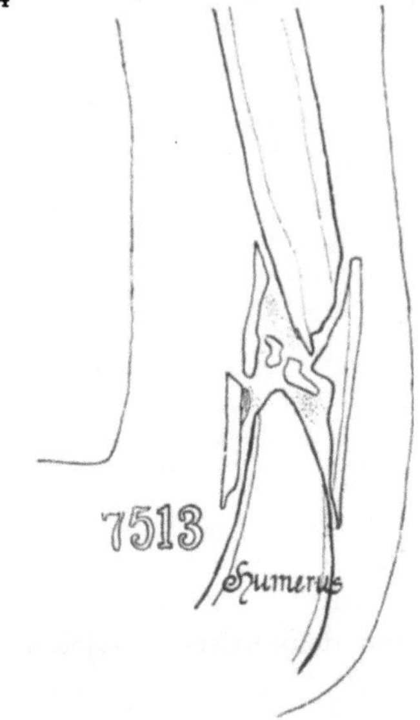

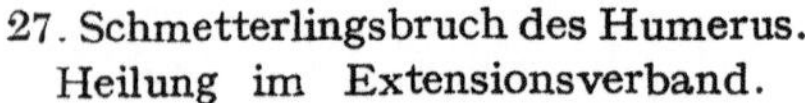
27. Schmetterlingsbruch des Humerus. Heilung im Extensionsverband.

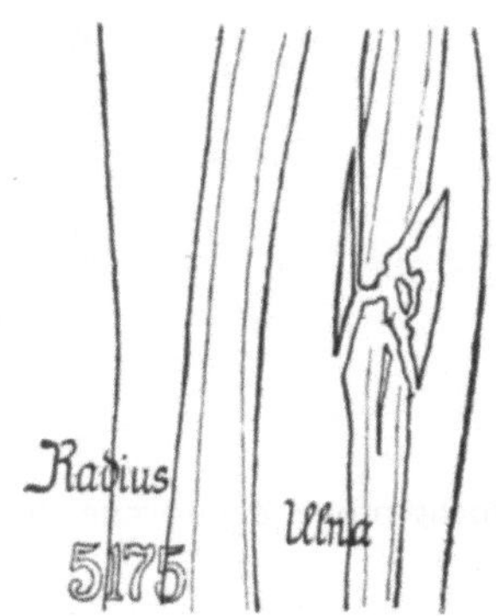

28. Schmetterlingsbruch der Ulna.

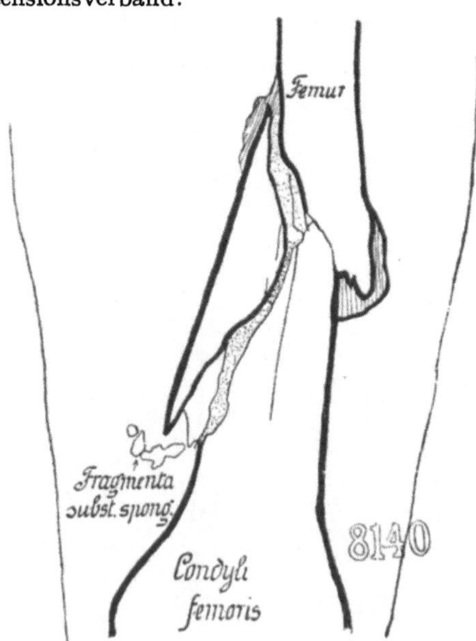

29. Fractura femoris mit halber Schmetterlingsfigur. Bei der Aufnahm schon konsolidiert mit $3\frac{1}{2}$ cm. Verkürzung.

chen bohren Infanteriegeschosse, besonders wenn sie aus grösserer Entfernung kommen, glatte Löcher, ohne jede grössere Zerstörung.

Wenn ein Geschoss von grosser lebendiger Kraft aus der Nähe

abgefeuert worden ist, dann sehen wir auch bei Epiphysenschüssen gröbere Verletzungen, mit weithin in den Knochenkörper reichen-

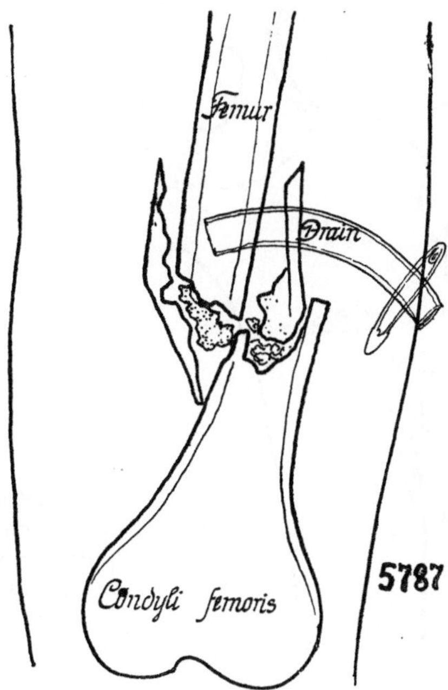

30. Schmetterlingsbruch des Femur mit grösserer Dislokation. Die schwer inficierte Fraktur heilte im Extensionsverband mit 2 cm. Verkürzung.

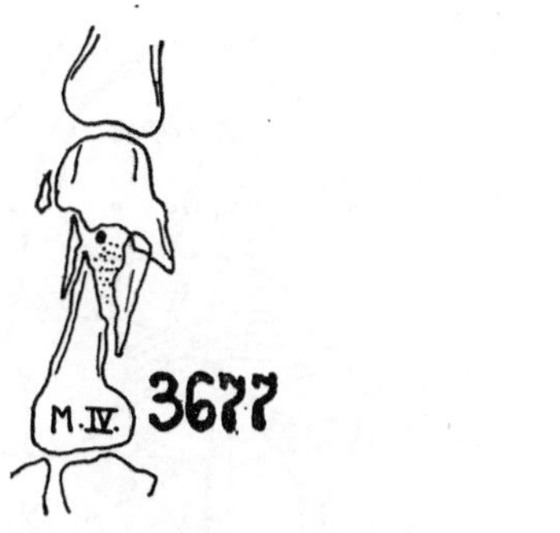

31. Fractura metacarpi IV. Schmetterlingsfigur.

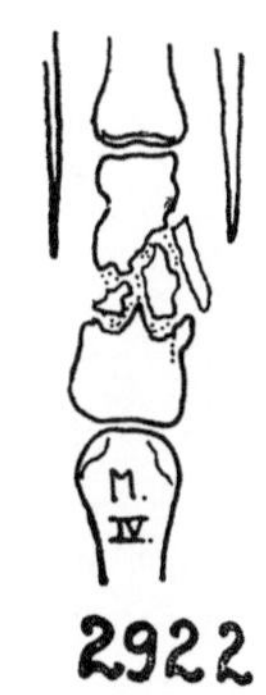

32. Fraktur des IV. Metacarpus mit grösseren Splittern.

den Fissuren. Heute, wo der Stellungskrieg auf allen Kriegschauplätzen die vorherrschende Kampfweise ist, sieht man immer häufiger diese letztere Form der Epiphysenschüsse, wogegen die glatten Lochschüsse immer seltener zur Beobachtung kommen.

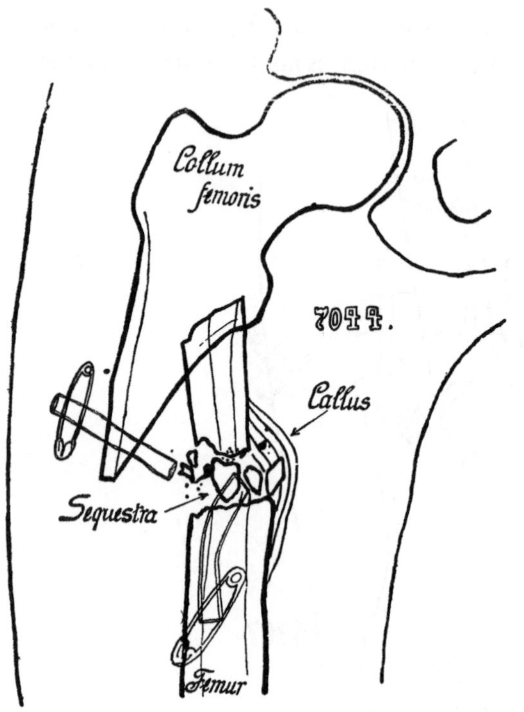

33. Fractura femoris mit mehreren kleinen und einem grossen Splitter. Ausstossung eines grossen Sequesters. Behandlung mit Gewichtsextension. 3 cm. Verkürzung.

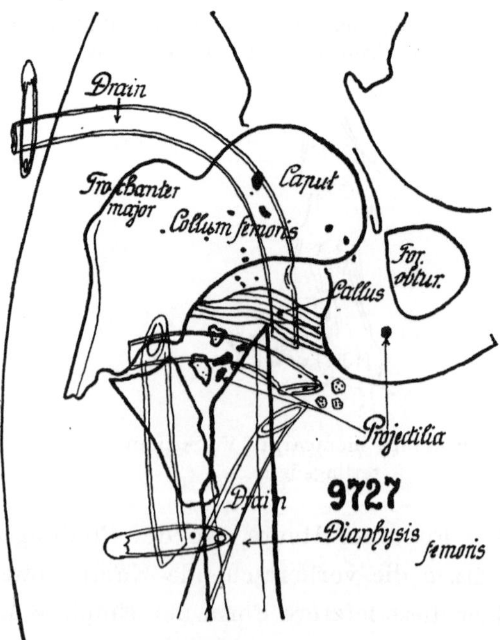

34. Schenkelhalsbruch. Grosser abgesprengter Splitter. Starke Dislokation. Heilung in Gipsverband mit 3 cm. Verkürzung. Ankylose des Hüftgelenks.

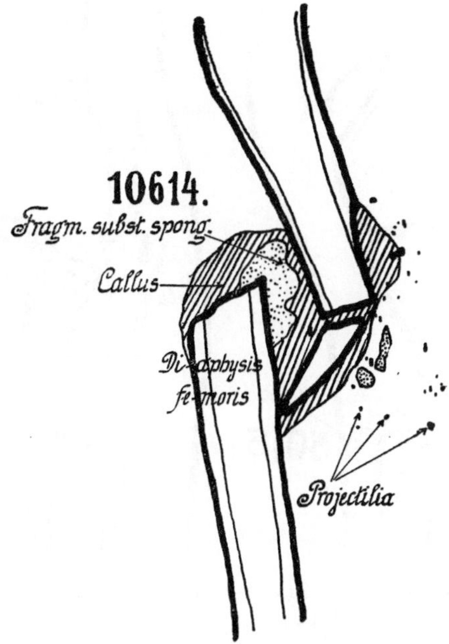

35. Stark dislocierte Femurfraktur. Bei der Aufnahme schon **konsolidiert** mit 5 cm. Verkürzung.

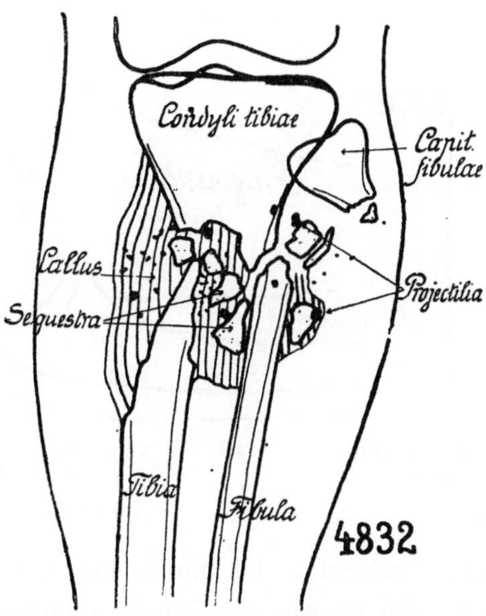

36. Splitterfraktur des Unterschenkels mit hochgradiger Dislokation des Fibulaköpfchens. Nach langwieriger Eiterung Entfernung desselben. Peroneuslähmung. Knöcherne Heilung. Die Peroneuslähmung besserte sich nicht.

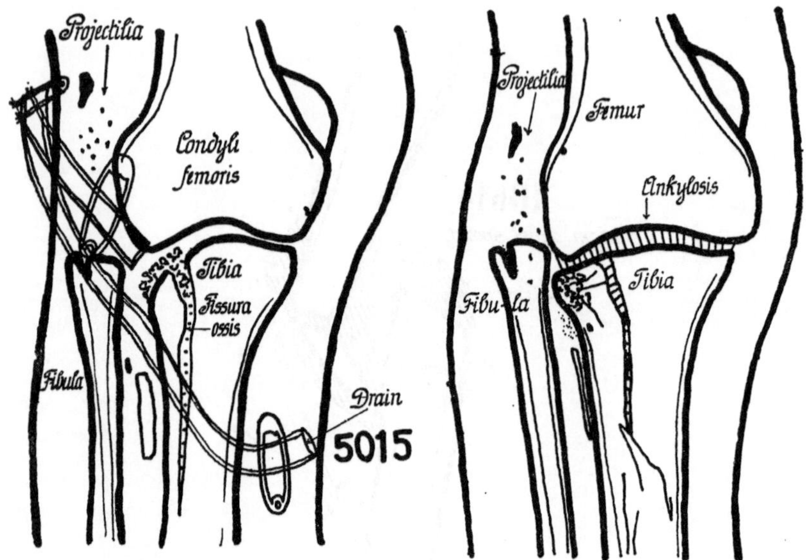

37. Fractura tibiae mit einer bis ins Gelenk reichenden Fissur. Schwere Gelenkseiterung.

38. Dasselbe nach erfolgter Heilung. Ankylose des Kniegelenks.

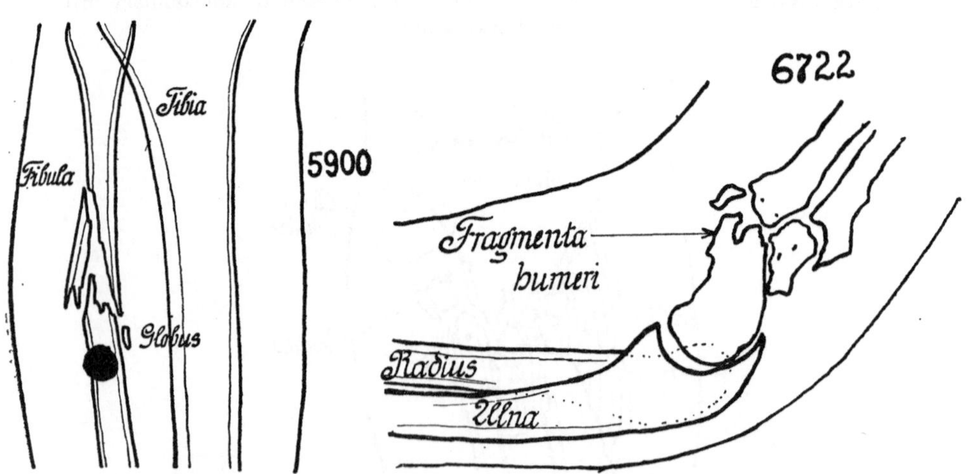

39. Fractura fibulae mit steckengebliebener Shrapnellkugel.

40. Splitterfraktur des Humerus. Extensionsbehandlung. Konsolidation.

Der Lochschuss verbindet sich umsomehr mit Splitterung, je näher der Schuss an die Grenze der Diaphyse herangekommen ist.

Bei reinen Diaphysenschüssen aus mittlerer Entfernung sehen wir folgendes charakteristische Bild :

An der Stelle, wo das Geschoss den Knochen durchschlug, findet man eine mit kleinen Splittern gefüllte Zertrümmerungshöhle

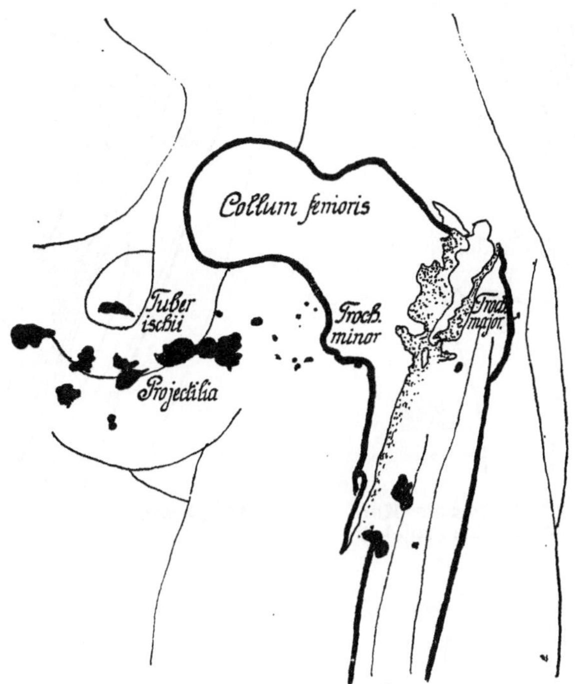

41. Längsbruch des Oberschenkels. Zersprengte Projektilsplitter.

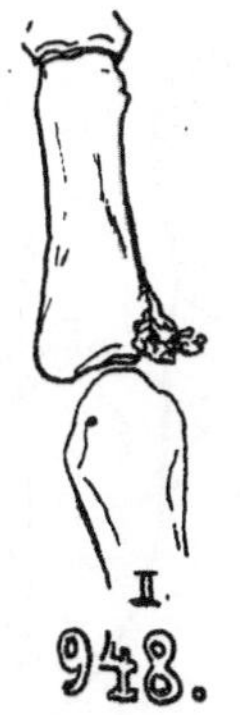

42. Streifschuss am Grundphalanx des II. Fingers.

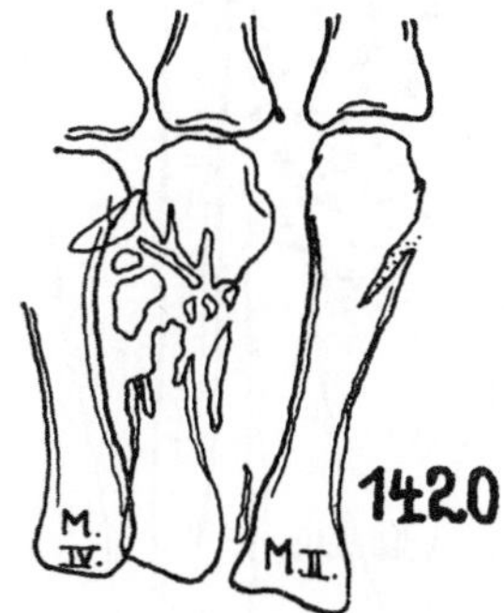

43. Splitterbruch des III. Metacarpus. Rinnenschuss des II. Metacarpus.

von 3—4 cm. Ausdehung. Proximal und distal von dieser Höhle laufen Fissuren in der Längsachse des Knochens, durch die er in mehrere grössere Splitter zerlegt wird.

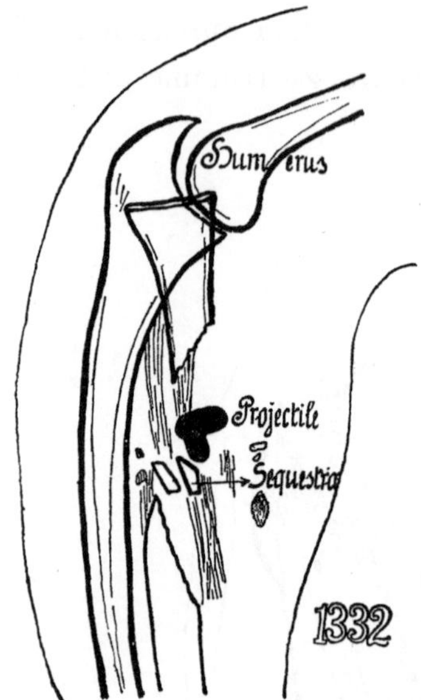

44. Fractura radii mit grossem Knochendefekt und deformiertem Projektil.

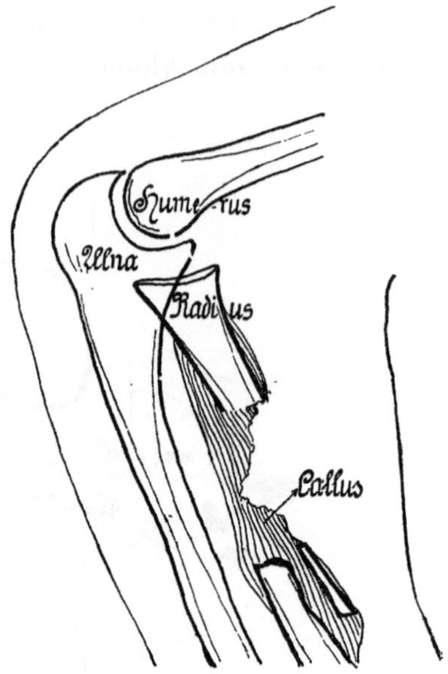

45. Dasselbe nach der Heilung.

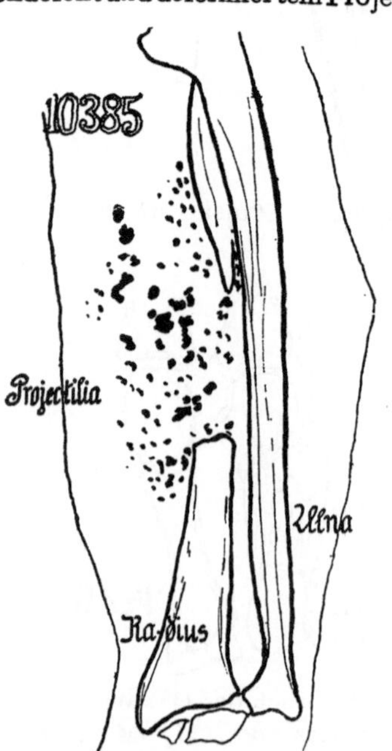

46. Fractura radii. Fehlen eines grossen Teiles des proximalen Fragmentes. Zerstreute kleinste Projektilsplitter (Dum-dum Geschoss).

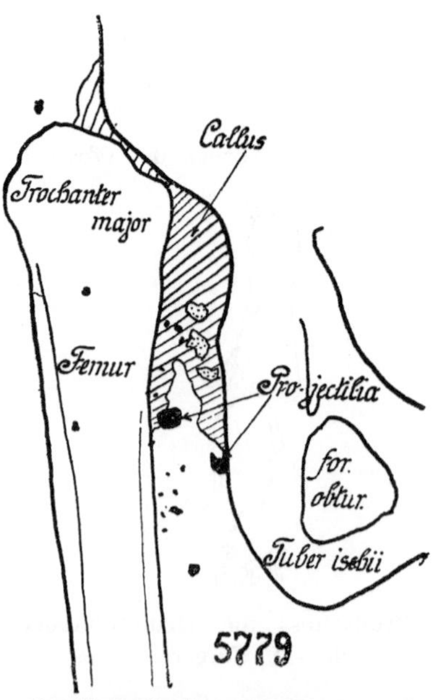

47. Vollständige Zerstörung des Schenkelkopfes. 5 cm. Verkürzung. Nach langdauernder Eiterung Heilung sämmtlicher Fisteln. Gutes Gehvermögen im Schienenhülsenapparat.

Dieses Bild ändert sich je nach der Schussweite. Bei Nahschüssen sind die Splitter kleiner, bei Schüssen aus nächster Nähe kann der Knochen vollständig zermalmt werden. Wir haben Trümmerschüsse gesehen, bei denen der Knochen in unzählige kleinste Splitter zerschossen war oder sich in einen formlosen Brei verwandelt hatte.

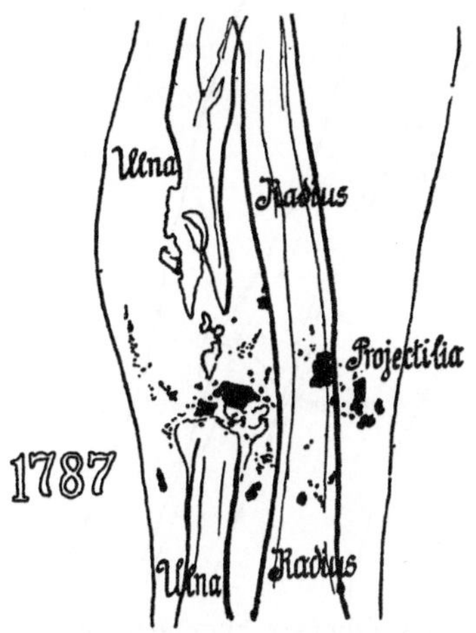

48. Fractura ulnae mit grosser Knochen- und Weichteilzerstörung, viele Projektilsplitter. Konsolidation.

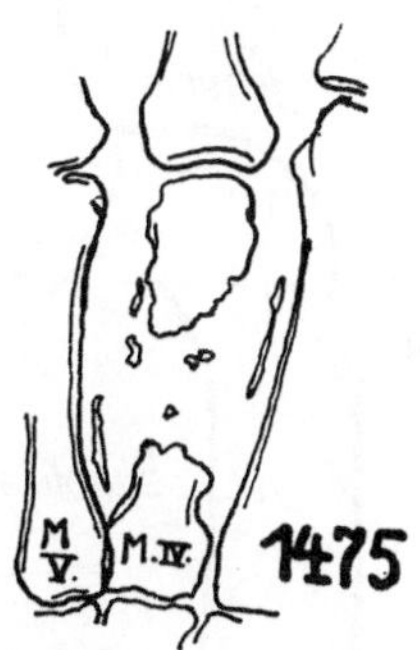

49. Fraktur des IV. Metacarpus mit grossem Knochendefekt. Heilung im Extensionsverband.

Gröbere Splitterung wird bei Schüssen aus mittlerer und grösserer Entfernung beobachtet. Die charakteristische Form dieser Art von Knochenschüssen ist der häufig beschriebene Schmetterlingsbruch (B o r n h a u p t).

Die Ausbreitung der sog. Splitterungszone ist, auch nach den

Erfahrungen früherer Kriege, fast immer ziemlich gleich gross, meist 10 cm. im Durchschnitt. Sie kann aber infolge der bedeutenden Rasanz unserer modernen Geschosse auch grösser sein.

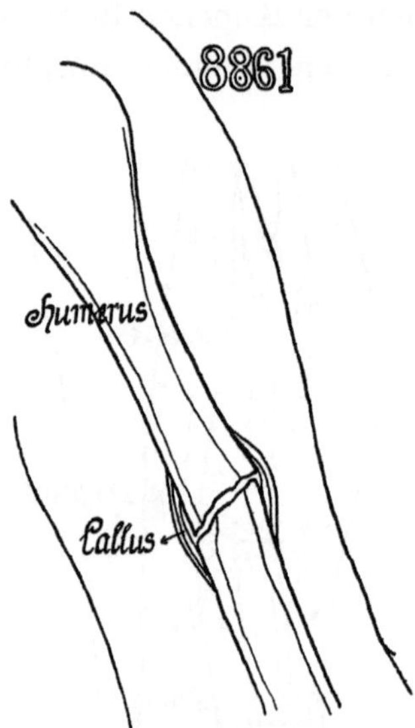

50. Querbruch des Oberarmknochens ohne Dislokation. (Indirekte Projektilwirkung ?)

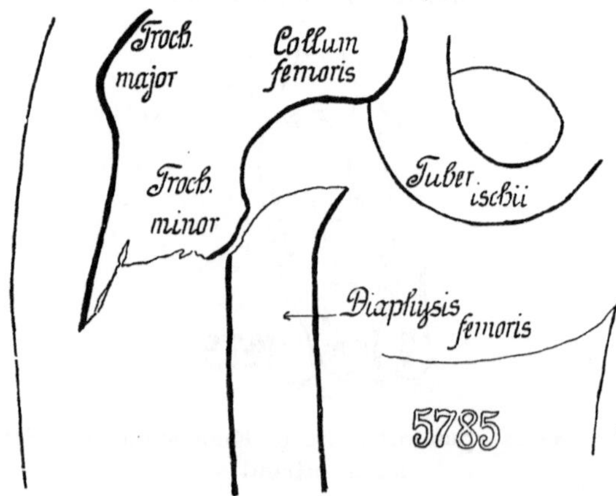

51. Querbruch unterhalb des Schenkelhalses mit starker Dislokatio ad latus. Konsolidation mit 2 cm. Verkürzung.

Die Splitterung erstreckt sich nicht selten in ein benachbartes Gelenk. Die Prognose solcher Schussfrakturen mit Gelenkverletzung ist selbstverständlich viel ernster.

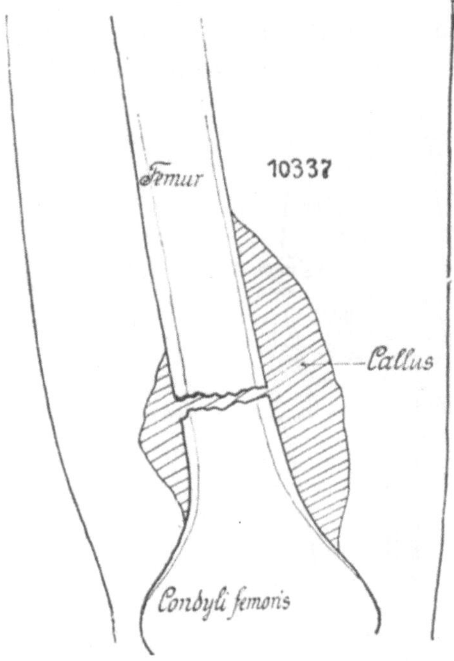

52. Typischer Querbruch im unteren Drittel des Femur. Indirecte Projektilwirkung?

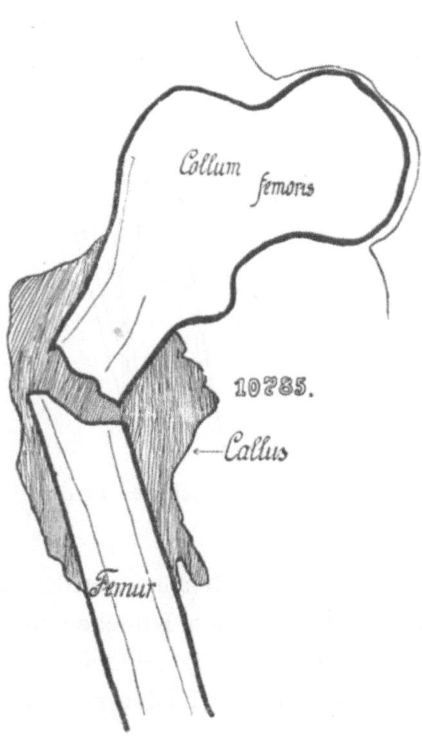

53. Schrägbruch unter dem Trochanter minor mit starker Winkelstellung der Fragmente. Bei der Aufnahme schon konsolidiert mit 9½ cm. Verkürzung. Relativ gutes Gehvermögen.

Von wesentlichem Einfluss auf Form und Ausdehnung der Schussfraktur ist der Winkel, unter dem das Projektil den Knochen

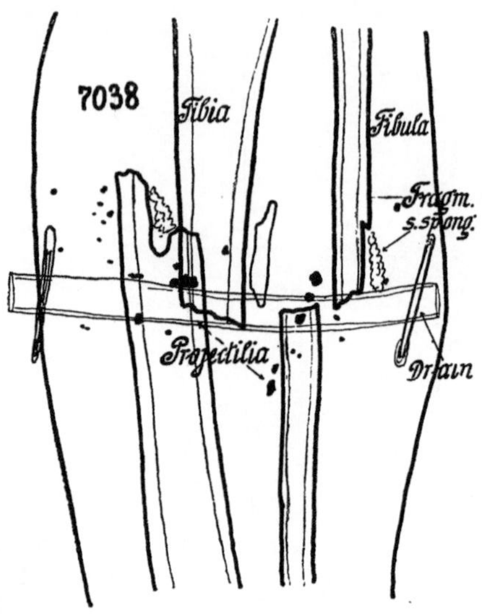

54. Querbruch der Unterschenkelknochen. Starke Dislocatio ad latus. Konsolidation.

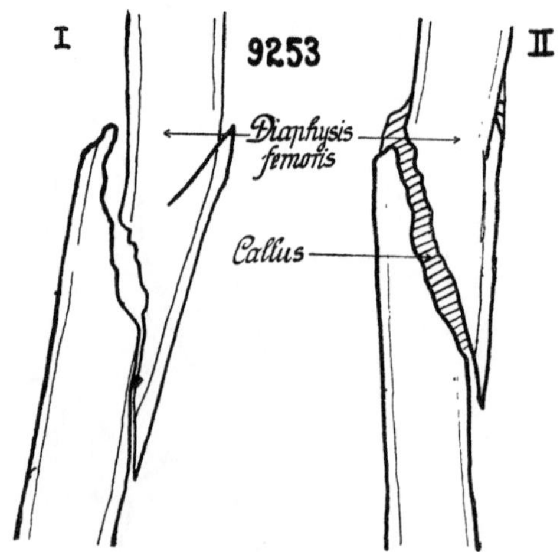

55. Spiralbruch des Femur.

56. Dasselbe nach erfolgter Konsolidation. Verkürzung = 0.

getroffen hat. Relativ geringe Zerstörung wird durch Geschosse verursacht, die den Knochen mit ihrer Spitze durchdringen, wohingegen die sog. Querschläger meist grosse Verheerungen anrichten.

Die geringste Läsion schaffen Projektile, durch welche der Kno-

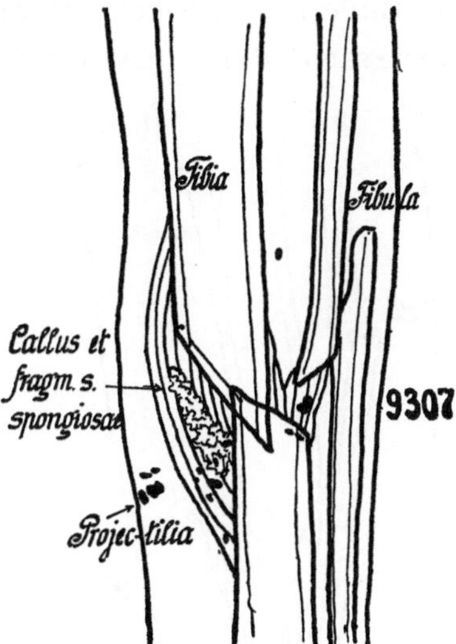

57. Schrägbruch der Unterschenkelknochen in Konsolidation begriffen.

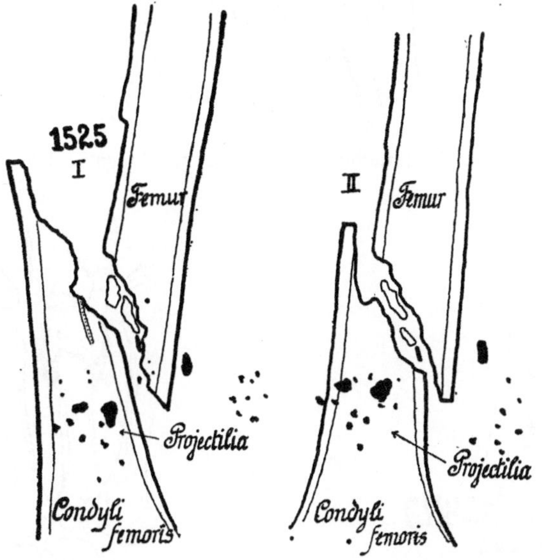

58. Spiralbruch des Femur.

59. Dasselbe während der Extensionsbehandlung. Konsolidiert mit ½ cm. Verkürzung.

chen tangential getroffen wird. Die Folgen sind meistens einfache Fissuren oder Rinnenbildung im Knochen.

Die Wirkung der Artillerieschüsse auf den Knochen äussert sich in den mannigfaltigsten Bildern. Wir sehen von den einfachen Quer- und Schrägbrüchen, verursacht durch matte Schrapnellkugeln oder

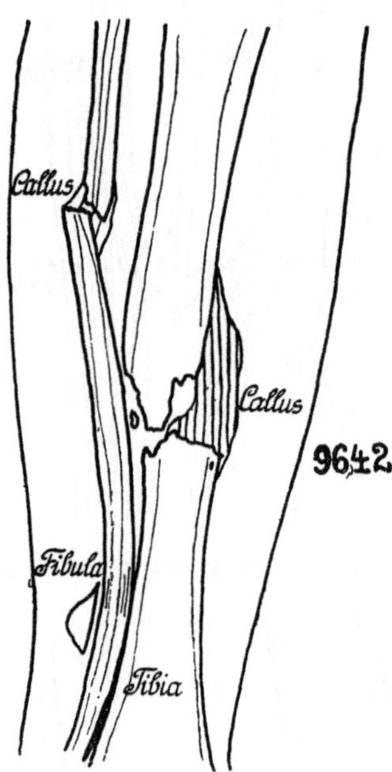

60. Querbruch der Unterschenkelknochen in Konsolidation begriffen.

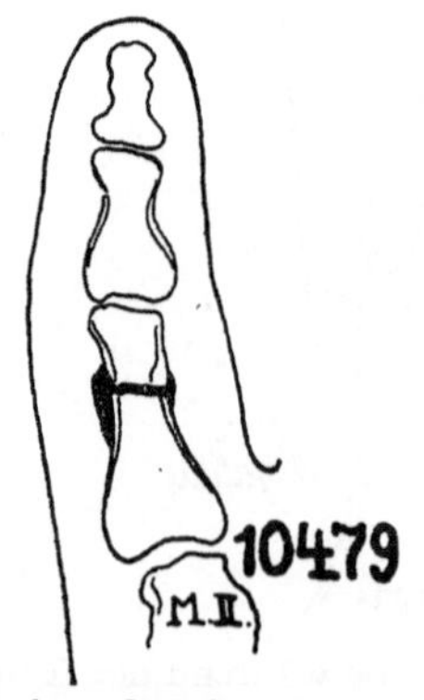

61. Typischer Querbruch am Grundphalanx des II. Fingers.

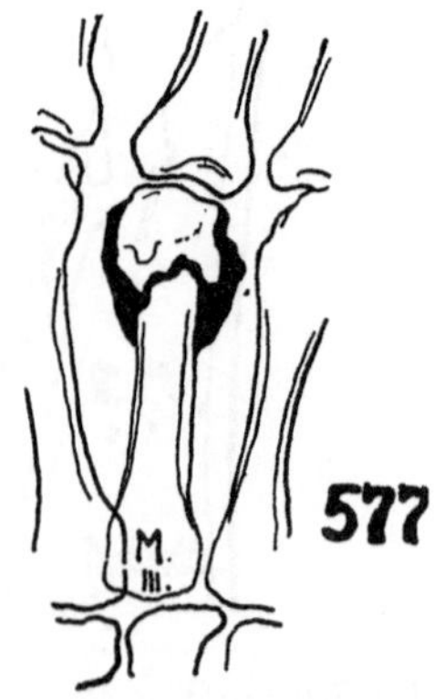

62. Querbruch des capitulum metacarpi III. Konsolidation.

Granatsplitter, bis zu den schwersten Zertrümmerungen, alle möglichen Formen der Schussfrakturen. Dasselbe gilt für die Minen- und Handgranatenverletzungen.

Bei allen Infanterie- und Artillerieschüssen ereignet es sich häufig, dass durch die explosive Wirkung des Geschosses ganze Stücke aus der Kontinuität des Knochens herausgeschleudert werden, wodurch grössere Knochendefekte entstehen.

Hier will ich kurz die Frage der Dumdumgeschosse berühren, die in allen letzten Kriegen, insbesondere aber im Beginn des Weltkrieges, zu so viel Meinungsaustausch Anlass gegeben hat. Es wurde eine Lieblingsgewohnheit unserer Verwundeten, jede mit einer grösseren Weichteilwunde komplizierte Schussverletzung auf die Wirkung von Dumdumgeschossen zurückzuführen. Im Laufe des Krieges

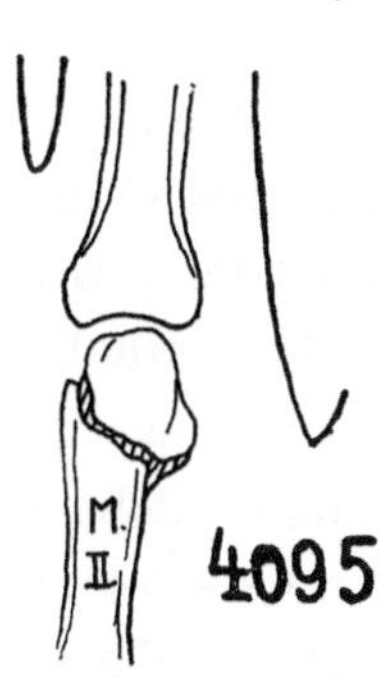

63. Geheilte Schrägfraktur des II. Metacarpusköpfchens.

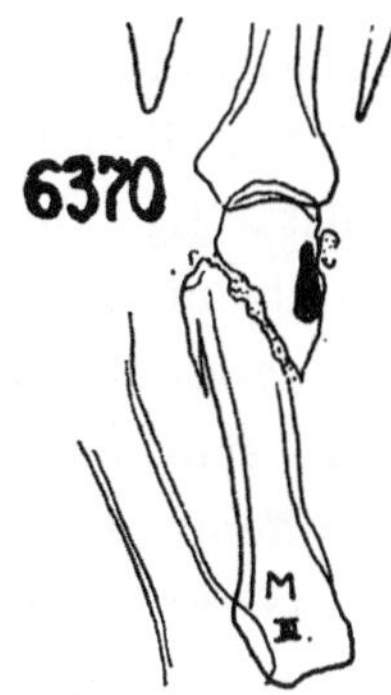

64. Subkapitale Schrägfraktur des II. Metacarpus.

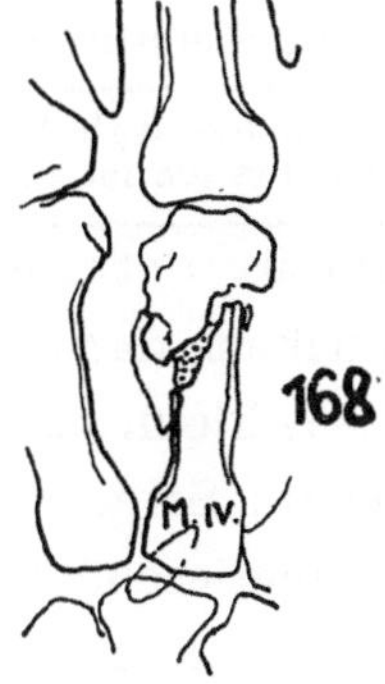

65. Schrägfraktur der IV. Metacarpus.

hat sich aber zweifellos ergeben, dass durch Nahschüsse, Querschläger und Granatsplitter den Dumdumgeschossen ganz ähnliche Verletzungen hervorgerufen werden können. In den seltensten Fällen werden wir in der Lage sein, mit Sicherheit zu bestimmen, ob eine grössere Knochenverletzung durch einen der vorhin erwähnten Faktoren oder durch ein wirkliches Dumdumgeschoss verursacht worden ist. In vereinzelten Fällen von Steckschüssen sah man jedoch im Röntgenbild die charakteristischen Veränderungen des Dumdumgeschosses.

Ausser den beschriebenen Typen von Knochenschussverletzungen kommen auch sämtliche Formen der Friedensfrakturen, also Quer-, Schräg- und Spiralfrakturen, ziemlich häufig vor. Perthes gibt eine interessante Erklärung für die Entstehung solcher Brüche.

Nach seiner Auffassung kommen sie durch indirekte Geschosswirkung zu stande. Die grosse lebendige Kraft des Geschosses bewirkt eine Biegung des Knochens über seine Elastizitätsgrenze, ohne ihn direkt zu berühren.

Die Untersuchung unseres Materials in bezug auf die verschiedenen Frakturenformen ergab folgendes Resultat.

Das grösste Kontingent kommt auch in unseren Fällen auf die Splitterbrüche, die $^2/_3$ aller Fälle ausmachen. Einfache Quer- und Schrägbrüche sahen wir in $20^0/_0$ unseres Gesamtmaterials, ein auffallend hoher Prozentsatz. Trümmerschüsse und Brüche mit grossem Knochendefekt wurden auch relativ häufig beobachtet, dahingegen reine Lochschüsse in einer verschwindend geringen Anzahl.

Anatomie der begleitenden Weichteilverletzung.

Die Beschreibung der Frakturformen wäre unvollständig ohne das Bild der begleitenden Weichteilverletzung, die ebenfalls manche charakteristische Eigentümlichkeit darbietet. Die Eingangsöffnung des Schusskanals ist meistens klein, kann aber gross sein bei Nahschüssen oder Querschlägern. Schwer zerfetzte, klaffende Einschussöffnungen sieht man bei Artillerieschüssen, speziell bei Granatverletzungen. Die Ausschussöffnung ist kaum grösser als die Eingangsöffnung, wenn der Knochen von einem gleichmässig dicken Muskelmantel bedeckt wird, wie am Oberarm und Oberschenkel. Liegen aber die Knochen oberflächlich unter der Haut, wie an der Innenseite des Unterschenkels oder am Handrücken, dann ist die Ausgangsöffnung in der Regel gross und stark gequetscht. Der vor dem frakturierten Knochen meist ziemlich enge Schusskanal erweitert sich hinter dem Knochen in eine geräumige Zertrümmerungshöhle, die mit Blutgerinnseln, Knochensplittern, Muskel- und Sehnenfetzen gefüllt ist. Bei der Beurteilung der Schwere einer Knochenverletzung muss die Grösse der Zertrümmerungshöhle immer berücksichtigt werden, da es nicht selten vorkommt, dass hinter einem winzigen Einschuss die Weichteile und Knochen in grosser Ausdehnung zestört sind.

Infektion der Schussbrüche.

Eine wichtige und traurige Erfahrung unserer heutigen Kriegschirurgie ist die Erkenntnis, dass die überwiegende Mehrzahl der Schusswunden schon primär infiziert ist. Die Bergmansche Lehre, nach der jede frische

Schusswunde als aseptisch zu betrachten ist, hat sich im Weltkriege als unrichtig erwiesen. Die Quellen der Infektion sind mannigfaltig. Eine grosse Rolle spielt vor allem die explosive Wirkung der modernen Geschosse, wodurch ausgedehnte Gewebstrennungen und Zerstörungen, verzweigte, buchtige Wunden erzeugt werden. Solche Wundverhältnisse werden am meisten nach Verletzungen durch Artilleriegeschosse beobachtet, deren Häufigkeit eines der herrvorragendsten Merkmale dieses Krieges ist. Die gleichen Wunden können aber auch durch kleinkalibrige Geschosse enstehen, speziell im Nahkampf und infolge der häufigen Querschläger. Nach Payr sind 70–80% der Schrapnellverletzungen, 95% der Granatverletzungen primär infiziert. Die besondere Gefährlichkeit der letzteren besteht darin, dass durch die Granatsplitter aller Schmutz, den sie beim Explodieren vom Boden aufgenommen haben, in den Schusskanal mitgerissen wird. Die Infektionsgefahr wird gesteigert durch die Beschmutzung der Soldaten im langen Schützengrabenkrieg, durch den vom vielen Regen kotigen, durchweichten Boden und nicht in letzter Linie durch die Verminderung der körperlichen Widerstandsfähigkeit infolge der grossen Strapazen.

Unter solchen Umständen können wir bei den meisten Kriegsverletzungen auf keinen aseptischen Verlauf rechnen, am wenigsten bei den Schussfrakturen, die bekanntlich der Infektion gegenüber besonders empfindlich sind. Hier können wir zufrieden sein, wenn die Heilung mit geringer Eiterung unter den Symptomen einer milderen Infektion erfolgt. Von den schweren akuten Infektionen sind Gasphlegmone, Sepsis und Tetanus zu befürchten. Von langsamerem Verlauf sind die spezifischen Knocheninfektionen, die traumatische Ostitis und Osteomyelitis chronica. In günstigen Fällen kommen diese Prozesse nach langwieriger Eiterung und Ausstossung nekrotischer Knochenstücke zum Abschluss, nicht selten führen sie aber nach endloser Eiterung, amyloider Degeneration und chronischer Kachexie die Erschöpfung und den Tod der Patienten herbei.

Häufigkeit der Infektion. Von den 884 Schussfrakturen, die wir zu behandeln Gelegenheit hatten, heilten im praktischen Sinne aseptisch 331, mit stärkerer Eiterung 487, unter den Symptomen schwerer Allgemeininfektion 66.

Nachfolgende Tabelle zeigt ausführlich das prozentuale Verhältnis der verschiedenen Infektionen bei den Frakturen der oberen und unteren Extremität.

Art der Verletzung	Mässig infiziert (in praktischem Sinne aseptisch)	Infiziert	Schwer-infiziert
Brüche der Mittelhandknochen und Phalangen............ im ganzen 437	36.4%	59.3%	4.3%
Unterarmbrüche............. im ganzen 166	36.7%	57.7%	5.6%
Oberarmbrüche .... im ganzen 125	42%	50.4%	7.6%
Unterschenkelbrüche .... im ganzen 90	38.8%	50%	11.2%
Oberschenkelbrüche .... im ganzen 66	36.4%	34.6%	29%

Wie aus dieser Tabelle ersichtlich, war bei allen Brüchen der oberen Extremität das prozentuale Verhältnis der drei Infektionsgrade im grossen und ganzen gleich. Bei den Brüchen der unteren Extremität sehen wir eine Verschiebung dieses Verhältnisses insofern, als die Zahl der Schwerinfizierten zunimmt. Bei den Oberschenkelfrakturen steigt sie bis 29%.

Die nächste Tabelle zeigt Art und Zahl der Infektion bei den verschiedenen Geschossen und Waffen.

Art der Verletzung	Geschoss oder Waffe	Grad der Infektion		
		mässig infizierte Fälle	infizierte Fälle	schwer infizierte Fälle
Brüche der Mittelhand-knochen und Phalangen	Geschoss	76.52%	68.—%	79.—%
	Schrapnell	14.20%	21.—%	10.50%
	Granat	5.50%	9.70%	10.50%
	Handwaffe	3.78%	1.30%	—
Unterarm-brüche	Geschoss	87.88%	64.58%	100⁰
	Schrapnell	9.84%	25.—%	—
	Granat	1.64%	10.42%	—
	Handwaffe	1.64%	—	—

Art der Verletzung	Geschoss oder Waffe	Grad der Infektion		
		mässig infizierte Fälle	infizierte Fälle	schwer infizierte Fälle
Oberarm-brüche	Geschoss	69.80%	67.32%	44.45%
	Schrapnell	24.56%	20.34%	22.22%
	Granat	3.88%	10.87%	33.33%
	Handwaffe	2.76%	1.47%	—
Unterschenkel-brüche	Geschoss	82.85%	55.56%	37.50%
	Schrapnell	11.44%	31.11%	50.—%
	Granat	5.71%	13.33%	12.50%
	Handwaffe	—	—	—
Oberschenkel-brüche	Geschoss	87.50%	50.—%	58.82%
	Schrapnell	—	36.34%	29.41%
	Granat	12.50%	13.66%	11.77%
	Handwaffe	—	—	—

Aus dieser Zusammenstellung ergibt sich, dass in unserem Material die kleinkalibrigen Verletzungen weitaus überwiegen, wogegen Schrapnell- und Granatverletzungen in auffallend geringer Zahl vertreten sind. Die Erklärung dafür liegt darin, dass wir 80% aller Schussfrakturen vom nördlichen Kriegsschauplatze bekommen haben, wo der Artilleriekampf bekanntlich bei weitem nicht so heftig war wie an der Westfront. Bezüglich der Infektion entnehmen wir aus der Tabelle, dass Schrapnell- und Granatverletzungen verhältnismässig häufiger infiziert waren, speciell bei Ober- und Unterschenkelfrakturen.

Infektion der Steckschüsse.

Die Frage, ob Steck- oder Durchschüsse eine grössere Neigung zur Infektion haben, können wir auf Grund unseres Frakturmaterials nicht mit Sicherheit beantworten. In den schwer infizierten Fällen von Oberarm- und Unterschenkelbrüchen fanden wir allerdings recht häufig steckengebliebene Projektile, anderseits sahen wir aber Durchschüsse gerade in den am schwersten infizierten Fällen von Unterarm- und Oberschenkelfrakturen. Wir haben den Eindruck gewonnen, dass in bezug auf die Infektion den Projektilresten keine allzu grosse Bedeutung beizumessen ist. Exner sah im Balkankriege fast doppelt so viel Infektionen bei Durchschüssen als bei Steckschüssen. Diese auffallende Tatsache versucht er dadurch zu erklären, dass bei Durch-

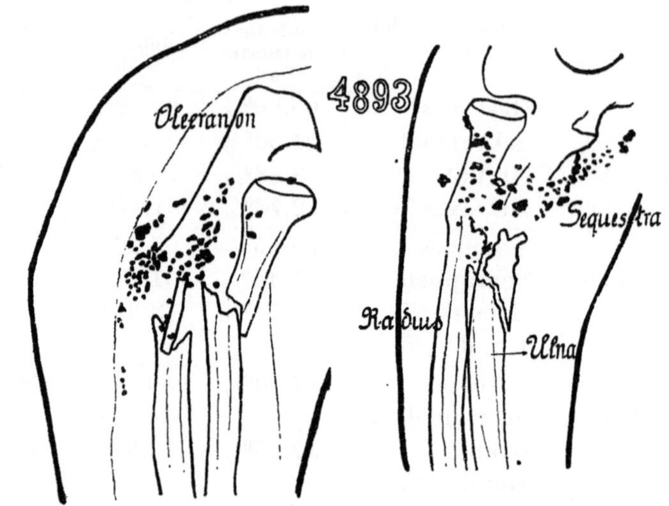

66. Fractura antebrachii mit grosser Zerstörung der Ulna und vielen Projektilsplitterchen.

67. Dasselbe.

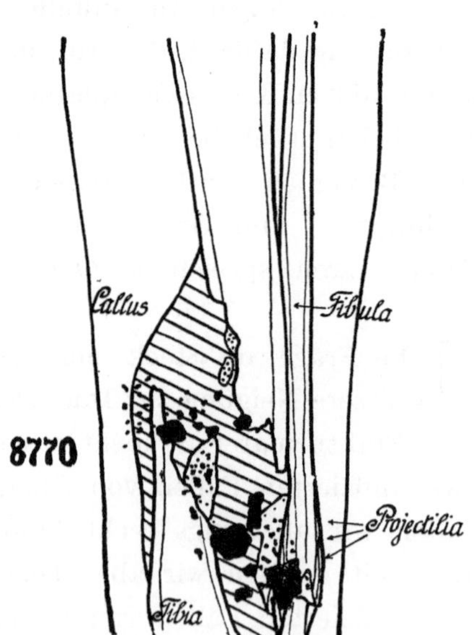

68 Dislocierte Unterschenkelfraktur. Grosse Projektilsplitter im Kallus.

schüssen zwei Eingangspforten für die sekundäre Infektion vorhanden sind, bei Steckschüssen nur eine. Wir können dieser Auffassung nicht beipflichten, da nach den Erfahrungen dieses Krieges die Rolle der sekundären Infektion der primären gegenüber sehr in den Hintergrund tritt.

Bekämpfung der Infektion. a) Wundbehandlung.

Aus dem Satze, dass die meisten Kriegsverletzungen als primär infiziert zu betrach-

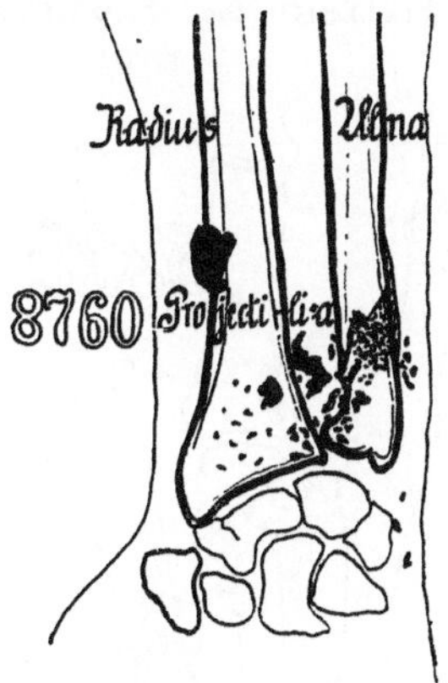

69. Fraktura ulnae mit Projektilsplittern.

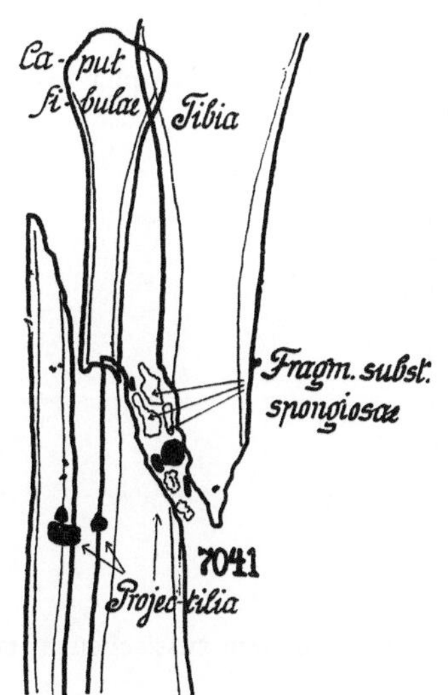

70. Schrägfraktur des Unterschenkels. Knochen- und Projektilsplitter.

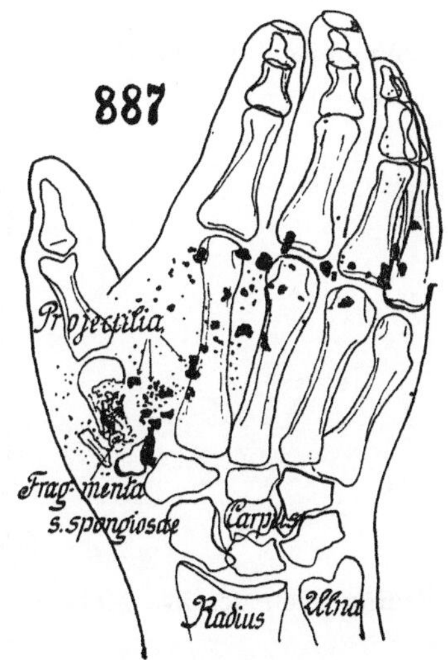

71. Trümmerschuss des I. Metacarpus mit unzähligen Projektilsplitterchen.

ten sind, folgt naturgemäss, dass die erste und wichtigste Aufgabe der Behandlung in der Bekämpfung der Infektion bestehen muss. Die eigentliche Frakturbehandlung tritt demgegenüber zunächst etwas in den Hintergrund. Vom ersten Wundverband an bis zur definitiven Versorgung müssen wir uns durch diesen Gesichtspunkt leiten lassen, wenn wir befriedigende Resultate erzielen wollen. Die wirksamsten Mittel zur Verhinderung der Infektion sind : 1. die regelrechte Wundbehandlung, 2. die Ruhigstellung und Immobilisation der Extremität. Bezüglich der ersteren stehen

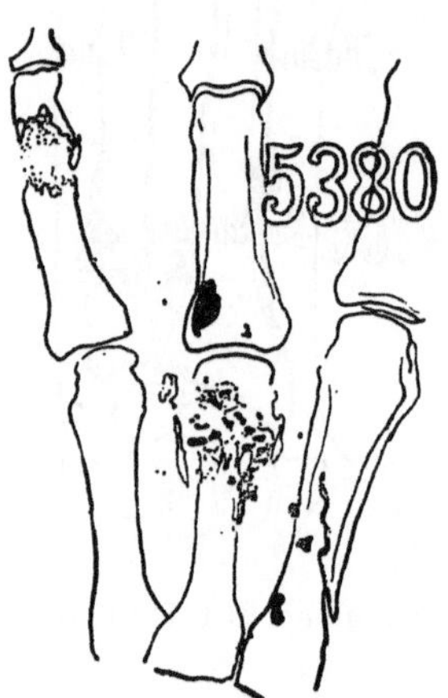

72. Trümmerschuss des III. Metakarpalköpfchens und im Grundphalanx des II. Fingers. Projektilsplitter.

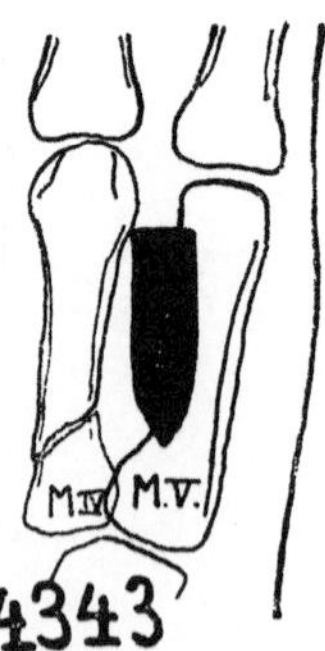

73. Schrägbruch des IV. Metacarpus mit steckengebliebenem russischen Infanteriegeschoss.

wir heute auf dem Standpunkt, dass der durch Bergmann inaugurierte extreme Konservativismus nur noch für die allererste Wundversorgung seine Berechtigung behalten hat. Auf dem Hilfsplatze muss man sich darauf beschränken, die Wunde mit einem aseptischen Verband zu versehen und den Verwundeten so rasch wie möglich transportfähig zu machen. Besteht kein Verdacht auf schwere Infektion, liegen einfache Wundverhältnisse ohne grössere Weichteilzerstörung vor, dann soll man sich auch auf dem Verbandplatze jeder Aktivität enthalten. Anders verhält sich die Sache bei den schwer infizierten, mit grosser Zertrümmerung verbundenen Frakturen, wo wir mit dem rein konservativen Verfahren nicht zum Ziele kommen. Axhausen's traurige Resultate sind beredte Beispiele dafür, dass man für solche Fälle das Princip des „Noli me tangere“ nicht anwenden darf (von 200 Frakturen beobachtete er 9 Gasphlegmonen, 6 pyogene Phlegmonen, 9 Pyarthrosen und 5mal Tetanus). Ungünstige Wundverhältnisse, schwere, stark beschmutzte Knochen- und Weichteilverletzungen machen ein aktiveres Vorgehen dringend notwendig.

Radikale Methoden.

In ähnlichen Fällen gestaltet sich das Verfahren schon auf dem Verbandplatz, aber spätestens im Feldlazarett folgendermassen: nach breiter Spaltung des Schusskanals in seinen sämtlichen Buchten Ausräumung des Blutgerinnsels, Entfernung von losen Knochensplittern, Projektilresten, Muskel- und Sehnenfetzen, Ausspülung der Wundhöhle und Sorge für Ableitung der Wundsekrete durch ausgiebige Kontrainzisionen an entsprechender Stelle. Im Notfalle darf man sich nicht einmal davor scheuen, die Wunde mit dem behandschuhten Finger auszutasten.

Das geschilderte Verfahren wurde von Garré und Israel bei allen grösseren Granatverletzungen empfohlen als das sicherste Mittel zur Vermeidung der schweren anaeroben Infektionen (Tetanus und Gasphlegmone).

Gewisse Schranken müssen wir uns auch hier auferlegen, um nicht ins andere Extrem zu verfallen. Knochensplitter, die nicht ganz lose geworden sind, muss man unbedingt an Ort und Stelle lassen, auch das Periost soll nach Möglichkeit geschont werden. Ein übereifriges Vorgehen in dieser Richtung hat schon manche Pseudarthrose und hochgradige Verkürzung der Extremität verursacht. Gewisse Vorschläge, wie derjenige von Lonhard, müssen als allzu radikal abgelehnt werden. Dieser empfiehlt bei allen infizierten Granatverletzungen, die Wunde in ihrer ganzen Ausdehnung rücksichtslos herauszuschneiden; noch weniger können wir uns mit

Axhausens Vorgehen befreunden, der nach breitester Freilegung des Wundgebietes, die in der infizierten Höhle liegenden Fragmente mit der Luer'schen Hohlzange sofort auffrischt und eventuell sogar primäre Sehnen- und Nervennaht vornimmt. Durch derartige Eingriffe wird die Weiterverbreitung der Infektion eher begünstigt als hintangehalten.

In allen Fällen, die auf dem Verbandplatze oder im Feldlazarett mit den Symptomen schwerster Infektion ankommen, ist ein radikales Vorgehen dringend angezeigt. So vor allem in jedem Falle von Gasphlegmone. Bei der subfaszialen Form (Payr) kann die Rettung meistens nur durch schleunigste Amputation erzielt werden. Anders bei der epifaszialen Form, wo der Prozess mit rechtzeitig ausgeführten, mehrfachen Inzisionen meist zum Stehen gebracht werden kann.

Um der bei jeder schweren Knochenverletzung drohenden Tetanusinfektion vorzubeugen, ist dringend erwünscht, dass alle schwer infizierten Knochenbrüche schon auf dem Verbandplatze eine prophylaktische Antitoxininjektion erhalten.

b) Immobilisation. Unsere zweite gegen die Infektion gerichtete Massnahme ist die Immobilisation der Schussfraktur. Sie will die Weiterverbreitung der Infektion durch Ausschaltung jeglicher mechanischer Läsion verhindern. Die Fixation des Bruches muss je nach Sitz und Qualität der Fraktur verschieden ausgeführt werden. In jedem Falle muss jedoch durch sie nicht nur eine absolute Ruhe der Bruchenden gewährleistet, sondern auch die Möglichkeit geboten werden, einen Verbandwechsel ohne Aufhebung der Immobilisation vornehmen zu können.

Immobilisation am Hilfsplatz. Diese Forderung ist bei der ersten Wundversorgung kaum zu erfüllen. Bei den primitiven Verhältnissen und der Überlastung des Hilfsplatzes mit Verwundeten muss man sich dort mit einfachen, provisorischen Verbänden zu behelfen wissen. Oberarmbrüche können ganz gut fixiert werden durch einfaches Anbinden der gebrochenen Extremität an den Thorax. Eine leichte Abduktion wird durch Einlegen eines Wattepolsters in die Achselhöhle erzielt. Besitzt man Cramerschienen in grösserer Menge, so kann man noch bessere Verbände machen. Frakturen der Unterarm- und Handknochen lassen sich mit den gewöhnlichen Holz- und Pappschienen tadellos immobilisieren. Unterschenkelbrüche legt man in die bekannten Volkmann'schen Blechschienen, die zur Ausrüstung der Blessiertenträger gehören. Man darf nicht unterlassen, sie an der Fersengegend gut auszupolstern.

Die schwierigste Aufgabe ist und bleibt die Fixation der Oberschenkelbrüche. In Schienenverbänden, seien sie noch so genial konstruiert, erreicht man äusserst selten die ideale Fixation dieser Brüche. Hoffentlich werden die berüchtigten Volkmann-Schienen, die häufig gerade bis zur Frakturstelle reichen, aus den Fixationsmethoden der Oberschenkelfrakturen bald endgültig verschwinden. Von allen Schienenkonstruktionen erscheint mir noch am besten die nach Eiselsberg modifizierte Cramerschiene, die mit je zwei, das Kniegelenk und das Becken umfassenden Querflügeln versehen ist. Nach denselben Grundsätzen konstruiert, aber weniger einfach sind die Transportschienen von Friedrich und Gergő. Die Schiene von Franz erstrebt die Ruhigstellung dadurch, dass sie an die Vorderseite der Extremität appliziert wird und auf diese Weise die Bewegungen des Knie- und Hüftgelenks verhindert. Für kürzere Transporte mag diese Schiene genügen.

Alle diese Apparate leiden an dem gemeinsamen Fehler, dass man sie auf dem Schlachtfelde in grösserer Menge nicht vorrätig halten kann. Hier muss man mit Material arbeiten, das überall vorhanden oder leicht zu beschaffen ist. Eine auch für mehrstündigen Transport genügende Fixation erreicht man durch zwei lange, an die Innen- und Aussenseite der unteren Extremität applizierte Holzlatten, die man mit Calicot- oder Organtinbinden an das verletzte Bein und das Becken anbindet. Sehr zu empfehlen ist auch die Hacker'sche Extensionslatte, durch die der gebrochene Oberschenkel nicht nur fixiert, sondern auch extendiert werden kann.

Immobilisation am Verbandplatz und im Feldspital.

Eine definitive Immobilisation der Schussfrakturen kann regelrecht erst auf dem Verbandplatze oder im Feldspital ausgeführt werden. Hier sind alle Frakturen unbedingt mit solchen Verbänden zu versorgen, in denen alle weiteren Transportschwierigkeiten glücklich überstanden werden können. Da sind es wieder einmal die Oberschenkelfrakturen, deren korrekte Versorgung uns am meisten zu schaffen macht. Die Mehrzahl der massgebenden Chirurgen steht heute auf dem Standpunkt, dass der beste Transportverband für Oberschenkelfrakturen der zirkuläre, gefensterte Gipsverband ist. Unsere Erfahrungen stehen damit vollkommen im Einklang.

Gips- und Schienenverbände.

Ein guter Gipsverband fixiert absolut sicher, lindert die Schmerzen und braucht beim Verbandwechsel nicht entfernt zu werden. Allen geäusserten Bedenken gegenüber müssen wir daran festhalten, dass der Gipsverband in den meisten Fällen schon auf dem Verbandplatz appliziert werden kann. Man hat gegen diese Forderung eine Reihe von Einwänden erhoben, denen Goldammer am schärfsten Ausdruck verliehen hat (Kriegschirurgentagung Brüssel 1915). Wir können uns Goldammers Auffassung nicht anschliessen, da wir der Meinung sind, dass der Gipsverband auf dem Verbandplatz kein Ding der Unmöglichkeit ist. Dass man die Technik des Gipsverbandes voll beherrschen muss, ist eine selbstverständliche Forderung, das können wir aber von den Ärzten des Verbandplatzes mit Recht erwarten. Im übrigen ist die Technik des Gipsverbandes, entsprechende Übung vorausgesetzt, kaum schwieriger als die mancher komplizierten Schienenverbände. Zu eng angelegte Gipsverbände, am Anfang des Krieges noch häufig beobachtet, werden immer seltener gesehen. Vielfach hörte man die Einwendung, dass die Wunden im Gipsverband nur mangelhaft oder überhaupt nicht revidiert werden können, so dass sich unter dem Verbande leicht Abszesse und progrediente Phlegmonen entwickeln können. Diese Einwände sind gewiss nicht ganz unberechtigt. Immerhin ist das Übel zu vermeiden durch ausgiebige, weit über die Wunde hinaus reichende Fensterung des Gipsverbandes. Die Immobilisation des Gipsverbandes mit blutig-eiterigem Sekrete ist dadurch zu umgehen, dass man unter die Ränder der eingeschnittenen Fenster etwas Guttapercha oder Mosetigbattist legt. Man kann auch — nach dem Vorschlag Langes — die Fenster mit Watte abdichten, die in flüssiges Paraffin getaucht ist.

Bei zu grosser Ausdehnung der Weichteilwunde muss der Gipsverband entsprechend modifiziert werden. Für diesen Fall kommen vor allem die sog. Gipsbrückenverbände in Anwendung. Bei diesen besteht der Verband, um die Wunde von allen Seiten zugänglich zu machen, aus zwei gesonderten Teilen. Die Überbrückung zwischen den beiden Teilen wird mittels Aluminium- oder Bandeisenstreifen, durch Kombination von Draht und Gips (K u h n) oder durch zusammengedrehte Gipslonguetten hergestellt (H a b e r l a n d).

In der Verwendung der gefensterten Gipsschienen können wir keinen besonderen Vorteil vor den gewöhnlichen zirkulären Verbänden erblicken.

Dagegen ist sehr praktisch, weil rasch anzufertigen, der modifizierte Gipsverband nach M a n n i n g e r. Sein besonderer Vorteil liegt noch darin, dass zu seiner Anfertigung recht wenig Verbandstoff notwendig ist (seine Technik siehe in der Verbandlehre).

Die Kombination des zirkulären Verbandes mit Extension, wie sie L a n g e empfiehlt, ist ein zu kompliziertes Verfahren, um in den vordersten Sanitätsformationen als Normalmethode gelten zu können.

G o l d a m m e r hat gewiss Recht, wenn er sagt: „wir sollen Kontentivverbände machen, wo wir müssen, und Streckverbände, wo wir können resp. sobald wir können.“ Frühzeitig ausgeführte korrekte Einstellung der Fragmente ist zweifellos Vorbedingung für die gute anatomische Heilung. Diese ist bei den Oberschenkelfrakturen kaum anders als durch das Extensionsverfahren zu erreichen. Nichtsdestoweniger ist es richtiger, die Anwendung der Extension der späteren Behandlung vorzubehalten. In den mobilen Feldspitälern ist jeden Augenblick mit der Möglichkeit des dringlichen Weitertransports zu rechnen. Entfernung der Extension und Anlegen eines anderen Verbandes sind dann die unvermeidlichen Folgen. Ausserdem fehlen im Feldspital häufig die zur guten Extension notwendigen Geräte.

Mit vieler Spitzfindigkeit hat man auch Extensionsschienen konstruiert (T ö p f n e r, T i n t n e r etc.), aber selbst die allerbesten können einen guten Gipsverband nicht entbehrlich machen. Es gibt keine einzige Schiene, deren immobilisierende Wirkung der des Gipsverbandes gleichzustellen wäre. Alle diese Schienen müssen beim Verbandwechsel herunter genommen werden, das erzeugt immer neue Schmerzen und eine schädliche Störung der ruhiggestellten Fragmente. Durch solche Massnahmen kann sehr wohl der Ausbruch einer schleichenden Infektion befördert werden.

Die Anlegung eines Schienenverbandes ist nur dann indiziert, wenn das Feldspital nahe gelegen ist und der Transport auf guten Wegen mit tadellosen Fuhrwerken (Automobil) erfolgen kann. Unter solchen Umständen kann die Fixation der Oberschenkelbrüche mit Cramerschienen oder der erwähnten Hacker'schen Extensionslatte berechtigt sein.

Für den Transport der Oberarmfrakturen werden zirkuläre Gipsverbände selten nothwendig sein, da diese Brüche auch mit gut angelegten, weit über die Achsel hinaufreichenden Gipsschienen vollkommen immobilisiert werden können. Ein einfaches und gut durchdachtes Verfahren ist auch dasjenige von Borchers. Eine zweifach gebogene Drahtschiene wird nach Art des Middeldorpfschen Triangels angelegt. Diese Schiene hat auch eine extendierende und zugleich den Oberarm abduzierende Wirkung. Der untere Schenkel des Triangels wird nach aussen gedreht, um so die schädliche Aussenrotation des unteren Fragments zu verhindern.

Behandlung in der stabilen Anstalt.

Mit der Ankunft des Verletzten im Heimatlazarett tritt unsere Behandlung in eine neue Phase, in der die eigentliche Frakturbehandlung die Oberhand gewinnt. Das Ideal dieser Behandlung ist, die Fraktur mit der denkbar geringsten Verkürzung und mit dem bestmöglichen funktionellen Resultat zu heilen. Der Erfolg hängt wesentlich davon ab, in welchem Zustande wir die Kranken zur Behandlung übernehmen. Die Erfahrungen, welche man in dieser Hinsicht gemacht hat, lauten nicht besonders günstig, speziell was die Oberschenkelfrakturen anbelangt. Die mangelhafte Versorgung dieser Brüche erreichte ein unglaubliches Mass im Balkankriege. gab aber auch in diesem Kriege Anlass zu vielen und berechtigten Klagen. Aus einer im Beginne des Krieges erschienenen Publikation von Hohmeier erfahren wir, dass von 24 Oberschenkelfrakturen nur 3 mit regelrechten Verbänden versorgt waren, die Hälfte kam ohne jeden Verband an. Unsere Erfahrungen waren auch nicht viel günstiger. In den ersten Kriegsmonaten bekamen wir häufig Oberschenkelfrakturen, die in dem erbärmlichsten Zustande, mit mangelhaft fixierenden, von Eiter und Blut ganz durchtränkten Verbänden angekommen sind. Alle hatten mehr oder weniger grosse Verkürzungen. Später trat auch auf diesem Gebiete eine entschiedene Besserung ein. Immer häufiger sahen wir regelrecht angelegte, korrekte Gipsverbände. Bei mehreren Transporten waren wir angenehm überrascht durch die gute Fixation der Hacker-schen Extensionslatte.

Von 66 Oberschenkelfrakturen waren 26 schon bei der Aufnahme konsolidiert. Bei diesen müssen wir das Resultat der früheren Behandlung im allgemeinen als ungünstig bezeichnen. In den meisten

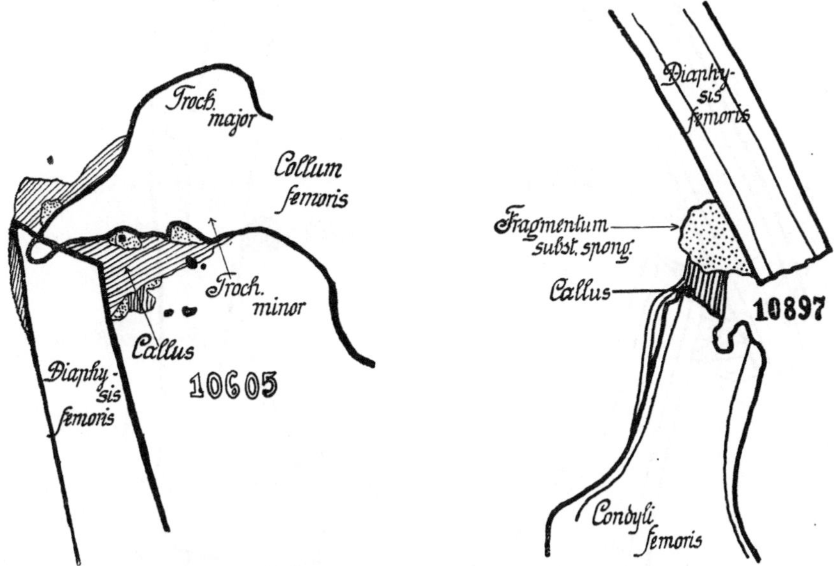

74. Knöchern geheilte Femurfraktur mit kolossaler Winkelstellung.

75. Winklig geheilte Femurfraktur.

Fällen schwankte die Verkürzung zwischen 5 und 12 cm., nur in einem Falle sahen wir eine Heilung mit 2 cm. Verkürzung. Häufig wurden hochgradige Ankylosen des Knie- und Knöchelgelenkes beobachtet, als Folgen zu lange liegen gelassener Fixationsverbände, ferner sahen wir viele Kontrakturen in Spitzfussstellung, die meist die Folge fehlerhafter Einstellung und nur in vereinzelten Fällen durch Nervenlähmung bedingt waren. Und doch darf man diese Misstände nicht nur der schlechten Behandlung zur Last legen. Es liegt in der Natur des Kriegssanitätsdienstes, dass Verwundete von einem Spital in's andere transferiert werden, wodurch immer eine Unterbrechung und nicht immer vorteilhafte Änderung der bisherigen Behandlung eintritt. Auffallend war aber ein Umstand: in beinahe allen, mit bedeutender Verkürzung geheilten Fällen machten unsere Frakturpatienten die Angabe, dass in den Feldspitälern grössere Operationen, mit Entfernung von vielen Knochensplittern etc. gemacht worden seien. Es ist naheliegend, die Ursache der schlechten Resultate in solchen unzweckmässigen Eingriffen zu suchen.

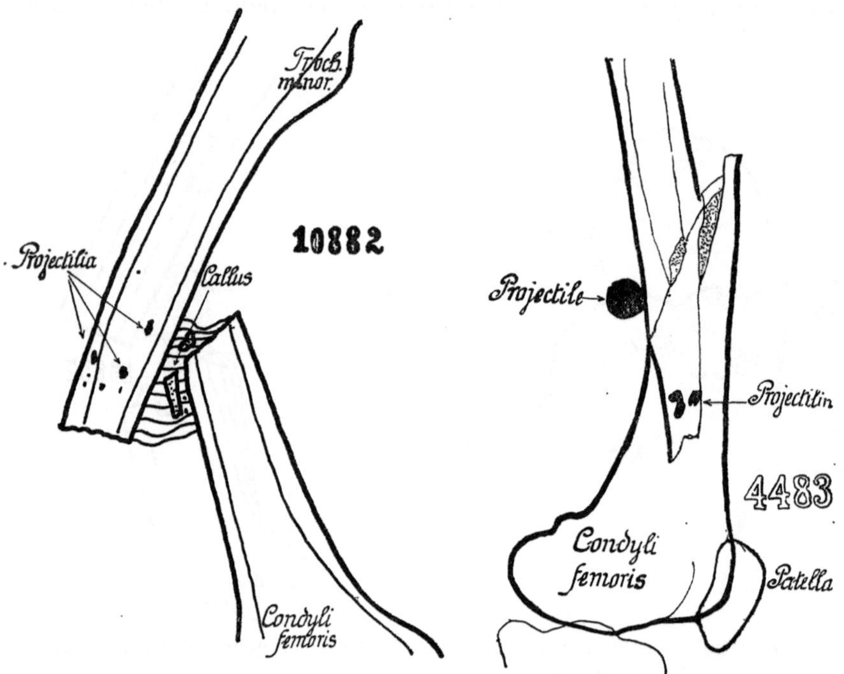

76. Geheilte Femurfraktur. Starke Dislocatio ad latus et ad axin.

77. Oberschenkelfraktur mit grosser Dislokation und 10 cm. Verkürzung. Shrapnellkugel.

Besonders schlecht geheilte Frakturen wurden bei den aus russischer Gefangenschaft zurückgekehrten Invaliden beobachtet.

Behandlung der Oberschenkelfrakturen. a) Gewichtsextension.

Als feststehendes Prinzip in der Behandlung der Oberschenkelfrakturen gilt heute der Satz, dass zur Ausgleichung der fast immer bestehenden Verkürzung und Dislokation nur Extensionsverbände geeignet sind. Einen kurzen Vergleich über den Wert verschiedener Extensionsmethoden können wir da nicht umgehen.

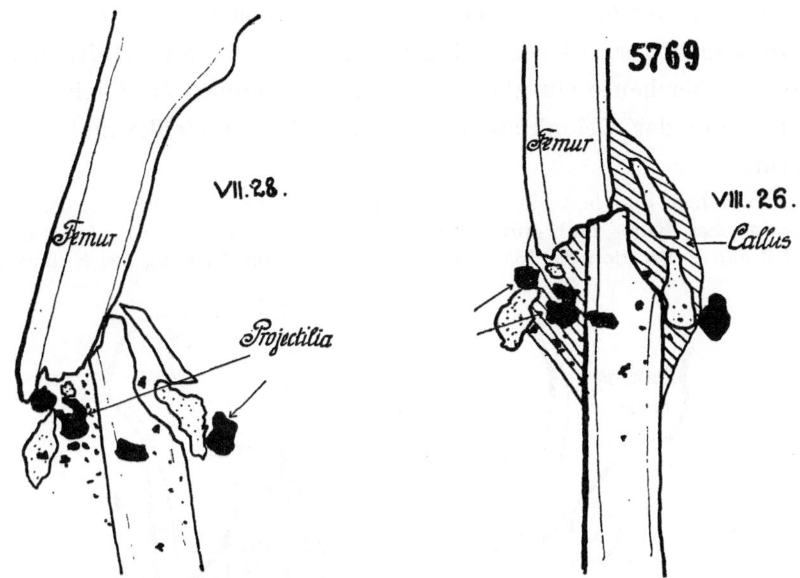

78. Stark dislocierte Oberschenkelfraktur. Grosse Projektilsplitter.

79. Dasselbe im Extensionsverband Beginnende Kallusbildung.

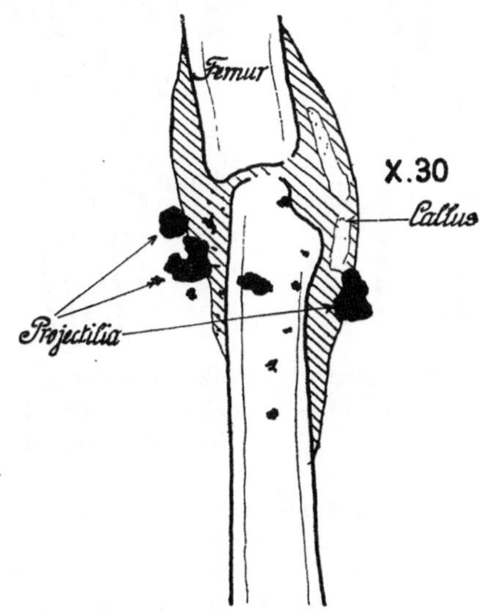

80. Dasselbe nach vollständiger Heilung. Verkürzung = 0. Die Projektilsplitter sind grösstenteils eingeheilt.

Die Extension nach B a r d e n h e u e r besitzt den grossen Vorteil, die Gelenke frei zu lassen. Dadurch werden nach vollendeter Heilung der Fraktur Ankylosen, speziell des Kniegelenks, vermieden. Die ursprüngliche Bardenheuer'sche Technik, welche die Extension bei vollkommener Streckstellung des Knie- und Hüftgelenks anlegt, ist aber heute ein überwundener Standpunkt. Man sah durch Überdehnung der Gelenkbänder zu viel Schottergelenke und genua recurvata.

Die bewährte und fast allgemein anerkannte Methode ist die Extension in Semiflexion des Knie- und Hüftgelenkes nach Zuppinger. In solcher Lage kommt durch Relaxation der biarthrodialen Muskeln die Wirkung der Extension

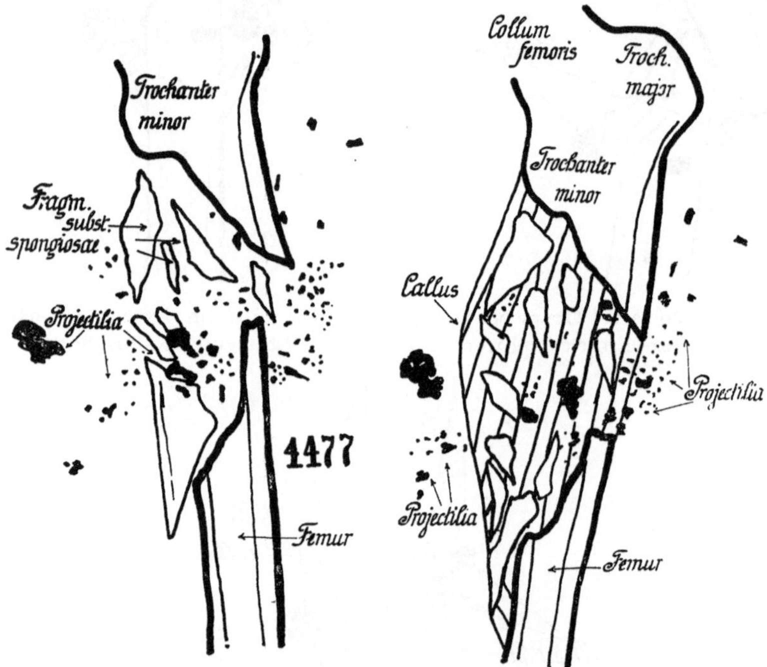

81. Fractura femoris. Grobe Splitterung des Knochens. Viele Projektilsplitter.

82. Dasselbe nach der Konsolidation. Heilung unter Extension mit 1 cm. Verlängerung und guter Funktion.

am meisten zur Geltung. Die Semiflexion wird am einfachsten dadurch bewerkstelligt, dass bei mässiger Beugung des Hüftgelenks ein flaches Polster unter das Knie gelegt wird. Andere verwenden mit Vorliebe das Planum incolinatum duplex. Von Anfang an muss ein besonderes Gewicht auf aktive und passive Gelenkübungen gelegt werden. Selbst vollkommen aseptisch heilende Schussfrakturen brauchen mehrmonatliche medico-mechanische Nachbehandlung, bis die Funktion sich einigermassen wieder herstellt. Um diese Zeit zu verkürzen, konstruierte Ansinn Apparate, die sämtliche Gelenke noch bei liegender Extension automatisch bewegen. Von diesem Verfahren wurde selbst bei schwer infizierten, stark eiternden Oberschenkelfrakturen Gebrauch gemacht, ohne dass man Schaden davon sah.

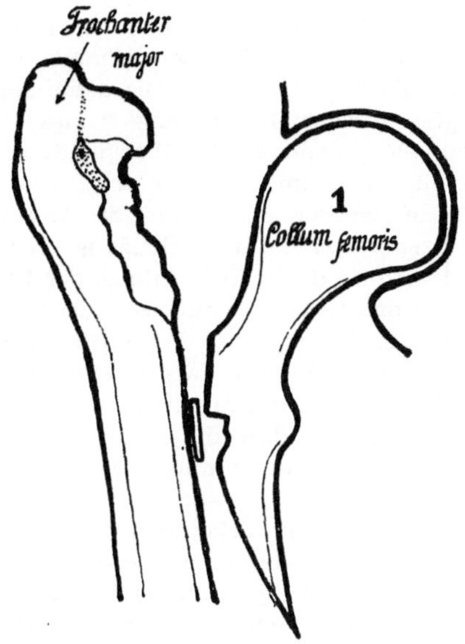

83. Fractura femoris mit Längsspaltung des Schenkelhalses. Verschiebung des äusseren Fragmentes.

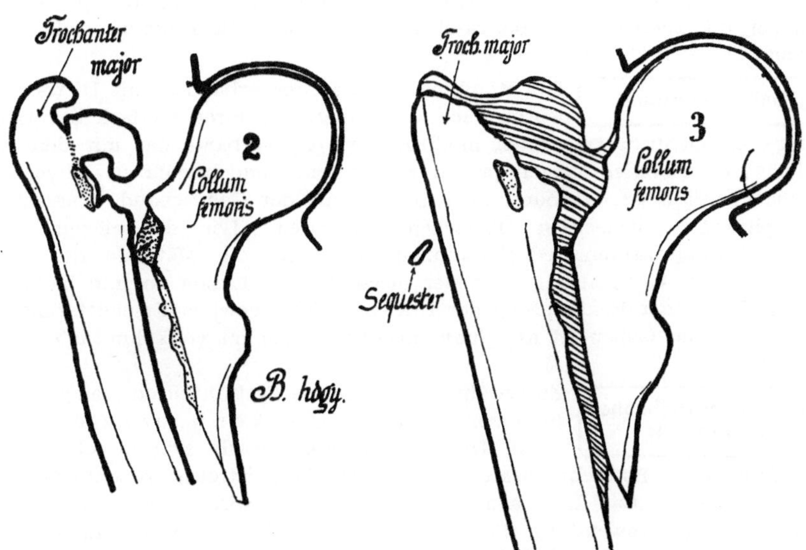

84. Dasselbe unter Gewichtsextension. 85. Endresultat.

Unsere Erfahrungen mit der Bardenheuerschen Extension waren durchaus günstig. Die Patienten gewöhnten sich daran in spätestens 2—3 Tagen, über Schmerzen wurde nie geklagt, im Gegenteil, bestehende Schmerzen wurden beseitigt. Bei der Beurteilung unserer Resultate muss berücksichtigt werden, dass die Mehrzahl unserer Fälle mit schweren, nicht ganz frischen und stark verkürzten Frakturen behaftet war. Im ganzen behandelten wir 18 Schussfrakturen mit Extension nach Bardenheuer. Die definitive Verkürzung war in 2 Fällen 5 cm. (im Beginn unserer Behandlung 9 und 11 cm.), in 5 Fällen 3—3½ cm., in 7 Fällen 1½—2 cm. In 3 Fällen heilte die Fraktur ohne jede Verkürzung, in einem Falle mit 1 cm. Verlängerung.

b) Extensionsgipsverband.

In gewissen Fällen kann die Anwendung der Heftpflasterextension unzweckmässig sein. Ganz unmöglich wird sie dann, wenn infolge der Lage oder Ausdehnung der Weichteilwunde die Heftpflasterstreifen ohne Berührung der Wunde nicht aufzukleben sind, oder bei Entwicklung von Decubitus unter den Streifen. Ein grosser Nachteil des Verfahrens liegt darin, dass der Verbandwechsel unvermeidlich mit einer gewissen Bewegung der Fragmente einhergeht. Zwar kann man diesen Fehler dadurch vermindern, dass die Extension in suspendierter Lage der Extremität appliziert wird, ganz eliminieren lässt er sich aber auch auf diese Weise nicht.

In Fällen von schwer infizierten, fiebernden Oberschenkelfrakturen geben wir deshalb den vollständig immobilisierenden Extensionsverbänden den Vorzug. Unser Verfahren in solchen Fällen gestaltet sich folgendermassen : wir legen den Verletzten in einen, dem Lorenz-schen Hüftdresseur ähnlichen, aber vereinfachten Extensionsapparat. Mit vorsichtiger Schraubenextension wird zuerst die Dislokation möglichst vollständig aufgehoben, dann legen wir bei wirkendem Zuge einen zirkulären Gipsverband an (s. in der Verbandlehre). Nach unseren Erfahrungen stellen sich nach dieser vorsichtigen Streckung Komplikationen nicht ein, die Temperatur sinkt rasch zur Norm, und die Heilung erfolgt ohne Störung.

c) Gehgipsverband.

Die Kombination des Gipsverbandes mit Distraktion, wurde auch von anderen Autoren vielfach bevorzugt, Lange empfiehlt warm seinen modifizierten Gipsverband, der mit dem von Dollinger schon vor langen Jahren beschriebenen und bewährten Gehverband beinahe identisch ist. Niemand wird die Vorteile der Gehverbände leugnen bei unkomplizierten, gedeckten Oberschenkelfrakturen. Bei den offenen, infizierten Schussfrakturen jedoch können sie nicht die Methode der Wahl darstellen. Die Ausschaltung jedweder mechanischen Läsion ist und bleibt die suprema lex in der Bekämpfung der Infektion. Eine gewisse Erschütterung der Fragmente beim Gehen ist aber unvermeidlich, auch im vollkommensten Gehverband.

d) Hackenbruchsche Klammern.

Zu erwähnen ist noch die Distraktion der eingegipsten Fragmente mittels Hackenbruchscher Klammern. Dieses Verfahren erwarb sich in letzter Zeit viele Anhänger. Es steht ausser Zweifel, dass die geistreich erdachte Methode viele Vorteile besitzt. Ihre allgemeine Verbreitung wird jedoch dadurch verhindert, dass die Anwendung Routine und spezielle Übung sowie ständige Kontrolle erfordert, weiterhin sind die dazu notwendigen Geräte ziemlich kostspielig. Einfacher und der allgemeinen Anwendung zugänglicher scheint Rydigiers Verfahren zu sein, das eine Modifikation der Hackenbruchschen Distraktion darstellt.

e) Gewaltsames Redressement.

So gute Resultate man mit einer vorsichtig und sukzessiv ausgeführten Extension erzielen kann, so sehr muss man sich vor jeder brutalen Methode der Redression hüten. Die gewaltsame Ausgleichung der Dislokation — von Werndorff sogar für schwer infizierte Fälle empfohlen — fand wenig Anklang.

Die Empfindlichkeit der infizierten Schussfrakturen gegen den geringsten Eingriff ist eine durch tausendfache Erfahrung bestätigte Tatsache. Jeder Verbandwechsel, die kleinste Manipulation in der Wunde, kann langdauernde Temperatursteigerungen auslösen. Umsomehr muss man alle gewaltsamen Redressionsmanöver streng vermeiden, durch die ruhende Infektionen zum Aufflackern gebracht werden können.

Von diesem Gesichtpunkte aus erscheint uns auch die Methode von Ansinn wenig sympathisch, welche die Reposition der Fragmente bei alten, stark verkürzten Frakturen mit einem besonderen Frakturhebel bewerkstelligt. Infolge der Infektionsgefahr müssen weiter alle jene Eingriffe ausgeschlossen werden, welche die Vereinigung und richtige Einstellung der Bruchenden auf blutigem Wege erzielen wollen. Weder die Knochennaht, noch die Verfahren von Lambotte und Lane können bei frischen Schussfrakturen Anwendung finden. Sie können aber noch viel Nutzen stiften nach völlig abgeschlossener Heilung, zur Beseitigung bestehender Deformitäten.

f) Nagelextension.

Nicht ganz zu verwerfen ist die Nagelextension nach Codivilla-Steinmann. Bei richtiger Indikation können durch dieses vielfach mit Antipathie empfangene Verfahren ausgezeichnete Erfolge erreicht werden. Eine solche Indikation ist vorhanden

1. wenn die Weichteilverletzung so gross ist, dass weder ein Gipsverband, noch irgend eine Form der Extension appliziert werden können,

2. wenn die Beseitigung der Deformität bzw. der Verkürzung durch keine andere Methode gelingen will. Eine Reihe von günstigen Erfahrungen aus verlässlicher Stelle bestätigt, dass durch die Nagelextension häufig hochgradige und lange bestehende Verkürzungen behoben werden können (Hohmeier und Perthes).

Von allen Einwänden, die man gegen die Nagelextension erhoben hat, steht an erster Stelle die Infektionsgefahr. Ihre Bedeutung scheint allerdings etwas überschätzt worden zu sein. Hohmeier sah von seinen 18 Fällen nur in dreien vorübergehende Infektion leichteren Grades. Betonen möchten wir aber die Erfahrung von Manninger, der bei schwer infizierten Schussfrakturen öfters metastatische Abszessbildung im Nagelkanal erlebte. Es erscheint daher ratsam, von der Anwendung der Nagelextension in den schwer infizierten Fällen abzusehen. Zum Einschlagen der Nägel wird am besten eine Stelle gewählt, die nicht in der unmittelbaren Nähe der Fraktur liegt. So vermeidet man am sichersten die Verletzung eines benachbarten Gelenkes. Am meisten dafür geeignet ist das schon ursprünglich von Codivilla empfohlene Fersenbein.

Die anderen, nach der Nagelextension beobachteten Komplikationen, wie Lockerung der Nägel, Fistelbildung, mangelhafte Konsolidation der Fraktur, werden zu vermeiden sein, wenn man die Dauer der Nagelextension nicht zu lange ausdehnt. Nach spätestens 3 Wochen muss man die Nagelextension entfernen und sie durch eine andere Art der Extension oder einen Kontentivverband ersetzen.

g) Modifikationen der Nagelextension.

Von den zahlreichen Modifikationen der Nagelextension verdienen diejenigen am meisten Beachtung, die dasselbe Prinzip mit einer geringeren Knochenläsion zu verwirklichen trachten. Klapp extendiert mit einem 1 mm. dicken Bronzedraht, der durch den Calcaneus gezogen wird. Schmerz benützt für denselben Zweck seine den Tuchklemmen ähnlichen Klammern, die aus einem Stück starken Stahldrahts verfertigt sind. Bei ihrer Anwendung wird der Knochen beiderseits durch eine, auch das Periost durchdringende, kleine Inzision freigelegt. Bei Anlegung der Klammern bohren sich diese mit ihren scharfen Spitzen fest in den Knochen hinein. Ein Vorteil des Verfahrens ist ausser der geringen Knochenläsion, dass man es bei allen Knochenbrüchen, selbst bei denen der Finger und Metacarpalknochen, anwenden kann. Dagegen gibt Schmerz selbst an, dass die Klammern schon bei geringeren, 5—6 Kilo schweren Gewichten leicht ausreissen.

Eine vollkommene anatomische Einstellung der Fragmente erstrebt Kahleiss durch seine neue Methode. Der Patient wird dabei in einen besonderen Streckapparat gelegt und die Extremität durch Schraubenspindelkraft extendiert, die ihre Wirkung mittels zweier ins peripherische Fragment eingeschlagenen Nägel entfaltet. Das Bein wird nach vollständiger Beseitigung der Dislokation eingegipst. Auf diese Weise vereinigt dieses Verfahren die Vorteile des Extensions-Gipsverbandes und der Nagelextension.

Zusammenfassung. Fassen wir nun die Erfahrungen über die Behandlung der Oberschenkelfrakturen zusammen, so können wir feststellen, dass die richtigste Behandlungsmethode die Extension nach Bardenhauer ist, kombiniert mit Zuppinger'scher Semiflexion. Die Nagelextension und deren Modifikationen können bei richtiger Indikationsstellung in Ausnahmefällen Anwendung finden. Nach welcher Methode immer gearbeitet wird, die Oberschenkelfrakturen heilen, wenige Ausnahmen abgerechnet, mit Verkürzung, die umso grösser sein wird, je grösser der durch den Schuss gesetzte Knochendefekt ist und je später die Extremität in Extension gebracht wurde. Weitere Ursachen der Verkürzung sind frühzeitige, allzu radikale operative Eingriffe mit Entfernung der Bruchenden in grösserer Ausdehnung. Eine mehr oder weniger hochgradige Bewegungbeschränkung im Kniegelenk ist bei den im Gipsverband behandelten Oberschenkelfrakturen unvermeidlich. Bei der einfachen Heftpflasterextension kann sie durch frühzeitige systematische Gelenkübungen verhindert werden. Sehr ungünstig sind in dieser Beziehung Schenkelbrüche, die im unteren Drittel, in der unmittelbaren Nähe des Kniegelenks, ihren Sitz haben. Die Konsolidation der Fraktur erfolgt in der Regel bei allen Behandlungsmethoden. Pseudarthrosen kommen nur infolge zu grosser Dislokation der Fragmente oder durch Weichteilinterposition zustande, sind aber verhältnismässig selten. Von allen unseren Fällen haben wir nur einen gehabt, in dem der Knochen trotz 10 monatlicher Behandlung noch nicht solid war, dieser Fall steht aber noch in unserer Behandlung.

Behandlung der Unterschenkelfrakturen.

Während bei den Femurfrakturen befriedigende Resultate nur durch die Extensionsverfahren zu erreichen sind, sind bei den Unterschenkelfrakturen nur solche Fälle mit Streckverbänden zu behandeln, die mit beträchtlicher Verkürzung oder Dislokation verbunden sind. In allen anderen Fällen kommt man ganz gut mit den einfachen Schienenverbänden aus. Fälle, die infolge schwerer Infektion absolute Ruhigstellung erfordern, werden am besten in zirkulären,

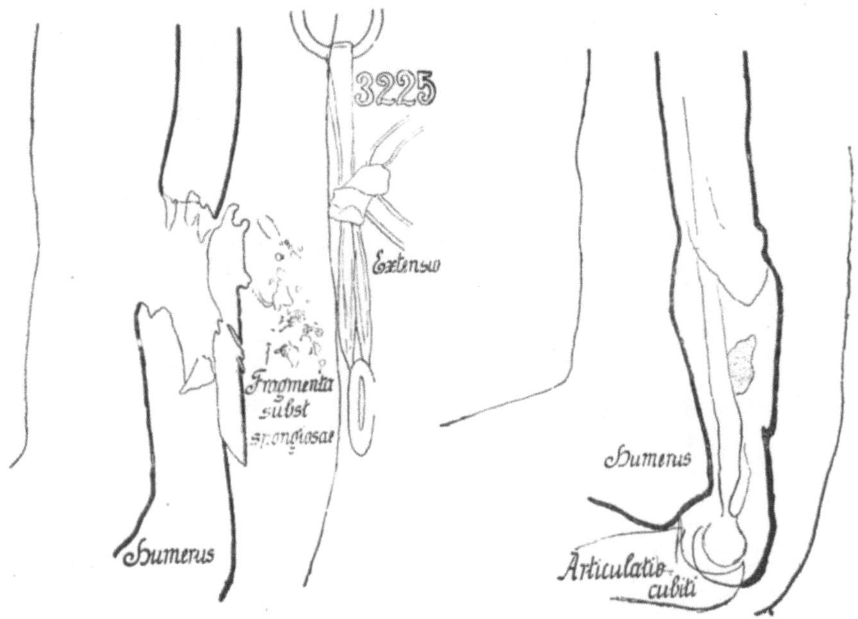

86. Fractura humeri mit grossem Knochendefekt. Extensionsbehandlung.

87. Dasselbe nach der Heilung.

gefensterten oder Brückengipsverbänden behandelt. Bei den letzteren muss man sich hüten, nicht übermässig grosse Fenster an der Hinterfläche der Wade auszuschneiden. Sonst kann es passieren, dass der Bruch infolge von Hintenüberfallen der Fragmente mit einer hässlichen Verkrümmung ausheilt.

Eine andere wichtige Forderung ist die rechtwinklige Einstellung des Fusses während der ganzen Behandlungsdauer, um Equinusstellung zu verhindern. Eine Kontraktur des Knöchengelenks in Spitzfussstellung macht das Gehen beinahe unmöglich und erfordert zur Korrektur sekundäre operative Eingriffe.

Behandlung der Oberarmfrakturen.

In der Behandlung der Oberarmbrüche sind wir auch überzeugte Anhänger der Extension, mit der in unserem Spital ausgezeichnete Erfolge erzielt wurden. Schienenverbände werden nur bei Brüchen mit grossen Weichteilverletzungen appliziert, die jede Art von Extension unmöglich machen. Diese Fälle behandeln wir in Gips- oder Drahtschienen, mit abduziertem Oberarm und rechtwinklig eingestelltem Ellbogengelenk. In der Mehrzahl unserer Fälle benutzten wir eine recht einfache und billige Extensionsschiene, die von Ernst Fischer konstruiert und von Manninger modifiziert wurde (Beschreibung siehe in der Verbandlehre). Diesen Apparat können wir für die Behandlung jeder Art von Oberarmfrakturen wärmstens empfehlen, speziell für Fälle mit grosser Dislocatio ad longitudinem. Die Stärke der Extension kann darin nach Belieben geregelt werden, da sie durch elastischen Zug bewirkt wird. Das Tragen der Schiene ist mit keinerlei Unannehmlichkeiten oder Schmerzen verbunden,

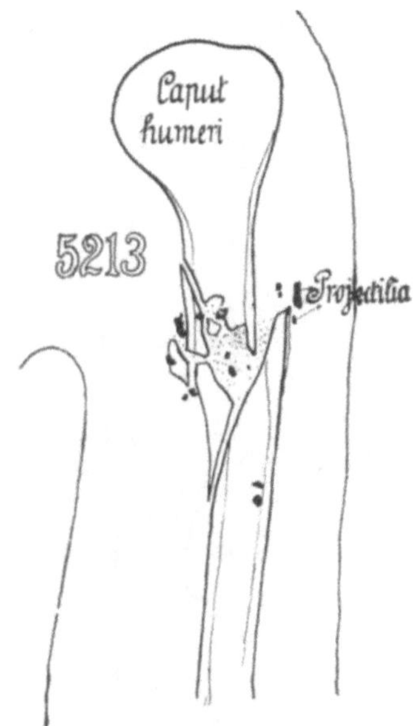

88. Splitterbruch des Humerus. Heilung in der Extensionsschiene ohne Dislokation.

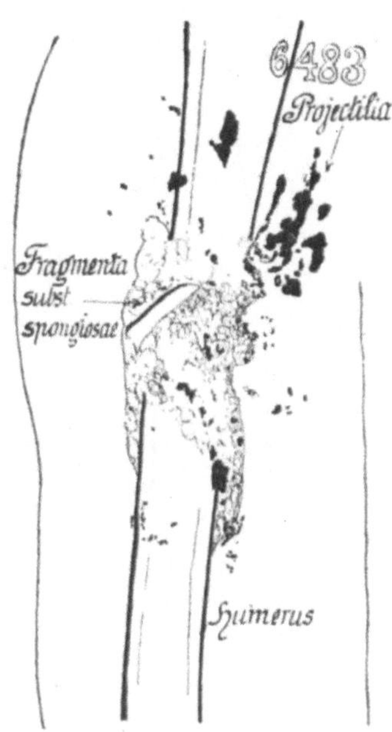

89. Trümmerschuss des Humerus. Konsolidation in Gipsschienenverbänden.

die Patienten können damit frei herumgehen, und — was besonders wichtig ist — die freie Beweglichkeit des Schultergelenks ist von vornherein gesichert. Die von anderer Seite empfohlenen, nach dem Prinzip des Middeldorpfschen Triangels ausgedachten Extensionsapparate (z. B. das von Schmerz modifizierte Hacker-sche Extensionstriangel) sind weniger einfach und wegen der starken Abduktion des Oberarmes nicht so bequem zu tragen. Weiterhin ist in allen diesen Apparaten das Schulter- und Ellbogengelenk zu längerer Unbeweglichkeit verurteilt. Nach unseren Erfahrungen erfolgt die Konsolidation in der Fischerschen Extensionsschiene in der überwiegenden Mehrzahl der Fälle in 4—6 Wochen, die funktionellen Resultate sind tadellos, eine Ankylose des Schultergelenks haben wir in keinem einzigen Falle erlebt. Bei 59 so behandelten Fällen trat immer volle Konsolidation ein, mit Ausnahme von 5 Fällen, die während der Behandlung in ein anderes Spital transferiert worden sind.

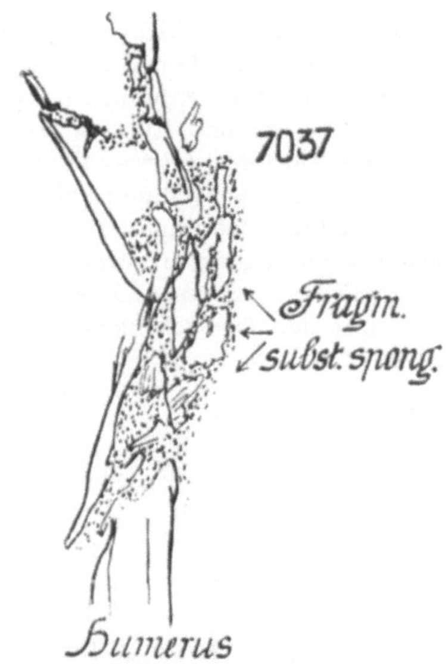

90. Trümmerschuss des Humerus mit vielen Splittern. Behandlung mit Extensionsschiene. Volle Konsolidation.

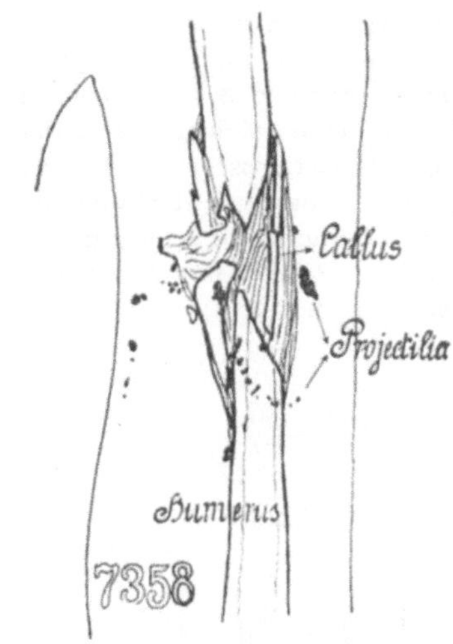

91. Knöchern geheilte Schmetterlingsfraktur des Humerus. Behandlung mit Extensionsschiene.

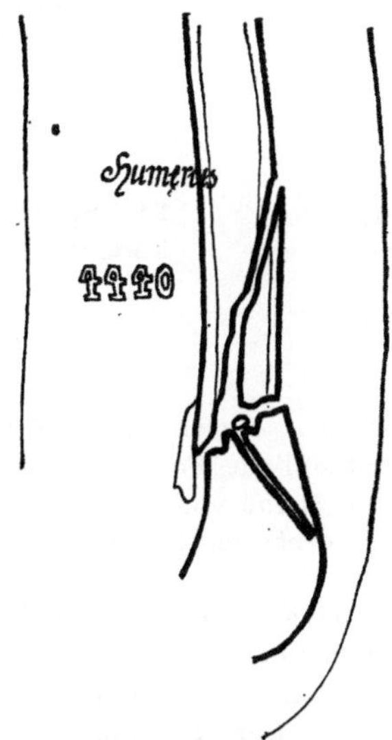

92. Fractura humeri. Halbschmetterlingsfigur. Radialislähmung. Nach Behandlung in der Extensionsschiene Konsolidation. Nervennaht des n. radialis mit vollem Erfolge.

Eine dem Fischer-schen Verfahren in mancher Beziehung ähnliche und sehr praktische Methode wurde auch von W i l d t für die Behandlung von Oberarmschussfrakturen empfohlen.

Zirkuläre Gipsverbände wenden wir bei Oberarmfrakturen nicht gern an. Um wirksam zu sein, müssen solche Verbände den ganzen Thorax umfassen. Das ist wiederum für den Kranken unbequem, weil es die freien Athmungsexkursionen behindert. Die unbewegliche Fixierung des Schulter- und Ellbogengelenkes kann schon in 3—4 Wochen zu irreparablen Kontrakturen führen. Vielfach sahen wir nach solchen Verbänden hochgradige Atrophie des Deltamuskels mit schwerer Funktionsstörung. Eine absolut starre Fixation der Oberarmschussbrüche ist ja nicht nötig, nicht einmal in den schwer infizierten Fällen, da erfahrungsgemäss die nach Oberarmschüssen auftretenden Infektionen einen milderen Verlauf zeigen. Eine Analogie in dieser Beziehung mit den Oberschenkelbrüchen besteht also nicht.

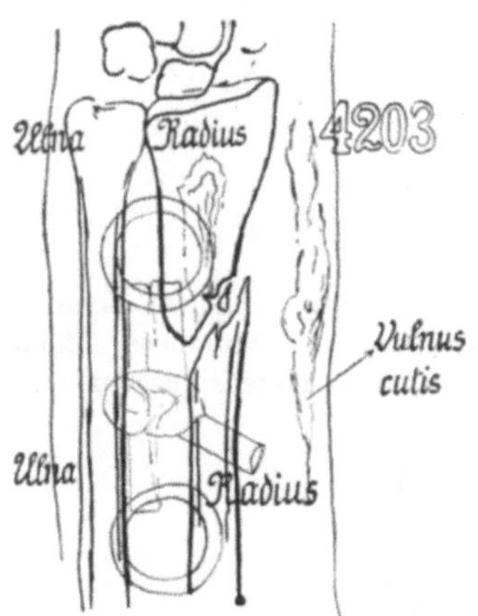

93. Splitterbruch beider Unterarmknochen. Heilung unter Extensionsbehandlung.

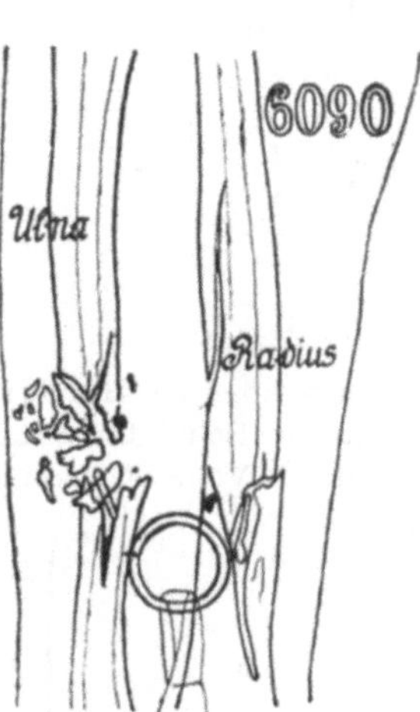

94. Splitterbruch beider Unterarmknochen in Extensionsverband konsolidiert.

Verbände bei Oberarmbrüchen dürfen Handgelenk und Finger nicht mitfassen. Dies ist eine selbstverständliche Forderung und wäre kaum der Erwähnung wert. Wir sahen aber eine Reihe von nicht mehr gutzumachenden Fingersteifigkeiten, verursacht durch Verbände, die bis zu den Fingerspitzen und noch darüber hinaus reichten.

Mit recht gutem Erfolge können in der Extensionsschiene nach Fischer auch Frakturen der Unterarmknochen behandelt werden, die mit grösserer Dislokation einhergehen. In solchen Fällen kombinierten wir das Verfahren mit der Zwirnhandschuh-Mastisolextension (die Technik s. i. Verbandlehre). Im allgemeinen wird jedoch bei den Unterarmbrüchen selten eine Extension notwendig sein, da bei ihnen die gebräuchlichen Schienenverbände fast ausnahmslos genügen.

Finger und Metakarpalfrakturen.

Dagegen haben wir bei den Brüchen der Phalangeal- und Metakarpalknochen wieder mit Vorliebe Streckverbände angelegt. Ihre Technik beschreibt Manninger in einem anderen Kapitel dieses Buches. Bei der grossen Anzahl und Wichtigkeit dieser Brüche verdiente ihre Behandlung wohl etwas mehr Beachtung.

Nach schlecht geheilten Fingerfrakturen sieht man nur allzu häufig schwere Funktionsstörungen. Die Wichtigkeit der Extensionsverbände wird daher auch für diese Brüche immer mehr betont. Schmerz extendiert mit seinen oben beschriebenen Klammern. Oppenheim empfiehlt dafür Hülsen aus Korbgeflecht (Mädchenfänger) die beim Zug dem Gliede eng anliegen.

Dreieckiges Tuch.

Einer der grössten Fehler in der Behandlung sämtlicher Brüche der oberen Extremität, den ich nicht unerwähnt lassen darf, besteht in der zu langen Anwendung des dreieckigen Tuches. Seine Entfernung ist dringend angezeigt, sobald sie ohne Schaden geschehen kann. Andernfalls bleiben die verhängnisvollen Folgen nicht aus, die Vulpius in dem Symptomenkomplex des Mitellaarmes beschrieben hat. In den schwersten Fällen sehen wir Abduktion und Innenrotation des Oberarms, Atrophie der Schultermuskulatur und Kontrakturen des Schulter- und Ellbogengelenkes, Ankylose in den Hand- und Fingergelenken.

Komplikationen.
a) Schwere Infektion.

Es bleibt noch übrig, einiges über die Komplikationen zu sagen, die im Laufe der Frakturbehandlung auftreten können. Die wichtigste von ihnen ist wieder die Infektion, mit deren Gefahr während der ganzen Behandlungsperiode zu rechnen ist. Die schweren, durch anaerobe Bakterien erzeugten Infektionen sieht man in den Heimatlazaretten glücklicherweise ziemlich selten. Von allen unseren Fällen sahen wir nur bei zweien eine schwere, auf den ganzen Oberschenkel sich erstreckende subfasziale Gasphlegmone. In dem einen Falle fiel der Patient der übermächtigen Infektion in 48 Stunden zum Opfer, im anderen gelang es durch unverzüglich ausgeführte Amputation sein Leben zu retten.

Schwere, septische Infektionen, die mit hohen Temperaturen, Schüttelfrösten etc. einhergehen (Streptokokken-Infektionen), erheischen gleichfalls rasche und energische Eingriffe. Eine breite, alle Taschen eröffnende Spaltung des Schusskanals und Beseitigung der Eiterretention werden meistens von Erfolg gekrönt sein. Besonders tückische Infektionen kann man bei Schussfrakturen erleben, bei denen eine kleine Ein- und Ausschussöffnung besteht. Ein trauriges, aber lehrreiches Beispiel sahen wir in unserem 9275. Falle. Der Patient kam in einem tadellosem Gipsverband, fieberfrei und mit gutem Allgemeinbefinden in unsere Behandlung. Seit der Verletzung waren 28 Tage verstrichen. Beide Öffnungen des Schusskanals waren erbsengross, ohne jede Reaktion, fast vollständig verheilt. 14 Tage nach der Spitalaufnahme traten plötzlich Schüttelfrost und hohes Fieber auf. Aus der Ausschussöffnung sickerte ein wenig Eiter, ihre Umgebung war etwas gerötet. Nach ihrer Erweiterung fanden wir eine mächtige, mit aashaft stinkendem, Knochensplitter und Projektilreste enthaltendem Eiter gefüllte Zertrümmerungshöhle. Die Eiterung erstreckte sich weit in die Muskelinterstitien. Trotz breitester und rücksichtslosester Eröffnung und Ausräumung der Wunde konnten wir den Patienten nicht mehr retten. Der Exitus erfolgte in 24 Stunden, unter den Symptomen einer foudroyanten Sepsis.

b) Lokale und progrediente Eiterungen.

Weniger alarmierend sind Eiterungen, die eine lokale Ursache haben. In günstigen Fällen verläuft der Prozess fieberlos, mit mässiger Eiterung. Sie versiegt nach Ausstossung von einigen Knochensplittern, worauf vollständige Heilung erfolgt.

Bei langdauernden und zeitweise fieberhaften Eiterungen ist immer an ausgedehntere Knochennekrose zu denken. In hartnäckigen Fällen, mit profuser und fötider Eiterung muss man sich zu einem grösseren Eingriff entschliessen, mit Freilegung der Frakturstelle und Entfernung ev. schon gelöster Sequester.

Wenn bei putrider Infektion die Spongiosa eine schmutzigbräunlich-grüne Verfärbung zeigt, kann die Resektion der Fragmente in grösserer Ausdehnung versucht werden (Payr). Bei progredienten, in den Muskelinterstitien fortkriechenden, jeder Behandlung trotzenden Eiterungen darf nicht zu lange mit der Amputation gewartet werden. Nach Sekundärinfektion der Nachbargelenke werden manche Patienten rasch dahingerafft. Die Amputation ist auch dann angezeigt, wenn trotz geringem Fieber oder ganz afebrilen Temperaturen die Pulsfrequenz andauernd hoch bleibt, die Eiterung profus und durch kein Mittel zu beseitigen ist und wenn der Kranke alle Zeichen des fortschreitenden Verfalls aufweist.

Amputation

Überhaupt dürfen wir in dem Bestreben, Extremitäten nach Möglichkeit zu erhalten, nicht zu weit gehen. Ausser den geschilderten schweren Infektionen gibt es noch eine Reihe von Fällen, wo die Zweckmässigkeit der Amputation auf der Hand liegt. Das sind Fälle von Schussfrakturen, bei denen trotz langdauernder Behandlung keine Konsolidation erfolgt, die

Extremität hochgradig atrophisch und deformiert ist und wo sich immer neue Fisteln ohne jede Heilungstendenz bilden. In diesen und ähnlichen Fällen wird der Patient selbst nach erfolgter Heilung, wenig Freude an seiner gänzlich unbrauchbaren Extremität haben. Er ist viel besser daran, wenn er nach rechtzeitig ausgeführter Amputation eine gute Prothese bekommt. Selbstredend bezieht sich das nur auf die untere Extremität, weil die schlechteste obere Extremität noch immer mehr Wert hat als eine Prothese.

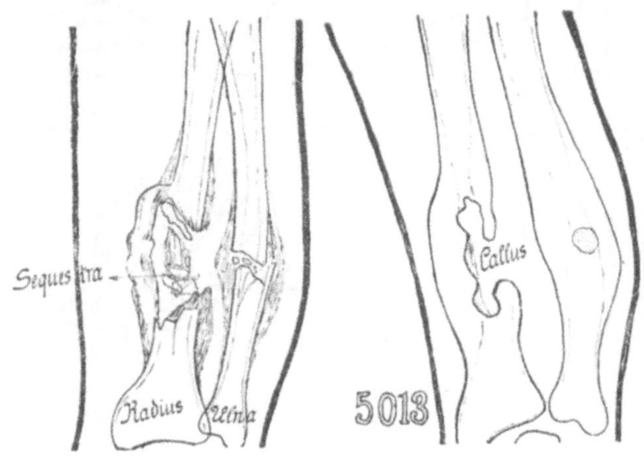

95. Fractura antebrachii. Brückenkallus. Centraler Sequester.

96. Dasselbe nach vollständiger Heilung und Entfernung des Sequesters.

Von 884 Schussfrakturen waren wir im ganzen in 9 Fällen zur Amputation gezwungen. Wir machten 4 mal die Oberschenkel-, 3 mal die Unterschenkel- und je einmal die Oberarm- und Unterarmamputation. Die Indikation wurde in 3 Fällen durch kolossale, Knochen- und Weichteile vollständig zerstörende Verletzungen mit schweren septischen Symptomen gegeben. Je einmal amputierten wir infolge von Gasphlegmone und Tetanus. Im Falle von Gasphlegmone wurde die Amputation 48 Stunden, in dem Tetanusfalle 5 Tage nach der Aufnahme ausgeführt. In beiden erfolgte Heilung. Im Tetanusfalle ergab sich die Notwendigkeit der Amputation, abgesehen von der sehr schweren Verletzung des Unterarmes, aus dem Umstande, dass die Tetanussymptome trotz energischer Antitoxinbehandlung keine Besserung zeigten. In einem Falle von schwer infizierter alter Oberschenkelfraktur zwangen uns häufig rezidivierende septische Nachblutungen zur Amputation. Die Ursache der Amputation war in einem weiteren Falle hochgradige Zerstörung des unteren Unterarmdrittels mit vollständiger Gangrän der Hand,

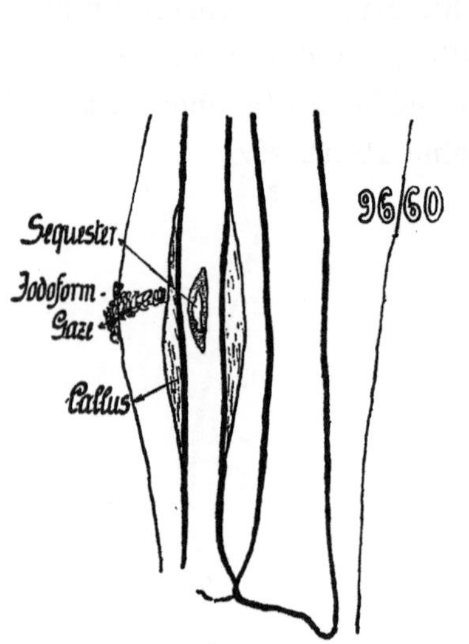

97. Geheilte Ulnafraktur mit centralem Sequester.

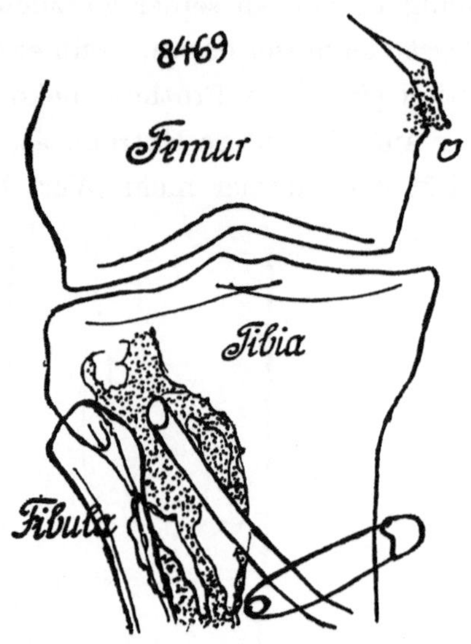

98. Knochenabscess im Tibiakopfe.

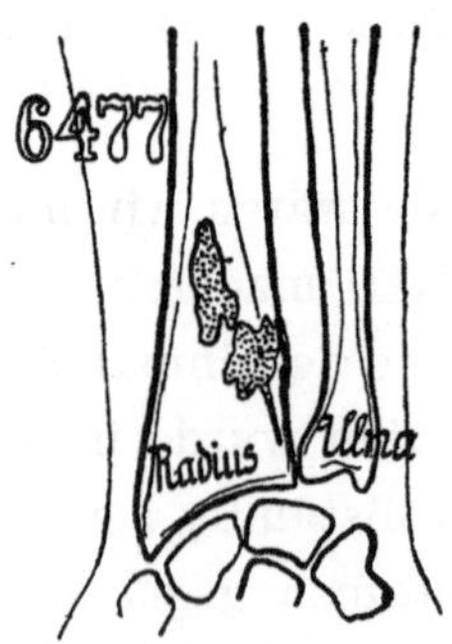

99. Radiusfraktur mit mehreren Sequestern.

in 2 Fällen chronische Osteomyelitis mit Bildung zahloser Fisteln, endloser Eiterung und drohendem Kräfteverfall des Kranken. Von den 9 amputierten Fällen verloren wir nur einen, 10 Tage post operationem, infolge doppelseitiger fibrinöser Pneumonie.

Fistelbildung. Die definitive Heilung der infizierten Schussfrakturen wird vielfach durch Fistelbildung verzögert. Die Ursache

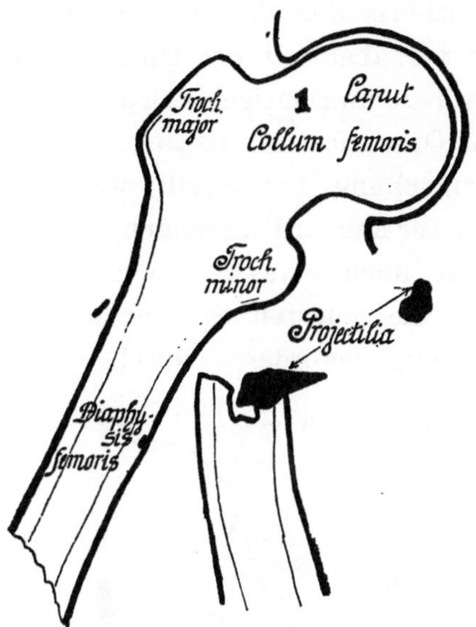

100. Fractura femoris. Hochgradige Dislocatio ad axin et ad latus. 6 cm. Verkürzung.

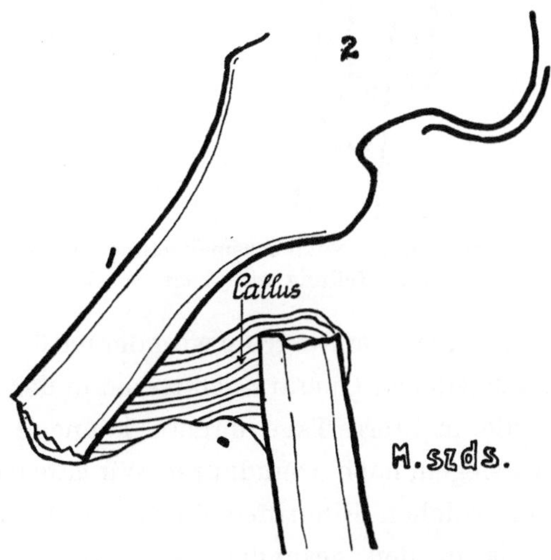

101. Dasselbe nach knöcherner Vereinigung. Die Dislokation ist noch grösser als auf dem ersten Bild.

ist meistens Nekrose der von Periost entblössten Knochensplitter oder Absterben des Knochens in grösserer Ausdehnung, infolge chronisch traumatischer Knochen- und Knochenmarkentzündung.

Ein spontaner Verschluss der Fisteln ohne jeden Eingriff erfolgt nur selten. Wollen wir aber mit der Operation wirklichen Nutzen stiften, so müssen wir sie im richtigen Zeitpunkt ausführen. In jedem Falle muss vor der Operation die Ursache der Fistelbildung durch radiologische Untersuchung festgestellt werden. Vor vollendeter Demarkation darf unter keinen Umständen operiert werden. Perthes empfielt sogar noch etwas länger zu warten, da nach seiner Meinung der durch die gelösten Splitter ausgelöste entzündliche Reiz die Kallusbildung befördert. Durch verfrühte, die Lösung

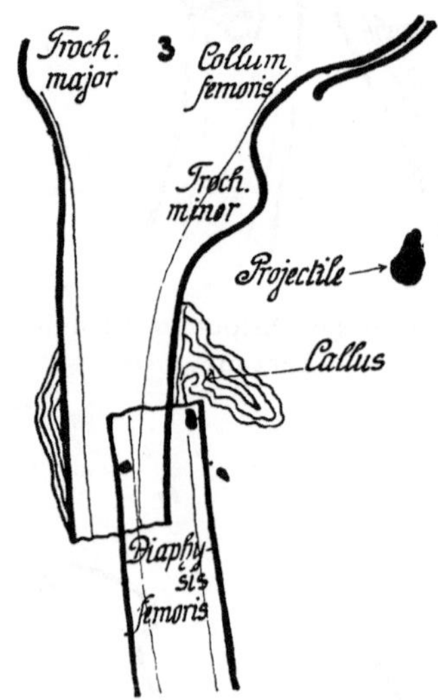

102. Endresultat nach Osteotomie. Nach Ausmeisselung der Kalusmasse Extensionsgipsverband. Heilung mit 3 cm. Verkürzung.

der Sequester nicht abwartende Eingriffe wird der natürliche Heilungsprozess gestört. Nach solchen Operationen treten in der Regel Fieberbewegungen auf, die mehrere Tage dauern können: die Eiterung wird, anstatt zu versiegen, noch abundanter. Wir haben den Eindruck gewonnen, dass bei solchen Eingriffen durch zu starke Benützung des scharfen Löffels in den gesunden Knochenpartien oberflächliche Nekrosen erzeugt werden. Beachtenswert ist ein Vorschlag von Klapp. Er empfiehlt die sog. physiologische Sequesteroperation ohne Auslöffelung der Granulationen nach Entfernung der abgestorbenen Knochensplitter. Die Granulationen, welche die Wandung der Sequesterhöhle austapezieren, bilden gewissermassen einen Schutzwall. Schonung der Granulationen verhindert die postoperativen Temperatursteigerungen, die lokale Reaktion und Nekrosenrezidive.

Ist die Fistelbildung durch chronische Osteomyelitis bedingt, dann soll man nicht zögern, die Knochenhöhle breit aufzumeisseln und das infizierte Mark auszuräumen.

Trotz aller möglichen Eingriffe am Knochen kann es vorkommen, dass die Fisteln hartnäckig weiter bestehen und sich nicht

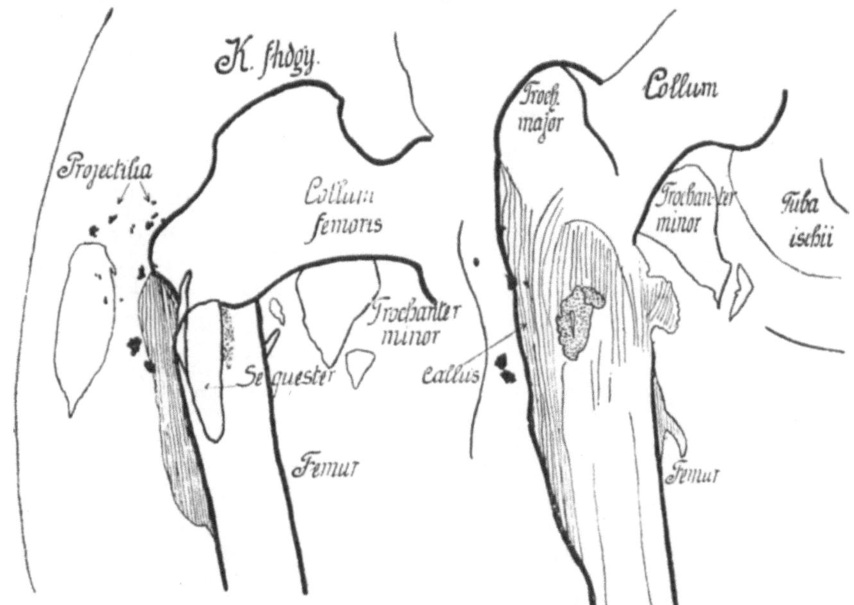

103. Deform geheilte Oberschenkelfraktur. Schwache Kallusbildung.

104. Endresultat. Nach Infraktion des schwachen Kallus Schraubenextension und Gipsverband. Verkürzung = 0.

schliessen wollen. Die Ursache liegt meistens darin, dass infolge der langwierigen Eiterung und Narbenbildung starrwandige Höhlen entstehen, die einer weiteren Schrumpfung nicht mehr fähig sind. Der Verschluss solcher Fistelgänge kann dadurch erreicht werden, dass man sie in ganzer Ausdehnung spaltet und in die so entstandene Wunde einen der Nachbarschaft entnommenen Muskellappen hineinlegt.

In den hartnäckigsten Fällen sind Versuche mit protrahierten Bädern, mit offener Wundbehandlung, mit Helio- und Quarzlampentherapie am Platze. Mit der letzteren haben wir günstige Erfahrungen gemacht. In den meisten Fällen versiegte die Eiterung schon nach 2—3 Bestrahlungen, an die Stelle der schwammigen Granulationen trat frische, gesunde Körnchenbildung. Über die Erfolge der Heliotherapie können wir uns noch nicht äussern. In neuester Zeit haben wir eine grössere Anzahl unserer Patienten, speziell solche mit chronischen Fisteln, dieser Behandlung unterzogen, ihre Dauer

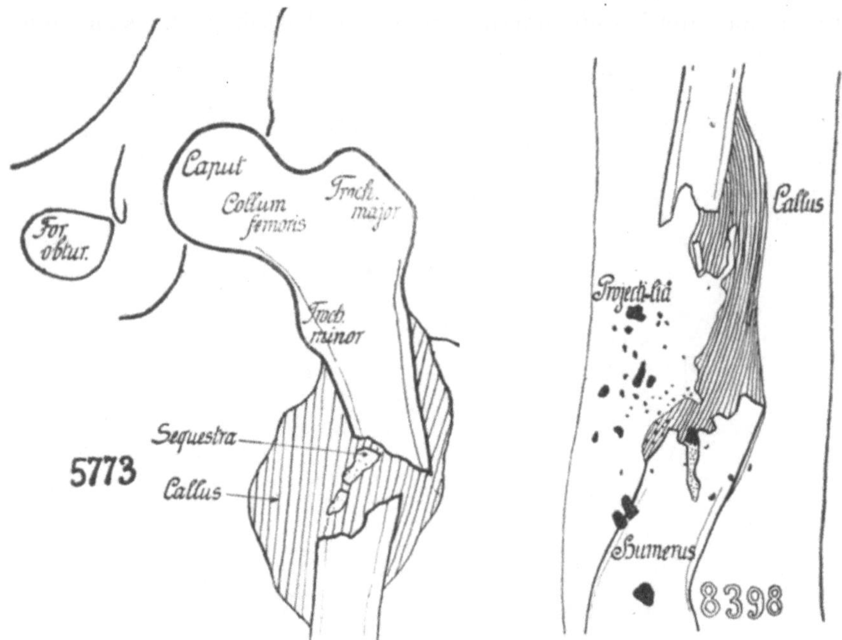

105. Geheilte alte Oberschenkelfraktur. Kallus luxurians.

106. Humerusfraktur mit grossem Knochendefekt. Brückenkallus.

ist aber noch zu kurz, um über die Ergebnisse Näheres berichten zu können.

Deformitäten. Zu den Komplikationen der Schussfrakturen gehören noch die Heilungen mit grossen Deformitäten und die Störungen der Kallusbildung. Bei ersteren muss die operative Korrektur der Deformität ausgeführt werden, die aber immer erst nach vollendeter Wundheilung und dann vorzunehmen ist, wenn man die Gefahr der rezidivierenden Infektion ausschliessen kann. Zu grösster Vorsicht mahnt der Umstand, dass trotz vollständig vernarbter Wunde der Knochen noch nach Jahresfrist kleine Granulationsherde und Abszesse beherbergen kann. Wir müssen also Perthes' Vorschlag sehr beherzigen, eine operative Korrektur nie früher als 3 Monate nach Abschluss der Heilung vorzunehmen. Findet man bei der Operation noch Eiter, dann begnüge man sich mit der Spaltung und Ausräumung des Abszesses, verschiebe aber die Knochenoperation auf einen späteren Zeitpunkt.

Bezüglich der Wahl der Operationsmethode ist zu bemerken, dass bei starker Kallusbildung nur blutige Methoden einen Erfolg

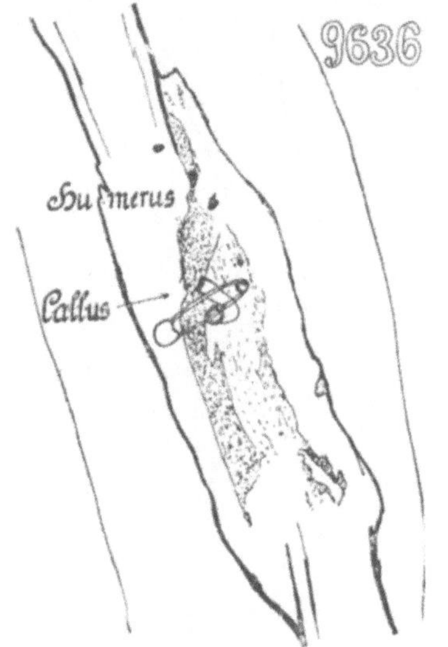

107. Humerusfraktur mit spindelförmigen Kallus und centralem Abscess.

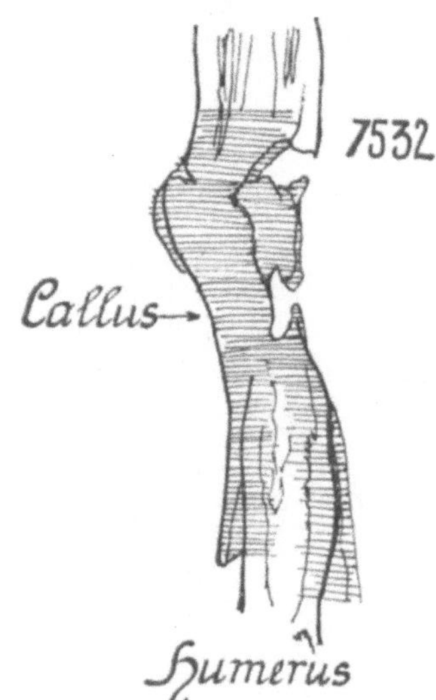

108. Brückenkallus.

versprechen. Nach Freilegung der Frakturstelle ist die lineare oder keilförmige Osteotomie auszuführen, mit nachfolgender Naht der Fragmente oder ohne sie. Ist die Kallusbildung noch mangelhaft, dann gelingt manchmal die Refraktur des Bruches und die Korrektur der Deformität im Extensionsapparat ohne jeden sonstigen Eingriff.

Abbildung 103 demonstriert eine mit hochgradiger Winkelstellung geheilte Oberschenkelfraktur, die wir ursprünglich auf blutigem Wege zu korrigieren beabsichtigten. Patient wurde auf den Extensionsapparat gelagert und narkotisiert. Der schwache Kallus brach schon nach 1—2 Drehungen der Schraube ein, die weitere Beseitigung der Dislokation erfolgte mit einfacher Extension, fast ohne Widerstand. Das Resultat ist auf Abbildung 104 sichtbar.

Störungen der Kallusbildung.

Unter den Störungen der Kallusbildung beobachten wir mangelhafte, verzögerte und vollständig ausbleibende Konsolidation. Die ersten beiden beanspruchen keine besonderen therapeutischen Massnahmen. Wichtig ist die Kontrolle der Kallusbildung durch die radiologische Untersuchung.

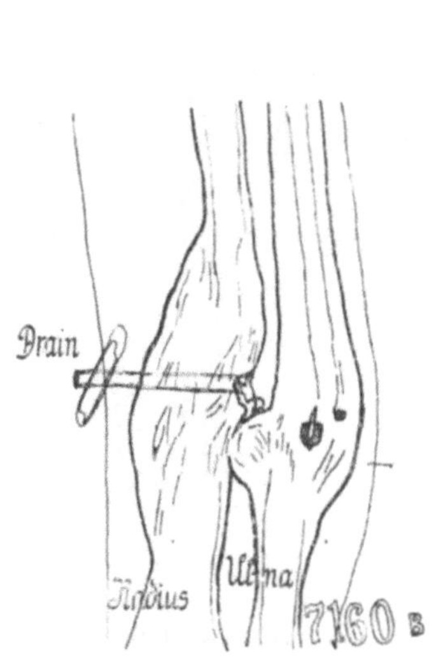

109. Geheilter Unterarmbruch mit starker Kallusbildung und Verwachsung beider Knochen.

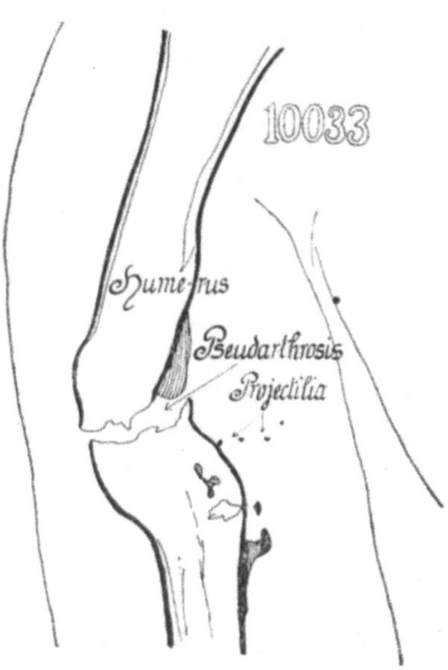

110. Pseudarthrose des Humerus.

Zeigt das Röntgenbild mangelhafte Kallusbildung, so wird die Benützung der Extremität nicht gestattet. Frühzeitige Belastung der unteren Extremität bei elastischem Kallus kann leicht zu Verkrümmungen führen. Wir lassen daher alle Frakturpatienten nach vollendeter Heilung und Entfernung der Extension noch 2—3 Wochen ruhig liegen. Eine Refraktur des schon konsolidierten Knochens ist von uns sowie von anderen öfters beobachtet worden. Die Ursache dieser Erscheinung wird von manchen in der nicht aseptischen Heilung gesucht (Holländer).

Pseudarthrosen. Über die Häufigkeit der Pseudarthrosen sind die Ansichten noch geteilt. Nach Payr und Perthes kommen sie verhältnismässig selten, nach Gulecke häufiger vor als in der Friedenszeit. Nach unseren Erfahrungen ist die Zahl der Pseudarthrosen nach Schussfrakturen auffallend gering im Verhältniss zur kolossalen Anzahl der Schussbrüche.

Von 884 Schussfrakturen sahen wir Pseudarthrose insgesamt in 14 Fällen. Davon entfielen 8 auf den Ober-, 4 auf den Unterarm,

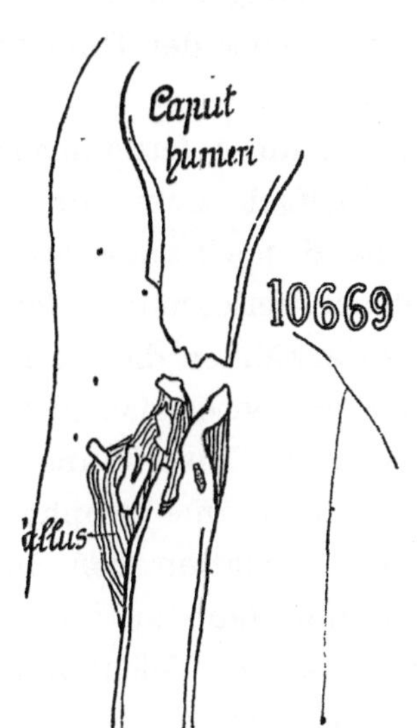

111. Pseudarthrose des Humerus.

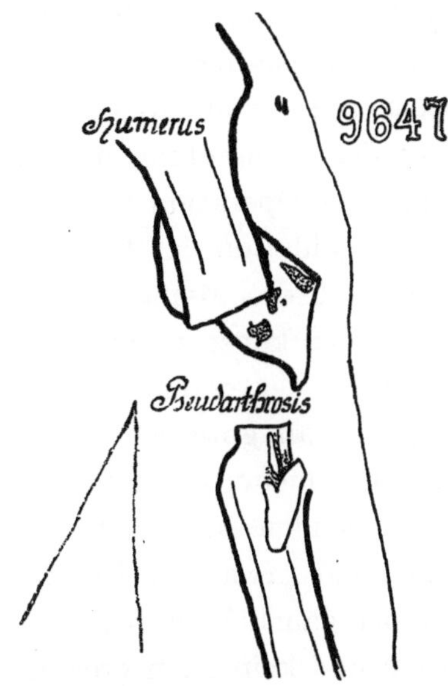

112. Pseudarthrose nach Humerusfraktur.

1 auf den Ober- und 1 auf den Unterschenkel. Im Laufe unserer Behandlung entwickelten sich nur 3 Pseudarthrosen, die übrigen kamen schon mit ausgebildeter Pseudarthrose ins Krankenhaus.

Die Ursache der Pseudarthrosenbildung ist meistens die grosse Diastase zwischen den Fragmenten infolge der ausgedehnten Knochenzerstörung oder aber Weichteilinterposition. Eine unzweckmässige Behandlung kann auch der Entwicklung einer Pseudarthrose Vorschub leisten, speziell die gewaltsamen, Knochen und Periost nicht schonenden Eingriffe.

Ob die Extensionsbehandlung eine besondere Rolle unter den Entstehungsursachen der Pseudarthrose spielt (G u l e c k e), muss dahingestellt werden. Von unseren mit Extension behandelten Fällen, und deren Zahl ist sehr gross, heilte kein einziger mit Pseudarthrose aus.

Die Funktion der mit einer Pseudarthrose behafteten Extremität leidet in verschiedenem Masse. Während bei den Ober- und Unterschenkelbrüchen der Mangel der Konsolidation gleichbedeutend ist mit der vollständigen Unbrauchbarkeit der Extremität, sehen wir bei Pseudarthrose des Oberarmknochens häufig eine auffallend gute Leistungsfähigkeit, bei Pseudarthrose nur eines der Unterarmknochen sogar volle Arbeitsfähigkeit eintreten.

In der Behandlung der Pseudarthrose ist unser Grundprinzip, uns mit der Operation nicht zu übereilen. Vielfach sahen wir, dass eine Konsolidation der Fraktur im Gipsverband noch ausserordentlich spät, 10—12 Monate nach stattgefundener Verletzung, erfolgte.

Von den konservativen Verfahren ist zu erwähnen die Methode von B i e r, der empfahl, Blut zwischen die Fragmente einzuspritzen. B e r g e l sah gute Erfolge nach subperiostaler Einspritzung von steriler Fibrinemulsion. Beide Methoden kann man auch prophylaktisch anwenden in Fällen, wo wir eine Konsolidation von vornherein nicht erwarten. Ein Erfolg ist aber nur dann zu erhoffen, wenn bei gänzlich aseptischen Verhältnissen keine Weichteilinterposition und kein allzu grosser Knochendefekt besteht.

Von den operativen Heilmethoden der Pseudarthrose verspricht am meisten Erfolg die freie Knochentransplantation. Sie wird nach G u l e c k e s Vorschlag am besten durch laterale Apposition eines der Tibia entnommenen periostbedeckten Knochenspanes ausgeführt. Conditio sine qua non für den Erfolg jeder Transplantation ist ein vollkommen aseptisches Operationsgebiet. Das richtige Verfahren ist also, mindestens 6—8 Wochen nach erfolgter Wundheilung mit der Transplantation zu warten und nur dann zu operieren, wenn durch die Röntgenuntersuchung Sequesterbildung auszuschliessen ist. Zu lange mit der Operation zu zögern, ist deshalb nicht ratsam, weil inzwischen die Bruchenden stark atrophisch werden.

Von anderen Verfahren ergeben günstige Resultate die Knochenbolzung, die wir gleichfalls in mehreren Fällen mit gutem Erfolge erprobt haben, und die Einhüllung der Fragmente mit frei transplantierter Knochenhaut. Von der einfachen Knochennaht sahen wir nie ein positives Resultat; dasselbe wird auch von anderer Stelle berichtet.

Resultate. Zum Schluss einen kurzen Überblick über die Endresultate der von uns behandelten Schussfrakturen:

Von 884 Frakturpatienten verloren wir im ganzen 7. Dies entspricht einer Mortalität von nicht ganz 0.8%. Das Resultat ist noch günstiger, wenn von den 7 Fällen einer eliminiert wird, in dem der Tod durch eine von der Fraktur ganz unabhängige Erkrankung verursacht wurde.

Die Mehrzahl der letal ausgegangenen Fälle, von 7 Fällen 5, waren Oberschenkelfrakturen. Bei diesen ist also die Gesamtmortalität 7.5%. Die Todesursache war in einem Falle foudroyante Gasphlegmone, in den 4 anderen Fällen durch Infektion der Nachbargelenke entstandene Sepsis bezw. Pyämie.

Geheilt und dienstfähig entlassen sind 169, also 19% aller Fälle. Das grösste Kontingent der dienstfähig Entlassenen bilden die Patienten, die Hand- und Fingerknochenfrakturen gehabt haben, mit 25%, das kleinste die Oberschenkelfrakturen mit 3%.

Bei der Beurteilung dieser Resultate darf man nicht ausser Acht lassen, dass 559, d. i. 62% aller Patienten, noch vor beendeter Heilung in andere Spitäler transferiert worden sind. In Wirklichkeit muss also die Ziffer der Dienstfähigen bedeutend höher sein.

In den obigen Ausführungen war ich bemüht, ein möglichst treues Bild über den heutigen Stand unserer Kenntnisse von den Extremitätenschussfrakturen zu geben und es durch eigene Erfahrungen zu ergänzen. Waren unsere Resultate von denen ich Bericht zu erstatten hatte, auch nicht glänzend, so können wir doch mit Genugtuung sagen: sie waren die denkbar besten unter den obwaltenden Verhältnissen.

Die Resultate der Frakturbehandlung immer mehr zu vervollkommnen, ist eine der schönsten und schwierigsten Aufgaben der Kriegschirurgie. Die Verwirklichung dieser Aufgabe kann nur durch gewissenhaftes Zusammenarbeiten aller Chirurgen und durch eine objektive Darlegung ihrer Erfahrungen ermöglicht werden.

Hat dieses bescheidene Referat ein klein wenig zur Erreichung des gemeinsamen Zieles beigetragen, so war meine Arbeit nicht ganz überflüssig.

Literatur.

ALEXANDER: Beitr. z. den Schussfrakturen des Oberschenkels. Berl. kl. W. 1915. No. 32.

— Apparate z. Verhütung der Spitzfusstellung etc. M. m. W. 1915. No. 47.

ANGERER: Zur Behandl. d. Oberschenkelfraktur. M. m. W. 1915. 12.

ANKER u. MOSSE: Der Gipsverband bei Oberarmfrakturen. D. m. W. 1915. No. 51.

ANSINN: Zur Behandl. der Schussfrakt. der langen Röhrenknochen etc. Bruns Beitr. 97. Heft 1.

— Streckverbandapparat mit automat. Bewegungen durch Wasserdruck. Centralbl. f. Chir. 1916. No. 16.

— Streckverbandapparate mit passiven u. automat. Gelenkbewegungen. Bruns Beitr. 97. Hft. 5.

— Schussfrakt. der langen Röhrenknochen. Beitr. z. klin. Chir. XCVII. Hft. 1.

AXHAUSEN: Zur Versorgung d. Schussverletzungen der Extremitäten. D. m. W. 1915. Nr. 22.

— Op. Behandl. hartnäckiger Knochenfisteln. Ther. Monatshefte 1916. 2—3.

BAGINSKY: Die Behandl. der Extremit.-Fraktur. bei Kriegsverletzten. Stuttgart 1915.

BAMBERGER: Z. Behandl. des kompl. Unterschenkelbruchs. M. m. W. 1915. F. B. 46.

BARDENHEUER—GRÄSSNER: Die Beh. der Frakturen. Ergebn. f. Chir. und Orth. 1915.

BERGEL: Die Behandl. der verzögerten Callusbildung und der Pseudarthrosis etc. Berl. kl. W. 1916. No. 2.

BEYER: Zur Behandl. d. Oberschenkelschussfraktur. M. m. W. 1915. Feldärzt. Beil. 40.

BÖCKER: Über Schussfrakt. langer Röhrenknochen etc. Med. Kl. 1915. No. 43.

BORCHERS: Die Behandl. der Oberarmschussbrüche mittelst Extensionstriangel M. m. W. 1915. F. B. 32.

BRAATZ: Über Knochenbruchbehandlung. Med. Klin. 1915. N. 46.

BRENTANO: Die Behandl. der Knochen u. Gelenkschüsse. D. m. W. 1914. Nr. 37.

BRIX: Der erste Verband bei hochs. off. Oberarm- u. Oberschenkelbrüchen. M. m. W. 1915. F. B. 50.

BRUNN: Z. Kriegschir. d. Gliedmassen. D. m. W. 1915. 36.

BURK: Z. Beh. der Oberarmbrüche mit Triangelextension. Med. Klin. 1915. 45.

BUSALLA: Über schnell improv. Schienenverbände etc. Med. Klin. 1915. 50.

DANIELSEN: Z. Behandl. der Oberschenkelschussbrüche Münch. m. W. 1915. F. B. 12.

DANZIGER: Zur Behandl. d. Oberschenkelschussfrakturen im Felde. M. m. W. F. B. 1916. 13.
DENK: Z. Klin. und Ther. der infiziert. Knochen- u. Gelenkschüsse. W. kl. W. 1915. 26.
ELS: Über die Schussfrakt. lang. Röhrenknochen etc. M. m. W. 1915. F. B. 5—6.
ENGELHARDT: Innenschiene b. Oberarmbruch. D. m. W. 1915. 35.
ESLESS: Annals of Surgery 1915. Nr. 3.
EWALD: Über Nachteile der Steinmannschen Nagelextension. Centralbl. f. Chir. 1914. 14.
EXNER: Kriegschir. in den Balkankriegen 1912—13.
FARAGÓ: Lövési csontsérülésekről. Gyógyászat 1915. 21—22.
FELDMANN: Stützverbände f. die Extr. Münch. m. W. 1916. F. B. 10.
FINK: Über Klammerung als Methode z. Coapt. etc. Zentralbl. f. Chir. 1914. 13.
FÖDERL u. FISCHEL: Fixation u. Extension im Felde. Militärarzt. 1915. 19.
FRANK: A lövés okozta nyilt csonttörések kezelése a harctéren. O. H. 1915. 41.
— Die Behandl. d. Schussfrakt. der Oberextremität mit Extensionsbrückenschienen. D. m. W. 1916. 15.
FRANZ: Eine Transportschiene f. Hüftgelenkverletzung etc. D. m. W. 1914. 27.
FRIEDRICH: Dreigeteilte Extr.-Transportschienen etc. Zentralbl. f. Chir. 1914. 24.
GARRÉ: Kriegschirurgentag. Brüssel 1915.
GERGŐ: Uj szerkezetü sin csonttörések rögzitésére. O. H. 1915. 38.
GOEBEL: Z. Behandl. d. Oberarmschussbrüche im Felde. M. m. W. 1915. F. B. 31.
GOLDAMMER: Arm- u. Beinschussbrüche. Kriegschirurgentag. Brüssel 1915.
GRABOWSKI: Erfahrung mit der Nagelextension. D. Zeitschr. f. Chir. CXXXII.
GROTH: Die Versorgung der Oberschenkelbrüche. D. militärärztl. Zeitschr. 1915. No. 9—10.
GULECKE: Behandl. der Pseudarthrosen. Mittelrhein. Chirurgentag Heidelberg 1916.
HABERER: Über die Versorg. d. Oberschenkelfrakt. etc. W. kl. W. 1916. 2.
HABERLAND: Z. Technik d. Gipsbrückenverbände. M. m. W. 1915. F. B. 51.
HACKENBRUCH: Med. Klin. 1915. Nr. 3. Erfahr. über die Beh. der Schussbrüche mit Distraktions-Klammerverb.
HADRA: Ein neuer Verband bei Brüchen der u. Extr. Berl. kl. W. 1915. 30.
HANDL: Z. Beh. der Oberschenkelschussbr. M. m. W. 1915. F. B. 19.
HANS: Z. Technik des Gipsverbandes. M. m. W. 1915. F. B. 33.
HASS: Schiene f. Oberschenkelfrakt. M. m. W. 1914. F. B. 50.
— Z. Beh. der Schussfrakt. d. Oberschenkels W. kl. W. 1914. 49.
HAUDEK: Die Calluslücke, ihre Formen u. ihre Bedeutung etc. Med. Klinik 1916. 9.
HEDDAEUS: Über die Beh. schwerer Frakt. etc. M. m. W. 1915. F. B. 40.
HELBING: Über Pseudarthrosen etc. Zeitschr. f. ärztl. Fortbildung 1915. Nr. 7.
HILGENREINER: Über Querdurchschüsse d. Hand. Bruns Beitr. XCVIII. Hft. 4.
HOHMANN: Schienen od. Gipsverbände bei den compl. Frakturen etc. M. m. W. 1915. F. B. 4.
— (LANGE u. SCHEDE): Kriegsorthopädie i. d. Heimath. M. m. W. 1916. F. B. 5.
HOHMEIER: Beh. d. Schussfr. d. Oberschenkels m. Nagelextension. Bruns. Beitr. 96. Hft. 2.
HOLLÄNDER: Über Refrakturen bei anscheinend ausgeheilten Knochenschussverletzungen. Berl. kl. W. 1915. 31.
ISRAEL: Z. Behandl. d. Granatverletzungen. Berl. kl. W. 1915. 22.
JANSSEN: Die abschliessende Sequestrotomie nach Schussfrakturen. M. m. W. 1916. F. B. 6.

JÜNGLING: Z. Versorg. d. Oberschenkelfrakt. im Felde. M. m. W. 1915. F. B. 12—13.
KAHLEISS: Neues z. Technik und Nachbehandlung d. Frakt. Bruns Beitr. XCVIII. Hft. 3.
KERTÉSZ: Ein Gewichtszugverb. etc. Militärarzt. 1916. 2.
KIRSCHNER: Bemerkungen üb. die Wirkung etc. M. m. W. 1914. F. B. 52.
KLAPP: Über physiologische Entfernung v. Knochensplittern etc. M. m. W. 1915. F. B. 49.
KÖNIG: Universalschiene etc. M. m. W. 1915. 5.
KLOIBER: Zwei neue Transportschienen. M. m. W. 1915. F. B. 48.
KÖRTE: Z. Behandl. der infiz. Knochen- u. Gelenkschüsse Berl. klin. W. 1916. 2.
— Üb. d. Wichtigkeit feststellender Verbände etc. Berl. klin. W. 1916. 1.
KOLIN: Ein Gipsextensionsverband etc. M m. W. 1916. F. B. 11.
KUHN: Die Rabitzbrücke bei gefenst. Gipsverbänden. M. m. W. 1915. F. B. 22.
KÜTTNER: Bäder z. Heilung v. eiternden Schussverl. Zentralbl. f. Chir. 1916. 8.
LAMBERTZ: Über die Behandl. v. Armbrüchen nach Wildt. M. m. W. 19. 14. 48.
LANGE: Papphülsenschienen. M. m W. 1914. F. B. 51.
— Die Orth. im Kriege. M. m. W.. 1914. F. B. 41—42.
LESSER: Z. Beh. d. Schussbrüche des Ober- u. Vorderarmes. M. m. W. 1916. F. B. 8.
LENZ: Z. Beh. der Kriegsbr. d. Oberschenkels. M. m. W. 1915. F. B. 12.
LEXER: Blutige Vereinigung v. Knochenbrüchen. D. Zschr. f. Chir. CXXXIII.
LONHARD: Z. Verhütung der Gasphlegmone etc. D. m. W. 1916. 19.
LÜCKEN: Über Tricotschlauch-Mastisolverbände. Zbl. f. Chir. 1914. 31.
MATTI: Schussfrakt. d. Extrem.-Knochen. D. m. W. 1916. 11.
MELCHIOR: Über d. Begriff der ruhenden Infektion etc. Berl. kl. W. 1915. 5.
MENNE: Z. Versorg. schwer infiz. Schussfrakt. etc. M. m. W. 1916. F. B. 2.
MOST: Die Gipsschiene im Dienste der Kriegschir. M. m. W. 1914. F. B. 49.
MAYER & MOLLENHAUER: Z. Gipsverbandtechnik etc.
NUSSBAUM: Die Mitellabehandlung d. Oberarmschaftbr. M. m. W. 1915. 26.
OELSNER: Der Gipsverb. bei Oberarmfrakt. M. m. W. 1915. F. B. 51.
OPPENHEIM: Extensionsverb. mit elast. Hülsen etc. M. m. W. 1915. F. B. 22.
PAYR: Arm- u. Beinschussbrüche. Kriegschirurgentag. Brüssel 1915.
PAYR: Üb. Gasphlegmone im Kriege M. m. W. 1915. 5.
PEISER: Unsere Schienenverb. im Felde. M. m. W. 1915. F. B. 23.
PELTESOHN: Z. Technik der Gipsverb. im Felde. D. m. W. 1915. 41.
PERTHES: Eine wichtige Ford. f. die Behandl. v. Schussfrakt. M. m. W. 1915. F. B. 22.
— Über indirekte Schussbrüche. D. Z. f. Chir. CXXXII.
— Komplizierte Frakturen. Mittelrhein. Chirurgentag Heidelberg 1916.
PINCUS: Z. Frage der Beh. v. Schussbrüchen. Berl. kl. W. 1915. 31.
PÓLYA: Adalék a csonttörések kezeléséhez etc. O. H. 1915. 12.
PURRUCKER: Über Suspensionsbeh. compl. Verletz. d. ob. Extr. etc. M. m. W. 1915. F. B. 46.
RAMMSTEDT: Z. Schienung der Oberschenkelschussfrakt. etc. M. m. W. 1916. F. B. 22.
REDWITZ: Z. Beh. der Kriegsverl. d. Oberarmes. M. m. W. 1915. F. B. 41.
RITTER: Frakt. Gipsverb. bei Schussfr. des Oberschenkels. M. m. W. 1914. F. B. 13.
ROSCHKE: Beitr. z. Schussfrakt. d. Oberschenkels. M. m. W. 1915. F. B. 32.
REHN: Z. Verbandtechnik d. Extr.-Schüsse M. m. W. 1916. F. B. 10.
RIFFEL: Ein Streckapparat etc. M. m. W. 1915. 33.
RIEDL: Erfahr. m. Nagelextension. Langenbeck. Arch. CIII. Hft. 2.

RUMMEL: Z. Fr. der Versorg. der Oberschenkelschussbr. etc. M. m. W. 1915. F. B. 48.
RYDYGIER: Eine einfache Vorricht. z. Komb. des Brückengipsverb. m. Extension. Zbl. f. Chir. 1916. 11.
SAAR: Z. Beh. d. Schussfr. der Extr. im Kriege. Bruns Beitr. Bd. XCI. Sonderausgabe.
SAXL: Pseudarthrosen der Metacarpen etc. W. kl. W. 1915. 52.
SCHEDE: Hülsenextension statt Heftpflasterext. M. m. W. 1915. F. B. 48.
SCHLANGE: Chir. Beobacht. etc. im Felde. M. m. W. 1914. F. B. 44.
SCHLOESSMANN: Üb. Transportverbände etc. M. m. W. 1915. F. B. 2.
SCHLESINGER: Die Beh. der Schussfr. des Oberarmes. M. m. W. 1915. Nr. 52.
SCHLOSSER: Z. Beh. der Fingerschüsse. Méd. Klinik 1915. 52.
SCHMIDT: Zur Vermeidung der Spitzfusstellung. M. m. W. 1915. F. B. 22.
SCHMID: Ein transportabl. Streckhängeverb. etc. W. kl. W. 1915. 39.
STEINMANN: Die Nagelextension. Ergebn. der Chir. u. Orth. 1916.
SCHLICHTEGROLL: Der Idealverband bei der Sanitätscomp. M. m. W. 1916. F. B. 8.
SCHMERZ: Z. Beh. der Fr. d. ob. Gliedmassen etc. Bruns Beitr. XCVII. Hft. 2.
— Die direkte Klammerextenison etc. Bruns Beitr. 97. Hft. 4.
STUBENRAUCH: Üb. die Versorg. der Oberschenkelschussfr. im Kriege. M. m. W. 1916. F. B. 14.
SZILÁGYI: Szerkezet a törött felső végtag stb. kezelésére. O. H. 1915. 14.
SUCHANEK: Z. Beh. der Schussfrakt. des Oberschenkels. W. kl. W. 1915. 2.
TINTNER: Z. Beh. der Knochenbrüche im Felde. W. kl. W. 1916. 21.
TÖPFER: Der Schraubenstreckverband. D. m. W. 1915. 31.
VULPIUS: Kriegsorthopädisches. D. m. W. 1915. 27.
WEISSGERBER: Z. Beh. der Extr.-Schussbrüche im Felde. D. Z. f. Chir. CXXXIII.
WERNDORFF: Wien. kl. W. 1915. 46.
WILDT: Vereinfachte Streckbeh. etc. M. m. W. 1915. F. B. 26.
— Z. Vereinfachung der Extensionsbehandlung. Zbl. f. Chir. 1915. 29.
WITZENHAUSEN: Z. Beh. Oberschenkelfrakt. D. m. W. 1915. 20.
ZIEGLER: Frühmobilisierung im Zugverband. M. m. W. 1915. F. B. 41.
ZUCKERKANDL: Die Schussfrakt. d. Oberschenkels. W. m. W. 1916. 1.

Über die Schussverletzungen der Gelenke.

Von

Dr. Wilhelm Manninger.

Ob die Schussverletzung eines Gelenks seine Funktion oder gar das Leben des Verwundeten gefährdet, dafür ist vor allem die Intensität und die Art der Infektion von entscheidender Bedeutung. Das kann auch gar nicht wunder nehmen, wenn man bedenkt, dass hinsichtlich der Wiederstandsfähigkeit gegen Infektionen, in der Reihenfolge der verschiedenen Gewebe und Organe des Gesamtorganismus die Gelenke so ziemlich an letzter Stelle stehen, d. h. dass Infektionen sehr leicht an ihnen haften und gerade in ihnen einen besonders entwicklungsfähigen Boden finden. Diese alte Erfahrungstatsache der Pathologie erklärt hinlänglich, dass der gewöhnlich mit dem Projektil eingedrungene Infektionsstoff in einer so grossen Anzahl der Fälle schwere Gelenkinfektionen hervorruft, die umso schwerer sind, je umfangreicher die durch das Projektil gesetzte Gewebszertrümmerung ist.

Daraus erklärt sich, dass Infektionen nach den aus nicht übermässiger Nähe abgegebenen, in der Richtung der Axe des Geschosses durchschlagenden, sogenannten glatten Gewehr- und Maschinengewehrprojektilen nicht so sehr häufig eintreten, dagegen nach Gelenkschüssen, die von Schrapnells herrühren, ausserordentlich zahlreich sind (70—75%), und dass die schwersten und häufigsten Infektionen nach Granatverletzungen der Gelenke (beiläufig 90% nach Payr) beobachtet werden. Das lässt es auch begreiflich erscheinen, dass die meisten Beobachter zu der Ansicht kamen, man müsse bei Behandlung dieser schwer infizierten Gelenkschüsse schon zufrieden sein, wenn es gelänge, das Leben der Patienten zu erhalten, und brauche sich, wenigstens in der ersten Zeit, um die weitere Funktion des Gelenkes nicht zu sehr zu bekümmern. Diese Anschauung hatte im Verlaufe der letzten Kriege (russisch-japanischer, italienisch-türkischer und Balkankrieg) geradezu Allgemeingültigkeit erlangt, so dass noch während des jetzigen Krieges die

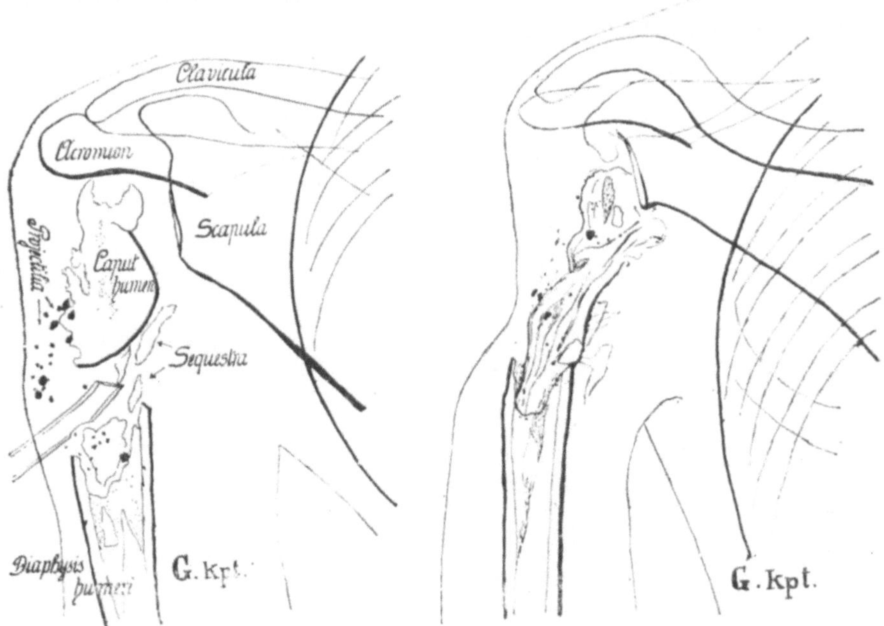

Durch Infantriegeschoss verursachte Zertrümmerung des Schultergelenkes ; Kopf und Hals des Oberarmknochens in Splitter gesprengt, deren grosser Teil nekrotisiert und abgestossen ist. Das Bild rechts veranschaulicht den knöchern zusammengewachsenen Oberarmknochen ein Jahr nach der Verwundung. Das Achselgelenk ist passiv innerhalb der normalen Grenzen bewegbar, aktiv ist das Emporheben des Armes wegen Atrophie des Deltamuskels unmöglich.

nachstehenden Behandlungsmethoden, und zwar in der angegebenen Reihenfolge, ganz schablonenmässig zur Anwendung kamen :

1. Zur Bekämpfung leichterer Infektionen : Inzision und Drainage an der vorderen, am leichtesten zugänglichen Seite.

2. Im Falle einer schweren Infektion : Primärresektion.

3. Bei drohender Blutvergiftung : Amputation.

Zweifellos besteht diese Reihenfolge bei Behandlung der Gelenkinfektionen, besonders bei denjenigen der drei grossen Gelenke der unteren Extremität (Hüfte, Knie- und Sprunggelenk) auch jetzt noch in den meisten Fällen zu recht, indessen darf doch gesagt werden, dass es bei Beachtung der speziellen pathologisch-biologischen Verhältnisse des Gelenks in vielen Fällen gelingen wird, die schweren, vom Standpunkte der Gelenkfunktion jedenfalls verhängnisvollen operativen Eingriffe zu vermeiden und nicht nur das Leben zu erhalten, sondern auch in recht vielen Fällen ein bewegliches, funktionsfähiges Gelenk zu erzielen.

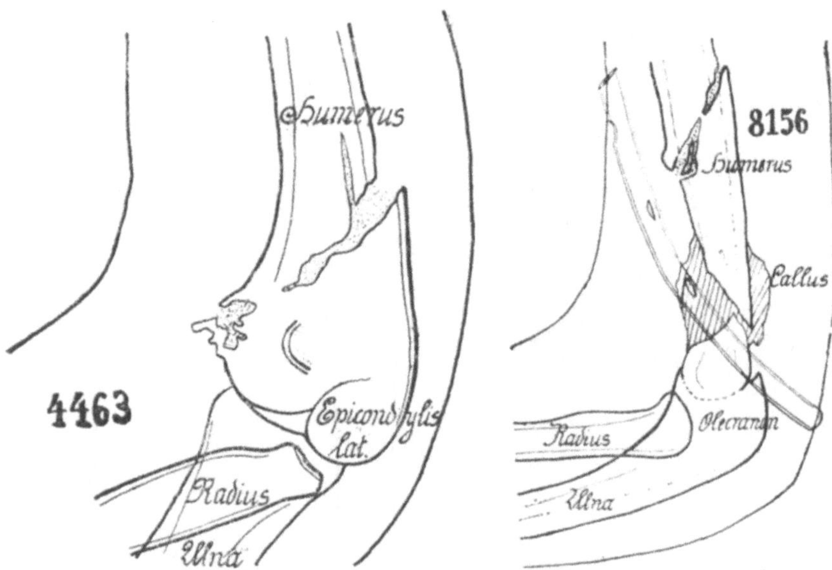

Paraartikulärer Schuss mit Splitterung des Oberarmknochens ins Ellbogengelenk.

Paraartikulärer Schuss mit einer Bruchlinie ins Ellbogengelenk. Die abgesprengte Epiphyse durch Kallus fixiert. Drain am hintersten Punkte des Gelenkes.

Bier hat zuerst die allgemein gebräuchlichen Behandlungsmethoden bei Gelenkinfektionen und schweren Eiterungen einer scharfen Kritik unterworfen und darauf hingewiesen, dass die gewöhnlichen Behandlungsmethoden (Fixation, breite Inzision und Drainage, gewöhnlich mit Gazetamponade) beinahe mit Sicherheit zur Bildung steifer Gelenke führen, was auch erklärlich ist, wenn man bedenkt, dass die Serosa der Gelenke, sobald einmal die Gelenkhöhle in grösserer Ausdehnung frei zu Tage liegt, sehr schnell ihre feine Endotheldecke verliert und reichliche Wucherungen erzeugt. Dabei trocknet der entblösste Knorpel ein, seine oberflächliche Schichte wird nekrotisch und kommt infolge ihrer schlechten Blutversorgung nur schwer zur Abstossung. Die Folgen sind langdauernde Eiterung und — nach endlicher Demarkation des nekrotischen

Knorpels — in den meisten Fällen knöcherne, mindestens aber bindegewebige Ankylose. Nach Bier gelingt es, durch Steigerung der Hyperaemie mit kleineren Inzisionen, unter völliger Vermeidung der Drainage, auch schwer infizierte

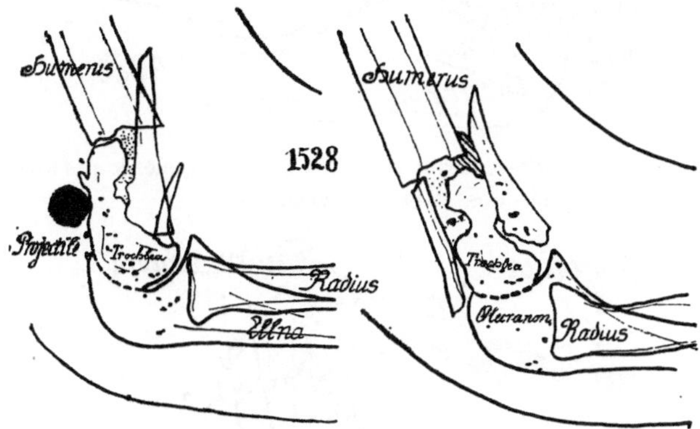

Durch Schrapnellkugel verursachter, in das Ellbogengelenk führender paraartikulärer Schuss ; rechts durch Streckverband in die richtige Lage gebracht.

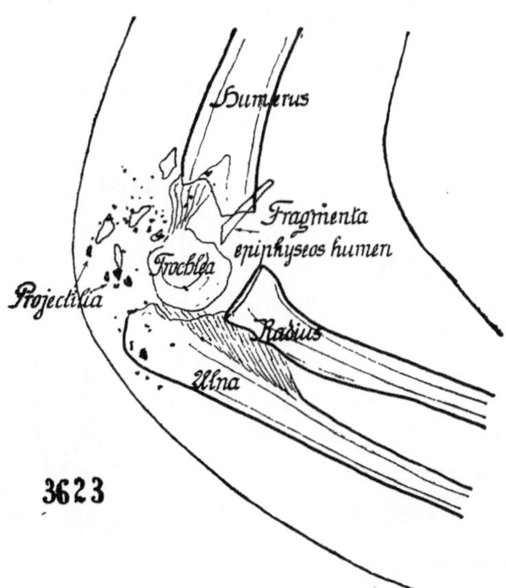

Schussverletzung (russisches Infanteriegeschoss) der unteren Epiphyse des Oberarmknochens ; Trümmerung der Epiphyse ; viele Geschosssplitter.

Gelenke mit guter Funktion zu erhalten. Wichtig ist, dass die infolge der Stauungshyperaemie einsetzende Verringerung der Schmerzhaftigkeit verhältnissmässig frühzeitig Bewegungen gestattet, die den Übergang zur weiteren Funktion des Gelenkes sichern.

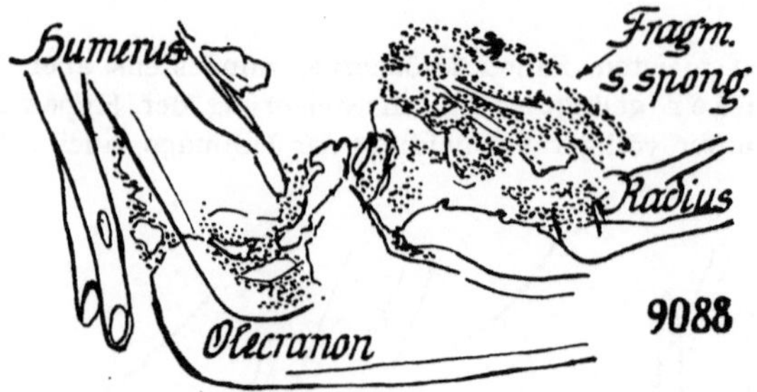

Zermalmung der Gelenkenden durch ein das Ellbogengelenk perforierendes russisches Infanteriegeschoss.

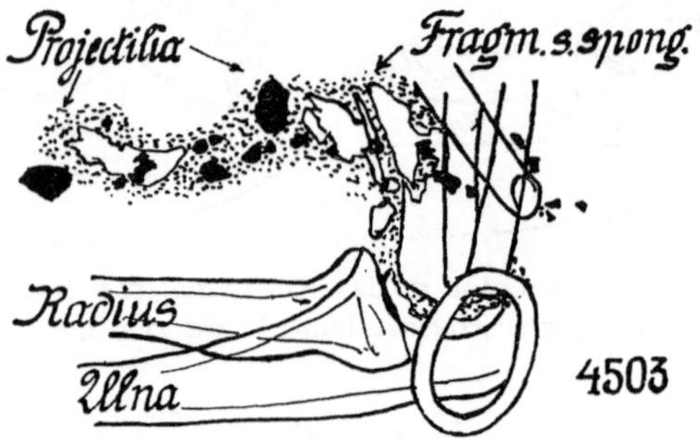

Die untere Epiphyse des Oberarmknochens perforierender Schuss. Die Knochensplitter befinden sich mit den Teilen des explodierten Geschosses in dem Schusskanal zerstreut.

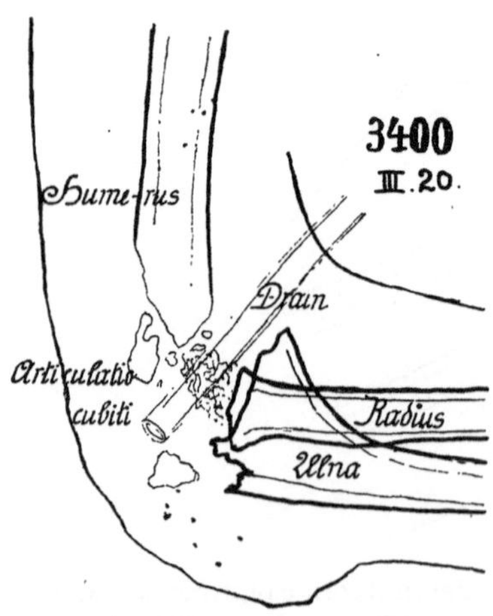

Gelenkschuss mit Zermalmung der Knochen des Ellbogengelenkes. Aus dem lange eiternden Schusskanal entfernten sich Hunderte von Sequestern. Mit beweglichem Gelenke geheilt; verrichtet aktiven Dienst.

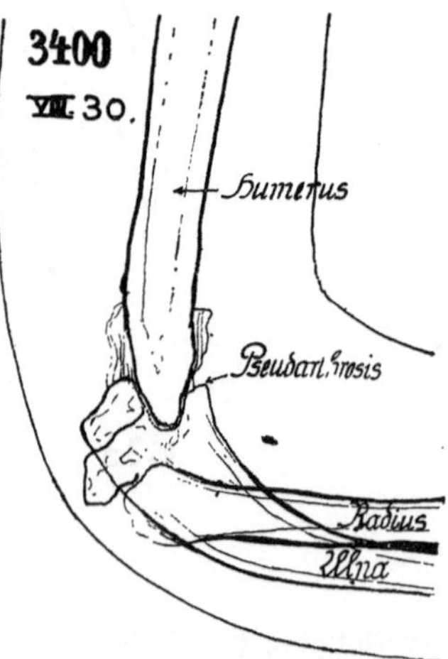

Derselbe Fall wie links, 5 Monate später. Pseudarthrose nach totaler Zertrümmerung des Ellbogengelenkes, die vollkommene Beweglichkeit zulässt.

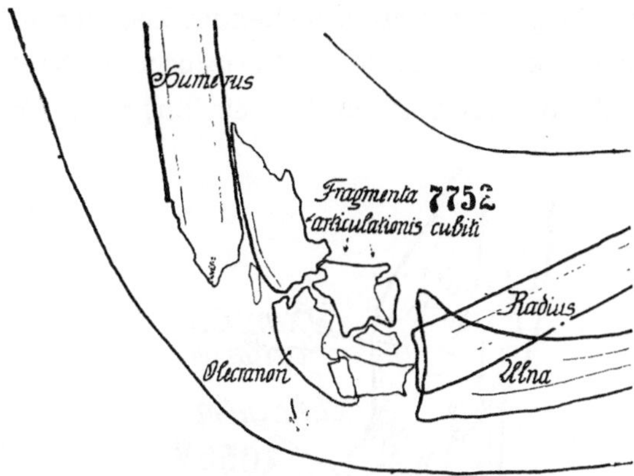

Ins Ellbogengelenk eindringende Schussverletzung der Oberarmepiphyse. Epiphyse in Stücke gebrochen. Mit guter Funktion geheilt.

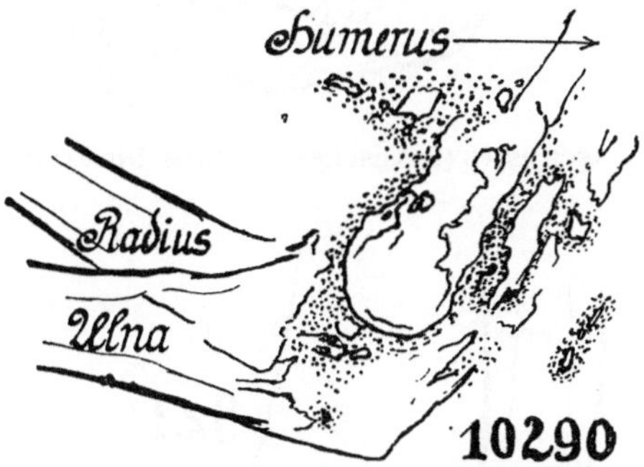

Schussverletzung des Ellbogengelenkes mit grosser Zertrümmerung.

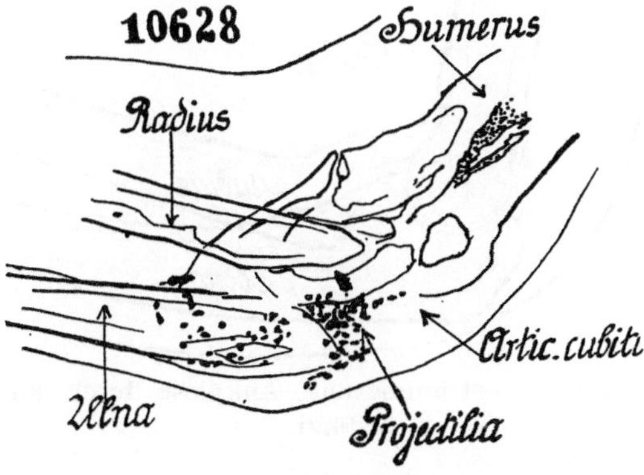

Endresultat eines verheerenden Gelenkschusses (russischer Austauschinvalide); totale Ankylose.

Diese Erfahrungen B i e r's habe ich in einer vor 10 Jahren erschienenen Arbeit bestätigen können. Die Erfolge sind tatsächlich

— bei gehöriger Sorgfalt und entsprechender Technik — so auffallend gut, wie ich sie bei keinem anderen Verfahren beobachten konnte. Im einleitenden Artikel (Asepsis und Infektion) habe ich aber darauf

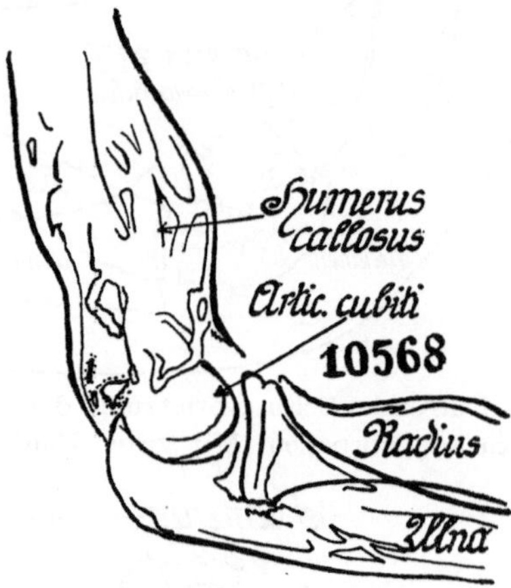

Endresultat eines Gelenkschusses (russischer Austauschinvalide); totale Ankylose.

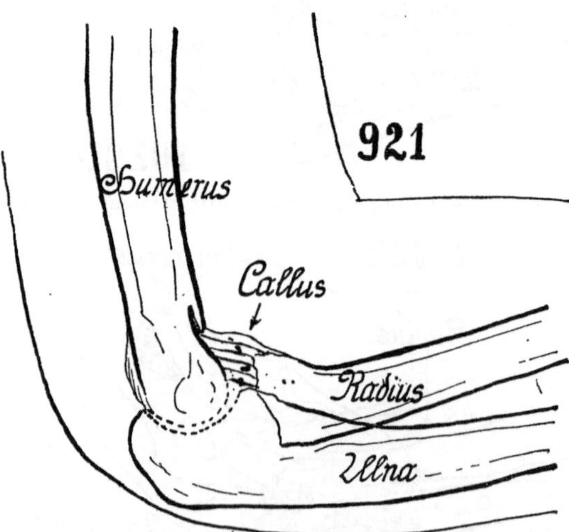

Gelenkschuss mit geringer Zertrümmerung, Ankylose durch knöchernen Kallus bedingt.

hingewiesen, dass unter den Verhältnissen des Krieges — trotzdem das Hervorrufen der Stauungshyperämie für den geübten Chirurgen das einfachtse Verfahren darstellt — diese Methode nicht gut anwendbar ist.

In demselben Sinne äussert sich auch Payr, und Bier beklagt sich darüber, dass die Chirurgen die einfache Technik der

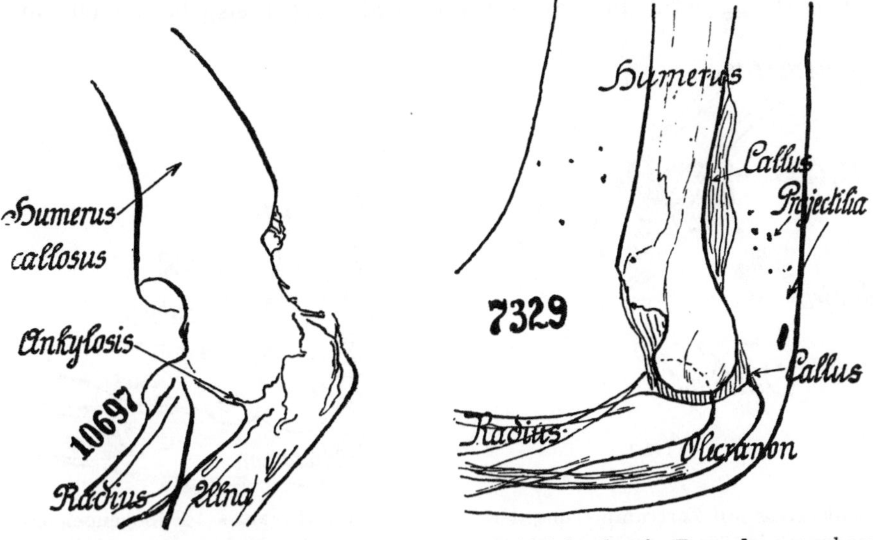

Endresultat eines Ellbogengelenkschusses. Totale Ankylose (russischer Austauschinvalide.)

Angeblich durch Dum-dum-geschoss verursachter Gelenkschuss. Mit Ankylose **191** Tage nach der Verletzung eingeliefert.

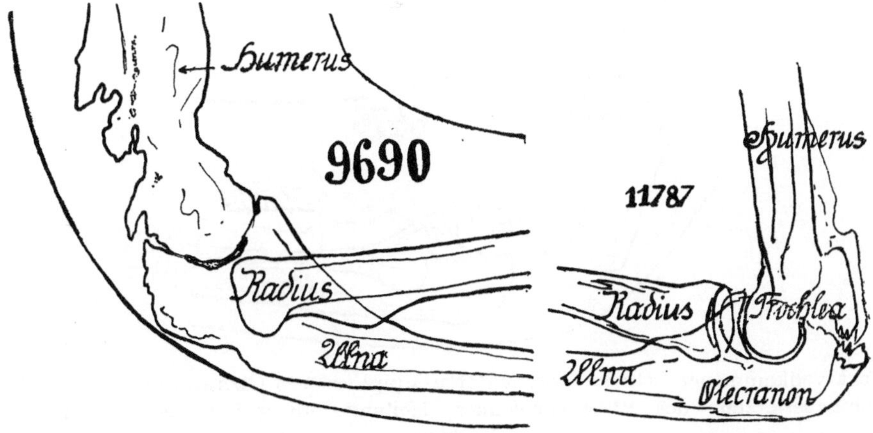

Granatverletzung des Ellbogengelenkes; mit Ankylose zu uns gelangt.

Endresultat eines Ellbogengelenkschusses. Ankylose (russischer Austauschinvalide).

Stauung sich nicht anzuzeignen vermögen. Das lässt sich sehr leicht erklären. Nichts ist leichter, als die ohnehin vorhandene Hyperaemie des entzündeten, infizierten Körperteiles mittels Stauung zu steigern. Die Grenze aber, wo der nutzbringende Grad der Stauung aufhört und ihre Wirkung gefährlich zu werden beginnt (Stasis), lässt sich nur

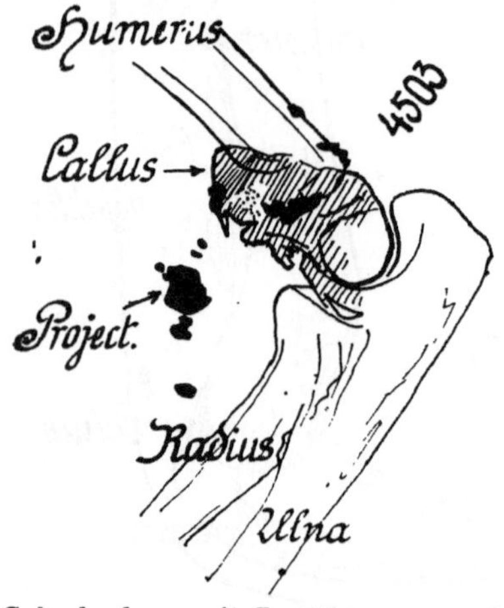

Gelenkschuss mit Zertrümmerung der unteren Epiphyse des Oberarmknochens, durch Explosivgeschoss verursacht.

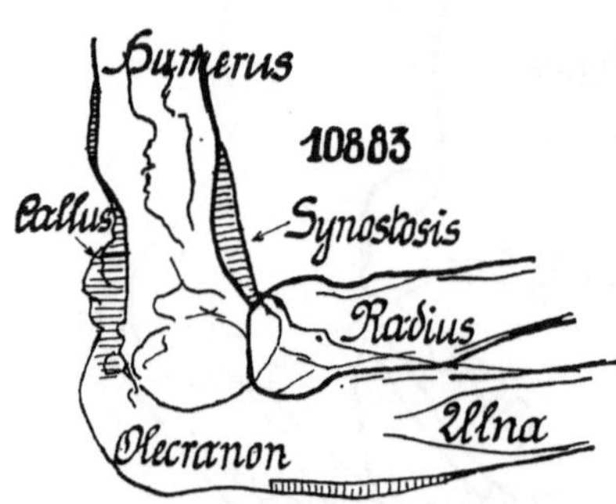

Endresultat eines Ellbogengelenkschusses : totale Ankylose (russischer Austauschinvalide.)

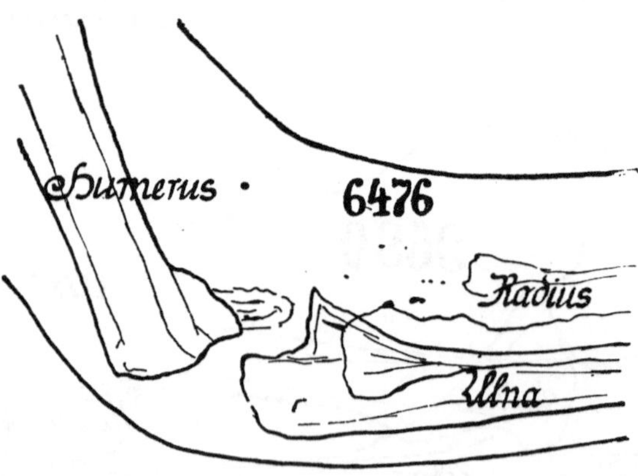

Fast vollkommener Schwund der unteren Epiphyse des Oberarmknochens nach Schussverletzung des Ellbogengelenkes. Heilung mit gut bewegbarer Pseudarthrose.

durch häufige Kontrolle bestimmen und nur von demjenigen, der mit der Methode völlig vertraut ist. Wer es einmal mitangesehen hat, wie sorgfältig Bier stets die Spannung der Gummibinde und die Luftverdünnung durch die Saugglocke kontrolliert, wird ohneweiteres begreifen, warum dieses Verfahren als allgemeine Behandlungsmethode im Kriege nicht anwendbar ist. Dies gilt sowohl für die in der Nähe der Front, als auch für die rückwärts gelegenen Lazarette.

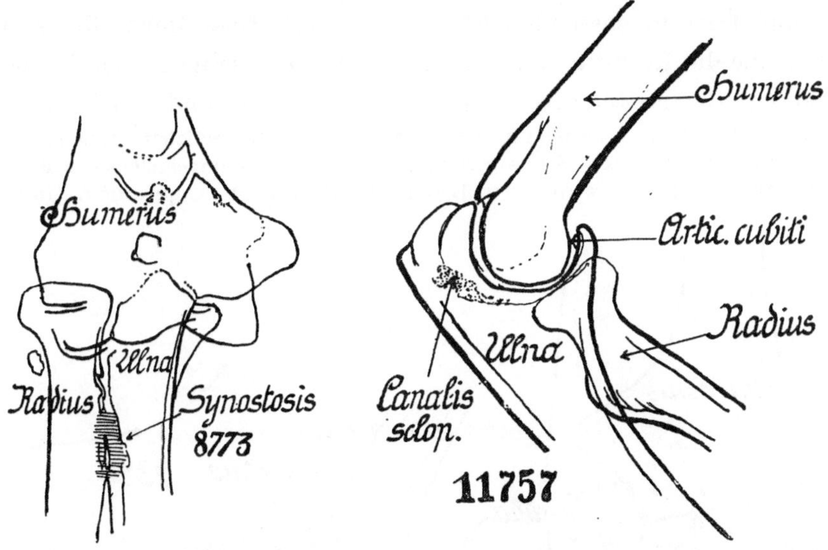

Synostose zwischen Radius und Ulna nach paraartikulärer Schussverletzung. Pronation und Supination unmöglich.

Lochschuss des Olekranon mit Ankylose geheilt (russischer Austauschinvalide.)

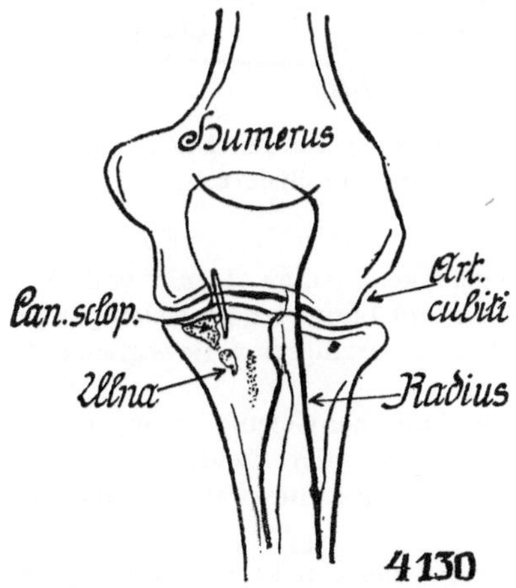

Paraartikulärer Schuss unmittelbar unter der Gelenklinie durch ein russisches Infanteriegeschoss aus 500—1500 M. Gelenkeiterung. Heilung mit 60°—120° beweglichem Gelenke.

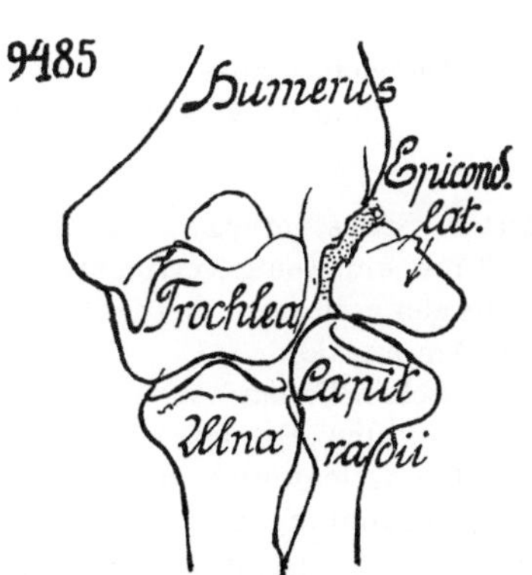

Ellbogengelenkschuss mit Abspaltung des äusseren Gelenkfortsatzes des Oberarmknochens.

In die letzteren gelangen die Kranken erst zu einer Zeit, wenn der günstigste Moment für die Stauungsbehandlung bereits vorüber ist. Die geeignetste Zeit für ihre Anwendung ist der Beginn der Infektion. Dass in passenden Fällen, bei sorgfältiger Behandlung und Kontrolle die Resultate auch an der Front hervorragend sein können, beweisen die Mitteilungen von Linberger und Sehrt.

Von 8 Fällen Linberger's heilten 7 mit beweglichem Gelenk, von Sehrt's 12 infizierten Schussverletzungen des Handwurzelgelenks heilten 7 mit normaler, 3 mit verringerter Beweglichkeit, 1 nach Amputation. Unter 5

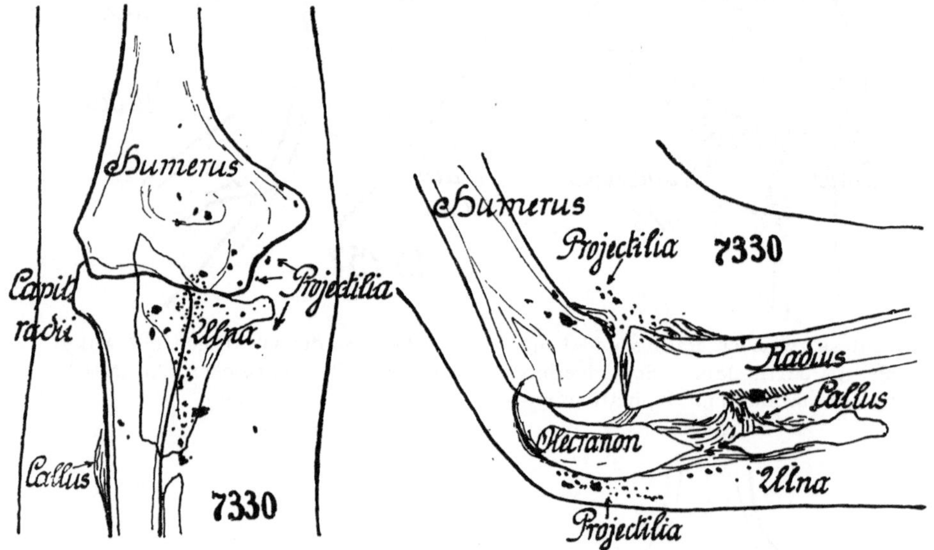

Ellbogengelenkschuss durch ein russisches Explosionsgeschoss. Nach langdauernder Eiterung durch Arthroplastik mobilisiert.

infizierten Schussverletzungen des Ellenbogengelenkes heilten 1 mit vollständiger, 3 mit ein wenig verringerter Beweglichkeit und 1 mit steifem Gelenk. Von 11 Kniegelenkschüssen heilten 6 mit freier, 5 mit verringerter Beweglichkeit, 1 nach Amputation.

In frischen Fällen habe ich die Stauungshyperämie bei Gelenkeiterungen mit demselben guten Erfolge wie in Friedenszeiten angewendet. Leider haben wir die meisten Gelenkinfektionen so spät erhalten, dass nur für wenige Fälle die Stauungsbehandlung noch in Frage kam.

Eine andere Richtung sucht die Heilung der Gelenkinfektionen zwar auch auf operativem Wege, nimmt aber auf die biologischen Besonderheiten der Gelenke mehr Rücksicht als die bisherigen Methoden. Ihr Hauptvertreter ist Murphy, der auf dem internationalen Kongress in Budapest über seine ausgezeichneten Erfolge berichtete. Das Prinzip seiner Behandlung besteht in der Vermeidung der offenen Drainage um jeden Preis. Ist die Infektion sehr schwer

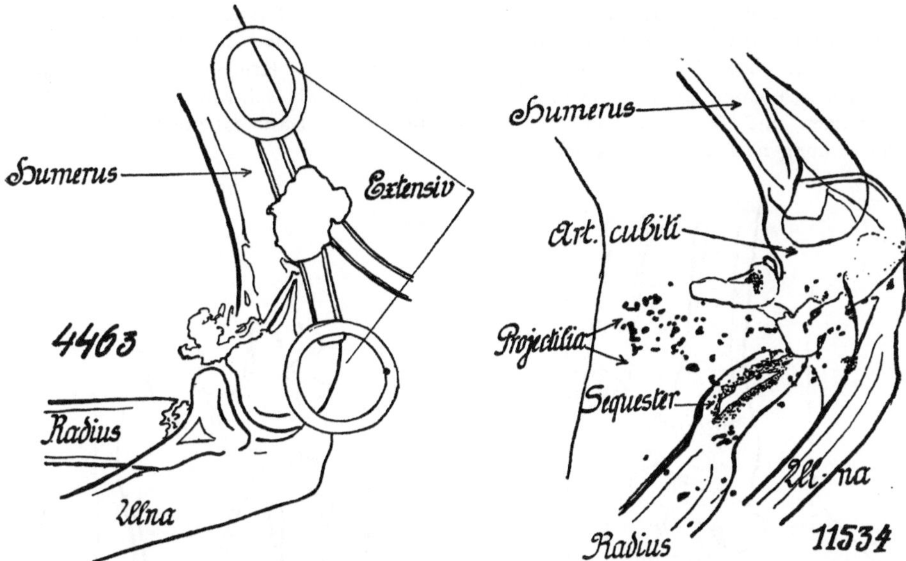

Durchschuss des linken Ellbogengelenkes mit schwerer Infektion. Nach Deutschland transferiert mit allmählich mobil werdendem Gelenke.

Mit Ankylose geheilter Ellbogengelenkschuss. Zersplitterung der Epyphysen der Ober- und Unterarmknochen (russischer Austauschinvalide).

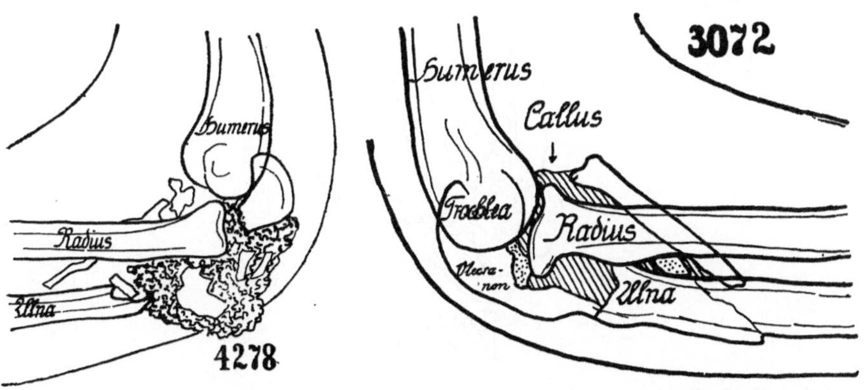

Mit schwerer Eiterung eingelieferter Ellbogenschuss (Russische Gewehrkugel aus einer Entfernung von 600 M.). Mit in Bewegung begriffenem Ellbogen nach Wien transferiert.

Angeblich durch Dum-dum-geschoss verursachte Ellbogenverletzung (russische Kugel aus der Entfernung von 50—60 M.). Mit wenig beweglichem Ellbogen zur Superarbitrierung verwiesen.

und mit einfacher Punktion und 2‰ Formalinglycerin-einspritzung nicht zu beheben, d a n n e r ö f f n e t e r d u r c h A r t h r o t o m i e d a s G e l e n k, reinigt es mit Kochsalzlösung u n d 2‰ F o r m a l i n g l y c e r i n, schliesst es mit Naht und macht einen S t r e c k v e r b a n d. Dieses Verfahren habe ich seitdem öfters versucht und habe auch nach schweren Streptokokkeninfektionen gute Erfolge gesehen. Gei ausgedehnteren Kriegsverletzungen ist die Durchführung nicht ganz einfach, weil die wirklich schweren Fälle gerade di jenigen sind, in denen das Gelenk weit offen steht. Dann ist die geschlossene Behandlung natürlich unmöglich.

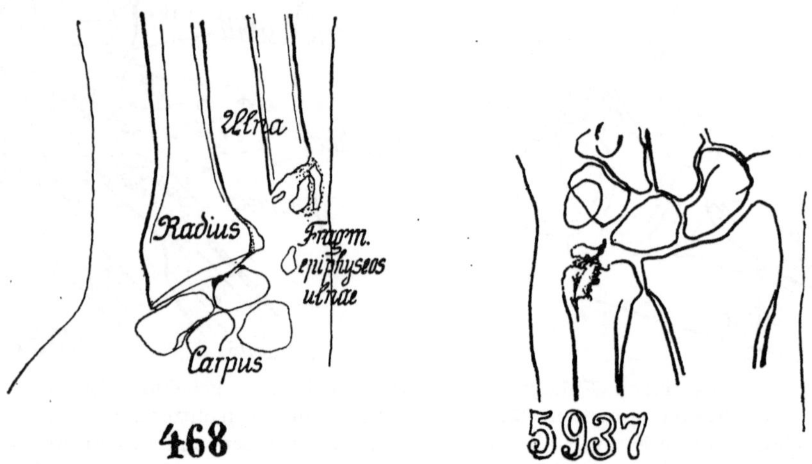

Zwei typische Fälle von Schussverletzungen des ulnokarpalen Gelenkes.

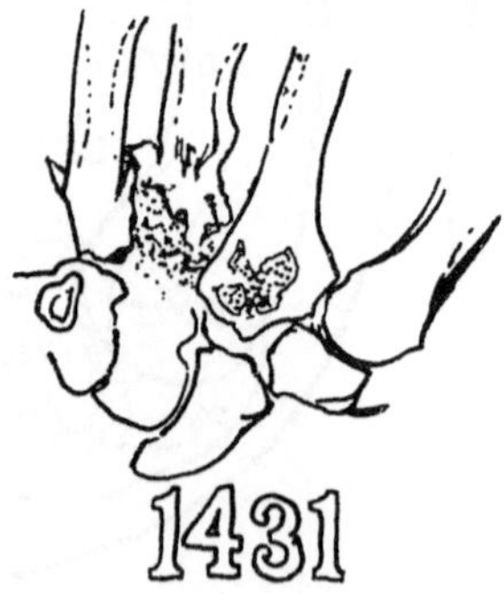

Typische Schussverletzung des karpometakarpalen Gelenkes.

Wahrhaft grosszügig und von hervorragender Bedeutung für unsere Frage ist die Publikation von P a y r (Kriegschirurgentagung in Brüssel 1915 und detailliertes monographisches Referat in der Münchner med. Wochenschrift, Jahrg. 1915, S. 1241). Hier werden zum ersten Male im Verlauf des jetzigen Krieges bei Behandlung der Gelenkschüsse entschieden neue Wege betreten. Die Arbeit möchte ich allen denjenigen zum genauen Studium empfehlen, die sich mit der ersten Versorgung von Gelenkschüssen zu befassen haben. P a y r's grundlegende Anschauungen stimmen im grossen ganzen mit den Ansichten B i e r s und M u r p h y s überein. Seine Arbeit enthält eine solche Fülle von Detailbeobachtungen, dass sie für ein kurzes Referat nicht geeignet ist. Ich beschränke mich deshalb auf die Erörterung einiger grundlegenden prinzipiellen Punkte.

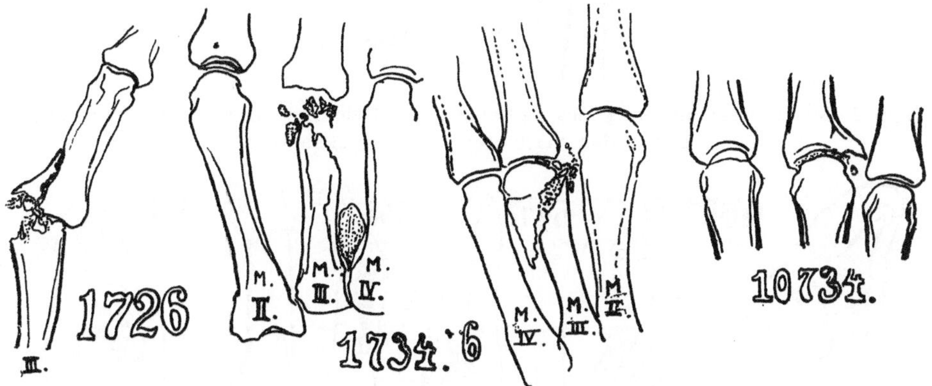

Typen der Schussverletzungen der metakarpophalangealen Gelenke.

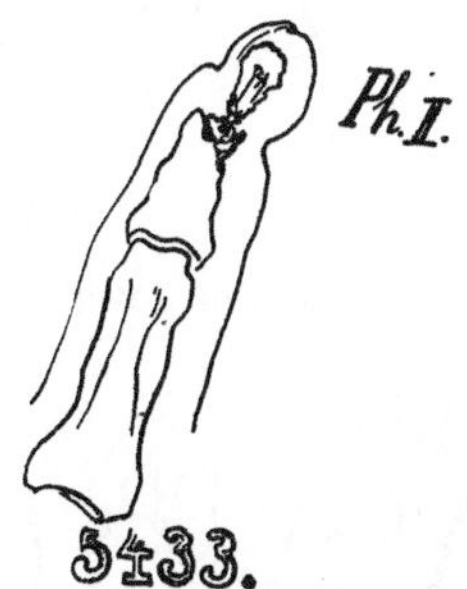

Schussverletzung des interphalangealen Gelenkes.

P a y r unterscheidet zwei Formen der pyogenen Gelenkinfektion: die verhältnissmässig gutartige O b e r f l ä c h e n i n f e k t i o n (Pyarthros, Empyem) und die schwere, mit p e r i a r t i k u l ä r e r P h l e g m o n e einhergehende tiefe Form. Die Entwicklung der letzteren erfolgt gewöhnlich in der Weise, dass die anfangs in der Gelenkhöhle lokalisierte Infektion, entweder weil sie verkannt wird oder in Folge mangelhafter Drainage, gewöhnlich an präformierten, schwächeren Stellen der Gelenkkapsel (an den Schleimbeuteln oder den neben den Gelenken hinziehenden Sehnenscheiden) in die Umgebung durchbricht und dort eine Phlegmone verursacht. Beispiele: am Kniegelenk Durchbruch nach rückwärts in die Kniebeuge, lange Röhrenabszesse in der Rich-

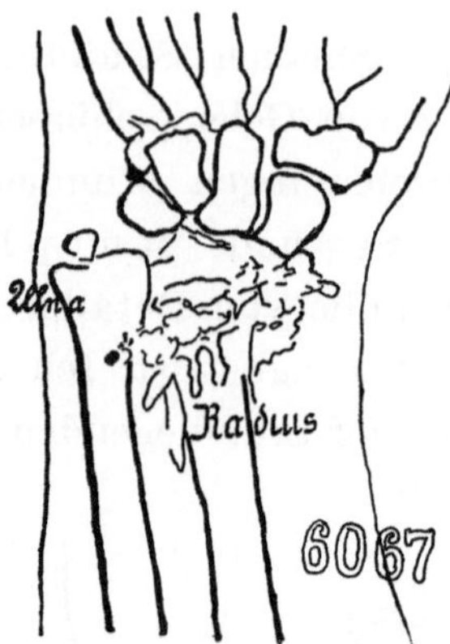

Typus der Schussverletzung des radiokarpalen Gelenkes. Die Handwurzel ist gegen den verletzten Radius gekehrt.

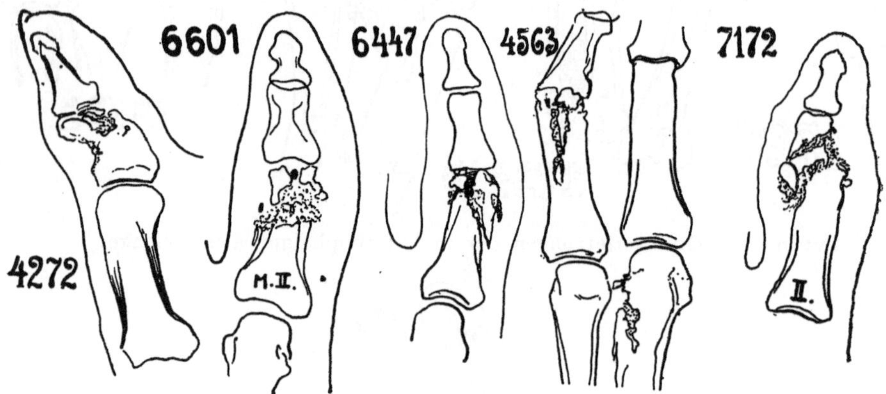

Typen der Schussverletzungen der interphalangealen Gelenke.

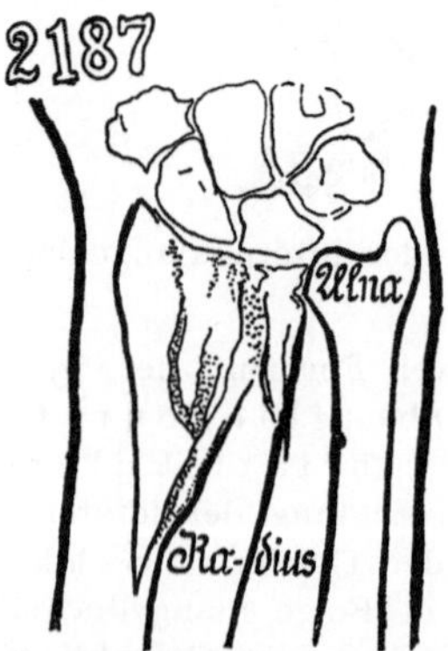

Paraartikulärer Schuss an der distalen Epiphyse des Radius mit Splitterung in das radiokarpale Gelenk. Auch hier ist die Handwurzel gegen den Radius gekehrt.

tung gegen den Ober- oder Unterschenkel. Am Sprunggelenk: Durchbruch entlang der langen Zehenbeuger gegen die Fusssohle zu, Phlegmone der Fusssohle, die, wenn vernachlässigt, durch die Zwischenknochenräume am Fussrücken zum Vorschein kommt usw. Während die erstere Form, die Oberflächeninfektion, mit einfachen Methoden (Punktion, Spülung mit 1% Karbol- oder Hyperollösung und Injektion von Kampfer-Karbollösung, Streckverband) mit beweglichem Gelenk ausheilen kann, sind die schweren Fälle nur mittels frühzeitiger Operation zu beeinflussen. Als Novum empfiehlt Payr die Drainage des Gelenks nach rückwärts, wobei er für sämtliche Gelenke einfache und gute Methoden angibt. Die Drainage soll möglichst früh gemacht werden und möglichst kurze Zeit dauern. Erst dann, wenn trotz der Drainage die septischen Symptome nicht nachlassen, ist die Aufklappung des Gelenkes indiziert. In solchen Fällen soll der freiliegende Knorpel, um die Eintrocknung zu verhindern, mit Salbenlappen (Lapissalbe) bedeckt werden. Nach Abklin-

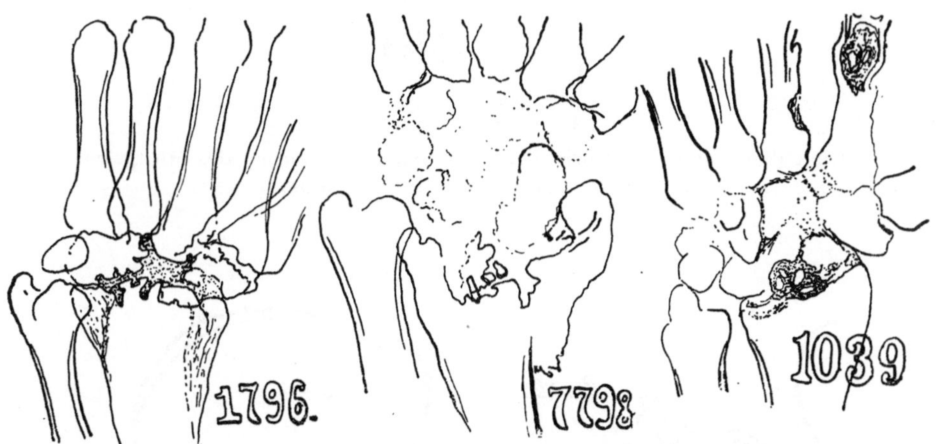

Splitterschuss der Handwurzelgelenke. Sehr ausgesprochene Sudecksche Atrophie in den Fällen 7798. und 1039. Die Deviation der Hand gegen die radiale Seite sehr auffallend.

gen der Infektion ist es ratsam, die Wundränder mittels der schon während der Operation eingelegten Drathnähte möglichst früh einander anzunähern, um die Gelenkhöhle herzustellen. Es empfielt sich dabei, entweder Karbol-Kampferlösung (Chlumszky'sche Lösung, s. d. Abschnitt über Sepsis) oder das Murphy'sche 2% Formalinglycerin in des Gelenk zu injizieren, damit die seröse Gelenkkapsel zur Entfaltung kommt.

Mit diesen Methoden, die den biologischen Verhältnissen der Gelenke Rechnung tragen, gelingt es nicht nur die Infektion zu bekämpfen, sondern auch, trotz schwerer Infektion und Eiterung, bewegliche Gelenke zu erzielen. Die frühzeitige Vornahme von Bewegungen nach gesicherter Bekämpfung der Infektion wird dadurch ermöglicht, dass der Streckverband die Schmerzempfindlichkeit aufhebt. Ein Streckverband soll nicht angelegt werden: bei Haemarthros, wo die Gelenkkapsel ohnehin übermässig gedehnt ist, und bei Gelenkinfektionen, die nicht das ganze Gelenk ergriffen haben. Dies ist bei

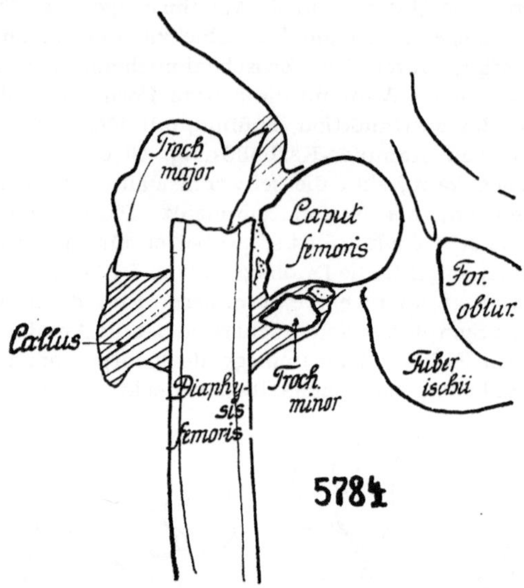

Den Schenkelknochenhals perforierender und nach Vereiterung des Hüftgelenkes mit totaler Ankylose geheilter Schuss.

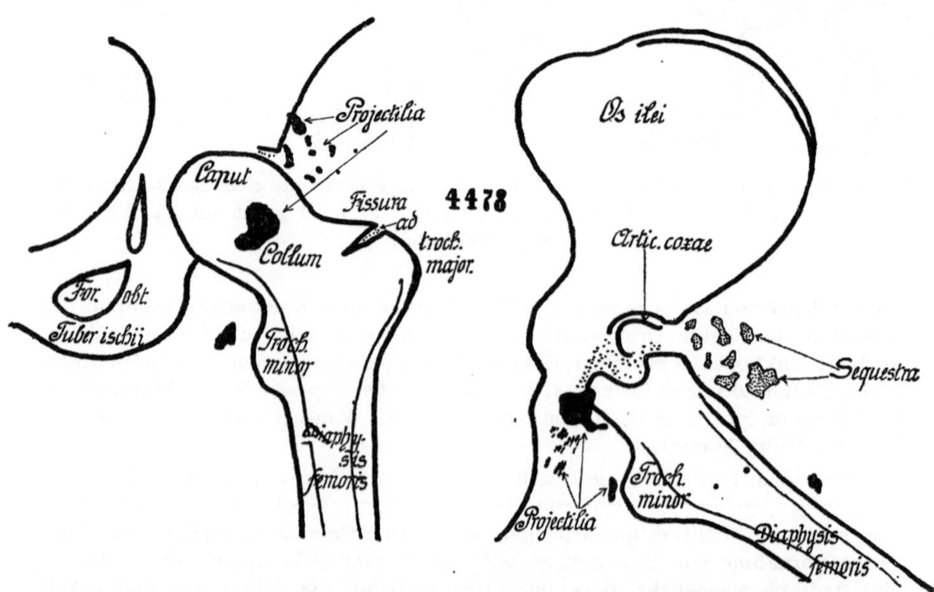

Schuss durch den Schenkelhals mit schwerer Infektion. Rechts der nach der Entfernung des Schenkelkopfes in richtiger Stellung (Abduktion) eingestellte Schenkelhals. Mit guter Funktion geheilt.

den Kugelgelenken (Schulter, Hüfte, Handwurzel, Finger, Sprunggelenk) ausgeschlossen, aber bei den zweikammerigen Scharniergelenken (Knie- und Ellbogengelenk) häufig der Fall. Wenn die Infektion an diesen Gelenken sich nur in einem Teil des Gelenks lokalisiert, so kann der Streckverband eine Panarthritis hervorrufen. Im übrigen bildet der Streckverband einen wesentlichen Bestandtheil der Behandlung.

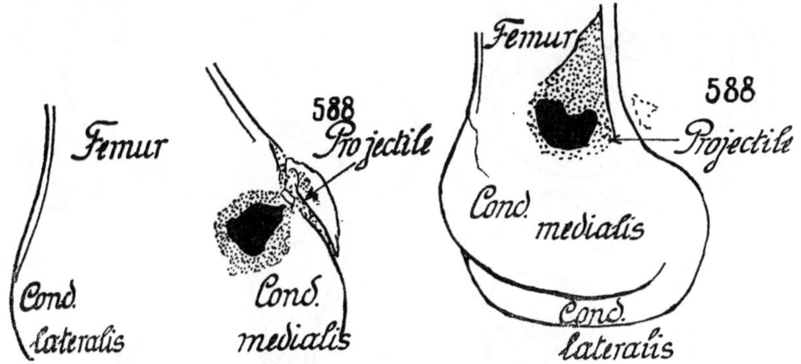

Paraartikulärer Schuss mit Eiterung des Kniegelenkes : Nach Entfernung des Geschosses mit beweglichem Gelenke geheilt.

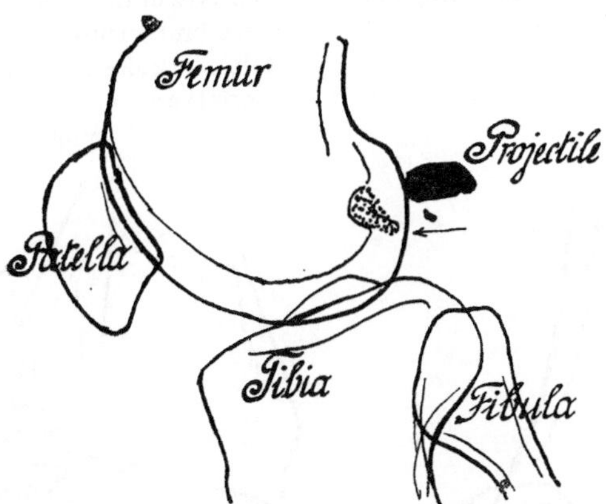

Paraartikulärer Schuss mit Eiterung des Kniegelenkes. (Oberflächeninfektion)

Nur wenn diese Methoden nicht zum Ziele führen, wenn auch die Entfernung des Infektionsträgers (Fremdkörper, Projektil, Kleiderfetzen) sich als ungenügend erwiesen hat, kann die Resektion in Frage kommen. Wenn auch diese zwecklos erscheint und die Erschöpfung des Organismus schnell zunimmt, ist die Amputation indiziert. In frischen Fällen mit grosser Zertrümmerung kann auch die primäre typische Resektion oder die primäre Amputation als praeventives Verfahren in Frage kommen.

Dass der Infekt im Gelenk besser ausheilt, wenn wir dieses nicht eröffnen und auch die Drainage weglassen, erscheint zunächst

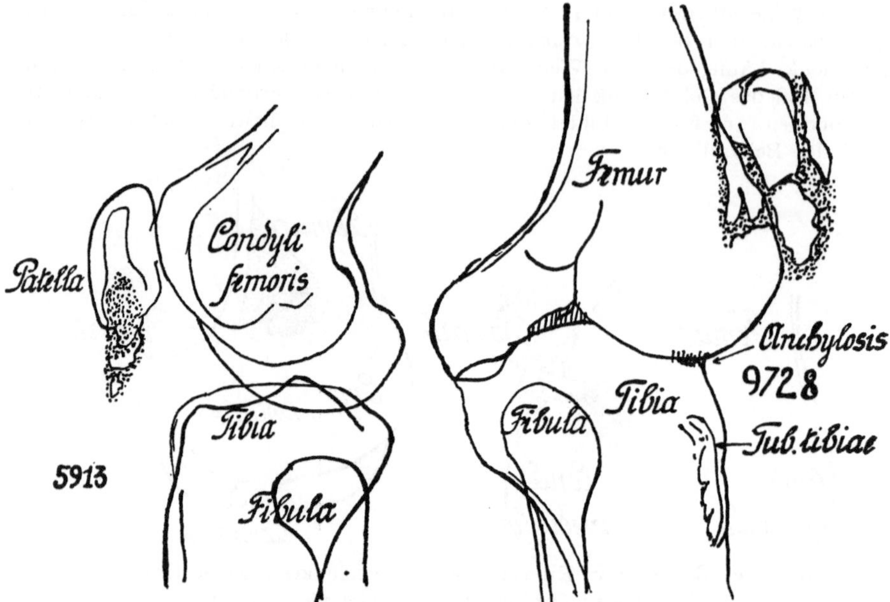

Durchschuss mit Zertrümmerung der Kniescheibe.

Schusswunde des Kniegelenkes mit Zertrümmerung der Kniescheibe. Totale Ankylose. (137 Tage nach der Verletzung mit einer Fistel ins Spital eingeliefert.)

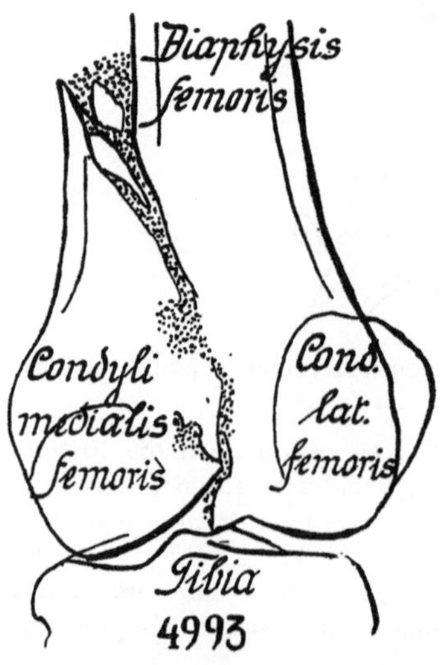

Verletzung durch Maschinengewehrkugel (aus der Entfernung von 2000 M.).

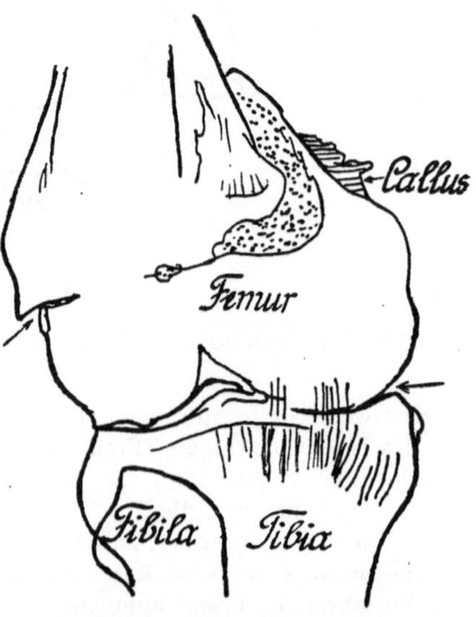

Knieschuss mit totaler Ankylose geheilt. (Russischer Austauschinvalide.)

so ungewöhnlich, dass nur durch Analogien das Rationelle eines solchen Vorgehens verständlich gemacht werden kann.

Eine solche Analogie bietet die Bauchhöhle, bei der nach Entfernung des perforierten Wurmfortsatzes oder Vernähung des perforierten Magens gerade der vollständige Verschluss des Abdomen (höchstens noch mit einer kurzfristigen Drainierung des Douglas) die Heilung der Peritonitis am sichersten gewährleistet. Ähnlich liegen die Verhältnisse in der Brusthöhle. Payr betont allerdings

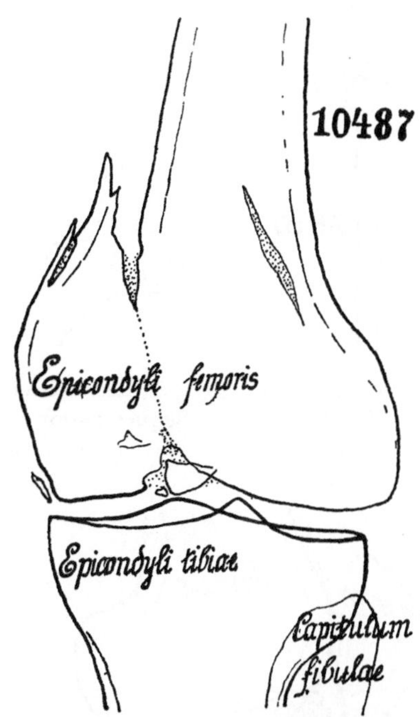

Knochenbruch ins Gelenk nach Kugelverletzung. Mit funktionsfähigem Gelenke geheilt.

den grossen Unterschied zwischen Peritoneum und Gelenkserosa. Während dort die Resorption ungemein lebhaft ist (Stomata), kann sie hier nur durch die Zwischenzellensubstanz der Endothelien vor sich gehen. Trotzdem ist die Analogie mit den serösen Häuten eine sehr grosse.

Unser eigenes Material.

Wir haben im Lazarett 186 unmittelbare Gelenkschüsse beobachtet, das sind im Verhältnis zur Gesamtsumme der Schussverletzungen 3.7⁰/₀.

Diese Zahl erscheint nach Massgabe der bisherigen Kriegserfahrungen klein, da nach Schäfer im russisch-japanischen Kriege 5%, im Balkankriege 4.33%, nach Zahradniczky im jetzigen Kriege 6.3% sämmtlicher Schuss-

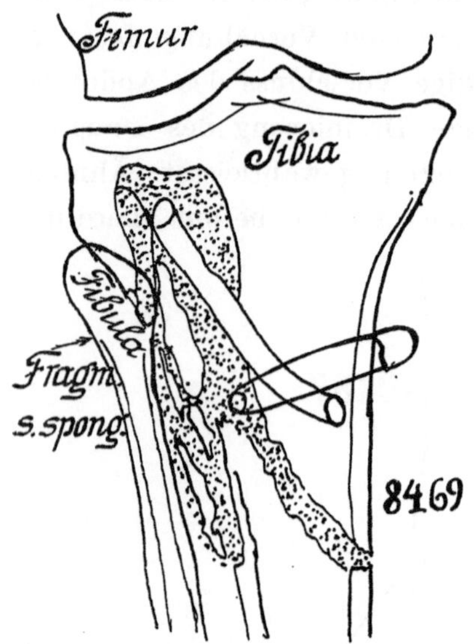

Kniedurchschuss mit Verletzung des Schenkels und der Tibia. Mit Ankylose, nach langwieriger Sequestrierung geheilt.

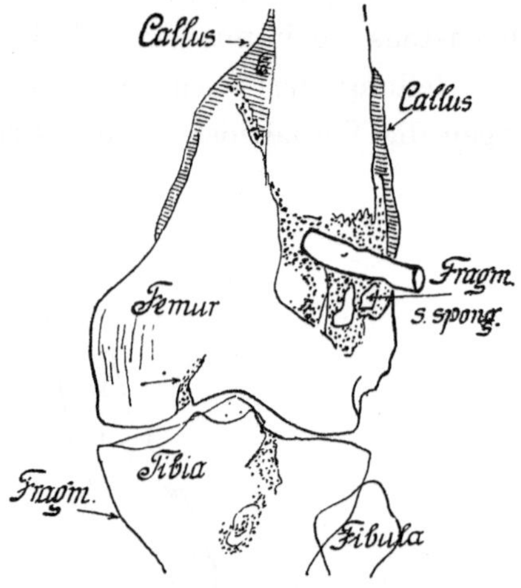

Kniedurchschuss mit reichlicher Sequestration. Mit wenig beweglichem Gelenke geheilt.

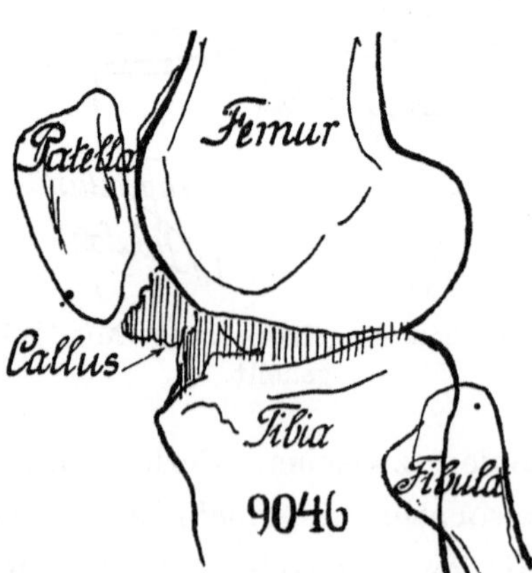

Knieschuss mit totaler Ankylose geheilt. (Russischer Austauschinvalide.)

verletzungen auf die Gelenke entfallen. Die Differenz erklärt sich dadurch, dass wir nur diejenigen Schussverletzungen als Gelenkschüsse in Rechnung brachten, bei denen das Gelenk durch den Schuss unmittelbar eröffnet wurde und die paraartikulären Schussverletzungen nicht den Gelenkschüssen, sondern den Knochenverletzungen zurechneten. Allerdings führen paraartikuläre Schüsse infolge der bis ins Gelenk reichenden Fissuren oft zu sekundären Gelenkerkrankungen (besonders zu serösen Gelenkentzündungen), bei schwerer Infektion nicht selten auch zur Vereiterung des Gelenks. Diese Fälle müssen aber ganz anders beurteilt werden. Ebenso ist auch zu erklären, warum bei Verteilung der Schussverletzungen auf die verschiedenen Gelenke sich zwischen unseren Zahlen und denen anderer Beobachter eine kleine Abweichung ergibt.

Nach der Zusammenstellung Zahradniczkys entfallen auf die verschiedenen grossen Gelenke in Prozenten:

	Deutsch-Französ. Krieg	Russ.-Japan. Krieg	Tripolis Krieg	Balkan Krieg	Zahradniczky	Unser Material
Schultergelenk ...	13.3%	24.8%	20%	20.1%	30.9%	4.84%
Ellbogengelenk ..	27.6%	13.4%		21.1%	18.7%	27.96%
Handwurzelgelenk	8.7%	13.5%		10.9%	12.1%	3.00%
Hüftgelenk	3.2%	6.7%		4.5%	1.3%	4.84%
Kniegelenk	34.9%	29.3%	40%	34.2%	28.3%	18.2%
Fusswurzelgelenk.	12.3%	12.3%	40%	17.5%	8.7%	9.13%

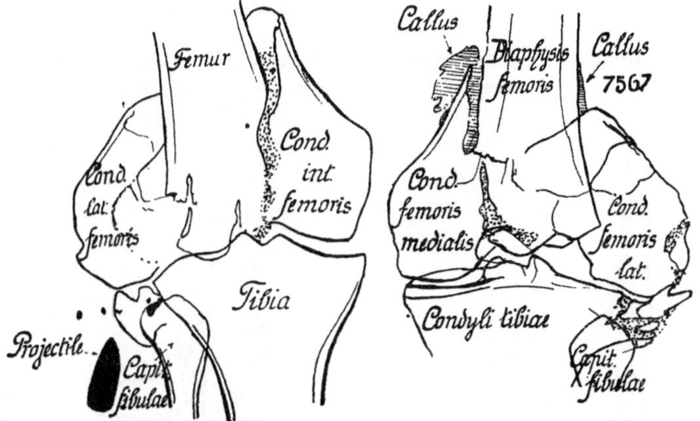

Knieschuss nach ausgedehnter Knochennekrose mit totaler Ankylose geheilt. (Mehrfaches Eröffnen, Sequestrotomie.)

Ausserdem enfallen bei unserem Material 21.5% auf die kleinen Gelenke der Hand (die von den übrigen Beobachtern zum Handwurzelgelenk gerechnet werden) und 10.22% auf die Fussgelenke (ohne Eröffnung des Sprunggelenkes).

Auffallend gering ist bei unserem Material die Anzahl der Schultergelenkschüsse. Den Grund dafür (Nichtberücksichtigung der paraarticulären Schüsse) habe ich schon oben erwähnt. Bei der Bearbeitung unseres Materials dienten mir als Grundlage die Schussverletzungen des Ellbogen- und Kniegelenks, also derjenigen Gelenke, die nach sämtlichen Beobachtern infolge des komplizierten Gelenkbaues den Prüfstein der Behandlung bilden.

Die wichtigste Frage bei Gelenkschüssen lautet stets: Ist der Gelenkschuss infiziert oder nicht? Die Prüfung unseres Materials von diesem Standpunkte aus ergibt, dass genau 50% unserer Ellbogen- und Kniegelenkschüsse infiziert waren, eine hohe Zahl, wenn man erwägt, dass nach der Zusammenstellung Zahradniczky's der Durchschnitt für die bisherigen Kriege 36.1% betrug. Die hohe Zahl der infizierten Fälle erklärt sich aus der

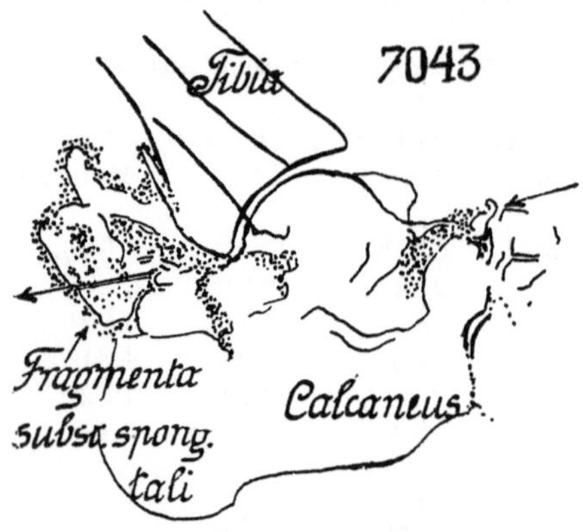

Durchschuss durch das Sprunggelenk, Knöchel und Fersenbein.

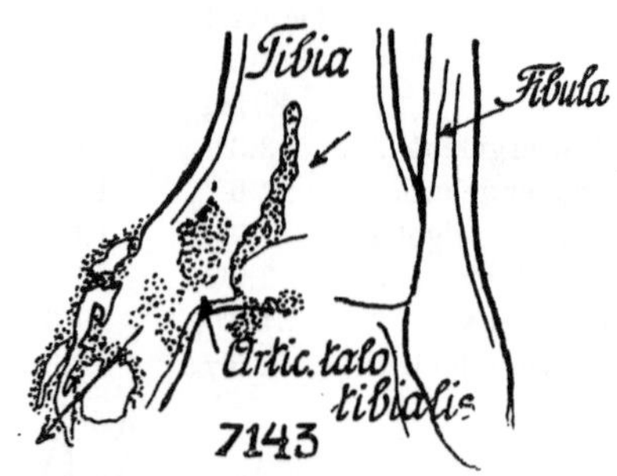

Durchschuss durch das Sprunggelenk mit Zertrümmerung des innern Knöchels.

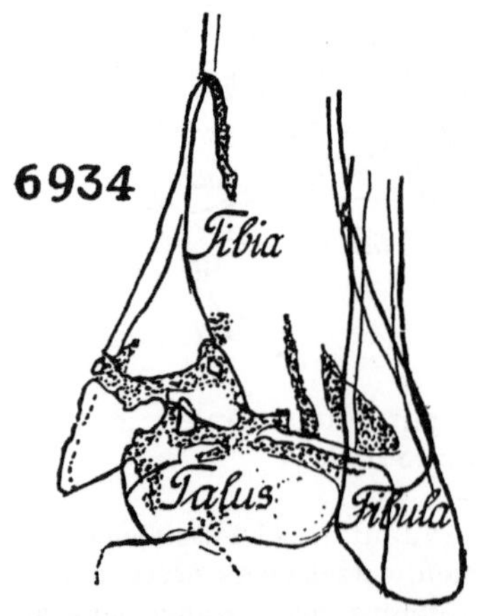

Maschinengewehrverletzung aus 7—8 Schritte Entfernung mit Zertrümmerung der Tibia und des Knöchels. Mit gut funktionierendem Sprunggelenke geheilt.

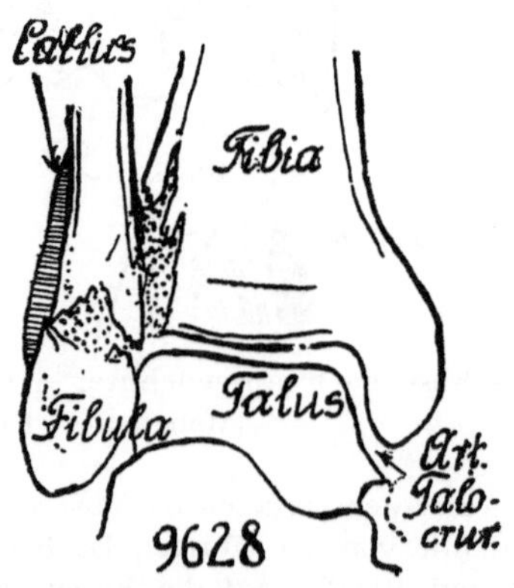

Paraartikulärer Schuss durch die untere Epiphyse der Fibula mit schwerer Oberflächeneiterung im Sprunggelenk.

Tatsache, dass im jetzigen Kriege die Verletzungen durch kleine Kaliber verhältnissmässig seltener sind als durch Schrapnell- und Granatschüsse. Von letzteren waren nach Payr, wie bereits erwähnt, 90%, von den Schrapnellverletzungen 70—75% infiziert.

Um bereits hier die Mortalität zu besprechen, erwähne ich, dass wir von unserem gesamten Material 5 Patienten verloren haben, 3 nach Hüftgelenk- und 2 nach Kniegelenkschüssen, was für die

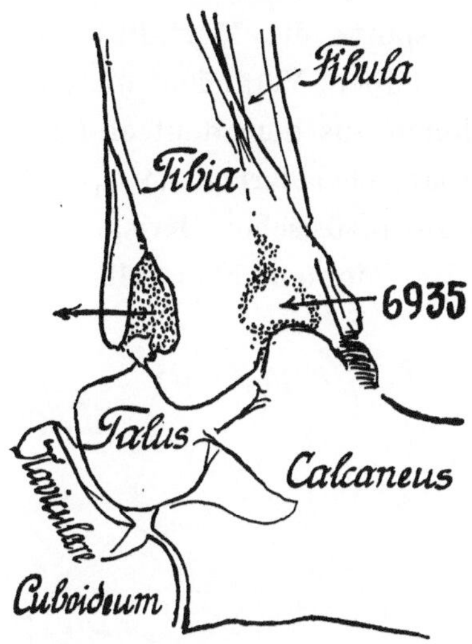

Durchschuss durch das Sprunggelenk mit geringer Knochenverletzung, durch ein Infanteriegeschoss verursacht.

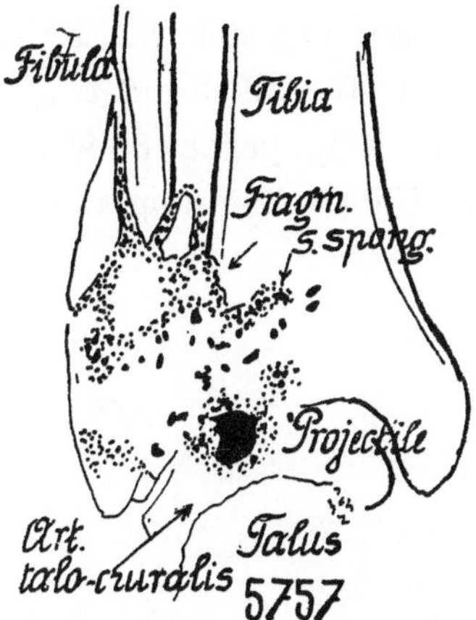

Zertrümmerung des Sprunggelenkes durch ein Explosivgeschoss. Mit eingeschränkter Beweglichkeit nach Jászberény transferiert.

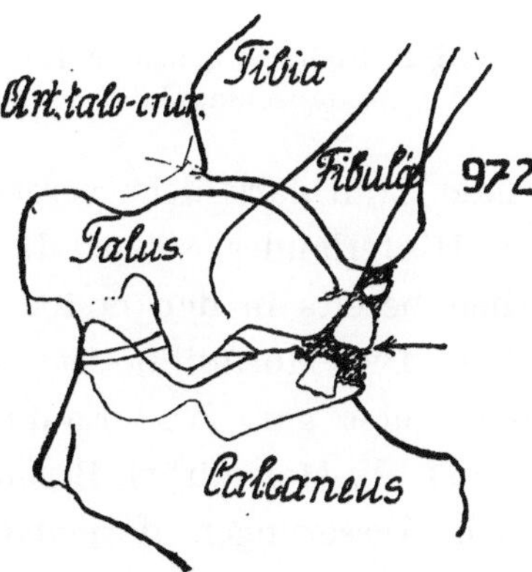

Sprunggelenkschuss mit Eröffnung des talokalkanealen Gelenkes.

grossen Gelenke eine Mortalität von 3.88%, für die gesamten Gelenkschüsse eine solche von 2.68% ergibt.

Von diesen Fällen hätten 2 Kniegelenkverletzte wahrscheinlich durch frühzeitige Amputation gerettet werden können. Gestützt auf unsere mit der konservativen Behandlung erzielten guten Erfolge, hatten wir in diesen Fällen zu lange mit der Amputation gewartet und konnten, als wir sie schliesslich vornahmen, unseren Kranken das Leben nicht mehr retten.

Trotzdem erscheint die Mortalität auffallend niedrig. Das hat seinen Grund zum Teil gewiss darin, dass die jetzige Wundbehandlung und die Beschleunigung des Transports die Mortalität bei Gelenksschüssen wesentlich herabgedrückt haben. Vergleicht man die Erfolge aus den neueren Kriegen mit denen aus dem deutsch-französischen (Burenkrieg 6.4%, russisch-japanischer Krieg 4.4%, Balkankrieg 4%, gegen 35.9% im deutsch-französischen Kriege), so ist der Unterschied augenfällig. Ein zweites Moment aber fällt weit

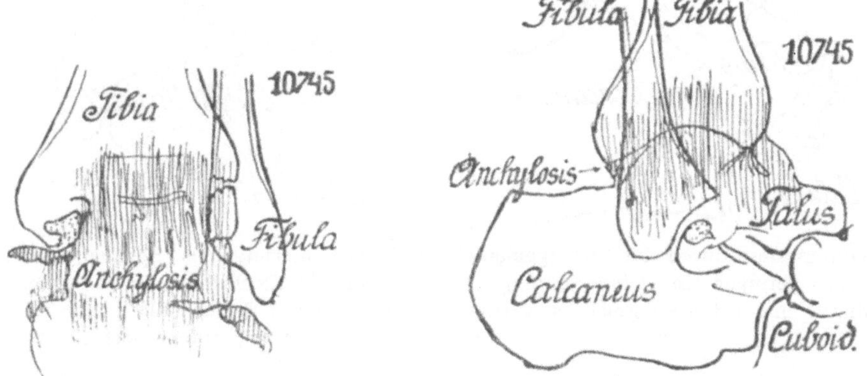

Mit totaler Ankylose in richtiger Stellung geheilter Knöchelschuss. (Russischer Austauschinvalide.)

stärker in die Wagschale. Man darf nicht vergessen, dass das Verwundetenmaterial des Hinterlandes schon durchgesiebt ist. Die schwersten Fälle sterben bereits in den ersten Stationen oder gelangen zur Amputation. Die Mortalität ist demnach unbedingt höher, als aus unseren, oder gar Zahradniczky's Zahlenangaben ersichtlich wird (1.3% Mortalität). Besonders kühn scheinen daher die kategorischen Äusserungen derjenigen, die behaupten, dass Kriegsverletze mit Gelenkschüssen bei moderner, lege artis geleiteter Behandlung nicht verloren werden dürfen.

Sehr viel trauriger wird jedoch das Bild, wenn man die Erfolge vom Standpunkte der Gelenkfunktion prüft.

Wenn wir zunächst nur die Ellbogen- und Kniegelenksschüsse in Betracht ziehen und von den nicht infizierten Fällen absehen, deren Mehrzahl meist durch langdauernde Nachbehandlung wieder vollständige Diensttauglichkeit erlangte, dann fällt sofort auf, dass unter 26 infizierten Ellbogengelenkschüssen bei keinem einzigen wieder die vollständige Funktionsfähigkeit eintrat und dass selbst von 16 nicht infizierten Kniegelenkschüssen nur 33% als diensttauglich zu ihren Truppen-

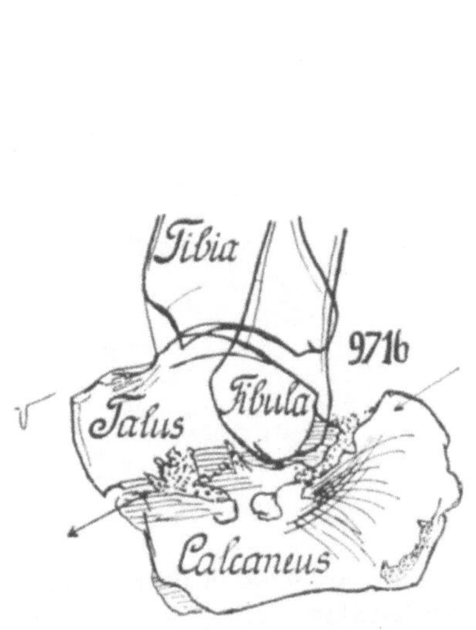

Durchschuss durch das talokalkaneale Gelenk. Mit guter Beweglichkeit geheilt.

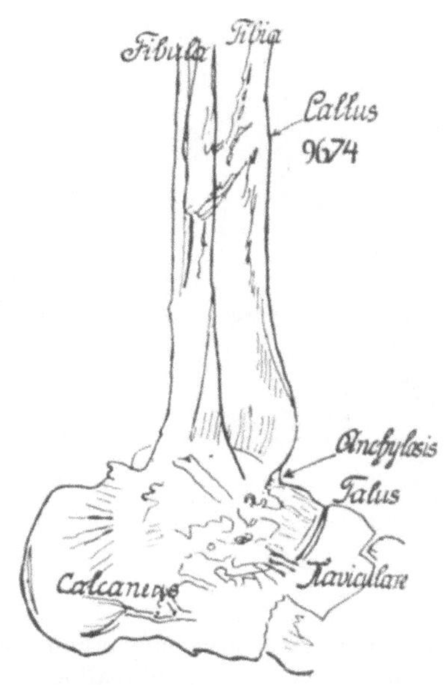

Mit totaler Ankylose in richtiger Stellung geheilter Splitterschuss des Sprunggelenkes.

körpern zurückbefördert werden konnten. 66% waren nach lange dauernder Nachbehandlung nur zum Teil für den Lokaldienst geeignet, die übrigen mussten behufs weiterer balneologischer Behandlung nach Pöstyén oder Trencsénteplicz transferiert werden. Von den bei uns eingelieferten infizierten Kniegelenkschüssen hat nicht einer seine vollständige Bewegungsfähigkeit wieder erlangt.

Meiner Überzeugung nach könnte dieses, nicht nur vom Standpunkte des Heeresersatzes, sondern namentlich auch von dem der späteren sozialen Arbeitsfähigkeit recht betrübende Resultat durch eine rationellere Behandlung der Gelenkschüsse nach den oben beschriebenen Grundsätzen Payr's wesentlich verbessert werden. Davon überzeugte mich eine Reihe von Fällen, die verhältnissmässig früh in unsere Beobachtung und Behandlung gelangten und die wir grösstenteils nach den Angaben von Murphy und Payr behandelten.

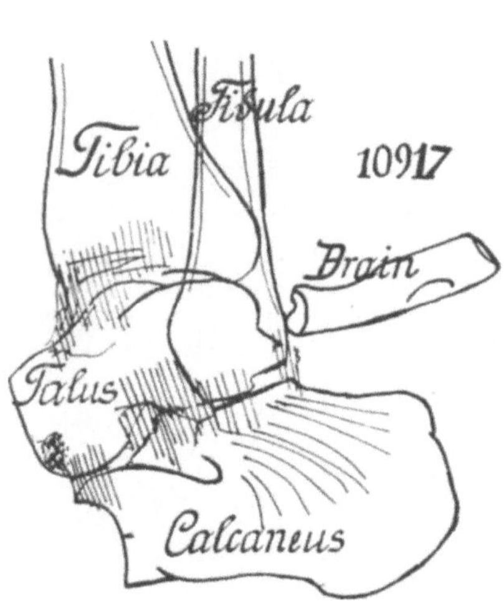

Mit totaler Ankylose aufgenommener russischer Austauschinvalide.

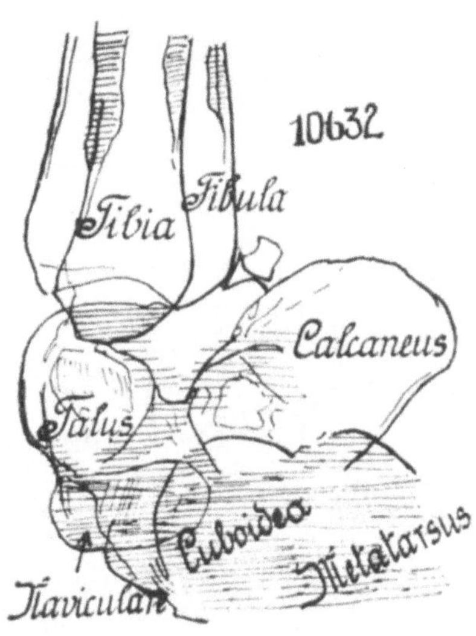

Mit totaler Ankylose in übermässiger Spitzfussstellung geheilter Knöchelschuss. (Russischer Austauschinvalide.)

Als Beleg sei hier die Krankengeschichte zweier Offiziere mit Ellbogengelenkschüssen, sehr schweren Knochenzerstörungen mit profuser Eiterung und Sequesterbildung mitgeteilt, die zwar nach langdauernder Behandlung, aber doch mit vollständiger Funktionsfähigkeit an die Front zurückkehren konnten.

Aufn. No. 3400. B. D. Leutnant, aufgenommen am 16/III. 1915. Verletzung durch Gewehrkugel von Explosivwirkung, mit handflächengrosser Ausgangsöffnung an der Aussenseite des Ellbogens. Profuse Eiterung, Hunderte von hirsekorn bis erbsengrossen Sequestern im Gelenk. Nach dem Röntgenbilde ist in einer Länge von 8 cm. weder vom Oberarmknochen, noch vom Gelenkende der Unterarmknochen ein unversehrtes Stückchen zu sehen. Offene Behandlung mit Einträufelung von H_2O_2 durch Wochen, in welcher Zeit Hunderte von Sequestern abgestossen werden. Stauungsbehandlung.

Am 27/VI. Wunde geheilt. Nachdem die Infektion zum Stillstande gekommen, von Mai an elastische Züge behufs Entwickelung einer Pseudarthrose an Stelle des Ellbogengelenks; Nachts im Sinne der Streckung, bei Tag in dem der Beugung. Massage; bei Tage Turnen am Ernst Fischer'schen Apparate. Bäder.

Als Resultat dieser Behandlung anlässlich der Entlassung am 27. IX. 1915. aktive Bewegungsfähigkeit: Beugung bis 75°, Streckung bis circa 160°. Transferiert nach Pöstyén.

Aufn. No. 186. 11/VIII. 1915. B. J. Hauptmann. Ellbogengelenk von rückwärts durch Schrapnell eröffnet, das Olecranon ist vollständig, der äussere Epicondylus zum grossen Teil weggerissen. Am Oberarmknochen ein nussgrosser, nekrotischer Knochenteil. Sofortige Resektion der nekrotisierenden Teile. Fraktur beider Unterarmknochen 4 Finger breit über dem Handgelenk. Verbände mit Perubalsam. Nach totaler Verheilung der Wunde Turnen am Ernst Fischer'schen Apparat, dann Plastik des total retrahierten Triceps. Nach Ablauf eines halben Jahres als Kommandant einer Fliegerabteilung mit beinahe vollständiger Funktionsfähigkeit wieder in aktiven Dienst getreten.

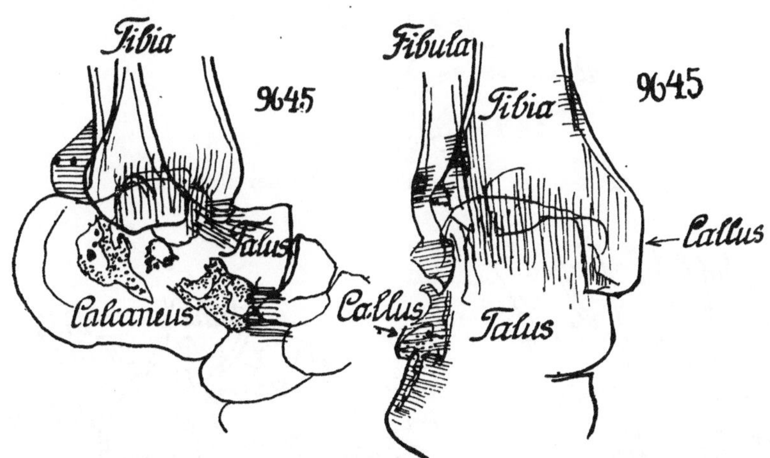

In schlechter Stellung geheiltes, steifes Sprunggelenk. (Russischer Austauschinvalide).

Ähnliche Beobachtungen machte ich auch bei schweren Kniegelenkschüssen. Wenn man frühzeitig nicht nur den Streckverband anwendet, sondern auch Bewegungen vornehmen und an den Fischer'schen Apparaten, hauptsächlich aber an den im Abschnitte „Verbandlehre" beschriebenen Geh-Bewegungsapparaten, fleissig üben lässt, so wird man gewiss in vielen Fällen wieder eine verhältnissmässig gute Funktionsfähigkeit erzielen können, vorausgesetzt, dass es gelingt, das totale Veröden der Gelenkshöhle durch rationelle Sekretableitung zu verhüten.

Dieser günstige Verlauf bildet aber bei den heutigen Behandlungsmethoden die Ausnahme. Die meisten Kranken kamen mit grossen Tampons, kreuz und quer drainiert, grösstenteils mit steifem oder nahezu steifem Gelenk in unsere Behandlung. Wir retteten, was zu retten war, — dass es nicht viel sein konnte und ein funktioneller Erfolg nur selten eintrat, wird nach den Gesagten nicht wundernehmen.

Ich bin überzeugt, dass die strenge und konsequente Durchführung der Murphy-Payrschen Prinzipien nicht nur quoad functionem, sondern auch vom Standpunkt der Infektionsbekämpfung mehr Wert besitzt, als die frühzeitige Arthrotomie (mit offener Behandlung) oder Resektion. In dieser Ansicht bestärken mich,

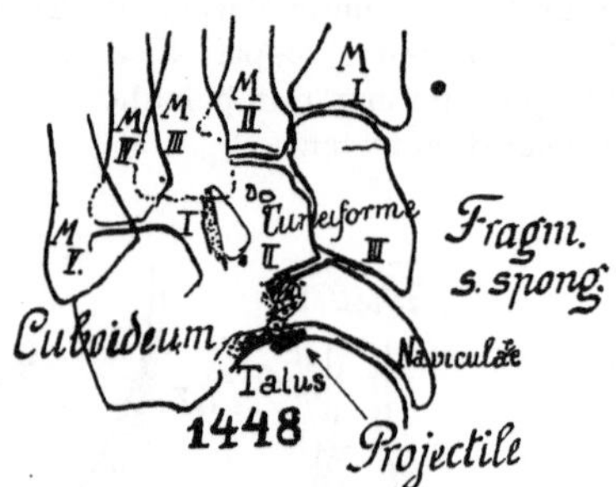

Typischer Schuss durch die Gelenke der Fusswurzel.

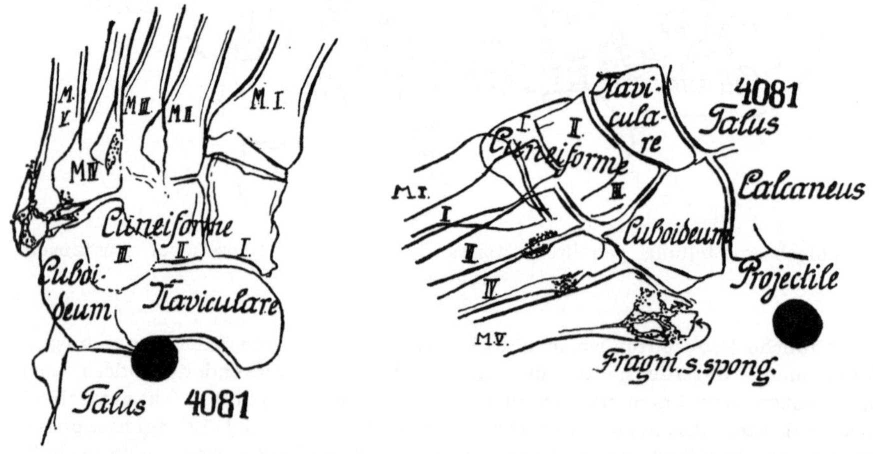

Verletzung der tarsometatarsealen Gelenke durch Schrapnellkugel.

neben eigenen Erfahrungen, die Statistiken der Anhänger der prizipiellen Frühresektion.

Burchardt und Landois fassen ihr Urteil über die letztere in folgenden Sätzen zusammen:

„Die Indikationsstellung für die Resektion beim Eitergelenk muss in viel höherem Grade den Allgemeinzustand des Kranken berücksichtigen. Denn die Gefahr, dass der Patient septisch wird, ist bei den Kriegsinfektionen der grossen und mittleren Gelenke sehr erheblich."

„1. Beim Hand-, Fuss- und Ellbogengelenk sind die Resultate gut. Wir haben keine einzige Hand zu amputieren brauchen. 3 mal beim Fuss und einmal beim Ellbogengelenk hat nach der Resektion die Absetzung erfolgen müssen."

„2. Die Resektion des Kniegelenkes": ...... Die Resultate sind schlecht, sowohl quoad functionem, als auch quoad vitam Selbst wenn es gelingt, die Extremität als solche zu erhalten, bleibt als Endausgang häufig eine Pseudarthrose zurück....."

„3. Beim Schultergelenk gibt die Resektion bessere Resultate, als wir zu Anfang angenommen hatten."

„4. Bei infiziertem Hüftgelenk ist die Verlustliste bei weitem am grössten, es gelingt bei bedrohlichen Fällen nur selten, durch Resektion das Leben zu erhalten."

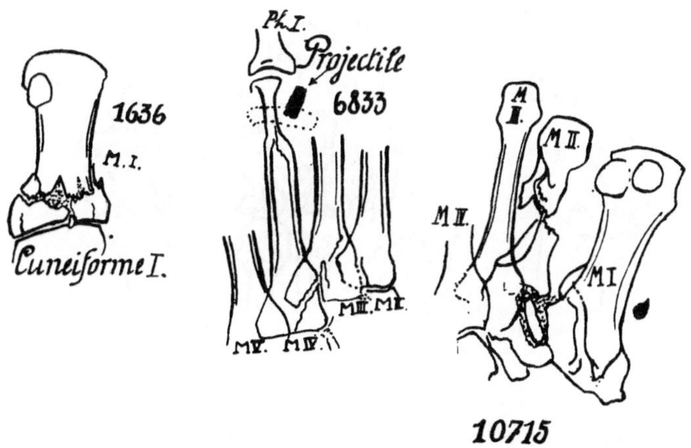

Typen der Schussverletzungen der tarsometatarsealen Gelenke.

Wenn man in Betracht zieht, dass dieser Aufsatz, der von solchen Enderfolgen berichtet, im Interesse der Frühresektion geschrieben wurde, so glaube ich zur Genüge bewiesen zu haben, dass bei Behandlung der Kriegsinfektionen die typische Resektion nur ausnahmsweise Berechtigung besitzt.

Vom Standpunkte der Verbesserung der Heilerfolge kann ich nicht genug die Anwendung der Behandlungsmethoden, und zwar in derselben Reihenfolge, empfehlen, wie sie Payr anrät:

a) in frischen Fällen, in denen die Röntgenuntersuchung in das Gelenk eingedrungene Schrapnell- oder Kugelsplitter nachweist, Exzision, Jodtinktur, primäre Naht;

b) in den Fällen, in denen sich die ersten Zeichen der Oberflächeninfektion (Empyem) zeigen:

1. Punktion und Injektion von Phenolkampfer (5—40 cm.³) oder einiger Tropfen Jodtinktur. Zur Punktion benützt man einen möglichst dicken Troicart zum Zwecke der leichteren Entfernung der Gerinnsel.

2. Punktion, Ausspülung mit Kochsalzlösung und Ausfüllen des Gelenks mit 1—2‰ Kollargollösung.

3. Wenn auch dies ohne Erfolg: Einführung eines dünnen Glasdrains aus einer kleinen Inzision an der Rückseite des Gelenks, Füllung des Gelenks mit 5—40 ccm. Phenolkampfer. Das äussere

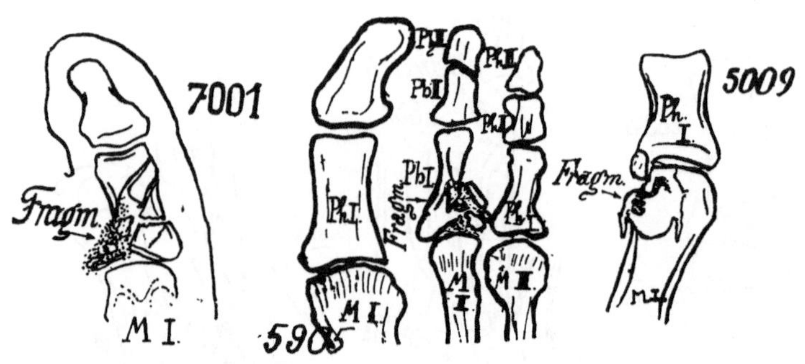

Typen der Schussverletzungen der Zehengelenke.

Ende des Drains wird mit Watte verstopft. Nach 24 Stunden Entleerung des Sekrets und neuerliche Füllung des Gelenkes mit Chlumszkylösung.

4. Wenn der Patient trotz alledem fiebert und die Infektion nicht erlischt: Inzision und Drainage an der tiefsten Stelle (Schulter, Hüfte, Knie an der rückwärtigen Seite. Technik s. Artikel P a y r's).

5. Nur wenn auch das nicht hilft: breite Inzision, Knorpelschutz mit Salbenlappen, frühzeitiges Schliessen nach Erlöschen der Infektion mittels vorher eingelegter Drahtnähte.

6. In Ausnahmfällen Resektion.

7. Im Falle drohender Sepsis Amputation oder Exartikulation.

c) Im Falle von Haemarthros frühzeitige Punktion, Druckverband. Vermeidung des Extensionsverbandes. In den übrigen

Fällen Streckverband. Nachbehandlung: Frühzeitig begonnene aktive Bewegungen bis zur Grenze der Schmerzhaftigkeit.

Ich zweifle nicht daran, dass bei Einhaltung dieses Heilplanes unsere Erfolge quoad vitam et quoad functionem sich bessern werden. Man muss aber damit rechnen, dass weder die Annahme dieses Heilplanes, noch dessen praktische Durchführung im Verlaufe dieses Krieges Allgemeingut der Chirurgen werden, und so wird das Resultat eine erschreckend grosse Zahl steifer Gelenke sein. Dann erwächst der orthopädischen Chirurgie die Aufgabe, in allen Fällen, in denen genügend lange fortgesetzte balneologische Nachbehandlung und Heilturnen erfolglos geblieben sind, diese Versteifungen durch Arthroplastik zu beheben, falls der Beruf des Verletzten ein bewegliches Gelenk erfordert. Zum Glück sind ihre Erfolge entschieden hervorragende, der Eingriff ist nicht schwer und die Nachbehandlung durchaus nicht so langwierig und schmerzhaft, wie dies noch heute selbst die meisten Fachchirurgen meinen. Wieder muss ich auf die zwei Grossmeister der modernen Gelenkschirurgie hinweisen, auf Murphy und Payr, die uns den Weg des Fortschrittes gewiesen haben. Nur einen sehr wichtigen Umstand will ich besonders hervorheben: man soll die mobilisierende Operation nicht zu früh ausführen, am allerwenigsten bei Kriegsverletzten. Die ruhende, latente Infektion kann noch nach unglaublich langer Zeit wirksam werden. Noch nach 1—1½ Jahren findet man recht häufig abgekapselte Abszesse oder Sequester in der Tiefe des Knochens, die noch virulente Keime enthalten. Daher ist es ratsam, die Operation mindestens nicht früher auszuführen als ein Jahr nach Verschwinden des letzten Zeichens der Infektion. Die Erhaltung des Bewegungsapparats (Muskeln, Nerven) in gutem Zustande durch Massage und Muskelübungen ist das Einzige, was man während dieser Zeit tun kann. Erst 1—1½ Jahre nach der totalen Verknöcherung soll man an die Neugestaltung des Gelenks denken. Der jetzige Krieg hat bewiesen, dass die so gebildeten Gelenke alle unsere Erwartungen rechtfertigen. Zwei Offiziere, denen Payr durch eine plastische Operation zu einem solchen neuen Kniegelenk verholfen hat, kämpfen in diesem furchtbaren Kriege mit, ohne dass ihnen das neugebildete

Gelenk jemals die geringste Beschwerde oder Unannehmlichkeit verursacht hätte. Gewiss eine Belastungsprobe, die im Hinblick auf die funktionellen Ansprüche der — hoffentlich nicht fernen — Friedenszeit nur beruhigend und vertrauenerweckend wirken kann!

Literatur.

BACHHAMMER: Cramerschienen zur Mobilisierung versteifter Gelenke. M. m. W. 1915. p. 732.

DENK: Zur Klinik & Therapie der infizierten Knochen- und Gelenkschüsse. W. kl. W. 1915. p. 701.

ENGELHARD: Pendelapparat zur Mobilisirung versteifter Gelenke. M. m. W. 1915. p. 864.

ERLACHER: Beiträge zur Kontrakturenbehandlung. M. m. W. 1916. p. 216.

GAZA: Sekund. Veränd. nach Frakturen des os lunatum und os naviculare carpi. M. m. W. 1914. p. 2059.

GOEBEL: Zur Mobilisierung versteifter kleiner Gelenke. M. m. W. 1915. p. 1627.

GOLDAMMER: Arm u. Beinschussbrüche, Gelenkschüsse, Gelenkseiterungen. Kr. Ch. H. 4. Brüsseler Chirurgentagung. 538.

KAISER: Nachbehandlung von Gelenkenschüssen, insbesondere des Schultergelenkes. M. m. W. 1914. p. 2423.

LANGEMAK: Eine einfache Handstützschiene. M. m. W. 1915. p. 1628.

LEWY: Schultergelenksprothesen etc. M. m. W. 1915. p. 1592.

LINBERGER: Über Stauungsbehandlung bei Gelenkverletzungen. M. m. W. 1916. p. 331.

PAYR: Gelenkseiterungen und ihre Behandlung. M. m. W. 1915. p. 1241.

— Bewährung operativ mobilisierter Kniegelenke im Kriege. M. m. W. 1915. p. 130.

— Arm- u. Beinschussbrüche, Gelenkschüsse, Gelenkseiterungen. Kr. ch. H. Heft 4. Chirurgentagung.

RITSCH: Elastische Schienenvorrichtungen zur Streckung des Handgelenkes. M. m. W. 1915. p. 492.

SCHEDE: Gelenkmobilisierung. M. m. W. 1914. p. 2423.

— Mobilisierung verletzter Gelenke. M. m. W. 1915. p. 279.

SEHRT: Die konservative Behandlung schwerer Gelenkschussverletzungen mit Dauerstauung. M. m. W. 1916. p. 361. p. 406.

SPITZI: Hebeapparat für Hand und Finger bei Radialislähmung. M. m. W. 1915. p. 203.

STEIN: Zur Behandlung der Schultergelenksversteifung nach Schussverletzungen. M. m. W. 1915. p. 999.

TIETZE: Über eine eigenartige traumatische Gelenkskontraktur. B. kl. W. 1914. p. 1493.

Topische Diagnostik der Verletzungen des Zentralnervensystems.

Von

Dr. Friedrich von Reusz.

Einleitung.

1. Allgemeine Vorbemerkungen.

Sinn und Wesen der Neuronentheorie ist, dass das Parenchym des Nervensystems ausschliesslich aus selbständigen Nervenzellen besteht. Selbständige Nervenfasern, Nervenröhren, gibt es nicht, da dieselben immer nur Fortsätze irgend einer Nervenzelle sind. Von dieser Anschauung aus ist es leicht verständlich, dass mit der Zerstörung der Zelle auch ihre Fortsätze zugrunde gehen und dass Fasern, die von ihrer Zelle abgetrennt werden, dem Untergange geweiht sein müssen (sekundäre Degeneration der Nervenfasern). Die Degeneration irgendeiner motorischen Nervenfaser wird stets von einer Degeneration des zugehörigen Muskels begleitet, der auch in seiner Ernährung durch diese Faser geleitet und beherrscht wird (sekundäre Degeneration der Muskelfasern).

Die Regeneration der degenerierten Nervenfaser — soweit sie überhaupt erfolgt — geht immer von dem zentralen Stumpfe aus und vollzieht sich in der Weise, dass der zentrale Stumpf in den abgetrennten peripheren Faserrest hineinwächst. Nicht bewiesen, wenn auch wiederholt behauptet, ist bisher, dass durchtrennte

Fasern primär verwachsen können, auch nicht, dass die Regeneration von dem peripheren Stumpfe ausgehen könne.*

Die Fähigkeit, sich zu regenerieren, ist nur den peripheren Fasern eigen. Die Fasern des Zentralnervensystems sind zur Regeneration unfähig. Diesem Gesetz sind auch diejenigen Fasern unterworfen, die zum Teil in irgendeinem peripheren Nerven, zum Teil innerhalb des zentralen Nervensystems verlaufen, denn der zentralgelegene Teil der Faser ist eben der Regeneration nicht fähig. Die Grenze wird in dieser Hinsicht durch die intervertebralen Ganglien gebildet, und in diesem Sinne sind die Wurzelfasern der Regeneration unfähig.

Alle pathologischen Erscheinungen die bei Erkrankungen des Zentralnervensystems zu beobachten sind, können in letzter Linie als durch anomale Steigerung oder Herabsetzung der Erregbarkeit bedingte Erregungs- oder Lähmungssymptome betrachtet werden. Zeichen der Erregung sensibler Elemente sind die verschiedenen Schmerzen, die Hyperaesthesien und Paraesthesien. Die Zeichen ihrer Lähmung sind die Hypästhesie und die Anästhesie. Zeichen der pathologischen Erregung motorischer Elemente sind die verschiedenen Krampferscheinungen, tonische und klonische Krämpfe, fibrilläre und faszikuläre Zuckungen, Symptome ihrer Lähmung sind: Schwäche, Atonie, ferner Parese und Paralyse der Muskulatur.

---

* Obzwar in letzter Zeit wiederholt über Fälle berichtet wurde, deren wunderbar schnelle Heilung nur in dieser Art erklärt werden könnte, hat sich nachträglich immer herausgestellt, dass irgendein Irrtum der Sache zu Grunde lag. In Wirklichkeit steht es so, dass theoretisch die Möglichkeit einer primären Verwachsung nicht geleugnet werden kann, jedoch wurde sie bisher einwandfrei noch nicht beobachtet. Dagegen können wir in bezug auf Fälle, bei denen die operative Vereinigung erst längere Zeit nach der Durchtrennung des Nerven vorgenommen wurde, a priori behaupten, dass die Heilung unmöglich so rapide erfolgt sei. Die Behauptung, dass der vollkommen degenerierte Nerv und Muskel schon einige Tage nach der Vereinigung seine Funktionsfähigkeit wieder erhalten habe, widerspricht jeder bisherigen pathobiologischen Erfahrung. War die Lähmung, d. h. die Aufhebung der Leitungsfähigkeit des Nerven tatsächlich eine vollkommene, so erfordert es immer eine lange, sich auf Monate erstrekkende Zeit, bis die peripherwärts wachsende Nervenfaser den Muskel erreicht und dessen Regeneration ermöglicht.

Wo sich verschiedene Nervenelemente in enger Zusammenwirkung gegenseitig beeinflussen, ist die Interpretierung der wahrnehmbaren Erscheinungen schwieriger, da es nur zu oft vorkommt, dass die Lähmung eines Nervenelements eine Erhöhung, seine Erregung eine Verminderung der äusserlich wahrnehmbaren Funktion verursacht. Dieser paradox erscheinende Vorgang tritt ein, wenn die Erkrankung solche Elemente betrifft, die in ihrem normalen Zustande eine hemmende Wirkung ausüben (Vagus, Py-Bahnen), da durch ihre Lähmung die Funktion des nunmehr ungehemmten Apparates gesteigert (Erhöhung der Reflexerregbarkeit durch Verminderung der Hemmung), durch ihre Erregung aber die Funktion des gehemmten Apparates beeinträchtigt wird. (Herabsetzung der Reflexerregbarkeit durch Zunahme der Hemmung.)

Es kann angenommen werden, dass die Erregung derjeniger Nervenelemente, die mit den psychischen Funktionen in enger Verbindung stehen, Exaltationszustände, Delirien und Halluzinationen verursacht, ihre Lähmung hinwieder Erinnerungsschwäche und Defekte sowie Herabsetzung der intellektuellen Tätigkeiten zur Folge hat. Wir müssen aber gestehen, dass unser Wissen in dieser Hinsicht noch ziemlich unzulänglich ist.

Öfters beobachtet man, dass Erregungs- und Lähmungserscheinungen vergesellschaftet auftreten. In diesen Fällen finden wir neben gleichzeitig bestehen den Paraesthesien oder Schmerzen Hypaesthesie und Anästhesie in demselben Gebiete (Anaesthäsia dolorosa) oder auch neben krankhaften Erregungserscheinungen (Krämpfe u. s. w.) Parese oder Lähmung.

Das längere Bestehen von Erregung oder Lähmung der nervösen Elemente zieht weitere Erscheinungen nach sich, u. zw. Kontrakturen, Atrophien und anderweitige Störungen der Gewebsernährung.

Die Kontraktur der Muskeln ist „aktiv“ solange ihre Entspannung noch möglich ist. Sie wird „passiv“, sobald durch Schrumpfung der Gewebe eine organische, definitive Verkürzung entstanden ist, sodass eine Streckung ohne Zerreissung des Muskelgewebes unmöglich wird. Die aktive Kontraktur kann sowohl durch einen fortdauernden Erregungszustand (reflektorische oder psychogene Kontraktur) wie auch durch Lähmung verursacht werden. Im letzteren Falle betrifft die Kontraktur nicht den gelähmten Muskel, sondern den Antagonisten, und zwar mangels einer Gegenwirkung durch die der einmal kontrahierte Muskel wieder gestreckt werden könnte. Diejenigen Kontrakturen, die nach Lähmung der Py.-Bahnen (zerebrale Hemiplegie) entstehen, sind, trotzdem sie durch Lähmung entstehen, im Grunde genommen reflektorische Kontrakturen. Sie entstehen dadurch, dass infolge Ausfalls der hemmenden Wirkung der Py-Bahnen der Reflextonus gewisser Muskelgruppen (an der oberen Extremität der der Beuger, an der unteren Extremität der der Strecker) ihren Antagonisten gegenüber die Oberhand gewinnt, und so die Glieder in entsprechende pathologische Stellung bringt. In der Regel tritt die passive Kontraktur als Endzustand der aktiven auf. Seltener und von anderer Bedeutung ist diejenige Form, die als Endzustand der sekundären Degeneration zu beobachten ist (z. B. bei schwerer Facialislähmung).

Von den degenerativen Vorgängen die der Lähmung verschiedener Nervenelemente folgen, ist in erster Linie die sogenannte sekundäre Degeneration der Nerven und Muskeln zu nennen. Die Zerstörung der motorischen Wurzelzellen oder irgendwelche Unterbrechung der Kontinuität der motorischen Fasern verursacht einen rapiden Zerfall des peripheren Faseranteiles sowie der von ihm versorgten Muskelfasern. Seine klinischen Zeichen sind neben Lähmung eine vollkommene Atonie des Muskels, eine rapide Abnahme seines Volumens und eine charakteristische Veränderung seiner elektrischen Erregbarkeit. (Entartungsreaktion EAR.)

Die Untersuchung auf EAR erfordert einige Übung. Für den alltäglichen Gebrauch genügt es, wenn wir folgendes wissen : Im Laufe der Entwicklung der vollkommenen EAR sinkt die faradische Erregbarkeit des Nerven und des Muskels schon in den ersten Tagen und verschwindet in 10—14 Tage vollkommen. Die galvanische Erregbarkeit des Nerven verschwindet ebenfalls in dieser Zeitperiode. Die direkte galvanische Erregbarkeit des Muskels zeigt sich in den ersten 4—5 Tagen erhöht, nimmt von dieser Zeit an allmählich ab, verschwindet aber erst in 1—2 Jahren vollkommen. Zu gleicher Zeit mit der Abnahme der direkten galv. Erregbarkeit des Muskels verändert sich der Zuckungstypus derart, dass die Anodschliessungszuckung (ASZ) noch vor der Katodschliessungszuckung (KSZ) eintritt und dass die bis dahin blitzartige Zuckung träge, wurmförmig wird. Bei

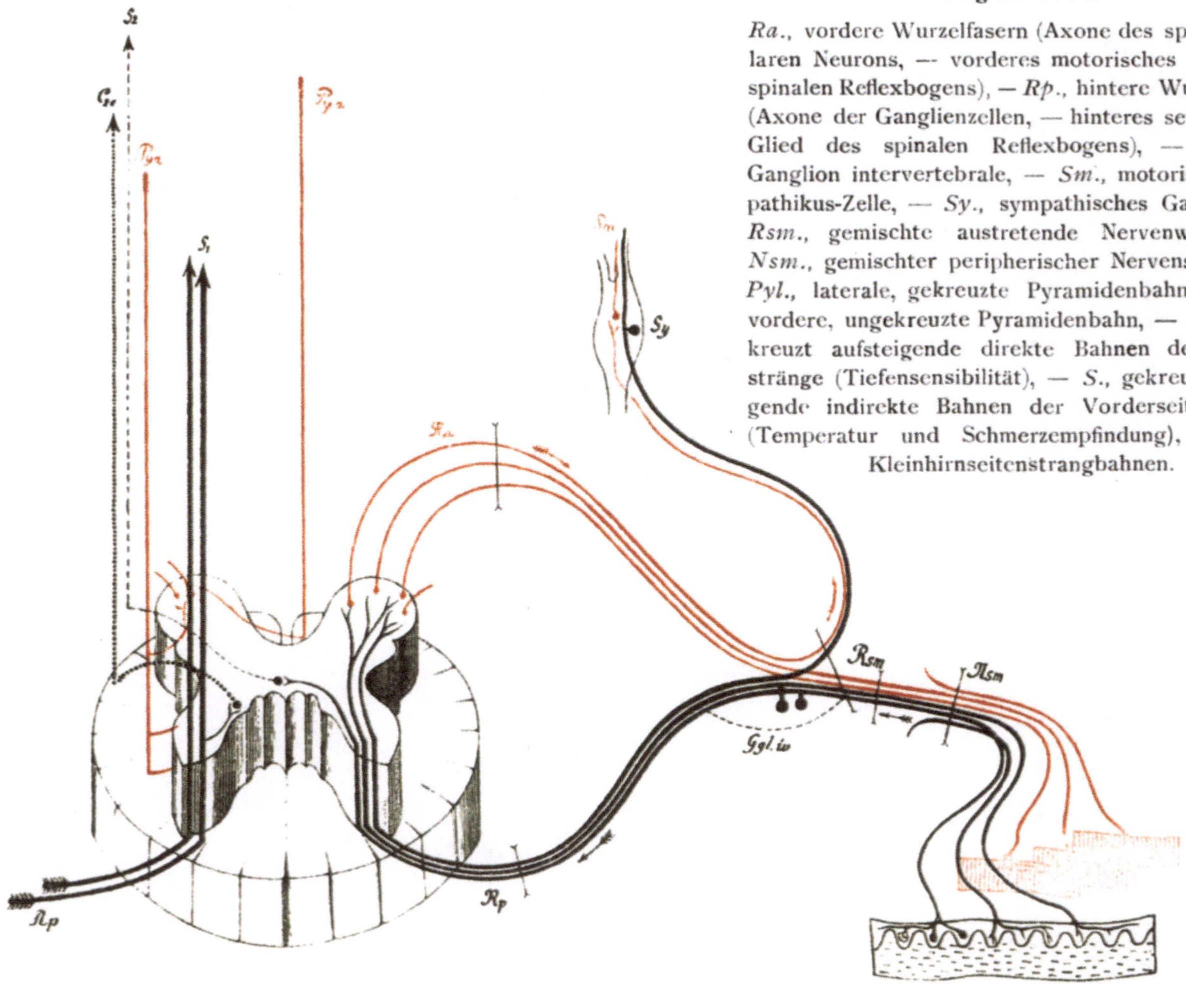

Abb. 1. **Aufbau des Rückenmarksegmentes.**

Ra., vordere Wurzelfasern (Axone des spinomuscularen Neurons, — vorderes motorisches Glied des spinalen Reflexbogens), — *Rp.*, hintere Wurzelfasern (Axone der Ganglienzellen, — hinteres sensorisches Glied des spinalen Reflexbogens), — *Ggl. iv*, Ganglion intervertebrale, — *Sm.*, motorische Sympathikus-Zelle, — *Sy.*, sympathisches Ganglion, — *Rsm.*, gemischte austretende Nervenwurzel, — *Nsm.*, gemischter peripherischer Nervenstamm, — *Pyl.*, laterale, gekreuzte Pyramidenbahn, — *Pya.*, vordere, ungekreuzte Pyramidenbahn, — S_1., ungekreuzt aufsteigende direkte Bahnen der Hinterstränge (Tiefensensibilität), — *S.*, gekreuzt aufsteigende indirekte Bahnen der Vorderseitenstränge (Temperatur und Schmerzempfindung), — *Cbl.*, Kleinhirnseitenstrangbahnen.

der sogenannten Inaktivitätsatrophie des Muskels ist keine EAR zu beobachten, nur eine einfache Abnahme der Erregbarkeit gegen beiden Stromarten.

Die sogenannte Inaktivitätsatrophie ist zu beobachten, so oft die Funktion des Muskels durch exogene, d. h. ausser ihr liegende Momente beeinträchtigt wird. Die Ursache dieser Beeinträchtigung kann rein mechanisch (Ankylose, steifer Verband), reflektorisch (Gelenkschmerzen) oder psychogen (Hysteria) sein. In diesen Fällen ist der Muskel nicht gelähmt. Die Atrophie ist nur einfache Reduktion seiner Masse, die elektrische Erregbarkeit kann herabgesetzt sein (ohne EAR), doch ist die Funktionsfähigkeit des Muskels nicht aufgehoben, so dass sie sich nach Beseitigung der hemmenden Einflüsse bald in normaler Weise wieder herstellt. In manchen Fällen, u. zw. insbesondere bei Gelenkerkrankungen, entwickelt sich die Atrophie auffallend schnell. Die Untersuchung der elektrischen Erregbarkeit setzt uns in diesen Fällen in die Lage, eventuelle Irrtümer zu vermeiden.

Der Inaktivitätsatrophie ähnlich, doch von anderer pathologischen Bedeutung, ist diejenige Atrophie, die insbesondere nach cerebraler Hemiplegie jüngerer Individuen zu beobachten ist und die auch durch erhebliche Reduktion der Muskulatur und einfache Herabsetzung der elektrischen Erregbarkeit gekennzeichnet wird.

2. Die Grundprinzipien der Struktur des Zentralnervensystems.

Das Zentralnervensystem der Arthropoden und Annulaten besteht aus einer Reihe von Ganglionpaaren, die je ein Segment des Körpers mit Nerven versehen. Die Ganglionpaare sind miteinander und mit den Kopfganglien vermittels longitudinaler Nervenbündel verbunden. Das Rückenmark der Vertebraten kann gleichfalls als ein aus verschmolzenen Ganglien, d. h. aus Segmenten bestehendes Organ betrachtet werden, in welchem die graue Substanz mit den hinzugehörigen Wurzelpaaren den einzelnen Ganglien, die weisse Substanz jedoch den Längsbündeln entspricht.

Die strukturelle Grundlage des Hirnstammes (Oblongata-Pons, Zwischen- und Mittelhirn) ist dieselbe wie die des Rückenmarkes. Auch er ist als aus Segmenten bestehend zu betrachten. Seine segmentale Natur ist nur deshalb weniger auffallend, weil die graue Substanz in einzelnen Nestern zerstreut liegt, der Austritt der Wurzeln (Hirnnerven) nicht so regelmässig ist und endlich, weil seine Struktur durch die Kreuzung der langen und durch das Einstrahlen der zerebellaren Bahnen noch komplizierter wird.

Die verschiedenen Arten der zentralen Apparate des Gehirns und des Rückenmarks können in 4 Hauptgruppen geteilt werden.

1. Die eigenen Reflexapparate der einzelnen Segmente (spinaler Reflexbogen), welche die niedersten zentralen Funktionen verrichten.

2. Die kortikospinalen Projektionsapparate, welche die auf- und absteigende Leitung zwischen Hirnrinde und Rückenmark resp. Zentren der Hirnnerven vermitteln.

3. Die assoziativen Apparate der Hemisphaeren, welche die einzelnen Punkte der Hemisphaeren verbinden und im Dienste der höheren Rindenfunktionen stehen.

4. Die höheren automatischen, bewegungregulierenden, koordinierenden Reflexapparate, die der zerebrospinalen Hauptleitung beigeschaltet und beigeordnet, zum Teil eine selbständige, höhere Reflexfunktion ausüben, anderseits aber die zenitrfugalen Impulse der Hirnrinde mit ihrer automatisch koordinierenden Wirkung unterstützen.

II. Übersicht der Struktur, Funktion und Symptomatologie der einzelnen Zentralapparate.

1. Das Rückenmarksegment.

Der Eigenapparat des Segments ist ein einfacher Reflexbogen, der aus einem vorderen motorischen (effektorischen) und einem hinteren sensorischen (rezeptorischen) Glied besteht. (Abb. 1.)

Das rezeptorische Glied wird durch den zentralen Fortsatz der interverbralen Ganglienzelle, die eintretende hintere Wurzelfaser dargestellt. Ihr Hauptast wendet sich kurz nach ihrem Eintritt zerebralwärts, entsendet aber zu gleicher Zeit mächtige Kollateralen in ventraler Richtung. Eine Anzahl dieser stärksten Kollateralen begibt sich in die Vorderhörner und umspinnt mit ihren Endverästelungen die motorischen Wurzelzellen. Das effektorische Glied des segmentalen Reflexbogens wird durch diese motorische Wurzelzelle (spinomuskuläres Neuron) dargestellt.* Ihr axialer Fortsatz zieht als motorische Wurzel resp. Nervenfaser

* Diese spinoganglionären Fasern endigen in den Ganglien und treten so mit den motorischen Sympaticus-Neuronen in Verbindung, die ihrerseits die verschiedenen Gattungen der glatten Muskelfasern, sekretorische Organe u. s. w.

zu irgendeiner quergestreiften Muskelfaser oder aber tritt durch Vermittlung des sympathischen Nervensystems mit anderen effektorischen Endorganen in Verbindung.

Ein jedes Rückenmarksegment versorgt das ihm entsprechende (ursprünglich scheibenförmige) Körpersegment mit Nervenfasern. Die segmentale Natur des menschlichen Körpers ist unverkennbar, wenn wir die Gebiete der sensiblen Wurzeln betrachten (s. Abb. 2.); sie ist weniger auffallend in der Gruppierung der Muskulatur, da einzelne Muskelgruppen im Laufe der phylogenetischen Entwicklung ihre ursprüngliche Lage verändert haben. (S. Taf. I. u. II.). Die einzelnen Segmente sind untereinander durch kürzere und längere Bahnen verbunden, die ihre kombinierte Funktion ermöglichen (oberflächliche, zusammengesetzte Reflexe).

Mit dem Gehirn ist das Segment durch aufsteigende sensible (spinozerebrale) und absteigende motorische (zerebrospinale) Bahnen verbunden (s. Abb. 1.). Die aufsteigenden Bahnen bilden zwei Hauptgruppen. Die eine wird durch die aufsteigenden Hauptäste der hinteren Wurzeln gebildet-, direkte aufsteigende Fasern der Hinterstränge. Die andere bilden die Axone gewisser sog. Strangzellen, zu denen die eintretenden hinteren Wurzeln eine Anzahl von Kollateralen senden. Die Fasern dieser Gruppe ziehen in den Seiten- und Vorderseitensträngen hirnwärts (indirekte aufsteigende Bahnen).

Da die absteigenden Fasern der zerebrospinalen Bahnen ihrerseits mit den motorischen Vorderhornzellen in Beziehung treten, ist ein jedes Glied des segmentalen Reflexbogens in zweifacher Verbindung. 1. Durch die Reflexkollaterale mit dem anderen Gliede des segmentalen Reflexbogens, 2. durch die langen Bahnen mit den höheren Hirnteilen. Dieser seiner zweifachen Verbindung entsprechend ist auch die Funktion eines jeden Gliedes eine zweifache, indem es in seiner Verbindung mit dem anderen Gliede des segmentalen Reflexbogens die zentralen Funktionen des Segmentes verrichtet und anderseits in seiner Verbindung mit den höheren Hirnteilen den aufsteigenden sensiblen und absteigenden motorischen Impulsen als erste, resp. letzte zentrale Haltestelle dient.

---

mit motorischen Fasern versorgen. Die sympathikospinale Leitung wird durch zentripetal gerichtete Axone sympathischer Zellen sensibler Natur versorgt, die sich den übrigen Fasern der hinteren Wurzeln hinzugesellen.

Der Aufbau der Kerne der Hirnnerven entspricht in jeder Hinsicht dem segmentalen Grundprinzip. Die motorischen Kerne entsprechen den vor-

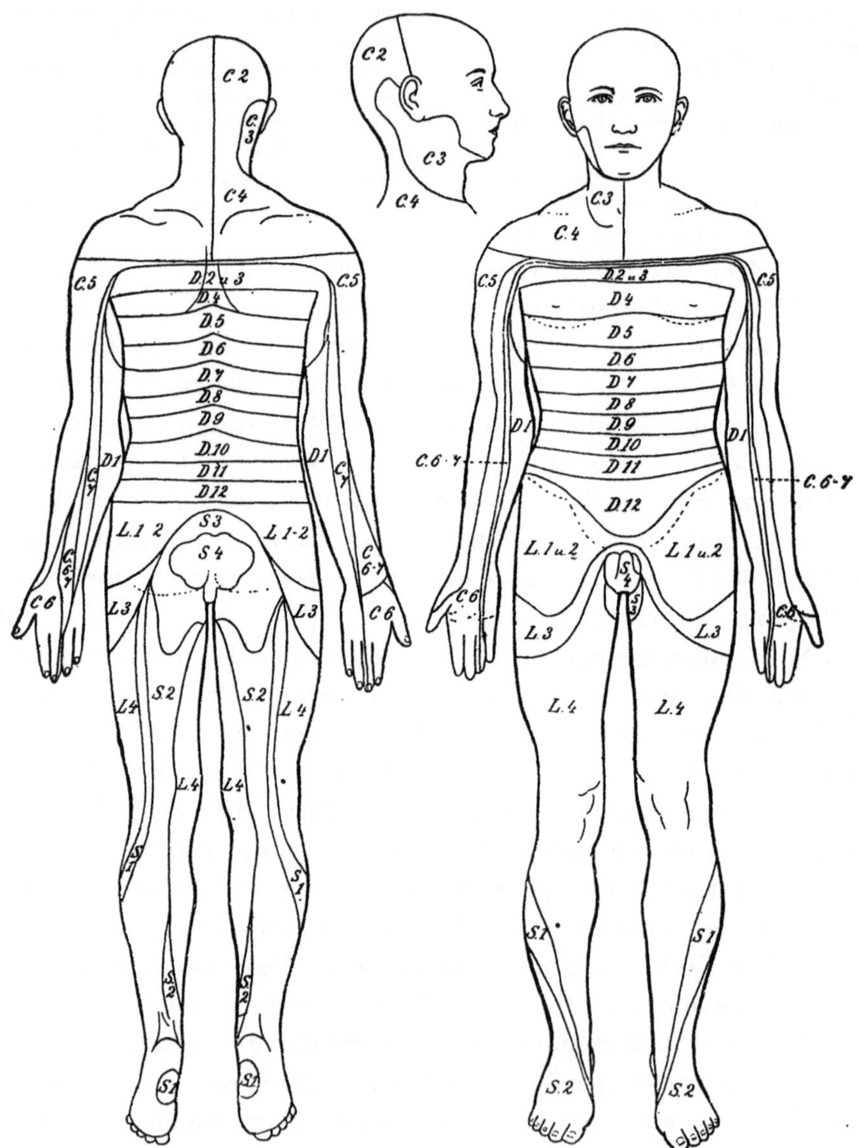

Abb. 2. Segmentale Innervation der Körperoberfläche (nach Kocher.)

deren, die sensiblen Kerne den hinteren grauen Säulen des Rückenmarks. Die Ganglien der sensiblen Hirnnerven entsprechen den intervertebralen Ganglien, die auf und absteigenden Wurzeln gewisser Hirnnerven (Trigeminus, Glossopharyngeus-Vagus) sind mit den auf- und absteigenden Ästen der Hinterwurzelfasern von gleicher Bedeutung. Einzelne intersegmentale Bahnen bilden in der Oblongata distinkte Bündel (z. B. Fasciculus longitudinalis posterior zwischen Akustikus- und Okulomotorius-Kerne).

Ein jedes Segment kann als biologisch vollkommen unabhängiges Zentrum betrachtet werden, dass ungestört auch in dem Falle gewisse Funktionen verrichtet, wenn es vom Gehirn vollkommen getrennt wird.*

Die selbständigen Funktionen des Segmentes sind:

1. Vermittlung der tiefen (einfachen) Reflexe, die durch einzelne grössere Reizwellen ausgelöst werden.

2. Erhaltung des reflektorischen Muskeltonus, der seine Entstehung jener beständigen Erregungsspannung verdankt, welche durch die ununterbrochene Einwirkung der eintretenden Hinterwurzelfasern auf die motorischen Elemente des Segments hervorgerufen wird.

3. Regulierung des normalen Stoffwechsels resp. der Ernährung der Muskelfasern.

4. Die Regulierung der Gewebsernährung im allgemeinen und Regulierung der Funktion der Gefässmuskulatur durch Vermittlung des Sympathicus-Systems.

5. Die Beeinflussung von Funktionen der zum Segmente gehörigen inneren Organe, zum Teil durch direkte Innervation (quergestreifte Sphinktermuskulatur), zum grösseren Teil aber durch Vermittlung des Sympathicus-Systems.

Ausser diesen selbständigen Funktionen sind noch diejenigen Funktionen zu erwähnen, welche das Segment auf Grund eines Zusammenhanges mit höheren Gehirnteilen verrichtet. Das sensible Element empfängt alle von aussen kommenden zentripetalen Impulse und leitet sie zum Gehirn; ebenso führt sie auch die zentripetalen. Impulse der höheren Reflexapparate dem Gehirne zu.

Das vordere motorische Glied ist dasjenige Zentralorgan letzter Instanz, das die absteigenden Willens- und höheren Refleximpulse den motorischen Endorganen des Segmentes vermittelt. Die Funktion des Segmentes steht unter beständiger Beeinflussung der absteigenden Bahnen. In diesem Sinne üben die Pyramiden-Bahnen eine reflexhemmende und den Muskeltonus herabsetzende Wirkung aus, während die anderen ab-

* An Kaltblütern kann diese Selbsständigkeit des Segmentes experimentell bewiesen werden. Das isolierte Froschsegment erhält den Muskeltonus und vermittelt die Reflexe, falls seine Wurzeln unversehrt geblieben sind.

steigenden Bahnen eine reflexfördernde, tonisierende Wirkung haben.

Die einzelnen Verletzungen im Bereiche des Segments verursachen folgende Erscheinungen:

1. Symptome der vollkommenen Zerstörung des Segments:

a) vollkommene Lähmung der Muskelgruppe des Segments mit rapider sekundärer Degeneration (EAR),

b) vollkommene segmentale Anaesthäsie (charakteristische Streifen-, resp. Gürtelform),

c) vollkommene Areflexie und Atonie der Gelenkmuskeln,

d) Vasomotorische Lähmung,

e) Mehr oder minderschwere Störungen der Gewebsernährung (Dekubitus),

f) Funktionsstörungen der zum lädierten Segment gehörigen inneren Organe.

Von besonderer differential-diagnostischer Bedeutung sind die sub 1.—3. Erwähnten.

Komplette Areflexie und Atonie mit EAR sind sichere Zeichen dafür, dass die Ursache der Lähmung im spinomuskulären Neuron, d. h. in der motorischen Wurzelzelle der vorderen Wurzel oder im motorischen Nerven sitzt und nicht oberhalb desselben, d. h. den langen motorischen Bahnen entlang.

Es ist zu bemerken, dass in gewissen Fällen (zum Beispiel nach Py-Laesionen im Beginn, nach totaler Durchtrennung des Rückenmarkes längere Zeit hindurch) auch supranukleär gelegene Laesionen Atonie und Areflexie verursachen können. Dennoch gibt hier das Fehlen der EAR neben dem hemi-, mono- oder paraplegischen Typus der Lähmung genügende Anhaltspunkte, um solche Lähmungen von denen des spinalen Neurons mit genügender Sicherheit unterscheiden zu können. Desgleichen können diejenigen Lähmungen die infolge von Laesionen peripherer Nerven entstehen, durch die Anordnung der motorischen Lähmung und durch Form und Ausdehnung der

Segmentale Innervation der Muskeln und Reflexcen

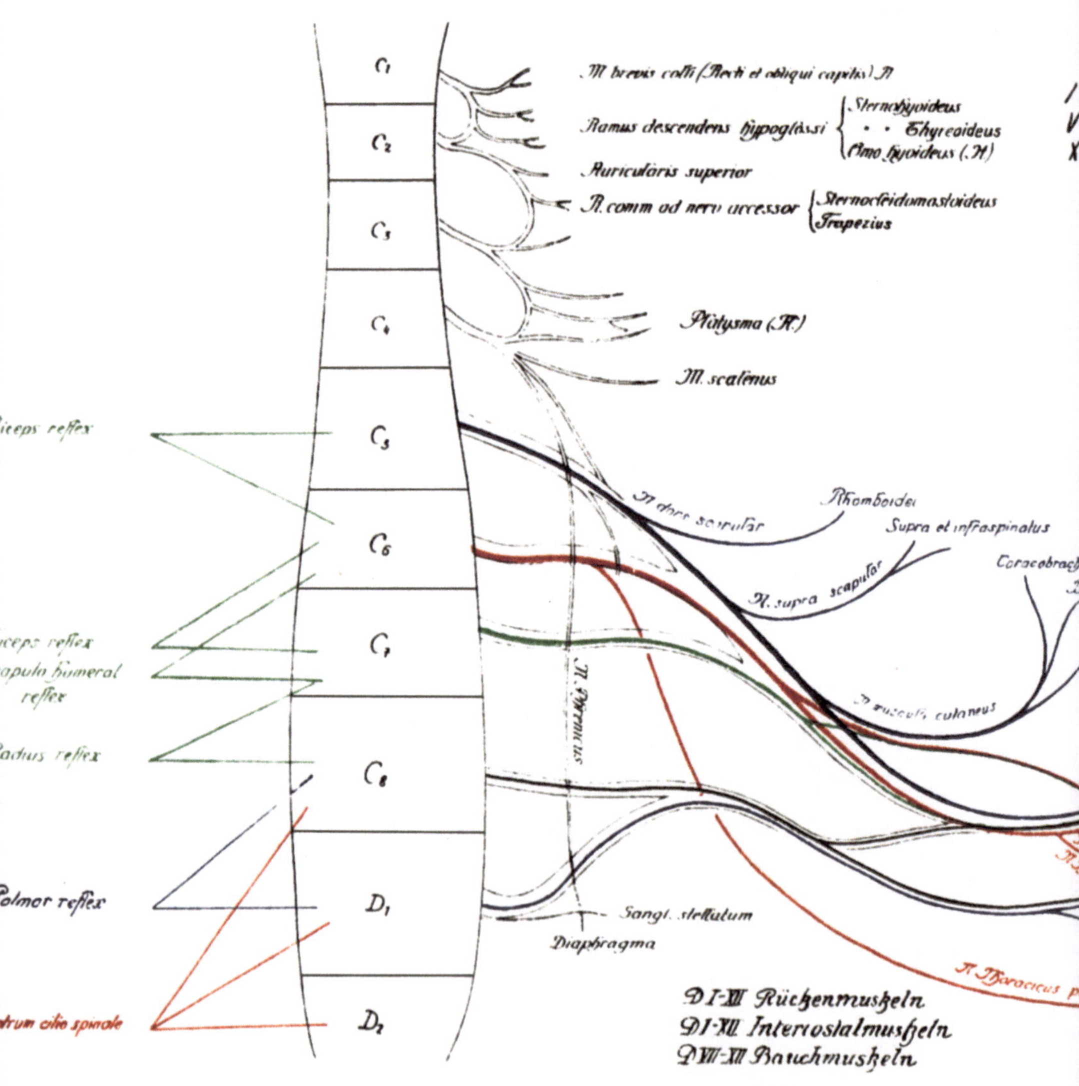

les Rückenmarkes (1. Halsschwellung)

alsegment giebt	Sympathicus-Fasern			zu	Kopf, Hals, Herz u. Lungen
"	"	"	"	zum	Darmkanal u. zu den Bauchdrüsen (N. spl. superior)
"	"	"	"	zu	Hoden, Harnblase u. Mastdarm (N. spl. inf.)

Tiefe Reflexe
Haut-Reflexe
Visceralcentren

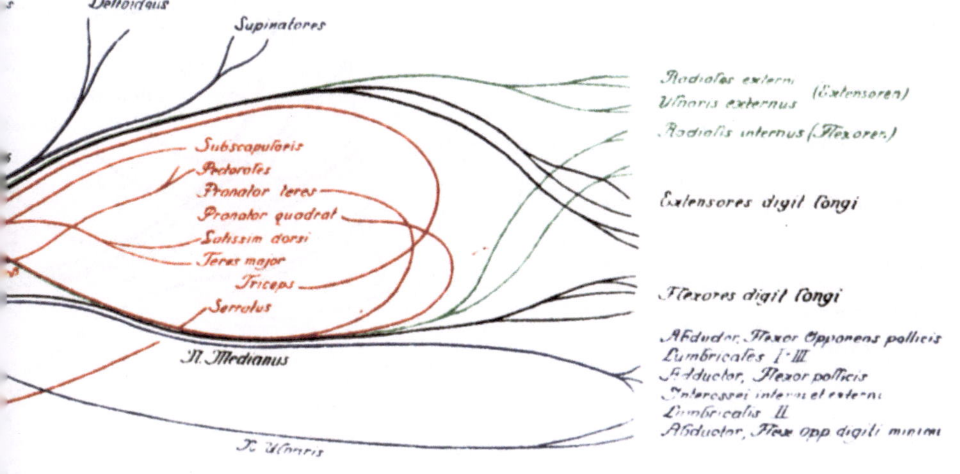

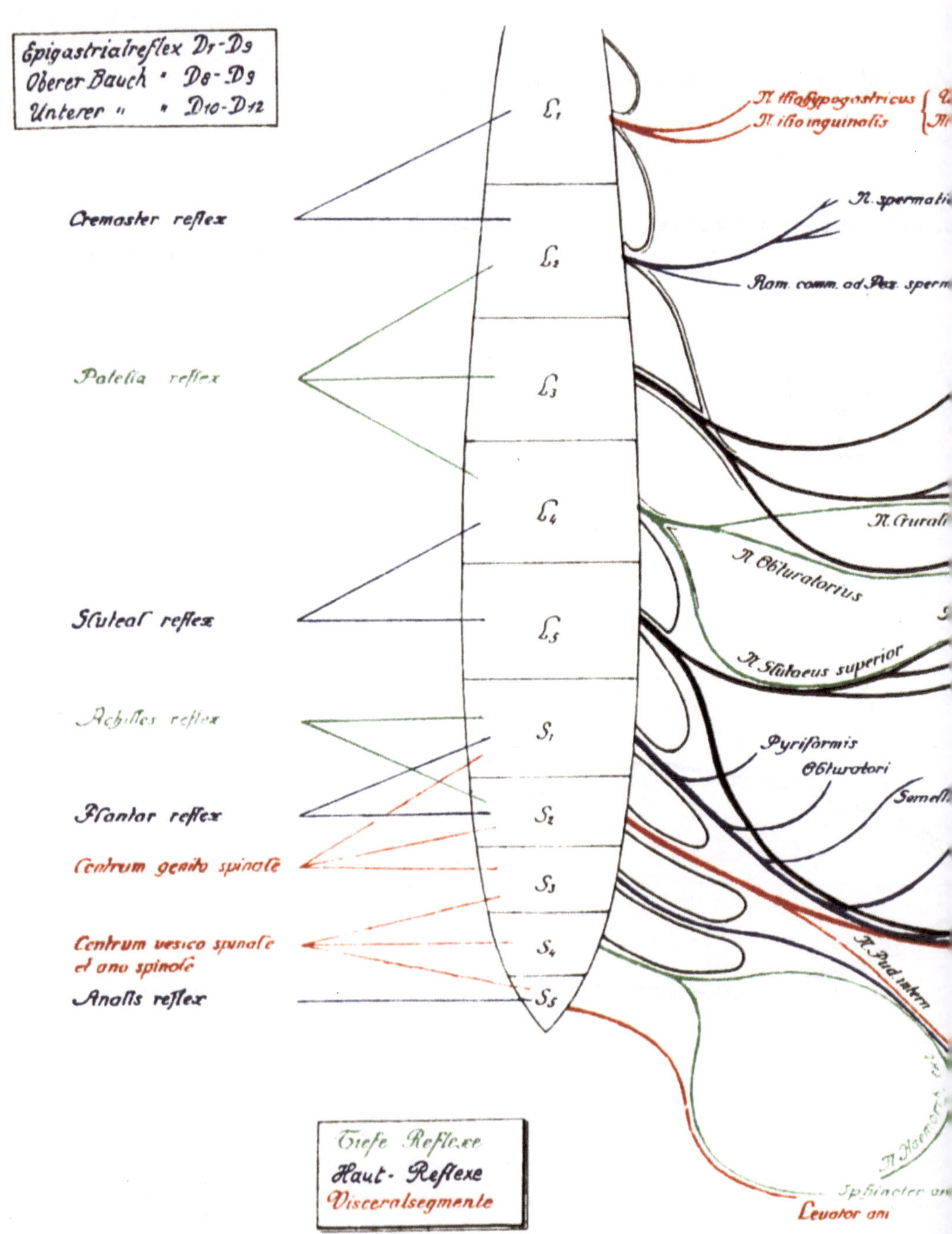

Segmentale Innervation der Muskeln und Reflexcentren de
Epigastrialreflex D7-D9
Oberer Bauch " D8-D9
Unterer " " D10-D12
Cremaster reflex
Patella reflex
Gluteal reflex
Achilles reflex
Plantar reflex
Centrum genito spinale
Centrum vesico spinale
et ano spinale
Analis reflex
L1
L2
L3
L4
L5
S1
S2
S3
S4
S5
N. ilio-hypogastricus
N. ilio inguinalis
N. spermati
Ram. comm. ad Plex. sperm
N. Crurali
N. Obturatorius
N. Glutaeus superior
Pyriformis
Obturatori
Gemelli
N. Pud. intern
Sphincter an
Levator ani
Tiefe Reflexe
Haut- Reflexe
Visceralsegmente

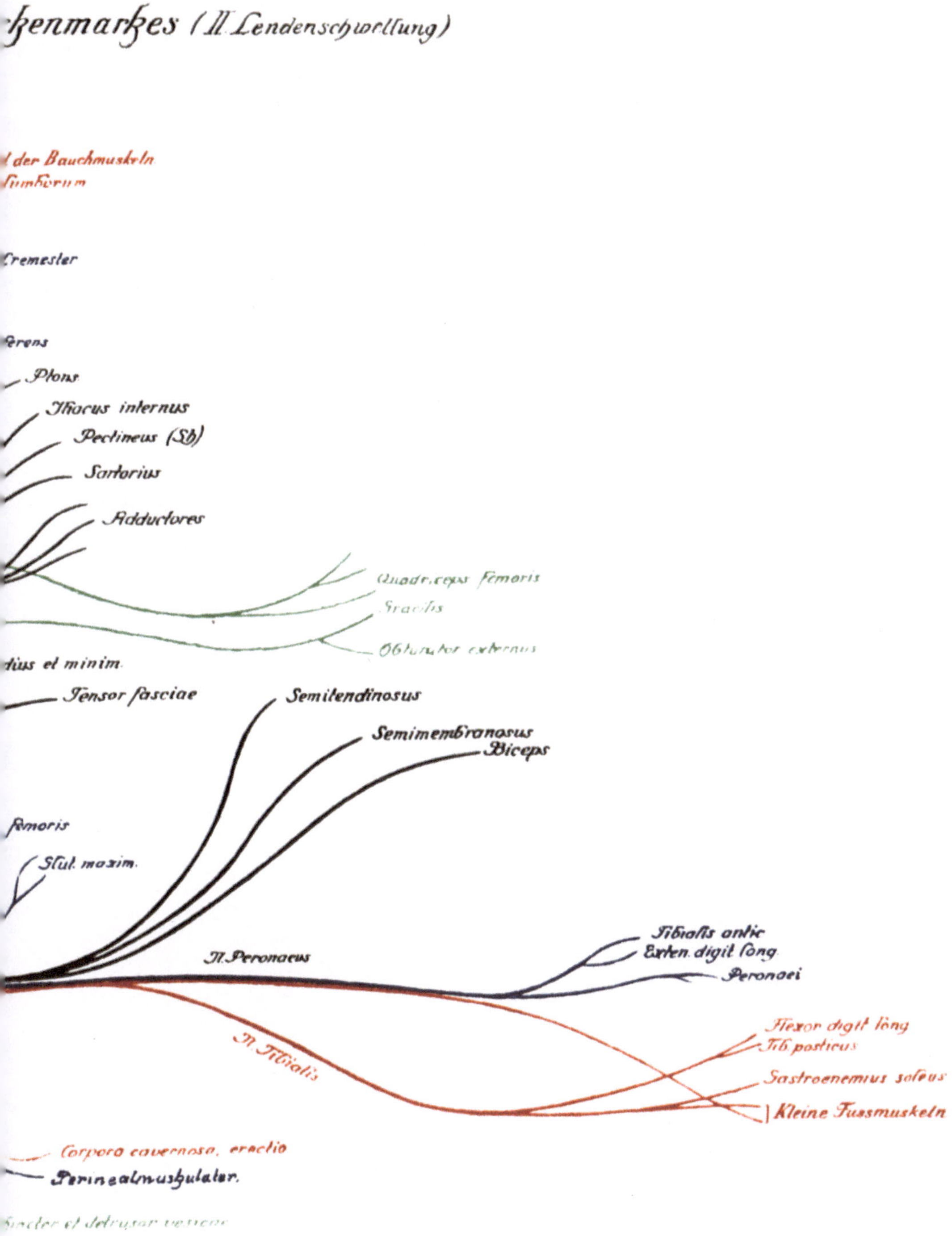

kenmarkes (II. Lendenschwellung)

der Bauchmuskeln
lumborum

Cremester

erens

Psoas

Iliacus internus

Pectineus (Sb)

Sartorius

Adductores

Quadriceps femoris

Gracilis

Obturator externus

dius et minim.

Tensor fasciae

Semitendinosus

Semimembranosus

Biceps

femoris

Glut. maxim.

Tibialis antic.

Exten. digit. long.

N. Peronaeus

Peronaei

Flexor digit. long.

Tib. posticus

N. Tibialis

Gastroenemius soleus

Kleine Fussmuskeln

Corpora cavernosa, erectio

Perinealmuskulatur.

incter et detrusor vesicae

anaesthetischen Gebiete von den segmentalen Lähmungen unterschieden werden. (S. Taf. I. u. II.)

Die Störung der trophischen Wirkung der Segmente äussert sich im Auftreten von schwerem Dekubitus. Bleibt der Kranke am Leben, so pflegt sich diese Neigung zu verlieren. Weitere trophische Störungen (Verdünnung, Glänzendwerden der Haut; Brüchigwerden, Glanzlosigkeit der Nägel) treten nur nach einer gewissen Zeit auf, um aber ständig fortzubestehen.

Die Lähmungen der inneren Organe (Blase, Mastdarm) sind in der ersten Zeit am schwersten. Mit der Gewöhnung des sympathischen Systems an die neuen Verhältnisse bildet sich bei ihnen allmächlich eine automatische Funktion aus, die aber vom Bewusstsein und Willen unabhängig bleibt.

Das reine Bild der segmentalen Laesion kann nur nach Laesionen des Conus beobachtet werden, da bei Laesionen des Eigenapparates höher liegender Segmente auch die langen Bahnen des Rückenmarkes mitbetroffen werden.

2. Die Reizung der hinteren Wurzeln verursacht Schmerzen und Paraesthäsien im Wurzelgebiet. Symptome ihrer Lähmung sind:

a) vollkommene Anaesthäsie im Wurzelgebiet (ev. Anaesthesia dolorosa).

b) Fehlen derjenigen Reflexe, deren reflexogene Zone in das Gebiet der gelähmten Wurzel fällt.

c) Bei Lähmung von mehreren benachbarten Wurzeln Atonie und spinale Ataxie der korrespondierenden Muskulatur.

d) Seltener gewisse charakteristische trophische Störungen (Herpes zoster).

e) Durch die sensible Lähmung verursachte Störungen der inneren Organe.

3. Die Lähmung der vorderen Wurzeln verursacht folgende Erscheinungen:

a) Vollkommene schlaffe Lähmung der entsprechenden quergestreiften Muskeln mit totaler EAR.

b) Vollkommene Areflexie der gelähmten Muskeln.

c) Vollkommene Atonie der gelähmten Muskeln.

d) Schwere Störung der Gewebsernährung und vasomotorische Störungen.

e) Lähmungen der Muskulatur der inneren Organe von mehr vorübergehender Natur und dauernde Unabhängigkeit vom Willen.

Diese einzelnen hier aufgezählten Erscheinungen erfordern keine weitere Erklärung. Das reine Bild der Wurzellaesion kann zumeist nach Laesionen der Cauda beobachtet werden (s. Seite 257). Das reine Bild der Laesion des spino-muskulären Neurons liefern z. B. die Poliomyelitis (Heine-Medin'sche Erkrankung), die Atrophia muscularis progressiva u. a. m.

2. Die langen Projektionsbahnen.

Der überwiegende Teil der langen Bahnen, welche die Segmente mit der Hirnrinde verbinden, ist gekreuzt, sodass jede Körperhälfte mit der gegenüberliegenden Hirnhälfte in Verbindung steht. Die kortiko-bulbären Bahnen der Hirnnerven sind doppelt (gekreuzt und ungekreuzt). Der Verlauf der Opticus-Bahnen ist von eigenartiger Anordnung.

Die kortikospinalen motorischen Hauptbahnen, die Pyramidenbahnen, (S. Abb. 3.) entspringen den Pyramidenzellen der präzentralen Windungen. (S. Abb. 5.). Durch die innere Kapsel und den Pyramidenanteil des Hirnschenkelfusses gelangen sie in den ventralen Teil der Brückenformation. Die für die Kerne der motorischen Hirnnerven bestimmten Fasern verlassen hier das Hauptbündel und endigen, teils gekreuzt, teils ungekreuzt, um die Zellen dieser Kerne herum. Der Anteil des unteren Fazialisastes bildet jedoch in dieser Hinsicht eine Ausnahme, indem seine Zellen nur durch gekreuzte Pyramidenfasern versehen werden. Der überwiegende Anteil der weiterziehenden Py.-Fasern wird in der Höhe des Calamus scriptorius einer Kreuzung unterworfen, zieht von hier in den Seitensträngen als gekreuzte oder laterale Pyramidenbahn kaudalwärts und versorgt mit seinen sukzessive eintretenden Fasern die motorischen Vorderhornzellen der gleichseitigen Rückenmarkshälfte. Eine kleinere Anzahl von Py.-Fasern nimmt an der Kreuzung in der Decussatio pyramidum nicht teil und zieht ungekreuzt als vordere oder ungekreuzte Py.-Bahn in den Vordersträngen des Rückenmarks kaudalwärts. Seine Fasern kreuzen sich jedoch einzeln in der vorderen Kommissur und gelangen so zu den Vorderhornzellen der anderen Rückenmarkshälfte.

Der Aufbau der langen zentripetalen Bahnen ist etwas komplizierter, insofern als die spino-kortikale, sensible Leitung aus mehreren nebeneinander geordneten Bahnen besteht, von denen sich wiederum jede aus mehreren Anteilen zusammensetzt.

Die direkte Hauptleitung besteht aus den aufsteigenden Aesten der hinteren Wurzeln. Ihre Fasern steigen ohne Kreuzung bis zu den Hinterstrangkernen der Medulla oblongata empor, wo sie mit ihren Endverästelungen deren Zellen umflechten. Die Axone der Hinterstrangzellenkerne gehen eine Kreuzung in der

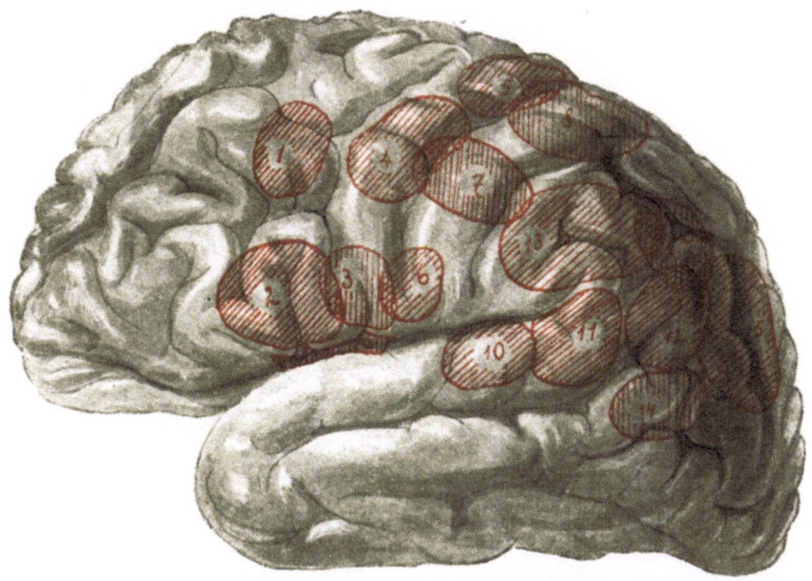

Abb. 5. Die corticalen Centren des Gehirns (nach Krause).

1. Kopfwendung nach der entgegengesetzten Seite.
2. Motorische Aphasie.
3. Gekreuzte Lähmung der Zungen-, Gesichts-, Schlund- und Kehlkopfmuskulatur.
4. Lähmung des Armes u. d. Hand, Apraxia.
5. Lähmung der unteren Extremität.
6. Gefühlsstörung im Gesichte.
7. Gefühlsstörungen an der oberen Extremität.
8. Gefühlsstörungen an der unteren Extremität.
9. Optische Aphasie.
10. Hörcentrum (Flechsig).
11. Sensorische Aphasie.
12. Alexie und Agraphie.
13. Amnestische Aphasie, Apraxie.
14. Amnestische und optico-tactile Aphasie.
15. Bilaterale Zerstörung : Seelenblindheit.
16. Deviatio conjugata.

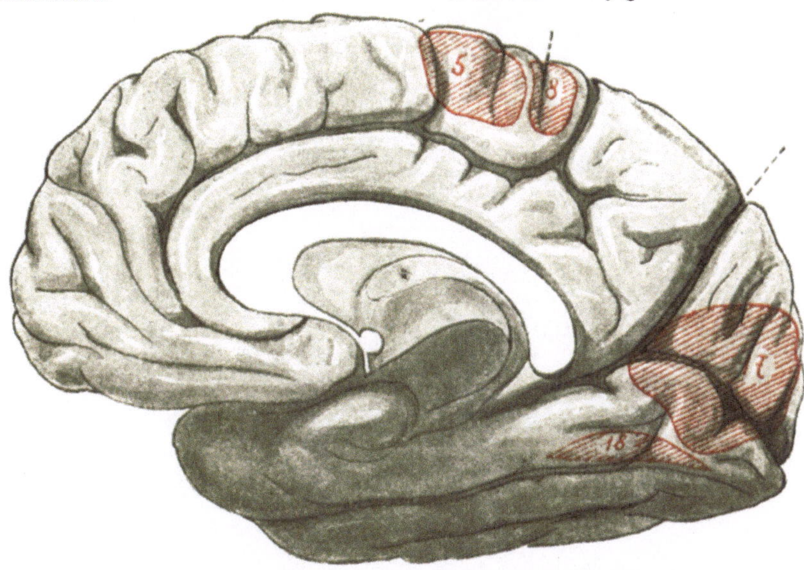

17. Homonyme Hemianopsie. 18. (subcortical) Amnestische Aphasie.

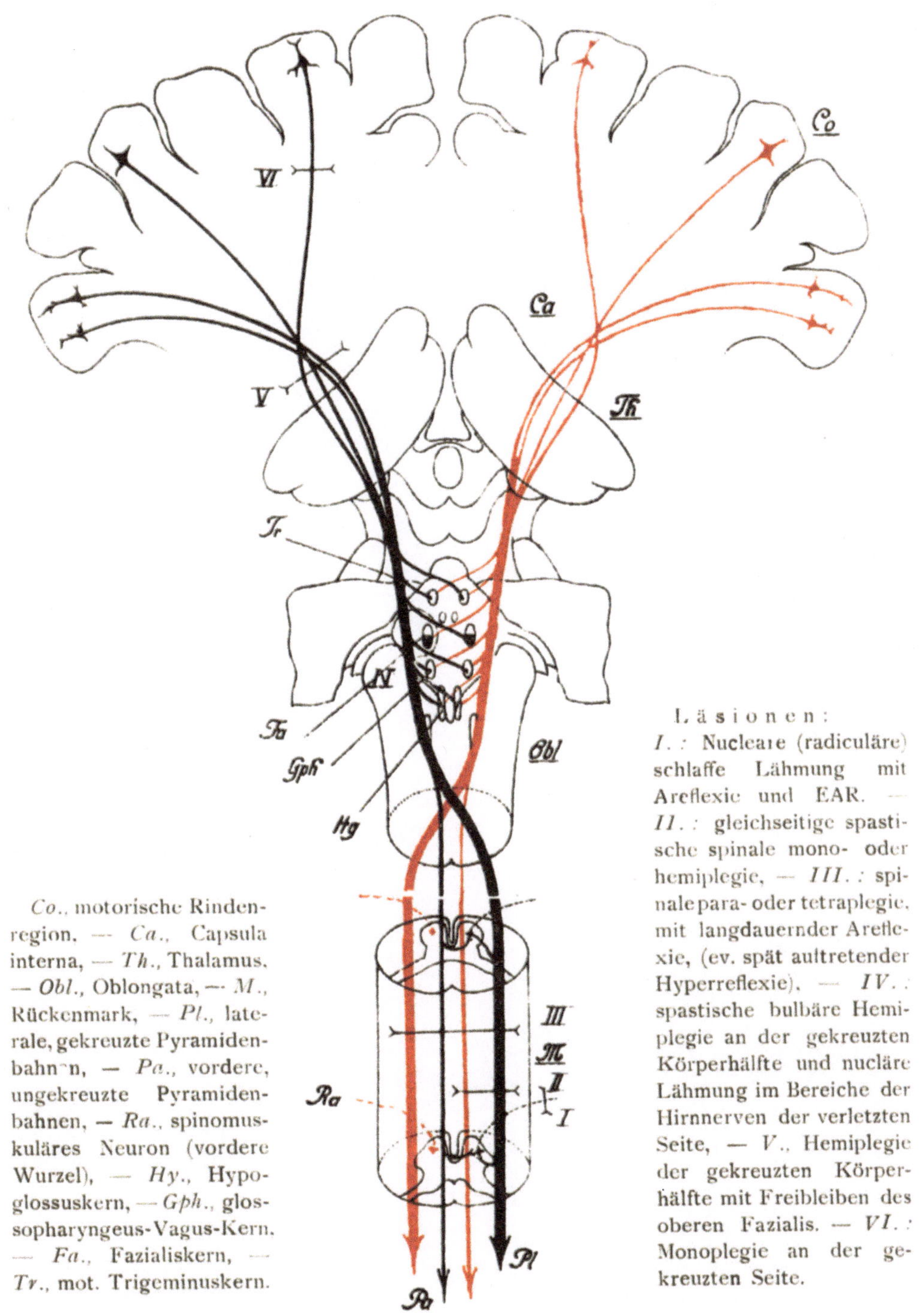

Abb. 3. Verlauf der corticospinalen motorischen Leitungsbahnen.

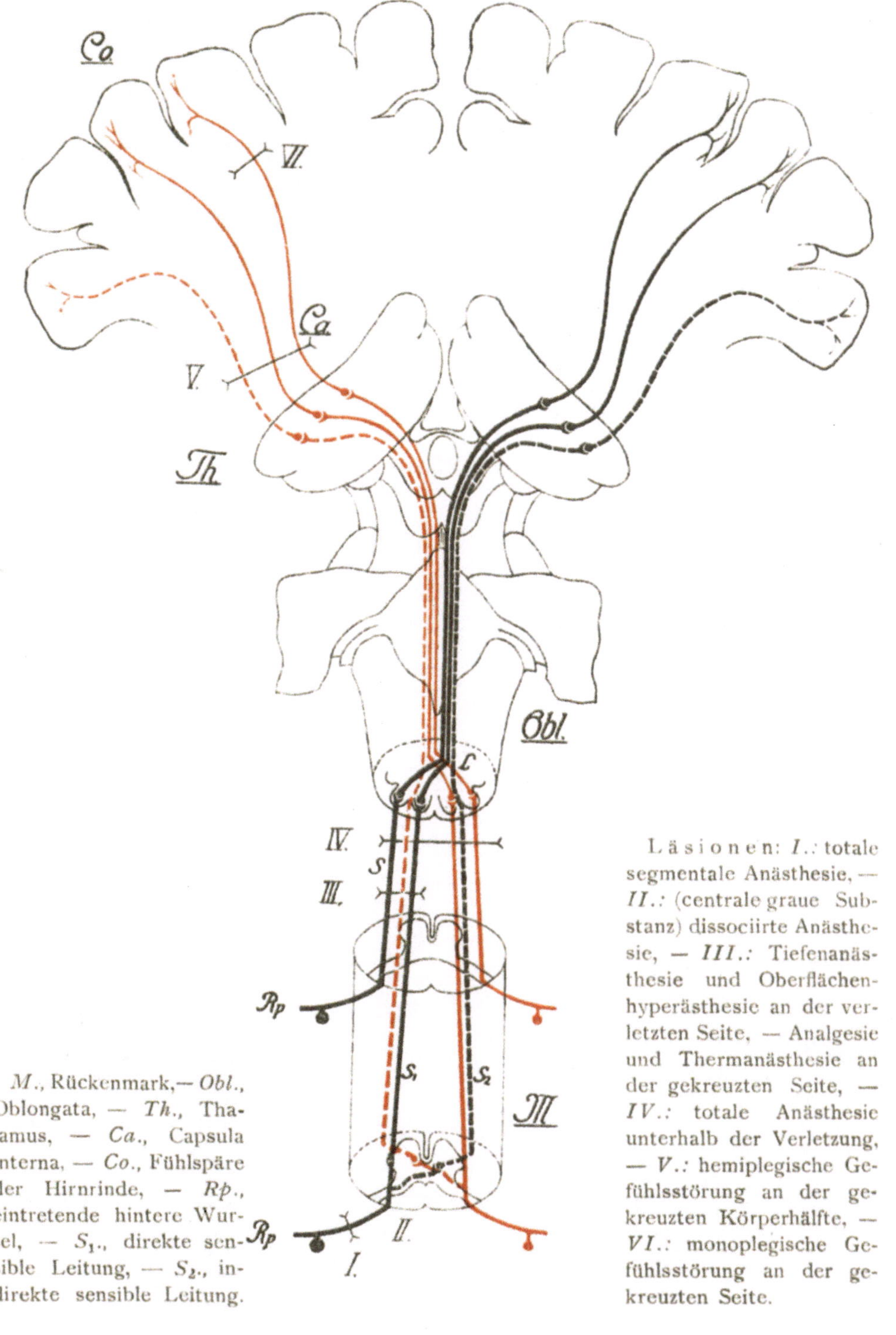

M., Rückenmark, — *Obl.*, Oblongata, — *Th.*, Thalamus, — *Ca.*, Capsula interna, — *Co.*, Fühlspäre der Hirnrinde, — *Rp.*, eintretende hintere Wurzel, — S_1., direkte sensible Leitung, — S_2., indirekte sensible Leitung.

Läsionen: *I.*: totale segmentale Anästhesie, — *II.*: (centrale graue Substanz) dissociirte Anästhesie, — *III.*: Tiefenanästhesie und Oberflächenhyperästhesie an der verletzten Seite, — Analgesie und Thermanästhesie an der gekreuzten Seite, — *IV.*: totale Anästhesie unterhalb der Verletzung, — *V.*: hemiplegische Gefühlsstörung an der gekreuzten Körperhälfte, — *VI.*: monoplegische Gefühlsstörung an der gekreuzten Seite.

Abb. 4. Verlauf der sensorischen Leistungsbahnen.

Dekussatio lemnisci ein und ziehen durch die Hirnschenkelfüsse bis in den Thalamus. Die weitere Leitung wird durch neue Fasern besorgt, die den Zellen des Thalamus entspringen und sich durch die Capsula interna in die hinteren Zentralwindungen begeben. (S. Abb. 5.). Die indirekte sensible Leitungsbahn wird folgendermassen gebildet: Ein Theil der eintretenden hinteren Wurzelfasern bzw. ihrer Kollateralen geht eine Verbindung mit gewissen Zellen ein, aus denen aufsteigende Bahnen zweiter Ordnung hervorgehen. Diese kreuzen sich wahrscheinlich nach mehrfacher Umschaltung in der zentralen grauen Substanz und gelangen in den gegenüberliegenden anterolateralen Strang, um ohne weitere Kreuzung, den übrigen sensiblen Bahnen sich anschliessend, in den Thalamus bzw. die Hirnrinde einzu- treten.

Die zentripetale Leitung verteilt sich auf die erwähnten Bahnen derart, dass die Hinterstrangbahnen im Dienste des Muskel- und Lagesinnes, d. h. der tiefen Sensibılität, die in der grauen Substanz sich kreuzenden indirekten Bahnen im Dienste des Schmerz- und Temperatursinnes stehen, die oberflächlichen Berührungs- und Tastempfindungen hingegen werden aller Wahrscheinlichkeit nach durch die Bahnen beider Kategorien geleitet.

Von den Projektionsbahnen der Sinnesorgane sind die des Geruchs und des Geschmackssinnes vollkommen gleichwertig bilateral (d. h. gekreuzt und ungekreuzt). Auch die Leitung der Gehörempfindungen ist überwiegend bilateral, denn eine dauernd bestehende kortikale Taubheit ist nur in den Fällen zu beobachten, in welchen beide kortikale Hörzentren (erste temporale Windung) zerstört sind. (s. Abb. 5. u. 10.)

Die Anordnung der zentralen Sehbahnen ist eine (s, Abb. 6.) ganz besonde- Die Fasern der Nervi optici erleiden in den Chiasma n. opt. eine teilweise Kreuzung, und zwar derart, dass diejenigen Fasern, die aus der temporalen Hälfte der Netzhäute kommen, ungekreuzt hirnwärts ziehen, diejenigen Fasern jedoch, die aus der nasalen Hälfte kommen, einer Kreuzung unterworfen sind. Da im weiteren Verlaufe der Sehleitung (Tractus opticus, — Pulvinar thalami und Corpus genic. mediale, Sehstrahlung, Cuneusrinde) keine Kreuzung mehr stattfindet, ist in jeder Hirnhälfte die gleichnamige Hälfte der Netzhäute, d. h. die kontralaterale Hälfte der Sehfelder, vertreten. Die Verbindungen der Macuulae luteae sind bilateral, so dass das zentrale Sehen beider Augen durch beide Hemisphaeren besorgt wird.

Die physiologische Funktion der Py.-Bahnen besteht in der Leitung der Willensimpulse von den kortikalen Bewegungszentren zu den Wurzelzellen des Rückenmarkes. Ferner in einer Hemmungswirkung auf die tiefen Reflexe und in einer mittelbaren Beeinflussung der Gewebsernährung. Die reflexhemmende Wirkung ist eine beständige, dennoch unter verschiedenen physiologischen Verhältnissen eich ändernde. Durch diese Veränderlichkeit wird z. B. bedingt, dass durch Ablenken der Aufmerksamkeit Knochen- und Sehnenreflexe erhöht, durch Konzentration vermindert werden. Das Verhältnis der oberflächlichen Reflexe zu den Py.-Bahnen ist noch nicht geklärt. Vorläufig steht soviel fest, dass die Erkrankung der Py.-Bahnen eine Herabsetzung oder ein Verschwinden der Hautreflexe verursacht und das Auftreten pathologischer Reflexe zur Folge hat (Babinsky-Oppenheim).

Die pathologische Erregung der kortikalen Ursprungszentren der Py.-Bahnen verursacht epileptische Krämpfe (Jackson'sche Epilepsie s. S. 268). Ihre Zerstörung, und ebenso die der Py.-Bahnen, verursacht eine Lähmung der willkürlichen Bewegungen. Eine solche Lähmung ist immer von mono- oder hemiplegischem Typus (die Segmentlähmung hat Gruppentypus), ist gekreuzt, wenn die Laesion oberhalb der Dekussation (Oblongata cortex), und gleichseitig, wenn sie unterhalb derselben (Rückenmark) sitzt. Sind beide präzentralen Windungen oder beide Py.-Bahnen verletzt, so kann eine diplegische, triplegische oder quadriplegische Lähmung entstehen.

Die Lähmung nach Laesionen der Py.-Bahnen ist nie vollkommen, da sie nur einen Ausfall der willkürlichen Bewegungen verursacht. Die Lähmung ist keine schlaffe, da der reflektorische Muskeltonus erhalten bleibt, Sekundäre Degeneration der Muskulatur erfolgt nicht, da das spinomuskuläre Neuron unversehrt geblieben ist. Die willkürlich gelähmten Muskeln erhalten demnach ihre Funktionsfähigkeit unversehrt und werden eigentlich nur dem Einflusse des Willens entzogen. Einige Zeit nach erfolgter Verletzung der Py.-Bahnen und von Anfang an in denjenigen Fällen, in welchen die Leitungsfähigkeit allmählich leidet, tritt eine erhebliche Steigerung der tiefen Reflexe ein. Die Symptome dieser Hyperreflexie sind: spastische, hypertonische und klonische Erscheinungen; die spastischen Kontrakturen bedingen die bekannte abnorme Haltung der Gliedmassen (obere Extremität gebeugt, untere Extremität gestreckt.)

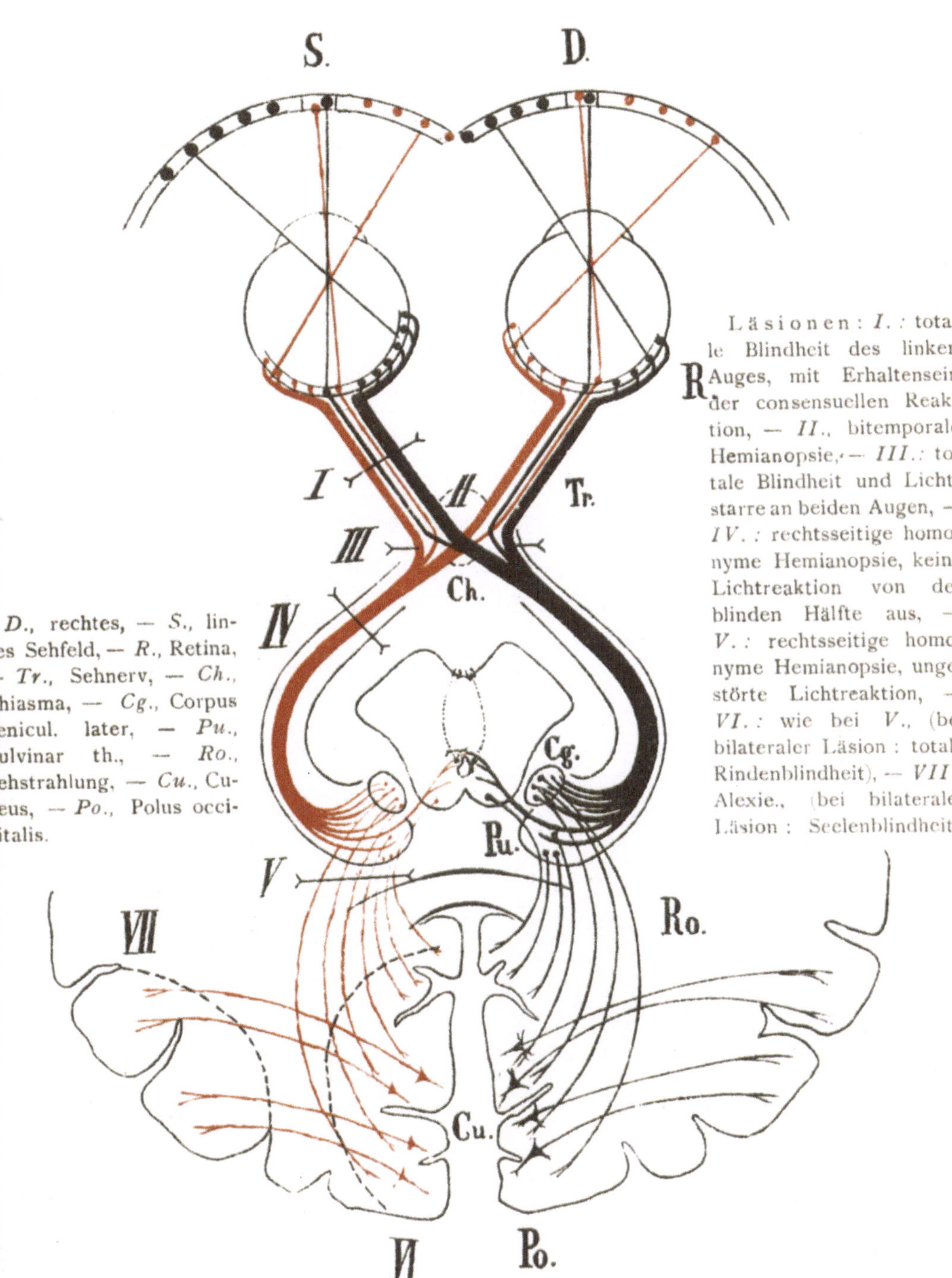

D., rechtes, — *S.*, lin-
kes Sehfeld, — *R.*, Retina,
— *Tr.*, Sehnerv, — *Ch.*,
Chiasma, — *Cg.*, Corpus
genicul. later, — *Pu.*,
Pulvinar th., — *Ro.*,
Sehstrahlung, — *Cu.*, Cu-
neus, — *Po.*, Polus occi-
pitalis.

Läsionen: *I.*: totale Blindheit des linken Auges, mit Erhaltensein der consensuellen Reaktion, — *II.*, bitemporale Hemianopsie, — *III.*: totale Blindheit und Lichtstarre an beiden Augen, — *IV.*: rechtsseitige homonyme Hemianopsie, keine Lichtreaktion von der blinden Hälfte aus, — *V.*: rechtsseitige homonyme Hemianopsie, ungestörte Lichtreaktion, — *VI.*: wie bei *V.*, (bei bilateraler Läsion: totale Rindenblindheit), — *VII.*: Alexie., (bei bilateraler Läsion: Seelenblindheit.)

Abb. 6. Die centralen Sehbahnen.

Bei plötzlich eintretender Py.-Lähmung erfolgt die Steigerung der Reflexe erst nach längerer Zeit; unmittelbar nach ihrem Eintritt sind meistens vollkommene Atonie und Areflexie der gelähmten Seite zu beobachten (Apoplexie). Die Ursachen dieses Verhaltens sind noch nicht geklärt. Möglich ist, dass Atonie und Areflexie dadurch bedingt werden, dass die verletzten Py.-Bahnen zugleich erregt werden und so ihre reflexhemmende Wirkung erhöht wird. Wahrscheinlicher ist jedoch, dass die Unterbrechung der normalen Leitung eine derartige Veränderung bewirkt, dass es schliesslich zu einer Herabsetzung der Tonusverhältnisse des spinalen Reflexbogens kommt (Diaschisis). Die oberflächlichen Reflexe sind in jedem Falle herabgesetzt oder aufgehoben. An ihrer Stelle erscheinen pathologische Reflexe (Babinsky-Oppenheim), deren erster als verlässlichstes Zeichen der Läsionen der Py.-Bahnen gilt. Nach totaler Querschnittslaesion des Rückenmarks können die tiefen Reflexe dauernd aufgehoben sein, jedoch haben wir schon öfters beobachtet, dass nach kürzerer oder längerer Zeit nicht nur die tiefen, sondern auch die oberflächlichen Reflexe wiederkehren, ja sogar recht lebhaft werden. Etwas komplizierter ist das Verhalten der Reflexe nach totalen Querschnittslaesionen des Rückenmarks, sodass wir uns mit ihnen an dieser Stelle nicht befassen können.

Lähmungen, die durch Laesionen der Py.-Bahnen in verschiedener Höhe hervorgerufen werden, sind immer von der gleichen Natur und unterscheiden sich nur hinsichtlich ihrer Ausdehnung und Verteilung. Die Laesionen der motorischen Zentren selbst werden durch den monoplegischen Typus gekennzeichnet, da es nur selten vorkommt, dass diese in ihrer ganzen Ausdehnung zerstört werden.*

Die durch sog. subkortikale Herde verursachten Lähmungen sind umsomehr monoplegischer resp. hemiplegischer Natur, je näher die Herde der Oberfläche resp. der Capsula interna sitzen.

---

* Verhältnismässig oft kommt es bei Kindern vor, dass das ganze motorische Areal der einen Hemisphere zu Grunde geht. Dass die Zentren beider unteren Extremitäten, oder beide motorische Zentren in ihrer ganzen Ausdehnung zerstört werden (Polioencephalitis).

Die Hirnnerven werden mit Ausnahme des unteren Fazialis bei Lähmungen dieser Art nicht in Mitleidenschaft gezogen (s. S. 244).

Sitzt die Ursache der Lähmung in distaler gelegenen Teilen der Oblongata, so bleibt auch die Fazialismuskulatur vollkommen frei. Laesionen die unterhalb der Kreuzung sitzen, verursachen eine gleichseitige Hemiplegie, und die unterhalb der zervikalen Anschwellung des Rückenmarks sitzenden nur eine Lähmung der gleichseitigen unteren Extremität. In welcher Höhe auch die Laesion lokalisiert sein mag, die obere Extremität ist stets schwerer mitbetroffen als die untere. Dagegen wird die Lähmung der letzteren umso schwerer, je tiefer die Laesion im Rückenmark sitzt.

Die Laesionen der Py.-Bahnen können gewisse Ernährungsstörungen verursachen. So sehen wir nach Hemiplegien pemphigusartige Blasen an den gelähmten Extremitäten entstehen. Später treten vasomotorische Störungen, Oedeme und Muskelatrophien auf, die jedoch nie von EAR begleitet werden.

Die Verletzungen der langen Bahnen der Hinterstränge verursachen Störungen des Muskel- und des Lagegefühles der verletzten Seite, ev. in Begleitung von ataktischen Erscheinungen, während die oberflächliche Sensibilität nur wenig leidet. Schwerere Verletzungen des ganzen hinteren Wurzel- und Bahnsystems werden ausser durch tiefe Anaesthesie auch durch zentripetale Ataxie gekennzeichnet (s. höhere Reflexapparate). Die Verletzungen der indirekten, gekreuzten Bahnen verursachen Störungen in der Leitung der Schmerz- und Temperaturempfindung (dissoziirte Anaesthesie). Isoliertes Auftreten der dissocıierten Anaesthesie, ev. mit Muskelatrophie kombiniert, weist auf die Erkrankung der zentralen Substanz hin (Syringomyelie).

Halbseitige, und zwar gegenseitige dissoziierte Anaesthesie entsteht, wenn die gekreuzten indirekten Bahnen des Vorderseitenstranges verletzt werden (z. B. bei der Brown-Sequard'schen Lähmung).

Ausgedehnter Ausfall der einfachen oberflächlichen taktilen Sensibilität ist nur in Fällen zu beobachten, in denen die aufsteigenden Bahnen beider Rückenmarkshälften betroffen sind. Mithin ist anzunehmen, dass die Leitung der oberflächlichen Berührungsempfindung eine doppelte ist und sowohl die direkten Bahnen der Hinterstränge wie auch die gekreuzten Bahnen der Vorderseitenstränge daran teilnehmen.

Laesionen, die oberhalb der medullären Kreuzung der zentripetalen Bahnen sitzen, verursachen meistens Hemianaesthesien der gekreuzten Körperhälfte, die jedoch in der Mehrzahl der Fälle unvollkommen sind. Die pathologische Erregung der kortikalen Zentren der langen sensiblen Bahnen (hintere Zentralwindung) verursacht Paraesthesien (Kribbeln, Ameisenlaufen) der gekreuzten Körperhälfte, die als eine Art der sensorischen Aura, — einleitendes Herdsymptom des epileptischen Anfalles sein können. Die Lähmungen dieser Zentren verursachen Mono- oder Hemianaesthesie, die jedoch fast nie komplet sind, in erster Linie die tiefe Sensibilität betreffen und in der Regel an den distalen Teilen der Extremitäten (an den Fingern) stärker ausgesprochen sind.

3. Die Assoziationssysteme der Hemispheren.

Der überwiegende Teil der weissen Substanz in den Hemispheren besteht aus längeren und kürzeren Associationsfasern, vermittelst derer jeder Punkt der Hirnrinde mit anderen, näher und weiterliegenden Teilen derselben in vielfacher Verbindung steht.

Da nur ein verhältnismässig kleiner Teil der Hirnrinde mit Projektionsfasern versehen ist (Projektionszentren), so sind grössere Gebiete von ihr (das grosse vordere und hintere Assoziationszentrum) mit den peripheren rezeptorischen und effektorischen Organen in keiner direkten Verbindung und können mit ihnen nur durch Vermittlung der Projektionszentren in Beziehung treten. Das Aufzählen der wichtigeren Assoziationsbahnen an dieser Stelle entspricht nicht unseren Zwecken. Es genüge zu bemerken, dass die Umgebung der sog. Projektionszentren zu ihnen meistens in näherer funktioneller Beziehung stehen und dass vom Standpunkt der Lokalisation diejenigen Bahnen von besonderer Wichtigkeit sind, welche die motorischen Sprachzentren mit den kortikalen Zentren der Sinnesorgane verbinden.

4. Die höheren Reflexapparate.

Auf die Koordination und Regulierung der Bewegungen haben im Grunde genommen alle diejenigen rezeptorischen oder effektorischen Nervenelemente Einfluss, deren Tonus in irgendeiner Art zu den motorischen Kernen gelangen kann. Vor allem sind hier die hinteren Wurzeln und auch die Py.-Bahnen zu nennen. Unter der Benennung von höheren, koordinierenden Reflexapparaten, werden in erster Linie der vestibulär-zerebellare Apparat und in zweiter Linie der minder bekannte Thalamus-striatum-Apparat verstanden.

Der rezeptorische (zentripetale) Anteil des komplizierten zerebellaren Reflexbogens wird zum grössten Teil durch die Fasern der Kleinhirnseitenbahnen des Rückenmarks geliefert, die durch die Corpora restiformia in den Vermis gelangen. Andere Bahnen werden durch die Fasern der Fibrae arcuatae externae gebildet, sowie durch Fasern, die den Acusticus-Vestibularis-Kernen entspringen.

Der effektorische Schenkel des Reflexbogens wird durch Fasern gebildet, die durch die oberen Bindearme zum roten Kern der gekreuzten Seite gehen, und den Tractus rubrospinalis, der, hier entspringend, in den Vorderseitensträngen zu den Wurzelzellen des Rückenmarkes zieht. Ausser den genannten besitzt das Kleinhirn noch eine erhebliche Anzahl von Verbindungen mit der gegenseitigen Hirnhälfte und noch mehr mit der Ponsformation, deren Verlauf und Bedeutung noch nicht genügend bekannt ist.

Der vestibulare Reflexapparat hat eine verhältnismässig einfache Struktur. Sein receptorisches Glied wird durch den Nervus vestibularis dargestellt, das effektorische Glied ist der Tractus vestibulospinalis, der dem Deiter'schen Kern entspringt.

Das rezeptorische Glied des Thalamusapparates ist der Tractus spino-thalamicus, eine in den Seitensträngen gelegene, indirekte, zentripetale Bahn, das effektorische Glied ist der Tractus thalamospinalis, der in dem Vorderseitenstrange des Rückenmarks liegt.

Eine Bahn von ähnlicher Bedeutung ist der Tractus tecto-spinalis.

Alle die erwähnten Apparate dienen der Bewegungsregulierung (Koordination, Erhaltung des Muskeltonus) und der automatischen Gleichgewichtserhaltung. Die Funktion des Kleinhirns wird gemeinhin als koordinatorische Funktion bezeichnet. Das Wesentliche in ihr ist die automatische Regelung der Impulse der bei den einzelnen Bewegungen zusammenwirkenden Muskeln, sowohl in zeitlicher wie auch in quantitativer Beziehung. Die zentripetalen Impulse zu dieser Reflexfunktion werden in erster Linie durch diejenigen Reize dargestellt, die durch die Kleinhirnseitenstrangbahnen und den N. vestibularis geliefert werden. Ihr Ausfall verursacht in erster Linie Kleinhirnataxie, in zweiter Linie zerebellare Hypotonie. Erstere unterscheidet sich von der spinalen Ataxie dadurch, dass sie sich nur bei komplizierteren Bewegungen offenbart und nicht so sehr durch Unzweckmässigkeit oder Übertreibung der einzelnen Bewegungen, wie vielmehr durch die Unbestimmtheit, Energielosigkeit und Labilität des ganzen Bewegungskomplexes gekennzeichnet wird. Bei spinaler

Ataxie werden die Beine übertrieben hin- und hergeworfen, bei zerebellarer Ataxie ist Schwanken und Fallen wie bei Trunkenheit das Charakteristische. Die Wirkung, die das Kleinhirn auf die Reflexe ausübt, ist eine fördernde, tonisierende; ihr Fehlen verursacht Atonie und Herabsetzung, niemals aber ein Verschwinden der Reflexe, wodurch sie sich auch stets von der spinalen Reflexatonie unterscheiden lässt.

Die Funktion des vestibularen Apparates steht in enger Wechselbeziehung zu der des Kleinhirnes. Sie ist auch eine Quelle des höheren Reflextonus der Muskulatur und ausserdem der wichtigste Zentralapparat der reflektorischen Koordination der Augenbewegungen und Gleichgewichtserhaltung des Kopfes.

III. Symptomatologie der Laesionen des Gehirns und Rückenmarks.

1. *Allgemein- und Nachbarschaftssymptome.*

Die eigenartigen anatomischen und biologischen Verhältnisse des Zentralnervensystems bedingen, dass gewisse Erkrankungen, insbesondere aber traumatische Läsionen desselben neben lokalen Störungen auch weitgehende Beeinträchtigung fernliegender Teile, ja sogar des ganzen Gehirns verursachen. Diese Wirkungen die unter den Namen von Nachbarschafts-, Fern- und Allgemeinsymptomen bekannt sind, erfordern immer eine besondere Beachtung.

Die eine Hauptgruppe der Allgemeinerscheinungen wird durch diejenigen Symptome gebildet, die unter dem Namen Shockwirkung (Gehirnshock, Nervenshock) zusammengefasst werden. Als hierher gehörig werden alle diejenigen allgemeinen Funktionsstörungen des Zentralnervensystems betrachtet, die im Anschluss an plötzlich einwirkende traumatische Laesionen aufzutreten pflegen, oder auch gelegentlich infolge überstarker, gewaltsam einwirkender Reize beobachtet werden können. In diesem Sinne kann von verschiedenen Arten der Shockwirkung von verschiedenen Ursprung und Mechanismus geredet werden. (Allgemeine Gehirnerschütterung, lokale Verletzungen des Zentralnervensystems, Verletzungen von Nervenstämmen, innerer oder der Sinnesorgane, schmerzliche Einwirkungen im allgemeinen, psychische Insulte.) Es muss jedoch als wahrscheinlich erachtet werden, da die auf verschiedenem Wege enstandenen Funktionsstörungen und Hemmungen in letzter Linie zu zentralen Kreislaufsstörungen (Lähmung der Vasomotoren) führen und so auf anaemischer Grundlage auch Reizerscheinungen verursachen.

Symptome des leichteren allgemeinen Gehirnshocks sind: nach kürzerer oder längerer Bewusstlosigkeit Kältegefühl, Schwäche, Schläfrigkeit, Benommenheit, Kopfschmerz, Übelkeit, Erbrechen, allgemeine Blässe, Kälte und Zyanose der Extremitäten, oberflächliche frequente Atmung, verlangsamter oder veränderlicher Puls, verengte Pupillen und allgemeine Herabsetzung der Reflexerregbarkeit. Der schwere Shock ist ein kollaps- oder komaähnlicher Zustand mit mehr oder weniger tiefer Störung des Bewusstseins, der in den schwersten Fällen unter den Zeichen zunehmender allgemeiner Lähmung der vitalen Zentren zum Tode führt.

Zu den Shokerscheinungen in weiterem Sinne können auch diejenigen Hemmungs- oder Lähmungserscheinungen gerechnet werden, die durch Reizung beschädigter Nervenbahnen entstehen oder sekundäre Folgen (Blutung, Oedem) von Verletzungen des Gehirns und Rückenmarks sind.

Eine zweite grosse Gruppe von Erscheinungen wird durch Symptome des Hirndrucks gebildet. Erhöhung des Hirndrucks kann durch jeden raumbeengenden Vorgang in der Schädelhöhle verursacht werden (Oedem und entzündliche Vorgänge im Gehirn, Zirkulationsstörungen, Liquorstauung, Blutung, Abszesse, Geschwülste, Fremdkörper, Schädelbruch mit Depression). Durch den zunehmenden Druck wird zuförderst der leichtbewegliche Liquor aus der Schädelhöhle verdrängt. Hirauf erfolgt ein Zusammenpressen der dünnwandigen Venen (Stauungspapille). Und schliesslich verursacht der Druck auf die Kapillargefässe allgemeine Anaemie des Gehirnes. Die Symptome des beginnenden Hirndrucks oder seiner leichteren Grade sind: Kopfschmerz,* Schwindel, zerebrales Erbrechen, Bradykardie, Stauungspapille.

---

* Der Kopfschmerz kann bei Hirnabszessen und Tumoren umschrieben sein und kann in diesen Fällen mit entsprechender Vorsicht bei der Lokalisation verwertet werden.

H o c h g r a d i g e o d e r s c h n e l l z u n e h m e n d e E r h ö h u n g d e s i n t r a k r a n i e l l e n D r u c k e s wird neben komaartiger Bewusstlosigkeit insbesondere durch Reiz- und Lähmungssymptome der vitalen Zentren der Oblongata gekennzeichnet (Bradykardie, erhöhter Blutdruck, Zyanose, Verlangsamung und Vertiefung der Atemzüge, Cheyne-Stokes'sche Atmung, Erbrechen). Erfolgt keine Besserung, so treten die bulbären Lähmungssymptome in den Vordergrund, und der Tod erfolgt unter allmälichem Erlöschen der Reflexerregbarkeit und Erschlaffung der Ringmuskeln.

Die N a c h b a r s c h a f t s s y m p t o m e werden durch die Druckwirkung der Blutergüsse in der Umgebung von Verletzungen sowie durch Oedeme und andere Zirkulationsstörungen der benachbarten Hirnteile verursacht. Sie sind demnach von temporärem Charakter. Die Besserung, die in den ersten Wochen zu beobachten ist, ist zum grossen Teil dem Rückgange dieser temporären Störungen zuzuschreiben. Im Hinblick darauf, dass beim Zentralnervensystem von einer erheblichen Regeneration wohl kaum die Rede sein kann, ist auch eine weitere erheblichere Besserung des Zustandes ist meistens nicht zu erwarten. Die Besserung, die in unkomplizierten Fällen späterhin noch erfolgt, ist zum grossen Teile einer kompensatorischen Funktionsübernahme durch die unverletzten Teile zuzuschreiben.

F e r n s y m p t o m e im wahren Sinne des Wortes sind verhältnismässig selten. Die Folgen der Blutung „par contrecoup" fallen nicht unter diesen Begriff, da in derartigen Fällen die Blutung, also die Laesion des Gehirnes selbst, nicht an Ort und Stelle der äusserlichen Verletzung sitzt. Bei Erkrankungen, z. B. Geschwülsten des Gehirns, kann es vorkommen, dass eine typische Rindenepilepsie einen kortikalen Sitz der Erkrankung vortäuscht, trotzdem sie ganz wo anders sitzt. Diese Fälle sind wohl so zu erklären, dass der durch die Geschwulst bedingte Hirndruck eine allgemeine Disposition zu epileptischen Krämpfen herbeiführt und diese dann durch anderweitige lokale Veränderungen ausgelöst werden.

2. *Die Laesionen des Rückenmarks und seiner Wurzeln.*

Die anatomische Struktur des Rückenmarks und seiner Wurzeln bedingt, dass durch Verletzungen meistens Elemente verschiedener Systeme, d. h. die des segmentalen Eigenapparats die der aber verschiedenen langen Bahnen, zugleich betroffen werden. Da letztere an verschiedenen Punkten des Querschnittes liegen und anderseits durch eine Reihe von übereinander geordneten Segmenten hindurchziehen, so ergibt sich, dass in den Funktionsstörungen der langen Bahnen die Grundlage der Querschnittsdiagnostik und in den Störungen der segmentalen Funktionen die Grundlage der Höhendiagnostik gegeben ist. Die Wurzelsymptome werden zum Teil wie die Segmentsymptome verwertet, sie können aber vor allem dann von differentialdiagnostischer Bedeutung sein, wenn es sich um Unterscheidung von intra- oder extramedullären Laesionen handelt. Gelegentlich der Erörterung der segmentalen und Wurzelsymptome haben wir schon darauf hingewiesen, in welcher Weise sie in der Höhendiagnostik des Rückenmarkes verwertet werden können. Eine Wiederholung des Gesagten erscheint uns hier überflüssig, zumal Abbildung 1. und Tafel I., II. in dieser Hinsicht genügende Aufklärung geben.

An dieser Stelle sei nur soviel bemerkt, dass infolge des gegenseitigen Übergreifens der einzelnen sensiblen Wurzeln auf Nachbargebiete eine nachweisbare Anaesthesie nur dann entsteht, wenn mindestens zwei benachbarte Wurzeln zerstört worden sind.

Ein frühzeitiges Erkennen der Wurzelsymptome ist von besonderer Bedeutung, wenn es sich um den intra- oder extramedullären Sitz der Erkrankung handelt. Frühzeitig auftretende Wurzelsymptome, insbesondere aber fortbestehende Wurzelschmerzen, sprechen für extramedullären Sitz der Erkrankung.

Die Lage der einzelnen Zentren des Rückenmarks ist ebenfalls aus Tafel I. und II. ersichtlich. Ihre diagnostische Bedeutung ist die gleiche wie diejenige anderweitiger segmentaler

Symptome. Ihre isolierte Laesion kommt selbstverständlich selten vor, ist aber in Verbindung mit anderen Symptomen nützlich zu verwerten.

Es ist von eminenter praktischer Bedeutung, dass das Rückenmark bedeutend kürzer ist als der Wirbelkanal, sodass die einzelnen Segmente bedeutend höher liegen als die gleichnamigen Wirbel. Dieses Verhältnis der Rückenmarksegmente zu den Wirbeln und austretenden Wurzeln ist auf Abb. 6. ersichtlich. Bei ihrer Betrachtung wird es klar, dass z. B. eine Einwirkung in der Höhe des XII. Brustwirbels nicht das XII. Rückenmarksegment, sondern das 3—5. Lumbalsegment, eventuell die Wurzel XII. D, 1—5. L beschädigen wird und dass, wenn die Symptome auf die Erkrankung des XII. dorsalen Segmentes hindeuten, die Ursache der Erkrankung (z. B. Kompression) nicht in der Höhe des XII. Brustwirbels, sondern in der des X. Brustwirbels, resp. — wie die chirurgische Praxis zeigt, — eher noch etwas höher zu suchen ist.

a) Die Verletzungen des Conus und der Caudaequina.

Die Konusverletzungen ergeben das Bild der reinen segmentalen Läsion, die durch die „Reithosen-Anaesthesie" und schwere Störungen der Blasen-Darmfunktion gekennzeichnet wird (s. Abb. 1.). Die „Reithosen-Anaesthesie" kann bei Konuserkrankungen in Form der dissoziierten Anaesthesie auftreten. Bei Konusverletzungen ist sie in der Regel Totalanaesthesie, meistens von geringer Ausdehnung und öfters nur auf die Umgebung des Anus beschränkt. Die Störungen der Blasen-Mastdarmfunktion sind ziemlich schwerer Natur. Die Muskulatur beider Organe ist vollkommen gelähmt. Auf dieser Grundlage besteht bei gefüllter Blase Harnträufeln (Incontinentia paradoxa) und Incontinentia alvi, meistens mit hartnäckiger Obstipationen einhergehend. Die Sphinkteren sind vollkommen erschlafft. Der anale Reflex fehlt. Es besteht sehr erhebliche Neigung zu bösartiger Cystitis und sakralem Dekubitus. Jede totale Querschnittläsion, die oberhalb der Konuszentren sitzt, kann im Beginn ähnlich schwere Symptome verursachen. In der Regel dominieren in diesen Fällen dennoch die Retentionserscheinungen (Sphinktertonus!), und die autonome Funktion kann nach einiger Zeit hergestellt werden (aktive, intermittirende Inkontinenz).

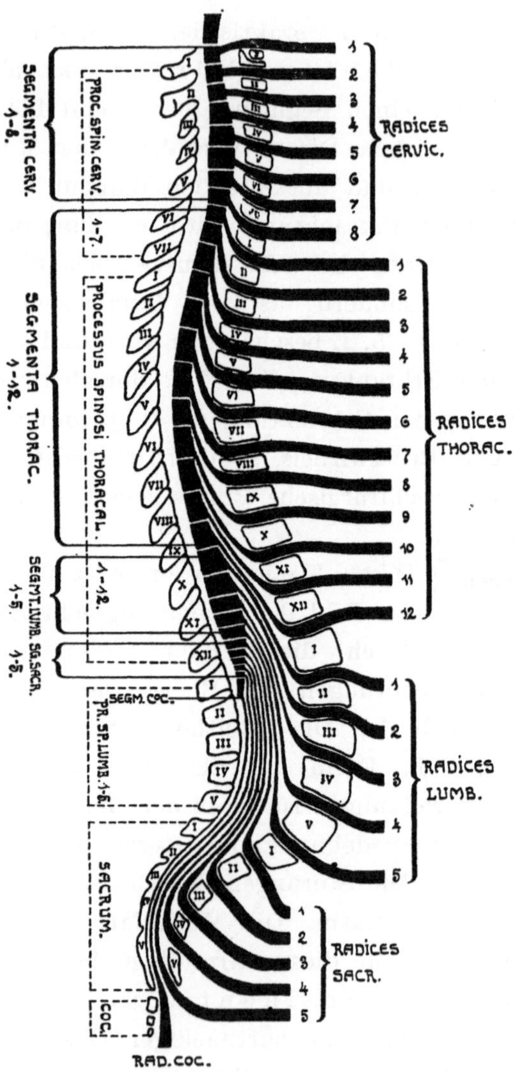

Abb. 7. Topographie der Wirbel und des Rückenmarkes.

Das reine Bild der Läsion des Conus ist selten, da zu gleicher Zeit die ihn umgebenden Wurzeln der Cauda mitbetroffen werden und so zu dem Bilde der Conusläsion sich die Symptome verschiedener Wurzelläsionen gesellen.

Die Läsionen der Cauda equina sind durch entsprechende, streifenförmige Anaesthesien und Lähmungen der durch die lumbosakralen Wurzeln innervirten Muskelgruppen gekennzeichnet. Schmerzen und Paraesthesien kommen häufig vor, und zwar selbst in Fällen, in denen die Lähmung nicht durch Kompression, sondern durch vollkommene Zerreissung der Wurzeln verursacht wurde, wahrscheinlich, weil diese durch Verwachsen mit dem Narbengewebe einer Zerrung ausgesetzt sind. Es gibt Kranke, die darüber klagen, dass sie die charakteristischen Schmerzen bei gewissen Bewegungen empfinden. Die Lähmung der betroffenen Muskeln ist selbstverständlich eine schlaffe Lähmung mit totaler Areflexie und EAR.

Die Ausdehnung und Verteilung der Lähmung kann sehr verschieden sein, symmetrisch ist sie jedoch nur selten. Sind auch die untersten Wurzeln mitbetroffen, dann enstehen schwere Blasen- und Mastdarmstörungen, die jedoch fast nie so komplet sind wie bei Läsionen des Conus, da die eine oder andere Wurzel fast ohne Ausnahme funktionsfähig bleibt. Aus demselben Grunde ist auch die Neigung zu Cystitis und Aufliegen nicht so schwer. Hartnäckige Wurzelschmerzen und Paresen mit inkompletter Entartungsreaktion weisen darauf hin, dass die Wurzeln in ihrer Kontinuität nicht getrennt, sondern nur komprimiert sind.

Differentialdiagnostische Schwierigkeiten gegenüber Konusverletzungen können entstehen, wenn die untersten sakralen Wurzeln verletzt sind. Dies kommt jedoch nur selten vor, und in der Regel ist die Asymmetrie auch in diesen Fällen nachweisbar, was darauf hindeutet, dass die Verletzung nicht im Conus sitzt, sondern die Wurzeln betroffen wurden und dass die eine oder andere Wurzel verschont blieb.

Kurz zusammengefasst, weisen schwere Blasen-Mastdarmstörungen resp. -Lähmungen ohne Lähmungen der Skeletmuskulatur, symetrische, perianale oder Reithosenanaesthesie und schwerer sakrale-Dekubitus auf Konusverletzung, asymmetrische Wurzelanaesthesien, asymmetrisch verteilte Muskellähmungen, inkomplete Lähmungen der Blase und des Mastdarmes, mind e r s c h w e r e r D e k u b i t u s u n d W u r z e l s c h m e r z e n a u f V e r l e t z u n g e n d e r C a u d a h i n.

b) Totale Querschnittslaesionen.

Die v o l l k o m m e n e Durchtrennung des Rückenmarks hebt alle Leitung zwischen Gehirn und distaler Körperhälfte auf. Das Krankheitsbild wird demnach in erster Linie durch v o l l k o m m e n e L ä h m u n g und A n a e s t h e s i e der unteren Körperhälfte charakterisiert.

In der Höhe der Laesion selbst können mehr- oder minder ausgedehnte Segmentsymptome beobachtet werden, je nachdem durch die Laesion grössere oder kleinere Abschnitte des Rückenmarks zerstört worden sind.

I n d e r H ö h e d e r L a e s i o n finden wir demnach schlaffe Lähmung der Muskulatur mit totaler Areflexie und sekundärer Degeneration (EAR), ferner Anaesthesie, deren obere Grenze der höchsten mitbetroffenen Wurzelzone entspricht. Die Muskulatur der unteren Körperhälfte ist der willkürlichen Beeinflussung vollkommen entzogen. Sie scheint auch vollkommen gelähmt zu sei n,da sie trotz Ausfalls der hemmenden Wirkung der Py.-Bahnen auch noch längere Zeit hindurch vollkommen schlaff und die Reflexerregbarkeit vollkommen erloschen scheint. In vielen Fällen bleibt die Reflexerregbarkeit dauernd verloren. Die Erklärung dieses scheinbar paradoxen Verhaltens steht noch aus. In erster Linie ist anzunehmen, dass mit den Py.-Bahnen zugleich auch alle langen tonuserhöhenden (also die Reflexerregbarkeit steigernden) Bahnen durchtrennt werden; ferner ist von Bedeutung, dass die Zerquetschung des Rückenmarks eine lang anhaltende Chockwirkung bedingt, und endlich, dass bei derartigen Verletzungen auch die Zirkulation der unteren Rückenmarkssegmente erhebliche Störungen erleiden kann. In denjenigen Fällen, in denen die Reflexerregbarkeit sich wieder einstellt, treten nicht nur die tiefen, sondern auch die oberflächlichen Reflexe wieder auf. Am frühesten die pathologischen Hautreflexe. Es mag hier nochmals darauf hingewiesen werden, dass im Zustande der Areflexie die Muskeln zwar gelähmt erscheinen, aber nicht eigentlich gelähmt sind. Sie d e g e n i e r e n n i c h t und die elektrische Erregbarkeit bleibt erhalten.

In der ersten Zeit nach der Laesion ist meistens komplete

Retention des Urins und des Stuhlganges zu beobachten. Späterhin stellen sich wieder periodische Entleerungen ein, die jedoch selbstverständlich vom Bewusstsein und Willen unabhängig bleiben.

In der Regel entstehen auch Dekubitusgeschwüre und sind im allgemeinen umso bösartiger, je mehr caudalwärts die Laesion im Rückenmark sitzt.

Bei Querschnittslaesionen der unteren Segmente entspricht die obere Grenze der Anaesthesie irgendeiner lumbosakralen oder unteren dorsalen Wurzelzone. Sie verläuft demnach entweder längs der unteren Extremitäten oder umgibt horizontal, gürtelartig den Rumpf. Dementsprechend ist die atrophisch gelähmte Muskelgruppe auch an den unteren Extremitäten (s. Tafel I. und II.) oder am Rumpf, insbesondere in den Bauchmuskeln zu finden (Verziehen des Nabels nach oben bei Husten, Fehlen des unteren Bauchdeckenreflexes). Die Muskulatur unterhalb der Laesion ist willkürlich gelähmt (s. oben). Die Blasen-Mastdarmstörungen sind schwer, die Dekubitusgeschwüre bösartig.

Bei Laesion der Zervikalsegmente finden wir die Segmenterscheinungen an den oberen Extremitäten. Die obere Grenze der Anaesthesie verläuft an der oberen Extremität entsprechend der Längsrichtung der letzteren, eventuell horizontal durch die Schultern (s. Abb. 2. : C. 5). Die atrophisch gelähmte Muskelgruppe liegt ebenfalls in der oberen Extremität. Reflexerregbarkeit ist an der unteren Körperhälfte (Rumpf, untere Extremität) in der ersten Zeit vollkommen aufgehoben, kann jedoch mit der Zeit wiederkehren. Die Blasen-Mastdarmstörungen sind in der ersten Zeit schwer genug, die automatische Regelung erfolgt verhältnismässig früh. Neigung zu Dekubitus ist weniger ausgesprochen.

Ist der Sitz der Laesion in der Höhe des VII. C. bis 1 D Segmentes oder oberhalb derselben, so tritt infolge Verletzung des Centrum ciliospinale resp. seiner zentralen Bahnen spinale Myosis (Lähmung der Pupillenerweiterer) auf.

Die Laesionen der V. C. bis 3. C. Segmente treffen die Wurzelzellen resp. die austretenden Wurzelfasern (IV. C.) des N. phrenicus und verursachen hierdurch die Lähmung des Zwerchfells.

Die totalen Querlaesionen des Rückenmarks in dieser Höhe zerstören die zentralen Verbindungen der Muskeln die an der Atmung beteiligt sind und verursachen demnach plötzlichen Tod. In Fällen, in denen der Verletzte dennoch am Leben bleibt, ist eine inkomplette Querschnittslaesion anzunehmen.

c) Die inkompleten Querschnittslaesionen.

Unmittelbar nach der Verletzung erscheinen inkomplete Querschnittläsionen schwerer, als sie tatsächlich sind, da die mittelbaren Folgen der Verletzung die Funktion der nicht betroffenen Fasern beeinträchtigen resp. aufheben. Aus diesem Grund ist in solchen Fällen schon in den ersten Wochen mehr- oder minder erhebliche Besserung zu erwarten ; dennoch ist es von eminenter Bedeutung, dass derartige Laesionen möglichst bald richtig erkannt werden, da durch einen frühzeitigen operativen Eingriff günstigere Verhältnisse für die Heilung geschaffen werden können.

Die schweren, doch nicht vollkommenen Querschnittslaesionen können von den kompletten auf folgende Weise unterschieden werden :

1. die Störungen der Sensibilität sind relativ meist weniger beträchtlich als die Störungen der Beweglichkeit (s. Seite **244**).

2. Die Lähmung ist in der Regel nicht vollkommen symmetrisch.

3. Die tiefen Reflexe kehren bald wieder, und zwar besteht in dieser Hinsicht ein Unterschied zwischen beiden Seiten.

4. Die Neigung zur Dekubitusbildung ist weniger schwer, die Geschwüre weniger bösartig.

5. Die Lähmung der Blase, des Mastdarmes und der vasomotorischen Funktion ist eine unvollkommene.

6. Reizsymptome (Zuckungen, Schmerzen, Priapismus) sind öfters zu beobachten.

1. Die Kompression. Indirekte und direkte Folgen von Verletzungen durch äussere Einwirkungen verursachen oft partielle Verletzungen des Rückenmarks, die mit mehr oder minder ausgesprochenen Kompressionseffekten verbunden sind. Reine Kompression wird oft genug durch pathologische Prozesse (Tumoren, Caries u. s. w.) verursacht, durch direkte traumatische Einwirkungen aber verhältnissmässig selten, etwas häufiger schon durch indirekte Folgen derselben (Knochensplitter, Blutungen). Die frühe Diagnose der Kompressionen

wäre eine unserer wichtigsten und dankbarsten Aufgaben. Trotzdem müssen wir sagen, dass wir zur Zeit noch keine sicheren Zeichen derselben kennen. Das Bild der inkompleten Querschnittslaesion mit stark in den Vordergrund tretenden Wurzelsymptomen spricht

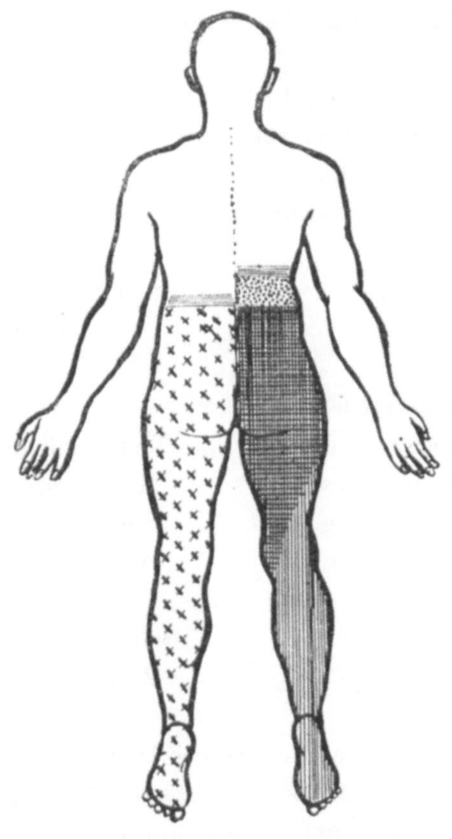

Abb. 8. Bild der Brown-Sequard-schen Halbseitenlähmung nach rechtsseitiger Verletzung des Dorsalmarkes.

 Spastische Lähmung und Tiefenanaesthesie.

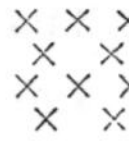 Oberflächen Analgesie und Thermanaesthesie.

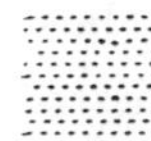 Totale Wurzelzonenanaesthesie und Lähmung.

 Oberflächen Hyperaesthesie.

jedenfalls für Kompression. Langsam sich entwickelnde Kompressionen beginnen in der Regel mit Wurzelschmerzen. Die Lähmung ist von Anfang an eine spastische. Die Sensibilität bleibt lange Zeit ungestört. Blasen-Mastdarmstörungen stellen sich relativ spät ein und haben ausschliesslich den Charakter von Störungen, die durch Beeinträchtigung der zerebrospinalen Leitung bedingt sind.

2. Die Halbseitenlaesion. Die Folgen der Halbseitenlaesionen des Rückenmarkes sind unter dem Namen der Brown-Sequard'schen Lähmung, recte des B.-S.-schen Symptomenkomplexes, bekannt. Sie gestalten sich wie folgt (s. Abb. 8.):

Auf der verletzten Seite.	Auf der gesunden Seite.
1. Spastische Lähmung.	1. — — — —
2. Tiefen-Anaesthesie (Muskel- und Lagesinn betreffend).	2. — — — —
3. Oberflächen-Hyperaesthesie.	3. Oberflächliche Anaesthesie für Temperatur und Schmerz (dissoziierte Anaesthesie).
4. Vasomotorische Lähmung.	4. — — — —
5. Atrophische Wurzellähmung und Wurzelanaesthesie, der Höhe der Laesion entsprechend.	5. Selten: hyperaesthetische Zone, der Höhe der Laesion entsprechend.

Der obige Symptomenkomplex erklärt sich dadurch, dass eine halbseitige Zerstörung des Rückenmarks zum Teil ungekreuzten, zum Teil aber auch solche gekreuzte Bahne unterbricht, welche unterhalb der Stelle der Verletzung die Mittellinie überschreiten. (s. Abb. 9.) Da die Py.-Seitenbahnen (willkürliche Beweglichkeit), die Fasern der Hinterstränge (tiefe Sensibilität) und die kortikospinalen vasomotorischen Bahnen im Rückenmarke ungekreuzt verlaufen, so treten spastische Lähmung, Tiefen-Anaesthesie und vasomotorische Lähmung auf der Seite der Laesion auf. Eine dauernd anhaltende Störung der oberflächlichen Berührungsempfindung wird nach Halbseitenlaesion des Rückenmarks nicht beobachtet, da sie sowohl durch direkte wie auch durch gekreuzte

Fasern geleitet wird und bei Unterbrechung der Fasern der einen Kategorie die andere, unverletzt gebliebene die Leitung besorgt. Die oberflächliche Temperatur- und Schmerzempfindung wird jedoch

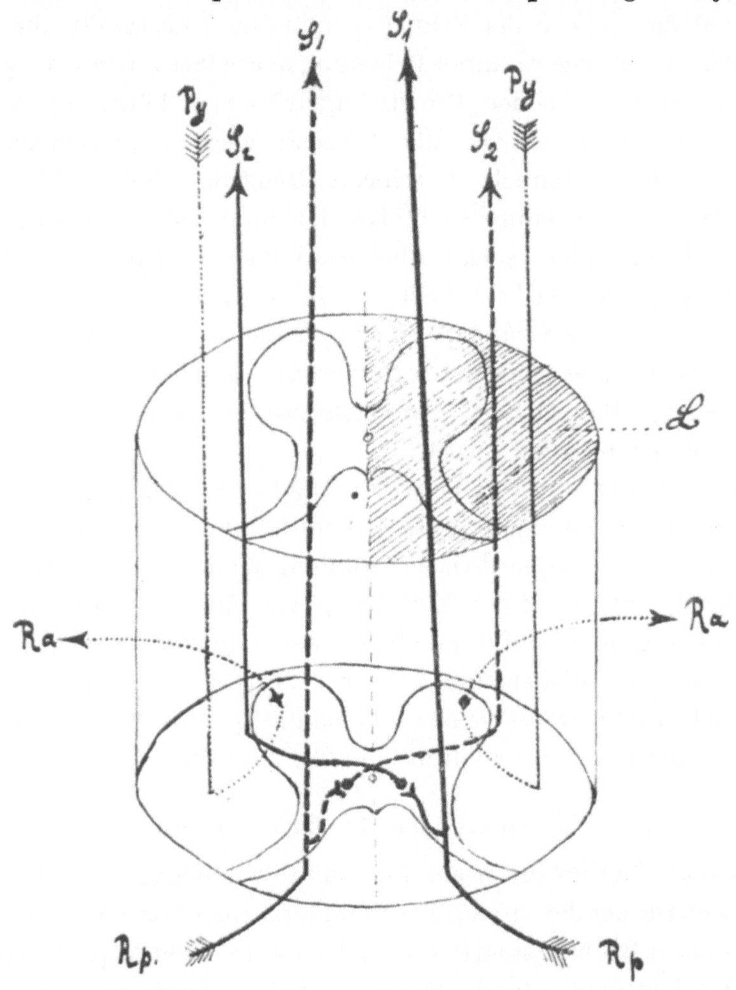

Abb. 9. Halbseitenlaesion des Rückenmarkes.

Py., laterale, gekreuzte Pyramidenbahnen, — *Ra.*, vordere Wurzeln, — *Rp.*, hintere Wurzeln, — *S.*, direkte sensible Bahnen (Tiefensensibilitaet + oberflächliche Berührungsempfindung), — S_2., indirekte, gekreuzte sensible Bahnen (Schmerz und Temperaturempfindung + oberflächliche Berührungsempfindung). — *L.*, Laesion.

auf der gesunden Körperseite aufgehoben, da diese Empfindungsqualitäten, wie gesagt, ausschliesslich durch gekreuzte Fasern geleitet werden. Die oberflächliche Hyperaesthesie auf der verletzten Seite ist aller Wahrscheinlichkeit nach so zu erklären, dass durch Unterbrechung der direkten sensiblen Bahnen die Erregung auf die indirekten gekreuzten Bahnen (und unter ihnen auch auf die Bahnen der Schmerzempfindung) übergreift, die unter Einwirkung der ungewohnten Belastung in erhöhtem Grade reagieren.

Das reine Bild der Brown-Sequard-schen Lähmung ist verhältnissmässig selten, da die traumatischen Einwirkungen das Rückenmark gewöhnlich in schiefer Richtung treffen. Die durch sie bedingten Erscheinungen bilden sich oft verhältnissmässig rasch zurück. Insbesondere pflegt die spastische Lähmung der unteren Extremität sich relativ schnell zu bessern, aller Wahrscheinlichkeit nach aus dem Grunde, weil durch die auf der kontralateralen Seite verlaufenden und daher unversehrt gebliebenen Fasern der vorderen Py.-Bahnen der Funktionsausfall der zerstörten Seiten-Py.-Bahn kompensiert wird.

3. A n d e r w e i t i g e i n k o m p l e t e Q u e r s c h n i t t s l ä s i o n e n. Die inkompleten Querschnittsläsionen weichen von dem Typus der Brown-Sequard-schen Lähmung in umso höherem Masse ab, je mehr die Richtung der Verletzung von der sagittalen Richtung abweicht. Solche quer durchlaufende Verletzungen (Rinnenschüsse), welche die vordere oder hintere Hälfte des Rückenmarkes betreffen, verursachen ihrem Sitze gemäss die mannichfachsten Kombinationen von Störungen der Sensibilität und der Motilität.

3. *Verletzungen des Hirnstammes.*

Direkte Verletzungen der Pons und der Oblongata verursachen durch Zerstörung der vitalen Zentren plötzlichen Tod und können daher kaum zur Beobachtung kommen. Indirekte, nicht letale Verletzungen derselben sind allerdings wohl möglich, gehören aber zu den grössten Seltenheiten. Häufiger sind Verletzungen der einzelnen Hirnnerven (Fazialis, Abducens, Acusticus, Glossopharyngeus) zu beobachten, als Folgen von basalen Schädelbrüchen und Blutungen.

Der charakteristische Symptomenkomplex der Verletzungen der Oblongata-Ponsregion ist die a l t e r n i e r e n d e H e m i p l e g i e, d. h. eine (spastische) Hemiplegie, die mit einer gekreuzten nukleären oder infranukleären Lähmung eines Hirnnerven vergesellschaftet ist. Die Erklärung dieses Symptomenkomplexes ist mit Hilfe von Abbildung Nr. 3 leicht verständlich. Da sich die Py.-Bahnen in dem distalsten Teile der Medula oblongata kreuzen, verursacht jede Unterbrechung derselben, die oberhalb dieser Kreuzung liegt, eine spastische Lähmung der kontralateralen Körperhälfte. Trifft die Verletzung zugleich den Kern oder die austretende Wurzel irgendeines Hirnnerven, so wird eine radikuläre resp. nukleäre Lähmung des betroffenen Nerven die Folge sein.

Verletzungen, die die Hirnschenkel treffen, verursachen kontralaterale Hemiplegie und Hemianaesthesie, zu denen sich auch eine Lähmung des Oculomotorius, Abducens oder Trigeminus auf der verletzten Seite hinzugesellen kann.

4. *Verletzungen des Kleinhirnes und des Acusticusstammes.*

Die anatomische Lage des Kleinhirns bedingt, dass seine direkte Verletzung durch äussere Gewalt verhältnissmässig selten beobachtet wird (Nachbarschaft der Oblongata und der Sinus). Die Grundlagen der Symptomatologie seiner Erkrankungen unterliegen zur Zeit bedeutenden Wandlungen.

Nach älteren Erfahrungen verursachen die Laesionen des Kleinhirns, insbesondere die des Vermis Kleinhirnataxie, Schwindel, Taumeln nach rückwärts oder nach einer Siete, auch Fallen, Zwangsbewegungen und Zwangshaltungen, zu denen sich Kleinhirnnystagmus und vertikales Schielen gesellen können.

Durch neuere Untersuchungen wurde festgestellt, das die Koordinationsstörungen einerseits durch Verminderung des Kleinhirntonus (Kleinhirnhypotonie), anderseits durch Störungen der Innervation verursacht werden, die in der masslosen, d y s m e t r i s c h e n I n n e r v a t i o n der bei den einzelnen Bewegungen zusammenwirkenden Muskeln, d. h. in ihrer ungenügenden, übermässigen und unzeitgemässen Innervation (A n i s o s t h e n i a, H y p e r s t h e n i e) begründet sind, und dass es immer wahrscheinlicher wird, dass auch in der Kleinhirnrinde sich gewisse Zentren befinden, in denen die Muskulatur der einzelnen Gliedmassen bzw. Gelenke nach B e w e g u n g s r i c h t u n g e n vertreten ist.

Die Kleinhirnataxie und -hypotonie ist bei Verletzungen des Vermis am meisten ausgesprochen. Neben ihr ist eine eigentümliche starre, nach rückwärts gebeugte Kopfhaltung, Taumeln und Fallen nach rückwärts zu beobachten.

Laesionen der einen Kleinhirnhälfte verursachen stets Hypotonie und Bewegungsstörungen der gleichseitigen Gliedmassen, wobei der Kranke eine Neigung zum Fallen nach der verletzten Seite hin zeigt. Das Symptom des Vorbeizeigens (Bárány) ist auch immer an der verletzten Seite zu beobachten.

Den Kleinhirnsymptomen ähnliche Erscheinungen können auch durch Verletzungen hervorgerufen werden, welche die verschiedenen zerebellopetalen und zerebellofugalen Bahnen betreffen, und von ihnen namentlich diejenigen, welche die koordinierende Wirkung des Kleinhirns auf die Skelettmuskulatur übertragen (obere Bindearme und rubrospinale, pontospinale Bahnen) oder der Kleinhirnfunktion die zentripetalen Impulse liefern (spinozerebellare und vestibulozerebellare Bahnen). Letztere haben besonderes Interesse für uns, da die Laesionen des Labyrinths häufig genug vorkommen. Hauptsymptom der Labyrinthverletzungen ist der systematische Schwindel, d. h. ein Schwindel von besonderer und konstanter Richtung, der mit Taumeln und Fallen nach der verletzten Seite kombiniert ist und mit dem Kleinhirnschwindel viele Analogien zeigt (gemeinsamer Ursprung). Von differentialdiagnostischer Wichtigkeit ist, dass der Labyrinthschwindel mit Störungen des Hörvermögens verbunden ist, während bei Verletzung des Kleinhirns die obenerwähnten Symptome in den Vordergrund treten.

5. *Verletzungen der Capsula interna und der basalen Grosshirnganglien.*

Die Projektionsbahnen der motorischen und sensiblen Rindenbezirke sind in der Capsula interna noch immer ziemlich eng aneinander gedrängt. Für den Symptomenkomplex der Verletzungen dieser Region ist deshalb auch der hemiplegische Typus charakteristisch. Monoplegische Lähmungen und Übergangstypen zu dieser Form sind demnach nur ausnahmsweise zu beobachten.

Kapsuläre Hemiplegien werden durch folgende Erscheinungen gekennzeichnet:

1. Willkürliche Lähmung der ganzen kontralateralen Körperhälfte, mit Ausnahme derjenigen Muskeln, die in bilateraler Verbindung mit den Hemispheren stehen, nämlich der Augen-, Kau-, Oberfazialis-, Schlund-, Kehlkopf- und Rumpfmuskeln, die nur in geringem Grade und vorübergehend leiden.

2. Die obere Extremität wird im allgemeinen schwerer betroffen; dies zeigt sich besonders, wenn schon Besserung eingetreten ist.

3. Im Beginne sind die einzelnen Muskeln der verschiedenen Gliedmassen anscheinend gleich schwer gelähmt, später zeigt sich ein Unterschied in dem Sinne, dass die Muskeln der proximal gelegenen grossen Gelenke sich weit besser erholen als die der distal gelegenen kleinen Gelenke, sodass die Beweglichkeit der Finger auch späterhin schwer beeinträchtigt bleibt.

4. Nach Abklingen der Shockwirkung tritt erhebliche Erhöhung der tiefen Reflexe ein, die mit klonischen und spastischen Erscheinungen einhergeht. Die oberflächliche Reflexe der gelähmten Körperhälfte werden dauernd vermisst, statt ihrer treten pathologische Reflexe auf (Babinsky, Oppenheim, Mendel-Bechterev).

5. Die Hyperreflexie führt zu Kontrakturen, die charakteristische Körperhaltung verursachen. Die obere Extremität kommt durch Kontraktur der Beuger in charakteristische Beugehaltung, die untere Extremität durch Kontraktur und Überwiegen der Strecker in charakteristische Streckstellung mit Pes equinovarus, was den eigentümlichen Gang der Hemiplegiker bedingt.

6. Nicht selten sind auch trophische Störungen in Form von pemphigusartiger Blasenbildung, ferner vasomotorische Störungen, Zyanose und Oedeme. Nach längerem Bestehen der Hemiplegie kann sich eine zerebrale Muskelatrophie entwickeln, die zuweilen recht erheblich ist, jedoch nie mit EAR einhergeht.

Auf eine Verletzung der basalen Grosshirnganglien (Thalamus) kann geschlossen werden, wenn sich zu den mehr oder minder schweren hemiplegischen Erscheinungen Hemiathetose oder Hemichorea gesellen. Desgleichen wenn die Erscheinungen der Fazialislähmung, insbesondere bei mimischen Bewegungen (Weinen, Lachen), in den Vordergrund treten. Diese Symptome sind nach infantile Erkrankungen des Gehirnes häufig genug, während sie bei traumatischen Laesionen kaum zur Beobachtung kommen.

Die Zerstörung der sensiblen Bahnen, die in dem hintersten Theile des hinteren Schenkel der Capsula interna verlaufen, hat eine kapsuläre Hemianaesthesie zur Folge. Charakteristisch ist neben ihrem Hemitypus, dass ihre Intensität an den Extremitäten distalwärts zunimmt. Thalamusherde können auch eine Hemianaesthesie verursachen, die in dem Sinne dissoziiert ist, dass sie in erster Linie die Tiefensensibilität betrifft, d. h. Hemiataxie und Astereognose verursacht.

6. *Verletzungen der Hirnrinde und der Stabkranzfaserung.*

1. Motorische und sensible Rindenzentren und ihre Faserung.

Die Lage der einzelnen Rindenzentren zeigen die Abbildungen 5. und 10.

Im Vordergrunde der Symptomatologie bei Affektionen der motorischen Zentren stehen die Jacksonsche Epilepsie und die monoplegische Lähmung.

Die Jacksonsche Epilepsie kann als verlässlichstes Symptom der pathologischen Reizung der motorischen Rindenzentren betrachtet werden. Im Falle ihrer typischen Wiederholung ist der Verdacht berechtigt, dass die Reizung durch irgendeine organische Erkrankung des betreffenden Rindenbezirks verursacht wird. Der Krampfanfall beginnt gewöhnlich mit tonischer Kontraktion irgend einer Muskelgruppe, die alsbald in klonische, sich Schritt für Schritt auf die benachbarten Rindenteile ausbreitende Zuckungen übergeht. Meistens werden zunächst sukzessive die Muskeln derselben Körperhälfte ergriffen und die andere Körperhälfte oft erst dann, wenn sich schon Bewusstlosigkeit eingestellt hat. In manchen Fällen sind die Zuckungen auch nach eintretender Bewusstlosigkeit auf der zuerst ergriffenen Körperhälfte stärker. Bisweilen bleiben die Zuckungen lange Zeit hindurch auf eng umschriebene Muskelgruppen,

z. B. die der Augen, des Mundes, Daumens usw., lokalisiert. Dasselbe gilt auch besonders für traumatische Verletzungen, namentlich wenn die Schädelhöhle offen ist, die Erregung lokalisiert bleibt und überhaupt keine Bewusstlosigkeit eintritt. Wir hatten Gelegenheit, einen solchen Fall zu beobachten, in dem die Zuckungen des einen Beines bei vollkommen klarem Bewusstsein tagelang andauerten, sodass wir das Bild eines echten monoepileptischen Status vor uns hatten. In einem Teil der Fälle bleibt nach dem epileptischen Anfall eine Schwäche der zuerst ergriffenen Muskelgruppe zurück, in anderen Fällen sind keine Folgen des Anfalls zu beobachten. Aus diesem Grunde ist es sehr wichtig, dass der Verlauf des Anfalles genau beobachtet wird, wobei uns übrigens die intelligenteren Kranken selbst unterstützen können.

Ganz ausnahmsweise kann auch eine sensorische Aura (Paraesthesie, Kribbeln, selten Schmerzen) von lokaldiagnostischem Werte sein, namentlich in den Fällen, in welchen sich der Verlust des Bewustseins nicht sofort einstellt, sodass der Kranke Zeit hat, zu perzipieren, zu urteilen und sich zu erinnern. Jedenfalls ist in diesen Fällen äusserste Vorsicht geboten.*

Kortikale Lähmungen erscheinen unter der Form der Monoplegie. Nach rein kortikalen Verletzungen ist wirkliche Hemiplegie selten. Ein Umstand, der seine Erklärung in der grossen Ausdehnung der motorischen Zentren findet. Nach plötzlichen Einwirkungen bildet sich ein Teil der Symptome verhältnismässig rasch zurück (Nachbarschafts- und Shocksymptome), Lähmungen die durch fortschreitende pathologische Prozesse verursacht werden, nehmen an Intensität zu. Die Kennzeichen der kortikalen Lähmungen sind mit denen der kapsulären identisch, von denen sie sich in erster Linie eben durch ihre Ausdehnung und Verteilung unterscheiden. Die subkortikalen Lähmungen stehen je nach ihrer höheren oder tieferen Lage den kapsulä-

* Fälle dieser Art sind augenscheinlich deshalb so selten, weil die Hauptleitung sensorischer Gebiete weiter kortikalwärts gerichtet ist und ihre pathologische Erregung sich deshalb schneller verallgemeinen kann als die der motorischen Zentren, deren Hauptleitung zerebrofugal gerichtet ist und daher die Erregung aus dem Gehirn heraus spinalwärts leitet.

ren oder kortikalen Lähmungen näher, d. h. sie sind im ersteren Falle mehr hemiplegischer, im letzteren mehr monoplegischer Natur. Von den kortikalen Lähmungen unterscheiden sie sich vor allem durch Fehlen der Reizsymptome.

Wenn nach Verheilung von Rindenverletzungen noch weitere Reizsymptome sich zeigen oder auch die Intensität der Lähmung oder Parese eine wechselnde ist, so ist der Verdacht auf sekundäre Prozesse (Blutung, Zyste, Abszess) berechtigt.

2 Verletzungen der Sehzentren und Sehbahnen.

Da sich im Chiasma nur diejenigen Fasern kreuzen, die aus den nasalen Hälften der Netzhäute kommen (s. Abb. 6.), verursacht jede Verletzung, die oberhalb derselben liegt, homonyme Hemianopsie, d. h. nach linksseitiger Verletzung den Verlust der rechten Hälfte beider Sehfelder und umgekehrt.

Zerstörung des Sehnerven kommt verhältnissmässig häufig vor und verursacht naturgemäss totale Blindheit an der verletzten Seite.

Verletzungen der Sehkreuzung und der Traktus sind selten. Zumeist sind sie indirekter Natur (Knochensplitter, basale Frakturen). Trifft die Verletzung das Chiasma von vorne, in der Mittellinie, so kann eine heteronyme, bitemporale Hemianopsie entstehen. Ist sie mehr ausgebreitet, so hat sie entsprechend grosse Defekte der Sehfelder zur Folge. Die Einwirkungen, die Verletzungen des Chiasma herbeiführen, treffen meistens zugleich auch andere Hirnnerven (Oculomotorius, Abducens, Trochlearis, Trigeminus).

Verletzung des einen Traktus verursacht homonyme Hemianopsie, die auch die Folge von Verletzungen des Pulvinar, der Sehstrahlung oder der einseitigen Zerstörung des kortikalen Sehzentrums ist.

Verletzung beider Cunei verursacht kortikale Blindheit, die nicht allzuselten ist, da es leicht vorkommen kann, dass die mediale Fläche der Lobi occipitales zu gleicher Zeit durch ein und denselben krankhaften Prozess zerstört wird.

Die genauere Lokalisation der Verletzungen des optischen Apparats geschieht auf Grund folgender Erscheinungen :

A) Bilaterale Laesionen:

1. Zerstörung beider Nervi optici: Totale Blindheit, Fehlen der Lichtreaktion, Veränderungen am Augenhintergrund, ev. orbitale Symptome.

2. Zerstörung des Chiasma: totale Blindheit, Fehlen der Lichtreaktian, ev. Veränderungen am Augenhintergrund, Verletzungen anderer Hirnnerven.

3. Zerstörung beider Tractus: wurde nicht beobachtet (letaler Ausgang).

4. Zerstörung beider Cunei: vollkommene Rindenblindheit, ungestörte Lichtreaktion.

5. Zerstörung beider Gyri angulares: vollkommene Seelenblindheit.

B) Halbseitige Laesionen:

1. Zerstörung eines Sehnerven: halbseitige Blindheit, Fehlen der direkten Lichtreaktion, ungestörte konsensuelle Reaktion an dem erblindeten Auge, ungestörte Lichtreaktion und Fehlen der konsensuellen Reaktion am unverletzten sehenden Auge. Veränderungen am Augenhintergrund des erblindeten Auges u. s. w.

2. Einseitige Verletzung des Chiasma: nasale Hemianopsie auf der verletzten Seite oder mehr oder minder ausgedehnte Defekte an beiden Augen. Dementsprechend Unmöglichkeit, Lichtreaktion von der erblindeten Netzhauthälfte zu erhalten, ev. Lähmung anderer Hirnnerven.

3. Zerstörung des einen Traktus: homonyme Hemianopsis, Fehlen der Lichtreaktion von den erblindeten Netzhauthälften aus.

4. Zerstörung des einen Sehzentrums oder der Sehstrahlung einer Seite: homonyme Hemianopsie, ungestörte Lichtreaktion. Symptome, die auf rein einseitige Verletzung hinweisen, lassen eher auf eine Verletzung der Sehstrahlung schliessen.

5. Verletzung des Gyrus angularis: links Alexie, rechts keine Symptome.

3. Verletzungen der besser bekannten Assoziationszentren (Sprache, Schrift, Lesen).

Erkrankungen resp. Verletzungen gewisser Teile der linken Hemisphären verursachen Störungen der Sprache und der mit der Sprache unmittelbar zusammenhängenden Funktionen,

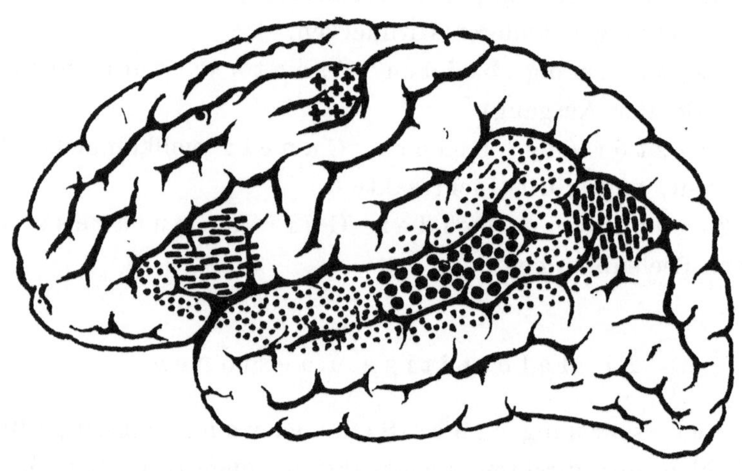

Abb. 10. Die Rindenzentren der Sprache.

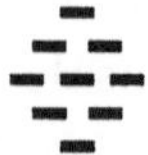 Broca-sche Windung (motorische Aphasia).

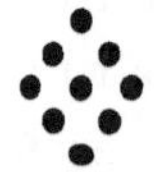 Wortklangzentrum (reine sensorische Aphasie).

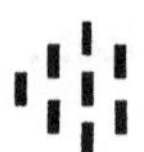 Optische Erinnerungsbilder (reine optische Aphasia).

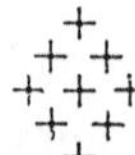 Kinetische Erinnerungsbilder der r. Hand (Agraphia, Apraxia).

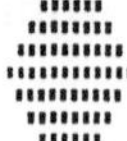 Gebiet der Wernicke-schen Windung.

des Sprachverständnisses, des Schreibvermögens und des Lesens. Diese Gebiete sind in erster Linie das sog. Sprachzentrum, d. i. der hintere operkuläre „Fussteil“ der dritten Stirnwindung, die sog. Broca'sche Windung, ferner das Hörzentrum, das mittlere und hintere Drittel der obersten Temporalwindung samt ihrer Umgebung, das äussere Sehzentrum, d. i. der Gyrus angularis und Umgebung (die beiden zusammen werden unter dem Namen der Wernicke'schen Windung zusammengefasst) und schliesslich das Zentrum der Handbewegungen im oberen Teile der praezentralen Windung (s. Abb. 5. u. 10.) In der Broca'schen Windung werden die zur artikulierten Sprache erforderlichen Bewegungsvorstellungen gebildet, in der obersten Temporalwindung werden die akustischen Erinnerungsbilder, in der Gegend des Gyrus angularis die optischen Erinnerungsbilder der Wörter und optische Erinnerungsbilder überhaupt niedergelegt, in dem Zentrum der Bewegungen der Hand die Bewegungsvorstellungen der Schrift.

Demnach lässt eine reine kortikale motorische Aphasie, d. h. ein Verlust der Sprache und der Spontanschrift mit ungestörter Erhaltung des Sprach- und Schriftverständnisses und der Fähigkeit zu kopieren, auf eine Zerstörung der Broca'schen Windung schliessen.

Eine rein sensorische Aphasie, d. h. Verlust des Verständnisses der Sprache und der Schrift (Alexie), ferner Paraphasie, — mit ungestörtem Erhaltensein des Kopierens — spricht für Vernichtung der Wernicke'schen Windung.

Eine reine optische Aphasie, d. h. Verlust des Schriftverständnisses und des Vermögens vorgezeigte Gegenstände zu nennen, weist auf eine Zerstörung des Gyrus angularis hin.

Andere Formen der Aphasie entstehen, wenn diejenigen tiefer oder oberflächlicher gelegenen Assoziationsbahnen zerstört werden, die das Zusammenwirken der erwähnten Zentren vermitteln. Diese „subkortikalen" (motorische und sensorische) und „transkortikalen" (motorische und sensorische) Aphasieformen können in den verschiedensten Variationen auftreten, je nachdem die Verletzung die eine oder die andere Bahn betroffen hat. Die allerwichtigsten sind diejenigen rein sensorischen Aphasien, die im Verlust des lauten Lesens, Nachsprechens oder der Benennung von Gegenständen, ohne tiefergehende Störung der inneren Sprache (des Sprachenverständnisses), bestehen. Diese

Aphasieformen weisen darauf hin, dass durch die Laesion diejenigen subkortikalen Assoziationsfasern unterbrochen worden sind, die die entsprechenden sensorischen Erinnerungszentren (Hör- und Sehzentrum) mit der Broca'schen Windung verbinden und das Zusammenwirken dieser Zentren vermitteln.

Gewisse Störungen der sensomotorischen Zentren verursachen verschiedene Formen der Apraxie. Die sog. idiomotorische Apraxie, die in Form einer allgemeinen Ungeschicklichkeit in Erscheinung tritt, wird durch einen Niedergang der gesamten Intelligenz verursacht. Sie hat demnach auch keine lokaldiagnostische Bedeutung.

Die kinetische Apraxie ist die Folge geringfügiger Erkrankungen der motorischen Rindenzentren. Sie offenbart sich in einer Ungeschicklichkeit, hauptsächlich bei Ausführung feinerer, komplizierter Bewegungen. Die Bewegungen der Kranken sind derartig, als ob es ihnen an der notwendigen Übung fehle und als ob die Bewegungen eine besondere Aufmerksamkeit und Anstrengung erforderten.

Die ideokinetische Apraxie entsteht, wenn die subkortikalen Verbindungen zwischen den sensomotorischen und Begriffzentren unterbrochen werden. Sie wird dadurch gekennzeichnet, dass einzelne, selbst feinere Bewegungen ungestört gelingen, hingegen Bewegungsreihen, z. B. Schreiben, nicht. Da die Begriffszentren in der linken Hemisphäre gelegen sind, kann eine ideokinetische Apraxie der linken Hand auch entstehen, wenn die Laesion diejenigen Kallosumfasern betrifft, die diese Zentren mit den sensomotorischen Gebieten der rechten Hemisphäre verbinden.

Die reinen apraxischen Erscheinungen sind selten und nicht zu verwechseln mit denjenigen Störungen, die durch Erkrankung der Begriffszentren verursacht werden.

Anderweitige und namentliche halbseitige Erkrankungen der grossen Assoziationszentren pflegen keine besonderen Symptome zu verursachen und zeigen auch nach Ablauf des Heilungsprozesses meistens keine üblen Nachwirkungen. Durch diesen Umstand werden die glücklichen Fälle erklärt, in denen nach anscheinend ernsten Hirnverletzungen (Durchschuss des Gehirns) völlige Genesung ohne irgendwelche nachteilige Folgen eintritt. Schwerere Laesionen des linken Stirnlappens können intellektuelle Defekte und Veränderungen des Charakters verursachen. Als kennzeichnend für derartige Laesionen gilt der Zustand, der unter dem Namen „Moria" bekannt ist, worunter eine Neigung zur Witzelsucht und eine Verminderung des moralischen und ethischen Gefühls verstanden wird.

Schussverletzungen des Schädels und des Gehirnes.

Von

Dr. Wilhelm Manninger.

In den ersten Monaten des jetzigen Krieges stand die konservative und die operative Behandlung der Schädelschüsse in ungelöstem Gegensatze.

„Eine Klärung dieser Fragen ist nur dann möglich, wenn die im Etappengebiet und in der Heimat tätigen Chirurgen ausführlicher über das Schicksal der in den Feldlazaretten wegen Tangentialschüssen des Schädels primär Operierten und über ihre eigenen Erfolge bei späteren Operationen berichten würden", schreibt Sauer.

Diesem jedenfalls begründeten und wichtigen Wunsche möchte ich in dieser Zusammenstellung gerecht werden.

— —

1. Die Schussverletzungen des Gehirns und des Rückenmarkes.

Auf Grund der Kriegserfahrungen der letzten Kriege gingen wir mit gewissen, eher zurückhaltenden Normen an die Behandlung der Schädelschüsse heran. Wollen wir die am Anfange des Krieges wohl allgemein verbreiteten Regeln der Behandlung in einigen Leitsätzen zusammenfassen, so kommen wir zu folgenden Punkten:

1. Unbedingt abwartend haben wir uns bei den Durchschüssen des Schädels zu verhalten.

2. Ähnlich stehen die Verhältnisse bei den Schädel nicht in dem grössten Durchmesser durchsetzenden Schüssen (Segmentalschüsse).

3. Oberflächliche Projektile sollen entfernt werden, tief liegende Projektile soll man nicht angreifen (Steckschüsse).

4. Tangentialschüsse sollen erweitert und offen behandelt werden.

Diese Indikation war hauptsächlich das Ergebnis der Erfahrungen der im russisch-japanischen und im Balkankriege tätigen deutschen Ärzte. Die in diesen Kriegen beschäftigten Missionen waren meist von der Kampflinie entfernt etabliert und bekamen infolgedessen ihr Krankenmaterial verspätet, nach langen Transporten, meist schwer infiziert. Die schwersten, mit grossen Zertrümmerungen verbundenen Durchschüsse und Segmentalschüsse gingen meist während der langwierigen, ungünstigen Transporte zugrunde; ebenso erging es den Kranken mit tiefen Steckschüssen. So kamen meist nur die oberflächlichen Segmental- und Tangentialschüsse zur Beobachtung. Da nun aber auch diese meist schwer infiziert, mit dem Krankheitsbilde jauchiger Gehirnentzündung oder mit Gehirnabszessen ins Spital kamen (woran wohl die Unzulänglichkeit der ersten Wundbehandlung und der Transportmittel Schuld trug), so hat die Lehre von der Gefährlichkeit der Tangentialschüsse festen Fuss gefasst.

Der jetzige Krieg hat diese Lehre, wie auch andere im Laboratorium und am Schreibtische festgesetzte Wahrheiten, gründlich erschüttert.

Es hat sich herausgestellt, dass die grösste Mortalitätsziffer die Durchschüsse und Steckschüsse aufweisen, dass aber nicht jeder aus geringer Entfernung kommende Durchschuss momentanen Tod bedingt.

Die Mortalität infolge von Durchschüssen auf dem Schlachtfelde lässt sich heute nur schätzungsweise feststellen. Riese nimmt 15—20% an. Die Mortalität der bis zum Verbandplatz, bzw. Feldlazarett eingelieferten Durchschüsse kann man mit 40—50% berechnen. Die Höhe des Prozentsatzes steht mit der Schussweite im Zusammenhang. Enderlen hat die Mortalität von 311 Schädelschüssen mit 44.69%, Kroh mit 72.22% (18 Fälle), Kleist mit 50% (70 Fälle), Läwen mit 50% (23 Fälle) angegeben. Nur Hosemann's Statistik weist einen Prozentsatz unter 40% auf (37.5%), doch bezieht sie sich auf sämtliche Schädelschüsse (oberflächliche Streifschüsse mit eingerechnet). Hosemann's Statistik soll nur deshalb hervorgehoben sein, weil sich seine Fälle auf Nahschüsse beziehen. Die Schützengräben waren nämlich 200—300 m. voneinander entfernt, die Entfernung zwischen den vorgeschobenen Stellungen betrug sogar nur 80 m.

Stellt man diese Zahlen neben die Statistiken früherer Kriege, so wird der Unterschied sogleich klar. Die ausführlichste Arbeit, Holbecks Monographie, die auf Grund von Krankengeschichten des russisch-japanischen Krieges entstanden ist (485 Fälle), berechnet für Durchschüsse eine Mortalitätsziffer von 18.7%, dagegen für Tangentialschüsse 28.4%, für Segmentalschüsse 35.1%. Nur die Mortalitätsziffer der Basisschüsse (17.6%) und die der Augen-Schläfenschüsse (13.6%) liegt unter der der Durchschüsse.

Der Grund dieses auffallenden Unterschiedes ist möglicherweise darin zu suchen, dass im jetzigen Kriege ausschliesslich kleinkalibrige Spitzgeschosse mit grosser Anfangsgeschwindigkeit in Verwendung kamen, die eine bedeutend grössere Explosions- oder hydrodynamische Wirkung entfalten als die ogivalen japanischen Geschosse mit kleinerer Anfangsgeschwindigkeit. Ich meine jedoch, dass man die Ursache dieser Zahlenverschiebung eher darin suchen muss, dass im jetzigen Kriege, namentlich zu Zeiten der Stellungsgefechte, der Transport der Verwundeten ins nächste Spital viel schneller erfolgt, als auf dem russisch-japanischen Kriegsschauplatze. B á r á n y hat die Verwundeten innerhalb 4—8, H o s e m a n n innerhalb 10—12 Stunden nach der Verletzung zu Gesicht bekommen. Von B á r á n y s 13 Patienten starben 4, von L ä w e n s 23 Fällen 6 innerhalb 24 Stunden. Dies waren zweifellos Verwundete, die bei primitiveren Transportmitteln noch auf dem Schlachtfelde gestorben wären. Diese Ansicht bekräftigen auch die Angaben von S c h a e f e r & M a t i g n o n, nach denen in den vergangenen Kriegen ungefähr die Hälfte der auf dem Schlachtfelde gebliebenen Toten infolge von Schädelschüssen gestorben sind. Ebenso sind auch im spanisch-amerikanischen Kriege (1898—1901) 76.8% der Schädelverwundeten tot auf dem Schlachtfelde geblieben. Aus dem Gesagten lässt sich meines Dafürhaltens nur

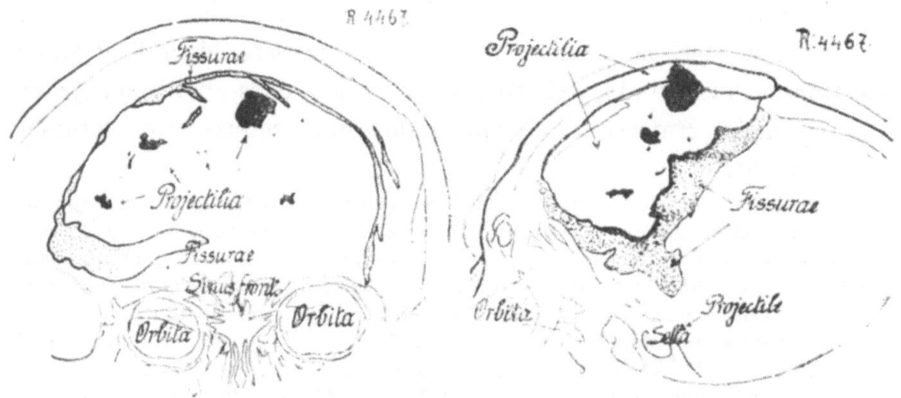

Tangentialschuss mit Absprengung einer grossen Knochenplatte.

der Schluss ziehen, dass die Prognose der verschiedenen Schädelschüsse auch im jetzigen Kriege kaum eine Änderung erfahren hat. Durch den schnelleren Transport in nahegelegene Feldlazarette und Verbandplätze wurde jedoch eine genauere Beobachtung der Verletzten ermöglicht. Das hierbei gewonnene statistische Material hatte dann zum Umsturz der früher auf Grund unrichtiger Zahlenangaben erfolgten relativen Prognosenstellung geführt.

Ganz ähnlich steht es mit den Steckschüssen. Bei diesen entfällt die explosive Wirkung, da bloss matte, kleinkaliberige Geschosse oder mit ungenügender Durchschlagskraft wirkende Schrapnell- oder Granatteile im Schädelraume stecken bleiben. Der Grund ihrer schlechten Prognose liegt einesteils in der meist ausgedehnten Zertrümmerung des Knochens, anderenteils in dem mitgerissenen Infektionsmaterial, welches durch den Fremdkörper zu grösserer Wirkung kommen kann. Vom praktischen Gesichtspunkte betrachtet, haben die Tangential- und die oberflächlichen Segmentalschüsse die beste Prognose, wenn man das Material der dem Schlachtfelde n ä c h s t l i e g e n d e n L a z a r e t t e in Betracht zieht, vorausgesetzt natürlich, dass es gelingt, d i e V e r l e t z u n g e n u n t e r g e s i c h e r t e r A s e p s i s f r ü h z e i t i g o p e r a t i v a n z u g r e i f e n und dass die Möglichkeit besteht, sie vom frühzeitigen Abtransport zu bewahren.

Das Gegenteil gilt, wenn man das Verletzungsmaterial der von dem Schlachtfelde weiter entfernten Lazarette ins Auge fasst.

Je weiter wir uns von der Front entfernen, umso grösser wird die Zahl der leichteren Fälle, umso grösser die relative Zahl der Weichteilverletzungen im Verhältnis zu den schweren Knochen- und tiefen Gehirnverletzungen. In früheren Feldzügen bestand das Verhältnis, dass auf ungefähr zwei Weichteilverletzungen ein tiefer Knochenschuss entfiel. In den neueren Feldzügen verschiebt sich dieses Verhältnis zu gunsten der Knochenschüsse. So entfallen im spanisch-amerikanischen Kriege auf 100 Knochenschüsse 44 Weichteilverletzungen. Osten-Sacken fand im Mandschurischen Feldzug auf 247 Weichteilschüsse 202 Knochenschüsse (1 : 1.2) ; in Holbeck's Material ist das Verhältnis schon so verschoben, dass auf 100 Knochenverletzungen bloss 14.4 Weichteilschüsse entfallen. Demgegenüber finden wir im Material von Eiselsberg aus dem jetzigen Feldzuge auf 20 Weichteilverletzungen 33 Schädelknochenschüsse. An unserem Material von 184 Schädelverletzungen waren 97 Fälle (55.11%), in denen das Gehirn nicht verletzt war. Unter letzteren war in 17 Fällen der Knochen zwar mitverletzt, Dura und Gehirn jedoch unbeteiligt. Mit Abzug dieser Fälle entfallen also von 100 Schädelschüssen 45.45% auf reine Weichteilverletzungen.

An unserem Materiale (176 Schädelschüsse, 184 Schädelverletzungen) lässt sich, die Schussrichtung betreffend, folgende Einteilung machen :

Tangentialschüsse ohne Verletzung der Dura	97 = 55.11%
„ mit Verletzung der Dura und des Gehirns	31 = 17.61%
Durchschüsse	12 = 6.82%
Steckschüsse	12 = 6.82%
Prellschüsse	24 = 13.64%

Der Unterschied zwischen Mortalität der verschiedenen Schädelschüsse in Spitälern des Schlachtfeldes und des Hinterlandes lässt sich auf Grund deutscher, österreichischer und ungarischer Statistiken in folgender Tabelle darstellen :

	Mortalität		
	auf dem Schlachtfelde	im Hinterlande	unseres eigenen Materials
Tangentialschüsse	31.47%	17.6%	19.35%
Durchschüsse	43%	16.6%	33.33%
Steckschüsse	74%	14.0%	8.33%

N. B. Den Tangentialschüssen unseres Materials habe ich auch die Segmentalschüsse zugerechnet, da es Sache durchaus willkürlicher Einteilung ist, ob man flache Segmentalschüsse den Durchschüssen oder den Tangentialschüssen zuzählt oder ob man aus ihnen eine besondere Gruppe bildet. Vom Gesichtpunkte der Dignität kann man sie immerhin am ehesten den schweren Tangentialschüssen beizählen. Nicht aufgenommen wurden in diese Rubrik die Tangential- und Prellschüsse ohne Duraverletzung, einerlei ob es sich bloss um eine Weichteilverletzung gehandelt oder ob der Knochen mitverletzt war. Für wichtig erachte ich die Unversehrtheit der Dura. Von den 121 Verletzten, bei denen die Dura intakt war, starb kein einziger = 0% Mortalität.

2. Verbreitung der aktiveren Therapie.

Nicht nur in Bezug auf die Prognose, sondern auch bezüglich der Behandlungsmethoden trat eine grosse Veränderung in den Ansichten der Chirurgen während

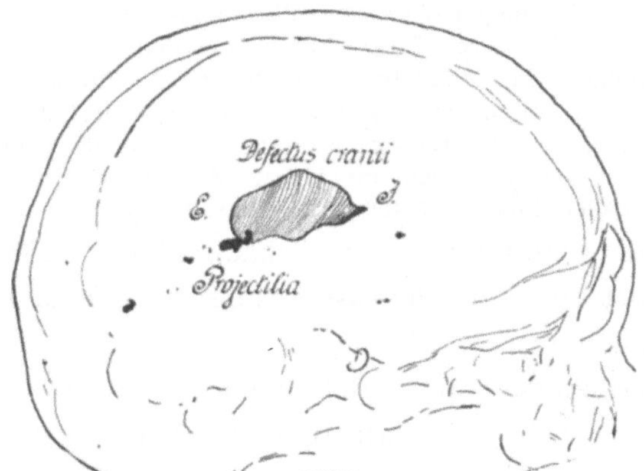

Tangentialschuss. J. Einschuss. E. Ausschuss. Projektilsplitter in der Schussrichtung versprengt.

des jetzigen Krieges ein. Es ist interessant zu beobachten, wie die in den einleitenden Zeilen umrissenen, mehr den konservativen Standpunkt vertretenden Regeln unter dem zwingenden Drucke der unmittelbaren Erfahrung einem immer radikaleren Vorgehen weichen mussten. Anfangs standen nur einige jüngere, unmittelbar hinter der Kampflinie arbeitende Chirurgen auf dem prinzipiellen Standpunkte der Frühoperation, allmählich aber treten auch die bedächtigeren, an dem Gewohnten mehr haftenden älteren Chirurgen immer klarer und energischer für die möglichst frühe operative Behandlung ein. Als konsultierende Chirurgen konnten sie in den ständigeren Feldlazaretten und Reservespitälern hinter der Front die verhängnissvollen Folgen der konservativen Behandlung und des zu späten Eingreifens sehen.

Auf dem Brüsseler Chirurgentag sagt Kümmel, er habe die anfangs konservative Richtung verlassen, zugunsten einer weitgehenden individualisierenden aktiven Therapie. Enderlen fasst das Ergebnis seines Referates in folgende Sätze zusammen: „Prinzipielle blutige Erweiterung der Weichteil- und Knochenwunde, Entfernung der dislozierten Knochensplitter, Austupfen und mildes Ausspülen des Gehirnbreies mit warmer Kochsalzlösung.“..... „Prinzipielle Frühoperation gilt für alle Fälle zumal man nie wissen kann, wie hochgradig die Verletzung des Schädeldaches und des Gehirns ist. Mit der Frühoperation vermeiden wir die wenig aussichtsreichen Sekundäroperationen.“

Er entfernt oberflächliche Steckschüsse sofort, tiefer liegende, wenn das Geschoss genau lokalisiert ist. Früher Abtransport ist zu vermeiden. Die Behandlung sei möglichst gründlich, aber auch möglichst einfach „ohne jede Künstelei“.

Diese Prinzipien verbreiteten sich, wenn auch langsam, immer mehr und mehr unter den an der Front beschäftigten Chirurgen. Ihre Durchführung wurde sehr erleichtert dadurch, dass fast an sämtlichen Fronten die Kampfweise sich dem Stellungskampfe näherte. Dadurch wurde ermöglicht, dass sich nahe an den Schützengräben ständigere Lazarette etablieren konnten, wodurch einerseits die Asepsis gesichert werden konnte, anderenteils diese Spitäler die Verletzten nicht nur frühzeitig zu Händen bekamen, sondern sie auch längere Zeit nachbehandeln konnten. Auf diesen Punkt muss das grösste Gewicht gelegt werden, da das frühe Abschieben, besonders für die Schädeloperierten, von sehr schlechtem Einflusse ist. Daran ändert auch das nichts, wenn diese Verwundeten mit grossen Kopfgipsverbänden versehen werden, um das Ruhigstellen der Wunde zu sichern. Noch ein Punkt muss besonders hervorgehoben werden. In den ständig wechselnden Lazaretten ist die Röntgendurchleuchtung mit unüberwindlichen Schwierigkeiten verbunden. Das einzige Abhilfsmittel wäre das Röntgen-Automobil, das aber auch nur an einzelnen Frontabschnitten zu gebrauchen ist und beispielsweise an den meisten Punkten unseres serbischen Kriegsschauplatzes wegen der Ungangbarkeit der Wege nicht verwendbar war. In den ständigeren Kriegslazaretten wurden an vielen Orten Röntgenapparate aufgestellt, deren Wichtigkeit für diejenigen, die sich mit der Behandlung von Schädelschüssen praktisch befassten, nicht erst betont zu werden braucht.

Die wichtigste Frage ist, ob es gelingt, mit dieser Indikationsstellung die traurige Prognose der Schädelschüsse zu verbessern?

Es kann denen, die unter den tausend Schwierigkeiten des Frontdienstes die ihrer Obhut Anvertrauten auf diese Weise behandelten, zu grosser Genugtuung dienen, dass wir diese Frage sicher bejahen können. Unsere eigenen Beobachtungen und die ausnehmend günstigen Verhältnisse, unter denen wir die genügend grosse Zahl der uns zugeführten Schädelverwundeten beobachten konnten, berechtigen uns, die von vielen Seiten ausgesprochenen recht pessimistischen Ansichten zu mildern und den Endausgang der Schädelschüsse günstiger zu beurteilen, als er sich in den Literaturangaben im Durchschnitte darstellt. Während des

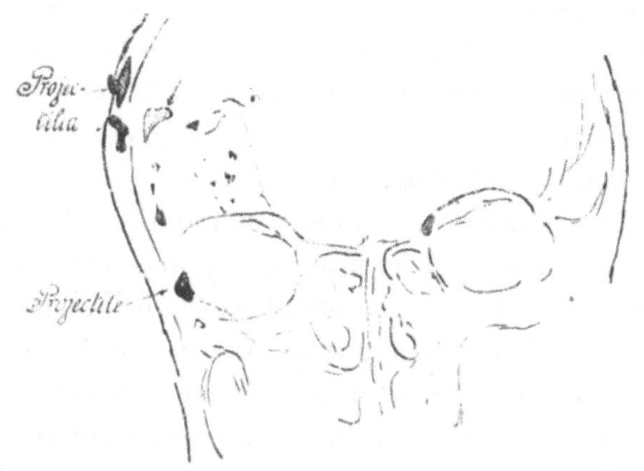

Segmentalschuss. In der Tiefe des Schädels Projektilsplitter.

ersten Halbjahres, zur Zeit der serbischen ersten Offensive und der Karpathen-Kämpfe, bekamen wir unsere Schädelverletzten verhältnismässig früh (1—6 Tag), aber unoperiert, nach mehrtägigem Bahntransport, meist schwer somnolent, mit Gehirnabszessen, oft mit beginnender Meningitis. Diese Fälle bedingen die relativ hohe Mortalitätsziffer (19.35% bei tiefen Tangential-, 33.33% bei infizierten Durchschüssen). Aber selbst von diesen ungünstigen Fällen gelang es einen erheblichen Prozentsatz durchzubringen.

3. Besserung der Erfolge nach der Frühoperation.

Ganz anders wurde das Bild, als wir in der Zeit des Stellungskampfes, besonders aber nach dem Durchbruche bei Gorlice, die Verletzten nach obigen Regeln frühoperiert zur Nachbehandlung bekamen.

In einer beträchtlichen Zahl dieser Fälle war die erste Versorgung nicht ganz vollkommen. Wir mussten kleine Sequester, Projektilsplitter entfernen, oberflächliche Abszesse eröffnen. Aber — und das ist der springende Punkt — wir verloren von diesen Kranken nicht einen, konnten sie bis zur endgültigen Genesung beobachten und in vielen Fällen den Defekt plastisch schliessen. Noch wichtiger erachte ich die Beobachtung, dass bei der plastischen Deckung von Frühoperierten die Autopsia in vivo uns überzeugte, dass selbst sehr grosse Gehirndefekte mit verhältnismässig kleinen Narben ausheilten und dass wir dementsprechend sekundär in keinem Falle dauernde Jackson-sche Epilepsie entstehen sahen.

In mehreren Fällen sahen wir manchmal ganz beträchtliche Arachnoidalzysten zwischen der Haut und der Gehirnnarbe, deren Entfernung nötig war. In zwei Fällen sahen wir nach Entfernung der Zysten und plastischer Deckung einen durch Blutung in das Zystenbett bedingten Jackson-schen Anfall nach der Operation. Wir mussten darum in einem Falle (1915. J. 8060) einen Teil der Knochendecke entfernen. In dem anderen Falle gelang es, durch Einführen eines Glasdrains unter den Knochen den 3 Tage dauernden Anfall zu beheben. Der Kranke ist seither dauernd geheilt und als geeignet für Lokaldienst entlassen worden.

Auch sahen wir öfters in frühen Fällen, besonders im unmittelbaren Anschluss an die Operation, einige Male auch nach der druckentlastenden Lumbalpunktion epileptische Anfälle. Aber abgesehen von diesen meist spurlos abklingenden Anfällen, sahen wir in keinem Falle dauernd bleibnde Jackson-sche Epilepsie. Ich muss betonen, dass wir mit Ausnahme der Fälle, in welchen wir uns durch genaue Röntgenuntersuchung und klinische Beobachtung von der Intaktheit des Gehirns überzeugten, sämtliche Schädelverletzte zur pünktlichsten Beobachtung lange Zeit im Spitale behielten. Mit Abzug der innerhalb einiger Tage verstorbenen, war die durchschnittliche Beobachtungszeit der schweren Schädelverletzten 116 Tage, jedenfalls ein Zeitraum, innerhalb dessen sekundäre Veränderungen der Hirnrinde zu erwarten wären. Ich weiss wohl, dass sich Jackson'sche Epilepsie oft erst Jahre nach der Verletzung einstellt. Es ist jedoch ermutigend, dass in den ersten Monaten von 185 Schädelverletzten kein einziger Fall von dauernder Epilepsie zur Beobachtung kam.

Die zweite erfreuliche Beobachtung, eine übrigens aus der Friedenschirurgie längst bekannte Tatsache ist, dass mit Ausnahme grosser Zerstörungen der motorischen Gehirnzentren selbst sehr beträchtliche Ausfallserscheinungen, wenn auch nach längerer Zeit, sich gänzlich ausgleichen. Die anfangs sehr ausgedehnten Lähmungen sind grösstenteils die Folgen der entzündlichen serösen Durchtränkung der dem zerstörten Rindenfelde anliegenden Gehirnteile. Sie verschwinden nach Begrenzung der Infektion, Entleerung des Abszesses oder Entfernung des Fremdkörpers verhältnismässig schnell, jedenfalls innerhalb einiger Wochen. Ich halte aber die Überlegung, welcher am prägnantesten P. Müller Worte gab und welche ebenfalls zur Frühoperation drängt, für besonders wichtig.

Er schreibt: „Dringt ein Knochenstück oder Geschoss oder sonst irgend ein Fremdkörper in dieses zarte Gewebe ein, so wird es gewiss auf seinem Wege eine ganz beträchtliche Menge von Zellen und Fasern rettungslos zerstören. Aber zwischen diesem zerstörten Gebiet und der völlig unversehrt gebliebenen Gehirnmasse wird eine Schicht liegen, die durch den Fremdkörper nur einen geringen Zug oder eine Zerrung oder einen Druck erleidet. Wirkt dieses schädigende Moment lange Zeit weiter, so werden auch die in dieser Schicht liegenden Zellen und Fasern

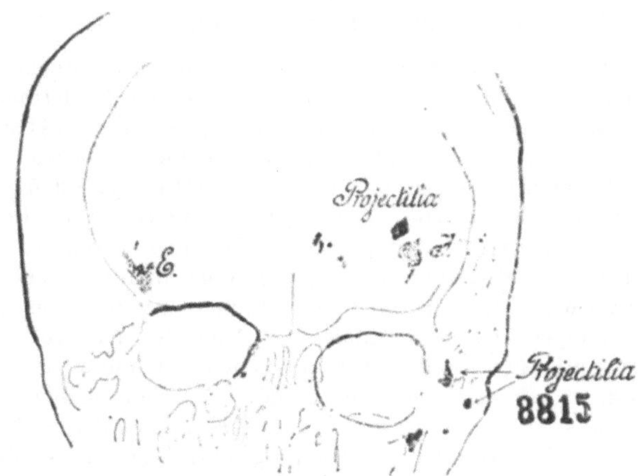

Durchschuss. J. Einschuss. E. Ausschuss.

durch Atrophie zugrunde gehen; hört er aber auf zu wirken, so wird der „molekulär" geschädigten Schicht ihre Funktion erhalten bleiben können Und die Erholung dieser Schicht wird umso vollständiger sein, je früher das schädigende Moment beseitigt wird."

Zu gunsten dieser rein theoretischen Überlegung sprechen auch die Zahlenangaben Holbecks. Seine (wenn auch an Zahl geringen) Nachuntersuchungen, welche er 1½—2 Jahre nach der Schädelschussverletzung erhob, beweisen, dass von 8 nichtoperierten bei 4 die Lähmungserscheinungen noch bestanden, während von 14 Operierten nur mehr 4 Lähmungserscheinungen aufwiesen. Wenn die Zahlen auch nicht gross sind, sprechen sie doch zugunsten der obenangeführten Beweisführung Müllers.

Ich erwähnte schon, dass ich die Beobachtungszeit (durchschnittlich 116 Tage) für viel zu kurz halte um zur Epilepsiefrage, was die Beurteilung der endgültigen Ausfallerscheinungen und der Arbeitsfähigkeit anlangt, Stellung zu fassen, Ich hielt es aber für wichtig, unsere diesbezüglichen Beobachtungen — oder besser gesagt Eindrücke — mitzuteilen, weil die Literaturangaben eben für diese Verletzten eine so schlechte Prognose angeben, zu deren Aufbesserung wir mit allen Mitteln trachten müssen. Von 167 Schädelverletzten des amerikanischen Bürgerkrieges (1862—1865) wurden 23 epileptisch (9% nach Quetschung, 20% nach Splitterbrüchen). Von 571 Schädelverletzten des deutschen Heeres in den Jahren 1870—71 waren 4.3% Epileptiker. Beträchtlich grösser wird die Zahl, 26.7%, wenn wir zeitweilig auftretende Schwindelanfälle, Zittern, Bewusstseinstörungen u. s. w. mitzählen.

Von 65 nachuntersuchten Verletzten Holbeck's litten 19 (29.2%) an Krampfanfällen, darunter 2, bei denen 4½ und 5 Monate nach der Schädelverletzung der Knochendefekt plastisch bedeckt wurde.

Der Unterschied zwischen diesen Zahlen und unseren Beobachtungen ist so gross, dass wir dessen Grund in der zu kurzen Beobachtungszeit, oder aber darin suchen müssen, dass die während des jetzigen Krieges sich immer mehr verbreitende Frühoperation in Bezug auf Narbenbildung im Gehirn günstigere Verhältnisse schafft. Ich möchte hoffen, dass letzterer Grund ausschlaggebend wäre.

4. Technik der Frühoperation.

Die bisherigen Erörterungen hatten den Zweck, zu beweisen, dass das Schicksal der Schädelschussverletzten in erster Linie von der möglichst frühen Operation und der Sicherung der unbedingt nötigen Ruhe abhängt. Wenn wir diese These annehmen, so ist die praktisch wichtigste Frage, wie man die Operation ausführen soll?

Vorbedingung ist, dass man nur dann und an solchen Orten eingreifen darf, wo man die Asepsis sichern kann. Ich erwähnte schon, dass unter der gegenwärtigen Bedingungen des Krieges indem jetzt fast allgemein der Stellungskampf vorherrscht, diese Forderung fast überall zu erfüllen ist. Es ist unrichtig, diese Operationen im allgemeinen auf dem Hilfs- und Verbandplatze auszuführen, deren ganze Einrichtung und auch die äusseren Umstände das ruhige Arbeiten ausschliessen. Die einzige Indikation, welche auch unter diesen Verhältnissen die Operation erzwingen würde: die lebensgefährliche Blutung, ist bei Schädelschüssen so eminent selten, dass ich in der ganzen Literatur des jetzigen Krieges keinen Fall vorfand. Anders steht es natürlich, wenn der Verbandplatz unter günstigen äusseren Verhältnissen den Charakter eines stabilen Lazaretts annimmt. So beschreibt Kroh die Tätigkeit einer Sanitätskompagnie an ihrem stabilisierten Hauptverbandplatze, um dessen Einrichtung und aseptischen Apparat jedes Feld- und Kriegsreservespital ihn beneiden könnte. Dass man an solchen Orten diese Operationen nicht nur machen darf, sondern machen soll, unterliegt keinem Zweifel. Doch muss ausser der Einhaltung der Aseptik auch die Forderung betont werden, dass man die Operierten an diesen Orten genügend lange Zeit beobachten und nachbehandeln könne. Wir müssen darüber im Klaren sein, dass es weniger nachteilig ist, Frischverletzte einige Stunden im Kraftwagen oder auf der Feldtrage bis ins nächste Feldlazarett zu überführen, als frisch operierte Gehirnschüsse unmittelbar nach der Operation dem meist Tage lang dauernden Bahntransporte auszusetzen.

Der zweite Umstand, auf den besonders Enderlen sehr eindringlich hingewiesen hat, ist der, dass der Eingriff zwar gründlich, aber möglichst einfach und schonend sei.

Es gereichte mir zu grosser Beruhigung, dass ich bei der Durchsicht der Literatur sah, dass fast sämtliche Kriegschirurgen mit unwesentlichen Abweichungen sich der Technik bedienten, die wir seit dem ersten Tage des Krieges bei diesen Fällen anwandten. Ich halte es auch für wichtig, dass man den Eingriff nicht mit dem hochtonenden Namen der „Trepanation" belege, und statt dessen lieber einfach von Wundrevision, Debridement oder Wundtoilette spreche.

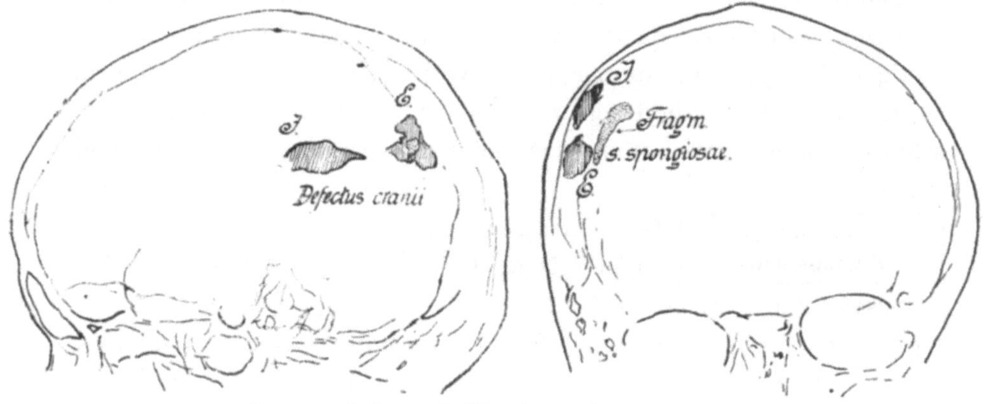

Segmentalschuss. J. Einschuss. E. Ausschuss

Wir machten den Eingriff immer in Lokalanaesthesie. ½%-ige Novokain-Lösung wird aus den Tabletten nach Braun mit Kochsalzlösung und unter Zusatz von 5% Kaliumsulfat frisch hergestellt. Umspritzung des Wundgebietes wenigstens 2 Querfinger um den geplanten Eingriff herum in 2 Schichten (subkutan und subgaleal). Erst nach eingetretener Anaesthesie genaue Säuberung und Jodierung des Wundgebietes, wodurch Zeit gewonnen und Schmerz erspart wird. Nach Ausschneiden der Weichteilwunde Einsetzen von festgearbeiteten Wundspreizern (stummen Assistenten), wodurch die letzten Spuren der Weichteilblutung stehen. Abspülen mit warmer Kochsalzlösung und jetzt erst genaue Revision der tieferen Wundverhältnisse.

Meist quillt schon in dieser Zeit von Knochensplittern erfüllter Hirnbrei aus der Durawunde. Ist die Wunde klein und steht das Gehirn unter stärkerem Drucke, so muss genügend Raum geschaffen werden. Mit L u ‹ r-scher Kneifzange wird vom Knochen so viel entfernt, bis rund um den Duradefekt cca 1 cm. Dura freiliegt. Ich jodiere nun noch einmal die Wunde, bevor die Dura weitergespalten wird. Nun werden mit feiner Pinzette, behandschuhtem Finger und nicht zu brüsker Berührung mit warmem Salzwasser gequetschte Hirnteile, Knochensplitter und Projektilstücke entfernt. Zum Sondieren kann man sich nach Payr des dünnen Drahtmadrins bedienen, der in den Nadeln der Rekordspitze steckt. Wenn man das Absuchen der Wunde mit der nötigen Vorsicht und Schonung vornimmt, so macht man sicher weniger Schaden, als wenn im Gehirne Knochen, Projektilsplitter oder Tuchfetzen zurückbleiben, um die sich fast sicher sekundäre Hirnabszesse entwickeln. Ein unnötiges Erweitern der Durawunde halte ich für schädlich.

Die Sektionen der an Hirnschuss Verstorbenen bewiesen eindeutig, dass die Infektion bzw. Meningitis nur sehr selten von den Rändern der Durawunde ausgeht. Chiari, Weichselbaum, Bárány, Ernst, Mönkeberg und Tobias betonen übereinstimmend, dass man als die häufigste Todesursache Basalmeningitis und nicht, wie man denken könnte, Konvexitätsmeningitis findet. Der Mechanismus ist meist der, dass die Infektion von der Tiefe der Wunde aus gegen die Seitenventrikel fortschreitet, besonders wenn ein grösserer Prolaps die Ventrikelwand nach aussen zieht. Die in den Ventrikel eingedrungene Infektion schreitet nun auf Wege des Plexus chorioideus oder der Gehirnspalten gegen die Schädelbasis vor. Demgegenüber scheint das Spatium subarachnoidale sich um die Verletzungsstelle herum sehr bald abzuschliessen. Nach Zanges Ansicht wird dieser Abschluss dadurch erleichtert, dass durch den gesteigerten Hirndruck das Gehirn in das Schädelloch eingepresst wird und dadurch den Subarachnoidalraum verschliesst.

Wenn auch nicht erwiesen ist, dass dieser Mechanismus in allen Fällen vorliegt, so ist eines sicher: die Hirnoberfläche um die Wunde herum verlötet alsbald mit der Dura und der Subarachnoidealraum verklebt. Man sieht selbst kurze Zeit nach der Verletzung um die Durawunde herum kein Nachsickern von Liquor. Diesen Abschlusswall unnützerweise zu durchbrechen, halte ich für sicher unrichtig. Bei grösseren Verletzungen ist die Durawunde meist gross genug, um die Entfernung der Knochensplitter zu ermöglichen. Nach Wegschneiden der zerfetzten und gequetschten Ränder der Durawunde war eine Vergrösserung der Duraöffnung meist überflüssig. Auch das osteoplastische Aufklappen der Schädelknochen erwies sich als überflüssig. Da man jeden mit Zertrümmerung einhergehenden Schädelschuss als infiziert betrachten soll, so muss jedes unnötige Komplizieren der Wundverhältnisse verworfen werden. Ebensowenig kann ich mich Boerners Ansicht anschliessen, der zur

Verhinderung der Prolapsgefahr die Periostplastik empfiehlt, womit er, möglichst, in unmittelbarem Anschluss an die Operation, den Defekt bedekt.

5. Zur Frage der primären Wundvereinigung.

Ernstere Beachtung verdient B á r á n y s Vorschlag. Er empfiehlt die Wunde nach Frühoperationen ohne Drainage sogleich zu vereinigen. Von 13 so operierten Kranken verlor er am ersten Tage 4, die anderen 9 Fälle heilten per primam. Innerhalb einer Beobachtungszeit von 70—80 Tagen hatte er keinen Fall von sekundärer Abszessbildung im Gehirn zu verzeichnen. Diese ausgezeichneten Erfolge will er dem Umstande verdanken, dass durch die primäre Wundvereinigung eine sekundäre Infektion des Gehirns hintangehalten

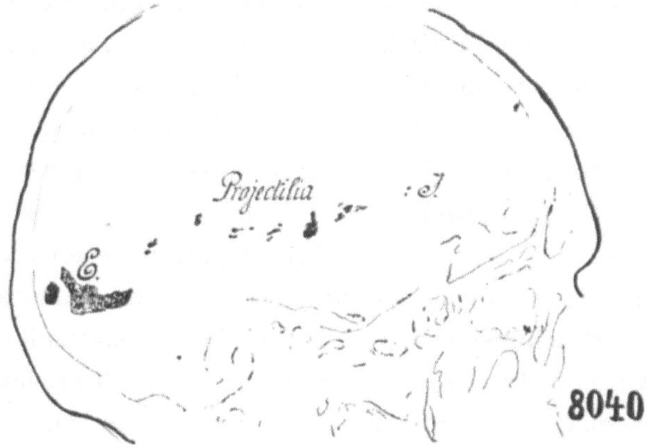

Tangentialschuss. J Einschuss. E. Ausschuss. Im Schusskanale Projektilsplitter versprengt.

wurde. Ähnliche Verfahren haben unabhängig von B á r á n y auch S t i c h und F r a n z angegeben und auch E n d e r l e n hat sich ihnen, immerhin mit einigem Vorbehalt, angeschlossen. Der grösste Teil der Chirurgen hat jedoch gegen diese Methode lebhaft Stellung genommen, am energischesten R a n z i, der sich in seinem Artikels auf die Schlussätze von T h i e r s c h beruft, die am Ende einer Diskussion über ein ähnliches Thema 1888 verhallten: „Ich denke, wir werden am besten daran tun, die Schusswunden wie bisher offen zu lassen und die Diskussion zu schliessen."

Ich meine, dass man in dieser Frage an dem Vorschlage von B á r á n y, S t i c h und F r a n z nicht ohne weiteres vorbeigehen kann. Der Ausgangspunkt und die Beweisführung B á r á n y s sind zweifelsohne falsch. Die primäre Infektion der Schusswunden des Schädels ist als sicher anzunehmen. Der sprechendste Beweis hierfür ist die Beobachtung, dass man bei Durchschüssen, deren Eingangs- und Ausgangsöffnung derart klein ist, dass ihre Auffindung manchmal Schwierigkeiten verursacht, nach der primären Vereinigung in der Mitte des Schusskanals, meist um die Hirnsichel herum, Abszesse vorfindet, während der übrige Teil des Schusskanals schon vollkommen abgeheilt ist. Báránys ausgezeichnete Erfolge waren in erster Linie den speziellen Umständen seines Materials zu danken. In sein in jeder Hinsicht vorzüglich eingerichtetes Lazarett wurden die Verletzten innerhalb 4—8 Stunden nach der Verwundung eingeliefert. Nach der vollkommenen Exstirpation der Wunde konnte die vereinigte Wunde deshalb per primam heilen, weil durch das Ausschneiden der verletzten und gequetschten Teile die grösste Menge der den neuen Verhältnissen noch nicht angepassten, sozusagen noch nicht angesiedelten Infektionserreger entfernt wurde. Die schönen Untersuchungen Friedrichs haben ja gezeigt, dass die Bakterien zu einer Anpassung an die neuen Verhältnisse im Durchschnitt 6 Stunden beanspruchen. Innerhalb dieser Zeit kann daher durch Ausschneiden der Wunde die virulenteste Infektion hintangehalten werden.

Aus diesem Gesichtswinkel betrachtet, kann man die guten Erfahrungen Báránys recht gut verstehen. Ich denke aber, dass es im Laufe des Krieges wohl kaum einen zweiten Chirurgen gegeben hat, der unter ähnlich günstigen Verhältnissen arbeiten konnte. Und eben darum kann ich mich hier Bárány nicht anschliessen, ja ich glaube, dass dessen Vorschlag wegen seines falschen Ausgangspunktes und da er leicht missverstanden werden kann, geradezu gefährlich ist.

6. Nachbehandlung, Drainage

In frischen Fällen, wo kein grösserer Hohlraum zurückblieb, pflegen wir die Wunde durch einen auf die Hirnoberfläche ausgebreiteten Gazestreifen zu drainieren. Über diesen flachen Tampon ziehen wir die Wundränder mit 1—2 Nähten zusammen, nicht um einem Prolaps vorzubeugen — denn dieser lässt sich, wenn die Vorbedingungen vorhanden sind, weder durch eine Plastik, noch durch Nähte hintanhalten — sondern um die Ruhe der Wunde und den Tampon zu sichern. Den Tampon, der 5—6 Tage liegen bleibt, nehmen wir nach Entfernung der Nähte, nach vollständiger Wiedereröffnung der Hautwunde heraus. Während dieser Zeit haben sich an der Oberfläche des Gehirns meistens bereits

Granulationen gebildet. Dies ist der Verlauf, wenn sich tiefere Infektion nicht eingestellt hat.

Wenn jedoch die Infektion tiefer in die Hirnsubstanz fortschreitet, so ist der Prolaps nicht zu vermeiden. In solchen Fällen besteht der Verdacht, dass in der Tiefe noch Fremdkörper (Geschoss, Knochensplitter) vorhanden sind. Es muss dann eine gründliche Revision mit Heranziehung des Röntgenbildes erfolgen. Wenn sich ein tiefer Hirnabszess entwickelt, ist Tamponieren mit Jodoform- oder steriler Gaze entschieden ungenügend. Auch die von Bárány empfohlenen Guttaperchastreifen sind nicht imstande, den Sekret-

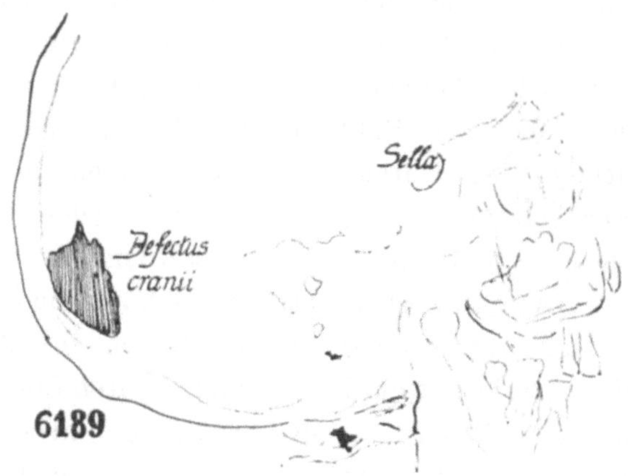

Tagentialschuss mit operativ gesetztem Defekt.

abfluss zu sichern. Vor Jahren habe auch ich den Guttaperchastreifen angewandt in der Weise, wie es in Amerika ganz allgemein empfohlen und jetzt von Bárány befürwortet wird. Bei grossen Abszessen war die Drainage ungenügend. Wo die Abszesswand genügend dick und widerstandsfähig ist, hat sich der Glasdrain, durch Jodoformgaze gestützt, am besten bewährt. Nur muss darauf geachtet werden, dass sich der Drain nicht verschiebe, sich keine neuen Wege bahne, was aber in der weichen Hirnsubstanz leider nicht selten geschieht und natürlich dem Fortschreiten der Infektion Vorschub leistet. Auf diese Weise haben wir mehrere Wochen und Monate nach der Abszessöffnung zwei Patienten verloren, bei denen die Abszesse sichtlich abheilten, in der Tiefe jedoch immer neue

Abszesse entstanden (6464, J. 3496). Beide waren Opfer der ungenügenden Drainage.

Für wichtig erachte ich es, die Drainage nicht länger fortzusetzen, als bis der Abszesshohlraum ganz verschwunden ist. Von da an muss man die Granulation mit Perubalsam (oder einem seiner Surrogate) zu fördern trachten, damit der Defekt sich möglichst schnell schliesse und die Narbe recht klein werde. In dieser Etappe ist es ratsam, die Ränder der Weichteilwunde durch Pflasterstreifen tunlichst eng aneinander zu ziehen, damit man nachher bei der Plastik nicht zur Bildung grösserer Hautlappen gezwungen ist.

7. Die Frage des Prolapses.

Noch eine Frage haben wir zu besprechen, nämlich die der Prolapsbehandlung. In der jetzigen Kriegsliteratur habe ich keine zahlenmässigen Aufzeichnungen über die Häufigkeit des Hirnprolapses vorgefunden, deshalb muss ich auf die Daten von Holbeck und Exner zurückgreifen. Unter 340 Fällen hat Holbeck 59mal, unter 24 Fällen Exner 12mal Prolapse beobachtet, meist nach Tangential- und Segmentalschüssen; in Exners Fällen waren auch mehrere Steckschüsse (7.5%) vertreten. Da sich der Prolaps infolge des gesteigerten Hirndruckes einstellt und zwar bei frischen Verletzungen die Folge des Weitergreifens der Infektion darstellt, kann es nicht wundernehmen, dass das Vorhandensein eines Prolapses die Prognose ungünstiger gestaltet. Von den 12 Fällen Exners sind 7, von Holbecks 59 Patienten 32 gestorben (58% bezw. 54% Mortalität.)

Unter unseren mit grossen Substanzverlusten behafteten Schädelverletzten hatten wir selten Prolapse: insgesamt in 12 Fällen, von denen 7 gestorben sind (58%, genau soviel, wie Exner verzeichnete). Es dürfte nicht bloss Zufall sein, dass wir an unserem nicht eben günstigen Material (wir bekamen ja unsere Patienten meist spät, nach langem Transporte, in schwer infiziertem Zustande) Prolapse in so kleiner Zahl beobachteten.

Den Grund hierfür sehe ich darin, dass wir in jedem Falle, wenn wir während oder nach der Operation gesteigerten Hirndruck vorfanden, nach Beendigung der Wundversorgung systematisch die Lumbalpunktion anwandten.

Zur Durchführung der Lumbalpunktion haben mich folgende Erwägungen veranlasst: Cushing pungiert bei jeder Hirnoperation mit gesteigertem Druck den überflüssigen Liquor, wodurch seiner Ansicht nach die Blutung verringert und das Arbeiten erleichtert wird. Hievon habe ich mich in Cushing's Klinik in mehreren Fällen selbst überzeugt. Von einer Punktion vor der Operation habe ich bei unseren infizierten Fällen Abstand genommen aus Furcht davor, dass infolge der Druckverminderung Infektionsstoff in die weiche, noch nicht infizierte Hirnsubstanz angesogen werden könnte. Dagegen hegte ich kein Bedenken gegen die Lumbalpunktion nach Abschluss der Operation. Durch das Abzapfen des Liquors werden zwei Ziele erreicht : es ermöglicht die bakteriologische Untersuchung des Liquor, was eine frühzeitige Erkennung der Meningitis erlaubt, andererseits wird durch die Verminderung des Druckes für eine bessere Zirkulation im Gehirne gesorgt. Die Punktionen haben uns belehrt, dass der Liquor fast immer unter hohem Drucke sich in grosser Menge entleerte. Auffallend war gleichzeitig die hierauf folgende Besserung, da sich der Prolaps entweder sofort, meist aber erst am folgenden Tage wesentlich verkleinerte. Diese Beobachtung führte mich zu dem Schlusse, dass einen wichtigen Grund für die intrakranielle Drucksteigerung der entzündliche Hydrocephalus internus abgibt (man könnte ihn auch Meningitis acuta serosa nennen). Analogien zu dieser Beobachtung sind seit langem bekannt : die Eiterung der Nebenhöhlen des Ohres, subdurale Abszesse sind oft mit Meningitis serosa vergesellschaftet.

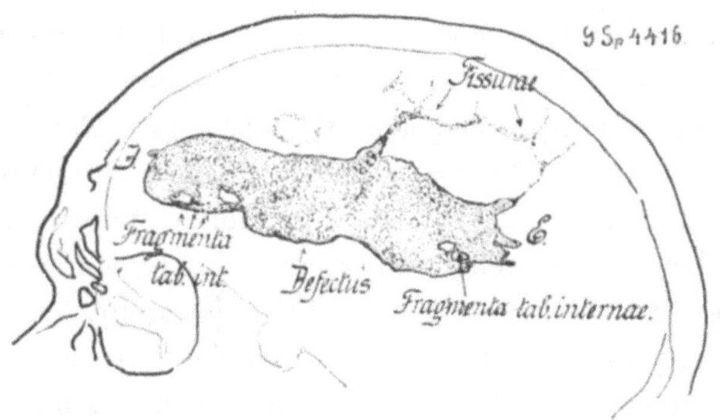

Sehr ausgedehnter Tangentialschuss mit grossem Knochendefekt.

Durch die systematische Ausnützung dieser Erfahrung ist es mir öfter gelungen, Prolapse grösseren Umfanges mit Hilfe von 1—2 Punktionen zu beheben. Den auffallendsten Erfolg hatte ich an einem Patienten, der sich die Verletzung im Hinterlande zugezogen hatte. Die interessante Krankheitsgeschichte sei in aller Kürze mitgeteilt.

Andreas Kracson, aufgenommen am 26. Jänner 1915 in die chirurgische Abteilung des neuen St.-Johannesspitales. Infolge eines Hufschlages kleinhandtellergrosser Defekt am linken Stirnbein, aus dem ein, das linke Auge ganz bedeckender, faustgrosser Hirnprolaps hervorragt. Länge des Prolapses 8 cm. ; am Grunde dünn gestielt, das Ende kolbig verdickt. Oberflächliche Gangrän, hochgradige Eiterung.

Nach Entfernung mehrerer Sequester und auf Behandlung mit Trockenverbänden hört die Eiterung auf. Hierauf wird der Prolaps unter Zuhilfenahme von Jodoformgazestreifen derart modelliert, dass seine Längsachse in rechten Winkel mit der Ebene des Stirnbeindefektes kommt, gleichzeitig wird die kolbige Erweiterung durch zirkulären Druck verdünnt.

1. Lumbalpunktion am 5. Feber 1915 ; der Prolaps hat sich am folgenden Tage in die Ebene des Stirnbeins zurückgezogen. Auf der 2. Punk-

tion am vierten Tag nach der ersten zog er sich 1 cm. unter das Niveau des Knochendefektes zurück.

Am 22. Mai osteoplastischer Verschluss, Heilung per primam. Entlassung am 1. Juni 1915.

Diesem Falle messe ich eine prinzipielle Bedeutung zu. Wenn es gelingt, bei alten, grossen Prolapsen eine derart rasche Rückbildung zu erzielen, so muss sie sich auch bei frischen Prolapsen erreichen lassen vorausgesetzt, dass es möglich ist, den Infektionsherd zu eröffnen und die Fremdkörper zu entfernen. Unter solchen Verhältnissen zieht sich der Prolaps, wenn auch langsam, doch immerhin von selbst zurück. Doch ist es recht schwer, den Prolaps während dieser Zeit vor einer neuen Infektion zu schützen, die dann zu eitriger Einschmelzung und Gangrän führt. Unter solchen Verhältnissen ist die rasch erfolgende Rückbildung des Prolapses unbedingt erwünscht. In den obengenannten 11 Fällen ist es tatsächlich gelungen. durch 1—3 Punktionen den Prolaps zum Verschwinden zu bringen. (NB. In diesen Fällen sind die Patienten mit schon ausgeblidetem Prolapse aufgenommen worden, der Prolaps war also immer schon vor der Operation vorhanden). Auf die Mortalität hatte die Behandlung an unserem Material keinen Einfluss.

Nur in einem Falle waren wir gezwungen, den Prolaps wegen Gangrän zu entfernen. Im übrigen erachte ich das Abschneiden oder die vielerorts versuchte Druckbehandlung (durch Verband oder Haut-Periost-Nähte) weder für zweckentsprechend, noch für erfolgreich. Die Ursache des Prolapses wird durch derartige Eingriffe nicht entfernt, durch die Druckbehandlung sogar in ihrer Wirkung verstärkt.

Wahrscheinlich haben an dem grossen Material des jetzigen Krieges auch andere Chirurgen die wohltätige Wirkung der Lumbalpunktion auf die Prolapsbehandlung beobachtet. In der Literatur fand ich jedoch nur eine hierher gehörige Beobachtung Sterns vor. Der betreffende Teil der Krankengeschichte lautet wie folgt: „Am 21. Dezember: der inzwischen prallend stärker gewordene Hirnprolaps ist heute etwa birnengross. In der letzten Zeit heftiger Kopfschmerz, darum heute Lumbalpunktion. Druck bei weiter Röhre 280 mm., nach Abfliessen von 20 ccm. Liquor in Seitenlage noch 150 mm.“ „Nach der Lumbalpunktion ist der Prolaps zunächst leicht, am 22/XII. stark zurückgesunken und am 26. Dezember (Patient ist weiter frei von Kopfschmerzen) sieht man an Stelle des Prolapses eine tiefe granulierende Höhle.“

Dieser Beobachtung fügt er hinzu, dass in ähnlichen Fällen der Prolaps wahrscheinlich nicht die Folge einer primären Drucksteigerung ist, sondern durch Meningitis serosa bezw. Meningoenzephalitis bedingt ist.

8. Orthopädische Nachbehandlung der Funktionsstörungen.

In den zu Beginn des Krieges, vornehmlich aus der Feder von Neurologen, hervorgegangenen Abhandlungen trifft man wiederholt die Ansicht ausgesprochen, dass die zahllosen Gehirnverletzungen gewissermassen experimentelle Beiträge zur Vertiefung der Lehre über die Gehirnlokalisationen liefern werden. Soweit mir die neurologische Literatur zugänglich war, hat die Beobachtung von vielen Hunderten von Gehirnverletzungen wirklich neue Daten nicht erbracht. Den Grund dafür sehe ich in folgendem: Erstens lassen das kollaterale Ödem der ersten Zeit, sodann die weitergreifende Infektion und die psychischen Störungen eine feinere Analyse des Funktionsausfalles nicht zu, zweitens ist die verheerende Wirkung der modernen Geschosse selbst bei glatten Durchschüssen eine so ausgedehnte, dass man nur selten Verletzungen vorfindet, die sich lediglich auf ein Zentrum beziehen. Reine Monoplegie haben wir in einem einzigen Falle beobachtet.

Soviel ist sicher, dass bei den häufigsten Verletzungen, den parietalen Schüssen, der Ausfall des motorischen Zentrums (meist mit hemiplegischem Typus) ebenso auch Sprachfehler (meist sensorische Aphasie) sehr oft eintreten und dass bei den nicht seltenen Okzipitalschüssen die verschiedensten Grade von Sehstörungen häufig vorkommen.

Doch ist die Beurteilung der feineren Ausfallsymptome äusserst schwer, da die psychischen Störungen recht häufig sind und zwar sich in zwei Richtungen bemerkbar machen. In der ersten Zeit ist die Veränderung der Stimmung, namentlich in der Richtung der heiteren, die Verletzung nicht beachtenden, unmotiviert guten Laune auffallend. Selbst intelligente Leute können sich über die Gefährlichkeit ihrer Lage kein Urteil bilden. Wenn die Symptome des Hirndruckes, der Kopfschmerz nachlässt, so sind die meisten Patienten guter Laune und lauten Scherzen zugeneigt. Später macht sich ein Umschlag im Sinne der Depression bemerkbar, insbesondere bei Angehörigen der gebildeten Klasse (Offiziere und Einjährige), deren Nervensystem feiner, weniger widerstandsfähig ist. An der Depression sind hauptsächlich lange andauernder Kopfschmerz, Schwindel und Appetitlosigkeit Schuld. In solchen Fällen sind Paraesthesien keine Seltenheit. Auffallend war bei einem besonders intelligenten Kranken unseres Spitals (Schriftsteller) der gänzliche Verlust der Geruchs- und Geschmacksempfindung nach einem Tangentialschuss, durch den die hintere Schädelhälfte betroffen worden war. Durch die neurologische- und Röntgenuntersuchung liess sich eine Verletzung der Hirnbasis (Olfaktorius, Glossopharyngeus) ausschliessen, sodass der Ausfall ein rein funktioneller war. In ähnlichen Fällen, doch auch bei anderen, hauptsächlich mit Sprachstörungen einhergehenden Verletzungen dürfte eine psychotherapeutische Behandlung des Patienten unbedingt einzuleiten sein. Wie und wo diese stattfinden soll, hängt von äusseren Umständen, insbesondere von der Arbeitseinteilung des Ärzte- und Pflegepersonals, ab. Ist die Verletzung soweit geheilt, dass chirurgische Komplikationen auszuschliessen sind, so ist es ratsam, die Kranken möglicht früh in Erholungsheime, in Beschäftigungswerkstätten oder in Krüppelschulen zu senden; wenn aber der Patient noch einer chirurgischen Behandlung bedarf, so ist es gut, wenn schon im Spital die psychotherapeutische Beeinflussung einsetzt. Besonders viel habe ich in dieser Beziehung den freiwilligen Krankenpflegerinnen meiner Abteilung im hauptstädtischen Johannesspital zu verdanken, deren Zeit es erlaubte, mit den einzelnen Patienten sich viel zu beschäftigen und die grosse Geduld beanspruchenden Sprech-, Lese- und Schreibübungen zu besorgen. Im Kriegsspitale hatten diese mühsame Aufgabe die dort angestellten Aufseher (ref. Theologen) übernommen. Einen sehr glücklichen Gedanken verwirklichte v. Eiselsberg, indem er an seiner Klinik laut Ranzi's Mitteilung den Lehrer einer Stottererschule mit dem Unterricht von Sprachfehlerkranken betraute.

Doch kehren wir zur Analyse der Ausfallsymptome zurück. Von unseren Beobachtungen abgesehen finden sich in den Arbeiten von Henneberg, Reichmann, Gittig und Wolf Aufzeichnungen, wonach Gehirnläsionen grösseren Umfanges ausser Herdsymptomen recht häufig auch Erscheinungen zur Folge haben, die auf eine Zerstörung der Assoziationszentren hinweisen (Apraxie, Astereognosie, Störung der tiefen Sensibilität, Mitbewegungen der anderen Körperhälfte, Gleichgewichtstörungen nach Vorderlappenverletzung, Störungen des Orientierungsvermögens, Adiodochokinese). Während die Zerstörung der Bewegungszentren ständige Ausfallssymptome bedingt, sind die erwähnten Koordinationsstörungen Folgen der Zerstörung von sog. „stummen Rindenfeldern" und daher durch Übung und fachgemässen Unterricht grösstenteils ausgleichbar. Für wichtig erachte ich Rothmanns Vorschlag, der darauf aufmerksam macht, dass man bei spastischen Lähmungen nach Verletzungen des zentralen Nervensystems die Verhütung von Kontrakturen frühzeitig anstreben muss. An der unteren Extremität haben mit Ausnahme der Peroneusgruppe die Streckmuskeln, an der oberen die Beugemuskeln die Oberhand; daher muss der Kontraktur des Ellbogens und der Finger mit in Streckstellung angebrachten Schienen vorgebeugt werden. An der unteren Extremität muss nur gegen den durch die Schwäche der Peroneusgruppe bedingten Spitzfuss gekämpft werden, durch Fixation des Fusses in rechtem Winkel. Interessant ist Bayers Vorchlag zur Verhütung der Krämpfe. Um das spastische Glied wird ein etwa 3 cm. breites, mit einer Spange versehenes Leinwandband befestigt, das so stark angezogen wird, dass der Patient den Druck fortwährend empfindet. Doch darf das Band keine venöse Stauung im distalen Teile der Extremität hervorrufen. Das Band stellt einen stetigen Reiz für den Hemmungsapparat dar und erleichtert hierdurch die Ausführung der Bewegungen. Die Einfachheit und Ungefährlichkeit des Vorschlages ermutigt zu weiteren Versuchen.

Ausser den erwähnten Hilfsmitteln muss für die medikomechanische Behandlung der gelähmten Extremitäten gesorgt werden. Mit der Massage soll begonnen werden, sobald die Infektion überwunden ist. Später wird die systematisch fortgesetzte Massage durch aktive und passive Gelenkübungen ergänzt. Ich meine, dass die in unserem Spital erzielten günstigen Erfolge der zielbewussten Durchführung dieser Grundsätze zu danken sind.

9. Verschluss des Knochen- und Duradefektes.

Es ist bis heute unerwiesen, was für einen Einfluss der Knochendefekt auf das Zustandekommen der traumatischen Epilepsie ausübt. Die Auffassung der zwei grössten Hirnchirurgen unsrer Zeit stehen sich noch schroff gegenüber. von Bergmann erachtete den Knochen- und Duradefekt als ein auslösendes Moment der Epilepsie, während Kocher darin (infolge der Ventilbildung) eben ein

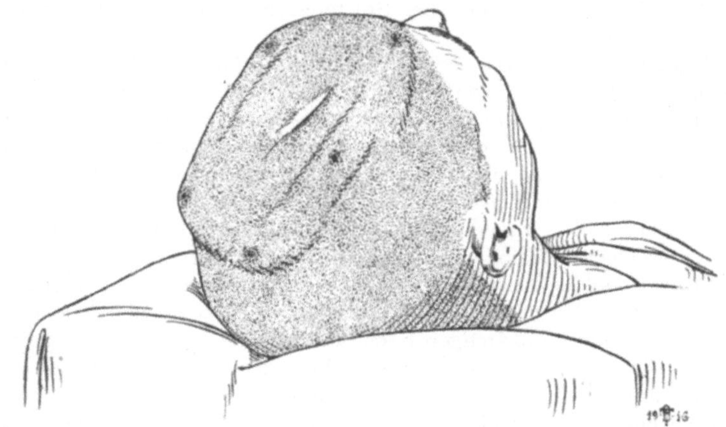

Schädelplastik 1. Von 5 mit feinster Pravaznadel gesetzten Hautquaddeln wird das Operationsgebiet mit Novokainlösung umspr tzt.

Heilmittel der Epilepsie erblickt. Die Erfahrungen der letzten Jahre, namentlich die Nachuntersuchungen Brewitt's, scheinen für Bergmanns Ansicht zu sprechen. Brewitt fand am Material von Körte, dass in den 28 Fällen von offenen Schädelbrüchen, die mit Knochen geschlossen wurden, keine Epilepsie auftrat, dass dagegen von 89 Fällen, in denen der Knochendefekt plastisch nicht geschlossen wurde, in 12 sich Epilepsie einstellte. Brewitt hat an Verwundeten der Friedensjahre die eingedrückten Knochenstücke unvezüglich gehoben und reimplantiert. Dieses Verfahren kann bei Kriegsverwundeten keine Anwendung finden, da in den meisten Fällen, selbst in den ganz frischen, mit einer Infektion des Knochens, namentlich aber der gequetschten Hirnsubstanz, zu rechnen ist. Bei Verletzungen mit grösseren Knochenverlusten kann also nur von einer sekundären Knochenplastik die Rede sein. Anfangs haben wir, ausgehend aus der Voraussetzung, dass es am zweckmässigsten sei, möglichst früh den physiologischen Zustand des Schädels wieder herzustellen, 2—3 Monate nach Verheilung der Hautwunde die Knochenplastik ausgeführt. In der Mehrzahl der Fälle ist der Knochenlappen auch wirklich eingeheilt. In einem Falle jedoch, über den schon oben die Rede war, mussten wir den Knochenlappen wegen

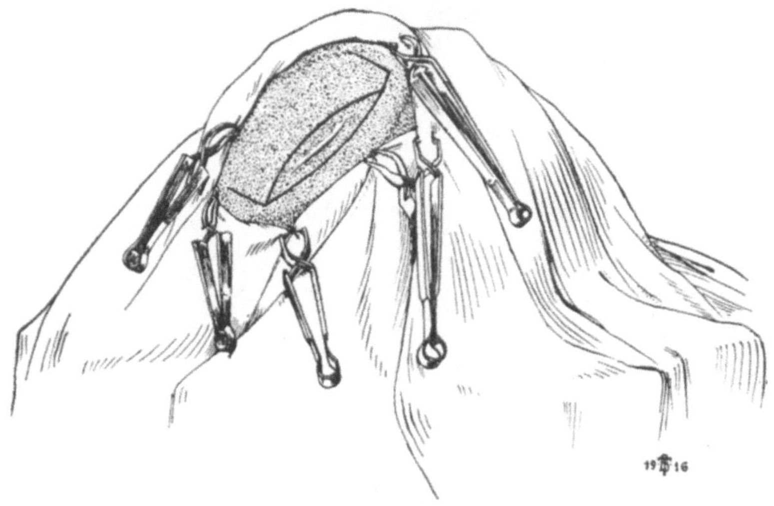

Schädelplastik 2. Nach Umschneiden der Narbe wird mit zwei Hilfsschnitten ein Lappen gebildet. das Periost jedoch peinlichst geschont.

einer inzwischen eingetretenen Epilepsie, grösstenteils wieder entfernen. Zu bemerken ist nur, dass wir in diesem Falle unter der Narbe eine Arachnoidalzyste vorfanden und der Kranke schon vor der Operation 1—2-mal epileptische Krämpfe hatte. Dieser Fall hat mich aber in der Bestimmung des Zeitpunktes für die Plastik vorsichtiger gemacht. In der grossangelegten Diskussion des Vereines der mittelrheinischen Chirurgen haben Chirurgen, die sich viel mit dieser Frage beschäftigt hatten (Lexer, Perthes, Hotz) sich dahin geäussert, dass die Plastik nicht früher als ½—¾ Jahr nach der Wundheilung stattfinde nsoll. Neuestens ist eine vorläufige Mitteilung von Tillmann erschienen, worin er eine Methode empfiehlt, die zur exakteren, wissenschaftlicheren Indikationsstellung geeignet sein soll. Gemäss seinen Erfahrungen ist bei jedem entzündlichen Prozesse sowohl der Hirnhäute, als auch des Gehirnes der Eiweissgehalt und Druck des Liquors gesteigert: gesteigerter Druck + normaler Eiweissgehalt = einfache Arachnoidalzyste. Gesteigerter Druck + mässig erhöhter Eiweissgehalt = ent-

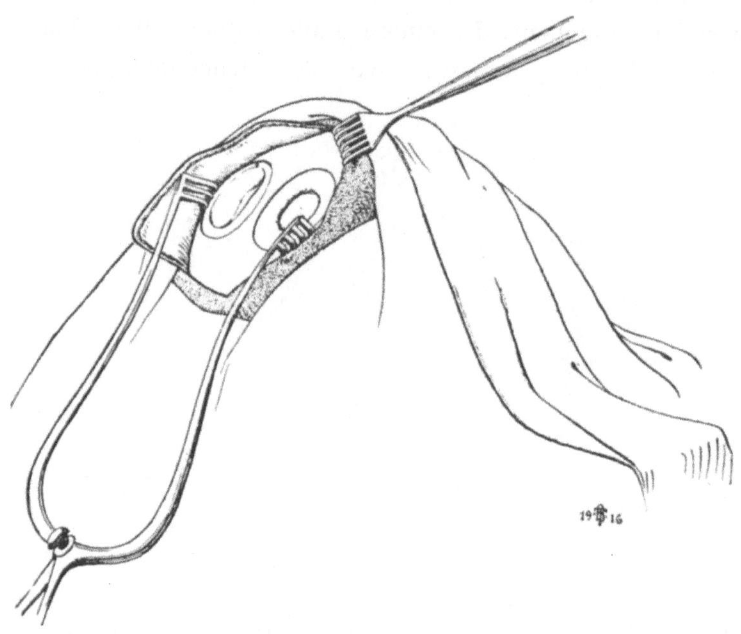

Schädelplastik 3. Nach Umschneidung des Knochendefektes nimmt man genaues Mass von der Grösse des Knochendefektes. In der Nachbarschaft wird ein entsprechend grosses Stück Periost umschnitten, die Ränder desselben etwas zurückgeschoben und mit breitem Meissel ein Periost-Knochenlappen frei abgemeisselt.

zündliche arachnoidale Retentionszyste; gesteigerter Druck + viel Eiweiss = Abszess.

Bei nicht entzündlichen Zysten ist nach Entfernung der Zyste die plastische Schliessung nicht nur erwünscht, sondern entschieden erforderlich, dagegen muss bei Vorhandensein von entzündlichen Erscheinungen damit gewartet werden. Von Nutzen kann auch die zytologische Liquoruntersuchung sein, da sie bei frischen Infektionen Polynukleose, bei chronischen dagegen eine Vermehrung der mononukleären Leukozyten nachweist.

Tillmanns Daten sind bisher noch nicht bestätigt. Wenn sie sich aber bewahrheiten, so werden sie uns ein wichtiges Hilfsmittel für die Indikationstellung der Plastik geben.*

10. Zusammenfassung, Indikationen. Der jetzige Krieg hat die Erfahrung gezeitigt, dass die sicherste Vorbeugung der Infektion bei Schädelschüssen in der möglichst früh ausgeführten Eröffnung des Herdes besteht.

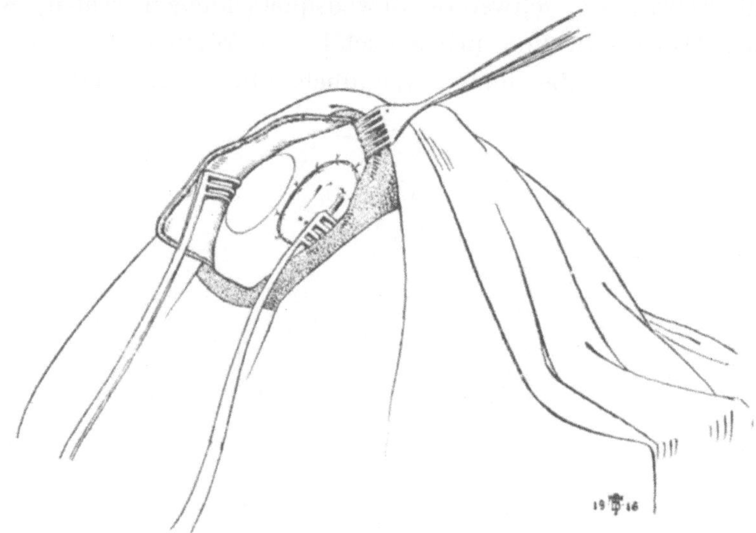

Schädelplastik 4. Der Periost-Knochenlappen wird mit der Periostschichte gegen das Gehirn gewendet, an den freien Periostrand des Schädeldefektes eingenäht.

Voraussetzungen hierfür sind:

1. sichere Aseptik,
2. Sicherung der Ruhe für wenigstens 10—14 Tage,
3. Röntgenaufnahme.

Tiefergehende Unterschiede vom Standpunkte der Indikationsstellung für den operativen Eingriff gibt es zwischen den verschiedenen Formen der Kopfverletzungen (Tangential-, Segmental-Steck- und Durchschüsse) nicht. Jeder von ihnen kann mit tiefgreifenden Knochen- und Gehirnverletzungen verknüpft sein und muss dann unbedingt frühzeitig operiert werden. Nicht unbedingt

* Anmerkung bei der Korrektur: Systematische Nachprüfungen der Tillmann'schen Angaben haben deren Verlässlichkeit erwiesen.

zu eröffnen sind Weichteilschüsse und oberflächliche Streifschüsse der Knochen. Da aber weder die Grösse der äusserlichen Verletzung, noch die klinischen Symptome vonseiten des Gehirns sicheren Aufschluss über die Verletzung und Infektion des Gehirns und des Knochens geben, so empfiehlt sich in jedem Falle das Ausschneiden der Wunde und die Revision des Knochens in lokaler Anästhesie. In frischen Fällen, wo schwerere Gewebsquetschungen fehlen, wird man die Weichteilwunde primär schliessen können. Bei tieferen Gehirnläsionen ist die offene Wundbehandlung vorzuziehen zur

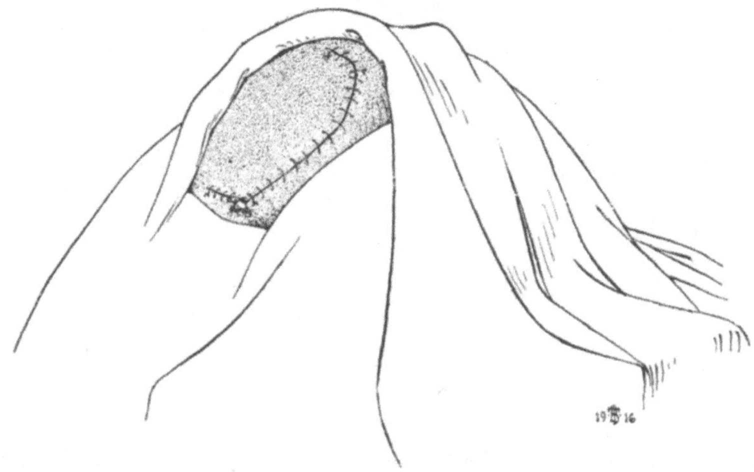

Schädelplastik 5. Der Hautlappen mit Kürschnernaht eingenäht; im unteren Wundwinkel ein Glasdrain eingelegt.

Verhütung von Komplikationen. Die primäre Wundnaht wird man meines Erachtens nur in ganz besonders günstigen Fällen vornehmen dürfen. Die Tamponade in der Tiefe des Gehirns ist entschieden schädlich, da sie für die Entfernung des Sekrets nicht sorgt und zu einer übergrossen Narbenbildung führt.

Wenn die Verletzten infolge der obwaltenden ungünstigen Verhältnisse (erschwerter Krankentransport, Kampfgestaltung) erst spät, mit tiefdringender Infektion eingeliefert werden, sind die Erfolge um vieles schlechter. Doch auch in solchen Fällen lässt sich das Weitergreifen der Infektion durch Freilegen und sorgfältige Entfernung der Fremdkörper (Knochensplitter, Kleiderfetzen, Geschossteile) am besten hintanhalten. Ausserdem sichert die nach der Operation ausgeführte Lumbalpunktion am ehesten gegen den Gehirnprolaps, der sonst die Prognose recht ungünstig beeinflusst. Auch gegen schon ausgebildeten Prolaps kann man mit in Intervallen von mehreren Tagen auszuführenden Lumbalpunktionen ankämpfen. Die Druckbehandlung des Prolapses führt zu keinem Resultat, ja sie stiftet entschieden Schaden. Auch das Wegschneiden des Prolapses ist meist überflüssig und nur bei schon eingetretener Gangrän angezeigt. Die Notwendigkeit der Frühoperation beweisen auch die Daten der nebenstehenden Tabelle, die ich aus solchen Fällen zusammenstellte, in denen es gelang, über den ersten Verband, über die stattgehabte Versorgung im Lazarett und die Operation verlässliche Angaben zu erhalten. Die Fälle beziehen sich ohne Ausnahme auf Tangentialschüsse, die mit tieferer Gehirnzerstörung einhergingen, und sind mit Rücksicht darauf geordnet, ob sie infiziert oder nicht infiziert in unser Lazarett kamen:

Infiziert			Rein		
Erster Verband	Erstes Lazarett	Operiert	Erster Verband	Erstes Lazarett	Operiert
gleich	1 Tag	—	gleich	1. Tag	operiert
10 h.	6 „	†	„	2. „	„
¼ h.	1½ „	—	„	2. „	„
gleich	7 „	operiert	„	5. „	„
„	1 „	unvollkommen			
		operiert	„	1. „	„
2 h.	3 „	„	1 h.	2. „	„
?	13 „	—	1 Tag	3. „	„
2 Tag	2 „	—	gleich	1. „	„
?	3 „	†	½ h.	7. „	„
3-4 Tag	2 „	unvollkommen			
		operiert	3 h.	0. „	„
gleich	14 „	—	gleich	2. „	?
„	1 „	—	—	—	—

Für die Erkennung eines in der Tiefe des Gehirns vorhandenen Abszesses liefert weder das Verhalten des Pulses, noch die Temperaturkurve verlässliche Anhaltspunkte. Ausser der Verschlimmerung der Ausfallsymptome und der stets wachsenden Störungen des Sensoriums kann die Untersuchung des Augengrundes und der Lumbalflüssigkeit einigen Aufschluss geben. Das Vorhandensein einer Stauungspapille gibt an und für sich keinen Grund zur Trepanation ab, nur der Steigerung der Stauungserscheinungen kann man einen diagnostischen Wert beimessen (A d a m). Der Verdacht auf einen Abszess wird auch bestärkt, wenn die Ausfallerscheinungen mit dem Orte der Verletzung nicht übereinstimmen (S t e r n). In jedem solchen Falle ist die neuerliche Revision der Wunde angezeigt. Der Abszess liegt gewöhnlich in der Nähe der primären Verletzung, bei Tangentialschüssen meist der Ausschussöffnung näher. Da der Abszess in der Tiefe des Gehirns hauptsächlich um dort liegen gebliebene Fremdkörper sich entwickelt, kann zur Lokalisation auch das Röntgenverfahren wichtige Anhaltspunkte liefern, natürlich nur in Fällen, in denen der Fremdkörper auf der Platte einen Schatten hervorrufen kann (Geschosse, Knochensplitter).

Nicht ratsam ist das gewaltsame Aufsuchen des Fremdkörpers in der Tiefe des Gehirns, nahe der Hirnbasis und der Hirnsichel, da die Erfahrung gelehrt hat, dass die Mortalität solcher Eingriffe nahezu 100% beträgt. In frischen Fällen wird man durch entsprechende Lagerung des Patienten dafür zu sorgen haben, dass das Geschoss von selbst gegen die Ausgangsöffnung wandere (E x n e r, B á r á n y). Auch B i e r legt seine Patienten auf die Weise, dass die Eingangsöffnung den tiefsten Punkt bilde, nur empfiehlt er zur Beschleunigung der Kugelwanderung ausserdem gelindes Klopfen des Schädels.

Gelingt es mit diesen Verfahren die Infektion einzudämmen, so müssen die Methoden der Psycho- und Physikotherapie zur Behebung der Ausfallerscheinungen und der Verhütung von Kontrakturen möglichst früh in Anwendung kommen.

Zur Verhütung bezw. Heilung der traumatischen Epilepsie scheint der osteoplastische Verschluss des Knochendefektes nach der Entfernung grösserer Narben und Arachnoidalzysten das wirksamste Verfahren zu sein.

Abgesehen von den ganz schweren Fällen, die sofort oder innerhalb der ersten 24 Stunden nach der Verletzung der unmittelbaren Hirnzerstörung zu Opfer fallen, gelingt es bei Innehaltung dieser Indikationen, in den meisten Fällen die schlimmste Komplikation der Hirnschüsse, die Infektion, zu verhüten oder doch zum Stillstand zu bringen. Schädelschüsse ohne Duraverletzung haben selbst dann, wenn sie mit ausgedehnten Knochenbrüchen einhergehen, eine Mortalität, die fast an 0% grenzt (Holbeck, Exner, eigenes Material). Die Mortalität der Schädelschüsse mit Dura- und Hirnverletzung beträgt ungefähr 20%, wenn die Operation frühzeitig ausgeführt wird. Wenn wir dieser Zahl die hohe Mortalität der Spätoperationen (60—80%) gegenüberstellen, so werden diese Daten geeignet sein, uns zur Aufstellung des Satzes zu berechtigen, dass *jeder Fall von Schädelschuss, der mit Hirnverletzung einhergeht, einer frühzeitigen Revision zu unterziehen ist.*

Literatur.

— Von August 1914 bis Ende 1916. Die ältere Literatur s. in der Monographie Holbeck's.

ADAM: Augenverletzungen im Kriege und ihre Behandlung. Urban u. Schwarzenberg 1914.

Aerztlicher Abend in Lille. Münch. med. W. 1915. No. 1. p. 39. F. B.

AXHAUSEN: Die Behandlung der Schädelschüsse. Die Behandlung von Kriegsverletzungen und Kriegskrankheiten in den Heimatlazaretten. I. Jena Fischer. 1915. p. 128.

AUSCH: Über Schussverletzungen der Hirnnerven. W. kl. W. 1915. p. 1139.

BAEYER: Orthopädische Behandl. der Spasmen nach Kopfschüssen. M. m. W. 1915. p. 135.

BÁRÁNY: Die offene und geschlossene Behandlung der Schusswunden des Gehirns. Kriegsch. Hefte; VIII. Heft, p. 397.

„ Die Drainage der Hirnabszesse mit Guttapercha. M. m. W. 1915. Feld. Beil. p. 134.

v. BECK: Kopfschüsse. D. m. W. 1916. pag. 177.

Diskussion: COLMERS: ibidem,

KÖNIG: ibidem

BEST: Schädelschüsse. Kriegschir. Tag. 1915. p 476.

BIER: Schädelschüsse. Kriegschir. Tag. 1915. p. 477.

BOCKENHEIMER: Kriegschir. Tag. 1915. p. 482.

BOERNER: Ein operatives Verfahren zur Verhütung des Hirnprolapses nach Schädelschüssen. M. m. W. 1915. p. 599.
BRANDES: Ueber Sinusverletzungen bei Schädelschüssen. D. m. W. 1916. Hft. 13. p. 378.
BREITNER: Ueber Schädelschüsse im Kriege. Beitr. z. klin. Chir. 91. 1914. p. 299
CANON: Über Schädelverletzungen aus Leichtkrankenzügen und den Transport Schädelverletzter. D. m. W. 1915. pag. 949.
CHIARI: Zur Pathogenese der Meningitis bei Schussverletzungen des Gehirns. M. m. W. 1915. p. 596.
EISELSBERG: Kriegschirurgentag p. 479.
ENDERLEN: Verh. d. Kriegschirurgentages Brüssel. II. Berichterstatter. 1915.
„ Erfahrungen eines ber. Chirurgen. Kr. ch. H. XIII. p. 421.
ENGELHARDT: Zur Prognose der Schädelschüsse M. m. W. 1915. p. 1096.
ERHARDT: Schädelchir. im Felde. D. m. W. 1914. p. 2088.
ERNST: Anatomische Betrachtungen über Kriegsverletzungen des Gehirns. D. m. W. 1916. No. 2. p. 60.
FINKELBURG: Beitrag zur Klinik und Anatomie der Schussverletzungen des Rückenmarks. D. m. W. 1914. p. 2057.
FREY & SELYE: Beiträge zur Chirurgie der Schussverletzungen des Gehirns. W. kl. W. 1915. p. 693.
FRIEDEL PICK: Hemianopsie. Verein d. Aerzte in Prag. 5. u. 9. XI. 1915. D. m. W. 1916. p. 60.
FRIEDRICH: Die operative Indikationsstellung bei den Gehirnschüssen im Kriege. Beitr. z. klin. Chir. 91. 1914. S. 271.
GEBELE: Über Schussverletzungen des Gehirns. Kr. Ch. H. VI. p. 123.
GOETJES: Gehirnverletzungen durch Granatsplitter. M. m. W. 1915. p. 89.
GOEBEL: Kriegschirurgentag p. 478. 1915.
GULEKE: Zur Behandlung der Schussverletzungen des Rückenmarkes. M. m. W. Feldärztl. Beilage 1914. No. 45. p. 2222.
„ Kopfschüsse. D. m. W. 1916. p. 177.
„ Über Therapie und Prognose der Schädelschüsse. M. m. W. 1915. p. 898.
HABERER: Beitr. zu den Schädelverletzungen im Kriege W. kl. W. 1914. No. 49—50. p. 1559.
HAENEL: Chirurgentag 1915. p. 483.
HANCKEN: Zur Prognose und Behandlung der Schädelschüsse. M. m. W. 1914. p. 2420.
HAYWARD: Beitrag zur Klinik der Schädelschüsse nach d. Erfahrungen im Heimatlazarett. B. kl. W. 1915. p. 1212. p. 1186.
HENNEBERG: Schuss durch den rechten Scheitellappen. Kriegs. Abend Zehlendorf. 8. XII. 1915. D. m. W. 1916. p. 401.
HOSEMANN: Schädeltrauma und Lumbalpunction. D. m. W. 1914. p. 1686.
„ Die chir. Frühbehandlung der Schädelschüsse. D. m. W. 1915. p. 607.
HOTZ: Ueber Schädelplastik. D. m. W. 1916. p. 178.
Diskussion: PERTHES: ibidem,
REHN: ibidem,
HOFFMANN: ibidem.
LEXER: ibidem.
JEGER: Über primäre Fascienplastik bei Schussverletzungen der Dura. Kr. ch. H. H. 8. p. 418.

JOSEPH: Einige Erfahrungen über Schädelschüsse, besonders über die Bedeutung des Roentgenbildes für Schädelchirurgie M. m. W. 1915. p. 1197.

KLEIST: Kriegstagung 1915. p. 477.

KLIENEBERGER: Ueber Schädelschüsse. D. m. W. 1916. p. 309.

KOERBER: Ueber einige chirurgische Hauptgesichtspunkte aus unserer bisherigen Lazarettätigkeit. M. m. W. Feld. B. 1915. No. 29. p. 993.

F. KRAUSE: Behandlung der septischen Gehirnerweichung und der eitrigen Gehirnhautentzündung. Kriegsärztl. Abend Metz 13. I. 1916. D. m. W. 1916. p. 527.

„ Spätinfectionen. Kriegsärzt. Abend Metz. 1915. 19/X. D. m. W. 1916. p. 119.

KROH: Kriegschirurgische Erfahrungen einer Sanitäts-Kompagnie. Kriegsch. Heft VIII. p. 345—397.

KRYGER: Schädelschüsse. M. m. W. 1914. p. 2282.

Diskussion: KREUTER: Gehirnverletzungen. Ibidem.

KÜMMEL: Chirurgentag 1915.

KÜTTNER: Die freie Autoplastik vom Schädel selbst zur Deckung von Schädeldefekten. D. m. W. 1916. No. 12. p. 341.

LÄWEN: Einige Beobachtungen über Schädelschussverletzungen im Feldlazarett. M. m. W. 1915. p. 589.

LONGARD: Über Tangentialschüsse des Schädels. D. m. W. 1914. 2060.

MARBURG und RANZI: Erfahrungen über die Behandlung von Hirnschüssen. W. kl. W. 1914. p. 1471.

MARECH: Über Schädelschüsse. W. kl. W. 1915. p. 1028.

PAUL MÜLLER: Beitrag zur Diagnostik und Therapie der Schussverletzung des Gehirnschädels. Kr. Ch. H. VI. p. 103.

MÜLLER: Verletzungen des Gehirns und deren chirurgische Behandlung. Lagenb. Arch. Bd. 107. H. 1.

NOETHE: Über Streifschüsse der Schädelkapsel. D. m. W. pag. 217.

ORTH: M. Kl. 1915. No. 1.

OEHLER: Über die Tangentialschüsse des Schädels und ihre Behandlung. M. m. W. 1914. p. 2287. Feldärztl. Beil.

PAPOW: Chirurgentag 1915. p. 484.

PAYR: Schädelschüsse. Med. Ges. Leipzig 16. 30. XI. 14. XII. 1915. D. m. W. 1916. p. 490.

„ Sondieren mit dem Draht der Pravaznadeln. Kriegschir. Tag. 1915.

PRIBRAM: Erfolge und Misserfolge bei der operativen Behandlung der Schädelschüsse, bes. bei Durchschüssen. W. Kl. W. 1915. p. 1025.

RANZI: Zur Frage der primären Okklusion der Schusswunde durch Naht. W. kl. W. 1915. No. 21. p. 555.

REHN: Erfahrungen eines beratenden Chirurgen. Kr. ch. Hft. I. 1915.

REHN jr.: Chirurgentag pg. 487.

REICH: Demonstration v. Schädelschüssen II. Reserv. Laz. Tübingen. ref. M. m. W. 1914. p. 2176.

REICHMANN: Die Bedeutung der functionellen Kleinhirndiagnostik zur Beurteilung von Kopfschussverletzungen. V. f. wiss. Heilk. Königsberg 1915. XI. 22. D. m. W. 1916. p. 91.

RIESE: Kriegschirurgentagung 1915. p. 475.

RÖPKE: Prolaps. Chirurgentagung 1915. p. 484.

ROTHE: Chirurgie im Kriegslazarett. Kriegschir. Hefte II. 181—210.

ROTHMANN: Demonstration v. Schussverletzungen des Stirnhirns. Berl. Ver. ärztl. Gesellschaften 25/XI. 1914. ref. M. m. W. 1914. No. 48. p. 2330.

ROTHMANN: Nachbehandlung der Verletzungen des zentralen und peripheren Nervensystems, aus: Behandlung v. Kriegsverletzungen und Kriegskrankheiten. 1915. I. p. 112.

SAUER: Welche Erfolge hat die oper. Behandlung der Tangentialschüsse des Schädels? B. kl. W. 1915. p. 463.

SCHAACK: Die Schädelfracturen und ihre Behandlung. Arch. f. klin. Chir. Bd. 97. p. 700.

SICK: Zur Diagnose und Therapie der Schädel- und Gehirnschüsse. Unterscheidung der Tangentialschüsse. M. m. W. 1915. p. 1371.

SIMON: Hundert Operationen im Feldlazarett. Kr. ch. H. XII. Hft. p. 312.

SITTIG: Streifschuss der Scheitelgegend. V. d. Aerzte in Prag 1915. XI. 5. u. 19. D. m. W. 1976. p. 60.

STERN: Beobachtungen bei Schussverletzungen des Gehirns. D. m. W. 1915. p. 1067.

STIEDA: Chirurgentag 1915. p. 487.

SYRING: Zur Behandlung der Schädelschüsse im Felde. M. m. W. 1915. p. 592.

SZILY: Zur Kenntnis der Augenhintergrunds-Veränderungen nach Schädelverwundungen. D. m. W. 1915. pag. 1008.

THIEMANN: Schädelschüsse. M. m. W. 1915. p. 593.

TIETZE: Zlb. f. Chir. 1915. No. 9. p. 129.

TILMANN: Die Pathogenese der Epilepsie. Festsschr. zur Feier des zehnjährigen Bestehens der Akademie für prakt. Med. in Köln. p. 653.

„ Erster Berichterstatter. Verh. d. Kriegschirurgentages Brüssel 1915.

TILMANN: Zur Erkennung von Spätfolgen nach Schädelschüssen. D. m. W. 1916. No. 12. p. 342.

TOBIAS: Ergebnisse der bisherigen Kriegserfahrungen auf dem Gebiete des Nervensystems. D. m. W. 1916. p. 109. No. 4.

VOLLBRECHT: Chirurgentagung 1915.

WEICHSELBAUM: Path.-anat. Demonstration von Schussverletzungen. W. kl. W. 1915. p. 133.

WIHUS: Kopfschüsse. Mittelrh. Chir. Ver. I. 8—9. 1916. D. m. W. 1916.

WOLFF: Erhebliche Sprachstörung nach Schussverletzung am Kopf. Med. Ver. Greifswald. 1915. XI. 6. D. m. W. 1916. p. 92.

Kriegsverletzungen der peripheren Nerven.

Von

Regimentsarzt Dr. Wilhelm Milkó.

Einleitung. Die Schussverletzungen der peripheren Nerven stehen seit dem Ausbruche des Weltkrieges, wie kein anderer Zweig der Kriegschirurgie, im Mittelpunkte des Interesses aller Chirurgen. Nicht nur die rein chirurgisch-technischen Probleme, sondern auch alle mit dem Thema eng zusammenhängenden Fragen, wie die Nervenregeneration, die durch den Schuss erzeugten pathologisch-anatomischen Veränderungen, die Indikationen der konservativen und operativen Therapie wurden zum Gegenstand eingehender Bearbeitung und Diskussion seitens einer grossen Anzahl hervorragender Fachleute. Der lange Krieg bot reichliche Gelegenheit zur Beschäftigung mit allen dieser Fragen, da eine so grosse Anzahl von Nervenverletzungen in keinem anderen Kriege beobachtet worden ist. Diese an sich bedauerliche Tatsache hatte immerhin die eine gute Seite, dass sie zu wichtigen wissenschaftlichen und praktischen Ergebnissen geführt hat. Die Ansichten über die Behandlung der Nervenverletzungen sind heute viel mehr geklärt als im Beginne des Krieges. Aus der grossen Zahl der Erfahrungen und aus der Kollision gegenteiliger Auffassungen haben sich mehr und mehr bestimmte Grundsätze entwickelt, an die wir uns in zweifelhaften Fällen halten können.

Häufigkeit. Obwohl die absolute Zahl der Nervenverletzungen in diesem Kriege bedeutend zugenommen hat, blieb ihr Verhältnis zu den übrigen Kriegsverletzungen annährend dasselbe wie im Balkankrieg. Nach Gerulanos machten in jenem Feldzuge die Nervenschüsse 1.5%, nach Wieting 2.3% sämtlicher Schussverletzungen aus. In Ermangelung grösserer ausländischen Zusammenstellungen müssen wir zum Vergleich unsere eigene und Verebély's Statistik heranziehen, denen wir folgendes entnehmen. Unter den von uns im Zeitraume vom 15. Oktober 1914—1. Mai 1916 behandelten 4350 Kriegsverwundeten befanden sich 110 = 2.4% Patienten mit Nervenverletzungen. Verebély behandelte 340 Fälle mit Nervenschüssen, was 1.7% seines Gesamtmaterials ausmacht.

Schussverletzungen der Nerven wurden vor dem Balkankriege viel seltener beobachtet. Zur Erklärung dieses Umstandes wird angeführt, dass die Nerven den älteren Geschossen, die grösseres Kaliber und geringere Rasanz hatten, leichter haben ausweichen können. Geschosse von explosiver Kraft, vor allem Artilleriegeschosse, spielten in den Kriegen früherer Zeiten keine so grosse Rolle. Überdies wurde nach schweren Extremitätenschüssen viel häufiger amputiert, was zur Folge hatte, dass in diesen Fällen Nervenverletzungen überhaupt nicht zur Beobachtung gekommen sind.

Alle bisherigen Angaben stimmen darin überein, dass Nervenverletzungen am häufigsten an den oberen Extremitäten vorkommen. Durch ihre exponierte Lage wird dieser Umstand hinlänglich erklärt. Auch darin besteht unter den Autoren Einigkeit, dass unter allen Nervenverletzungen diejenigen des N. radialis am häufigsten sind, während über die Häufigkeit anderer Nervenverletzungen die Ansichten noch geteilt sind. Spielmayer beobachtete 105, Thöle 70 Nervenschüsse, unter diesen befanden sich 37, beziehungsweise 22 Radialislähmungen. Unter den von uns behandelten 120 Nervenverletzungen war in 34 Fällen der Radialis betroffen. Diese Häufigkeit der Radialisverletzungen wird von Thöle durch den langen, spiralig um den Oberarm sich windenden Verlauf des Radialis erklärt, wodurch das Geschoss den Nerven in mehreren frontalen und sagittalen Ebenen treffen kann. Nicht mindere Bedeutung ist aber auch dem Umstand zuzuschreiben, dass der Radialis während eines grossen Teiles seines Verlaufes fast unmittelbar auf dem Knochen liegt und daher bei Oberarmbrüchen häufig mitverletzt wird. Nach Bruns sind schon die Friedensfrakturen des Oberarmes in 8.4% mit Radialislähmung kompliziert. Die Möglichkeit einer Nervenverletzung ist aber viel grösser bei den durch Schuss erzeugten Splitterfrakturen. Von 34 Lähmungen des Radialis die in unsere Behandlung kamen, war 23mal eine Fractura humeri vorhanden. Eine solche bestand in den 7 Fällen Thöles 5mal. Auffallend war in unserem Material die grosse Anzahl der Pseudarthrosen (5 von 23 Fällen). Nach unserer Meinung ist dies dadurch zu erklären, dass Pseudarthrosen sich am häufigsten nach Schüssen mit grossen Knochen- und Weichteilzerstörungen entwickeln, wo auch die Möglichkeit einer Nervenverletzung viel grösser ist.

Eigene Statistik.

Die Verteilung auf die einzelnen Nerven war in unserem Kriegspital die folgende. Wir behandelten im ganzen 120 Nervenschüsse bei 110 Individuen. Von diesen entfielen auf den Radialis 34, den Ulnaris 24, den Medianus 20, den Ischiadicus 21, den Plexus 15, den Peroneus communis 3, den Peroneus superficialis 2 und den Musculo-cutaneus 1.

Gleichzeitige Verletzung mehrerer Nerven wurde in 20 Fällen beobachtet, meistens waren der Medianus und Ulnaris zusammen verletzt. Auffallend war die relative Häufigkeit der Plexusschüsse im Gegensatz zu den Angaben anderer Autoren. So hatte Thöle in seinen 70 Fällen im ganzen 4, Goldammer unter 29 Fällen nur 2 Plexuslähmungen.

Eine Knochenverletzung wurde von uns nicht nur in den Fällen von Radialislähmung, sondern auch bei anderen Nervenverletzungen häufig beobachtet.

So hatten wir:

In 21	Fällen	von	Ischiadicusverletzung	7 Oberschenkel 4 Unterschenkel	-Frakturen
,, 24	,,	,,	Ulnaris ,,	4 Oberarm 6 Unterarm	-Frakturen
,, 20	,,	,,	Medianus ,,	3 Oberarm 4 Unterarm	-Frakturen
,, 15	,,	,,	Plexus ,,	3 Schlüsselbeinfrakturen.	

Die Nervenverletzung war in der überwiegenden Mehrzahl unserer Fälle durch Infanteriegeschosse, nur in 21 Fällen durch Shrapnell- und in 4 Fällen durch Granatsplitter verursacht. In einem Falle entwickelten sich die Symptome einer Ischiadicuslähmung nach einfacher Granatkontusion ohne jede äussere Verletzung.

Die Nervenverletzung ist meist die Folge direkter Projektilwirkung, sie kann aber auch auf indirekte Art zustande kommen, indem der Nerv durch die Splitter eines frakturierten Knochens zerrissen, oder gequetscht wird. Ab und zu sieht man auch Nervenverletzungen, die ihren Ursprung sekundären Schusswirkungen verdanken. Hierher sind jene meist langsam sich entwickelnden Nervenlähmungen zu zählen, die infolge Kompression eines Nervenstammes durch Aneurysma, Kallus oder Hämatom entstehen. Nach Gerulanos kann sogar die einfache Schwellung oder blutig-seröse Durchtränkung der Gewebe bei frischen Schussverletzungen zur Nervenlähmung führen, eine plausible Erklärung für jene Fälle, wo sich eine anfangs komplette Lähmung in kurzer Zeit zurückbildet.

Path.-anatomische Veränderungen.

Hinsichtlich des pathologisch-anatomischen Bildes können alle Nervenverletzungen in zwei Gruppen eingereiht werden. In die erste gehören die sogenannten Nervenkommotionen, d. h. Fälle, in denen trotz ausgesprochenen Lähmungserscheinungen bei der Operation am Nerven selbst oder in seiner unmittelbaren Umgebung keine Spur einer makroskopischen Veränderung wahrnehmbar ist. Nach Kirschner, Gerulanos und Thöle dürften sich dabei im Nerven Vorgänge abspielen, welche der Commotio cerebri ähnlich sind. Das Wesen der Nervenkommotion wäre demnach die Aufhebung der Nervenleitung ohne jede anatomische und mikroskopische Veränderung. Nun kann man sich ja vorstellen, dass ein in der unmittelbaren Nähe des Nerven durchgehender Schuss durch reine Erschütterung Lähmung zu erzeugen vermag, dennoch halten wir es mit Matti und Hofmeister für warscheinlicher, dass feinere, wenn auch unsichtbare Veränderungen der Nervensubstanz (Blutungen, Degenerationen u. dgl.) auch in solchen Fällen vorhanden sind. Die Frage ist derzeit deshalb nicht spruchreif, weil an solchen anatomisch intakten Nerven noch niemals histologische Untersuchungen gemacht worden sind. Soviel scheint festzustehen, dass die Fälle reiner Nervenkommotion zu den Seltenheiten gehören. Bei unseren 57 Nervenoperationen fanden wir stets ausgesprochene anatomische Veränderungen an den Nerven bezw. in ihrer Umgebung.

Die zweite, viel grössere Gruppe der Nervenverletzungen bilden Fälle mit sichtbaren Veränderungen und positivem anatomischen Befund. Die schwerste Form der Verletzung ist die vollständige Zerreissung des Nerven mit weit auseinanderstehenden Stümpfen. Die Diastase zwischen den Stümpfen kann eine Länge von 1—10 cm. erreichen. Bei einem unserer Fälle von Radialislähmung war die Zerstörung so hochgradig, dass wir den proximalen Nervenstumpf im Narbengewebe überhaupt nicht mehr auffinden konnten. Das gegenseitige Verhältnis der durchtrennten Nervenenden erinnert einigermassen an dasjenige der Fragmente bei Knochenfrakturen. Es gibt auch hier Fälle, die eine Dislocatio ad longitudinem, da

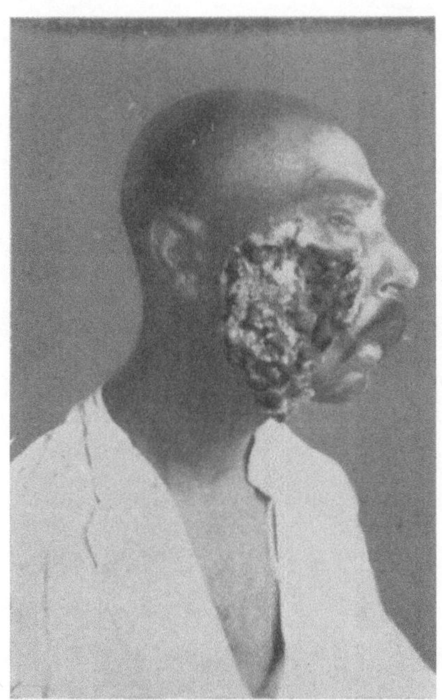

Fig. 1. Destruierender Gesichtschuss bei der Einlieferung.

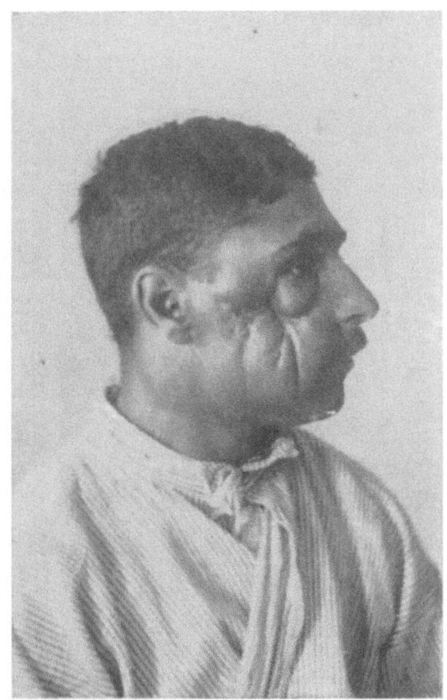

Fig. 2. Derselbe Fall. Durch einfache Wundbehandlung ohne operativen Eingriff (s. Abbildung) geheilt.

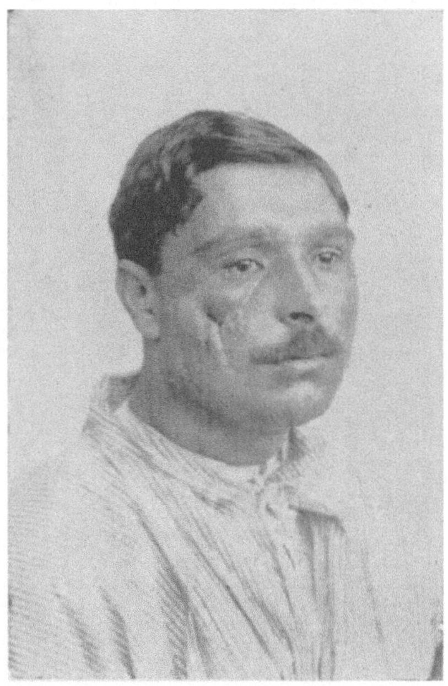

Fig. 3. Endgültiger Erfolg nach Plastik und Fett-Transplantation.

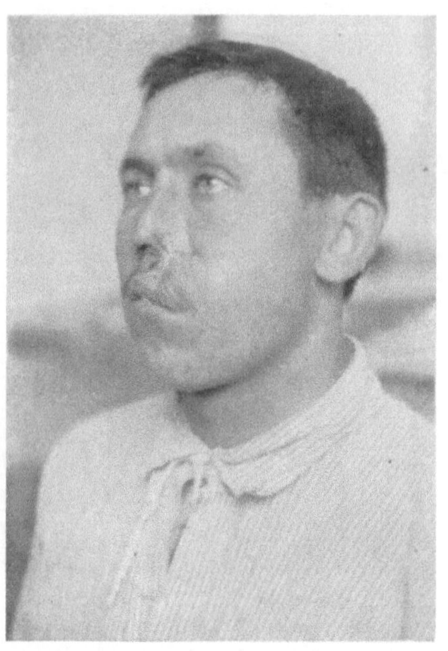

Fig. 4. Nasenflügeldefekt mit narbigen Nasenverschluss vor der Operation.

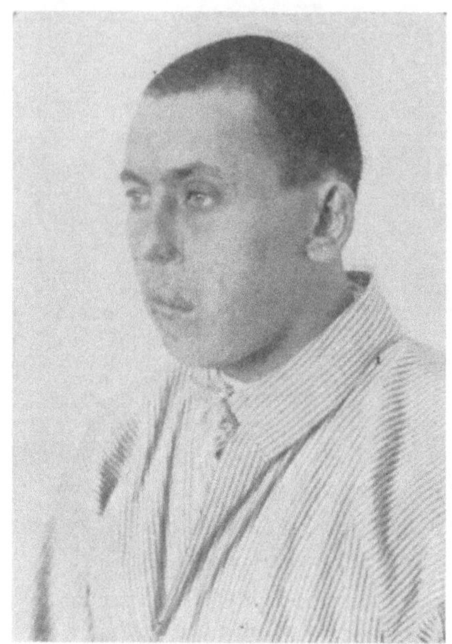

Fig. 5. Ersatz des Nasenflügels, mit frei transplantierten Lappen aus dem Ohre.

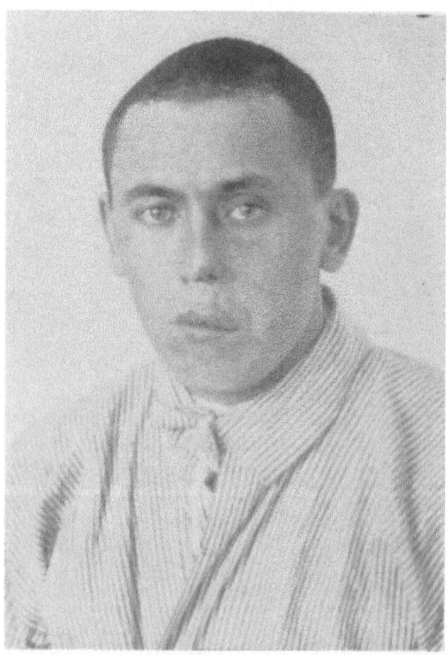

Fig. 6. Derselbe Fall von vorne betrachtet.

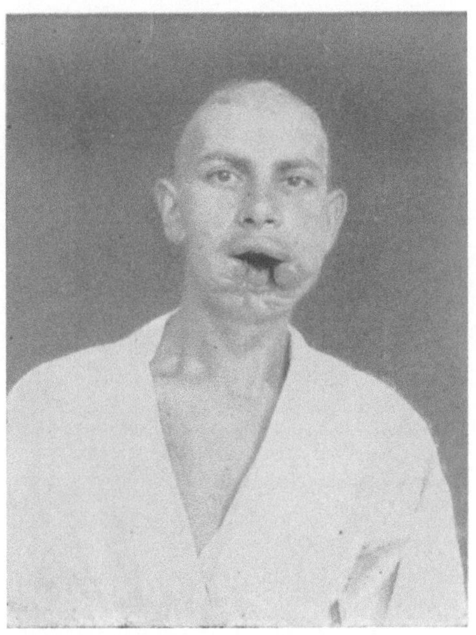

Fig. 7. Vollständiges Fehlen des Corpus mandibulae. Schwere Weichteilzerstörung.

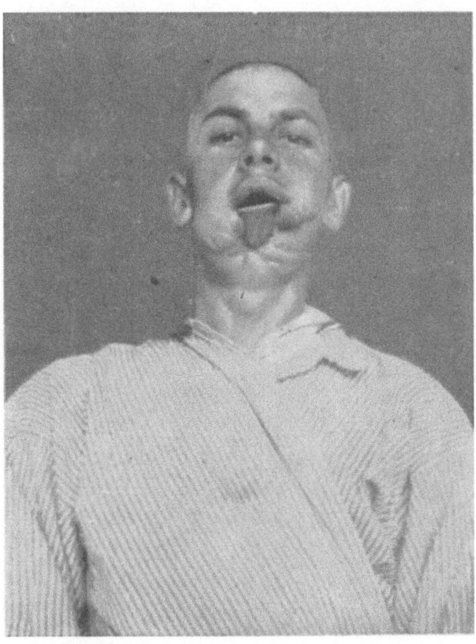

Fig. 8. Derselbe Fall mit provisorischer Prothese, die eine Ernährung des Kranken ermöglicht.

axin und sogar ad peripherim aufweisen. T h ö l e berichtet sogar über hakenförmig umgeschlagene Stümpfe. Recht häufig ist die kolbige Auftreibung des zentralen, seltener des peripheren Stumpfes, die durch wahre Neurombildung oder auch durch einfache Bindegewebswucherung bedingt sein kann. In vereinzelnten Fällen ist fächerförmige Auffaserung der Nervenenden beobachtet worden.

Einige Autoren, vor allem H o t z, H e i l e und H u i s m a n s, zogen aus ihren Operationsbefunden den Schluss, dass eine vollständige Kontinuitätstrennung des Nerven zu den Seltenheiten gehört. Nach unseren Erfahrungen können wir uns dieser Ansicht nicht anschliessen, da wir bei unseren Operationen eine vollständige Nervenzerreissung in $40^0/_0$ mit Sicherheit feststellen konnten. Derselbe Befund wurde von T h ö l e und C a s s i e r e r in $25-30^0/_0$ ihrer Fälle erhoben.

Hat das Geschoss den Nervenstamm nur verletzt, ohne ihn zu zerreissen, so findet man später Narbengewebe darin, das entweder ganz homogen ist, oder noch intakte Nervenfasern enthalten kann.

Die häufigste Folge solcher partiellen Nervenschussverletzungen ist die Verdickung des Nervenstammes an Stelle der Verletzung. Die Verdickung ist meistens spindelförmig. Der Nerv ist am Orte der Läsion konzentrisch geschwollen, wie aufgetrieben. Der verdickte Nerventeil besteht öfters aus reinem Narbengewebe, ab und zu findet man noch spärliche Nervenreste darin. Die Verdickung kann verschiedene Ursachen haben. Sie entwickelt sich manchmal nach lochartiger Durchbohrung des Nervenstammes durch das Geschoss (Knopflochschüsse nach G o l d a m m e r und H e i l e). Ein andermal ist sie die Folge reiner Nervenkontusion, wie sie matte Geschosse verursachen. Wir sind der Meinung, dass jede durch Schuss bedingte mechanische Läsion, die mit einer Bindegewebsneubildung im oder um den Nerven einhergeht, seine narbige Verdickung zur Folge haben wird. Als solche Läsion sind auch Blutungen in den Nervenstamm und in's paraneurale Gewebe, Projektilsplitter und andere in den Nerven mitgerissene Fremdkörper anzusehen.

Die Schussverletzungen der Nerven sind überhaupt durch ihre Neigung zu starker Narbenbildung gekennzeichnet. Beschränkt sich die Narbenbildung nur auf die Nervenscheide, so entsteht ein ganz typisches Bild: die mächtig verdickte Nervenscheide umgibt als starke narbige Hülle den häufig vollkommen plattgedrückten, anämischen Nervenstamm. In einem Falle von alter Medianuslähmung hatten wir bei der Operation folgenden Befund: die Beugemuskulatur des Unterarms war grösstenteils durch sehnig glänzendes, homogenes Narbengewebe ersetzt. Die Auffindung des Nerven gelang nur nach Herauspräparieren der zentralen und peripheren gesunden Nervenabschnitte. Der Nerv war in 8 cm. Länge von einem knorpelharten, fast kleinfingerdicken Narbenmantel umscheidet. Behufs Aushülsung des Nervenstammes aus diesem Mantel musste eine Längsinzision auf den Nerven gemacht werden, bei welcher Gelegenheit ein kleiner, abgekapselter Abscess eröffnet wurde. Dieser Fall kann als neues Argument für die Auffassung Thöle's gelten, nach welcher solche „Nervenscheidenumklammerungen" infektiösen Ursprung haben. Durch schwach virulente Bakterien werde ein ständiger Entzündungsreiz ausgeübt, der starke Bindegewebsproduktion zur Folge habe. Je später solche Fälle operiert werden, aus desto dickeren Narben muss dann der Nerv befreit werden. Ausser dem beschriebenen Falle hatten wir noch 5 weitere Fälle von Nervenscheidenumklammerung, während die spindelförmige Verdickung des Nervenstammes in 12 Fällen, also 21% unseres Gesamtmateriales beobachtet wurde.

Sämtliche Formen der beschriebenen Nervenläsionen können durch direkte Projektilwirkung oder auch indirekt durch hineingeschleuderte scharfe Knochensplitter oder Fremdkörper hervorgerufen werden. Speziell bei den Verdickungen der Nervenscheide findet man häufig Knochensplitter etc. in der Narbe, die einen ständigen Reizzustand aufrechterhalten. Auch in der Nervensubstanz selbst sind nicht selten die verschiedensten Fremdkörper, Projektilsplitter, Metallstückchen, Monturfetzen etc. etc., eingeschlossen. Ein interessantes Beispiel dafür lieferte ein von uns operierter 20 Monate alter Fall von kompletter Ulnarislähmung. Der Schuss verletzte den axillären Teil des N. ulnaris. Dieser war in feste Narben eingebettet und fixiert. Als wir ihn aus der Narbe zu befreien suchten, fanden wir darin drei 1—1½ cm. lange, ½ cm. breite Holzstückchen, die vermutlich durch Absprengung aus dem Gewehrkolben in die Wunde gelangt waren. Der Nervenstamm des N. ulnaris wies eine spindelförmige Verdickung auf. Aus diesem verdickten, übrigens vollständig narbigen Nerventeil entfernten wir ein grösseres, mit scharfen Spitzen versehenes Holzstück. In der Umgebung des Fremdkörpers war keine Spur von Eiter zu sehen, und die Heilung erfolgte trotz vollständigem Verschluss der Operationswunde per primam intentionem.

Symptomatologie. Die Symptomatologie der Nervenverletzungen erfuhr während des Weltkrieges eine wesentliche Bereicherung durch die wertvollen Angaben von Auerbach, Nonne, Spielmayer, Oppenheim, Thöle, Cassierer, Ranschburg u. a.

Das wichtigste Symptom ist die motorische Lähmung. Sie kann komplett oder partiell sein, je nachdem die Leitungsfähigkeit des Nerven durch den Schuss vollständig oder nur teilweise unterbrochen wird. Wir beobachteten unter 120 Nervenschüssen 62 komplette, 58 partielle Lähmungen. Da in der Mehrzahl

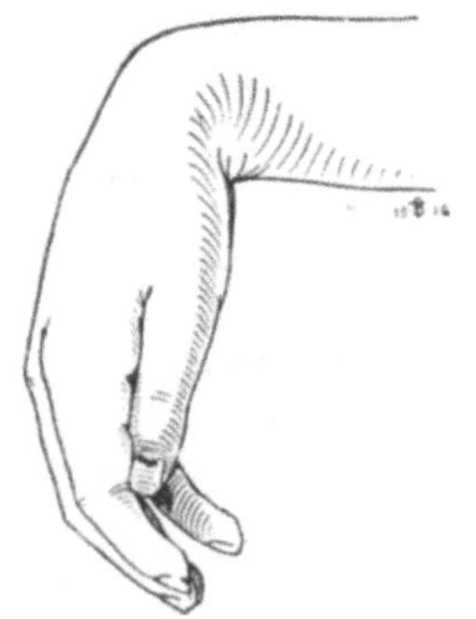

1. Typische Radialislähmung.

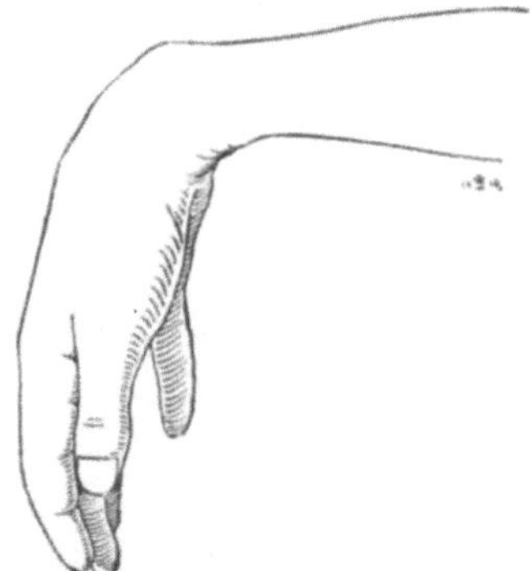

2. Typische Radialislähmung mit starker Muskelatrophie.

der Fälle keine vollständige Kontinuitätstrennung des Nervenstammes besteht, wäre eigentlich ein grösserer Prozentsatz partieller Lähmungen zu erwarten. Indessen hat uns die Erfahrung gelehrt, dass eine komplette Nervenlähmung auch bei minder schweren Nervenläsionen und sogar beim Fehlen jeder anatomischen Veränderung bestehen kann. Aus dem Grade der motorischen Lähmung kann daher auf die Schwere der anatomischen Nervenverletzungen kein Schluss gezogen werden. Es ist bemerkenswert, dass in der Mehrzahl der Verletzungen des Ischiadicusstammes nur die vom N. peroneus innervierten Muskeln gelähmt sind. Diese Erfahrung können auch wir vollauf bestätigen. Unter 21 Ischiadicusverletzungen war nur ein einziges Mal komplette Ichiadicuslähmung vorhanden. 15 Fälle boten die Symptome reiner Peroneuslähmung, in 3 Fällen war nur eine Neuritis, zweimal nur eine leichte Parese des N. ischiadicus nachweisbar. Diese merkwürdige Erscheinung wird vielfach durch die grössere Empfindlichkeit des N. peroneus erklärt. Es muss dahingestellt bleiben, ob die Ursache dieser vermehrten Empfindlichkeit in der schlechteren Blutversorgung des N. peroneus liegt, die Hoffmann experimentell nachgewiesen hat.

Wenn auch nicht so konstant wie die Motilitätsstörungen, so doch immerhin recht häufig und mannigfaltig sind die Störungen der Sensibilität, die nach Nervenschüssen beobachtet worden sind. Sie können in Hypaesthesie, Hyperaesthesie und Hyperalgesie bestehen. Die Ausbreitung der Sensibilitätsstörung entspricht in der Regel nicht dem ganzen Innervationsgebiet des lädierten Nerven, da ja derselbe Hautbezirk von mehreren Nerven versorgt wird. Es ist eine wichtige, schon aus der Friedenszeit bekannte Tatsache, dass bei den Lähmungen des Radialis häufig jede sensible Störung fehlt, sogar in Fällen mit totaler Kontinuitstrennung des Nerven. Auch in der Mehrzahl der von uns behandelten Radialislähmungen wurde ein Mangel jeder Sensibilitätsstörung konstatiert, nur in wenigen Fällen fanden wir kleinere hypaesthetische und hyperalgetische Zonen. Ein Fehlen von sensiblen Störungen schliesst also schwere anatomische Nervenläsion keineswegs aus, andererseits gestattet der Grad der Sensibilitätsstörung keinen Schluss auf die Schwere und Ausbreitung der anatomischen Veränderung. Die Widerstandsfähigkeit der sensiblen Nerven scheint im allgemeinen grösser zu sein als diejenige der motorischen, sie werden rascher regeneriert und besitzen die Fähigkeit, ihre Funktion durch schnelle Anastomosenbildung wechselseitig zu ersetzen.

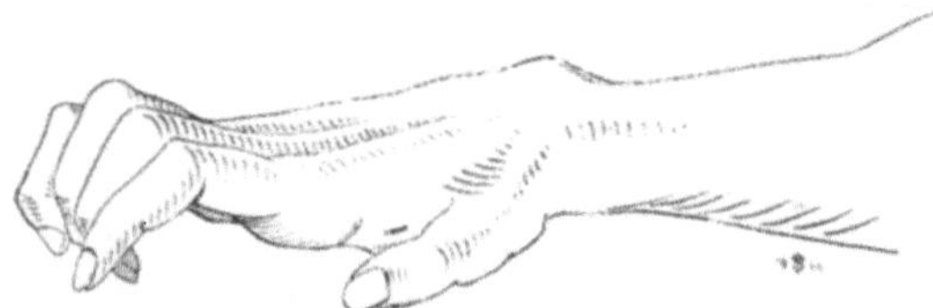

3. Typische Kontraktur bei Medianus-Ulnarislähmung.

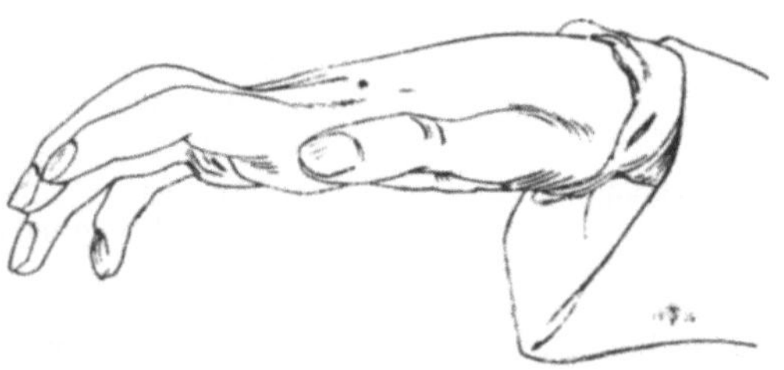

4. Fingerhaltung bei Medianus-Ulnarislähmung.

Heftige, nach Nervenverletzungen auftretende neuralgische Schmerzen wurden von mehreren Autoren beschrieben, so vor allem von Rothmann, der sie für ein charakteristisches und konstantes Symptom der Nervenschussverletzungen hält. Demgegenüber ist zu bemerken, dass viele Nervenverletzungen ohne die geringsten Schmerzen verlaufen. Coenen sah in seinen Fällen niemals schwere Neuralgien. Ein Teil der Patienten klagte zwar über ausstrahlende, nicht besonders heftige Schmerzen, die jedoch allmählich spontan aufhörten. Wir hatten im ganzen 2 Fälle, wo das Krankheitsbild von heftigen, schier unerträglichen, neuralgieformen Schmerzen beherrscht wurde, u. zw. in je einem Falle von Ulnaris- und Ischiadicusverletzung. Ausserdem konnten wir ungefähr bei der Häfte unserer Nervenschusspatienten das Vorhandensein periodisch auftretender, ausstrahlender Schmerzen nachweisen.

In mehreren Fällen fanden wir ausgesprochene Druckempfindlichkeit an der Läsionsstelle und am peripheren Nervenabschnitt. Nach Oppenheim und Bruns sollen neuralgische Schmerzen mehr für partielle Nervenverletzung sprechen. Cassierer sieht wiederum in der Schmerzhaftigkeit des peripheren Nerventeils einen Beweis gegen die Kontinuitätstrennung des Nerven. Diesen

Ansichten können wir, in Übereinstimmung mit Thöle und andern Autoren, nach unseren Erfahrungen nicht beipflichten.

Alles in allem erscheint es zweifellos, dass weder aus den neuralgischen Schmerzen, noch aus der Stelle der Druckempfindlichkeit ein Anhaltspunkt dafür, ob der Nerv in seiner Kontinuität getrennt ist oder nicht, gewonnen werden kann.

Vasomotorische, sekretorische und trophische Störungen werden bei schweren Nervenverletzungen, speziell bei länger bestehenden, nie vermisst. Auf die nähere Besprechung dieser Störungen können wir an dieser Stelle nicht eingehen. Erwähnen will ich nur, dass Alföldi mit seinem „Nagelbettzeichen" einen wertvollen Beitrag zur Symptomatologie der trophischen Störungen geliefert hat.

Im elektrischen Verhalten des Nerven tritt schon kurze Zeit nach der Verletzung eine wesentliche Änderung auf, indem man statt der normalen Erregbarkeit eine totale oder partielle Entartungsreaktion findet. Bezüglich der anatomischen Diagnose ist aber der Wert der Entartungsreaktion nicht weniger beschränkt als derjenige der Motilitäts- und Sensibilitätsstörungen. Wir finden sie bei totalen Querschnittsläsionen, häufig aber auch bei partiellen Nervenverletzungen, bei einfachen Nervenstrangulationen und bei makroskopisch völlig gesunden Nerven. Der praktische Wert der elektrischen Untersuchung wird noch dadurch beeinträchtigt, dass sie wegen zu grosser Empfindlichkeit zuweilen überhaupt nicht auszuführen ist.

Zusammenfassend können wir aus der Symptomatologie der Nervenverletzungen folgende wichtige Schlüsse ziehen:

Die neurologische Untersuchung befähigt uns, Veränderungen in der Leitungsfähigkeit des Nerven bezw. die völlige Unterbrechung der Leitung festzustellen. Mit mehr oder weniger Wahrscheinlichkeit können wir auch bestimmen, ob eine leichte oder schwere Nervenverletzung vorliegt. Eine sichere anatomische Diagnose der Nervenläsion können wir aber auf Grund der klinischen Zeichen kaum jemals stellen. Weder das Ergebniss der Motilitäts- und Sensibilitätsprüfung, noch dasjenige der elektrischen Untersuchung kann darüber entscheiden, ob der Schuss eine Kontinuitäts- oder nur eine Leitungsunterbrechung des Nervenstammes bewirkt hat. Bei Aufstellung der operativen Indikation müssen diese Tatsachen gebührend berücksichtigt werden.

Nervenregeneration. Die Behandlung jeder peripheren Nervenverletzung muss als Endziel die Wiederherstellung der Leitungsfähigkeit erstreben. Die Gesetze der Nervenregeneration müssen dabei streng beachtet werden, da sonst jede, nach so spitzfindig erdachte Methode ein blosses Herumtappen im Dunkeln bedeutet. Kurz zusammengefasst ist über die Nervenregeneration folgendes zu sagen: Jeder durchschnittene oder sonst in seiner Kontinuität getrennte Nerv degeneriert peripher von der Verletzungsstelle bis zu seinen feinsten Verzweigungen. Achsenzylinder und Markscheide zerfallen, die zerfallenen Partikel werden von den Zellen der Schwann'schen Scheide weggeschafft. Der Durchtrennung des Nerven folgt unmittelbar die Regeneration in der Weise, dass aus den zentralen Ganglienzellen neue Nervenfasern hervorquellen, welche die degenerierten Nervenbahnen des peripheren Stumpfes neurotisieren. Es gibt also keine prima intentio nervorum in dem Sinne, dass die Leitung durch unmittelbare Vereinigung des zentralen und peripheren Stumpfes hergestellt wird. Dies erfolgt nicht einmal dann, wenn die Stümpfe nach der Durchtrennung sofort wieder vereinigt werden.

Eine andere Art der Regeneration wäre die, dass nicht nur die aus dem zentralen Stumpf hervorwachsenden Nervenfasern, sondern auch die zerfallenden Nervenelemente des peripheren Stumpfes und die aus den Zellen der Schwann'schen Scheide gebildeten Neuroblasten an der Nervenneubildung teilnehmen (autogene Regeneration nach Bethe, Apáthy, Ballance und Stewart etc.). Diese Art der Nervenregeneration wurde bisher nur an jungen Thieren beobachtet. Vorläufig müssen wir daran festhalten, dass die Nervenregeneration im Menschen hauptsächlich auf die zuerst beschriebene Art zustande kommt. Die Regeneration erfolgt umso leichter und rascher, je kleiner die Distanz zwischen den Nervenstümpfen ist und je weniger Widerstände sich dem Wachsthum der zentralen Fasern entgegenstellen.

Nach den Untersuchungen Edinger's kann man die hervorquellenden zentralen Nervenfasern am besten mit den Tropfen einer dicken Flüssigkeit vergleichen, die in ein dünneres Medium ohne Widerstand hineinfliessen, aber aus ihrer Richtung abgelenkt werden, sobald sie ein dichteres oder starres Gewebe passieren müssen. Wenn aus irgendeinem Grunde die zentralen Nervenfasern in den peripheren Stumpf nicht hineinwachsen können, dann entsteht meist eine kolbige neuromatöse Auftreibung des zentralen Nervenstumpfes, als Zeichen seiner regenerativen Energie.

Nach diesen Erfahrungen kann man sich unschwer vorstellen, dass die Bedingungen für eine rasche Regeneration gerade bei den Nervenschussverletzungen sehr ungünstig liegen. Bei diesen meist infizierten Verletzungen erfolgt die Heilung mit starker Bindegewebsproduktion, infolgedessen bildet sich zwischen den durchtrennten Nervenstümpfen und im Nerven selbst starres, unnachgiebiges Narbengewebe. Die Narbe ist aber der grösste Feind der Nervenregeneration, da die neugebildeten Nervenfasern das schwielige, manchmal knorpelharte Narbengewebe kaum zu durchwachsen vermögen.

Unter solchen Umständen liegt es auf der Hand, dass man auf spontane Herstellung der Nervenleitungsfähigkeit nur in Ausnahmefällen, bei geringeren Läsionen oder bei anatomisch vollständig intaktem Nervenstamm, hoffen kann. In allen Fällen von Nervenschussverletzung aber, die mit starker para- oder endoneuraler Narbenbildung einhergehen, vor allem bei den vollständigen Zerreissungen des Nervenstammes ist die Frage eines blutigen Eingriffes zu erwägen.

Bezüglich der speziellen Indikationen der operativen Behandlung ist eine ziemliche Einstimmigkeit unter den Autoren erzielt worden. Unseren eigenen Standpunkt fassen wir in folgende Sätze zusammen.

Operative Indikationen.

Absolut indiziert ist der Eingriff dann, wenn man auf Grund der neurologischen Untersuchung eine schwere Nervenläsion vermuten kann, mit vollständiger Leitungsunterbrechung, schwerer motorischer Lähmung und kompletter Entartungsreaktion. Die neurologische Diagnostik ist allerdings nicht im Stande zu entscheiden, ob die Nervenkontinuität noch erhalten oder aufgehoben ist. Diese Frage ist aber für die operative Indikation von untergeordneter Bedeutung. Partielle Nervenzerreissungen können auch mit einer so starken Narbenbildung einhergehen, dass die Möglichkeit einer Restitutio ad integrum ausgeschlossen ist. Wir sind also berechtigt einzugreifen, wenn eine schwere Nervenlähmung vorliegt und jedes Zeichen einer spontanen Regeneration fehlt, ohne Rücksicht auf den anatomischen Befund.

Heftige neuralgische Schmerzen oder quälende Parästhesien erfordern ebenfalls baldigen operativen Eingriff, umsomehr, da erfahrungsgemäss solche Erscheinungen durch die Operation in kürzester Zeit behoben werden.

Operativ müssen auch solche Fälle behandelt werden, wo anfangs leichtere Lähmungserscheinungen vorliegen, die sich aber im Laufe der Zeit verschlechtern, speziell wenn man progrediente Muskelatrophien, schwere trophische Störungen oder die Verschlechterung der Entartungsreaktion nachweisen kann, vor allem aber beim Aufhören der elektrischen Muskelerregbarkeit vom Nerven aus.

Wenn bei inkompletter motorischer Lähmung und partieller Entartungsreaktion die Symptome längere Zeit konstant bleiben, ist ein abwartendes Verhalten zu empfehlen.

Unbedingt konservativ muss man sich verhalten, wenn man aus der progressiven Besserung der Lähmungserscheinungen und der Entartungsreaktion mit Sicherheit auf eine spontane Regeneration schliessen kann.

Zeitpunkt des Eingriffes. Eine andere, nicht minder wichtige Frage ist die, wann die Operation gemacht werden soll. Nicht nur alle Chirurgen, sondern auch eine ansehnliche Zahl der Neurologen befürwortet heute die Frühoperation, so vor allem Auerbach, Lewandowsky, Cassierer, Nonne, Ranschburg, Reusz etc. Dagegen sind Rothmann, Spielmayer, Förster u. a. Anhänger der abwartenden Behandlung, da sie eine spontane Regeneration noch nach einer Frist von 6—8 Monaten erhoffen.

Nach Rothmann ist die Frühoperation auch deshalb zu verwerfen, weil dadurch der normale Regenerationsprozess nur gestört wird. Es ist zweifellos, dass eine spontane Regeneration zuweilen noch nach sehr langer Zeit erfolgt. Wir selbst sahen mehrere solche Fälle. Die Ganglienzellen erhalten ihre regenerative Fähigkeit bis zum späten Alter. Theoretisch betrachtet kommen wir also mit einer Nervenoperation nie zu spät.

Wenn wir trotzdem gegen ein Verschleppen der operativen Behandlung sind, so leiten uns hierbei folgende Überlegungen:

1. Der Nerv erholt sich umso langsamer, je später die Operation gemacht wird. Je früher wir also operieren, desto eher erlangt der Verletzte seine Arbeitsfähigkeit wieder, ein nicht zu unterschätzender Vorteil vom wirtschaftlichem Standpunkte aus.

2. Je früher man operiert, desto kleiner ist die Narbe im Nerven und seiner Umgebung und desto einfacher ist infolgendessen die Operation. Bei späten Eingriffen ist die Nervenzerstörung infolge der Narbenschrumpfung viel grösser, die Nervennaht wird dadurch bedeutend erschwert; auch findet man häufig ausserordentlich komplizierte anatomische Verhältnisse. Die Lösung der Nervenstümpfe oder der noch unversehrten Nervenfasern aus der Narbenschwiele kann erhebliche Schwierigkeiten verursachen.

3. Bei jeder Nervenlähmung, wenn sie längere Zeit andauert, atrophieren die zur Untätigkeit verurteilten Muskeln. Durch Übergewicht der Antagonisten entwickeln sich schwere Muskel- und Gelenkkontrakturen, welche das Resultat der schönsten Nervenoperation beeinträchtigen.

Aus all dem ist klar zu ersehen, dass das Risiko der abwartenden

Behandlung, auch wenn sie ab und zu von gutem Erfolge begleitet sein mag, viel grösser ist als dasjenige einer frühzeitig ausgeführten Operation. Nervenoperationen sind nicht gefährlich, sie haben gar keine Mortalität. Selbstverständlich sollte jeder, der Nervenoperationen ausführt, nicht nur die allgemeine chirurgische, sondern auch die für die Ausübung der Nervenchirurgie erforderliche feinere Technik gründlich beherrschen. Leider ist dieses Postulat im Kriege — wie soviele andere — nicht genügend beherzigt worden.

Frühoperation. Obwohl wir im Prinzip für einen möglichst frühen Eingriff sind, sind wir doch der Meinung, dass man die Operation an keinen bestimmten Termin binden kann. Die Forderung, Nervenoperationen 10—14 Tage nach der Verletzung auszuführen, wie sie unter anderen von Wilms gestellt wurde, ist, so erstrebenswert sie sein mag, in der Praxis nur ausnahmsweise zu erfüllen. Abgesehen davon, dass die meisten Verwundeten später in unsere Behandlung kommen, sind in diesem Zeitpunkte die Kriegsverletzungen stets infiziert. Aseptische Wundheilung ist aber Grundbedingung für jede Nervenoperation. Wie häufig sehen wir uns aus solchen Gründen gezwungen, auf die geplante Frühoperation zu verzichten und einen späteren Termin für den Eingriff im Aussicht zu nehmen. In unserem Kriegsspital werden auch gegenwärtig 20—25 Nervenpatienten behandelt, bei denen die Operation wegen einer seit 8—10 Monaten bestehenden Eiterung immer wieder aufgeschoben werden musste. Wir können denen, die auch unter solchen Verhältnissen zu einem Eingriff raten, nicht beistimmen. Dasselbe gilt für die noch nicht konsolidierten Knochenbrüche. Es ist zweckmässig, die Nervennaht erst nach vollendeter Konsolidation auszuführen, da sonst der Nerv mit dem Kallus wieder verwachsen oder von ihm komprimiert werden könnte. Weiterhin sind die Fälle nicht selten, wo man bei der Operation trotz vollendeter Wundheilung Granulationshöhlen, kleine Abscesse etc. findet, mit eingeschlossenen miliaren Sequestern, Fremdkörpern u. s. w. Wird in einem solchen Falle die Operation zu früh gemacht, so kann die ruhende Infektion wieder aufflammen, da die Virulenz der latenten Keime auffallend lange erhalten bleibt. In 2 derartigen Fällen (der eine wurde 1 Jahr nach der Verletzung operiert) erlebten wir trotz

Offenhaltens der Wunde schwere Störungen der Wundheilung. Es ist also empfehlenswert, bei allen mit Knochenbrüchen komplizierten Nervenverletzungen vor der Operation eine genaue Röntgenaufnahme machen zu lassen, um eventuelle Abszesse oder Sequester ausschliessen zu können. Findet man bei der Operation trotz dieser Vorsichtsmassregel noch Eiterung, dann ist es ratsamer, die Wunde nur zu drainieren und auf die eigentliche Nervenoperation vorläufig zu verzichten.

Den Begriff der Frühoperation formulieren wir daher folgendermassen: man operiere so früh, als es ohne Schädigung des Patienten möglich ist. Vollkommen beruhigende aseptische Verhältnisse finden wir kaum vor Ablauf von 6—8 Wochen nach vollendeter Wundheilung. Häufig werden wir aber gezwungen sein, mit dem Eingriff noch viel länger zu warten.

Allgemeine Operationstechnik.

In Bezug auf die allgemeine Technik der Nervenoperationen sind folgende Regeln zu beachten: Unerlässlich ist eine tadellose, peinliche Asepsis, da hier eine secunda intentio den vollständigen Misserfolg bedeutet. Zur Sicherung des aseptischen Verlaufes gehört ein genaues, anatomisches Präparieren, wobei jede grobe Hantierung an den Geweben, Zerfleischen von Muskeln, Sehnen etc. streng zu vermeiden ist. Der Befreiung des Nerven aus den Narben soll die Freilegung der zentralen und peripheren gesunden Nervenabschnitte vorangehen. Man arbeite mit den feinsten Instrumenten, am besten mit dem Instrumentarium für Gefässnaht. Man fasse nie die Nervensubstanz, sondern nur das Epineurium mit der Pinzette an. Überhaupt hüte man sich vor jeder Manipulation, die im Nerven oder in seiner Umgebung neue Narbenbildung erzeugen könnte. Die Verwendung von feinstem Katgut statt Seide für die Nervennähte ist daher zweckmässig, da diese als nicht resorbierbarer Fremdkörper eher zur Bindegewebswucherung führen kann. Die Austrocknung des Nerven während der Operation muss nach Möglichkeit verhütet werden. Wir verwenden deshalb bei unseren Nervenoperationen nur Tupfer, die in physiologische Kochsalzlösung getaucht sind.

Ob man mit oder ohne künstliche Blutleere, in allgemeiner oder lokaler Anaesthesie operieren soll, ist mehr eine Frage der

Gewohnheit und Technik. Allgemein bindende Regeln lassen sich dafür nicht aufstellen. Mit der künstlichen Blutleere sind wir in der letzten Zeit etwas zurückhaltender geworden, da wir in einigen Fällen Nachblutungen erlebten, die zur Hämatombildung führten. Esmarchlähmungen lassen sich bei entsprechender Vorsicht (Polsterung der Umschnürungsstelle) meist vermeiden. Die Lokalanästhe-

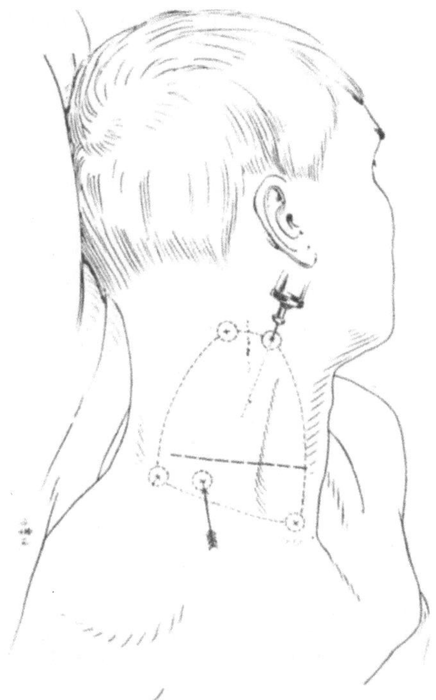

5. Lokalanästhesie bei der Operation einer Plexuslähmung.

sie verwenden wir auch bei Nervenoperationen mit Vorliebe, speziell bei voraussichtlich kurzer Operationsdauer. Die anämisierende Wirkung des Suprarenins ermöglicht ein sauberes Arbeiten in dem sonst stark blutenden Narbengewebe. Die Gefahr der Nachblutung und Hämatombildung soll man in diesen Fällen nicht zu hoch veranschlagen, besonders wenn man, wie wir das häufig zu tun pflegen, die Wunde nicht ganz schliesst, sondern an der tiefsten Stelle mit einem kurzen Glasrohr drainiert. Wichtiger erscheint der Einwand, dass die Infiltration mit der anästhesierenden Flüssigkeit eine vorübergehende Nervenlähmung erzeugen und so die elektrische Nervenuntersuchung während der Operation vereiteln könnte.

Jede Nervenoperation hat die wichtige Aufgabe, die Leitungsfähigkeit des Nerven herzustellen bezw. die natürliche Regeneration zu beschleunigen. Ausserdem soll die Operation der Bildung neuer Verwachsungen und Narben nach Möglichkeit vorbeugen. Je nach Art der Verletzung und des anatomischen Befundes ist die Nervenlösung (Neurolyse) oder die Nervenresektion und Naht auszuführen.

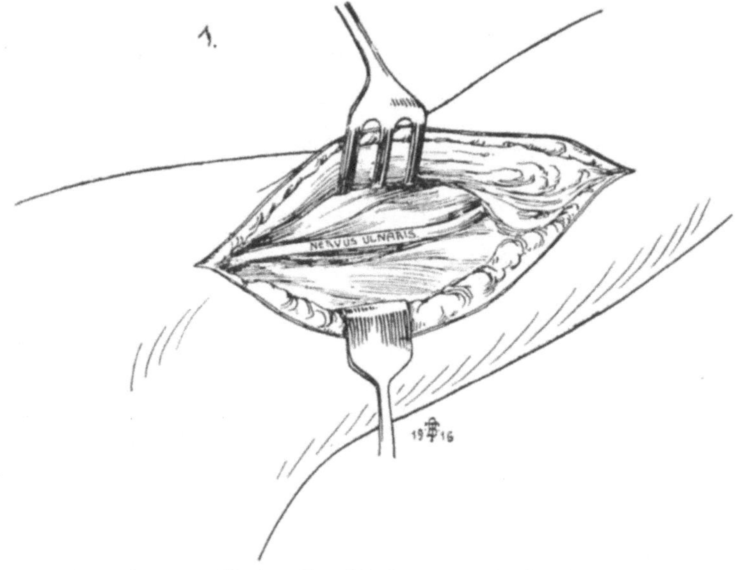

6. Lähmung des plexus axillaris. Der Medianus und Ulnaris sind vollständig, die anderen Nerven partiell gelähmt.

Neurolyse. Ist der Nerv mit seiner Umgebung verwachsen, aber weder eine Kontinuitätstrennung, noch eine erheblichere narbige Veränderung vorhanden, dann soll die Operation in der einfachen Nervenlösung bestehen. Bei stärkerer Verdickung der Nervenscheide wird diese vorerst in der Länge gespalten und der Nerv herausgeschält. Man kann sich diese Aufgabe erleichtern, indem man nach dem Vorschlage Heile's unter das Epineurium etwas Kochsalzlösung einspritzt. Stoffel begnügt sich nicht mit der Entfernung des paraneuralen Gewebes. Er nimmt an, dass in der Mehrzahl der Fälle auch im Innern des Nervenstammes endoneurale Narben vorhanden sind, welche die einzelnen Nervenbahnen mit einer starren Hülle umgeben. Die Neurolyse soll also aus 2 Akten bestehen. Zunächst entferne man die paraneurale Narbe (Paraneu-

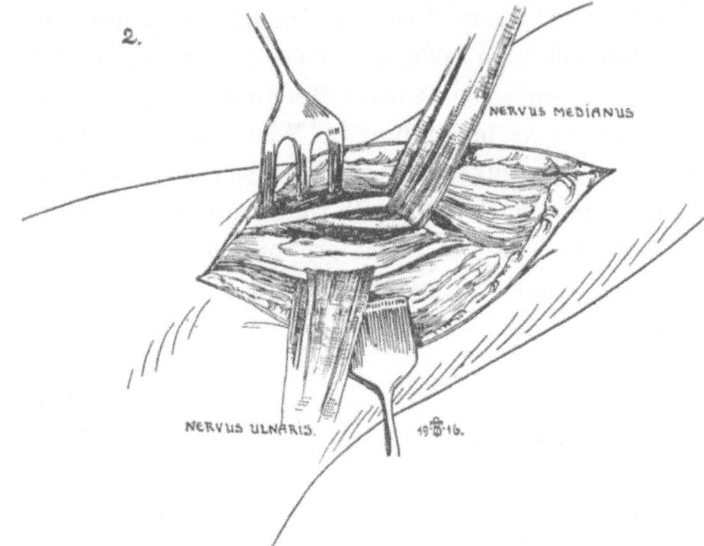

7. Neurolyse der in die Narbe hineingewachsenen Nerven.

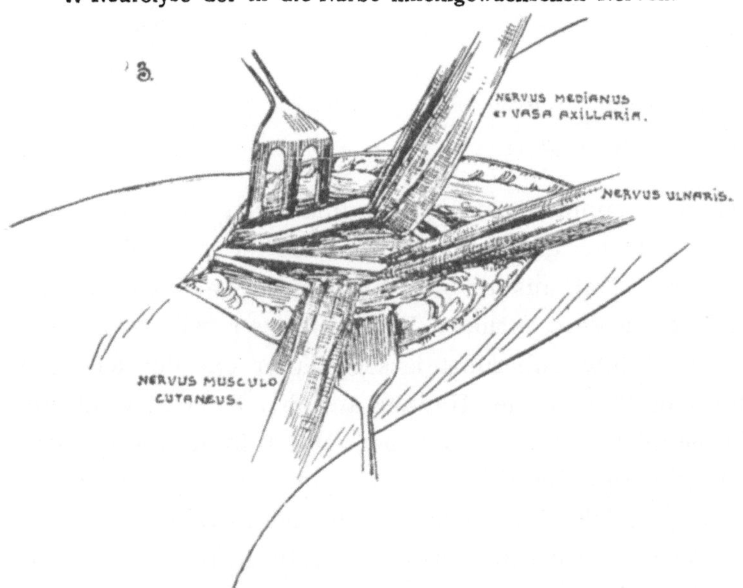

8. Dasselbe nach vollendeter Neurolyse.

rotomie, V e r e b é l y), sodann mache man eine Endoneurolyse in der Weise, dass jede einzelne Nervenfaser aus der Narbe gelöst und das interstitielle Narbengewebe exstirpiert wird. Es muss dahingestellt bleiben, ob dieses mühselige und auch technisch nicht ganz einfache Verfahren bessere Resultate zeitigen wird, als die einfache Neurolyse. Man soll auch bedenken, dass die Exstirpation der endoneuralen Narben auch bei feinster Technik kaum im Stande sein dürfte, eine erneute Narbenbildung im Nervenstamme zu verhindern. Stoffel sah allerdings überraschend schnelle Wiederkehr der Funktion in seinen nach dieser Methode operierten Fällen. Dem gegenüber betont Simon, dass er von 80 Fällen, in denen die Neurolyse nach Stoffel ausgeführt wurde, kein einziges positives Resultat gesehen habe.

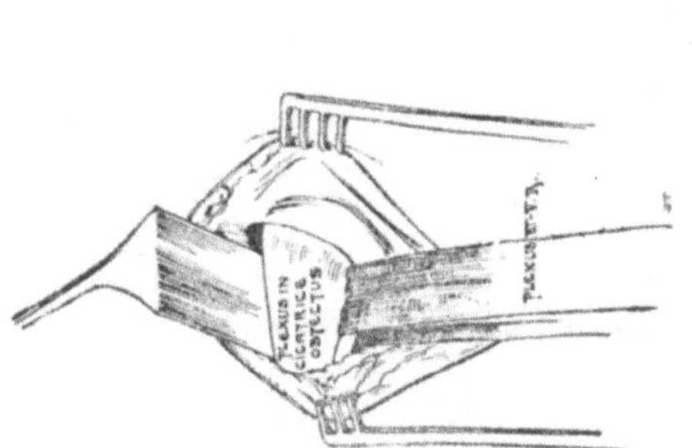

9. Operation einer Plexuslähmung. Sämtliche Nerven liegen im homogenen Narbengewebe eingebettet.

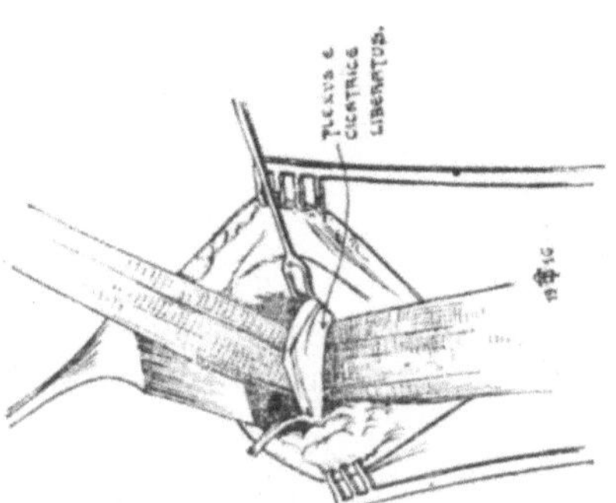

10. Die Nerven werden aus der Narbe einzeln herausgelöst.

Bei den spindelförmigen Verdickungen des Nervenstammes kann die einfache Inspektion nicht darüber Aufschluss geben, ob der verdickte Teil aus reinem Narbengewebe besteht, oder noch intakte Nervenfasern enthält. Kirschner will in solchen Fällen den Nervenstamm unberührt lassen, da er die Verdickung für ein anatomisches Produkt der Heilung ansieht. Er wird wohl mit dieser Ansicht ziemlich vereinzelt dastehen. Wir führen in ähnlichen Fällen eine Längsinzision im Nerven aus, wenn nötig sogar an mehreren Stellen in paralleler Richtung. Ist die Schnittfläche überall narbig und homogen, so wird die verdickte Stelle in toto reseziert und der Nerv genäht, sind aber noch intakte Nervenfasern darin, dann werden nur die sichtbaren Narben exzidiert. Hofmeister und Heile empfehlen die Aufschwemmung des Nerven mit ½% Novocain- oder phys. Kochsalzlösung. Man erzielt dadurch eine

Auffaserung der Nervensubstanz und erleichtert sich so das Auffinden und Isolieren der einzelnen Nervenbahnen. Thöle entfernt die interstitiellen Narben, reseziert die stärker verdickten Nervenfasern, und näht sie einzeln zusammen. Ein solches Verfahren ist umständlich und wird schwerlich bessere Erfolge als die einfache Neurolyse oder Resektion ergeben.

Resektion und Naht.

Ist die Kontinuität des Nerven ganz unterbrochen und findet man in der Narbe keine Spur von intakten Nervenfasern, dann ist das einzig richtige Ver-

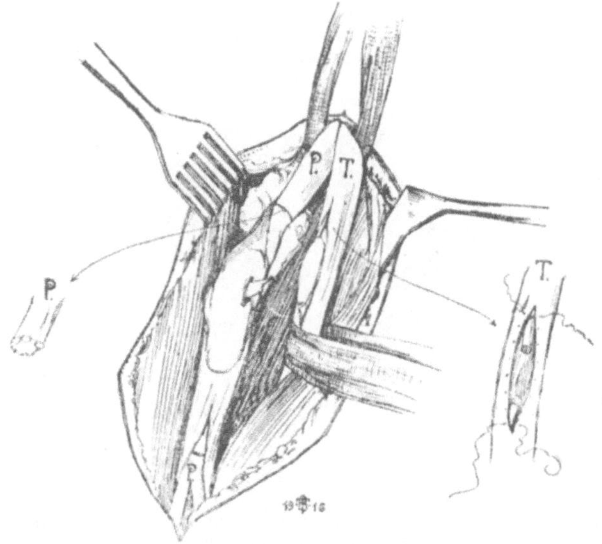

11. Ischiadicuslähmung. Hohe Teilung des Nervenstammes. Knochensplitter im peroneus comnunis. Exstirpation der Narbe aus dem n. tibialis, Naht des Epineurium.

fahren die vollständige Exstirpation des narbig veränderten Teiles und die Vereinigung der Stümpfe durch die Naht. In der Entfernung der Narbe darf man nicht allzu sparsam vorgehen. Sowohl der zentrale wie der periphere Stumpf sollen so lange gestutzt werden, bis gesunde Nervenquerschnitte zum Vorschein kommen. Dies ist umso wichtiger, als nach den histologischen Untersuchungen von Borchardt auch scheinbar gesunde Querschnitte noch viel narbig verändertes Bindegewebe enthalten können. Auch Edinger macht darauf aufmerksam, dass die Narbe im zentralen Stumpf meist viel höher hinaufreicht, als wir uns vorzustellen pflegen. Natürlich müssen wir uns bemühen, die Nervenenden möglichst ohne Spannung zu vereinigen, dürfen aber andererseits nicht vergessen, dass auf eine Regeneration nur dann mit einiger Sicherheit zu rechnen sei, wenn alles resistente Narbengewebe den herauswachsenden Nervenfasern aus dem Wege geräumt wird.

Stoffel, der die innere Nerventopographie eingehend studierte, wies durch schöne Experimente nach, dass jeder periphere Nerv aus mehreren selbständigen Nerveneinheiten besteht, die sämtlich ihr konstantes Innervationsgebiet besitzen. Die motori-

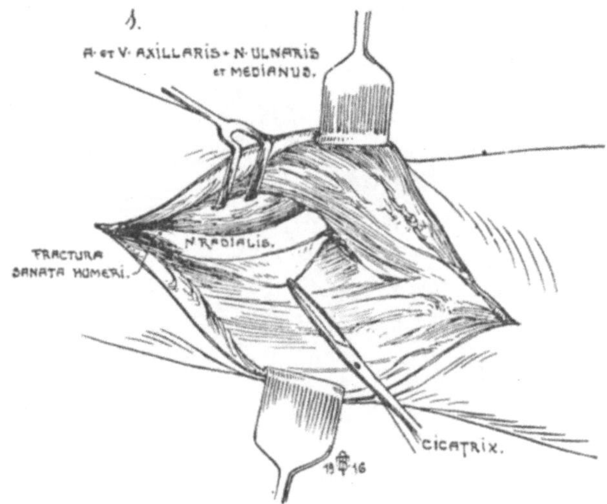

12. **Radialislähmung.** Lösung des zentralen Nervenstumpfes. Der Nerv ist mit dem Knochen verwachsen.

schen und sensiblen Bahnen sind am Nervenquerschnitt in topographisch bestimmte Felder geteilt. Auf Grund dieser Befunde kommt er zu der Forderung, dass bei einer guten Nervennaht die entsprechenden Nervenbündel des zentralen und peripheren Stumpfes exakt adaptiert sein müssten, damit nicht etwa motorische Bahnen mit sensiblen vereinigt werden.

Für die Richtigkeit der Stoffel'schen Anschauung spricht die grosse Zahl der im Kriege beobachteten partiellen Nervenverletzungen mit isolierten Lähmungserscheinungen an einzelnen Muskelgruppen. Die Überlegenheit der Stoffel'schen Nervennaht über die alte Methode wird aber noch vielfach bestritten. Selbst die Anhänger der Stoffel'schen Lehren haben hervorgehoben, dass die exakte Vereinigung des Nervenkabels im Sinne Stoffel's nur in den ganz frischen Fällen gelinge. In älteren Fällen sei eine genaue Adaptierung unausführbar, da die Orientierung am peripheren degenerierten Stumpf ein Ding der Unmöglichkeit sei. Stoffel empfahl zwar die elektrische Untersuchung zur Eruierung der zusammengehörigen Nervenbahnen, aber sie lässt uns auch häufig im Stiche, da die elektrische Reizbarkeit des degenerierten Nerven bald

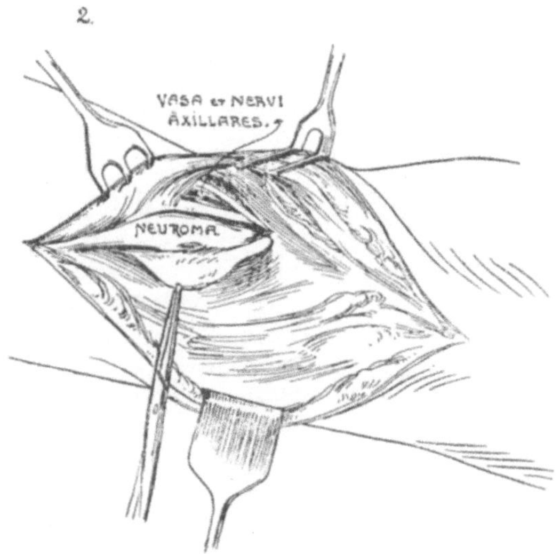

13. Freilegung des zentralen und peripheren Nervenstumpfes mit dem dazwischenliegenden Neurom.

aufhört. Simons hält die Stoffel'sche Nervennaht praktisch für unausführbar und auch physiologisch für unrichtig. So viel ist gewiss, dass sie mit dem heutigen Stand der Regenerationstheorie schwer in Einklang zu bringen ist.

Obwohl die absolute Gültigkeit der Stoffel-schen Lehren nicht allgemein anerkannt wird, ist es doch zweckmässig, die Nervenstümpfe vor Ausführung der Naht exakt zu adaptieren. Je glatter die Nahtlinie, desto kleiner ist die Narbe nach der Naht und desto günstigere Bedingungen werden für die Regeneration geschaffen (Borszéky).

Die Nervensubstanz selbst soll bei der Nervennaht möglichst geschont werden. Dies erreicht man dadurch, dass man mit der

Nadel nur durch die Nervenscheide geht und ein Mitfassen der Nervensubstanz sorgfältig vermeidet. Ist die Spannung gross, dann reissen die Fäden allerdings leicht durch. Wir benutzen zur Vereinigung ausschliesslich Knopfnähte und haben selten mehr als 3—4 Nähte nötig.

Umhüllung der Nahtstelle.

Ob man nun eine Neurolyse oder eine Nervennaht ausgeführt hat, immer ist auch daran zu denken, wie man den Nerven vor späteren Verwachsungen schützen

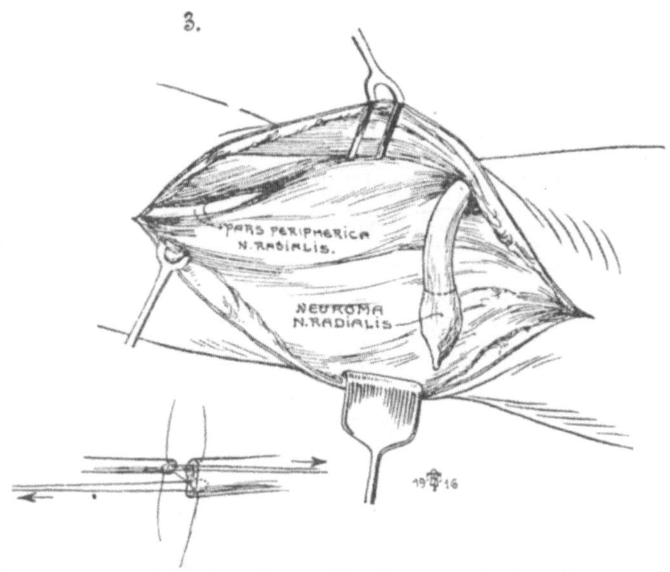

14. Durchschneidung des zentralen Stumpfes.

kann. Dazu soll die Umhüllung bzw. Überziehung der Nahstelle dienen, für welchen Zweck die verschiedensten Materialien empfohlen worden sind. Bruns benutzte dekalzinierten Knochen, Payr ein Magnesiumröhrchen, Lotheissen in Formalin gehärtete Gelatine, Heile vulkanisiertes Gummiröhrchen. Auerbach sah guten Erfolg von der Anwendung des Galaliths (Galalith ist ein mit Formalin behandeltes Kaseinpräparat).

Alle die erwähnten Substanzen sind aber Fremdkörper, welche unvermeidlich wieder zur Bindegewebsproduktion und Narbenbildung führen. Zweckmässiger erschien daher die Umhüllung mit lebenden Geweben, welche direkt aus dem Körper des Verletzten entnommen wurden. So benutzte man frei transplantierte Faszien, Fettfaszien oder reine Fettlappen, gestielte oder ungestielte Muskel-

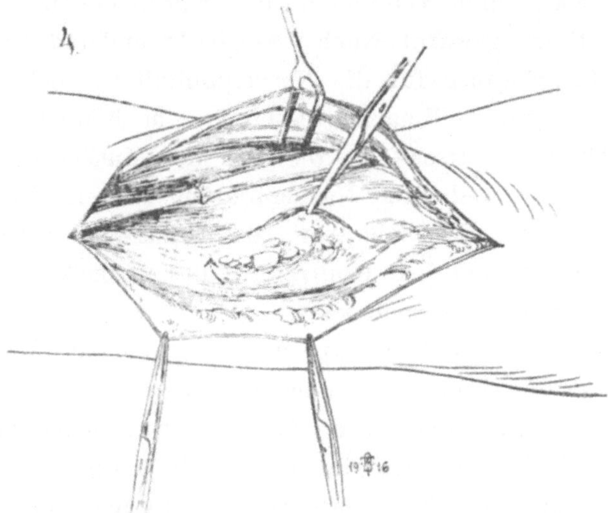

15. Nach Resektion des neuromatösen Teiles wurden die Stümpfe durch Naht vereinigt.

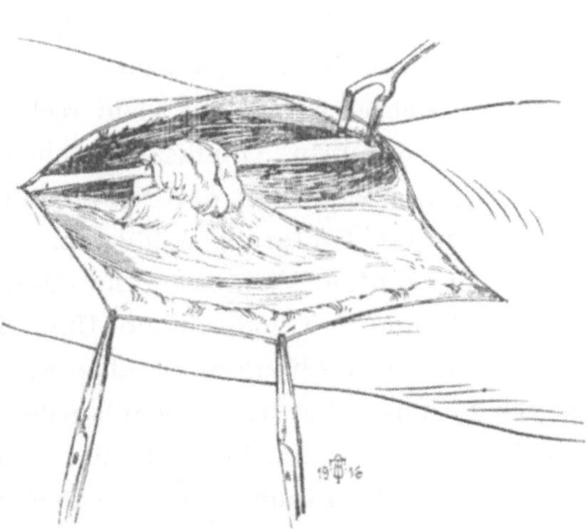

16. Umscheidung der Naht mit einem Fettlappen.

lappen aus der Umgebung. Indessen stellte sich heraus, dass auch diese Methoden kein ideales Resultat geben. K r e d e l beobachtete eine starke sekundäre Schrumpfung des eingepflanzten Fettfaszienlappens mit Strangulation des Nervenstammes. Kolb sah in einem Falle lipomatöse Entartung des transplantierten Fettlappens. Von Gulecke und Borchardt wurde ebenfalls vor Anwendung der Faszie gewarnt. Nach Verebély und anderen Autoren sind auch Muskellappen für die Nervenumhüllung nicht geeignet. Ersterer hat experimentell nachgewiesen, dass nach Muskelverletzungen und Nähten aseptische Nekrosen in der Muskelsubstanz entstehen, die zu progredienter Narbenbildung führen. Die Anwendung von gestielten Muskellappen soll ausserdem auch deshalb unzweckmässig sein, weil jede Kontraktion des Muskels eine schmerzhafte Nervenzerrung erzeugen kann.

Nach Bittorf's Thierexperimenten war das Resultat am besten, wenn er den Nerven mit einer in Formalin gehärteten Kalbsarterie überzog. Bei diesem, von Foramitti schon viel früher empfohlenen Verfahren blieb der Nerv vollständig frei von Verwachsungen, und nur die Arterie zeigte schwache Verbindungen mit der Umgebung. Liess er den Nerven ohne jede Einhüllung, so fand er nach drei Monaten knorpelhartes Narbengewebe, das mit dem Nerven fest verwachsen war. In grellem Gegensatz dazu stehen die Erfahrungen von Gulecke und Verebély, die bei einer grossen Anzahl von Nervenoperationen auf jede Art von Nervenumscheidung verzichteten und trotzdem recht gute Erfolge hatten. Die Nerveneinhüllung resp. Tubulisation scheint also keinen wesentlichen Einfluss auf den Erfolg der Nervennähte zu haben. Damit stimmen auch unsere Erfahrungen überein. Wir versuchten fast sämtliche oben erwähnten Verfahren und fanden am Ende keinen Unterschied, ob nun mit oder ohne Umhüllung operiert worden war. Nach unserem Dafürhalten ist aber wichtig, dass der Nerv nach erfolgter Lösung oder Naht nicht wieder in sein altes Narbenbett versenkt, sondern möglichst zwischen gesunde Muskeln gelagert werde. Haben wir die Lösung eines mit dem Knochen verwachsenen Nerven vorgenommen, dann wurde der Knochen mit einem aus der Nachbarschaft genommenen gestielten Muskellappen bedeckt und der Nerv auf dieses Polster gelagert.

Nahtspannung. Eine wichtige Bedingung für den Erfolg jeder Nervennaht ist die Vermeidung jedweder Spannung nach der

Vereinigung der Stümpfe. Unschwer lässt sich dies dann erreichen, wenn die Spannung dadurch verursacht wird, dass der Nerv auf einer hervorstehenden Knochenkante reitet. Nach Abmeisselung der Kante gelingt die Vereinigung meist spielend leicht. Nach Resektion grösserer Nervenstücke können sich aber erhebliche Schwierigkeiten ergeben. Zuweilen lässt sich durch starke Mobilisation und Dehnung beider Nervenstümpfe erreichen, dass sie auch bei einer Distanz von 5—6 cm. noch ohne Spannung zusammengebracht werden können. W i l m s empfiehlt die Bildung von Zügeln aus der äusseren Wand des Neuroms, mit deren Hilfe die Stümpfe zu-

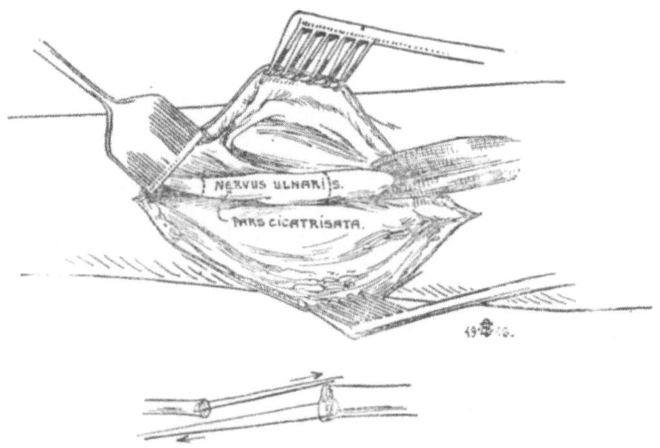

17. Ulnarislähmung. Resektion des narbig veränderten Nerventeiles.

sammengezogen werden. Ein ähnlicher Vorschlag wurde von H a n s und A l a p y gemacht. Wir halten dieses Verfahren nicht für richtig, da es dem Prinzip zuwiderläuft, dass alles Narbengewebe aus der Umgebung der Nervennaht entfernt werden solle.

Ein erhebliches Stück Spannung kann auch dadurch beseitigt werden, dass man die Nervennaht unter entsprechender Einstellung der benachbarten Gelenke ausführt und diese Stellung nach der Operation durch einen immobilisierenden Verband fixiert. Bei der Naht des Nervus medianus oder ulnaris am Unterarm ist z. B. maximale Beugung des Hand- und Ellenbogengelenkes jene Stellung, in welcher die Spannung am geringsten ist. Hingegen ist Fixierung des Ellbogengelenkes die günstigste Lage für die Entspannung der

Ulnarisnaht im Sulcus ulnaris. Stoffel's Studien über Nervenmechanik führten zu dem interessanten Ergebniss, dass es bei jeder Nervenverletzung eine optimale Haltung der betreffenden Extremität gibt, in der die Spannung am geringsten ist. Je kleiner aber die Spannung, desto günstiger gestalten sich die Verhältnisse nicht nur für die Regeneration, sondern auch für die Ausführung der Operation. Stoffel empfiehlt daher nach jeder Nerven-

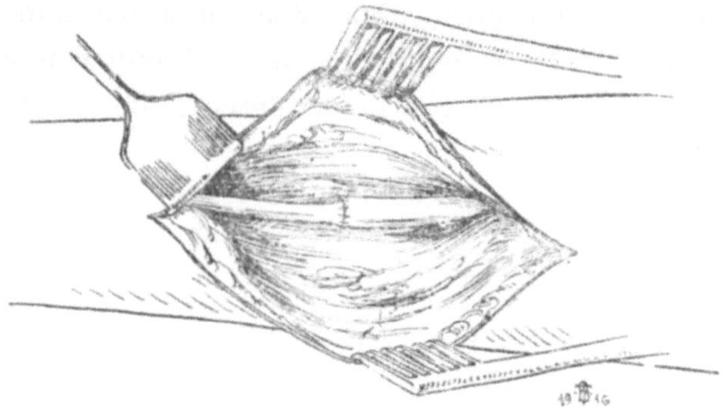

18. Dasselbe nach vollendeter Nervennaht.

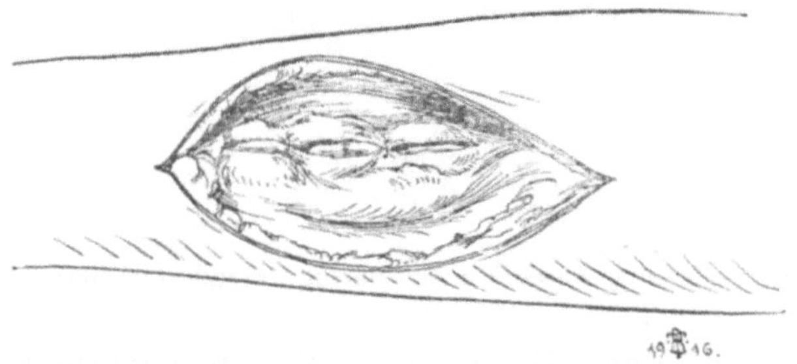

19. Muskelnaht zur Deckung der Nervennahtstelle.

verletzung die Extremität sofort in einer bestimmten Lage zu fixieren und schreibt diese für jeden einzelnen Fall genau vor.

Stoffel's Lehren sind nicht ohne Widerspruch geblieben. Man wandte ein, dass seine aus Thierexperimenten gewonnenen Erfahrungen nicht ohneweiters auf menschliche Nervenverletzungen übertragen werden können. Unmittelbar nach der Verletzung dürfte schwer zu entscheiden sein, welcher Nerv und in welchem Masse er verletzt wurde. Die grösste Beachtung verdient auch die Mahnung, dass durch die Dauerfixation eines Gelenkes in einer bestimmten Lage die Gefahr der Kontraktur heraufbeschworen wird.

Nervenverlagerung. In einer Reihe von Fällen wird die Nervennaht nur durch Nervenverlagerung möglich. Diese Operation führten Steinthal, Thöle und, unabhängig von diesen Autoren, wir selbst in einem Falle von Ulnarisnaht aus, wo infolge zu ausgedehnter Resektion die Vereinigung der Stümpfe nicht gelang. Die Nervenstümpfe wurden aus dem Sulcus ulnaris herausgehoben, mit einer Kocherklemme gefasst und unter der Muskulatur in die Ellbogenbeuge gebracht, worauf die Naht ohne Spannung ausgeführt werden konnte.

Nach ausgedehnter Nervenresektion machte Pólya als erster eine Verlagerung des Nervus radialis in der Weise, dass er die Stümpfe von der Hinterfläche des Humerus in den Sulcus bicipitalis interus brachte. In neuerer Zeit wird die Nervenverlagerung auch von Wrede warm empfohlen.

Führt auch die Nervenverlagerung nicht zum Ziele, dann könnte man eine Methode versuchen, die Löbker, Bergmann und Trendelenburg empfohlen haben. Diese besteht darin, dass man die Extremität durch entsprechende Knochenresektion verkürzt. Von diesem Verfahren machten wir allerdings in keinem Falle Gebrauch und würden auch nicht dazu raten. Die Knochenresektion, auch mit nachfolgender Knochennaht, halten wir für einen ziemlich bedeutenden Eingriff, und der zu erwartende Erfolg steht kaum im Verhältnis zum Schaden, der dadurch verursacht werden kann. Sie kann aber Berechtigung haben in den Fällen, wo gleichzeitig eine Pseudarthrose besteht.

Nervenüberbrückung. Es gibt eine Reihe von Verfahren, welche bei grossen Defekten die Herstellung der Nervenkontinuität und Leitungsfähigkeit durch Überbrückung erzielen wollen. Hieher gehören 1. die früher schon erwähnten Arten der Tubulisation, 2. die Nervenplastik nach Letievant, bei welcher die Kontinuität durch zwei aus dem zentralen und peripheren Nerventeil abgespaltene Lappen hergestellt wird, 3. Brücken aus mehrfachen Katgut- oder Seidenfäden, die zwischen beiden Stümpfen ausgespannt werden. Bei allen diesen Verfahren spielt das eingeschaltete Material die Rolle einer Brücke, welche die regenerierten Nervenfasern zum peripheren Stumpfe leitet.

In diese Gruppe kann man auch die sog. Doppel- und Vielfachpfropfungen zählen, die im Laufe des Krieges von Hofmeister, Borchardt und Láng geübt worden sind. Technisch weichen diese Methoden darin von den früher geübten einfachen Nervenpfropfungen ab, dass bei ihnen sowohl das periphere wie das zentrale Ende des gelähmten Nerven in einen gesunden Nachbarnerven eingepflanzt wird. Der Grundgedanke ist bei diesem neuen Verfahren der, dass die aus dem zentralen Stumpf hervorwachsenden neuen Nervenfasern den gesunden Nerven nur als Leiter zum peripheren Nerventheil benützen. Der zwischengeschaltete gesunde Nerv neurotisiert also nicht, er verbindet nur als Brücke die implantierten Stümpfe. Demzufolge ist nach Hofmeister das Wundmachen des gesunden Nerven bei der Implantation, sowie es Borchardt und Láng empfohlen haben, gar nicht nötig. Enderlen und Knauer versuchten die Richtigkeit des Verfahrens durch Thierexperimente zu bekräftigen.

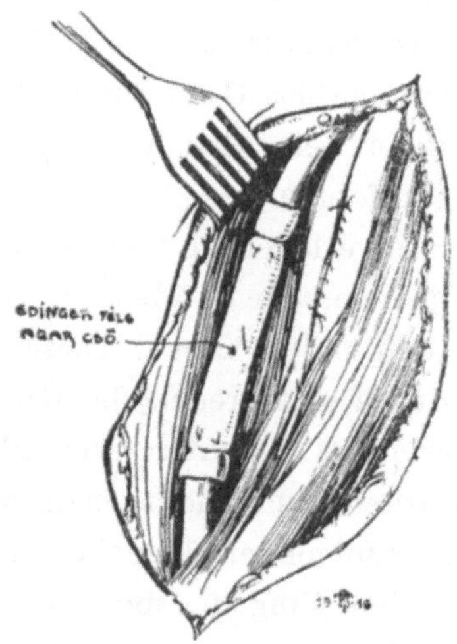

20. Tubulisation mit Edinger'schen Röhre.

In neuerer Zeit empfahl Edinger auf dem Grunde einer tief durchdachten Argumentation wieder die Tubulisation. Die Nervenstümpfe werden nach ihm durch Kalbsarterien verbunden, die mit Agar oder Blutserum gefüllt sind. Agar und Blutserum sollen, als Körper von geringer Widerstandsfähigkeit, das Durchwachsen der zentralen Fasern gegen die Peripherie erleichtern.

Einige Autoren, wie Cahen, Förster etc., wollen Nervendefekte durch frei transplantierte Nervenstücke ersetzen. Dieses Verfahren, so rationell es auf den ersten Blick erscheint, ist theoretisch schlecht begründet. Das zwischengeschaltete Material ist, wie schon früher erwähnt wurde, nichts anderes, als ein Itinerarium für die regenerierten Nervenfasern. Wenn aber dem so ist, dann ist für diesen Zweck gerade Nervengewebe am wenigsten geeignet, da es eine Substanz von zu grosser Widerstandsfähigkeit ist. Aus eben diesem Grunde erscheint auch die doppelte Nervenpfropfung nach Hofmeister als ein wenig aussichtsvolles Verfahren.

Nervenpfropfung Eine andere grosse Gruppe der Nervendefektoperationen gehört in den Bereich der eigentlichen Nervenpfropfungen, die ihre Verbreitung hauptsächlich den Forschungen von Henle und Spitzy verdanken. Zweck dieser Operationen ist immer eine wirkliche Neurotisation des gelähmten Nerven von Seiten eines gesunden Nachbarnerven. Wir verzichten hier also ein für allemal auf die natürliche Regeneration. Die Operation wird entweder so ausgeführt, dass der periphere Nervenstumpf in den gesunden Nerven eingepflanzt wird (periphere Implantation), oder so, dass man den gesunden Nerven durchschneidet und sein zentrales Endstück in den peripheren Teil des verletzten Nerven implantiert, (centrale Implantation.) Eine dritte Art der Pfropfung besteht darin, dass man aus dem gesunden Nerven einen gestielten Lappen bildet und ihn in den gelähmten Nerven einpflanzt.

Ist die Nervenzerstörung so gross, dass man nicht einmal die Nervenpfropfung anwenden kann, dann kann ausnahmsweise die direkte muskuläre Implantation des zentralen Nervenstumpfes versucht werden. Dieses Verfahren wurde von Hacker, Erlacher und Heinecke empfohlen.

Nachbehandlung. Die Behandlung einer Nervenschussverletzung ist mit der Operation nicht abgeschlossen. Man darf die Hände auch jetzt nicht in den Schoss legen und sich lediglich auf die Hoffnung beschränken, dass die Herstellung der Nervenfunktion schon kommen werde. Man muss darauf manchmal recht lange warten, und deshalb sind zur Verhütung des progressiven Muskelschwundes und der Gelenkkontrakturen energische Massage und andere mechanotherapeutische Prozeduren nebst Bädern und Heissluftbehandlung durchaus erforderlich. Zur Beseitigung schon bestehender Kontrakturen fanden wir recht zweckmässig unsere Zwirnhandschuh-Mastisolverbände. Ob durch die Elektrotherapie ein wesentlicher Einfluss auf die Beförderung der Heilung ausgeübt wird, darüber wird von den Neurologen selbst viel gestritten.

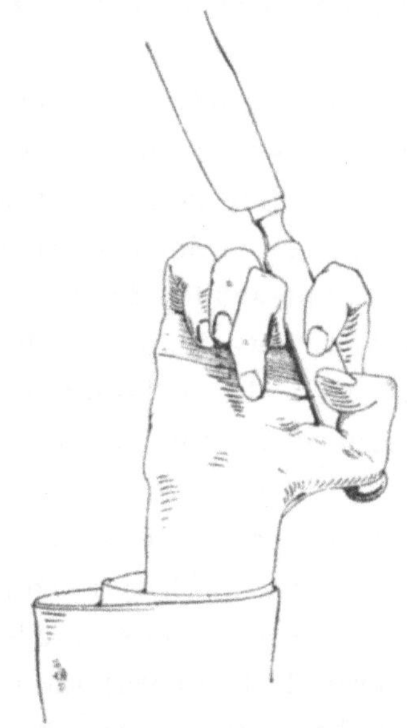

21. Messerhaltung bei Ulnarislähmung mit zweckmässiger Verwendung der noch funktionstüchtigen Muskeln.

Eine wichtige Aufgabe der Nachbehandlung besteht in der Verhütung einer übermässigen Dehnung gelähmter Muskeln, deren Funktion auch nach Wiederkehr der Nervenleitung sonst unvollständig bleiben würde. Nach der Operation von Radialislähmungen lassen wir die Kranken einen einfachen Hülsenapparat tragen, welcher die Hängehand in Dorsalflexion, den adduzierten Daumen in Abduktion bringt. Bei Peroneuslähmung ist ein einfacher Schienenapparat notwendig, um den Fuss dauernd in rechtwinkliger Dorsalflexion zu halten. Gaugele will in jedem Falle von Radialislähmung der eigentlichen Nervenoperation die Verkürzung der

Extensoren anschliessen. Müller benutzt zur Sicherung der Streckstellung einen frei transplantierten Faszienstreifen. Diese Operation führten wir in 3 Fällen mit bestem Erfolge aus. Im allgemeinen halten wir die Kombination der Nervennaht mit Sehnenoperationen nur ausnahmsweise für angebracht, wir geben aber zu, dass in alten und aussichtlosen Fällen von Radialislähmung mit Sehnenplastiken noch recht viel Nutzen gestiftet werden kann. Durch Überpflanzung der Flexoren und Tenodese der Extensoren kann noch in verzweifelten Fällen der Hand eine fast volle Gebrauchsfähigkeit zurückgegeben werden (Sudeck und Axhausen).

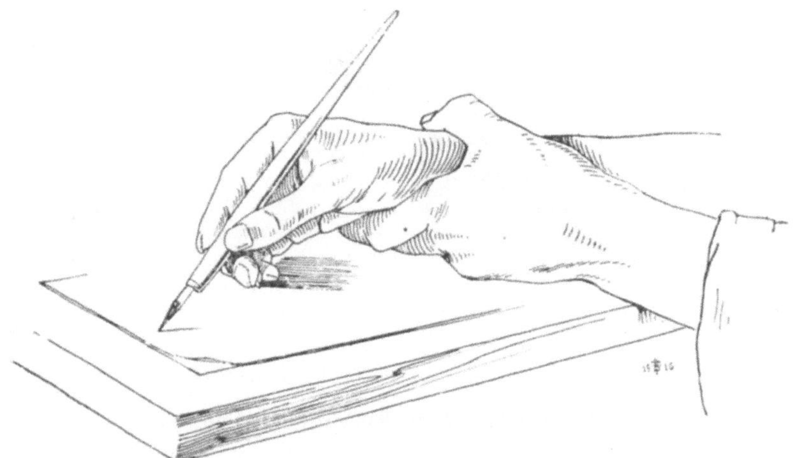

22. Schreibübungen bei Radialislähmung.

Kritik der Operationsresultate.

Bei der Beurteilung der Operationsresultate ist eine strenge und vorurteilslose Kritik unerlässliche Bedingung, sonst gelangt man leicht zu falschen Konklusionen. Publikationen, die über fabelhaft rasche Wiederkehr der Nervenfunktion berichten, steht man mit Recht skeptisch gegenüber. Eine rapide Herstellung der Nervenleitung kann nach Neurolysen vorkommen, wenn die Lähmung durch Kompression des Nerven durch Narbe oder Kallus bedingt war. Wir selbst erlebten in einem Falle von Lähmung des Plexus brachialis, dass die ante operationem bestehende Tricepslähmung schon 24 Stunden nach dem Eingriff vollständig verschwand. Rasche Besserung ist auch nach Aneurysmenoperationen zu erwarten, wenn der Nerv vom Drucke des

Aneurysmasackes befreit wird. Andererseits erscheint uns eine unmittelbare Restitution der Nervenleitung nach Resektion und Naht in höchstem Grade zweifelhaft, da ein solches Vorkommnis alle unsere Begriffe von der Nervenregeneration über den Haufen werfen würde. Gewissenhafte Nachprüfung derartiger Fälle hat schon öfters zu der Feststellung geführt, dass ein Irrthum vorlag. In einem interessanten Vortrage wiesen Verebély und Ranschburg auf mehrere Fehlerquellen hin, die dabei in Betracht kommen. Vor allem muss man sich hüten, durch unrichtige Aussagen der Patienten sich irreleiten zu lassen. Diese werden nach

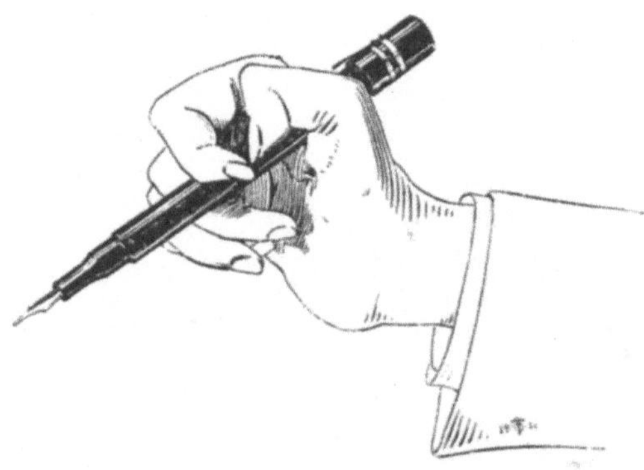

23. Federhaltung bei Medianus-Ulnarislähmung.

der Operation stets geneigt sein, in jeder Kleinigkeit ein Zeichen der Besserung zu erblicken. Besserung der Sensibilität, sogar deren vollständige Restitution, ist nicht gleichbedeutend mit Restitution der Leitunsfähigkeit, da wir wissen, dass eine kollaterale Innervation durch die Nachbarnerven in sehr kurzer Zeit erfolgen kann. Bei der Bewertung rasch wiederkehrender Motilität darf man nicht ausser Acht lassen, dass dieselbe Bewegung durch mehrere synergische Muskeln ausgeführt werden kann, die von verschiedenen Nerven versorgt werden. Um nur einige Beispiele herauszugreifen, kann fehlende Pronation bei Medianuslähmung durch Wirkung des M. brachio-radialis, fehlende Supination bei Radialislähmung durch den Biceps ersetzt werden. Eine häufige Beobachtung ist auch die, dass nach Radialislähmung die Hand aktiv dorsalflektiert werden kann, aber nur dann, wenn gleichzeitig mit dieser Bewegung die Finger gebeugt werden. Die Dorsalflexion erfolgt hier rein passiv, durch die Kontraktion der Flexoren.

Aus den obigen Ausführungen ergibt sich die grosse Wichtigkeit der neurologischen Untersuchung, die vor und nach dem Eingriff wiederholt und genau ausgeführt werden muss, um dessen reale Wirkung richtig beurteilen zu können. Gradmesser des Erfolges ist immer die Wiederkehr der Motilität in den gelähmten Muskeln. Die normale elektrische Erregbarkeit kehrt nicht gleichzeitig mit der Funktion, sondern viel später, manchmal erst nach Jahren zurück. Andererseits hat Ranschburg nachgewiesen, dass eine postoperative Besserung in dem elektrischen Verhalten an sich noch keine Herstellung der Nervenleitung bedeutet.

Stehen wir auch den Berichten von den unmittelbaren Operationserfolgen skeptisch gegenüber, so ist es nicht zu leugnen, dass es Beobachtungen gibt, nach denen sich die Funktion gelähmter Muskeln überraschend früh, schon 2—3 Wochen post operationem, wieder herstellte. Solche Fälle sind von verlässlichen Autoren, wie Hotz, Thiemann, Paulikovits etc. beschrieben worden. Ein Patient mit Radialislähmung, bei dem wir die Resektion und Naht ausführten, konnte seine Hand schon 3 Wochen später bis zum Horizontalen strecken. Solche Fälle werden aber immer vereinzelt bleiben.

Die ersten Zeichen der Restitution zeigen sich selten vor 6—8 Wochen, häufig erst viel später. In einem unserer geheilten Fälle von Radialisnaht zeigten sich die ersten Spuren der Besserung 8 Monate nach dem Eingriff. Matti sah Wiederkehr der Funktion 15 Monate nach einer Ulnarisnaht. Die volle Restitutio ad integrum nimmt immer längere Zeit, nicht selten Jahre in Anspruch.

Ein rascher Erfolg ist in den Fällen zu erwarten, in welchen neuralgische Schmerzen die Hauptindikation zum Eingriff bilden. Die Schmerzen hören kurze Zeit nach der Operation auf. Ein schönes Beispiel dafür sahen wir in einem Falle von Ischiadikusverletzung. Die Operation wurde wegen unerträglicher Neuralgien, die den Patienten weder bei Tage noch in der Nacht zu Ruhe kommen liessen, 5 Wochen nach der Verletzung ausgeführt. Der Nerv war in derbes Narbengewebe eingebettet. Vor seiner Befreiung schwemmten wir ihn mit ½ % Novokainlösung auf, hierauf schälten wir ihn aus der Narbe heraus und umhüllten ihn mit einem Fettfaszienlappen. Die Schmerzen waren schon am nächsten Tag wesentlich geringer und hörten nach 8 Tagen vollständig auf. Die Motilitätsstörungen bildeten sich in 2 Monaten grösstenteils zurück.

Die Heilungsresultate der Nervenoperationen sind je nach der Art des Eingriffes verschieden. Bei Friedensverletzungen schätzt Auffenberg die Heilungsziffer der Nervennaht auf 70%, die der Neurolyse auf 97%. Ein so günstiges Resultat ist bei den Kriegsverletzungen nicht zu erwarten. Die besten Erfolge werden auch hier mit den Neurolysen erreicht. Verebély berichtet über 25—100% Besserungen bei seinen an der oberen Extremität ausgeführten Neurolysen bereits 4 Wochen p. o. Von 9 Neurolysen des N. peroneus blieb nur in 2 Fällen der Erfolg aus. Thöle machte 17 Neurolysen, wovon nur 4 Fälle ein negatives Resultat ergaben. Wir führten die Neurolyse 19mal aus, In 13 Fällen konstatierten wir ein positives Resultat, mit wesentlicher Besserung der Funktion. Von den nicht gebesserten Fällen verliessen 4 schon 2—4 Wochen nach dem Eingriff das Spital; über das weitere Schicksal dieser Patienten konnte trotz wiederholter Nachfrage nichts weiter ermittelt werden.

Weniger gute Resultate wurden mit der Resektion und Naht erzielt, die wir in 28 Fällen ausführten. 2mal erfolgte vollständige Wiederherstellung, 6 mal wesentliche Besserung und 2 mal beginnende Restitution der Nervenleitung. In allen übrigen Fällen war weder in den Lähmungserscheinungen, noch in der Entartungsreaktion eine Änderung zu konstatieren. Allerdings war in der Mehrzahl dieser Fälle die Beobachtungsdauer viel zu kurz. Bemerkenswert ist, dass die Operation in den 2 geheilten und einem der wesentlich gebesserten Falle 4—5 Wochen nach der Verletzung gemacht wurde, ein Umstand also, der den Wert der Frühoperation bestätigt. Bei der Beurteilung unserer Resultate muss weiterhin berücksichtigt werden, dass wir eine Frühoperation nur in diesen 3 Fällen ausführen konnten, alle anderen Fälle konnten erst 3—20 Monate nach erfolgter Verletzung operiert werden.

Während die Erfolge der Neurolyse und Nervennaht mindestens ermutigend sind, geben die Resultate, die mit den übrigen Nervenoperationen, den Nervenplastiken, Pfropfungen und Tubulisationen, erzielt wurden, recht geringen Anlass zur Begeisterung. Den wenigen gebesserten Fällen, die mitgeteilt wurden, steht eine lange Reihe von Misserfolgen gegenüber. Die Angaben von namhaften Autoren, wie Steinthal, Verebély, Borchardt, Thöle etc., stimmen hierin vollkommen überein. Auch unsere Erfahrungen waren nicht günstiger. Wir machten Nervenplastiken nach Letievant, einfache und doppelte Nervenpfropfungen und Tubilisationen in 14 Fällen, ohne auch nur in einem einzigen Falle einen Erfolg verzeichnen zu können. Ob das neue Edingersche Verfahren berufen sein wird, das Problem der Defektoperationen zu lösen, kann erst die Zukunft entscheiden. Fälle von Hasslauer und Ludloff, die mit bemerkenswertem Erfolge operiert wurden, scheinen für die Brauchbarkeit der Methode zu sprechen. Wir führten sie in 4 Fällen aus, bisher ohne sichtbares Resultat; möglicherweise reicht die Zeit, die seit der Operation verflossen ist, für ein entscheidendes Urteil noch nicht aus.

Unter den einzelnen Nervengruppen waren unsere Resultate am besten bei den Plexuslähmungen. Von 15 Fällen wurde 6-mal operiert, u. zw. machten wir 2 Resektionen und 4 Neurolysen. In allen Fällen stellte sich eine Wiederkehr der Funktion und wesentliche Besserung 2—9 Monate nach der Operation ein.

Bezüglich der übrigen Nerven wurde das Operationsresultat in der nachstehenden Reihenfolge allmählich schlechter: Radialis, Medianus, Ulnaris, Ischiadikus. Wir hatten auch Beispiele dafür, dass späte und mehrfache Eingriffe noch unerwartete Erfolge bringen können. So erlebten wir bei einer schweren Plexuslähmung, wesentliche Besserung nach der dritten Operation, die 9 Monate nach der Verletzung ausgeführt wurde, und bei einer alten Medianuslähmung nach der zweiten Operation.

Von den ohne Operation behandelten Fällen trat spontane Besserung in 16 Fällen ein. Diese Fälle waren aber mit Ausnahme von 2 Plexuslähmungen partielle Nervenverletzungen und einfache

Neuritiden mit dem Symptomen inkompletter motorischer Lähmung und Entartungsreaktion. Interessant war es, dass auch die Merhzahl der spontanen Besserungen auf die Plexusverletzungen fällt. In einem Teil der nicht gebesserten Fälle war die Einwilligung zur Operation verweigert worden, manche wieder wurden kurze Zeit nach der Aufnahme in ein anderes Spital transferiert.

So sprechen auch unsere Erfahrungen für die Überlegenheit der operativen Therapie in der Behandlung der schweren Verletzungen peripherer Nerven. Zwar haben sich die Erwartungen, die man an gewisse Nervenoperationen geknüpft hat, nicht in vollem Umfange erfüllt, und einzelnen glänzenden Heilungsresultaten steht noch immer eine Reihe von Misserfolgen gegenüber. Trotzdem gibt uns das bisher gesammelte Material die tröstliche Gewissheit, dass die Nervenchirurgie in segensreicher Entwicklung vorwärts schreitet.

Literatur.

ALFÖLDI: A körömágytünet. O. Hetilap 1916.

AUERBACH: Zur Behandlung der Schussverletzungen periph. Nerven. D. m. W. 1915. 9.

— Schussverl. des Plexus brach. M. m. W. 1915. Feldbeil. 46.

— Galalith z. Tubulisation der Nerven nach Neurolyse etc. M. m. W. 1915. Feldbeil. 43.

— Einige Anreg. f. die Behandlung der Schusswunden periph. Nerven. Zeitschr. f. ärztl. Fortbildung 1915. 21.

AXHAUSEN: Zur operativen Behandlung der irreparablen Radialislähmung. Berl. kl. W. 1916. 7.

BECK u. REITHER: Überraschend schneller Erfolg einer Nervenoperation. W. kl. W. 1915. 48.

BECKER: Über Kriegsverletzungen des periph. Nervensystems. Med Kl. 1914. 50.

BERNHARDT: Die Kriegsverletzungen der periph. Nerven. Berl. kl. W. 1915. 13—14.

BICKEL: 20 operierte Nervenfälle. Kriegsärztlicher Abend der Festung Metz. 1915. XI/2—XI/16.

BIER-BRAUN-KÜMMEL: Chirurg. Operationslehre.

BITTNER: Nervennaht nach 15 Monaten mit fast sofortiger Wiederkehr der Leitungsfähigkeit. M. m. W. 1916. F. B. 15.

BITTORF: Schussverletzung. der periph. Nerven. Neurol. C. blatt 15. 1915.

BORCHARD: Nervenschüsse. Kriegschirurgentagung Berlin 1916.

BORCHARDT: Schussverl. periph. Nerven. Bruns Beitr. XCVII. Hft. 3. Kriegschir. H. 7.

BORCHARD : (Posen) : Prinzipielles zur Chirurgie der periph. Nerven. Südostdeutsche Chirurgenvereinig. Breslau 1913. XI. 22.
BORSZÉKY : A háborus idegsérülések sebészi kezelése és ennek eredménye. Orv. Hetilap 1916. 16—17.
BRUNS : Über die Indikationen zu den therap. Massnahmen bei Kriegsverl. des Nervensystems etc. B. kl. W. 1915. 38.
BRUNZEL : Üb. die Beh. der Ischiadicusneuralgie etc. M. m. W. 1915. F. B. 26.
CAHEN : Kriegsverletzungen der periph. Nerven. Med. Klinik 1915. 9.
CASSIERER : Indikationen und Erfolge bei der operativen Behandl. der Kriegsverletzungen des periph. Nervensystems. Berl. kl. W. 1916. 8—9.
— Die oper. Behandlung der Kriegsverl. periph. Nerven. D. m. W. 1915. 18.
CROISSANT : Zur Frage der Radialislähmung. M. m. W. 1915. F. B. 24.
COSTE : Nervennaht, Nervenanast. etc. Sammelref. in Zeitschr. f. d. ges. Neurol. 1913. Hft. 7—8.
DENK : Schussverletzungen der Nerven. Beitr. z. kl. Chirurgie 91. 1914. Hft. 1—2.
DONÁTH : Kriegsverl. und Erkrankungen des Nervensystems. W. kl. W. 1915. 27—28.
— Kriegsbeobachtungen über part. Nervenverletzungen. Neurol. Zbl. 1916. 7.
— Adatok az idegrendszer hadsérüléses megbetegedéseihez. Orv. H. 1915. 23—24.
— Neurit. sclopet. esetek. XIV. Hadsebészeti értekezlet.
DÖPFNER : Zur Methodik der Naht am p. N. M. m. W. 1915. F. B. 15.
DRÜNER : Über die Chirurgie der periph. Nerven. M. m. W. 1915. F. B. 6.
EDINGER : Üb. die Vereinigung getrennter Nerven etc. M. m. W. 1916. F. B. 7.
— Nervenverletzungen. Ausserord. Tagung der Deutsch. orth. Gesellsch. Berlin 1916. 8—9.
EGLOFF : Operativ. Behandlung der Radialislähmungen. M. m. W. N. 17.
EICHLAM : Anwendungsweise der Edingerschen Agarröhrchen bei der Nervennaht. D. m. W. 1916. 24.
ENDERLEN u. KNAUER : Zur Nervenpfropfung. M. m. W. 1915. F. B. 49.
ERLACHER : Eine Spange zur Beseitigung der Krallenhand bei Ulnarislähmungen. Zblatt 1916. 2.
— Anat. u. funkt. Gesichtspunkte bei Lähmungsoperationen. Med. Klinik 1916. No. 11.
— Hyperneurotisation, muskuläre Neurotisation etc. Zblatt f. Chir. 1914. 15.
— Direkt and muscular neurotisation of paralysed muscles. Amer. journal. of orth. Surg. 1915. 13.
ERTH : Zwei interess. neur. chir. Beobacht. M. m. W. 51. 1915. F. B.
FLEISCHAUER : Beitr. z. Beh. der Peroneuslähmungen. Berl. kl. W. 1915. 30.
— Über Nervenverletzungen Berl. kl. W. 1915. 9.
FÖRSTER : Schussverl. der periph. Nerven etc. Schl. Gesellsch. für vaterl. Kultur 1915. V/7.
— Die Schussverletzungen der periph. Nerven und ihre Behandlung. D. orth. Ges. 1916. XI/8—9.
GAUGELE : Nervenverletzungen im Kriege. Zschr. f. orth. Chir. 35. H. 3.
GERULANOS : Schussverl. der periph. Nerven aus den Balkankriegen. Beitr. z. kl. Chir. 91. 1914. Hft. 1—2.
GRATZL : Schussverl. periph. Nerven. Brunsbeitr. XCVII. Hft. 3. Kriegsch. Hft. 7.
GROSSE : Schussverl. periph. N. Brunsbeitr. XCVII. Hft. 3.
GOLDAMMER : Beitr. zur kl. Chir. 91. 1914. p. 1—2.
HABERLAND : Über Muskeltransplantation und das Verhältnis des Muskels z. Nerven. Leipzig 1913.

HACKER: Direkte Nerveneinpflanzung etc. Zentralbl. f. Chir. 1914. 21.
HEILE und HEZEL: Unsere bisherigen Erfahrungen bei der Behandlung im Kriege verletzter periph. Nerven. Bruns. B. XCVI. Hft. 3.
HEINECKE: Die direkte Einpflanzung der Nerven in den Muskel. Zbl. f. Chir. 1914. 11.
HEZEL: Kriegsverletzungen des periph. Nervensystems. Med. Kl. 1915. 14—15.
HERZFELD: Nervennähte. Kriegschir. Abend Berlin 1915. 18/V.
HILDEBRAND: Neuer Stützapparat bei Radialislähmung. M. m. W. Nr. 10. 1915.
HIRSCHEL: Kriegschir. Abend des naturhist.'med. Vereins Heidelberg 4. XI. 1914.
HOEPFL: Zur Kenntniss der Schussverletzungen des Nervus radialis. M. m. W. 1915. F. B. 6.
HOFFMANN: Über eine Methode, den Erfolg einer Nervennaht zu beurteilen. Med. Klinik 1915. 13.
— Die Gefässverhältnisse des N. ischiadicus Arch. f. klin. Chir. 69.
— Weiteres über das Verhalten frisch reg. Nerven etc. Med. Klinik 1915. 31.
HOFMEISTER: Über doppelte und mehrfache Nervenpfropfung. Bruns B. XCVI. Hft. 3. Kriegschir. Hfte. 3.
HOHMANN: Über Nervenverletzungen. M. m. W. 1914. N.o 49.
HOTZ: Über Kriegsverletzungen des Nervensystems. M. m. W. 1914. F. B. 14—15.
HUISMANS: Über Schussverletzungen am periph. Nerv. M. m. W. 1915. F. B. 15.
KAISER: Über Neuralgien nach Schussverletzungen und über Nervenmechanik. Bruns B. XCVIII. Hft. 2.
KOLB: Soll man sich bei Operation. am periph. Nerven der Fascientransplantation bedienen? ZBl. f. Chir. 1916. 6.
— Über lipomat. Entartung eines zum Schutze einer Nervennaht transplantierten Fettlappens. Zbl. f. Chir. 1916. 21.
KIRSCHNER: Über Schussverletzungen der periph. Nerven. D. m. W. 1915. 11.
KUZMIK: II. hadisebészeti értekezlet 1914. okt. 15.
KUTTNER: Schusswunden an den Extremitäten. Jena 1902.
LÁNG: Nagy kiterjedésü idegsérülés műtéti gyógykezelése kettős implantatióval. Orv. H. 1915. 35.
LEWANDOWSKI: Die Kriegsverletz. d. Nervensyst. Berl. kl. W. 1914. 51. D. m. W. Nr. 1. 1915.
LOEWENTHAL: Über die Behandlung der Nervenverletzungen. Berl. kl. W. 1916. 9.
LORENZ: Behandlung der Nervenverletzungen. Kriegsärzt. Abend Metz. 1915. XI. 2—7. D. med. W. 1916. 242.
MANN: Beobachtungen an Verletzungen periph. Nerven. M. m. W. 1915. F. B. 30.
MANNINGER—VEREBÉLY: A sebészet tankönyve.
MARBURG u. RANZI: Schussverl. der periph. Nerven. W. kl. W. 23.
MARGULIES: Nervenerkr. im Kriege. Prager m. W. 25. 1915.
PIERRE MARIE: Indikationen zur Operation bei Läsionen periph. Nerven. Presse med. 1916. 6.
MAYER: Die Lagerungsbehandlung der Nervenverletzungen. D. m. W. 1915. 25.
— Kriegsneurologische Erfahrungen. Med. Klinik. 1915. 37.
MATTI: Schussverletzungen der periph. Nerven. D. m. W. 1916. 14—15.
MEHLER: Neurolyse des Plex. brachialis. D. Z. f. Ch. CXXXIII.
MÜLLER: Zur Behandlung der Radialislähmungen. Bruns B. XCVIII. Hft. 2. Kr. H. 11.
NONNE: Über Kriegsverletzungen der periph. Nerven. Med. Klin. 18—19. 1915.
OEKONOMAKIS: Über traum. Lähm. d. periph. Nerven nach Schussverl. Neurol. Zbl. 1914. Hft. 8.

OPPENHEIM: Verletzung des periph. u. centr. Nervensystems v. neurol. Standpunkte. Kriegschir. Abend. Berlin 1915. 19/1.
— Ergebnisse der kriegsneurologisch. Forschung. Berl. kl. W. 1915. 45.
— Zur Kriegsneurol. Berl. kl. W. 1914. 48. 1915.
— Beitrag z. Beurteilung etc. Ther. d. Gegenwart. 1915. 11.
— Über Kriegsverletzungen des periph. u. centr. Nervensystems. Z. f. ärztl. Fortbildung 1915. 4.
PAULIKOVICS: XV. hadsebészeti értekezlet.
— A periph. idegek sérülésére vonatkozó eddigi tapasztalataink. Orv. H. 1915. 26.
PERRIER: Quelques mots sur les plaies des nerfs par balles. Revue suisse des accid. du travail. 1915. 5—6.
PÓLYA: Műfogás a nerv. rad. csonkjai direkt egyesitésére nagy diastasis esetén. Orv. H. 1916. 1.
RANSCHBURG: A háborus idegsérülésekről idegkórtani szempontból. O. E. XI. r.-ülés 1915. XI/27.
REICHMANN: Über Schussverletzungen periph. Nerven. D. m. W. 1915. 23. p. 668.
REUSS: Lövési idegsérülések műtevésének kérdése. XII. hadsebészeti értekezlet.
REZNICEK: Über die Verletzungen der periph. Nerven im Kriege etc. Wien med. W. 1915. 8.
ROSENFELD: Kriegschirurg. Abend Metz 1915. IV/13.
ROTHMANN: B. kl. W. 1915. 4.
SAUTER: Ein Beitr. z. Verletz. periph. Nerven. M. m. W. 1915. F. B. 15
SCHMIDT: Verein der kriegsärztl. besch. Aerzte Strassburg. 1915. VI/29. és VII/13.
SICARD, IMBERT, JOURDAN, GASTAUD: Nervenverletzungen. Presse medicale 1915. febr. 25.
SPIELMAYER: Zur Frage der Nervennaht. M. m. W. 1915. F. B. 2—3.
SPITZY: Zur Chirurgie des Nervensystems. Zschr. f. ärztl. Fortbildung 1913. 23—24.
— Indikationsstellung zur Freilegung verletzter Nerven. M. m. W. 1916. F. B. 10.
— Hebeapparat für Hand und Finger bei Radialislähmung. M. m. W. 1915. F. B. 6.
STEINER: Lövési sérülések okozta idegbénulások. Gyógyászat 1915. 15. sz.
STEINBERG: Troph. Stör. bei Schussverl. d. Nerven. W. kl. W. 1915. 31.
STEINTHAL: Die Deckung grösserer Nervendefekte durch Tubularnaht. Bruns Beitr. XCVI. Hft. 3. Zbl. f. Chir. 1915. 433.
— Prognose der Nervennaht bei Verletzungen des periph. Nervensystems etc. M. m. W. 15. 1915. F. B.
— Vorstellung von Kriegsverwundeten. Kriegsärztl. Abend des Stuttgarter ärztl. Vereins. 1915. IX/9. X/7.
STOFFEL: Über die Technik der Neurolyse. D. m. W. 1915. 42. p. 1243
— Über die Behandlung verletzter Nerven im Kriege. M. m. W. 1915. 6.
— Über Nervenmechanik und ihre Bedeutung für die Behandlung der Nervenverletzungen. M. m. W. 1915. F. B. 26.
STRACKER: Prognostik der Operation am periph. Nervensystem. W. kl. W. 8. 1915.
— Zwei Apparate bei Verletzung des Plexus brachialis. M. m. W. 1916. F. B. 16.
SUDECK: Behandlung der nicht geheilten Radialislähmung. Aerztl. Verein-Hamburg. 1916. I/25.
THIEMANN: Ungew. frühe Wiederherstellung der Leistunsfähigkeit im resec. und genähten Ischiadicus etc. M. m. W. 1915. F. B. 15.
THÖLE: Kriegsverletzungen periph. Nerven. Bruns Beitr. XCVIII. Hft. 2. Kr. chir. Hfte 11.

TOBIAS: Ergebnisse der bisherigen Kriegsverletzungen auf dem Gebiete des Nervensystems. D. m. W. 1916. 4.
VOELCKER: Operationsbefund bei Schussverl. periph. Nerven. D. Z. f. Chir. Bd. CXXXIII.
VEREBÉLY: A háborus idegsérülések sebészeti szempontból. Orv. E. XI. rendes ülés 1915. XII/27.
— A vérerek és a körzeti idegek háborus sérülései. Orvosképzés 1916. 1—2.
— Die Kriegsverletzungen der Nervenstämme. Pest, med. chir. Presse 1915. 39—44.
WOLLENBERG: Schussverletzungen der periph. Nerven. Verein der kriegsärztl. besch. Aerzte Strassburg. D. m. W. 1914. p. 2055.
WILMS: Zur Frühoperation. Mechanik der Nerven und Technik der Naht. D. m. W. 1915. 48.
— Mittelrhein. Chirurgentag. 1916.
WREDE: Nervenverlagerung etc. C. Blatt f. Chir. 1916. Nr. 26.

Ausserdem sind grössere Literaturtabellen zu finden in den erwähnten Publikationen von Coste, Gerulanos und Thöle.

Schussverletzungen des Gesichtes und Halses.

Von

Regimentsarzt Dr. Wilhelm Milkó.

Häufigkeit. Von den 4530 Verwundeten des Kriegsspitales kamen 140 mit Gesichts- und 60 mit Halsschüssen in Behandlung. Demzufolge entfallen 3% unseres gesamten chirurgischen Materials auf Gesichtsverletzungen, 1.3% auf Halswunden. Im grossen und ganzen stimmen diese Ziffern mit den statistischen Daten früherer Kriege überein. Im deutsch-französischen Kriege von 1870—71 machten die Gesichtschüsse 3.4% der sämtlichen Schussverletzungen aus. Exner beobachtete im Balkankriege unter 2582 Fällen 121, Vollbrecht und Wieting Pascha von 1582 Fällen 45 Gesichtsverletzungen, was einem Procentsatz von 4.9 und 2.8 entspricht.

Das Verhältnis der Halswunden zu den anderen Schussverletzungen war im deutsch-französischen Kriege 2%, im amerikanischen Kriege mit Kuba 2.7%. Dagegen berichtet Exner aus dem Balkankriege nur von 0.8% Halsschüssen.

Die Abnahme der Gesichtsverletzungen in einigen neuen Statistiken dürfte dadurch verursacht sein, dass gegenwärtig die meisten Gesichtschüsse, die mit Kieferfrakturen verbunden sind, von vornherein besonderen Kieferstationen zugeführt und dort in spezielle odonto-orthopädische Behandlung genommen werden. Die Anzahl unserer Fälle mit Gesichtsverletzung wird überdies durch den Umstand verringert, dass wir die Verletzungen des Auges nicht mitgezählt haben. Über sie wird an anderer Stelle dieses Buches ausführlich berichtet.

Nach der Art des Geschosses verteilen sich die durch uns behandelten Gesichtsverletzungen folgendermassen. Von den einfachen Weichteilverletzungen wurden 71% durch Gewehrkugeln, 29% durch Artilleriegeschosse erzeugt. Bei Gesichtschüssen, mit gleichzeitigem Knochentrauma, war die Ursache der Verletzung in 67% Gewehrschuss, in 33% Artillerieschuss.

Bezüglich der Infektion lagen die Verhältnisse selbstverständlich viel günstiger bei reinen Weichteilverletzungen. Zwei Drittel von ihnen verlief beinahe aseptisch, ohne nennenswerte Eiterung. Ein umgekehrtes Verhalten wurde bei den mit Knochenverletzung komplizierten Fällen beobachtet, denn $^2/_3$ von ihnen zeigten mehr oder minder ausgesprochene Infektionserscheinungen.

Die Weichteilverletzungen des Gesichtes.

Die Weichteilverletzungen des Gesichtes sind im allgemeinen durch ihren gutartigen Verlauf gekennzeichnet, was auch durch die Beobachtungen des Weltkrieges bestätigt wird. Die ausgezeichnete Heiltendenz der Kopf- und Gesichtswunden, schon aus Friedenszeiten bekannt, wird durch die reichliche Blutversorgung dieser Körperteile hinlänglich erklärt.

Weichteilwunden des Gesichtes geben nach verlässlichen älteren Statistiken eine Mortalitätsziffer von 1—1½%. Weit besser noch waren unsere Resultate, da wir von unseren 91 Fällen keinen einzigen verloren haben. Dies ist umso bemerkenswerter, als durch die zerstörende Wirkung moderner Geschosse auch die Schwere dieser Verletzungen in ungünstigem Sinne beeinflusst worden ist. Weit häufiger als früher sind wir heute in der Lage, Verletzungen zu sehen, die infolge mächtiger Weichteilzerstörungen greuliche Verunstaltungen des Gesichtes hervorrufen. Solche Verletzungen können durch Artillerieschüsse, aber ebensogut durch Gewehrschüsse mit grosser explosiver Wirkung erzeugt werden.

Nicht selten sieht man neben kleiner Einschussöffnung klaffende, mit grossem Substanzverlust einhergehende Ausschusswunden, vor allem an Stellen, wo, wie z. B. über dem Jochbein, die Knochen nur mit einer verhältnismässig dünnen Weichteilschicht bedeckt sind.

Die Behandlung solcher schweren Gesichtswunden kann auch bei streng konservativem Verfahren von gutem Erfolge begleitet sein. In der ersten Wundversorgung hat man sich auf Blutstillung und aseptischen Deckverband zu beschränken. Die regelrechte Unterbindung eines grösseren Gefässes wird kaum je nötig sein. In keinem einzigen Falle sah ich mich genötigt, Blutungen, die aus den Ästen der A. max. ext. int. oder temporalis stammten, durch Ligatur der genannten Gefässe stillen zu müsen. Jedesmal konnte die Blutung durch einfachen Druckverband zum Stehen gebracht werden. Bei stärkerem Klaffen der Wundränder kann man ihre Annäherung durch einige nicht zu eng angelegte Situationsnähte sichern. Im allgemeinen wird es besser sein, von jeder primären Wundnaht abzusehen, da in den gequetschten, blutig infiltrierten Geweben die Chance einer prima reunio äusserst gering sind. Häufig machten wir die angenehme Erfahrung, dass trotz anfänglicher kolossaler Verunstaltung die Wunde im Laufe der Heilung sich so weit zusammenzog, dass das kosmetische Resultat über alle Erwartungen günstig ausfiel.

Während der Spitalbehandlung von Gesichtsweichteilschüssen muss man die allgemeinen Regeln der Wundbehandlung beachten. Auffallend war in allen unseren Fällen die schnelle Reinigung der belegten Wunden nach Abstossung nekrotischer Gewebsteile und die rasche Epithelisation, wodurch vielfach schon geplante Transplantationen gegenstandslos geworden sind.

In allen Fällen, die mit grösserer Verunstaltung geheilt waren, hatten wir behufs Herstellung der normalen Gesichtskonfiguration plastische Operationen ausgeführt, speziell bei Nasen- und Lippenverletzungen, sowie bei grösseren Defekten der Wange. Freie Fettüberpflanzung wurde mit Erfolg gemacht in Fällen, wo sich infolge Narbenschrumpfung hässliche Einsenkungen des Gesichtes ausgebildet haben. Bei Defekten der Nasenflügel erzielten wir recht gute Resultate durch die freie Ohrmuschelüberpflanzung nach König. Sie wurde in 3 Fällen mit vollem Erfolge ausgeführt. Dabei gelang einmal gleichzeitig auch eine vorhandene Atresia narium zu beseitigen.

Grössere Nachblutungen im Gefolge von Gesichtsverletzungen beobachteten wir nicht. Nach den Berichten aus dem deutsch-französischen Kriege kamen sie in 23% der Fälle vor. Wir dürften kaum fehlgehen, wenn wir ihre Ursache in der Mangelhaftigkeit der damaligen Wundversorgung und in der grossen Häufigkeit der Infektionen suchen.

Leichte Lähmungserscheinungen im Gebiete des N. trigeminus und facialis sahen wir in 3 Fällen. Wir geben aber zu, dass Lähmungen im allgemeinen häufiger vorkommen, was nach der exponierten Lage der genannten Nerven keiner weiteren Begründung bedarf.

In 18 Fällen konnten wir eine gleichzeitige Verletzung der Mundhöhle feststellen. Einer von diesen verdient besondere Erwähnung. Er kam 12 Tage nach erfolgter Verletzung in unsere Behandlung. Die Zunge war stark geschwollen, auf der Zungenspitze befand sich eine erbsengrosse, stark sezernierende Fistel, die in einen 5 cm. langen, tief in die Substanz der Zunge reichenden Gang führte. Nachdem sich die Fistel nach zweiwöchentlicher Beobachtung nicht geschlossen hatte, legten wir in Lokalanaesthesie den ganzen Gang frei und entfernten daraus die Krone eines offenbar durch den Schuss hineingerissenen Molarzahnes.

Fast alle Schussverletzungen der Mundhöhle gehen mit mehr oder minder starker Kiefersperre einher, die jedoch nur bei schweren Weichteilverletzungen einen höheren Grad erreicht. Bei starker Vernarbung der Wangenschleimhaut und Muskulatur können zur Behebung der Kiefersperre operative Massnahmen notwendig werden. In allen Fällen gelang es uns, ihre vollständige Heilung oder wesentliche Besserung durch ein unblutiges Verfahren herbeizuführen. Es bestand in der Anwendung von allmählig dicker werdenden Holzkeilen, die behufs Dehnung der narbig veränderten Gewebe zwischen die Zahnreihen gesteckt wurden.

Knochenverletzungen des Gesichtes. Gesichtsschüsse, die mit Knochenverletzungen kompliziert waren, beobachteten wir 49-mal also in 35$^0/_0$ sämtlicher Fälle. Die Knochenverletzung betraf einmal den Ober- und Unterkiefer, siebenmal den Ober- und dreissigmal den Unterkiefer. Einfache Brüche des Alveolarfortsatzes behandelten wir 7, Brüche der äusseren Wand der Highmorshöhle bei 4 Patienten. Fälle, in welchen durch den Schuss nur einzelne Zähne herausgeschlagen wurden, sind hier nicht mitgezählt.

Die Mortalität der mit Knochenverletzung komplizierten Gesichtschüsse beträgt nach Exner noch immer 10$^0/_0$. Bei der Ausrechnung dieser hohen Mortalitätsziffer dürften Fälle mitgerechnet worden sein, die in den vordersten Sanitätsformationen behandelt worden sind. Zweifellos endigt eine beträchtliche Anzahl der schweren Kieferschüsse kurze Zeit nach der Verletzung letal, ehe sie noch in ein stabiles Spital gelangen können.

Dies erklärt auch die günstigere Statistik der Spitäler des Hinterlandes. Von unseren 49 Fällen verloren wir nur 2. Bei der Ausrechnung der Mortalitätsziffer muss sogar einer von diesen 2 Fällen ausgeschieden werden, da hier der letale Ausgang keine unmittelbare Folge der Verletzung war, sondern im Anschluss an eine plastische Operation, infolge von Status thymicus eintrat. So beträgt unsere Mortalität nur 2$^0/_0$. Im anderen Falle bestand neben kolossaler Weichteilverletzung eine vollständige Zerschmetterung beider Kiefer. Der Patient erlag einige Stunden nach seiner Aufnahme.

Auf die Behandlung der Kieferverletzungen gehen wir an dieser Stelle nicht näher ein, da sie in einer Abhandlung ausführlich bearbeitet wurde (s. die Arbeit von Szabó in diesem Buche). Ich beschränke mich daher auf die wichtigsten Leitsätze.

Kieferverletzungen. Aus den Erfahrungen, die an dem riesenhaften Kieferverletzungsmaterial des Krieges gewonnen wurden, ergab sich die Tatsache, dass die reinchirurgische Behandlung immer mehr eingeschränkt wird zu Gunsten der konservativen odonto-orthopädischen Behandlung. Ihre Erfolge werden umso erfreulicher, je früher die Kieferverletzten in Anstalten kommen, wo sie nicht nur in chirurgischer, sondern auch zahntechnischer Beziehung fachgemäss behandelt werden können.

Die erste Versorgung der Kieferverletzungen soll möglichst einfach sein. Unbedingt zu vermeiden sind straffe, auf die Fragmente drückende Verbände. Sie vermehren die Dislokation, anstatt sie aufzuheben, weil sie das Kinn nach rückwärts drücken und so der Entwicklung des „Vogelgesichtes“ Vorschub leisten. Will man die Fragmente um jeden Preis fixieren, so sind zu diesem Zweck Drahtschlingen zu verwenden, die um die gesunden Zähne gelegt werden. Die primäre Knochennaht ist absolut zu verwerfen. Es fehlt das zu ihrer Anwendung unbedingt erforderliche aseptische Arbeitsfeld, weiterhin finden die Nähte in den Fragmentsplittern keinen Halt, befördern nur ihre Nekrose und reissen bald wieder aus. Eine Ausnahme ist nur bei Erstickungsgefahr gestattet, wenn durch die Knochennaht ein Rückwärtsgleiten der Fragmente verhindert werden kann.

Der Beseitigung der Suffokationsgefahr muss auch sonst bei der Versorgung von schweren, mit ausgedehnten Weichteilverletzungen des Mundbodens einhergehenden Kieferbrüchen die grösste Beachtung geschenkt werden. Die Tracheotomie wird nur selten indiziert sein. Meist hört die Atemnot auf, sobald man die Zunge gut hervorzieht. Sie wird in dieser Lage erhalten, wenn man durch ihre ganze Dicke einen starken Seidenfaden zieht und ihn mittels Heftpflasters an die Wange des Verwundeten fixiert.

Nichts ist verkehrter als die beliebte Gewohnheit mancher Ärzte, vor Anlegen des Verbandes in der Wunde herumzukramen, um lose Knochensplitter zu entfernen. Abgesehen von der Infektionsgefahr, müssen Knochensplitter, die mit dem Periost auch nur den geringsten Zusammenhang bewahrt haben, schon deshalb unbedingt in Ruhe gelassen werden, weil sie als ein für die knöcherne Vereinigung wertvolles Material zu betrachten sind.

Sobald eine regelmässige Spitalbehandlung möglich ist, muss ein fachärztlich gebildeter Stomatologe zu Rate gezogen werden. Ihm fällt die wichtige Aufgabe zu, die Reposition und Fixation der verschobenen Fragmente durch entsprechende Schienenapparate zu besorgen.

Was nun die Frage der Konsolidation anbelangt, so berechtigen uns unsere Erfahrungen zu der Annahme, dass, von wenigen Ausnahmen abgesehen, eine knöcherne Vereinigung bei den leichten und mittelschweren Kieferfrakturen in der Regel ohne jeden chirurgischen Eingriff erfolgt. Ein blutiger Eingriff ist nur indiziert:

1. In alten, vernachlässigten Fällen. Hiebei liegen die nicht rechtzeitig reponierten Fragmente infolge starker Schrumpfung der Weichteile häufig in unnachgiebiges Narbengewebe eingebettet. Eine gute Einstellung ist nur dann zu erzielen, wenn man die Fragmente aus der Narbe blutig herauspräpariert und alles störende Narbengewebe entfernt.

2. Bei chronischen, stark eiternden Fisteln, deren Verschluss durch abgelöste, aber einer spontanen Ausstossung unfähige Sequester hintangehalten wird. Ist in solchen Fällen noch keine Konsolidation vorhanden, dann ist nach Ausräumung der Höhle die osteoperiostale Plastik nach Ertl vorzunehmen. Die ausgezeichneten Resultate, die genannter Autor mit seiner Methode erreicht hat,

sprechen sehr zu deren Gunsten. Er demonstrierte sie im Budapester Ärzteverein und in der Gesellschaft der Ärzte zu Wien.

3. Bei grösseren Knochendefekten. Diese werden nach vollendeter Wundheilung und Fertigstellung der entsprechenden zahnärztlichen Prothese durch freie Knochentransplantation ersetzt, am besten mittelst einer periostbedeckten Knochenspange aus der Tibia. Klapp benützte zu diesem Zweck auch Metatarsalknochen und Stücke aus der Crista ilei mit guten Ergebnissen. Vorbedingung des Erfolges ist möglichst reichliche Erhaltung des Periosts am überpflanzten Knochenstück. Auch das Periost der aufgefrischten Bruchenden soll nach Möglichkeit geschont werden. Eine Fixierung des Transplantats mittelst Knochennaht ist nicht unbedingt notwendig. Es genügt die Bildung eines Periosttasche aus der erhaltenen Knochenhaut der Fragmente. Das überpflanzte Knochenstück wird hineingeschoben und dort mit einigen Periostnähten befestigt.

Verletzungen des Antrum Highmori erfordern nur selten grössere operative Eingriffe. Ihre Gutartigkeit wird auch durch unsere 4 Fälle bestätigt, von denen 2 ohne jeden Eingriff, einer durch einfache Exkochleation geheilt wurde. Nur in einem Falle musste die Aufmeisselung der Highmorshöhle vom Munde aus gemacht werden.

Plastische Operationen, die sowohl nach Verletzungen der Kiefer, wie der Highmorshöhle häufig notwendig sind, dürfen nicht voreilig gemacht werden. Am besten wartet man, um den aseptischen Verlauf zu sichern, 6—8 Wochen nach vollständiger Heilung der Weichteilwunde.

Halsschüsse. Unter unseren 60 Patienten mit Halsschüssen wurde die Verletzung in $^2/_3$ der Fälle durch Gewehrkugeln, in $^1/_3$ durch Artilleriegeschosse verursacht. Stärkere Eiterung bzw. schwere Infektionserscheinungen traten in $39^0/_0$ der Fälle auf, in allen übrigen Fällen war der Verlauf annähernd aseptisch. Durchschüsse wurden in 34, Streifschüsse in 18, Steckschüsse in 8 Fällen beobachtet. Bezüglich dieser letzteren ist der Erwähnung wert, dass alle 8 Fälle reaktionslos heilten.

Die besondere Bedeutung der Halsschüsse liegt darin, dass hier in einem relativ kleinen Raume viele wichtige Organe der Schusswirkung ausgesetzt sind. Von einer sog. Gutartigkeit der Halsschüsse darf daher keine Rede sein. Allerdings können auch solche Halsverletzungen symptomlos verlaufen, bei denen man aus der Richtung des Schusskanals schwere Organverletzungen anzunehmen geneigt wäre. Andererseits können sich bei anfangs harmlos erscheinenden Halsverletzungen später schwere Komplikationen einstellen, speziell bei Verletzung des Kehlkopfs und der grossen Gefässe.

Die Statistiken der Heimatlazarette geben von den Heilresultaten der Halsschüsse sicher kein treues Bild. Hatten wir z. B. von unseren 44 Fällen nur einen, d. i. 2% verloren, so berechtigt uns diese Tatsache zu keiner weiteren Folgerung als der, dass wir grösstenteils günstige Fälle bekommen haben, bei denen der Schuss zufällig keine schweren Komplikationen herbeigeführt hat.

Es ist wohl unmöglich, schon heute mit Sicherheit zu bestimmen, wie hoch in diesem Kriege die unmittelbare Mortalität der Halsschüsse sein mag. Berichte aus früheren Feldzügen machen es aber wahrscheinlich, dass sie nicht gering sein wird. Von 190 im Cuba-amerikanischen Kriege beobachteten Halsschüssen starben 29% auf dem Schlachfelde, kurze Zeit nach erfolgter Verletzung.

Von unseren Halsverletzten wurden $^2/_3$ innerhalb der auf die Verletzung folgenden 4 Wochen aufgenommen. Früher als 5 Tage nach der Verletzung kam keiner von ihnen an. So ist es auch unmöglich, die Mortalität der Fälle zu bestimmen, die noch die Feldspitäler erreicht haben. Darüber werden wohl erst spätere, nach dem Krieg zu veröffentlichende Angaben Aufschluss geben können.

Komplikationen. Von den Komplikationen der Halsschüsse sind als die wichtigsten die Verletzungen der grossen Gefässe, des Larynx, der Lufröhre und der Nervenstämme zu nennen. Am häufigsten kamen uns Verletzungen der Nerven unter die Hand. Schwere Lähmungen des Plexus brachialis beobachteten wir in 3, partielle in 4 Fällen. Eine traumatische Neuritis einzelner Äste des Armgeflechtes konnte in einem Falle nachgewiesen werden. Zweimal war die Nervenverletzung mit Schlüsselbeinfraktur, einmal mit Pleuraverletzung verbunden. Die Lähmungserscheinungen besserten sich in jedem Falle, u. zw. spontan in 4 Fällen, nach operativen Eingriffen ebenfalls in 4 Fällen. (Näheres darüber s. im Kapitel der peripheren Nervenverletzungen.)

Eine Affektion des Plexus cervicalis sahen wir in einem Falle, in dem sich die Einschusswunde auf der l. Seite des 3. Dorsalwirbels, die Ausschussöffnung in der Mitte des l. Sterno-cleido-mastoideus befand. Das Röntgenbild zeigte hier einen Trümmerschuss des Querfortsatzes des I. Brustwirbels. Die Lähmungserscheinungen bildeten sich auch in diesem Falle bald zurück.

Dreimal verursachte der Halsschuss eine Verletzung der grossen Gefässe. In allen 3 Fällen bestand eine Laesion der Carotis communis. Einer von diesen Verletzten kam mit hohem Fieber und schwerer septischer Allgemeininfektion in unsere Behandlung. Die ganze r. Halshälfte war phlegmonös infiltriert, über der Mitte des Kopfnickers war eine kleinapfelgrosse, stark pulsierende Geschwulst sichtbar. Mit Rücksicht auf den drohenden Zustand des Kranken schritten wir sofort zur Operation. Kaum hatten wir aber mit der Narkose begonnen, so trat schwere Asphyxie ein, und der Exitus erfolgte trotz lange fortgesetzter künstlicher Athmung und Tracheotomie. Nach dem Obduktionsbefund war der Tod die Folge einer durch Glottisödem bedingten Erstickung. Fingerbreit unterhalb der Verzweigung der r. Carotis, ging das Gefäss in einen apfelgrossen Aneurysmasack über. Die Arterie war an 2 Stellen durchgeschossen. Die Aneurysmageschwulst drückte auf die Nn. vagus und sympathicus.

Ein andermal sprach für eine Gefässverletzung nur ein geringes, über der r.

Carotis fühlbares Schwirrens. Da aber der Patient über keinerlei subjektive Beschwerden klagte und trotz 5 monatlicher Spitalbehandlung sich keine weiteren objektiven Erscheinungen einstellten, sahen wir uns veranlasst, von einer Operation Abstand zu nehmen. Nach Ablauf von 5 Monaten wurde Patient in dienstfähigem Zustande entlassen.

Auch der dritte Fall ist der Erwähnung wert, weil er ebenfalls zeigt, wie vorsichtig man die Halsverletzungen auf ihre Schwere beurteilen soll. Der Patient hatte einen scheinbar ganz leichten und bei der Aufnahme fast verheilten Shrapnellschuss an der rechten Halsseite. Das Röntgenbild zeigte einen hinter dem Klavikularansatz des Kopfnickers quer verlaufenden grösseren Projektilsplitter. Da der Kranke über Schmerzen klagte, entschlossen wir uns zur operativen Entfernung des Splitters. Während der Operation fanden wir ganz unerwartet ein Aneurysma arterio-venosum der Carotis communis, das trotz grösster Vorsicht beim Freipräparieren platzte und eine profuse Blutung verursachte. Die Blutstillung machte im narbigen Gewebe grosse Schwierigkeiten, sie gelang schliesslich nur durch Ligatur der Carotis comm. und Vena jugularis. Die Heilung erfolgte trotz des nicht unbeträchtlichen Blutverlustes ohne jede Störung.

Akut einsetzende heftige Blutungen aus verletzten Halsgefässen erfordern naturgemäss die schleunigste Blutstillung. Die Möglichkeit, einen solchen Eingriff auszuführen, ist aber äusserst selten gegeben. Auf dem Felde kommt man mit der Hilfe meist zu spät, da die Verblutung aus einer grossen Halsarterie in wenigen Minuten erfolgt. Im Laufe der Spitalbehandlung können zwar Nachblutungen auftreten, sie sind aber sehr spärlich beobachtet worden.

Schussverletzungen des Kehlkopfes.

Schussverletzungen des Kehlkopfes waren in 4 unserer Fälle vorhanden. Zweimal wurde einseitige Stimmbandlähmung konstatiert mit narbiger Verdickung des Stimmbandes und intralaryngealen Verwachsungen. In einem Fall konnten wir, obwohl der Schuss zweifellos den Kehlkopf durchsetzte, keine objektiven Veränderungen wahrnehmen.

In dem 4. Falle schliesslich war der Kehlkopfschuss mit Rekurrenslähmung kompliziert. Patient musste 3 Wochen nach seiner Verletzung infolge stetig zunehmender Athmungsbeschwerden tracheotomiert werden. Die Kanüle konnte 3 Wochen später entfernt werden. Die Stenosenerscheinungen hörten auf, aber die Stimme blieb für die Dauer flüsternd. Nach dem laryngoskopischen Befund ist das l. Stimmband in Kadaverstellung unbeweglich, etwas kürzer und exkaviert. In der vorderen Kommissur ist eine erbsengrosse, prominierende weisse Geschwulst zu sehen (Narbengewebe). Patient verweigerte seine Einwilligung zu der ihm vorgeschlagenen Payr'schen Operation.

Verletzungen der Trachea wurden von uns nicht beobachtet.

In der uns zur Verfügung stehenden kriegschirurgischen Literatur fanden wir überhaupt auffallend wenig Berichte über Kehlkopf- und Luftröhrenverletzungen. Die geringe Zahl dieser Verletzungen im gegenwärtigen Kriege wirkt überraschend neben dem Sanitätsbericht des deutsch-französischen Krieges in 1870—71, wonach Kehlkopf- und Tracheaverletzungen in 10% aller Halsschüsse vorhanden waren. Es mag dahingestellt werden, ob diese grössere Häufigkeit aus der Wirkung der damals gebräuchlichen gröberen Geschosse zu erklären ist. Auffallend ist auch die grosse Mortalität (55%), für welche vermutlich die Art der in jener Zeit üblichen Behandlung verantwortlich zu machen ist. Wie aus dem während des Krieges herausgegebenen Sanitätsbericht hervorgeht, wurden massenhaft Tracheotomien gemacht. Der Sanitätsbericht empfiehlt sie in jedem Falle, wenn man nach der Richtung des Schusskanals eine Verletzung der oberen Luftwege vermuten kann.

Von mehreren Autoren (Thost und Kafemann etc.) wird auch jetzt die frühzeitige Tracheotomie empfohlen. Nach unseren Erfahrungen gehört sie zu den seltensten Operationen der Kriegschirurgie. Weder auf dem Schlachtfelde, wo ich viele Tausende von frischen Verletzungen versorgte, noch unter den 4530 Verwundeten des Kriegsspitales sah ich auch nur einen Fall, wo die Indikation zu einer dringenden Tracheotomie vorhanden gewesen wäre. Das mag Zufall sein, aber andere machten ähnliche Erfahrungen. Garré betonte schon auf der Kriegschirurgentagung zu Brüssel, wie selten die Tracheotomie bei Halsschüssen notwendig ist. Schwere Kehlkopfverletzungen führen meist den sofortigen Tod herbei, bei leichteren ist aber die Tracheotomie kaum jemals dringend indiziert.

Um nicht missverstanden zu werden, wollen wir damit nicht einer Unterschätzung der Gefahren von Kehlkopfschüssen das Wort reden. Die Schwere einer Kehlkopf- oder Luftröhrenverletzung soll stets mit einer gewissen Vorsicht beurteilt werden, da sich die Indikation zur Tracheotomie im Laufe der Behandlung immer ergeben kann. In den seltenen Fällen von Steckschüssen des Larynx oder der Trachea ist die Passagebehinderung so gross, dass die sofortige Tracheotomie kaum zu vermeiden sein wird. Bleyl's Fall ist ein schlagender Beweis dafür, dass selbst diese Regel nicht ohne Ausnahme ist. Sein Patient beherbergte ein Projektil drei Monate lang in seinem Kehlkopf, das ausser Heiserkeit keine weiteren Beschwerden verursachte.

Es würde sich empfehlen, der laryngoskopischen Untersuchung Halsverletzter eine etwas grössere Beachtung zu schenken. So könnten noch eine Anzahl von Kehlkopf- und Luftröhrenverletzungen entdeckt werden, die ohne sie unserer Aufmerksamkeit entgehen. Nach anscheinend geringen Verletzungen entwickeln sich öfters schwere

Komplikationen infolge von Narbenschrumpfungen, Stenosen, Perichondritiden, Verwachsungen der Stimmbänder etc.

Killian teilt die Kehlkopfschüsse in 2 Gruppen, je nachdem sie in das Kehlkopflumen eindringen, oder nur die Kehlkopfwand verletzen, ohne das Lumen zu eröffnen. Verletzungen der oberen Kehlkopfhälfte gehen meist mit Schluckbeschwerden einher. Bei Schussverletzungen der Regio infravocalis werden häufig chronische Athembeschwerden beobachtet. Eine nicht seltene Komplikation ist die eitrige Perichondritis des Schildknorpels, wobei die Infektion meist retrograd durch den Rachen erfolgt, sowie die Medianfixation der Stimmbänder. Alle diese Komplikationen können frühzeitige spezialistische Behandlung, exo- und endolaryngeale Eingriffe erfordern.

Speiseröhrenverletzungen.

Fälle von Speiseröhrenverletzung hatten wir nicht zu verzeichnen. Die Häufigkeit dieser Verletzungen scheint nicht gross zu sein, da ausser einigen kasuistischen Mitteilungen in der ganzen kriegschirurgischen Literatur recht wenig darüber zu lesen ist.

Zum Teil kann das an der schweren Erkennbarkeit der Speiseröhrenverletzungen liegen. Kleinere Verletzungen können ausheilen, ohne die geringsten Beschwerden gemacht zu haben, doch sind auch schwere Verletzungen und vollständige Perforationen der Speiseröhre beschrieben worden, in denen intra vitam alle Symptome einer Laesion des Oesophagus fehlten. So beobachtete Madelung einen Fall, wo gleichzeitig eine Verletzung der Aorta bestand. Der Verwundete starb innerhalb 2 Wochen infolge einer tödtlichen Blutung aus der Aorta. Während der ganzen Beobachtungszeit waren weder Schluckbeschwerden noch irgendwelche Störungen der Nahrungsaufnahme bemerkbar. Die sichere Diagnose einer Ösophagusverletzung kann nur dann gestellt werden, wenn man ein Ausfliessen der Nahrung aus dem verletzten Halsteil der Speiseröhre mit Sicherheit konstatieren kann. Weder die Richtung des Schusskanals, noch das Resultat der Röntgendurchleuchtung, noch die Schluckbeschwerden geben an sich sichere Anhaltspunkte bezüglich der Art der Verletzung. Steht die Diagnose einer Ösophagusverletzung fest, dann muss die Halswunde unverzüglich freigelegt und drainiert, die Nahrungsaufnahme per os eingestellt und eventuell eine Gastrostomie gemacht werden. Leider werden in der Regel alle unsere Bemühungen nutzlos, da sich in den meisten Fällen von schwerer Ösophagusverletzung eine eitrige Mediastinitis entwickelt. Diese besteht meistens schon zur Zeit der Diagnosenstellung und bereitet dem Leben des Patienten ein rasches Ende. Die traurige Prognose der Ösophagusverletzungen kann daher nur durch Vervollkommnung unserer diagnostischen Mittel günstiger gestaltet werden.

Literatur.

BERGER: Ein Fall von Oesophagusschuss. M. m. W. 1915. 45.
BLEYL: Schussv. des Kehlkopfes. Zschr. f. Ohrenheilk. 73. Hft. 1.
BÖHLER: Kehlkopfschüsse. M. m. W. 24. 1915.
BRUHN: Die gegenwärtigen Behandlungswege etc. Ergebnisse aus d. Düsseldorfer Lazarett f. Kieferverletzte. 1915.

BUNDSCHUH: Wie beugen wir bei Unterkiefer-, Zungen-, u. Mundbodenschusswunden der Erstickung vor. M. m. W. 11.

ERTL: Budapesti O. E. 1916. febr. 12. Gesellschaft d. Ärzte in Wien 1916. III. 10.

HAUPTMEYER: Zur Behandlung der Schussverl. im Bereiche des Gesichtes etc. Ergebn. a. d. Düsseldorfer Lazarett f. Kieferverletzte.

HEILE: Z. chir. Behdlg. d. durch Schussverl. hervorg. Mundsperre. M. m. W. 1915. 9.

KAFEMANN: Schussverl. der ob. Luftwege. D. med. W. 1915. 17.

KOERNER: Schussverl. des Kehlkopfes. Zsch. f. Ohrenheilk. 73. Hft. 1.

KILLIAN: Kehlkopfschüsse. II. Kriegschir. Tag. Berlin 1916. IV/26.

KLAPP: Tätigk. des Chirurgen bei Kieferverl. D. m. W. 1916. No. 8.

KOFLER u. FRÜHWALD: Schussverl. des Larynx etc. W. kl. W. 1915. Nr. 44.

KRAUS: Über geheilte, mit umfangr. Weichteilverl. verb. Kieferschussfrakturen. W. kl. W. 1915. Nr. 21—22.

KREBS: Bemerk. zu den Gesichtsschüssen mit Beteil. der Nasenhöhle etc. M. m. W. 1915. 35.

LITTHAUER: Kasuist. Mitteilungen zur Kriegschirurgie. Berl. kl. W. 1916. Nr. 1.

LINDEMANN: Über die Beseitigung der traumat. Defekte der Gesichtsknochen. Die gegenw. Behandlungsw. der Kieferschussverl. Hft. 4—6.

— Zur Deckung gröss. Defekte der Weicht. bei Kieferschussverl. Erg. a. d. Düsseldorfer Laz. f. Kieferverletzte 1915.

LOOS: Die Schussbrüche des Unterkiefers. Bruns Beitr. 98. Hft. 1.

LUBINSKI: Ein Fall v. Steckschuss im Kehlkopf. D. m. W. 1916. 4.

MADELUNG: Einige Kriegsverl. des Oesophagus. D. m. W. 1915. 5.

MAYRHOFER: Z. prim. Knochennaht bei Schussfr. des Unterkiefers. W. kl. W. 1916. 8.

NÁDOLECNI: Schussverl. des Kehlkopfes. M. m. W. No. 24. 1915.

PETERS: Halsverletzungen. M. m. W. 1915.

POLLATSCHEK: A gégelövésekről 6 eset kapcsán. Orv. hetilap. 1915. 3.

PORT: Über Kieferbrüche etc. Mittelrh. Chirurg. Verein. 1916. 8—9. Januar.

PORT und WILMS: Kieferplastik. Naturh. med. Verein Heidelberg. 1915. 14/XII.

RÖMER: Mitteilg. aus d. Strassburger Lazarett f. Kieferverletzte. O. Zahnheil. Hft. 35.

SCHEIER: Schussverl. des Kehlkopfes. Berl. kl. W. 1915. 22.

SCHILLING: Oesophagusschuss. M. m. W. 32. 1915.

SCHLESINGER: Über die erste Versorg. bei Nasenverletzungen. M. m. W. 1916. 14.

SCHRÖDER: Kieferverl. im Feld u. Kriegslazarett. Bruns Beitr. 97. H. 3.

STEINSCHNEIDER: Die Schussverl. des Kiefers etc. W. kl. W. 1915. 2.

STEIN: Die Kieferverl. im Kriege und deren Behandl. D. m. W. 1915. 43.

STEINKAMM: Schussverl. der Kiefer u. ihre Behandl. M. m. W. 1914. 79.

THOST: Über Halsschüsse. Zeitschr. f. Ohrenheilk. Bd. LXXIII.

— Aerztl. Verein Hamburg. 1915. XI. 16.

VOLLBRECHT u. WIETING Pascha: Kriegsärztliche Erfahrungen 1915.

WARNEKROS: Behdlg. der Kieferschüsse. W. m. W. 38.

WILLIGER: Die Verletzungen des Gesichtes. D. m. —W. 1916. Nr. 8.

ZANGE: Über Recurrenslähmungen nach Schussverl. Zeitschr. f. Ohrenheilk. etc. LXXIII.

Über Brustschüsse.

Von

Dr. Josef Parassin.

Trotzdem der Krieg bereits zwei Jahre währt, steht die eingehende Erörterung der Brustschüsse bis hente immer auf der Tagesordnung und hat von ihrem Interesse noch nichts eingebüsst. Das ist auch ganz natürlich, nicht nur weil es sich bei ihnen um Verletzungen eines ausserordentlich wichtigen Körperteils von grossser Oberfläche handelt, die gleichzeitig in das Tätigkeitsgebiet des Chirurgen und des internen Arztes fallen, sondern namentlich auch deshalb, weil der Krieg in mancher Hinsicht zu einer Wandlung in unseren Auffassungen geführt hat und seine Erfahrungen uns die Schussverletzungen der Brust vielfach in einem neuen Lichte erscheinen lassen. Die grosse Reihe der furchtbarsten Verletzungen und auch die längere Beobachtungsdauer, die uns dieser endlose Krieg ermöglicht, lehrt uns die interessantesten, nicht selten ganz rätselhaften Fälle kennen und führt uns die merkwürdigsten Varietäten und Folgezustände vor Augen.

Angesichts dieser vielen neuen Erfahrungen wird es verständlich, weshalb in den Publikationen der letzten Zeit überall Stimmen laut werden, die besonders für die Prognose der Brustschüsse eine durchdachtere Fundierung verlangen und trotz der vielfach günstigen Statistiken die harmlose Natur der Brust- und Lungenschüsse bestreiten.

Diese Frage hat aber auch ein sehr grosses wissenschaftliches Interesse. Viele Erscheinungen, die vor unseren Augen ablaufen, bedürfen, vom allgemein pathologischen Standpunkte aus, in einer von uns allen ersehnten friedlichen Zukunft dringend der aufklärenden Forscherarbeit. Die Resorptionsfähigkeit der Brusthöhle, die Resistenz gegenüber Infektionen, die Schmerzempfindlichkeit der Brustorgane, die Reflexerscheinungen der Pleurablätter, ferner die mannigfachen Folgezustände bilden für uns eine Reihe von offenen Fragen, zu deren rastloser Erforschung und Klarlegung wir im Interesse der Mehrung unserer Kenntnisse allen Anlass haben.

In meinem am 18. Mai 1915 in der XIII. kriegschirurgischen Sitzung des kgl. Ärztevereines abgehaltenen Vortrage konnte ich bereits über 94 Fälle von Brustschüssen berichten. Unser gesamtes Krankenmaterial umfasst mehr als 11,000 Fälle innerlich Kranker und Verwundeter. Darunter waren 263 durch Projektil- oder Explosionssplitter entstandene Brust- und Lungenverletzungen, und zwar handelte es sich in 76 Fällen um reine Brustwand-, in 186 Fällen um penetrierende Brustverletzungen. 124 mal hatten wir es mit Durchschuss, 69 mal mit tangentialen und 69 mal mit Steckschüssen zu tun.

In 215 Fällen (83.2%) wurde die Verletzung durch Infanterie-, in 46 Fällen (17%) durch Artilleriegeschosse, in einem Falle durch Handgranaten verursacht. In 215 Fällen führten Projektile von Handwaffen, in 37 Shrapnells, in 10 Fällen (Handgranaten inbegriffen) Projektile von Granaten bezw. deren Rissstücke die Verletzung herbei. In 140 Fällen (53.4%) war die Verletzung eine rechtseitige, in 112 Fällen (42.7%) eine linkseitige, in 10 Fällen eine doppelseitige. 192 Soldaten wurden auf dem russischen, 50 auf dem serbischen, 19 auf dem italienischen und einer auf dem französischen Kriegsschauplatz verwundet.

Häufigkeit. Aus der Verhältniszahl, in der bei unseren Verwundeten Brust-und Lungenschüsse gegenüber den Verletzungen anderer Körperteile vertreten sind, ist keinerlei allgemeine Schluss folgerung statthaft. Für die Spitäler des Hinterlandes hängt es vielfach ganz vom Zufall ab, ob das eine Spital mehr Brustschusswunden zugewiesen erhält als das andere. Selbst unmittelbar hinter der Front ist die Häufigkeit der Schusswunden des Brustkorbes und der Lungen nicht immer die gleiche. Die Defensive in den Schützengräben liefert eine viel geringere Zahl dieser Verletzungen als der Angriffskrieg. Wollen wir dennoch einen Überblick über die Häufigkeit der Brust- und Lungenschüsse gewinnen, so müssen wir sowohl hinter der Front als auch auf dem Gebiete eines bestimmten Heeresteiles zuerst die absolute Zahl sämtlicher Verwundungen feststellen und aus dieser dann die Verhältniszahlen der Thoraxverletzungen ermitteln. Auch so gelangen wir zu abweichenden Ergebnissen je nach den verschiedenen Kriegen, Kriegsschauplätzen und Schlachten.

Beispielsweise wurden im serbisch-bulgarischen Kriege vom 30. Juni bis 3. August 1913 am Hauptverbandplatze der Moravadivision der III. serbischen Armee, die sozusagen die entscheidende Tätigkeit entfaltete, 5207 Verwundete versorgt. Darunter befanden sich 605 Brustschüsse, was einem Prozentsatz von 11.6% entspricht. Zwecks Feststellung der Häufigkeit der Brustschüsse arbeitete Sauerbruch das gesamte Verwundetenmaterial eines Heeresteiles auf. Unter 22,145 Verwundungen — mit Einschluss von 8034 infolge ihrer Verletzung verstorbenen Soldaten — waren 8036 Lungenverletzungen, was wiederum blos 3.2% ausmacht. In beiden Ausweisen fehlen die infolge von Thorax- oder Lungenschüssen auf dem Schlachtfelde Gefallenen, die demnach überhaupt nicht unter den Verwundeten figurieren. Auf diese Weise bleiben aber Zahlen unberücksichtigt, deren Kenntniss dringend notwendig wäre, wenn wir möglichst genaue Verhältnisziffern gewinnen wollen. Auch nach dieser Richtung dient uns wieder Sauerbruch mit Zahlenbelegen. Er untersuchte bei einer Gelegenheit in den Vogesen die Verletzungen sämtlicher in einem Kampfe Gefallenen. Seine Daten sind überraschend. Unter 300 Gefallenen starben 112 infolge von Brustschüssen, was einem Prozentsatz von 37% entspricht, also eine sehr hohe Verhältniszahl. Nach den Franzschen Ausweisen vom südwestafrikanischen Kriegsschauplatze erhielten von 167 daselbst gefallenen Soldaten 25.1% tödliche Thoraxschüsse. Diese auf dem Kriegsschauplatze gewonnenen Aufzeichnungen ermöglichen es uns, die Verhältniszahl der Thorax- und Lungenschüsse unter den Verletzungen sämtlicher Körperteile mit 19—20% festzustellen.

Krankheitsbild. Das Krankheitsbild unserer Fälle zeigt sehr wesentliche Unterschiede, je nachdem es sich um Kranke handelt, die sich an der Front bzw. am Kriegsschauplatz befanden, oder um Leute, die in die Spitäler des Hinterlandes gelangen.

Auf dem Schlachtfeld sah ich, besonders bei den Artillerieverletzungen, dass die Verwundeten sofort beinahe ausnahmslos zusammenstürzten und meistens für längere oder kürzere Zeit das Bewusstsein verloren. Selten nur kam es vor, dass der Verletzte noch ein oder mehrere Kilometer weiter ging. Kehrt dann später das Bewusstsein wieder, so bringen die Verletzten ihre Klagen zum Ausdruck, die sich in charakteristischer Weise den objektiven Veränderungen anreihen. Einzelne geben an, im Momente der Schussverletzung bloss einen dumpfen Schlag am Brustkorb und ein entsetzlich zusammenschnürendes Druckgefühl in der Brust verspürt zu haben. Andere hingegen — und zwar meistens Leute, bei denen das Geschoss auch Rippen zertrümmerte — fühlten einen ausserordentlich heftigen Schmerz im Momente der Verletzung. Die meisten Verwundeten werden von Kurzatmigkeit, Dyspnoe und quälendem Husten gemartert; Cyanose, Collaps, leichenhafte eingefallene Gesichtszüge beherrschen das an sich äusserst schwere Krankheitsbild.

Hierher in's Spital bekommen wir die Verwundeten schon im Zustande ziemlicher Ruhe. Der nach der Schussverletzung eintretende shockartige Zustand hört, abgesehen von den mit schweren Zerstörungen und Eröffnung des Brustkorbes einhergehenden Fällen, nach einigen Stunden auf, das Krankheitsbild nimmt mildere Formen an, und die subjektiven Beschwerden bestehen meist nur noch in geringeren Schmerzen und Bruststichen.

Auch die Schmerzen werden nicht auf die ganze Brustseite, nur auf die Nachbarschaft der Schusswunden und des Schusskanals lokalisiert. Wir beobachteten jedoch auch nicht wenige Fälle, in denen die Kranken noch lange Zeit, ja selbst nach vollkommener Heilung von quälenden Schmerzen beim Atmen geplagt wurden. Meistens zeigten sich dann am Röntgenschirm Zwerchfelladhaesionen, so dass die Annahme berechtigt erscheint, dass die Schmerzen durch solche Fixationen ausgelöst werden. Oft werden Schmerzen in benachbarten Körperteilen, am Kopf, Hals, Rücken, Bauch und den proximalen Teilen der oberen Extremität, angegeben. Oft waren wir in der Lage, Schmerzen in den Zwischenrippennerven, diffuse Schmerzhaftigkeit der Pleura, ausgesprochene Druckempfindlichkeit der die Brustkorbhälfte bedeckenden Muskulatur sowie auch hyperästhetische Zonen nachzuweisen.

Blutung. Blutung und Haemoptoë sind häufige Erscheinungen bei Brustschüssen und weisen auf eine Verletzung der innerhalb des Knochengerüstes gelegenen Organe, besonders der Lunge, hin. Nicht nur nach penetrierenden, sondern auch nach blossen Brustwandverletzungen und selbst nach Tangentialschüssen begegnen wir diesem Symptom. Die nach Verletzungen der grossen endothorakalen Gefässe eintretenden Blutungen bekommen wir hinter der Front nicht zu Gesicht, denn derartige Verletzte verbluten meistens schon auf dem Schlachtfelde. Grössere und gleichfalls tödliche Blutungen können auch nach Verletzung anderer Blutgefässe entstehen, wenn auch die Blutungen aus der A. mammaria interna und den Interkostalarterien nicht mehr so fulminant sind, dass der Verwundete mit ihnen nicht auf das Bett des Feldspitals hinter der Front gelangen könnte. Wird eine solche Blutung rechtzeitig erkannt, so kann sie hier gestillt und dem Verwundeten häufig noch das Leben gerettet werden.

Die im Verlaufe der Lungenverletzungen auftretende Haemoptoë nimmt selten grössere Dimensionen an und ist meist von milderem Verlauf. Denn der Druck im kleinen Kreislauf ist nur gering, und infolge der Zusammenzeihung des Lungengewebes schliesst sich auch das blutende Gefäss verhältnismässig schnell. Unter unseren 262 Fällen zeigte sich Haemoptoë 109mal, was 41.6% entspricht. Trotzdem dieses Symptom in etwa der Hälfte der Fälle auftrat, beobachteten wir dennoch in keinem einzigen schwerere Folgen. In 3 Fällen steigerte sich die Intensität der Blutung bis zum Bluterbrechen, ohne aber andere Folgen nach sich zu ziehen, als den von dem starken Blutverlust bedingten Schwächezustand. Das Blutspucken zeigt sich meist unmittelbar nach der Verletzung, in einigen unserer Fälle trat es jedoch erst am nächsten Tage auf, in 1 oder 2 Fällen erst nach 2—3 Tagen. Auch in der Dauer der Haemoptoë beobachteten wir Abweichungen. In der Mehrzahl der Fälle hörte sie innerhalb einer Woche auf, doch gab es auch Fälle, wo sie 2 Wochen und noch länger anhielt. In einzelnen Fällen setzte sie zeitweilig aus, um bald wieder in Erscheinung zu treten.

Diese Verhältnisse werden durch die folgende Tabelle auf das Ausführlichste demonstriert:

Die Dauer der Haemoptoë nach der Verletzung:

einige Stunden	in	4 Fällen
1 Tag	,,	3 ,,
2 Tage	,,	8 ,,
3 ,,	,,	4 ,,
4 ,,	,,	7 ,,
5 ,,	,,	5 ,,
6 ,,	,,	3 ,,
7 ,,	,,	11 ,,
8 ,,	,,	2 ,,
9 ,,	,,	1 ,,
10 ,,	,,	2 ,,
14 ,,	,,	13 ,,
15 ,,	,,	2 ,,
20 ,,	,,	2 ,,
Übertrag		47

	Übertrag	47	
30 Tage	in	2	Fällen
mehrere Tage	,,	4	,,
einige Tage	,,	9	,,
2 Monate	,,	1	,,
Mehrmals	,,	2	,,
Unbestimmt	,,	24	,,
	Insgesamt	109	Fälle.

Spätblutungen können schon drohender sein, weil sie die Folge von Gewebszerfall und Gefässwandzerstörung sind oder von einem steckengebliebenen Fremdkörper hervorgerufen werden. In einem unserer Fälle (Steckschuss) zeigte sich noch nach 5 Monaten Blutspucken.

Aus der die Brustschusswunden begleitenden Haemoptoë können wir keinen Schluss auf die Schwere des Falles ziehen. In vielen wirklich schweren Fällen zeigt sich keine Haemoptoë, während Verletzungen mit äusserst glattem Verlaufe bluten können. Die Haemoptoë ist bloss ein die Verletzung der Lunge beweisendes Symptom.

Subkutanes Emphysem.

Subkutanes Emphysem sahen wir in 7 Fällen. Der Grund liegt einerseits darin, dass dieses Symptom eine seltenere Begleiterscheinung der Verletzung ist, andererseits wird diese Erscheinung nur in akuteren Fällen beobachtet, da sie ziemlich rasch verschwindet. Zu Beginn des Krieges, wo mehr frische Fälle zu uns gelangten, begegneten wir diesem Symptom öfter. In sämtlichen 7 Fällen war das Emphysem von grosser Ausdehnung und erstreckte sich über die ganze Brusthälfte. Es hat keine besondere Bedeutung und schwindet, wie gesagt, nach einigen Tagen. In einem unserer Fälle hielt es freilich über 3 Wochen an. Nach Ansicht mancher Autoren (Hildebrandt) entsteht es nur in Fällen, die mit einem Rippenbruch einhergehen, doch beobachteten wir es auch bei Verletzungen ohne Rippenbruch. Die Entstehungsmöglichkeit ist auch ohne diesen gegeben.

Temperatur.

Die Temperatur ist an den der Verletzung folgenden Tagen stets erhöht, oft trat hohes Fieber auf, das nach kurzer Zeit wieder fiel und der Apyrexie wich. Halten die

Fieberbewegungen Wochen lang an, so hat das nicht viel zu sagen. Keinesfalls ist das Fieber ein sicheres Zeichen der Infektion, denn in vielen fieberhaften Fällen fanden wir die Flüssigkeitsansammlung im Brustkorb steril. Nur wenn die Temperaturerhöhung nach einer gewissen längeren afebrilen Periode einsetzt, ist der Verdacht einer Infektion gegeben und muss uns zur Probepunktion bzw. zur bakteriologischer Untersuchung der Flüssigkeitsansammlung im Brustkorbe veranlassen.

Verlauf. Nach der Art und dem klinischen Verlauf der Verletzung können wir unsere Fälle folgendermassen klassifizieren:

In 123 Fällen (46.9%) war der Verlauf des Brust- bezw. Lungenschusses frei von Komplikationen. Mehr als die Hälfte der glatt verlaufenden Fälle (53.6%) waren lediglich Verletzungen der Brustwand (66 Fälle von komplikationsfreien Brustwandschüssen), sodass, wenn wir den Verlauf der 186 eigentlichen Brusthöhlenschüsse betrachten, das Verhältnis der glatt und ungestört verlaufenen Fälle sich auf kaum mehr als 30% belief. Das müssen wir feststellen, trotzdem die Verletzung überwiegend durch Infanteriegeschosse verursacht war. Während also etwa 70% unserer Fälle Komplikationen hatten, waren im Grunde genommen auch unsere „komplikationsfreien" Fälle keineswegs völlig frei von jeder Erkrankung des Pleura und der Lunge. Auch bei ihnen konnten wir geringe Dämpfungen, umschriebene, fibrinöse, verhältnismässig schnell vorübergehende Pleuritiden beobachten, die durch den radiologischen Nachweis von Schatten bei höherem Stande und trägeren Bewegungen des Zwerchfells ihre Bestätigung fanden. Nicht selten waren auch umschriebene Dämpfungen, kleinere, die Erscheinungen einer Pneumonie vortäuschende Imbibitionen, die sich jedoch in sehr kurzer Zeit aufhellten.

Der Verlauf unserer 139 mit Komplikationen einhergehenden Fälle war reich an wechselvollen Erscheinungen und Zuständen, und mehr als einmal lösten verschiedenartige konsekutiven Veränderungen in ein und demselben Falle einander der Reihe nach ab.

Wir beobachteten die folgenden Komplikationen:		
seinen Haemothorax	in 44	Fällen
sanguinolentes oder seröses Exsudat	„ 23	„
Dämpfung in folge von Imbibition oder Haemothorax	„ 30	„
Ferner:		
fibrinöse Pleuritis	in 2	Fällen
schwere Bronchitis	„ 8	„
Putride Bronchitis	„ 1	„
Pneumothorax (geschlossen)	„ 1	„
Haemopyothorax	„ 10	„
Pyopneumothorax (offen)	„ 10	„
2 Fälle mit Bronchialfistel,		
Haemopneumothorax (geschlossen)	„ 3	„
Mediastinitis	„ 1	„
Retractio thoracis	„ 14	„

Wir sahen Fälle, in denen anfangs Brustfell und Lunge, besonders auch von einer Infektion frei waren, während sich später bei ihnen pathologische Komplikationen entwickelten. So in 8 Fällen Pneumonie, in 2 Empyem und ebenfalls in 2 Fällen ein Exsudat.

Wir sahen auch Fälle von Brustschüssen, bei denen gleichzeitig noch andere Organe und Körperteile Verwundungen erlitten hatten. An erster Stelle seien hier angeführt 4 Fälle von Brustschuss mit Wirbelsäulenverletzung, ein Fall mit Verletzung der Bauchhöhle, ein Fall mit Verletzung des oberen Ganglion cervicale des Halssympaticus, 4 Fälle mit gleichzeitiger Leberverletzung. In 7 Fällen trat der Exitus ein.

Haemothorax. Wie wir sahen, stehen unter den Komplikationen die Blutungen an erster Stelle.

Bei annähernd 24% der penetrierenden Brustverletzungen fanden wir ansehnliche Blutergüsse in der Thoraxhöhle. Oft nahm die Ausbreitung des Haemothorax solche Dimensionen an, dass seine Entleerung aus vitaler Indikation erfolgen musste. Besonders war dies bei linkseitigem Bluterguss der Fall, weil die hochgradige Verschiebung des Herzens und die Drucksteigerung Zustände auslösten, deren Beseitigung nur durch Entlastung der Brusthälfte erfolgen konnte und dann lebensrettend wirkte. Die endothorakale Blutung sammelte sich in der überwiegenden Mehrzahl der Fälle im unteren Abschnitte der Brusthöhle an, wobei sie die Lunge nach oben komprimierte. Selbst bei Druchschüssen an der Spitze beobachteten wir eine derartige Lokalisation des Blutergusses. In weiteren 23 Fällen fanden wir ein blutiges oder seröses Exsudat im verletzten Brustkorb, 30 unserer Fälle figurieren im Ausweis als Imbibitions- oder posthaemothorakale Dämpfung.

Bei allen diesen Komplikationen handelt es sich eigentlich nur um Blutungen. Doch tritt je nach Ort und Art der Entstehung sowie Dauer des Blutergusses uns bald dieser, bald jener Zustand vor Augen. Auf gewisse Einwirkungen hin stabilisiert sich diese oder jene Form. Das Blut des reinen Haemothorax blieb beispielsweise in einigen Fällen auffallend lange flüssig, rein, ohne zu koagulieren. Später wurde es heller infolge Abnahme der roten Blutkörperchen, Zunahme der Leukozyten und gewaltiger Vermehrung der eosinophilen Zellen. Um diese Zeit konnte bereits gerinnungsfähige Flüssigkeit aspiriert werden. Im weiteren Verlaufe hellte sich der Erguss wegen der Überzahl von Lymphozyten allmälig auf, sodass die späteren Punktionen wieder nichtkoagulierende, seröse Exsudate ergaben.

Bei den haemorrhagischen oder serösen Exsudaten und auch bei den exsudativen Spätpleuritiden lagen entweder Fälle von Haemothorax vor, welche die ebenerwähnten Veränderungen durchgemacht hatten, oder es waren kleine Blutungen oder endlich entzündliche Exsudate, die als reaktive Reizungen des Rippenfalls infolge der Verletzung aufzufassen waren. Ein reines, seröses Exsudat, das wir als ein zweifellos primäres hätten ansprechen können, bekamen wir nicht zu Gesicht. In Fällen dagegen mit geringfügigen Dämpfungen, bei denen die Probepunktion keine Flüssigkeit ergab, mussten wir an Blutungen im Lungengewebe, Imbibitionen oder an alte, resorbierte Haemothoraxfälle denken, die Schwarten hinterlassen hatten. Umsomehr, als auch die radiologische Aufnahme oder Durchleuchtung meistens Trübungen nachwies, die für unsere Annahme sprachen.

Bakteriologische Untersuchung

Bei der bakteriologischen Untersuchung von Fällen mit Haemothorax, serös gewordenen Ansammlungen und serösen Exsudaten des Brustkorbes konnten wir uns davon überzeugen, dass die Punktate nach 24- oder 48stündiger Kultur — zumeist auf Agar, Peptonwasser und Gallenröhrchen — in 33 Fällen steril blieben, in 7 Fällen angingen. Von diesen 7 Fällen ergab die Untersuchung in einem Falle Diplokokken, in einem andern Bakterien der Koligruppe, in 4 Fällen grüne positive pyogene und in einem putrefizierende Bakterien.

Fassen wir die schwereren Komplikationen in's Auge, so erhellt aus nachstehender Tabelle in sehr interessanter Weise, dass ausser der Infektion auch der Art des Schusses eine aetiologische Bedeutung zukommt.

Name	Krankheit	Art des Geschosses	Art des Schusses	Anmerkung
F. V.	Bronchitis putrida	Handwaffe	Steckschuss	
Zs. J.	Pneumothorax	„	„	
Sch. J.	Pneumothorax	„	„	
N. J:	Haemo-pneumothorax	„ „	„ „	
S. E.	Haemopyothorax	„	„	
L. L.	Pyopneumothorax	„	„	
B. J.	Pyopneumothorax	„	„	
P. F.	Empyema	„	„	
B. M.	Empyema	„	„	
V. J.	Haemopyothorax	Schrapnell	„	
K. M.	Haemopyothorax	„	„	
T. J:	Pyopneumothorax	Granate	„	
St. J.	Haemopyothorax	„	Streif	
Sz. T.	Pyopneumothorax	Schrapnell	„	
Br. J.	Pyopneumothorax	„	„	
M. P.	Pyopneumothorax	„	„	Exitus
Z. J.	Haemopyothorax	Handwaffe	„	
Th. P.	Haemo-pneumothorax	„	„	offen
H. O.	Pyohaemothorax	„	„	geschlossen, Exitus
L. L.	Haemopyothorax	„	„	
Fl. J.	Haemopyothorax	„	Durchschuss	

Name	Krankheit	Art des Geschosses	Art des Schusses	Anmerkung
Sch. R.	Pyopneumothorax	„	Durchschuss	
G. F.	Pyopneumothorax	„	„	Leberverletzung Exitus
K. K.	Haemopyothorax	„	„	Exitus
Sk. Br.	Haemo-pneumothorax	Schrapnell	„	später Pyo-pneumo-thorax
Sz. Gy.	Pyopneumothorax	„	„	
P. M.	Haemo-pyothorax	„	„	

Die Tatsache, dass der Verlauf einer Komplikation bei Brust- und Lungenschüssen durch das Hinzutreten oder Fortbleiben von Infektionen entscheidend beeinflusst wird, lässt sich nicht erschüttern. Das Eine steht jedoch fest, dass der Eintritt einer Infektion nicht so sehr — wie viele glauben — davon abhängt, ob die Verletzung durch ein Infanterie- oder Artilleriegeschoss stattfand, sondern viel mehr von der Art des Schusses. Während Artilleriegeschosse bloss in 37% der aufgezählten Fälle verzeichnet sind, sehen wir, dass Steckschüsse in 44.4%, Tangentialschüsse in 33.3% und Durchschüsse in 22.2% der Fälle vertreten sind.

Tangentialschüsse. Dass die Steckschüsse eine so grosse Gefahr für das weitere Schicksal der Brustschussverletzungen in sich bergen, ist leicht verständlich. Die zerstörende Wirkung der müden Kugel kann unter Umständen eine grössere sein, das steckengebliebene Projektil, die mitgerissenen Kleiderfetzen, Schmutz, die pathogenenn Keime rufen in der umbluteten Umgebung Entzündung und Infektion hervor. Die Tangentialschüsse, die wir an dieser Stelle besprechen wollen, definierten Burckhardt und Landois dahin, dass ihr Schusskanal das knöcherne Gerüst in tangentialer Richtung durchquere und dass dabei stets ein Bruch mehrerer Rippen erfolge. Bei dieser Art von Schüssen ist Gefahr und Möglichkeit einer Infektion zweifellos sehr gross und Verlaufsstörungen ausserordentlich häufig. Die zersplitterten Rippen mit ihren unregelmässigen schiefen und spitzen Fragmenten begünstigen in hohem Masse das Haften von Infektionskeimen, und da die Zerstörungen gewöhnlich hochgradig sind, wird dadurch auch die Entstehung von Pneumothorax gefördert. Mit einem Worte: die Entwicklung derjenigen Komplikationen, die wir bei Thorax- und Lungenverletzungen so sehr fürchten, wird durch die Art der Wunden, wie sie Tangentialschüsse erzeugen, ganz besonders begünstigt. Von 7 Todesfällen sind 2 auf Rechnung der Tangentialschüsse (28.5%) zu schreiben. Der eine führte rasch zum Tode, der andere erst nach langen Monaten und bot das Bild des schwersten organischen Zerfalles dar.

Besonders der erste Fall bestätigt in lehrreicher Weise die besondere Wirkung und die ausserordentliche Gefährlichkeit dieser Schüsse. Seine Form entsprach vollkommen der von Landois und Burckhardt gegebenen Definition der Tangentialschüsse, und seine Wirkung zeigte sich nicht nur am Thorax und der Lunge, sondern auch an der Milz, die bei der Obduktion einen Riss aufwies.

Im zweiten Falle handelte es sich um einen chronisch verlaufenen Pyopneumothorax von jener abgekapselten Form, wie sie gerade nach Brustschüssen sich so häufig entwickelt und die einen weit gefährlicheren Verlauf nimmt als die postpneumonischen Eiterungen der Brusthöhle.

19/II. 1915. H. O. 21 Jahre alt. Leutnant. Verwundet in den Karpathenkämpfen am 12. Februar 1915. Bei der Aufnahme stark kollabiert. Puls ausserordentlich beschleunigt, arhythmisch. Atmung oberflächlich, hochgradige Dyspnoe. Bloss die rechte Brusthälfte beteiligt sich an der Atmung. Tangentialschuss der rechten Brustseite, Einschussöffnung in der Skapularlinie, etwa in Höhe des VIII. Dorsalwirbels. Ausschussöffnung in der mittleren Axillarlinie, entsprechend der VI—VII. Rippe, die Rippen zersplittert. Die ganze linke Brusthälfte gibt vorn bis zum Schlüsselbein, hinten bis zur Spina dumpfen Perkussionsschall. Athmung nicht hörbar. Herz nach rechts disloziert, überschreitet den rechten Sternalrand um gut zwei Querfinger.

Sofort nach der Aufnahme bekam Patient in Intervallen von 1½ Stunden zweimal je 0.02 kcm. Morphium subkutan, dann Operation: Rippenresektion in der linken mittleren Axillarlinie, oberhalb der VII. Rippe, wobei wir ein 4 cm. langes, bereits durch den Schuss abgerissenes Stück Haut entfernen. An der Stelle der verlegten Rippe Eiter. Nach erfolgter Blutstillung und Durchschneidung der Wandpleura wird die den Brustkorb ausfüllende eitrige Blutansammlung abgelassen. Nach der Operation Ausspülung mit H_2O_2, hierauf Drainage. Zustand und Allgemeinbefinden bessern sich. Cyanose nimmt ab, das Herz geht auf seinen

Platz zurück, nach einer Stunde hört die Arhythmie auf, vorher gaben wir Adigan. Die bei der Aufnahme beobachtete Pulszahl von 192 fiel auf 132.

19/II. Nachts : Campher, Coffein, Morphium, Katzenstein.

20/II. Verbandwechsel, im Laufe des Tages 2 × Adigan, 2 × 0.02 Morphium, 2 × Coffein, Champagner.

21/II. Zustand ständig ein schlechter, grosser Kräfteverfall. Therapia eadem. Leukozythenzahl 34.000.

22/II. Therapia eadem. Hände, Nägel, Gesicht cyanotisch. 12 Uhr mittags Agonie, nachmittags 1 h. 20' Exitus.

Diagnose : Vulnus sclopetarium tangentiale lat. sin. Pyohaemothorax.

Obduktionsprotokoll : 23/II. 1915. Vulnus sclopetarium thoraci sinistri dies X. ante exitum. Pleuritis fibrinoso-purulenta lateris utriusque. Pericarditis fibrinoso-purulenta. Exsudatum pleuriticum cum compressione et atelectasia loborum inferiorum. Thoracotomia ad costas VIII—IX. 1. sinistri, die II ante mortem facta. Intumescentia lienis cum ruptura (verosimiliter e v. sclopet.) et degeneratio parenchymatosa cordis, hepatis et renum. Synechia ligamentosa et oedema pulmonum.

M. P. 23 Jahre alt. Infanterist. Aufgenommen am 25. VIII. 1915. Verwundet am 2. VIII. 1915 am Hochplateau von Doberdo. Tangentialer Schrapnellschuss der linken Brusthälfte. Eingangsöffnung : halbnussgrosser Substanzverlust in Form einer belegten, eiternden Höhle in der vorderen Axillarlinie, in der Höhe der III. Rippe, Ausgangsöffnung in derselben Höhe und Horizontale in der hinteren Axillarlinie. Aus beiden Wundöffnungen entleert sich reichlich dünner Eiter. Über dem Thorax perkutorisch keine Abweichung.

13/IX. Wunde reinigte sich nach täglicher Behandlung und Verbandwechsel. Wenig Eiter. Verband alle drei Tage.

11/IX. Sekret wohl wesentlich geringer, doch in der hinteren Axillarlinie Abszessbildung in der Muskulatur. Im Ätherrausch Eröffnung bis zur Spina scapulae durch die Muskulatur durch.

Vom 12/X—10/XII. Befinden ziemlich gut. Vom 30. XI. bis 4. XII. war Patient im Erysipelzimmer.

10/XII. Heftiger Schüttelfrost, reichliches Sekret aus der Wundhöhle. Röntgenbefund : einem von der 1. Schulter bis zur Mitellinie reichenden Exsudate entsprechender Schatten.

11/XII. Probepunktion ergab Eiter. Rippenresektion in der 1. Axillarlinie an der VIII. Rippe, Spülungen mit H_2O_2. Drainage.

Vom 12/XII täglich Verbandwechsel. Spülungen mit H_2O_3.

Am 12/IV. 1916. Saugbehandlung. Über der Thoraxseite noch immer dumpfer Perkussionsschall, äusserst abgeschwächtes Athmen. Röntgenbefund unverändert.

27/IV. Harnbefund : rötlichbrauner, etwas getrübter Harn, spec. Gewicht 1030, schwach sauer, Eiweiss stark positiv, Essbach 2°/$_0$. Mikr. : viel Leukozyten, viel Nierenepithelien und polygonale Epithelzellen, 1—2 hyaline und granulierte Zylinder.

8/V. Wunde ziemlich rein, Sekret geringer.

3/VI. Nach längerem fieberfreien Intervall tritt neuerdings Fieber auf, seit 5 Tagen grosser Kräfteverfall, wenig eitriges Sekret.

11/VI. Exitus.

Obduktionsprotokoll 12/VI. 1916. Pleuritis diffusa chronica adhaesiva lateris sinistri cum pyothorace circumscripta saccata ad partem inferiorem cavi thoracis cum resectione costae VIII et drainage. Mediastinitis purulenta et peritonitis diffusa fibrinosopurulenta. Nephritis diffusa chronica, verosimiliter amyloides in stadio II. Degeneratio amyloides sagoformis lienis. Enteritis et dysenteria chronica pigmentosa. Hydrops universalis, praecipue antem anasarca extremitatum inferiorum. Oedema pulmonum. Vulnus sclopetarium plicae axillaris posterioris inveteratum.

Unter unseren komplizierten Fällen war ausser der Brust viermal auch die Wirbelsäule verletzt. Drei Fälle endeten tödtlich, ein Kranker, bei dem der Durchschuss bloss eine leichtere Verletzung der Wirbelsäule in der Gegend des X. Rippenwirbels verursacht hatte, genas.

In einem Falle — der gleichfalls in Heilung ausging, — fanden sich Erscheinungen, die auf Verletzung eines Ganglion des oberen Halssympathicus hinwies. Linke Lidspalte enger, was nicht so sehr auf Rechnung der geringen Ptosis kam, als vielmehr in der tieferen Lage des Augapfels seinen Grund hatte. Die ganze linke Gesichtshälfte in geringerem Grade kontrakturiert. Linke Pupille etwas enger, erweitert sich weniger auf Beschattung, auf Belichtung jedoch prompte Reaktion. Beide Achselhöhlen schwitzen ziemlich stark, die linke jedoch in höherem Masse. Laut Angabe des Patienten schwitzt und errötet die rechte Gesichtshälfte nach dem Bade, die linke Gesichtshälfte dagegen bleibt trocken.

— —

In 4 Fällen war der Brustschuss durch Traumen der Leber, bezw. in einem Falle durch einen Leberschuss kompliziert. Diese Fälle sind schon aus dem Grunde erwähnenswert, weil in der Literatur über Leberverletzungen im Anschluss an Lungenschüsse nicht viel verzeichnet steht. Einer dieser Fälle gleicht vollkommen einer Beobachtung, die wir Gaza verdanken.

F. G. 21 Jahre alt, reichsdeutscher Infanterist. Aufgenommen am 20/II. 1916. Verwundet am 8/X. 1915 zu Beginn der serbischen Offensive. Fieberte zur Zeit der Einlieferung. Patient ist bis zum Skelet abgemagert. Körpergewicht bei der Aufnahme 34 kg. Durchschuss der rechten Thoraxhälfte. Einschussöffnung in der r. hinteren Axillarlinie, in Höhe der XII. Rippe, in Gestalt einer 5—6 cm. langen fixierten Narbe. Ausschussöffnung in der r. Mamillarlinie, unmittelbar unterhalb der Brustwarze; im IV—V. Interkostalraum (s. Abbildung) in Form einer 6 cm. langen Narbe, in deren mittlerem Dritteil wir eine drainierte Öffnung finden, die nach oben führt. In dieser Richtung kann die Sonde bis auf 25 cm. in die Brusthöhle eingeführt werden. Aus der Brusthöhle entleert sich grünlich gelber Eiter.

D. Pyopneumothorax l. d. Gallenfluss.

Kevevára: Kriegslazarett Abt. 2. VII. A. K.

28/X. Über der rechten Lunge hinten nach abwärts von der Mitte der Scapula Dämpfung. Vorne von der IV. Rippe abwärts gleichfalls Dämpfung, über der Dämpfung reichlich feuchte Rasselgeräusche. Über dem ersten Lendenwirbel ein kleines Haematom.

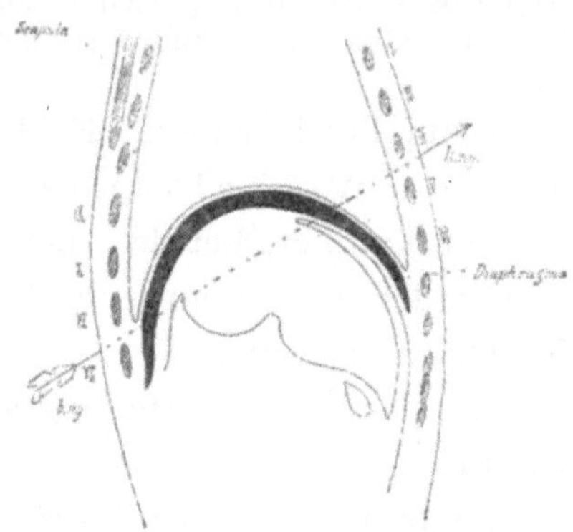

28/X. Über der ganzen rechten Lunge absolute Dämpfung, hinten ausgesprochenes Atmungsgeräusch, mit verschärftem Typus, vorn keines hörbar. Vorn entleert sich nach Erweiterung der submamillaren Öffnung blutiger Eiter. Ausspülung mit H_2O_2 und Drainage.

30/X. Resektion der IX. Rippe in der hinteren Axillarlinie. Nach der Operation werden die zwei Schussöffnungen mit der Resektionsöffnung in Verbindung gebracht.

3/XII. Wegen Verdacht auf subphrenischen Abszess Punktion, die aber ein negatives Resultat ergab. Verlauf während des Aufenthalts in unserem Spital: täglicher Verbandwechsel, Dauerdrainage, Ausspülungen mit H_2O_2.

1/III. Seit zwei Tagen starker Gallenfluss.

7/III. Auf der rechten Seite unterhalb der XII. Rippe wölbt sich die alte, sternförmig vernarbte Eingangsöffnung stark hervor und fluktuiert. Die Probepunktion ergibt gallig gefärbten Eiter. Nach Vereisung ein 5 cm. langer Einschnitt, worauf reichlicher Gallenerguss stattfindet. Drainage auf 8 cm.

8/III—18/V. Täglicher Verbandwechsel und Spülungen. Der Gallenfluss findet aus sämtlichen drei Öffnungen dauernd statt. Der Zustand des Kranken verschlimmert sich rapid. Patient nimmt keine Nahrung zu sich.

22/V. Vollkommene Erschöpfung. Puls aussetzend, unregelmässig.

23/V. Exitus — um 4 Uhr 30 Minuten Morgens.

Körpergewichtstabelle :

22/II	34	kgr.
5/III	36	,,
27/III	36	,,
17/IV	33.4	,,
19/V	28.7	,,

Obduktionsbefund : Inanitio, atrophia et anaemia universalis maximi gradus. Fistula thoracis et hepatis. Pleuritis chronica purulenta lat. dextri et pleuritis fibrinosa incipiens l. s. Bronchitis catarrhalis diffusa et broncho-pneumonia lobi inferioris sinistri. Männliche Leiche von kleiner Körperstatur ; auf der rechten Seite des Brustkorbes, vorn an der V. Rippe — von der ein kleines Stück fehlt

— ist eine runde Fistelöffnung, in sie ist ein Drainrohr eingeführt, durch das man bequem in die rechte Brusthöhle gelangt, wo sich, von Adhaesionen umgeben, Eiter befindet. Von der Fistelöffnung bezw. der r. Brusthöhle führt ein bleistiftdicker, glatter Gang durch das mit der Lunge und Leber verwachsene Zwerchfell hindurch in die Leber, wo der Gang, den rechten Leberlappen durchbohrend, an dessen unterer Oberfläche neben dem oberen Pole der Niere herauskommt und medialwärts von der Niere, oberhalb der Nierengefässe verlaufend, durch die Lendenmuskulatur hindurch zur alten und mittelst Schnitt erweiterten Eingangsöffnung der Haut führt. Die eitrige Galle enthaltende Fistel kommuniziert mit einem grösseren Gallenweg (Gallenfluss). Das paranephrane Bindegewebe ist eitrig und fetzig zerfallen, ein kleineres Gefäss dürfte arrodiert worden sein, da in der freien Bauchhöhle in der Gegend des Coecum und Colon ascendens etwas Blut gefunden wurde. Das Peritoneum ist im allgemeinen schmutzig grau gefärbt (Spuren älterer Blutung), jedoch glatt, glänzend. Rechterseits an der IX. Rippe in der hinteren Axillarlinie ausgebreitete Narbenbildung, ein Stück Rippe fehlt (Rippenresektion). Die Leber ist in dieser Gegend stark an das Zwerchfell bezw. den Brustkorb angewachsen.

In diesem Falle hat sich im Anschluss an den Durchschuss gegen die Brusthöhle zu eine transdiaphragmatische innere Gallenfistel gebildet und rief ein Krankheitsbild hervor, das Gaza Cholothorax oder eitrige Brustfellentzündung nennt. Dieses Krankheitsbild zeigt der gewöhnlichen entzündlichen oder nichtentzündlichen Brustfellentzündung gegenüber wesentliche Abweichungen. Wie die Krankengeschichte unseres Falles zeigt, führen die Lungen-Leberschüsse zu ausserordentlich schweren progredienten kachektischen und mit hochgradigster Anaemie einhergehenden Zuständen. Im Vordergrunde steht ferner eine hochgradige Herzschwäche. Zweifellos ist dieser Zustand nicht lediglich auf die Schädigungen durch resorbierte Gallenbestandteile, sondern ausserdem auch noch auf die toxische Einwirkung der autolytischen Zersetzungsprodukte des Lebergewebes zurückzuführen.

In den anderen drei Fällen, in denen rechtseitige Brustschüsse vorlagen, mussten wir auf Grund der beobachteten Symptome ein Lebertrauma annehmen. In allen drei Fällen wurde über Schmerzen in der Lebergegend geklagt, objektiv fand sich Vergrösserung der Leber. In einem Falle waren lange Zeit hindurch nur Schwellung und Schmerzhaftigkeit der Leber vorhanden, und erst 2 Monate nach der Verletzung begann der ziemlich lange anhaltende Ikterus. Noch Ende des 3. Monates entleerte Patient Gallenfarbstoff enthaltenden Harn.

Im zweiten Falle begannen Ikterus und Lebervergrösserung 15 Tage nach der Verletzung, und diese Symptome, aus denen auf eine Entzündung der Leber und Gallenwege geschlossen werden konnte, hielten dann noch 13 Tage lang an. Im dritten Falle, wo ein Schuss in der hinteren Axillarlinie die VII—VIII—IX. Rippe zersplittert hatte, beobachteten wir nach einem Monat Leberschwellung und alsbald quälendes, galliges Erbrechen (das Erbrochene gab die Gmelin'sche Probe). Dieser Zustand hielt eine Woche an. Alle drei Patienten genasen.

Todesfälle. Was die Todesfälle betrifft, so konnten wir in 3 mit Wirbelsäulenschuss komplizierten Fällen trotz der Veränderungen in der Brusthöhle nicht entscheiden, ob der tödliche Ausgang dem Lungenschusse zuzuschreiben sei, da die Fälle in einem sehr schweren Zustande in unsere Beobachtung gelangt waren. In dem Falle von Leberverletzung müssen wir diese und daneben die konsekutive, ausserordentlich hochgradige Erschöpfung als Todesursache ansprechen. In 3 letal verlaufenen Fällen war der Brustschuss die Todesursache.

Röntgenbefund. Im Anschluss an die Brustschüsse müssen wir der ausserordentlich wichtigen Rolle der Röntgenuntersuchung Erwähnung tun. Schon zu Beginn der Behandlung machten wir bei unseren Verletzten Röntgendurchleuchtungen und -aufnahmen, im Laufe der weiteren Beobachtung aber haben wir die zeitweisen Röntgenuntersuchungen schlechthin unentbehrlich gefunden. Nicht nur vom diagnostischen Gesichtspunkte aus geben diese Untersuchungen unschätzbar wertvolle Aufschlüsse, sondern auch hinsichtlich der Behandlung. Im Verlaufe der Resorption kontrollierten wir den Gang des Prozesses und konnten auf Grund der Röntgenbefunde auch die feinsten Veränderungen feststellen. Wir konnten die Nützlichkeit der Atemübungen, das Freierwerden der Zwerchfellfixationen und Adhaesionen, Ausdehnung und späteres Verschwinden der Imbibitionen um den das Lungengewebe durchsetzenden Schusskanal herum genau verfolgen.

Heilungsdauer. Die Heilungsdauer der Brustschüsse ist vollkommen unbestimmbar. Nicht nur bei Wandverletzungen, sondern auch bei Höhlenschüssen. Während ich häufig Gelegenheit hatte zu sehen, wie glatte Lungendurchschüsse zuweilen sozusagen in Tagen vollkommen heilten, wobei die den Schusskanal ausfüllende Fibrinmasse in kürzester Zeit dem Granulationsgewebe wich, traten andererseits bei Knorpelverletzungen, welche die Höhle vollkommen intakt gelassen hatten, Eiterungen von monatelanger Dauer ein. Die mit schwereren Komplikationen einhergehenden Brusthöhlenschüsse können zu ihrer Heilung viele Monate brauchen, und wir verfügen über Fälle, die, jeder Heilung trotzend, schon seit Beginn des Krieges in Behandlung stehen und auch heute noch nicht als geheilt anzusprechen sind.

Heilerfolg. Die Heilerfolge sind in nachstehender Tabelle detailliert angeführt:

Art des Projektils	Art des Schusses	Zahl der Fälle	Unter den Geheilten		Geheilt wurden		Gebessert	Transferiert	Gestorben
			blieb d. Projektil im Brustkorb	wurde das Projektil entfernt	absolute Zahlen	%			
Handwaffe	Durchschuss	114			63	55.2	22	26	3
	Tangentialschuss	54			35	64.8	11	7	1
	Steckschuss	48	10	9	25	52.0	14	7	2
Schrapnell	Durchschuss	19			6	60.0	3	1	
	Tangentialschuss	8			4	50.0	2	2	1
	Steckschuss	18	2	6	10	55.5	5	3	
Granate	Durchschuss	—			—	—	—	—	
	Tangentialschuss	7			5	71.4	2	2	
	Steckschuss	3			1	33.3	1	1	
Summe		262	12	15	149		60		7
in %					56.8		22.9		3.7

Wer die Tabelle überblickt, wird, wenn er nur die Zahlenangaben berücksichtigt, zweifellos aus ihr herauslesen, dass die Heilerfolge der Brust- bezw. Lungenschüsse sehr gute sind. In Wirklichkeit liegen jedoch die Dinge etwas anders. Zunächst erscheint nämlich die Statistik dadurch günstiger, dass sie auch die zahlreichen (76) Brustschussverletzungen mitumfasst. Überdies kann von einer so vollkommenen Heilung wie z. B. bei Extremitätenverletzungen hier keine Rede sein. Vollkommene Restitutio in integrum wird nur bei einem kleineren Prozentsatze der Lungenschussverletzungen beobachtet, und die durchschossene oder vom Schusse zerstörte Lunge wird nach Heilung der Schusswunde kaum je mehr so wieder hergestellt, wie sie in gesundem Zustande war. Ähnlich verhält es sich auch mit den in der Tabelle unter der Rubrik „gebessert“ verzeichneten Fällen. So befindet sich unter ihnen eine Anzahl von Empyemen der Brusthöhle, die im Vergleiche zu früher zwar eine Besserung aufweisen, deren Zustand aber immer noch so beklagenswert ist, dass er sie der Rubrik „Verlust“ recht nahe bringt.

Prognose. Ein vollkommenes Bild der Prognose könnte nur auf Grund der vollständigen Statistik eines Krieges oder Heeres entworfen werden, welche die einschlägigen Verluste, Verwundungen und auf Jahre hinaus beobachteten Heilungen umfasst, denn an sich können weder die Beobachtungen auf dem Schlachtfelde, noch die in den Spitälern des Hinterlandes ein klares Bild geben. Auf dem Schlachtfelde findet man eine kolossale Mortalität, in den Spitälern sieht man weniger schwere Verletzungen, weil hier immer nur ein Teil der Verwundeten zur Beobachtung gelangt. Und das sind eben die leichteren Fälle. Dies ist auch der Grund, weshalb die Schlussfolgerungen der einzelnen Autoren hinsichtlich der Mortalität und Prognose so sehr voneinander abweichen.

Dennoch kommt den in der Nähe der Front gesammelten Beobachtungen ein grosser statistischer Wert zu. In Betreff der Mortalität der Brust- bezw. Lungenschüsse sind die an der Front gesammelten Ausweise einheitlicher, übereinstimmender, den wirklichen Verhältnissen näher kommend und bieten zur Beurteilung der Prognose eine viel sicherere Grundlage. Nach Wieting Pascha beträgt die Gesamtmortalität etwa 43°/$_0$, er bemerkt jedoch, dass die auf dem Schlachtfelde Gefallenen sich auf 25°/$_0$ belaufen. Seine Rechnung stimmt mit den entsprechenden Daten im Ausweise Sauerbruch's vollkommen überein. Unter sämtlichen 300 Gefallenen eines Schlachtfeldes fand er 112 letale Brustschüsse, was einem Prozentsatz von über 30°/$_0$ entspricht. Sauerbruch's Ansicht nach fallen auf dem Schlachtfelde von Brustschussverletzten 23.9%, 14.6% gehen in den Feldlazaretten in der Nähe der Front zugrunde, ein kleinerer Teil in den von der Front entfernt gelegenen Spitälern; sodass nach diesem Autor die Mortalität sicherlich über 40% beträgt. Koerber fand an der Front eine Mortalität bei glatten Lungendurchschüssen von 20%, bei Steckschüssen von 40%, bei Granatsplitterschüssen der Lunge von 45%.

Die Daten nachstehender Tabelle führen uns neben der erschreckenden Mortalität der älteren Kriege die Mortalität der uns zeitlich näheren Kriege und des jetzt tobenden Weltkrieges vor. Wenn heute im Zeitalter der aseptischen und antiseptischen Wundbehandlung, der riesig entwickelten chirurgischen Technik, der so vollkommenen internen Behandlung und gut organisierten Wundversorgung auf dem Schlachtfelde und der humaneren, vom Stahlmantel umschlossenen, kleinkalibrigen Geschosse auch keine so erschreckend grosse Zahl der Brustschussverletzten zu Grunde geht, so können wir doch nicht mit so leichter Kritik über die Prognose der Brust- und Lungenschüsse sprechen, wie dies viele andere Autoren tun. Auf Grund der Mortalität des Materials einzelner Spitäler lassen sich keine sicheren Schlüsse aufbauen. Die Tabelle weist je nach den Spitälern die verschiedensten Zahlen auf. Die Mortalität der weit vom Schlachtfelde gelegenen Spitäler ist eine gute, der nahen eine schlechte, und sie ist sehr verschieden je nach dem Kriegsschauplatze, um den es sich handelt.

Autor	Krieg	Heer	Zahl der publ. Brusthöhlenschüsse	Von diesen starben		Anmerkung
				in absoluter Zahl	in Prozenten	
CLEMENT	Krim-	franz.	491	450	91.6	
MATHIOLIUS	Krim-	engl.	164	130	79.2	
CLEMENT	italienischer	franz.	256	119	46.4	
BILLROTH	deutsch-französ.	deutsches	437	248	56.7	
HAGA	japan.-chines.	japan.	104	74	71.1	Auch die auf dem Schlachtfelde Gefallenen sind inbegriffen.

Autor	Krieg	Heer	Zahl der publ. Brusthöhlen-schüsse	Von diesen starben		Anmerkung
				in absoluter Zahl	in Prozenten	
HAGA	japan.-chines.	japan.	46	16	34.7	
HILDEBRANDT	Buren-	—	42	5	12.0	
HOLBECK	russ.-japan.	russ.	252	44	17.4	
KRONENFELS	Balkan-	bulgar.	129	11	8.3	Kriegsspital in Sophia.
KRONENFELS	Balkan-	bulgar.	129	3	2.3	Todesursache Lungenverletzung Kriegsspital in Sophia.
NACH VOLLBRECHT WIETING PASCHA	Balkan-	türk.	110	21	19.0	Kriegsspital in Konstantinopel.
UNTERBERGER	1914—1916 Weltkrieg	deutsches	56	10	15.0	Diakonissen-Krankenhaus in Königsberg.
LONHARD	,,	,,	100	34	34.0	Feldspital.
W. v. BRUNN	,,	,,	74	11	14.8	Feldspital.
EHRET	,,	,,	100	—	0.0	Seemannskrankenhaus in Hamburg.
ROTTER	,,	,,	115	14	12.1	
v. den VELDEN	,,	,,	39	2	5.1	Reserve-Feldspital Nr. 33.
H. ALBRECHT	,,	,,	83	8	9.6	Feldspital.
SCHULTZE	,,	,,	53	4	7.5	Feldspital.
W. v. BRUNN	,,	,,	74	11	14.8	Feldspital.
PARASSIN	,,	ungar.-österr.	186	7	3.7	Kriegsspital der Finanzinstitute, in Budapest.

Nur auf Grund der Mortalitätsziffer von Ausweisen, die ein Riesenmaterial, möglichst sämtliche Fälle je eines Feldzuges oder Kriegsschauplatzes umfassen und die auch zugleich die Beobachtungen über das weitere Schicksal der Brustverletzten auf Jahre hinaus berücksichtigen, können wir eine Prognose der Brust- und Lungenschüsse aufbauen. Die dermassen abgeleitete Prognose fällt jedoch ziemlich ungünstig aus. Das Los der Brustschussverletzten wird in den meisten Fällen durch das Hinzutreten der Infektion entschieden, welche die Heilungsaussichten ausserordentlich verschlechtert. Die sehr vielen Fälle von Haemothorax erhöhen die Infektionsmöglichkeit. Ebenso vermehrt auch die häufig zu beobachtende Bronchitis dieser Verwundeten die Infektionsgefahr.

Das Schicksal des Brustschussverletzten bleibt auch in späteren Zeiten, eventuell noch nach Jahren, selbst bei glatter Heilung ein ungewisses. Die Prognose darf weder bei den aus den Spitälern als geheilt und noch weniger bei den als gebessert Entlassenen mit Bezug auf eine spätere Zeit allzu günstig gestellt werden. Weg und Umgebung des Projektils bleiben Loci minoris resistentiae und können noch nach Jahren vollkommener Gesundheit den Boden für verschiedene pathologischen Zustände abgeben, die ohne Verletzung nicht entstanden wären.

Die im Abschluss an Brustschüsse nach pleuralen Blutergüssen entstehenden, die freien Athembewegungen behindernden Verwachsungen, Schrumpfungen und Einziehungen der Brustwand können Ausgangspunkte späterer Erkrankungen werden und die Disposition für die Entwickelung von Tuberkulose schaffen. Kronenfels beobachtete mehrere Fälle, in denen der bis dahin vollkommen gesunde Lungenschussverletzte nach Heilung der Verletzung 6—7 Monate später mit tuberkulöser Erkrankung der Lunge und positivem Sputumbefunde neuerdings zur Beobachtung kam. Auch Rieder teilt Fälle aus dem jetzigen Kriege mit, welche die Entwicklung von Tuberkulose im Anschluss an Lungenschüsse beweisen.

Therapie. Die Behandlung der Brust- und Lungenschüsse ist in den ersten 2—3 Wochen, von gewissen Zwangsmomenten abgesehen, eine konservative. In den ersten Tagen, eventuell innerhalb der ersten Woche leistet zur Linderung der im Gefolge der Verwundung auftretenden bedrohlichen und quälenden Symptome Morphium ausgezeichnete und unentbehrliche Dienste. Der Kranke wird mit aufgerichteten Polstern in halbsitzende Lage gebracht. Diese Position muss besonders bei der Behandlung von Haemothoraxkranken eingehalten werden, weil sich sonst der thorakale Bluterguss fortwährend entleert und es zu neuen Blutungen kommen kann. Absolute Ruhe, Sprechverbot, häufige Lufterneuerung im Krankenzimmer ist im Interesse des Kranken nicht nur erwünscht, sondern dringend geboten. In einzelnen schweren Fällen bewährte sich innerhalb der ersten Woche der Desault'sche Verband sehr gut, welcher die der betroffenen Thoraxseite entsprechende Extremität zwecks Immobilisation an die Brustwand fixiert.

In der zweiten Woche erwiesen sich Priessnitz-Umschläge als wertvoll, während Jodkali sich prophylaktisch als Lungenantiseptikum bewährte. Der Kranke soll seinem Zustande entsprechend gut genährt werden. Besondere Aufmerksamkeit wurde dem Verhalten des endothorakalen Blutergusses bzw. Exsudates vom bakteriologischen Standpunkte aus zugewendet, und selbst in fieberlosen Fällen wurden häufig Probepunktionen vorgenommen. Dieser Eingriff ist bei Einhaltung strenger chirurgischer Reinlichkeit und Asepsis gefahrlos, ja wir sahen sogar einen günstigen Einfluss davon auf den ganzen Gang der Resorption.

Bei Temperaturanstiegen, die nach längeren fieberfreien Intervallen auftreten, nehmen wir sofort die Probepunktion vor. Geruch und bakteriologische Untersuchung der Punktionsflüssigkeit geben uns Direktiven für das weitere Vorgehen. Bei Gegenwart pyogener und putrider Keime dürfen wir nicht mit dem operativen Eingriff warten. In frischen infektiösen Fällen, wo die Rippenresektion eventuell das abermalige Einsetzen der Blutung auslösen könnte, wird der infizierte Bluterguss oder der Eiter mittelst Punktion oder Thorakotomie abgelassen. Der zweckentsprechendste Eingriff ist und bleibt die Rippenresektion.

Zur Verhütung späterer Schwartenbildung, von Zwerchfellfixationen, Retraktionen des Thorax werden nach 3—4 Wochen, jedenfalls aber erst zu einer Zeit, wo keine Nachlbutungen mehr zu erwarten sind, Exsudat oder Bluterguss, eventuell auch mehrmals, mittels Punktion abgelassen und leichte Atemübungen mit dem Kranken vorgenommen. Der Thoraxverletzte soll nach der Genesung noch mindestens 5—6 Wochen, manchmal sogar noch länger, geschont werden.

Nach der Rippenresektion wird die Brusthöhle dräiniert, bei der Nachbehandlung erwiesen sich tägliche Ausspülungen mit H_2O_2 als sehr wirkungsvoll. Späterhin kam Saugbehandlung (s. Fig.) zwecks Erweiterung der Lunge und Einengung der Höhle in Anwendung. Natürlich darf diese Behandlung nur in einer späteren Periode, wenn nicht mehr die Gefahr der Nachblutung droht, begonnen und stets nur unter sachverständiger Aufsicht geübt werden.

Operative Eingriffe. Bei 186 Fällen von Brustschussverletzung wurden folgende Eingriffe vorgenommen:

Rippenresektion .... in 23 Fällen
Thorakotomie .... „ 1 Fall
Punktion und Aspiration bei der Behandlung einfacher Haemothoraxfälle (ausser der Probepunktionen) .... „ 30 Fällen
Projektilentfernung .... „ 15 „
Narbenexstirpation .... „ 1 Fall
Onkotomie .... „ 3 Fällen

Heliotherapie. Bei der Behandlung der Brustschüsse, besonders bei Komplikationen schwereren Grades, wo bei den meist sehr herabgekommenen und arg mitgenommenen Verletzten die Heilung sich ungebührlich lange verzögerte, wandten und wenden wir mit besten Erfolge die Heliotherapie an.

Die besonders glückliche Bauart unseres Kriegsspitals (ein Bau von 112 m. Länge, 59 m. Breite mit drei Flügeln, terrassenartigem, 6608 m^2 grossem Dache) ermöglicht es, unsere Kranken und Verwundeten in der warmen Jahreszeit nach allmählicher Angewöhnung stundenlang besonnen zu lassen. Der Zustand unserer

Brustverletzten, die Erstarkung ihres Organismus, die Verbesserung der Blutbildung wird durch die Sonnenbehandlung auf das Günstigste beeinflusst.

Literatur.

H. ALBRECHT : Kriegschir. Erfahrungen aus dem Feldlazarett. M. m. W. 1915. 12.

CH. BAUMLER : Pneumothorax in späteren Verlauf von im Kirege erlittenen Lungenverletzung M. m. W. 1915. No. 9. u. 10.

BEITZKE : Pathologisch-anatomische Beobachtungen an Kriegsverletzungen der Lungen. Berl. kl. W. 1915. No. 28.

A. BÖTTNER : Ueber Lungenschüsse. M. m. W. 1915. No. 3.

BURCKHARDT u. LANDOIS : Die Tangentialschüsse des knöchernen Thorax etc. M. m. W. 1915. No. 31.

W. v. BRUNN : Zur Beurteilung und Behandlung der Brustschüsse. D. m. W. 1915. No. 45.

EHRET : Lungenschüsse und deren Behandlung durch Punction und Einlassen von Luft in die Brusthöhle. M. m. W. 1915. No. 16.

v. EISELSBERG : Fall von Verletzung der Vena pulmonalis. Arch. f. kl. Chir. Bd. 89.

FIGATNER : Unter rotem Kreuze (Kriegschir. Erfahrungen aus dem Balkankriege. Ref. Zbl. f. Chir. 1913.)

v. GAZA : Ueber Lungen-Leberschüsse D. m. W. 1916. No. 20.

— Gallenpleuritis bei transpleuraler Leberverletzung. Berl. kl. W. 1915. No. 16.

GRUNDMANN : Meine Kriegserfahrungen über Infectionskrankheiten. Berl. kl. W. 1915. No. 42.

E. HAIM : Ueber Gangrän der Lunge durch Schussverletzung W. kl. W. 1915. No. 9.

W. HARTERT : Ueber Lungenschüsse, ihre Komplikationen und Behandlung. Kriegschirurgische Hefte. Hf. I. S. 144.

K. HERRENSCHNEIDER : Zur Frage der Behandlung von Bajonettstichverletzungen der Lunge. Münchn. m. W. 1915. No. 16.

O. HILDEBRAND : Thoraxschüsse und Bauchdeckenspannung. B. kl. W. 907. No. 18.

Graf v. HILDEBRANDT : Die Verwundung durch die modernen Kriegsfeuerwaffen. Hirschwald. Berlin.

HIRSCH u. MEISSL : Kriegschirurg. Erfahrungen. W. kl. W. 1915. No. 33.

L. HOFBAUER : Die Nachbehandlung der Brustkorbverletzungen. D. m. W. 1916. No. 5.

E. KLEBERSBERG : Ueber Lungenschüsse. W. kl. W. 1916. No. 16.

KATZENSTEIN : Die Behandlung der Verletzungen des Brustkorbes und seiner Organe in den Heimatlazaretten. Fischer. Jena 1915.

P. KRASKE : Chirurgische Beobachtungen vom Kriegsschauplatz M. m. W. 1914. No. 35.

S. KAMINER u. H. ZONDEK : Ueber Haemothorax und Zwerchfellverwachsungen bei penetrierender Brustverletzung. D. m. W. 1915. No. 33.

S. KORACH : Zur Diagnose und Therapie der Lungenschüsse. Berl. kl. W. 1915. No. 35.

G. KRONENFELS : Schussverletzungen der Lunge (Kriegschirurgie in den Balkankriegen 1912/3. Ferdinand Enke Stuttgart 1915).

F. LANDOIS : Die primäre Naht bei Lungenzerreissungen im Felde. Beitr. z. klin. Chir. Bd. 97. H. 5.

LONHARD : 100 Brust- und Lungenschüsse. D. m. W. 1916. No. 2.

Dr. L. MÜLLER u. Dr. W. NEUMANN : Geschosse im Herzbeutel. M. m. W. 1916. No. 9.

P. MÜLLER : Späte Nachblutung aus der Lunge nach Granatverletzung. Münchn. m. W. 1915. No. 32.

O. ORTH : Penetrierende Brust-Bauchverletzungen. Beitr. z. kin. Chir. Bd. 97. H. 5.

PRINZ LUDW. FERDINAND : Ueber Lungenschüsse. M. m. W. 1914. No. 48.

PERTHES : Verwundungen des Brustfells und der Lunge, Krankheiten der Pleura in Wullstein-Wilms Lehrbuch d. Chirurgie.

— Einige Winke für das Operieren im Felde. Münchn. m. W. No. 47. 1914.

RECKZEH : Die Kriegslitteratur aus dem Gebiet der inneren Medizin. (Uebersichtsreferat). Berl. kl. W. 1916. No. 6.

P. REICHE : Die Resistenz der Brusthöhle gegen septische Infection. M. m. W. 1915. No. 3.

H. RIEDER : Lungenschüsse und Lungentuberkulose. M. m. W. 1915. No. 49.

SAUERBRUCH : Brustschüsse. Kriegschirurgentag in Brüssel. Kriegschir. Hefte. 4. Hft. Laub. Tübingen. 1915.

SCHLIEP : Kriegschir. Arbeit auf dem Hauptverbandplatz. M. m. W. 1914. No. 32.

A. SCHMIDT : Ueber Lungenschüsse. D. m. W. 1914. No. 44.

SCHMIDT : Eigenartige Krankheitsentwicklung und verheilten Brustschuss. D. m. W. 1915. Nr. 42.

E. SCHULTZE : Brustlungenschüsse und ihre Komplikationen. D. m. W. 1915. N. 16.

E. TOENISSEN : Lungenschüsse. M. m. W. 1915. No. 3.

F. UNTERBERGER : Ueber Lungenschüsse. D. m. W. 1915. Nr. 7.

W. UNVERRICHT : Lungenschuss ohne Lungenerscheinungen. M. m. W. 1915. Nr. 16.

R. v. den VELDEN : Beobachtungen bei Schussverletzungen des Brustkorbes M. m. W. 1915, Nr. 3.

J. VOLKMANN : Zur Klinik der Lungenschüsse. (D. Zeitschr. für Chir. Bd. 13. Hft. 6.)

VOLLBRECHT u. WIETING-PASCHA (Konstantinopel) : Kriegsärztliche Erfahrungen. (Zentralbl. für Chir. 1915. Nr. 4.)

Über Bauchschussverletzungen im Kriege.

Von

Dr. Wilhelm Manninger.

Wenn irgendwo in der medizinischen Wissenschaft, so besteht in Bezug auf die ältere Kriegsstatistik über Bauchschussverletzungen der geistreiche Satz zu Recht: „Die Statistik ist eine Lüge der Zahlen". Auf Grund der im südafrikanischen und russisch-japanischen Kriege gemachten Erfahrungen, behauptete sich bis kurz vor Ausbruch des jetzigen Krieges allgemein die Auffassung, dass, im Gegensatze zu den Friedenserfahrungen die beste Behandlung von Kriegsverletzungen des Bauches diejenige sei, die sich auf vollkommenen Konservativismus, absolute Ruhe und völlige Nahrungsentziehung beschränke.

Den Grund zu dieser Anschauung legte die falsche, hauptsächlich von den englischen Chirurgen des Burenkrieges stammende Statistik. Nach dieser starben von den konservativ behandelten Verwundeten mit Bauchschüssen 30%, nach dem Material Exner's (im Balkankriege) 27.1%, nach Schätzung Öttingen's im russisch-japanischen Feldzuge 56%. Im Gegensatz hierzu gingen nach Stevenson von den operierten Verwundeten 69.2%, nach komplizierteren Operationen 73% und im kubanischen Feldzuge 88% zu Grunde. Exner (1915) führt in seiner Zusammenstellung aus, dass man von der primären Laparotomie gänzlich Abstand genommen hätte, und noch weiter geht Mac Cormac (nach Küttner), indem er sagt:

„Ein Mensch, der durch den Bauch geschossen ist, bleibt in

diesem Kriege am Leben, wenn man ihn in Ruhe lässt, und stirbt, wenn man ihn operiert."

Wie steht die Frage heute?

Es ist ohne jeden Zweifel, dass die Statistik, welche diese Auffassung zeitigte, auf ganz falscher Grundlage ruht. Die erste grosse Fehlerquelle bezieht sich auf die Daten über die relative Häufigkeit der Bauchschussverletzungen.

Wir lesen bei Exner noch, dass im Verhältnis zu sämtlichen Verletzungen die Bauchschüsse circa 3.5%, an seinem eigenen Material 2.3%, ausmachen. Im Gegensatz hierzu wuchs in den amtlichen Statistiken, die nach den Kriegen unter Einrechnung der Toten aufgestellt wurden, nach Carl die Zahl der Bauchschüsse allmählich. Im Jahre 1870 wurde das Verhältnis der Bauchschussverletzungen zu anderen Verwundungen auf deutscher Seite mit 11.1%, bei den Japanern mit 25–30%, bei den Russen mit 25% festgestellt. Charles Bell hat anscheinend das Richtige getroffen, als er vor 100 Jahren den Satz prägte:

„Nach der Schlacht steht die Zahl der am Bauche Verwundeten in demselben Verhältnisse zur Gesamtzahl, wie die Oberfläche des Unterleibes zur Körperfläche, einige Tage nachher findet man nur noch wenige von diesen Verwundungen."

Wenn wir die Sterblichkeitsverhältnisse des jetzigen Krieges betrachten, so erweisen sich die beigebrachten statistischen Angaben als völlig falsch.

Um beispielsweise nur einige Zahlen anzuführen, betrug bei komplizierten Bauchschüssen mit Darmverletzungen im jetzigen Kriege die Sterblichkeitsziffer im Falle abwartender Behandlung:

nach Kraske	100%
„ Sauerbruch	94%
„ Perthes	79%
„ Körte	60%

Noch überzeugender wirken die Zahlen, wenn wir das Schicksal sämtlicher Bauchschussverletzten einer Sanitätskompagnie verfolgen:

nach Perthes starben auf dem Transport bis zum Hauptverbandplatze	† 42.1%
von 239 lebend in das Feldspital Übergeführten	† 56.1%
(von den mit Darmverletzungen Eingelieferten	† 60%)
Alles in Allem kamen von 100 Bauchschussverletzten bis zur ersten Sanitätsanstalt lebend bloss	21%

Das weitere Schicksal der letzteren ist unbekannt.

Kötzle berichtet über ähnliche Zahlen, nämlich 18% Heilung und 82% Todesfälle. Noch trauriger gestalten sich die Verhältnisse, wo der Abtransport von Verwundeten auf grössere Schwierigkeiten stösst, z. B. an der nord-östlichen Front.

Nach Mátyás starben von 59 Bauchschussverletzten 11 unmittelbar auf dem Verbandplatz, 20 innerhalb 2—8 Stunden (= 52%); von dem lebend abtransportierten Rest (28) starben 18 auf dem Transport, insgesamt also 84% noch vor Erreichung des ersten Spitals.

Wir müssen daher im Grunde Kraske rechtgeben, wenn er sagt:

„Jedenfalls sind im allgemeinen die Kriegsschusswunden des Darmes schwerer und gefährlicher als die analogen Friedensverletzungen."

Die Richtigkeit dieses Satzes wird durch nichts schlagender bewiesen, als durch das fast völlig negative Ergebnis unserer eigenen Statistik.

Wir konnten nämlich bei rund 10,000 im Spital gepflegten Kranken insgesamt 24 Fälle mit Bauchschüssen beobachten, was 0.024% ausmacht. Von diesen Verwundeten war bei 12 eine Darmverletzung mit voller Sicherheit feststellbar (Kotabszess oder Fisteln), bei 4 lag eine gleichzeitige Verletzung des Brustkorbes und des Bauches vor, wovon der eine Fall ein Cholothorax (nach Gaza's Nomenklatur). Von diesen 12 starben 4; einer an Tetanus kurz nach der Einlieferung, der bis zu 32 kgr. abgemagerte Kranke mit der Gallenbrustkorbfistel infolge Erschöpfung, zwei an fortschreitender Peritonitis. Von den übrigen 12 Kranken waren bei 7 Bauchwandverletzungen einwandfrei festgestellt. Die Mehrzahl erhielten wir erst am 10., nur einen am 3. und einen anderen am 9. Tagen nach der Verwundung, sodass wir zur Frage der Frühoperation von Bauchschussverletzungen im Kriege auf Grund persönlicher, an eigenem Material gemachter Erfahrungen überhaupt nicht Stellung nehmen können. Ich will nur bemerken, dass bei dem Verschluss zweier vollständiger Darmfisteln die Mobilisierung des fixierten Darmes und der Verschluss der Fistel sich auffallend leicht bewerkstelligen liess. Beide Kranke heilten per primam. Abgesehen von den 4 Todesfällen heilte bei 5 Kranken die Darmfistel durch einfaches Reinhalten (zweimal täglich Darmspülungen) und bei einer wenig Schlacken enthaltenden Diät spontan ab. Ein Fall steht wegen schweren Beckenschusses noch in Beobachtung. *

Von besonderem pathologischem Interesse sind folgende 4 Fälle.

1. Ein Magendurchschuss mit gleichzeitiger Streifung des Rückenmarks, der ohne irgendwelche Bauchsymptome (von einmaligem Blutbrechen abgesehen) heilte.

2. Eine Magenfistel (das Fistelsekret gab die Salzsäure- und Pepsinreaktion), die sich spontan im Verlauf von 8 Tagen schloss.

3. Ein Fall von Ureterfistel, die eine längs dem Ureter, zwischen Mastdarm und Blase sich senkende, hochgradige Eiterung und derartige Urininfiltration

* Anmerkung bei der Korrektur: seither geheilt entlassen.

verursachte, dass vollständiger Darmverschluss erfolgte. Nach Ableitung des Abszesses durch den Mastdarm löste sich der Ileus sofort, und die Ureterfistel schloss sich.

4. Der obenerwähnte Cholothorax, bei dem es durch kein Mittel gelang, das Hineinfliessen von Galle in die Brusthöhle zu verhindern.

Die einzige Schlussfolgerung, die sich aus diesen Beobachtungen, besonders aus der Epikrise der Todesfälle, ziehen lässt, ist die, dass selbst diese geringe Zahl von Bauchverletzungen aus der vordersten Linie nicht hätte entfernt werden dürfen. Nebenbei sei bemerkt, dass es für die gute Vorbereitung der Krankenverteilung und ihre ausserordentlich genaue Organisation spricht, wenn von 10,000 Kranken bloss so wenige Fälle von Bauchschussverletzungen (sicherlich nur aus Versehen) bis in unser Spital gelangten.

Die in der Literatur sich immer mehr häufenden Arbeiten zeigen deutlich, dass die Frage über die Behandlung von Bauchschüssen allmählich in die richtigen Bahnen gelangt. Im deutschen Heere ist es hauptsächlich dem energischen Auftreten Enderlen's und Kraske's zu verdanken, dass die einzig richtige aktive Richtung immer mehr Raum gewinnt. Nachdem wir durch unsere obigen Angaben den Nachweis geliefert haben, wie hinfällig die einzige Stütze der konservativen Richtung — die Statistik — in Wirklichkeit ist, erhebt sich die Frage, welche Schwierigkeiten denn einer Frühoperation in nächster Nähe der Front im Wege stehen.

Eine ernste Schwierigkeit bildet im Bewegungskriege die Aufstellung eines Feldspitals hinter der Front, in welchem die chirurgischen Arbeiten in Ruhe und unter vollster Beobachtung der Grundsätze der Aseptik ausgeführt werden können; ferner die Auswahl des Platzes für das Feldspital, der so nahe an der Front gelegen sein muss, dass in wenigen Stunden die Einlieferung der Verwundeten möglich ist. Im Übrigen sind das keine chirurgischen, sondern — wie es Wieting Pascha bezeichnet — Fragen der Sanitätstaktik.

Ich bin überzeugt, dass in dem Augenblicke, in dem die Notwendigkeit eines dringenden operativen Eingriffes allgemein anerkannt wird, diese Schwierigkeiten auch behoben werden können. Im Stellungskriege haben sich die bis auf einige Kilometer zur Front vorgeschobenen Sanitätsanstalten heute schon derart eingebürgert, dass die Möglichkeit eines aseptischen Arbeitens ohneweiters gegeben ist, wie dies auch die neuerdings erschienenen deutschen Veröffentlichungen einstimmig bezeugen.

Eine weitere Schwierigkeit bezieht sich auf die A n h ä u f u n g v o n V e r w u n d e t e n unmittelbar hinter der Front und dem M a n g e l a n Z e i t u n d e n t s p r e c h e n d e m P e r s o n a l zur Durchführung länger dauernder operativer Eingriffe.

Diese Schwierigkeiten hat die Praxis bereits überwunden. Ich verweise nur auf die Arbeiten von K r a s k e, S a u e r b r u c h, E n d e r l e n und hauptsächlich auf die von L ä w e n und W i l l m a n n s. Durch die vorzügliche Organisation der Divisionssanitätsanstalten und vor allem der deutschen Sanitätskompagnien bzw. der Feld- und Kriegsspitäler ist man dahin gelangt, dass aus jedem einzelnen Verbande ein Chirurg mit entsprechendem Hilfspersonal (einem Assistenten und einem Narkotiseur) ausscheiden kann, der, während die anderen Verwundungen die entsprechende Behandlung erfahren, in der Lage ist, als getrennte Einheit die nötigen Operationen ausführen.

Ich bin jetzt bei der wichtigsten Seite der Frage angelangt, der p e r s ö n l i c h e n. Die objektiven Schwierigkeiten — Einrichtung des Operationsraumes, die Frage des Sterilisierens usw. — sind alle leicht zu überwinden, die subjektive Seite der Frage aber, die Auswahl des Personals, liegt in der Tat nicht ganz einfach.

Es muss zugestanden werden, dass zur Vornahme schwerer, aus dem Rahmen des gewohnten Schemas fallender, einen schnellen Entschluss und eine noch schnellere Durchführung erheischender Operationen nur ein sehr geübter Chirurg mit geschickter Assistenz geeignet ist. Es ist daher eine selbstverständliche Forderung, dass für jede grössere Einheit ein mit der Leitung der Sanitätsanstalt betrauter Chirurg bestellt wird, der seiner schwierigen Aufgabe völlig gewachsen ist.

Während der Erstürmung von Port Arthur richteten die Japaner ein Laparotomiespital ein. Der Betrieb wurde jedoch bald eingestellt, weil das Spital während der Pausen zwischen den einzelnen Gefechten sich sehr bald leerte, dagegen sich nach den Kämpfen schnell mit allerlei nicht hineingehörigen und nicht transportfähigen Verwundeten füllte, sodass seine Aufnahmefähigkeit aufhörte.

Es dürfen daher nur solche Feldspitäler ins Leben gerufen werden, die entsprechend erweitert werden können und über geeignete Aufnahmeräumlichkeiten verfügen, um den Verwundeten nicht nur mit allem Nötigen zu versehen, sondern ihm auch, solange er sich in gefährdetem Zustande befindet, die erforderliche Pflege angedeihen lassen zu können. Nach den Angaben, die sich in der Literatur darüber finden, glaube ich, dass für die bei den einzelnen Truppenkörpern eingerichteten Spitalformationen ein Belegraum von 40—50 Betten zu diesem Zwecke genügen dürfte. Diese Plätze müsste man denjenigen Schwerverwundeten freihalten, für die ein schneller Eingriff und eine etwa 1—2 Wochen währende sorgfältige Nachbehandlung eine Lebensfrage bedeutet: in erster Linie den Bauch-, Schädel- und Rückenmarkschüssen, in zweiter den Schussverletzungen des Brustkorbes. Nach individueller, sorgsamer Überlegung wären von hier aus alle diejenigen der nächsten Formation (Kriegs-Reservespital) zu überweisen, deren Zustand einen Transport zulässt. Nach meiner Überzeugung ist dies die einzige Möglichkeit, die erschreckende Zahl der Todesfälle nach Bauchschüssen zu vermindern.

Dass dieser Plan durchführbar ist — in der Praxis ist er auch teilweise schon durchgeführt — dafür sprechen die statistischen Zahlen von Enderlen, Kraske, Läwen, Töpfer und Willmanns.

Von 39 durch Kraske früh operierten Verwundeten heilten 20 = 51.3%, und zwar sind von den

innerhalb der ersten	12	Stunden	Operierten	gestorben	2, geheilt	7
,, 2 ,,	12	,,	,,	,,	10, ,,	11
,, 3 ,,	12	,,	,,	,,	6, ,,	2
,, 4 ,,	12	,,	,,	,,	1, ,,	0.

Läwen fand bei 54 Frühoperierten in Fällen von penetrierendem Bauchschuss nur dreimal keine Verletzung der Bauchorgane. Von den 54 Verwundeten heilten 27 = 50%. Von den 27 Todesfällen starben innerhalb der ersten 24 Stunden 19, fast alle infolge schwerer, vor der Operation eingetretener Blutung, zu der sich noch die schädlichen Einflüsse der Operation und Narkose gesellten. Von den 14 durch Töpfer Operierten kamen 6 mit dem Leben davon. Wenn wir hierzu noch einen Verwundeten rechnen, dessen Bauchverletzung nach dem Obduktionsbefunde vollständig geheilt war und der am 8. Tage infolge Embolie starb, so beträgt auch hier die Rate der geheilten Fälle = 50%.

Willmanns operierte von 180 Bauchschüssen 91. Die anderen starben entweder schon auf dem Wege zum Spital oder wurden sterbend eingeliefert oder hatten so leichte Verwundungen, dass ein operativer Eingriff überflüssig erschien. Von den 91 Operierten hatten 75 Darmverletzungen. Von 75 Operierten starben 39, heilten 36 = *48*%.

Dr. Loránd Toldy, an den ich mich mit der Bitte um Angaben über ein grösseres Bauchschusskrankenmaterial wandte, stellte mir in entgegenkommender Weise folgende Daten zur Verfügung:

Sekundäroperationen:

Vom	6/VI. — 20/IX.	1915	178 Fälle, gestorb.	53 = 29.9%
„	20/IX. — 20/XI.	„	45 „ „	26 = 57.9%
„	20/XI. — 31/XII.	„	31 „ „	5 = 16.1%
		Zusammen...	254 Fälle, gestorb.	84 = 23.7%

Frühoperationen (Prof. Albrecht):

Vom 1/I.—20/IV. 1916 ....120 Fälle.

Hiervon:

operiert	33 Fälle	(=27.5%)	mit Darmverletzung	25; † 11 =	44%
			ohne „	8; † 1 =	14.5%
nicht operiert ..	87 „	(=72.5%)	moribund	18; † 18 =	100%
			Kontraindikation ..	17; † 2 =	11.8%
			konservativ	52; † 3 =	5.8%

Vom 20/IV.—19. VII. 1916 *65* Fälle.

Hiervon:

operiert	14 Fälle	(=21.5%)	mit Darmverletzung	12; † 7 =	58.3%
			ohne „	2; † 1 =	50%
nicht operiert ..	51 „	(=78.5%)	moribund	17;	
			Kontraindikation...	5	
			konservativ	29	

Alles in allem starben nach dem Angeführten in einem Feldspital (nahe bei Doberdo) innerhalb eines Jahres von 429 eingelieferten Bauchschussverletzten 144 (=30.52%). Hiervon kamen nur 47 ganz schwere Fälle zur Frühoperation, von denen 20 (42.5% Mortalität) starben.

Es wurden nicht operiert:

1. die Moribunden,
2. diejenigen, bei denen eine Darmverletzung sicher ausgeschlossen war;
3. diejenigen, bei denen irgendeine andere schwere Verwundung den Eingriff verbot.

Wenn man bedenkt, dass (in Zeiten des Stellungskrieges) das Spital unter derartig schwierigen Geländeverhältnissen zu arbeiten hatte, dass das Verwundetenmaterial im günstigsten Falle 6—8 Stunden nach der Verwundung zur Aufnahme gelangte und dass nach dem Berliner Referat Prof. Albrechts die Bauchschussverletzten den ungefär 1½ Stunden langen Weg vom Hilfsplatz bis zur Verwundetensammelstelle zu Fuss oder auf Tragbahren zurücklegen mussten, um von dort in Autos über Gebirgsstrassen, nur in der Nacht, in die 12—14 km. hinter der Front befindlichen Feldspitäler geschafft werden zu können, so muss man die Resultate wahrlich als überraschend und glänzend bezeichnen.

Ich will bei dieser Gelegenheit noch eine Statistik einschalten, deren Zahlen gegen den von den Anhängern der Frühoperation vertretenen Standpunkt zu sprechen scheinen.

Sie stammt von Philipp Leitner, der, ebenfalls aus einem Abschnitt der italienischen Front, über seine mit rein konservativer Behandlung erzielten Resultate Bericht erstattet. Er behandelte die Verwundeten in einem auf dem Hilfsplatz provisorisch eingerichteten Spital mit absoluter Ruhe und 3—4 tägiger vollkommener Nahrungsentziehung. Wie gross der Einfluss ist, den ein Transport auf die Resultate der konservativen Behandlung ausübt, dafür liefert Leitner's Statistik einen schlagenden Beweis :

Von 22 konservativ Behandelten, aber nach rückwärts Transportierten starben 18 = 82%,

von 34 konservativ Behandelten, aber auf den Hilfsplatz Verbliebenen starben 9 = 25.7%.

Der Füllungszustand des Magendarmkanals ist von so grosser Bedeutung, dass von ihm die Zahl der Todesfälle sehr wesentlich abhängt.

Von ½ bis zu 1 Stunde nach der letzten Mahlzeit Verwundeten starben 14.3%
,, 2—3 Stunden ,, ,, ,, ,, ,, ,, 2.86%
,, 4—6 ,, ,, ,, ,, ,, ,, ,, 2.86%.

Von denen, die nach der Verwundung noch Nahrung zu sich genommen hatten, starben 100%.

Leitner's vorzügliche Resultate überraschen jedoch nicht. Seine Indikationen sind musterhaft. Nach seiner Auffassung sind zu operieren, und zwar sofort :

1. Bauchschüsse mit einem komplizierten Darm- oder Mesenteriumvorfall.
2. Verwundete mit vollem Magen, bei denen man eine Magen- oder Dünndarmverletzung mit Sicherheit annehmen kann.
3. Schwere Fälle innerer Blutung.

Wenn wir diesen Kriegsstatistiken Spiegel's Angaben gegenüberstellen, welcher die Todesfälle der im Frieden frühoperierten Bauchschussverletzten nach dem Zeitpunkt des Eingriffes gruppierte und

bei innerhalb 4 Stunden Operierten 15.2%
,, ,, 5— 8 ,, ,, ... 44.4%
,, ,, 9—12 ,, ,, ... 64.6%
,, noch später Operierten 70.0%

Mortalität ausrechnete, so müssen uns die Energie, das reiche Wissen und die glänzenden Resultate der Kriegschirurgie die höchste Bewunderung abnötigen.

Die grundsätzliche Frühoperation hat, wie unsere Ausführungen zeigen, ihre Feuerprobe bestanden, und man kann ruhig behaupten, dass der Hälfte der noch operationsfähigen Bauchschussverletzten durch eine Frühoperation das Leben gerettet werden kann.

Wie erfreulich diese Zahlen auch sind, so ist schliesslich die Prognose der Bauchschüsse gleichwohl ausserordentlich betrübend, und zwar um so mehr, als die Zahl der Todesfälle noch dadurch vergrössert wird, dass an der Front, vor und auf dem Transport oder auf dem Verbandplatze noch eine Menge Verwundete zugrunde gehen. Nach Angaben von Perthes und Mátyás beträgt deren Zahl ungefähr 50%.

Die angeführten Resultate der Kriegchirurgie verdienen dennoch die vollste Bewunderung, wenn man bedenkt, dass die 50% Heilung — dies geht aus den Krankengeschichten der Operierten hervor — sich fast ausschliesslich auf Verwundete beziehen, die unrettbar verloren waren, wenn man sie nicht früh operiert hätte. Nach dem Verhältnis der grossen Zahl von Bauchschüssen sind die Leben, die durch Frühoperation im jetzigen Kriege gerettet werden könnten, auf Zehntausende zu veranschlagen. Das ist eine so ungeheuere Zahl, dass man alle Energie und Mühe aufwenden muss, um dieses Ziel, wenn auch nur annähernd, zu erreichen.*

Möglich, dass die Forderung: jeden Bauchschussverletzten innerhalb einiger Stunden in ein entsprechendes, gut ausgerüstetes Spital zu bringen, an vielen Stellen infolge der Kampfmethode, wegen ungünstiger Geländeverhältnisse oder aus Mangel an Transportmitteln und gut gehaltenen Wegen nur schwer durchführbar, ja ein ganz unerreichbares Ideal sein mag.

Wenn wir uns die Verhältnisse auf Grund von Berichten der aus dem Felde zurückgekehrten Kollegen vergegenwärtigen, so war weder auf dem Balkan, noch auf dem russischen Kriegsschauplatz Gelegenheit oder auch nur die Möglichkeit gegeben, die oben aufgestellte Forderung zu erfüllen. Seit es auf letzterem Kriegsschauplatz zum Stellungskampf gekommen ist, haben sich allerdings die Verhältnisse wesentlich geändert. Nach persönlichen Mitteilungen meines früheren Assistenten Dr. Milivoj Borgyosky wird in der 3 km. hinter der Front bei L. befindlichen Divisions-Sanitätsanstalt bereits seit einem Jahre in obigem Sinne gearbeitet. Ein Weitertransport in das benachbarte Feld- und Reservespital verursachte nie Schwierigkeiten.

Über die Indikationen und die Operationstechnik habe ich nicht viel zu sagen.

Die Indikationen könnte man nach Enderlen, Schmie-

---

* Im russisch-japanischen Kriege betrug nach Carl's Schätzungen auf japanischer Seite die Zahl der Bauchschüsse 52000. Von diesen starben vor dem Transport 26000. Von 42000 Bauchschussverletzten auf russischer Seite starben 21000. Von den 47000 Verwundeten mit Bauchschüssen, die noch lebend bis zur ersten Spitalformation gelangten, hätte man also nach den obigen Zahlen 23000 junge, blühende Menschenleben durch Frühoperation retten können.

den, Kraske und Läwen am einfachsten folgendermassen zusammenfassen:

Jeder Verwundete mit Bauchschuss, bei dem innere Organverletzungen, besonders die Verletzung des Magen-Darmtraktes wahrscheinlich ist, soll so früh wie möglich operativ behandelt werden.

Diese Verallgemeinerung ist gerade in der Kriegschirurgie notwendig. Das individuelle Moment kommt erst während der Operation zur Geltung.

Diese Indikation kann noch durch A. W. Meyer's Satz ergänzt werden, der auch in prägnanter Form die Gegenindikation enthält: 1½ Tage nach der Verletzung zu operieren ist bei schweren Symptomen unnütz, ohne diese ein Fehler.

Diese Gegenindikation, gerade aus dem Munde A. W. Meyer's, wiegt umso schwerer, als er auf Grund von Erfahrungen im Balkankriege der erste war, der den damals noch allgemein anerkannten konservativen Standpunkt energisch bekämpfte.

Die Gegenindikation bezieht sich natürlich nicht auf die bei Bauchschüssen so häufig vorkommenden Komplikationen, auch nicht auf die Eröffnung von Douglas-Senkungen bei Kotabszessen oder auf die Lösung des nach 10—14 Tagen relativ oft auftretenden mechanischen Ileus usw. Bei letzterem geht man vielmehr ebenso vor, wie im Frieden.

Es ist wegen der Mannigfaltigkeit der Verletzungsstellen und der verletzten Organe unmöglich, in Bezug auf die Methode des Eingriffes Regeln von allgemeinem Wert aufzustellen, und auch überflüssig, da so grosse und schwere Eingriffe nur eine geübte Hand übernehmen soll.

Auf einige wichtige Punkte will ich jedoch hinweisen, da deren Kenntniss, wie aus den Veröffentlichungen ersichtlich, noch nicht allgemein ist.

Die Feststellung, ob bei einem Ein- oder Durchschuss der Bauchhöhle eine Organverletzung vorliegt oder nicht, ist nach der äusseren Untersuchung nicht immer leicht. Der Puls, der Gesichtsausdruck und der Zustand der Zunge sind (nach einstimmiger

Auffassung sämtlicher Autoren) bei dem durch Kriegsstrapazen verfallenen und ausgetröckneten Organismus nicht massgebend. Erbrechen, Singultus und andere peritoneale Symptome können trotz Organverletzung in den ersten Stunden fehlen, dagegen bei einfachen Bauchwandschüssen vorhanden sein.

Das einzige unbedingt verlässliche Zeichen: der Nachweis freier Luft in der Bauchhöhle bei Darmverletzungen (Verschwinden der Leberdämpfung), kann in den ersten Stunden fehlen, ist auch gewöhnlich nicht besonders stark ausgeprägt und verliert später infolge der sich immer mehr steigernden inneren Tympanie seine Bedeutung.

Ein Symptom, das bei Verletzungen des Verdauungstrakts selten fehlt, ist die reflektorische Starre der Bauchwand (Défense); als pathognostisch kann man es bei Schussverletzungen der unteren Thoraxpartie schon deshalb nicht betrachten, weil es zuweilen auch ohne Bauchverletzung, bei Brustkorbverletzung allein, beobachtet wird. Nach Hildebrandt soll es durch den Reiz der Rippenzwischennerven auf dem Reflexwege ausgelöst werden.

Professor Albrecht, dessen Statistik Dr. Loránd Toldy mir in liebenswürdiger Weise überliess, lenkt in seinem Berliner Referat noch auf folgendes die Aufmerksamkeit:

„Der Mensch, der einen penetrierenden Bauchschuss erhalten hat, krümmt sich zusammen wie das Wild, welches weidwund geschossen ist. Dieses Symptom des gekrümmten Rückens entsteht, glaube ich, reflektorisch, weil die Verwundeten, um Schmerzen zu vermeiden, die Bauchmuskulatur möglichst zu entspannen trachten."

„Mit grosser Wahrscheinlichkeit können wir eine Darmverletzung diagnostizieren, wenn der Verwundete angibt, er habe bald nach dem Schuss oder auf dem Transport starken Brechreiz verspürt; ist es zum Erbrechen gekommen, so ist die Darmverletzung nahezu sicher."

„Ein weiteres Symptom, dem gewisse Bedeutung zukommt, ist das Schwinden der Leberdämpfung."

„Einen weiteren Behelf für die Diagnose gibt uns die Untersuchung per rectum. Finden wir eine Flüssigkeitsansammlung im Cavum Douglasi als weiche Vorwölbung des Peritoneums durch die Rektalwand, so wissen wir, dass das Projektil in den Peritonealsack eingedrungen ist.“

„Finden wir dem Rektalinhalt, der an dem Fingerling bei der Untersuchung kleben bleibt, Blut beigemengt, dann handelt es sich sicher um eine Darmverletzung, und zwar meist um einen Schuss durch den unteren Dickdarm.“

„Als das wichtigste Symptom möchte ich nach meinen bisherigen Erfahrungen das Verhalten des Pulses bezeichnen. Zweifeln wir ...., ob es sich um eine Darmverletzung handelt oder nicht, so verfolgen wir durch zwei bis drei Stunden das Verhalten des Pulses. Steigt die Pulszahl ...., dann ist die Wahrscheinlichkeit, dass wir unter falscher Diagnose operieren, eine recht geringe.“

Aus dieser Verlegenheit hilft ein aus französischer Quelle stammendes, ausgezeichnetes Verfahren heraus, das im Laufe dieses Krieges Payr und Kausch wieder empfohlen haben:

Unter Lokalanästhesie wird ein kleiner Probeschnitt (Knopflochschnitt) oberhalb der Symphyse ausgeführt. Nach Öffnung des Bauchfells dringt bei Darmverletzung freie Luft und Blut, bei Dickdarmverletzung nach Kot riechendes Blut, wenn keine Darmverletzung vorliegt, reines Blut hervor. Bei negativem Ergebnis wird die Öffnung mit 1—2 Nähten wieder geschlossen, ohne irgendwelche Gefährdung des Patienten. Bei positivem Resultat ist es zweckmässig, die hauptsächlich durch Läwen empfohlene kombinierte Anästhesierung anzuwenden, deren ich mich auch in der Friedenschirurgie seit 15 Jahren bediene: Nach Anästhesierung der Bauchwand wird die Bauchhöhle geöffnet und im Ätherrausch die Verletzungsstelle aufgesucht. Nach Extraperitonialisierung der Verletzungsstelle Fortsetzung des operativen Eingriffes ohne Anästhesie; Reposition erfolgt wieder in kurzem Ätherrausch; Verschluss der lokalanästhesierten Bauchwand. So verwickelt dieses Verfahren in der Theorie auch erscheinen mag, verkürzt es in der Praxis den Eingriff sehr und ist ausserordentlich schonend für den schwerverfallenen und gefährdeten Organismus.

Die Stelle des Eingriffs ergibt sich aus der Schussrichtung. Bei Schüssen oberhalb des Nabels erwies sich der Medianschnitt als der beste: von ihm aus ermöglicht, wenn die Gegend der Leber, der Milz oder der Nieren besichtigt werden muss, der alte Querschnitt Czerny's (L) den besten Einblick. Bei Schüssen unterhalb des Nabels — wenn der Schuss in der Richtung des Darmbeinkammes verläuft — führt man am besten einen langen, schiefen Schnitt. Reicht dieser bis zur Mittellinie, so ermöglicht die Spaltung des M. rectus oder das Abziehen des Muskelbauches einen ausgezeichneten Einblick. Von diesem Schnitt aus ist der ganze Dickdarm sehr gut zu überblicken.

Verwundete mit Leber- und Milzverletzungen können, wenn sie lebend und mit nicht zu grossen Blutungen ins Spital gelangen, genaue Überwachung vorausgesetzt, konservativ behandelt werden. Bei beträchtlicher Blutung ist Eröffnung und Tamponade, und wenn die Blutung von der Milz ausgeht, unter Umständen die Exstirpation der letzteren nötig.

Es ist zweifellos, dass die Resultate vornehmlich und wesentlich von der Operationsart und -technik abhängig sind. Der Satz Murphy's, der sich auf die Behandlung der Perforations-Peritonitis bezieht: „quickly in, quicker aut" (schnell hinein und noch schneller heraus), ist, wenn irgendwo, hier am Platze.

Wenig Narkotikum (Chloroform niemals), schnelle und sehr genaue Orientierung, einfache Wundbehandlung, einschichtige Bauchnaht (womöglich mit Bronze-Aluminiumdraht nach Läwen) oder Douglasdrainage, Hochlagerung und Darmeinlauf nach Katzenstein: das sind, kurz zusammengefasst, die technischen Grundregeln. Die Erfahrungen und Resultate der Chirurgen bei Bauchschüssen stimmen somit heute bereits vollkommen überein. Es ist daher Aufgabe der Sanitätstaktik, die Schwierigkeiten, die sich ihrer praktischen Lösung entgegenstellen, zu beseitigen.

Literatur.

BASDEKIS: Über Stich- und Schussverletzungen des Bauches. (Kr. ch. B. 1915. Hft. II. p. 223.)

BASL: Kasuistischer Beitrag zur operativen Behandlung der Bauchschüsse im Kriege. (M. m. W. 1915. p. 1267.)

BÖHLER: Zwei Bauchschüsse mit extraperitonealer Darmverletzung. (M. m. W. 1915. p. 1970.)

v. BRUNN: Zur Behandlung der Bauchschussverletzungen im Felde (p. 1040.)

CARL: Über Bauchschüsse. (D. m. W. 1915. No. 4.)

DILGER u. A. W MEYER: Kriegschirurgische Erfahrungen aus den beiden Balkankriegen 1912/13. (D. Z. f. Chir. 127. p. 225.)

FAISST: Chirurgie im Kriegslazarett. (Kr. chir. Beitr. III. Hft. p. 396—98.)

GOEBEL: Kriegschirurg. Beobachtungen aus dem Feldlazarett. (Kr. ch. B. II. Hft. p. 213.)

GAZA: Über Lungen- Leberschüsse. (1916. D. m. W. No. 21.)

HOLZWARTH: A hasi lövések kezelési elveiről. (O. K. 1914. pag. 701.)

KOETZLE: Über Bauchschüsse. (M. m. W. 1915. p. 660.)

KÖRTE: Bauchschüsse. (Brüsseler Kriegschirurgentag, Ref. Kr. Ch. Beitr. Hft. IV.)

KRASKE: Über Bauchschussverletzungen. (M. m. W. 1915. p. 1329.)

— Über Bauchschüsse. (M. m. W. 1915. p. 753.)

LACHMANN: Seltener Verlauf eines Bauchschusses. (M. m. W. 1915. p. 281.)

LÄWEN: Erfahrungen zur Pathologie u. operativen Behandlung der Bauchschussverletzungen. (M. m. W. 1915. p. 1331.)

— Erfahrungen über Bauchschussverletzungen, ihre Frühoperation im Feldlazarett. (Kr. ch. B. V. H. p. 47.)

LEITNER: A hassérültek kezelése a segélyhelyen. (O. H. 1915. pag. 657, 676, 689, 704.)

MÁTYÁS: Ueber Bauchschüsse. (M. m. W. p. 1335.)

ONORDMANN: Med. Klin. Feldausg. 19. vom 10/I. 1915.

PRTH: Penetrierende Brust-Bauchverletzungen. (Kr. ch. Beitr. Hft. 9. p. 544.)

PERTHES: Beitrag zur Prognose und Behandlung der Bauchschüsse im Kriege. (M. m. W. 1915. p. 449.)

ROSENSTEIN: Operative Heilung eines Bauchschusses durch freie Netztransplantation (D. m. W. 1915. p. 1041.)

RÖPER: Über Schussverletzungen des Darmes (M. m. W. 1915. 2060.)

ROTHE: Chirurgie im Kriegslazarett. (Kr. Ch. B. II. p. 190—94.)

ROTTER: Med. Klin. 1915. Feldausgabe 18. v. 3/I.

SILBERGLEIT & VEITH: Pylorusstenose und Magenverlagerung durch perigastrische Verwachsungen als Folgen eines Schusses. (D. m. W. 1915. p. 100.)

TÖPFER: Richtlinien für die Notwendigkeit des Eingriffs bei Bauchschüssen. (D. m. W. 1915. p. 160.)

WIETING PASCHA: Zur Frage der Bauchschüsse. (D. m. W. 1915. p. 981.)

WILLMANNS: Zur Behandlung der Bauchschüsse. (D. m. W. 1916. p. 410.)

Unsere Verbände.

Von

Dr. Wilhelm Manninger.

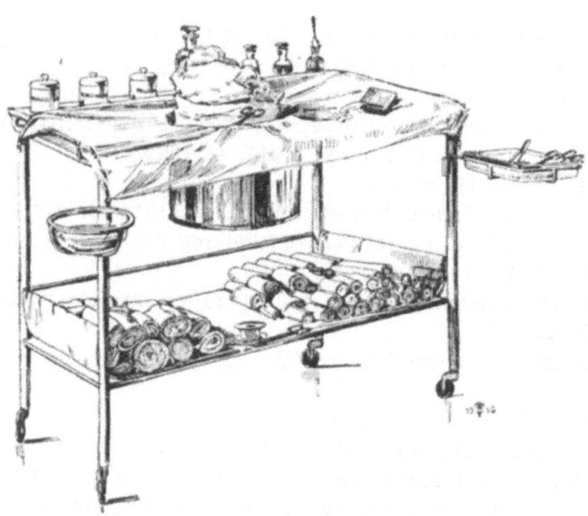

Fig. 1. Verbandtisch unseres Spitales.

(Verfertigt von Peter Fischer und Comp.) Das Verbandzeug wird in grossen, an den vier Ecken mit Bändern versehenen Kalikotüchern sterilisiert, und mit diesen in die Verbandzeugtrommel gelegt. Die vier Ecken des Kalikotuches werden an die Tischfüsse gebunden, so, dass der ganze Tisch mit sterilem Tuch bedeckt ist. Auf der unteren Platte des Tisches das übrige, nicht sterile Verbandzeug (Binden, Schienen, u. s. w.). Am Simms: Benzin (Äther), Jodtinktur, Perubalsam, (später Wetol) Mastisol, Borzink-, Mikulicz-, Pellidol-Salbe. Rechts sterile, links gebrauchte Instrumente.

Infolge der aseptischen Wundbehandlung und der durch sie erzielten Sicherung von Heilungen per primam intentionem geriet in den letzten 30 Jahren die von den Alten für so wichtig gehaltene Verbandlehre mit ihren hundertfachen Kunstgriffen, ihrem kleinlichen Drum und Dran in die Rumpelkammer der chirurgischen Museen. Seitdem als Verband bei den grössten Operationen ein einschichtiger Kollodiumstreifen genügt und bei grösseren Verbänden die Leinen- und Kalikoverbände der alten Chirurgie durch die Mullbinde verdrängt sind, seitdem an die Stelle der für jeden

Körperteil und für jeden speziellen Bruch vorher verfertigten Eisen-, Blech- und Holzschienen die einfache Gipsschiene oder der zirkuläre Verband getreten ist, vergass die jüngere Generation fast Alles, was im Laufe von Tausenden von Jahren der menschliche Erfindungsgeist und die Macht des Zwanges in der Verbandlehre und in Schienenverbänden hervorgebracht hatte.

Der Gipsverband. Die hunderttausendfachen Erfahrungen des gegenwärtigen Krieges haben bewiesen, dass der in Friedenszeiten so wohl bewährte Gipsverband den auf ihn gesetzten Hoffnungen nicht

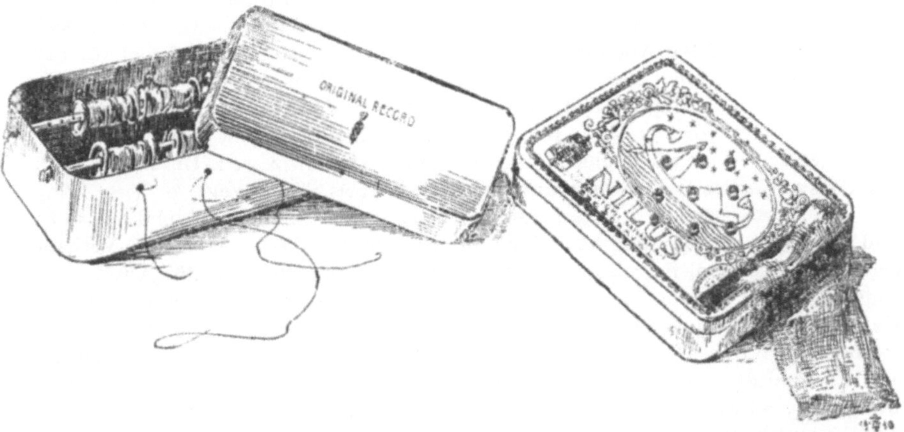

Fig. 2. Links aus der Schachtel einer Rekordspritze improvisierter Seidenbehälter. Rechts: Jodoformgazebehälter aus Zigarettenschachtel hergestellt. Seide und Jodoformgaze werden in den Behältern keimfrei gemacht und ohne Fingerberürung mit der Pinzette entfernt. (Die Improvisation stammt von Operationsschwester Gizella Andrássy.)

voll entsprochen hat. Auf der Kriegschirurgen-Tagung in Brüssel erörtert Goldammer mit sehr überzeugender Beweisführung die Nachteile und Gefahren der in den ersten Linien angelegten Gipsverbände. Aus seinen Darlegungen möchte ich einige Punkte hervorheben.

Der erste und wichtigste ist der, dass bei plötzlichem Massenandrang der Verwundeten in den ersten Linien weder die Zeit, noch das entsprechende ärztliche Personal zur Verfügung steht, um die grosse Zahl wirklich gut fixierender zirkulärer Gipsverbände anzufertigen, die erforderlich wäre. Der grösste Teil der in der Nähe der Gefechtslinien befindlichen Ärzte rekrutiert sich aus nicht speziell chirurgisch vorgebildeten praktischen oder Spezialärzten, die in der Friedenspraxis kaum Gelegenheit hatten grössere Gipsverbände anzufertigen. Nimmt man noch hinzu, dass die Beschaffung wirklich guten Gipses bei den vorderen Formationen auf die grössten Schwierigkeiten stösst, berücksichtigt man ferner die zeitraubende Anfertigung des Gipsverbandes und den Mangel entsprechend geübten Hilfspersonals, so kann es nicht wundernehmen, dass auf der ganzen Linie die dringende Forderung erhoben wurde, den Gipsverband durch einen anderen aus geeigneterem Material zu ersetzen. Ein weiterer Nachteil des Gipsverbandes ist der, dass in der allerersten Zeit die schwer infizierten oder mit Weichteilschädigungen verbundenen Schusswunden so reichlich sezernieren, dass auch bei grösster Sorgfalt (Anbringung eines grossen Fensters, Durchtränkung der Fensterränder mit wasserdichten Firnissen und Lacken, oder ihre Einfassung mit impermeablen Stoffen) nicht zu vermeiden ist, dass von diesem reichlichen Sekret eine beträchtliche Menge unter dem Verbande stagniert, ihn durchnässt und erweicht und übelriechend wird.

Der dritte Nachteil des Gipsverbandes ist, dass er es verhindert, den Zustand des Gliedes, z. B. seine Anschwellung rechtzeitig wahrzunehmen. Die Umständlichkeit der Entfernung des Gipsverbandes führt dazu, dass bei dem aus einem Lazarett ins andere transportierten Kranken der Verband gar zu oft an seinem Platze belassen wird, wenn er nur äusserlich noch gut aussieht. Man scheut sich vor der zeitraubenden Abnahme des Verbandes, zumal sie in der Regel für den Kranken sehr schmerzhaft ist und beruhigt sich mit dem Gedanken, dass die Schmerzen, über die der Kranke klagt, vergehen werden, sobald die Strapazen des Transportes vorüber sind. Der Gipsverband bleibt liegen, und unter ihm entwickeln sich in zahlreichen Fällen ausgebreitete Abszesse : Unter der Hülle des Gipsverbandes beginnt oft unsichtbar die Sepsis ihren Weg.

Alle diese Beobachtungen und Überlegungen führten Goldammer und mit ihm viele andere scharfsichtige Beobachter dazu, als ersten Verband bei den vordersten Formationen an Stelle des Gipsverbandes die Anwendung anderer, besser entsprechender Schienenverbände zu fordern. Bei den oberen Extremitäten genügt die Holzschiene, die auch durch eine gewöhnliche Dachschindel oder durch ein Brett leicht ersetzt werden kann ; ebenso sind die für alle Extremitäten gleichmässig geeigneten Cramer-Schienen ausserordentlich brauchbar. Schwieriger ist die Sachlage bei den unteren Extremitäten. Bei Brüchen des Unterschenkels leisten die Cramer-Schienen, der alte Petit'sche Stiefel und die Volkmann-Schiene sehr gute Dienste. Für Brüche des Oberschenkels und des Beckens haben wir zur Zeit keine unter allen Umständen gut anwendbare, leicht transportable und eine sichere Fixation gewährleistende Schiene. Die im gegenwärtigen Kriege empfohlenen Eiselsberg- und Gergő'schen Schienen — gegen die übrigens, soweit ihre Konstruktion in Betracht kommt, kein Einwand erhoben werden kann — haben den grossen Nachteil, dass sie viel zu schwer sind, zu viel Raum beanspruchen, ein Umstand, der beim Stellungskriege zwar weniger ins Gewicht fällt, aber im Bewegungskriege bei dem häufigen Wechsel der Hilfs- und Verbandplätze ihre allgemeine Anwendung ausschliesst. Anschütz empfiehlt zum ersten Verband und zum Transport der Schenkelschüsse die von ihm Hacker'sche Schiene genannte überragende Holzschiene, mit der Modifikation, dass er durch Benützung ihrer natürlichen Elastizität oder durch Anziehen der über die Enden der Schiene geführten Schnüre, eine gewisse regulierbare Extension ausfüht.

Aus historischem Interesse sei erwähnt, dass dasselbe Extensionsverfahren, nur in einer etwas anderen Form, schon Hippokrates empfohlen hat, wenn auch nicht zur Behandlung der Oberschenkelbrüche, sondern der offenen Brüche des Unterschenkels (zit. Übersetzung Fuchs, München 1900. III. B. S. 212). Die Desault'sche Schiene aber entspricht vollständig der sog. von Hacker'schen.

Gleichfalls als Historikum sei erwähnt, dass Professor Josef Kovács die Brüche des Oberarms mit solchen überragenden Holzschienen behandelte.

Von den in unser Spital gelangenden Oberschenkelbrüchen kamen die mit überragenden Schienen versehenen Oberschenkelschüsse im besten Zustande an. Ich kann daher diese einfache, überall improvisierbare und anwendbare Schiene angelegentlich empfehlen.

Extensionsverbände.

Ganz anders stellt sich die Lage in den mehr nach hinten liegenden Spitälern, wo wir selbst zur Zeit des grössten Verwundetenandrangs Gelegenheit finden

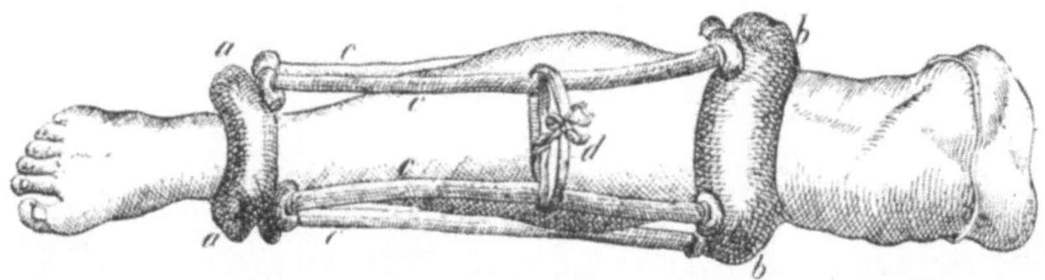

Fig. 3. Der Streckverband von Hippokrates. (Aus Richter: Theoretisch-praktisches Handbuch der Lehre von den Brüchen und Verrenkungen der Knochen. Berlin, 1828. Tab. XII.)

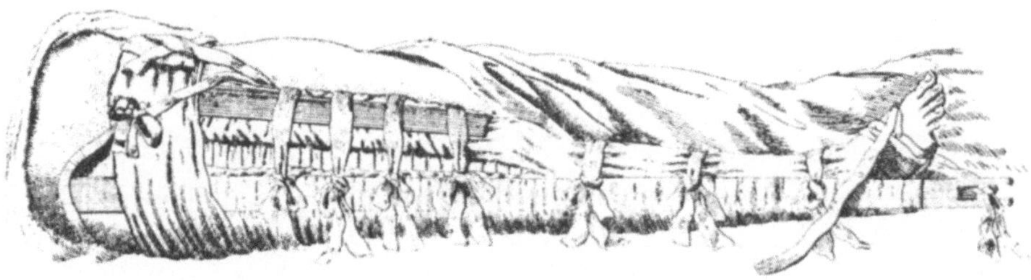

Fig. 4. Der Desault'sche Verband für Oberschenkelbrüche mit überragender Schiene.

müssen, das beste, die Fixation am sichersten gewährleistende und die Funktion am meisten befördernde Verbandverfahren anzuwenden.

Wir behandelten in unseren Spital seit dem ersten Tage seines Bestehens sämtliche Knochen- und Gelenkschüsse der oberen Extremität mit portativen Extensionsverbänden. Als einfachste, überall improvisierbare Extensionsschiene wurde die E r n s t F i s c h e r'sche Schiene angewendet. Die Schiene ist ein 1 cm. dickes, 10 cm. breites, 50—60 cm. langes Weichholzbrett, auf dessen zwei Enden je eine Spule, wie sie in jeder Eisenhandlung erhältlich ist, angebracht wird. Über diese Spule führen wir die beiden Schnüre des auf die Haut der Extremität geklebten Extensionsverbandes. Die beiden Enden der Schnüre werden durch ein zwischen diesen angespanntes Drainrohr in der nötigen Spannung erhalten. Neuerdings führen wir die ständige Extension mit einer, aus 18-er Klaviersaite im Hause angefertigten Spiralfeder

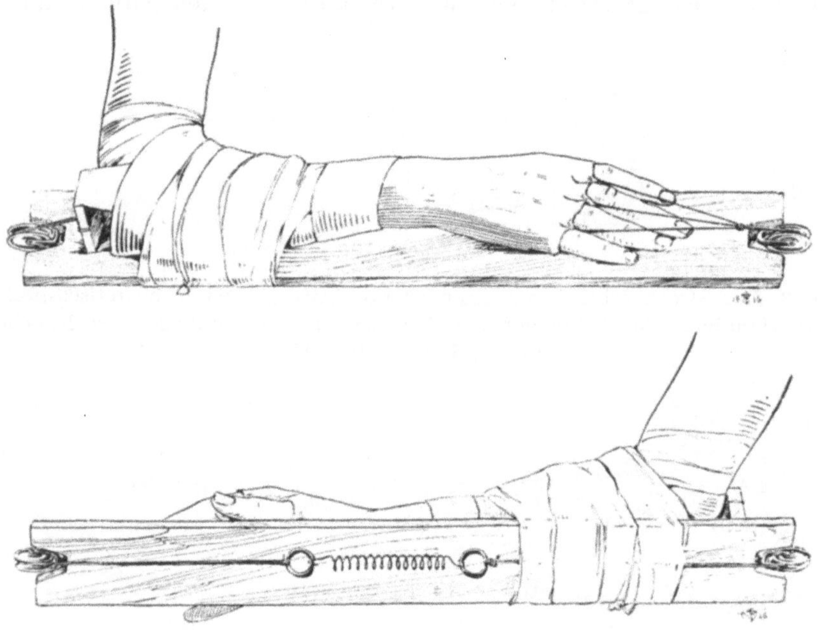

Fig. 5—6. Streckverband für Unterarmbrüche.

aus. Den Extensionsverband selbst verfertigten wir in der ersten Zeit mit dem in Helfenberg nach Vorschrift Bardenheuers fabriziertem Heftpflaster. Seitdem aber dieses Heftpflaster nicht mehr käuflich ist, benutzen wir zum Extensionsverband das Mastisol.

Die Extension des Unterarms bewirken wir von Beginn an durch einen auf Hand und Handgelenk mit Mastisol angeklebten Zwirnhandschuh, dessen Finger abgeschnitten werden. Zwischen den Fingern ziehen wir mit einer Tapezierernadel je einen stärkeren Bindfaden durch. Die Fäden werden jenseits der Fingerkuppen zu einem Knoten gebunden.

In diesen Knoten binden wir den die Extension bewirkenden Bindfaden. Für die in der Richtung des Ellbogens wirkende Gegenextension können wir einen mit Mastisol auf die Haut geklebten Flanellstreifen oder ein Stück Tricotstrumpfbinde verwenden. Der einzige Nachteil des Mastisol-Extensionsverbandes ist, dass er Blasen auf der Haut zieht, wenn man vor dem Ankleben des Flanellstreifens oder Tricotschlauches die ätherischen Öle nicht verdampfen lässt. Deshalb muss man nach Bepinseln der Haut einige Minuten warten und darf erst dann die auf die Haut geklebte Flanellbinde

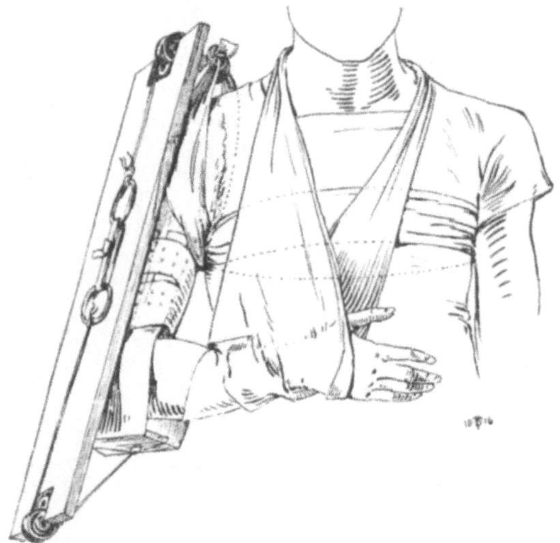

Fig. 7. Streckverband für Oberarmbrüche.

glatt an die Extremität anwickeln. Die Gegenextension an der oberen Extremität in der Richtung der Schulter braucht man nicht auf die Haut zu kleben, sondern man kreuzt die von der gesunden Achselhöhle in der Richtung der kranken Achselhöhle geführte Flanellbinde in der Achselhöhle. Um Druck zu vermeiden, legt man ein mit Watte gepolstertes Holzwollkissen unter, dessen Elastizität wochenlang anhält und aus den beiden Enden des Flanellstreifens bindet man oberhalb der Schulter einen Knoten. An diesen Knoten bindet man den die Extension bewirkenden Bindfaden.

Bei direkten Ellbogenschüssen kann man die Extension des Ober- und des Unterarms in der Weise kombinieren, dass man in die Oberarmschiene in der Höhe des Ellbogenendes ein 6×2 cm. grosses Fenster schneidet, durch welches die bis auf 5½ cm. verschmälerte Unterarmschiene hindurchgesteckt und in der Form eines mit Hilfe von zwei Nägeln beweglich gemachten Gelenkes verbunden wird. Auf diese Weise verbleibt das Ellbogengelenk in beiden Richtungen in Distraktion und seine Funktionsfähigkeit kann durch aktive und passive Bewegung vom Momente des Stillstandes der Infektion an gesichert werden.

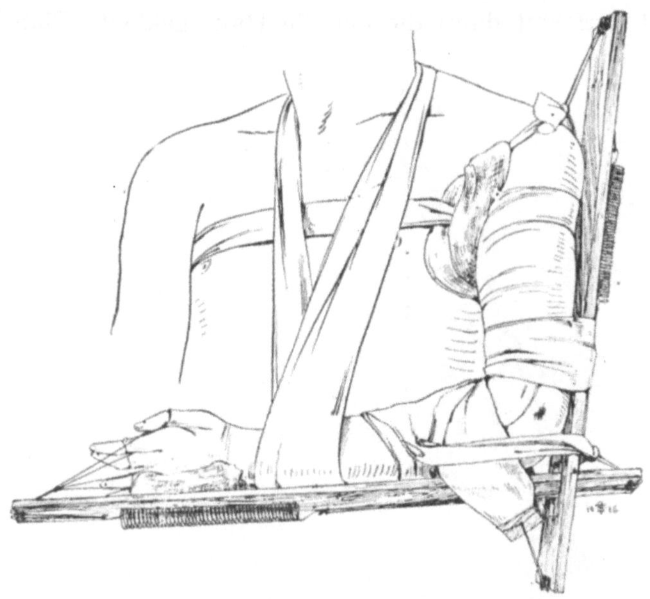

Fig. 8. Der aus Unter- und Oberarm-Streckschienen kombinierte Verband für Ellbogengelenk-Schüsse.

Der geschichtlichen Treue und dem Interesse zuliebe sei erwähnt, dass in den siebziger Jahren Esmarch ein mit der Fischerschen Unterarmschiene im Prinzipe vollkommen identisches Verfahren empfohlen hat. Die Beschreibung des ursprünglichen Verbandes gelang mir nicht zu finden. Seine Abbildung ist in dem bei Lehmann erschienenen, die Brüche und Luxationen behandelnden Atlas von Helferich zu finden. Nach mündlicher Mitteilung hatte Ernst Fischer dieses Verfahren nicht gekannt und wandte es unabhängig von Esmarch an.

Bei den im Verlauf des jetzigen Krieges so häufigen, manchmal grosse Verkürzungen verursachenden Brüchen der Fingerglieder und Metakarpalknochen der Hand wandten wir statt der gewöhnlich überflüssigen elastischen Extension den auf Abbildung

9. und 10. sichtbaren einfachen Extensionsverband an. Mit dem Bindfaden, der in den Einkerbungen der gewöhnlichen Holzhandschiene mit entsprechender Kraft angezogenen ist, lässt sich die einmal erreichte Extension ständig erhalten. Wenn ausnahmsweise eine starke Retraktion auf diese Art nicht zu überwinden ist, kann man an den Bindfaden, der über die Spule am vorderen Ende der Schiene geführt wird, ein Stückchen Gummi oder Spiralfeder binden, deren Ende an den auf der Rückseite der Schiene eingetriebenen Nagel befestigt wird.

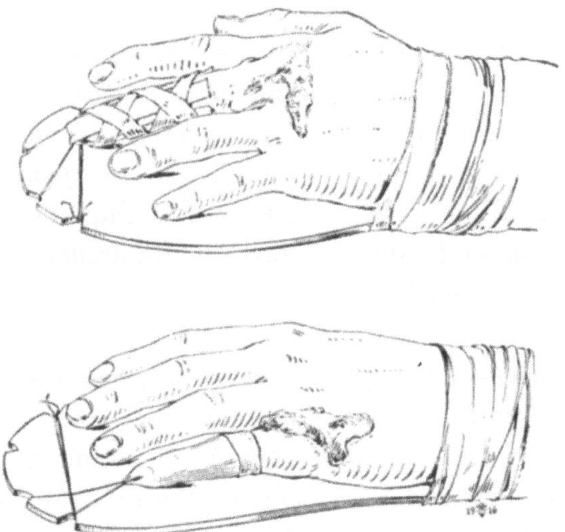

Fig. 9—10. Streckverbände für Finger- und Mittelhandknochen-Brüche.

Die Vorteile dieser einfachen, überall mit Leichtigkeit herstellbaren Extensionsverbände sind folgende:

1. Sämtliche Gelenke sind vollkommen frei, infolgedessen sind bei entsprechender Aufmerksamkeit des Pflegepersonals die bei anderen Fixverbänden so häufigen, sogar auf die benachbarten, gesunden Gelenke übergreifenden Versteifungen und Kontrakturen sicher zu vermeiden.

2. Bei entsprechender Distraktion, die wir mit der Röntgenlampe immer kontrollieren können, ist am Orte des Knochenbruches vom ersten Tage an jeder Schmerz vollkommen geschwunden. Infolgedessen bewegen die Kranken gern die benachbahrten Gelenke.

3. Die Folge ist, dass nach Heilung des Bruches die Funktionsfähigkeit der Extremität ohne jede Nachbehandlung sozusagen sofort eintritt.

4. Die Schiene steht neben der Extremität ganz frei, weshalb wir an die Wunde ohne Störung des Extensionsverbandes herankommen können.

5. Wenn es nötig ist, kann der Kranke mit dem Verbande gebadet werden, denn ausser der Spiralfeder, die, im Hause hergestellt, kaum mehr als 5—6 Heller kostet, enthält er keinen rostenden Bestandteil.

6. Gegenüber den während und vor dem Kriege empfohlenen und auf ähnlichen Prinzipien beruhenden sonstigen Extensionsschienen (Bardenheuer, Wildt etc.) hat der Verbrand den Vorteil, dass ausser den Spulen, die in jeder grösseren Eisenhandlung erhältlich sind, sämtliche Bestandteile in den Feldspitälern zu finden sind (Flanell, Mastisol, Bindfaden, Gummidrain oder Draht, Holzschiene).

— —

Bei den Brüchen der unteren Extremität, besonders bei den so gefährlichen und schmerzhaften Oberschenkelbrüchen wandten wir Streckverbände möglichst sofort nach Einlieferung in das Spital an und zwar im Sinne der Prinzipien Bardenheuers nur solange, bis die Frage der Infektion entschieden war. Von dem Zeitpunkte an, wo es der Zustand der Wunde gestattet und die durch die Infektion verursachte Schwellung aufgehört hat, versehen wir den Kranken an Stelle des ihn ans Bett fesselnden Extensionsverbandes mit einem nach Dollingers Prinzipien verfertigten Gipsverband, u. zwar in der Modifikation, die ich im Jahrbuche der Spitäler der Haupt- und Residenzstadt Budapest beschrieben habe (Leichte Gehverbände usw. 1900. p, 253).

Das Wesentliche dieses Verbandes ist, dass man statt zirkulärer Gipshülsen in den Stützlinien entsprechend starke Gipsschienen anwendet. Diese Schienen werden an die auf den Stützflächen zirkulär angelegten Gipsringe angebracht, die mit sehr wenig Polsterung genau an die Knochenoberflächen anmodelliert werden.

Nach der Verfertigung der Gipsstützen wird der Verband mit Organtinbinden verstärkt. Im Gegensatz zu dem gewöhnlichen Gehgipsverband, dessen Gewicht bei Unterschenkelbrüchen cca 2—2½ Kgr., bei Oberschenkelbrüchen

4—5 Kgr. beträgt, ist das Gewicht dieser Verbände 600—700 Gramm, bzw. 1200—1400 Gramm (nach völliger Austrocknung des Verbandes). Dies bedeutet

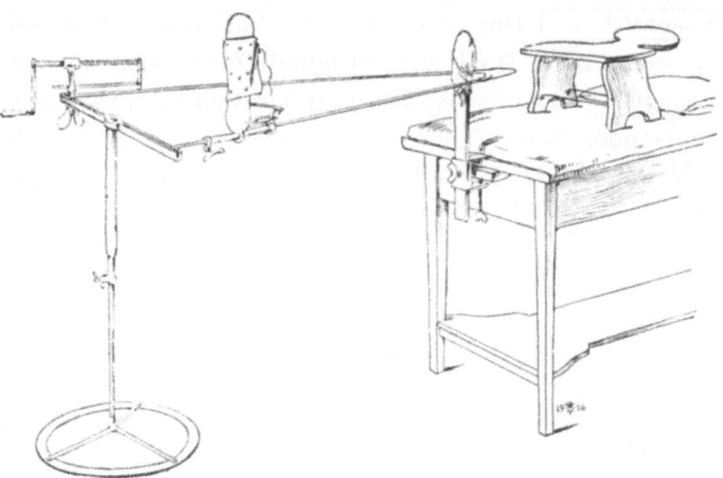

Fig. 11. Streckapparat nach Dr. Simon.

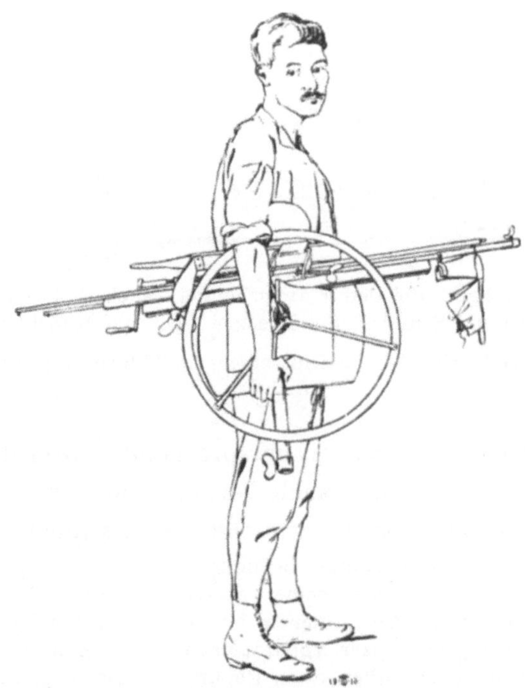

Fig. 12. Derselbe zusammengeklappt.

nicht nur ein sehr beträchtliches Ersparnis an Material, sondern es gewährt dem gewöhnlich sehr geschwächten Kranken eine bedeutende Erleichterung. Infolgedessen erlernen selbst sehr herabgekommene Kranke, die schwere Sepsis überstanden haben, das Gehen sehr rasch.

Streckapparat. Das Anlegen des Verbandes wird sehr erleichtert, wenn man statt der Original-Dittelstangen oder statt Aufhängens im Dollinger'schen Hängeapparat einen nach dem Prinzip des Lorenz- oder Schede-schen Gipstisches konstruierten Streckapparat verwendet. Meiner Ansicht nach besitzt die einfachste und

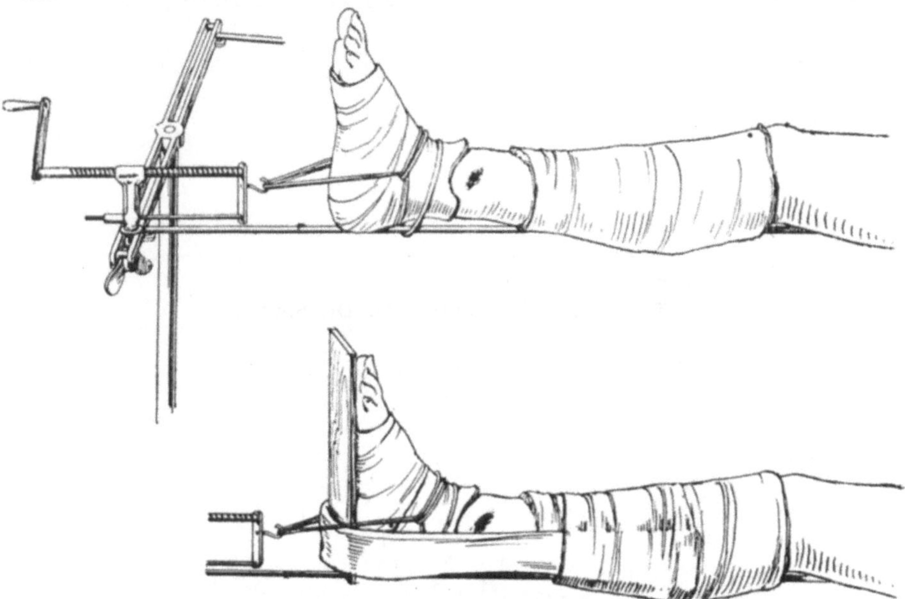

Fig. 13. Gehgipsverband für den Unterschenkel. Nach Anlegen der zwei Gipsmanchetten ist die Schnur zum Strecken über die Knöcheln angelegt.

Fig. 14. Um die Holzsohle ist die Gipsschiene in U-form angelegt und oben angipst.

den Kriegszwecken am meisten entsprechende Form der auf Abbildung 11. und 12. sichtbare, nach Anweisungen D r. S i m o n s in Rimaszombat (Oberungarn) verfertigte Streckapparat.

Im Gegensatz zu den im Handel befindlichen, ähnlichen Apparaten bestehen seine Vorzüge darin, dass trotz seiner ausserordentlichen Leichtigkeit weder der Schraubengang, noch die Schienen brechen (weil handgeschmiedet). Der beste Beweis dafür ist, dass unser Apparat nach einjährigem Gebrauch die Belastung in mehreren hundert Fällen ohne Reparatur ausgehalten hat. Zusammengelegt ist er von einer Person mit Leichtigkeit zu tragen.

Der Preis (150 Kronen) ist im Gegensatz zu dem der deutschen Apparate (600—1000 Mark) so billig, dass er auch von kleinen Spitälern angelegt werden kann.

Unterschenkelgehverband. Den Gehverband verfertigen wir nach Anweisungen Dollinger's in der Weise, dass immer zuerst der Unterschenkelverband angelegt wird. Mit Aus-

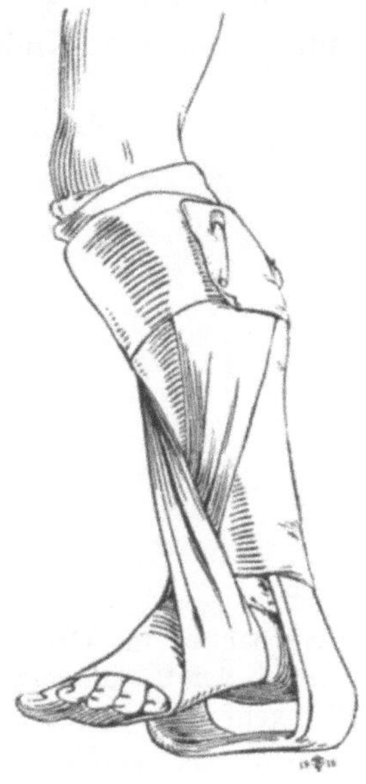

Fig. 15. Der Gehgipsverband ist fertiggestellt, die Holzsohle entfernt, der Vorderfuss mit Flanellbinde aufgehängt.

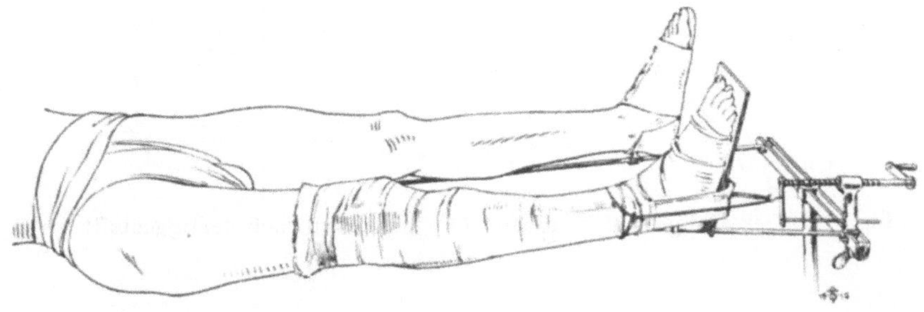

Fig. 16. Oberschenkelverband : I. Teil : Der Unterschenkelverband fertiggestellt. Anlegung des Streckzügels.

nahme der Wunde wird die Extremität mit möglichst dünner Watteschicht umwickelt, besonders sorgfältig in der Knöchelgegend und um die Tibiakondylen. (Sehr zweckmässig ist, die sehr dünne Watteschicht zwischen zwei Gazebinden aufzurollen — sogenannte Wattebinde — wie dies Prof. László v. Farkas empfohlen hat. Auf diese Weise können wir viel gleichmässigere Rollen verfertigen). Auf diese dünne Watteschicht wird aus schmaler Gipsbinde je ein Ring um die Knöcheln und sehr sorgfältig auf die Tibiakondylen anmodelliert. 3—4 Lagen Gips genügen. Ist der Gips schon erhärtet, so binden wir mit einer um den Knöchel geführten Schnur

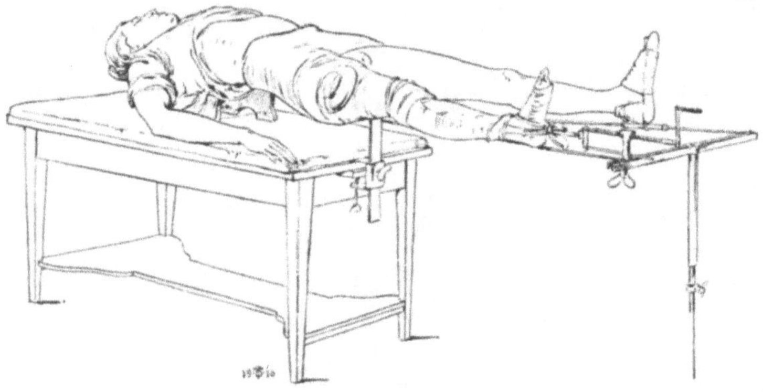

Fig. 17. Anlegen eines Gehgipsverbandes für Oberschenkelbrüche. Der Unterschenkelverband fertiggestellt, ebenso der Beckenverband. Das Bein in Streckung fixiert. Über die Wunde ein Teller gebunden, zum Ausschneiden des Gipsfensters.

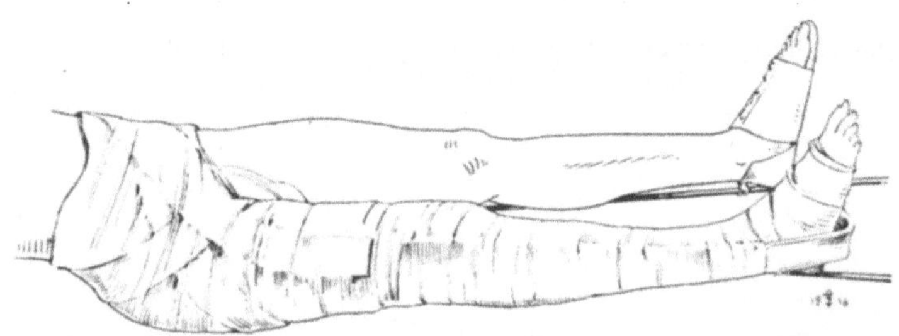

Fig. 18. Der Gehgipsverband für Oberschenkelbruch fertiggestellt.

(noch besser einem 2 cm. breiten Gurt) den Fuss an die Schraubenwindung des Streckapparates (siehe Abbildung 13).

Bei Unterschenkelbrüchen stellen wir nun die Bruchenden bei entsprechender Dehnung in kurzem Chloraethyl- oder Ätherrausch genau ein. Unter die Sohle wird ein 1 cm. dickes, unten etwas schmäleres, gut eingefettetes Brett gelegt, und nun legen wir die genau nach Mass verfertigte Gipsschiene in U-Form auf den Unterschenkel an.

Diese wird in der Weise angefertigt (bei guter Gipsbinde genügen 10 Schichten), dass wir die Schiene in der Mitte zusammenfalten (siehe Abb. 20. unter *A*) wodurch sie unter der Sohle 20-schichtig wird. Sie hält dann ein Gewicht von 80 Kgr. auch bei ständiger Belastung 4—5 Wochen lang aus.

Die U-Schiene wird an die obenerwähnten Knöchel- und Tibiagipsringe mit einigen Gipstouren fixiert. Sie soll an den Knöcheln und den die Condyli tibiae genau anmodelliert werden.

Nach Erhärten des Gipses schneiden wir den Verband vorn am Rist und rückwärts an der Achillessehne in der Weise aus, dass

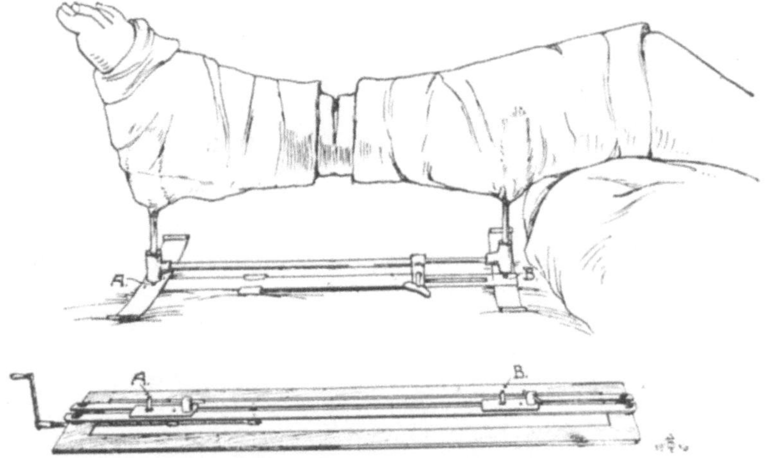

Fig. 19. Simon-scher Streckapparat für den Unterschenkel.

das Fussgelenk frei beweglich wird. Auch in der Kniekehle muss in Halbmondform soviel weggeschnitten werden, dass das Kniegelenk vollkommen eingebogen werden kann. Der Verband wird nun durch 2—3, in sehr heisses (60° C) Wasser getauchte blaue Binden verstärkt. Der vollkommene Verband benötigt 4 Stück (5 m. lange) Gipsbinden und 2—3 Stück blaue Binden.

Ist auf dem Unterschenkel eine Wunde, die eine offene Behandlung beansprucht, so schneiden wir sofort ein Fenster in die blaue Binde. Liegt die Wunde seitwärts, so führen wir die U-förmige Gipsschiene derart, dass die Wunde vermieden wird.

Der Verband trocknet und wird in 24 Stunden vollständig hart, wenn wir durch ein, unter die Ferse gelegtes Kissen dafür Sorge tragen, dass die Luft von allen Seiten zuströmen kann. Nach 24 Stunden kann sich der Kranke schon darauf stützen. Bevor er sich darauf stellt, wird der Fuss mit einer in 8-er Form angebrachten

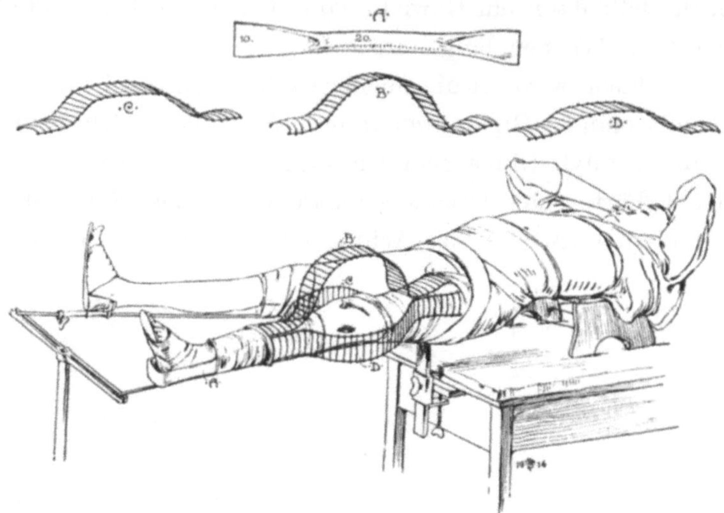

Fig. 20. Brückengipsverband für den Oberschenkel. Anlegen der Cramer-Schienen.

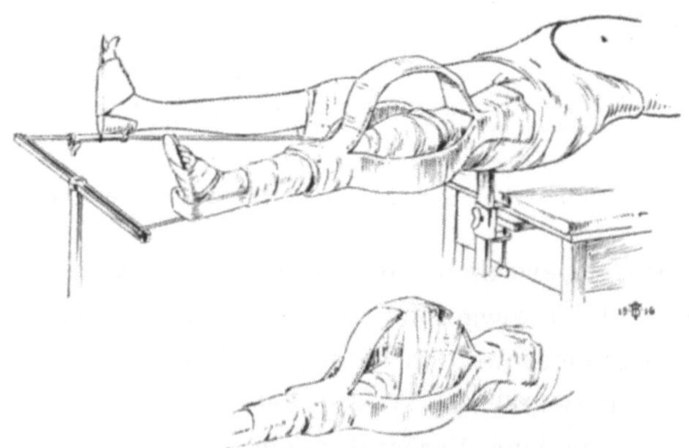

Fig. 21. Der Brückengipsverband ist fertig.

Flanellbinde derart fixiert, dass der Fuss zum Unterschenkel in einem Winkel von 90° steht.

Oberschenkel-Gehverband. Wie oben erwähnt, wird der Oberschenkelgehverband in zwei Etappen angelegt. Nach Erhärten des Gipsgerüstes am Unterschenkel wird dem Kranken auf dem Extensionsapparat der Beckenteil des Verbandes in Form einer typischen Spica coxae fertiggestellt. Das Wichtigste dabei ist die sehr genaue Modellierung des Beckentellerkam-

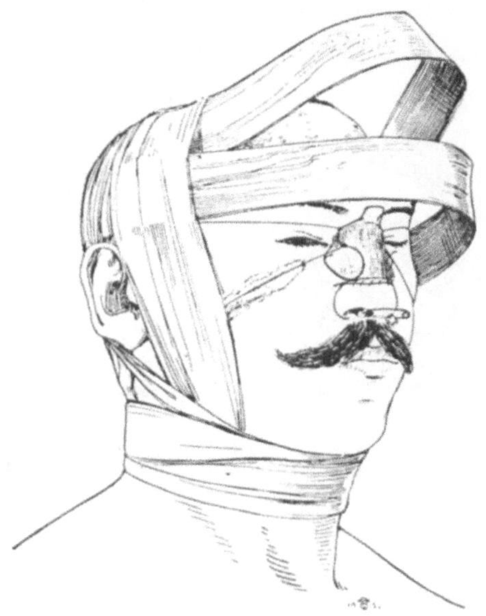

Fig. 22. Offene Wundbehandlung am Gesicht. (z. B. nach Nasenplastiken) Zwei Schusterspähne sind an die Schläfe befestigt. Über das ganze Gesicht kommt ein Mullschleier, der am Halse geknotet wird.

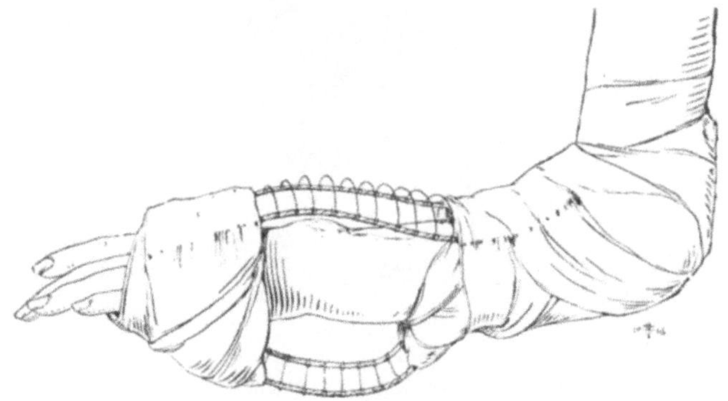

Fig. 23. Offene Wundbehandlung am Unterarm.

mes, sowie das feste Anschmiegen an den Sitzknorren. Nach Erhärten legt man innen und aussen an den Oberschenkel zwei 18—20 schichtige Gipsschienen, deren unterer Teil auf den Unterschenkelschienen cca. 10 cm. unter das Knie reicht. Die innere führen wir vom Condylus tibiae zum Tuber ischii und von dort, im Verlaufe

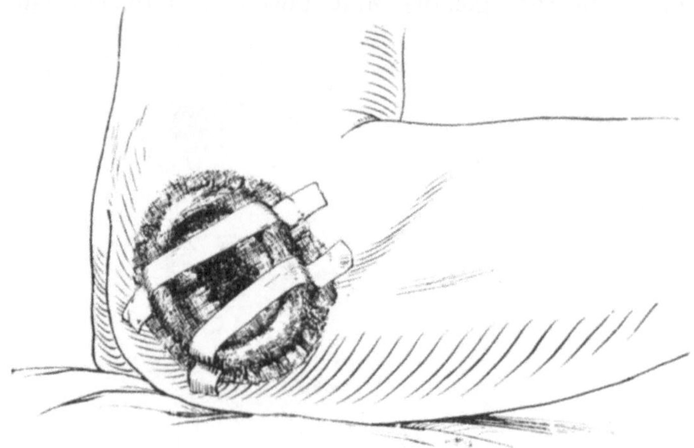

Fig. 24. Offene Wundbehandlung mit Holzwolle-Mullringen.

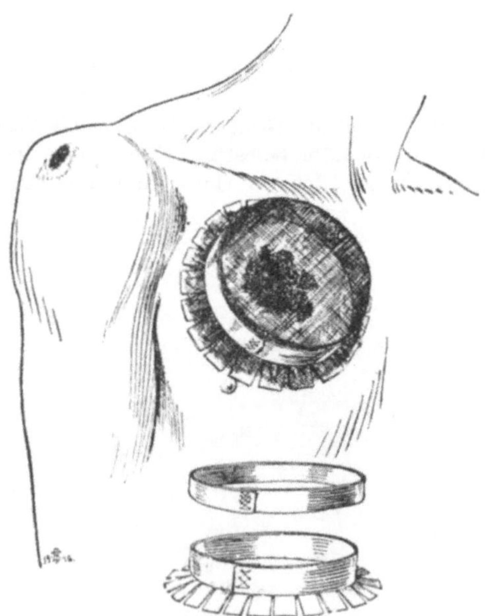

Fig. 25. Offene Wundbehandlung mit Pappendeckelringen.

der Gesässfalte das Becken umgehend, bis zur Spina anterior superior; die äussere Schiene wird ebenfalls vom Condylus tibiae über den grossen Trochanter bis zur Spina ant. sup. geführt. Die Schienen werden mit nicht trockenen Gipsbinden fest an den schon erhärteten Teil fixiert, während gleichzeitig ein Assistent durch Drehen der Extensionsschraube (meist in Aethilchlorid- oder Aetherrausch) die entsprechende Dehnung ausführt. Der Verband wird nach Calot im Sinne der Abbildung 18 zugeschnitten, nachher mit blauer Binde verstärkt. Nach 24 stündigem Trocknen kann sich der Kranke auf den Verband stützen.

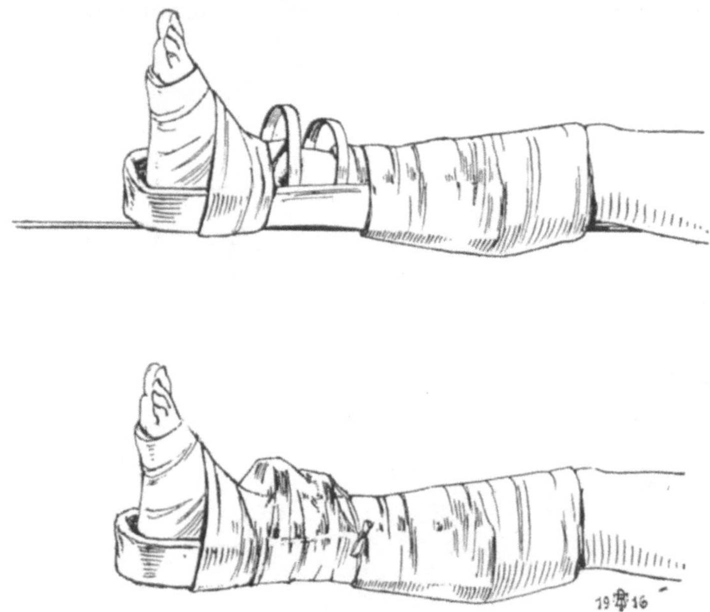

Fig. 26—27. Offene Wundbehandlung bei Gehgipsverbänden.

Ist eine grössere Wunde vorhanden, so kann man zwischen Becken- und Unterschenkelteil aus Cramer-Schienen, um die man Gipsbinden führt, einen ausserordentlich haltbaren Brückenverband anfertigen. Die Art der Anfertigung lehren besser als alle Beschreibungen die Abbildungen 20. und 21.

Ist die Wunde kleiner, so können wir die Überbrückung weglassen. Auf die Wunde legt man ein entsprechend grosses Teller oder eine Petri-Schale, die man mit der Gipsbinde leicht umgeht, wodurch das umständliche Ausschneiden eines Gipsfensters erspart wird. Um die Wundbehandlung zu erleichtern und den Verband zu schonen, ist es ratsam, das Fenster recht gross zu machen.

Offene Wundbehandlung.

Als den grössten Fortschritt der Wundbehandlung im gegenwärtigen Kriege sehe ich das Wiederaufleben der alten offenen Wundbehandlungsmethode an. Ihre heutige Technik unterscheidet sich aber darin von der früheren, dass wir gelernt haben, mit sehr einfachen Mitteln für sämtliche Körperteile Schutzverbände zu verfertigen, die, ohne die Bewegungsfreiheit des Kranken zu beeinflussen, jeden Schmutz, besonders aber die Fliegen von der Wunde fernhalten.

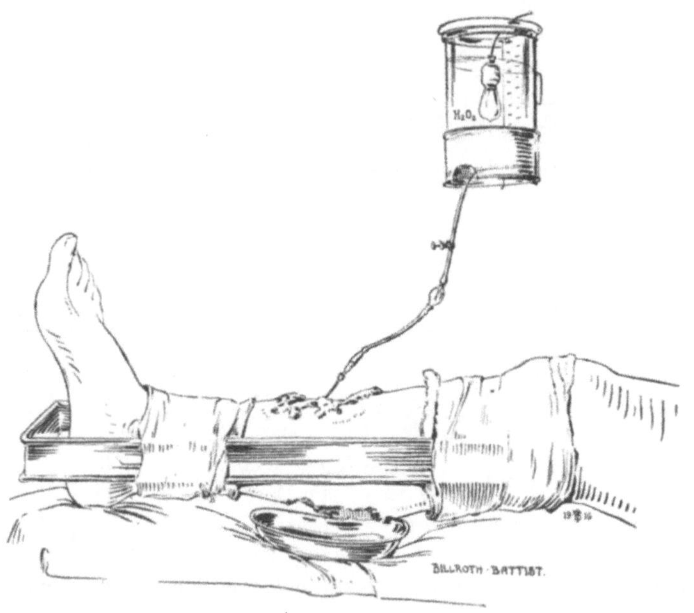

Fig. 28. Offene Wundbehandlung mit ständiger Tröpfchen-Berieselung.

Von besonderen Fällen abgesehen, in denen wir das Fenster des fixierenden Gips- oder Schienenverbandes zur Befestigung des schützenden Schleiers benutzen, sind wir in den meisten Fällen im Stande, durch ein auf Abbildung 24., 25. veranschaulichten Pappendeckelring oder durch einen mit Gaze umwickelten Papierwattering einen Wall um die Wunde zu errichten, auf die wir den einschichtigen Schutzschleier spannen. Diese einfache Verbandtechnik wurde von der Braun'schen Schule ausgearbeitet. Wenn wir eine auf diese Art geschützte Wunde der Sonne aussetzen, empfiehlt es sich, die weisse Mullschicht mit schwacher Eosinlösung zu färben, weil diese die chemisch wirkenden Sonnenstrahlen nicht so zurückwirft wie die weisse Mullschicht. Der auf Abbildung Nr. 22. dargestellte Verband ist aus Schusterspanstreifen und Heftpflaster gemacht. Über diese breiten wir einen einschichtigen Mullschleier, der um den Hals gebunden wird.

Die Abbildungen Nr. 26. und 27. zeigen die Art, wie der auf Abbildung 13. und 14. dargestellte, angefangene Gehverband zur

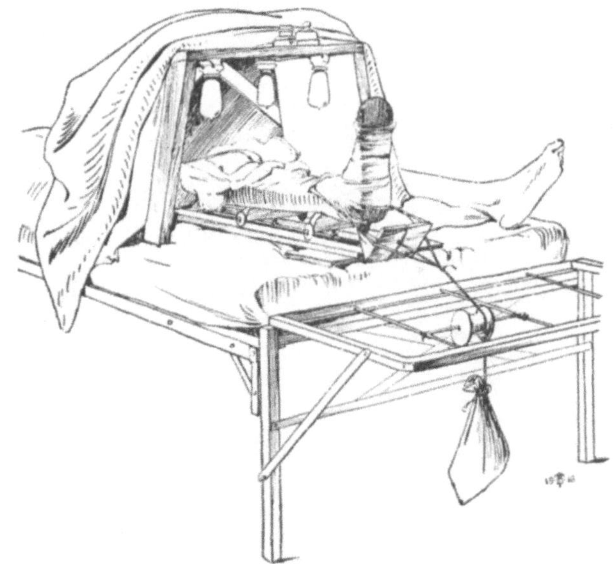

Fig. 29. Offene Wundbehandlung mit Heissluft kombiniert.

offenen Wundbehandlung verwendet wird. Die zwei Halbringe sind aus Schusterspan.

Zum Aufsaugen des anfangs immer sehr ausgiebigen Sekrets hat sich die schon im Kapitel über Asepsis erwähnte, in eine Mullschicht gewickelte Papierwatterolle, welche man an den Ort des Sekretabflusses legt, bestens bewährt. Ist der Kranke bettlägerig und die Wunde derart beschaffen, dass das Sekret frei abfliessen kann, so ist es am einfachsten, eine mit Sublimatlösung gefüllte Eiterschale unter die Wunde zu stellen, wodurch viel Verbandzeug erspart werden kann.

Offene Behandlung mit ständiger Spülung.

Durch anaërobe Keime infizierte Wunden behandelten wir seit Kriegsbeginn mit ständiger Spülung. Als Spülflüssigkeit dient verdünnte H_2O_2-Lösung. Einschlägige Fälle erwähnte ich im Kapitel über Gasphlegmone. Wir behandelten auf diese Weise auch einige schwere Gelenkschüsse, bei denen der Gelenkknorpel in grosser Ausdehnung freilag, mit dem Erfolg, dass es gelang den durch die Austrocknung

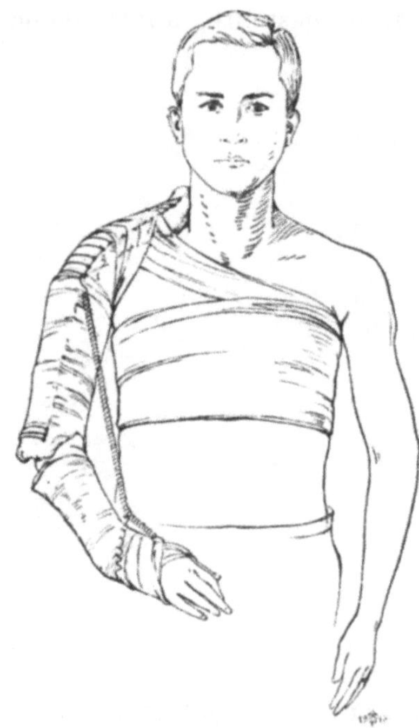

Fig. 30. Aus zwei Cramerschienen improvisierter Beuge-Apparat für den Ellbogen.

dem Absterben ausgesetzten Knorpel am Leben zu erhalten und dadurch die Funktion des Gelenkes zu retten. Für diese Fälle kann ich die ständige Spülung aufs Wärmste empfehlen, da sie alle Vorteile der offenen Wundbehandlung sichert und zugleich ihren auf gewisse Gewebe (Knorpel, Sehnen) entschieden schädlichen Einfluss ausschaltet.

Die Technik der offenen mit Spülung verbundenen Behandlung, wie wir sie bei grossen offenen Unterschenkelschüssen anwenden, zeigt Abbildung Nr. 28. Das mit einer U-förmigen Blechschiene in entsprechender Streckung durch 2 Gipsmanchetten fixierte Glied wird derart gelagert, dass man unter die Wunde eine Eiterschale stellt, in welche die Spülflüssigkeit abfliessen kann. Der Tropfer wird mit einer auh bei dem Proktoklysisapparat gebräuchlichen Schraube versehen, mit der die Tropfenzahl sicher reguliert werden kann. Es ist allgemein bekannt, dass die H_2O_2 Lösung weit wirksamer ist, wenn sie etwa Körpertemperatur besitzt. Um sie warm zu halten, hängt man in den Irrigator eine Glühlampe, deren Metallbestandteile zur Ausschaltung von Nebenströmen mit Pech und Isolierband umwickelt werden. Diese Einrichtung habe ich auf der Abteilung Crile's in Cleveland gesehen, wo die Proktoklyse bei jedem operierten Kranken auf diese Weise angewendet wird. Giesst man die Lösung recht heiss in den Irrigator, so erhält eine Glühlampe von 36 Kerzen die auf die Wunde tropfende Flüssigkeit körperwarm. Auf diese Weise wird das schädliche Abkühlen derWunde vermieden. An Stelle des Hyperols kann auch die im Kapitel „Asepsis und Sepsis" erwähnte Wright'sche Lymphlavage oder die Carrel-Dakinsche Lösung verwendet werden.

Sehr zweckmässig erwies sich die Kombination von ständiger Spülung mit aktiver Hyperämie. Wir erreichten sie dadurch, dass

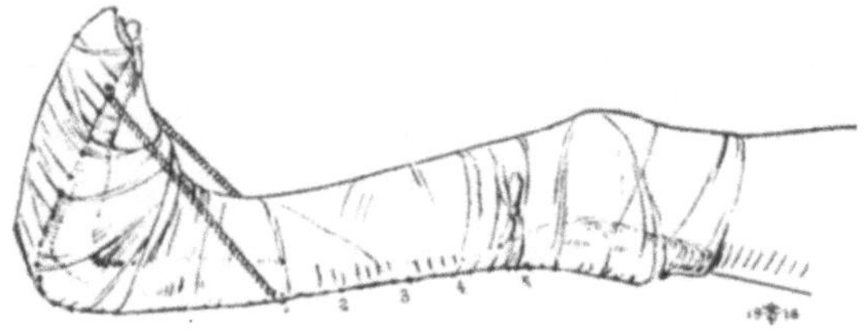

Fig. 31. Beuge-Apparat für Spitzfuss-Stellung, aus Cramerschienen und 2 Spiralfedern hergestellt.

wir einen mit 4 Glühlampen versehenen, im Bette anwendbaren Heissluftkasten anfertigen liessen, der täglich 1—2 Stunden lang appliziert wird. (Siehe Abbildung 29.)

Mobilisierende Verbände.

Zur Behandlung der nach Gelenk- und paraarticulären Schüssen zurückbleibenden Steifheit haben sich die Schede'schen Streckapparate ausgezeichnet bewährt. Da aber bei hohem Krankenstand der Preis dieser Apparate das Budget zu sehr belastet, waren wir bestrebt, aus einfachen, in jeder Spitaleinrichtung vorrätigen Bestandteilen mobilisierende Verbände zu improvisieren, die dem Zwecke ebenso gut entsprechen, dabei aber nur sehr geringe Kosten verursachen.

Sehr zweckmässig sind gutgepolsterte Cramer-Schienen, die man in der Richtung der bezweckten Kraftwirkung mit Spiralfedern versehen kann und an die zu bewegenden Gliedteile mit Binden befestigt.

Den Grad und die Richtung des Zuges reguliert man dadurch, dass man das hakenartig gekrümmte Ende der Spiralfeder in eine entferntere Sprosse der Cramerschiene einhengt (S. Abb. 30. und 31.). Dasselbe Prinzip ist natürlich auf sämtliche Gelenke übertragbar.

Behandlung der Kontrakturen.

Bei der Nachbehandlung von Kriegsverletzungen machen die Kontrakturen (nach Sehnen-, Muskel-, Nerven- und Gelenkverletzungen) am meisten Mühe. In verschiedenen Kapiteln dieses Jahrbuches (S. Asepsis und Sepsis, Gelenkschüsse, Verletzungen des Gehirns und Rückenmarks) wies ich darauf hin, dass man schon bei der Behandlung des Grundleidens dafür Sorge tragen muss, dass man Funktionsstörungen verhüte.

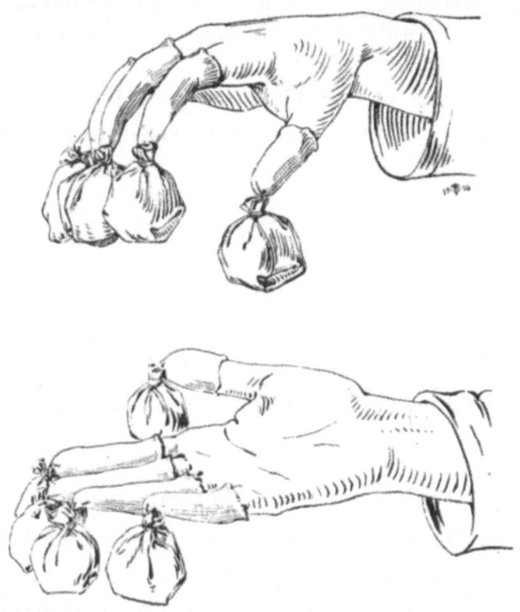

Fig. 32—33. Mobilisation der Fingerversteifungen mit Sandsäckchen. Bei Pronation beugen sich die Finger, bei Supination werden sie gestreckt.

Dies ist am besten dadurch zu erreichen, dass man die zur Bekämpfung der Infektion unbedingt nötige strenge Ruhebehandlung nicht länger fortsetzt, als unumgänglich nötig ist. Bei Knochen- und Gelenkverletzungen sollten an Stelle der auch die benachbarten Gelenke fixierenden Gipsschienen oder zirkulären Gipsverbänden sobald wie möglich Streckverbände treten. Nach Muskel- und Sehnenverletzungen sollten nach Lokalisierung der Infektion recht früh heisse Seifen- oder Lysoformbäder, Quarzlampenbehandlung, Heissluftbäder angewendet werden. Den bei Verletzungen des Nervensystems nach bekannten Typen auftretenden — durch Überwiegen der Antagonisten verursachten — Kontrakturen sollte mit Hilfe von zweckmässigen Schienenverbänden vorgebeugt werden. In wohlgeleiteten Lazaretten hat man mit den Kontrakturen nicht viel

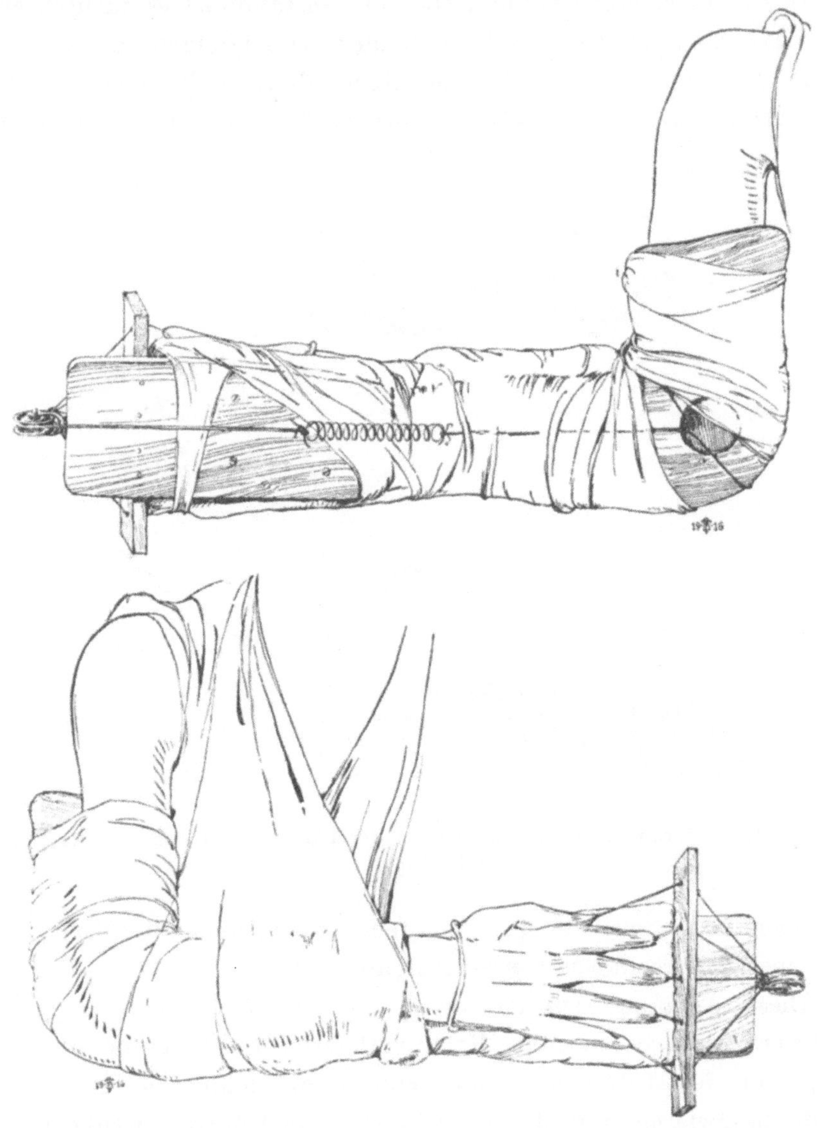

Mühe. Die Massenverletzungen des Krieges zwangen jedoch die Heeresleitung allerlei Notspitäler in Anspruch zu nehmen. Bei der Einrichtung konnte selbstredend nur auf das Allernötigste Bedacht

genommen werden, die Leitung kam häufig in die Hände von Ärzten, die zwar mit grösstem Arbeitseifer und hohem patriotischen Opfermut ihres Amtes walteten, bei denen aber all dies die spezielle Fachkenntnis nicht ersetzen konnte. Diesem Umstande ist es zuzuschreiben, dass oft nach ganz unbedeutenden Verletzungen, trotz oder infolge monatelanger, fruchtloser Behandlung sich eine Unzahl von hartnäckigen Kontrakturen entwickelte, die nicht nur dem

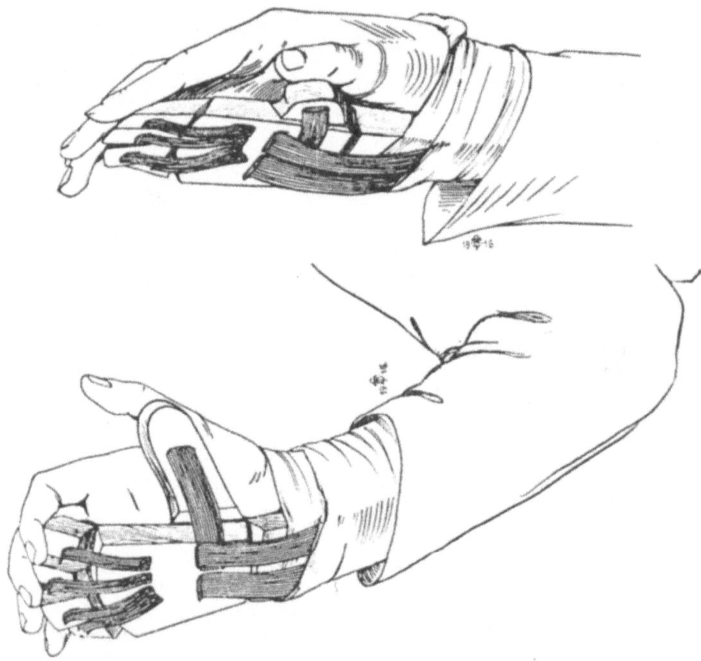

Fig. 36—37. Federnde Schiene zum Heben der hängenden Hand (bei Radialislähmung).

Invalidenamt schwere Sorgen bereiten, sondern auch Spitälern, wie dem unsrigen, recht schwierige Aufgaben stellten.

Diese Aufgaben wurden uns besonders dadurch noch mehr erschwert, dass es unseren Kriegsverletzten recht häufig an der entsprechenden Intelligenz und Willenskraft fehlt, die nötig ist, um die langwierige und oft sehr schmerzhafte Kontrakturenbehandlung mit Erfolg durchzuführen. Es kann meine Aufgabe nicht sein, in diesem Jahrbuche alle Methoden und Apparate aufzuzählen und epikritisch zu würdigen, die im Verlaufe der zwei Kriegsjahre

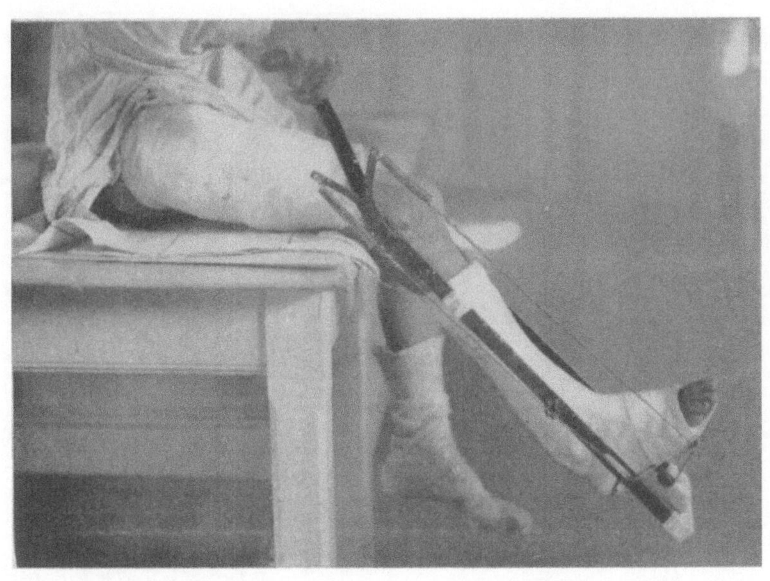

Kniemobilisierungsmaschine im Gebrauch.

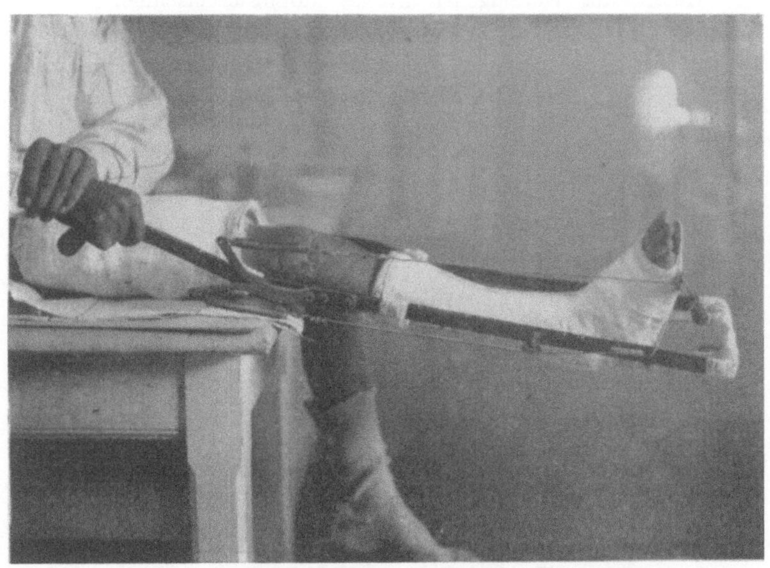

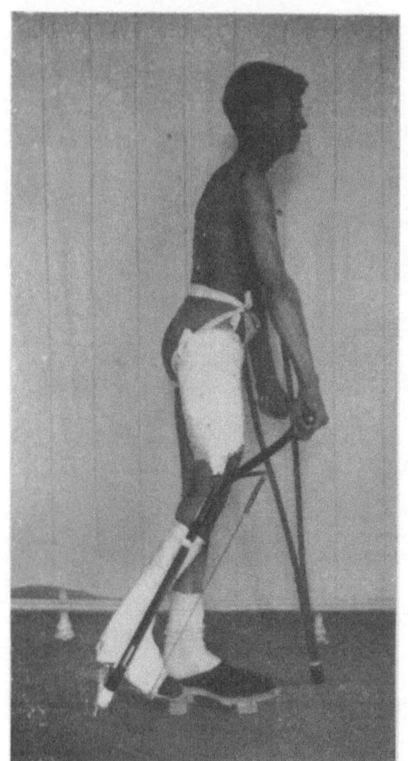
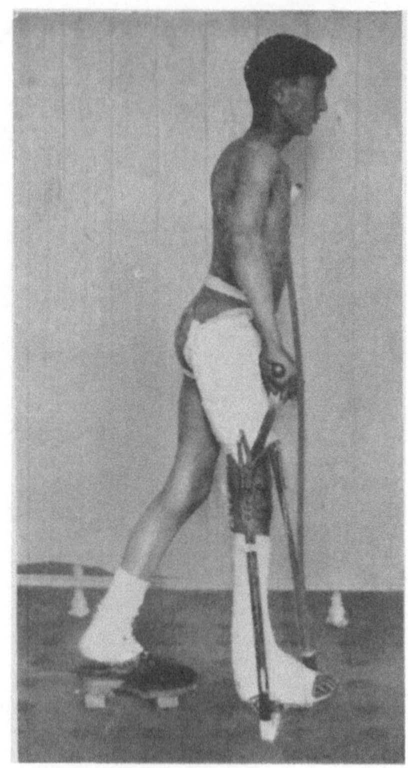

Knieplastik. Herumgehen mit der Mobilisiermaschine.

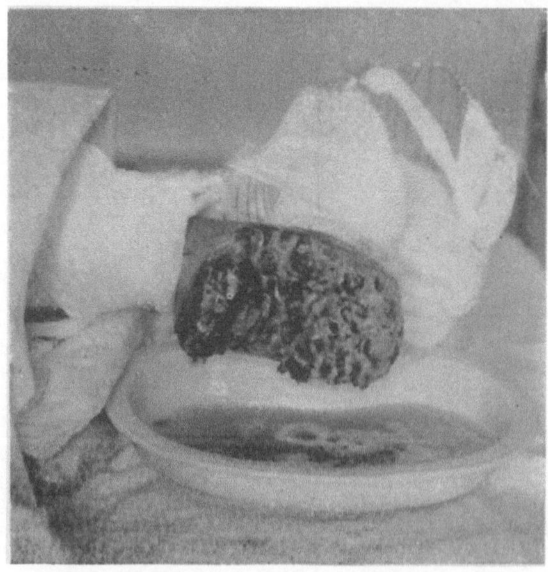

Offene Behandlung bei schwerer Verletzung der Ferse. Das Sekret fliesst in eine unter dem Fuss gelagerte Eiterschale.

in den Fachblättern auftauchten. An dieser Stelle will ich aber auf das unlängst erschienene Handbuch V. Hechts hinweisen („Leitfaden der physikalisch-therapeutischen Nachbehandlung Kriegsverwundeter“ bei Braumüller, Wien-Leipzig 1916), das neben erprobten, alten Methoden eine Fülle neuer Anregungen bringt.

Ich muss mich — aus Platzmangel — hier auf die Beschreibung einiger einfacher Improvisationen beschränken, denen das gemeinsame Prinzip zugrunde liegt, mit kaum nennenswerten Kosten

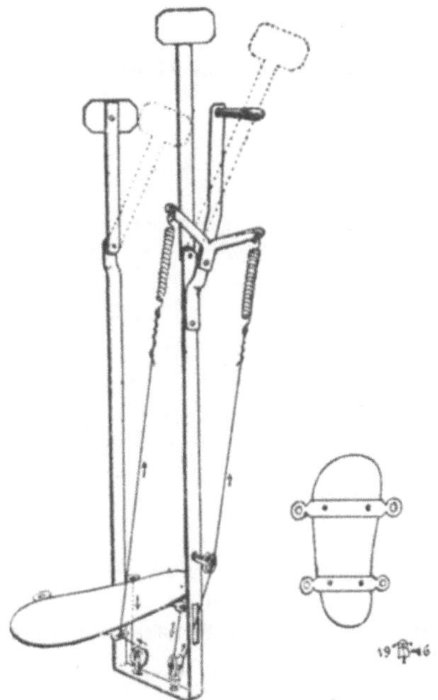

Fig. 38. Geh-Beugeapparat für das Kniegelenk.

überall hergestellt werden zu können und gleichzeitig der Psychologie des verwundeten Soldaten Rechnung zu tragen. Die meisten Verwundeten, die einer Kontrakturbehandlung bedürfen, haben ein monatelanges, schmerzhaftes Krankenlager hinter sich. Die Wunden sind endlich verheilt, das Glied äusserlich heil. Sie fürchten sich vor jeder Behandlung, die ihnen neue Schmerzen verspricht. Man muss in ihnen den Glauben erwecken und befestigen, dass es in ihrer Macht steht, die Schmerzen der Behandlung sofort selbst ausschalten zu können.

Zur Bekämpfung der oft so hartnäckigen Fingerkontrakturen (muskulären, teno- oder neurogenen Ursprungs) haben sich Sandsäckchen sehr gut bewährt, die an Zwirnhandschuh-Fingerlingen befestigt werden, welche mit Mastisol auf den Endgliedern des Fingers angeklebt sind. Bei der Pronation wirken die Säckchen im Sinne der Beugung, bei der Supination in dem der Streckung. Das Gewicht der Sandsäckchen wird von Tag zu Tag langsam erhöht.

Fig. 39—40. Anlegen des Gehbeugeapparats.

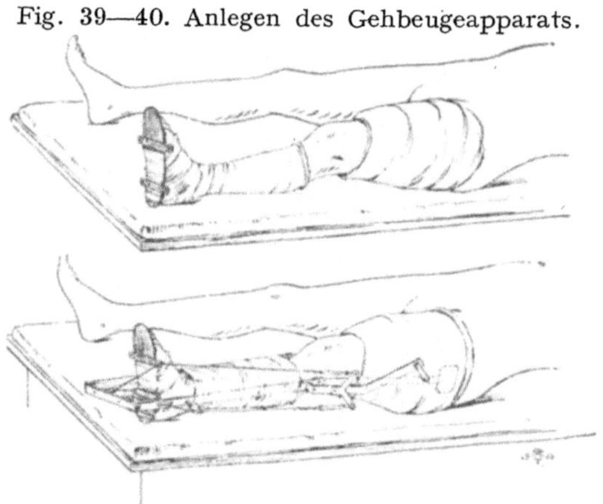

Fig. 39. Gipsmanchette um den Oberschenkel. Die Blechsohle ist an den Fuss angegipst.

Fig. 40. Der Gehbeugeapparat ist angelegt.

Die Verletzten bekommen täglich heisse Handbäder, in denen sie mit den Säckchen üben. Sie spielen den ganzen Tag mit ihren Fingern, wodurch die Bewegungsfähigkeit fast unvermerkt, ohne Schmerzen zurückkehrt.

Die grösste Schwierigkeit bereitet die nach Medianus- und Ulnarislähmung sich einstellende Krallenhand. Sehr gut bewährte sich zu ihrer Bekämpfung die einfache Extensionsschiene, die unser Tischler von Fall zu Fall in einigen Minuten zusammensetzte und die nicht nur Streckung, sondern auch Spreizung der Finger bewirkt. Die Zwirnhandschuhfinger werden ebenfalls mit Mastisol befestigt.

Wir verwenden sie schon vor der Nervenoperation, aber auch nach ihr, um — wenn die Nervennaht gelungen ist — jedes Hindernis für die sich erholenden, gelähmten Muskeln aus dem Wege zu räumen.

Sehr einfach und praktisch ist der Stützapparat gegen die hängende Hand bei Radialislähmung, den auch unser Haustischler anfertigt und den in seiner primitiven Form Abb. 36. u. 37. zeigt. Ihren grossen Vorzug sehe ich darin, dass die schwachen Federn das Handgelenk bei erschlafftem Beugen eben noch in leichter Mittelstellung erhalten, jedoch nicht verhindern, dass Hand- und Fingergelenke aktiv gebeugt werden. Dadurch bleibt die Kraft und Geschmeidigkeit der Beuger erhalten.

Bewährt hat sich ferner der ebenfalls im Spital verfertigte Beugeapparat für das Kniegelenk.

Sein Prinzip ist folgendes:

1. Er erhält das Gelenk in gleichmässiger, ständiger, durch die Spiralfedern leicht regulierbarer Extension.

2. Die Extension im Gelenk bleibt bei jeder Stellung des Gelenks eine gleichmässige, was dadurch bewirkt wird, dass die Spiralfedern an zwei Armen angebracht sind, die mit der Hauptachse des Oberschenkels 45°-ige Winkel bilden.

3. Beim Beugen tritt die Beugefeder, beim Strecken die vordere Streckfeder in Wirkung. Beide verstärken die Aktion der durch die Hand des Kranken bewirkten Bewegung des Gelenks.

4. Da der Verletzte die Bewegung mit seiner Hand einleitet, hat er das Gefühl, auch die Verhütung des Schmerzes in der Hand zu haben.

5. Der Apparat ist aus Bandeisen für cca 6 Kronen herstellbar. Der untere Teil ist aus doppelten, gegeneinander verschiebbaren Schienen gefertigt, sodass er nach Bedarf verlängert und so für jede Körperlänge verwendet werden kann.

6. Der besondere Vorteil gegenüber den üblichen Pendelapparaten aber ist der, dass der Verletzte mit dem Apparat herumgehen kann. Bei jedem Schritte kommen leichte Bewegungen im Kniegelenk zustande, die zusammen mit den im Apparat gemachten Beuge- und Streckübungen in verhältnissmässig kurzer Zeit zu einem Mobilwerden versteifter Kniegelenke führen, wie ich sie bei keiner anderen

Methode gesehen. Die Kranken klagen nie über Schmerzen, vorausgesetzt, dass der Gipsverband recht sorgsam angelegt ist.

Ist das Gelenk ganz versteift, so muss vor der Anwendung des Gehpendelapparats zuerst durch die Schede'schen Beugeschienen eine gewisse Beweglichkeit erzielt werden. Den gleichen Dienst tun die ganz ausgezeichneten Übungsapparate von Ernst Fischer (S. Wiener kl. Wochenschrift 1916.), auf die ich mit besonderem Nachdruck hinweisen möchte. Lässt sich die Kontraktur auf diese Weise nicht mobilisieren, so kann im Ätherrausch der Versuch eines ganz leichten, ja nicht brüsken Redressements gemacht werden. Mit Geduld kommt man auf einem dieser Wege meist zum Ziele.

Über die Hautkrankheiten im Kriege.

Von

Privatdozent Dr. S. C. Beck.

Allgemeine Charakteristik der im Kriege beobachteten Hautkrankheiten und ihre Bekämpfung.

Die Zahl der Hauterkrankungen, welche wir auf Grund der im Kriege gemachten Erfahrungen als „Kriegsdermatosen" bezeichnen können, ist nicht gross. Ihr gehäuftes Auftreten ist ebenso wie die Zunahme der allgemeinen Infektionskrankheiten auf die unvermeidliche Vernachlässigung der Reinlichkeit und der sonstigen hygienischen Erfordernisse zurückzuführen. Unsere Erfahrungen während der mehr als zweijährigen Dauer des Krieges lehrten uns, die in erschreckenden Dimensionen auftretenden Infektionskrankheiten durch energische und zweckmässige Verfügungen nicht nur einzuschränken, sondern auch häufig im Keime zu ersticken. Unter den Hautkrankheiten zeigten diejenigen die grösste Verbreitung, welche durch tierische und pflanzliche Parasiten verursacht werden; aber je mehr Sorgfalt auf die äusseren hygienischen Verhältnisse verwendet werden konnte, um so mehr verringerte sich auch die enorme Zahl der Hautinfektionen. Die zur Massendesinfektion der Kleidung dienenden Feldeinrichtungen, die Feldbäder, die hinter der Etappenkolonne errichteten Beobachtungsspitäler, die Berücksichtigung der Ratschläge von Hygienikern und Bakteriologen, trugen nicht nur sehr viel zur Besserung der allgemeinen gesundheitlichen Verhältnisse bei, sondern setzten uns auch in den Stand, die Infektionen des Hautorgans in wirksamer Weise zu bekämpfen. Die während der langen Dauer der Positionskämpfe immer vollkommener ausgebauten Deckungen kamen auch der Ausgestaltung der hygienischen Einrichtungen zugute; diese boten die Möglichkeit zur Durchführung einer sehr energischen Prophylaxe, namentlich auch gegen Überhandnahme der Verlausung und der massenhaften Krätzeinfektionen, mit denen wir in der ersten Epoche des Krieges unausgesetzt zu kämpfen hatten.

Das Material der dermatologischen Abteilung unseres Spitals beweist trotz ihrer relativ beschränkten Verhältnisse, welche wichtige Rolle die Hautaffektionen unter den Kriegserkrankungen spielen. Der Kommandant unseres Spitals erkannte schon in den ersten Wochen, dass ein grosses Kriegskrankenhaus, das sein Material ohne Wahl bekommt, eine fachmännisch geleitete dermatologische Abteilung nicht entbehren könne, wenn es nicht die Hautkranken sofort einem anderen Spital überliefern wolle. Diese Einsicht führte zur Einrichtung der Hautkrankenabteilung, welche im Dezember 1914 unter meiner Leitung eröffnet wurde.

Von da an bis zum 1. Mai 1916 wurden mit Ausnahme der Lueskranken und unter Hinzurechnung der Erfrierungen in unserem Spital insgesamt 1248 Hautkranke aufgenommen. Ein Teil von ihnen — besonders die Fälle, bei denen sich chirurgische Eingriffe nötig machten, wie z. B. bei einigen schwereren Erfrierungen — wurde auf einer der chirurgischen Abteilungen gepflegt; vereinzelt wurden manche Hautkranke auch sonst auf anderen Abteilungen behandelt.

Hautkrankheiten.
774 Fälle.

Diagnose	Zahl der Fälle	Diagnose	Zahl der Fälle
Acne necrotica	2	Lupus faciei	1
Acne vulgaris	12	Melanosis linguae	1
Aplasia pilorum moniliformis	1	Psoriasis vulg.	14
Atrophia maculosa cutis	1	Pityriasis versicolor	1
Combustio	3	Pityriasis rubra pilaris	1
Dermatitis arteficialis	3	Pyoderma	158
Eczema	16	Prurigo Hebrae	1
Erythema papulatum	1	Rosacea	2
Erysipelas	85	Raynaudsche Krankheit	1
Favus capitis	2	Scabies	399
Gangraena cutis	1	Scrophuloderma	3
Hyperkeratosis palm. et plant.	1	Sycosis coccogen. barbae	5
Ichthyosis congenita	2	Sycosis trichophytina	1
Intertrigo	2	Tuberculosis verruc. cutis	1
Keratosis follicularis	1	Trichophytiasis corp.	2
Schuhdruck	15	Tuberculides	1
Leukoplakia oris	1	Ulcus cruris	2
Lichen ruber planus	1	Urticaria e frigore	1
Lichen spl. chron.	2	Verrucae	5
Lipomatosis multiplex	1	Vitiligo	1

Kleiderläuse und Schutzverfahren im Spitale.

In den ersten Monaten des Krieges hatten wir am meisten gegen die kolossale Überhandnahme der Kleiderläuse unter den Fronttruppen zu kämpfen. Diese ekelerregenden Schmarotzer verursachten nicht nur Hautveränderungen, die oft schwere körperliche und psychische Störungen zur Folge hatten, sondern entpuppten sich auch als Träger und Übermittler der Fleckfieberkeime.

In meiner Statistik habe ich die Zahl der Personen, bei denen Kleiderläuse gefunden wurden, nicht aufgeführt. Sie war zwar bei uns wie bei den Kranken jedes anderen Spitals enorm gross, liess sich aber nicht genau feststellen ; denn es wurden sämtliche Kranke, die uns mit den Transporten zugingen, noch vor der genauen ärztlichen Untersuchung gründlich gebadet und ihre Kleider der Dampfdesinfektion unterworfen, so dass in den meisteu Fällen höchstens aus den frischen Kratzeffekten oder aus älteren Pigmentflecken auf die vorhanden gewesenen Läuse geschlossen werden konnte. Diese Merkmale wurden aber in der Krankengeschichte oft gar nicht notiert. Trotz gründlichen Badens konnte aber doch nicht vermieden werden, dass mit kleinen Geräten, dem Portemonnaie, der Schnur des am Halse getragenen Legitimationszettels etc., Läuse in die Krankenzimmer unserer Beobachtungsabteilung eingeschleppt wurden. Um das für die Folge zu verhüten, ergänzten wir unsere Schutzmassregeln noch dadurch, dass wir die Baderäume und Krankenzimmer vor und nach jeder Aufahme mit einer 5%-igen Lysophenlösung aufwaschen liessen, ausserdem bekam jeder gebadete Kranke bei seinem Eintritt in den Krankensaal mit Schwefelpulver tüchtig eingestreute Wäsche. Der reine Schwefel wird in Berühung mit den Hautsekreten langsam zu Schwefelhydrogen, das nach Eysell als eine sehr feine, durch unser Riechorgan gar nicht wahrnehmbare Atmosphäre den Körper umhüllt. Auf die viel feineren Riechorgane der Schmarotzer aber übt schon diese geringe Gasmenge genügende Wirkung aus, um sie von dem Körper der zu beschützenden Person fern zu halten. Priess spricht sich auch für die Nützlichkeit der Schwefelblume aus, während andere eine ganze Reihe von, zum grössten Teile im Laufe des Krieges aufgekommenen, Mitteln gegen die Verlausung empfohlen haben. Einer grossen Popularität erfreute sich das Fränkel'sche Anisol, ein ätherisches Öl enthaltendes Präparat, dessen wir uns auch eine Zeit lang bedienten ; andere bevorzugten das von Blaschko empfohlene 5%-ige Naphtalin-Vaselin oder am Halse angebundene Säckchen mit 30 bis 50 gr. Naphtalin. Es würde zu weitführen, alle Mittel aufzuzählen, die von verschiedenster Seiten zur Bekämpfung der Kleiderlaus empfohlen, von anderen aber bald darauf für wirkungslos oder minder wirksam erklärt wurden. Die für diese Frage sich Interessierenden verweise ich auf die wertvollen Untersuchungen Heymanns sowie auf die Arbeiten von Provacek, Fasal, Herxheimer, Wulker etc. Die Anwendung des Schwefels entsprach im allgemeinen unsern Erwartungen. Es kam zwar immer noch vor, dass nach dem 5-tägigen Aufenthalte in der Beobachtungsabteilung unter den neuerdings untersuchten Kranken vereinzelte Verlauste gefunden wurden, aber seitdem wir nach Ablauf der Beobachtungszeit sämtliche Kranke wiederholt gründlich baden und auf den Abteilungen wöchentliche systematische Untersuchungen vornehmen lassen, ist des Kleiderlausproblem für unser Spital endgiltig gelöst.

Die Krätze. Ausser der Kleiderlaus beobachteten wir bei unseren Kranken eine grosse Zahl von Skabiesfällen. Schon in Friedenszeiten war es eine alltägliche Erfahrung, dass die Krätze wegen ihrer starken Infektionsfähigkeit bei Personen, die im gemeinsamen Haushalt, in Werkstätten, in Kasernen, Schulen etc. beständig mit einander in Berührung kamen, namentlich unter ungenügenden hygienischen Verhältnissen, in Form von Masseninfektionen auftrat. Es ist nun leicht verständlich, dass auch unter den in engster Gemeinschaft zusammen lebenden Soldaten diese Krankheit eine so starke Verbreitung gewinnen konnte. Heute kommen die an Krätze erkrankten Soldaten nur im seltensten Falle in die Spitäler des Hinterlandes, falls nicht eine andere Erkrankung dies notwendig erscheinen lässt. Ein Bad, Wilkinson'sche Salbenkur, reine Wäsche können sie schon hinter der ersten Kampflinie oder im nächsten Feldlazarett bekommen, ein Umstand, der für die Kriegsführung den grossen Vorteil besitzt, dass die erkrankten Soldaten statt nach Wochen schon nach 3—4 Tagen ihrer Truppe wieder zugewiesen werden können.

Auffällig ist in dem sonst so banalen klinischen Bild der Krätze der Soldaten folgende Erscheinung: In mehreren Fällen sah ich, dass, neben den typischen Lokalisationen, die Haut in der Gegend der linken Hüfte auf einer handgrossen Stelle mit Papeln dicht besät und ekzematisiert war. Das Auftreten der Laesionen auf dieser umschriebenen Stelle, wo wir sie gewöhnlich nicht zu sehen pflegen, ist ein Resultat der lokalen Reizung, welche durch das an dieser Stelle des Körpers sich reibende Seitengewehr, den Spaten oder die Hacke verursacht wird. Wie auch sonst bei gewissen Berufen die Krätze an Körperteilen, die beständiger oder stärkerer Reibung ausgesetzt sind, sich gern lokalisiert, z. B. bei Schuhmachern auf dem Gesäss, bei Lastträgern an den Schultern, ebenso wird beim Soldaten der linke Beckenteller an dem sich Seitengewehr, Spaten oder Hacke beständig reiben, zur Prädilectionsstelle der Scabies.

Behandlung der Krätze. Die zu uns gekommenen Krätzekranken bekamen vor allem ein energisches Kali-Seifenbad, nachher eine Einreibung mit 10%-iger B-Naphtol-Schwefelsalbe oder Wilkinson-Salbe einmal täglich, 3 eventl. 4 Tage lang. Dann folgte ein neues Bad, nach dem die Kranken mit reiner Wäsche versorgt wurden. Inzwischen wurde auch das Bett

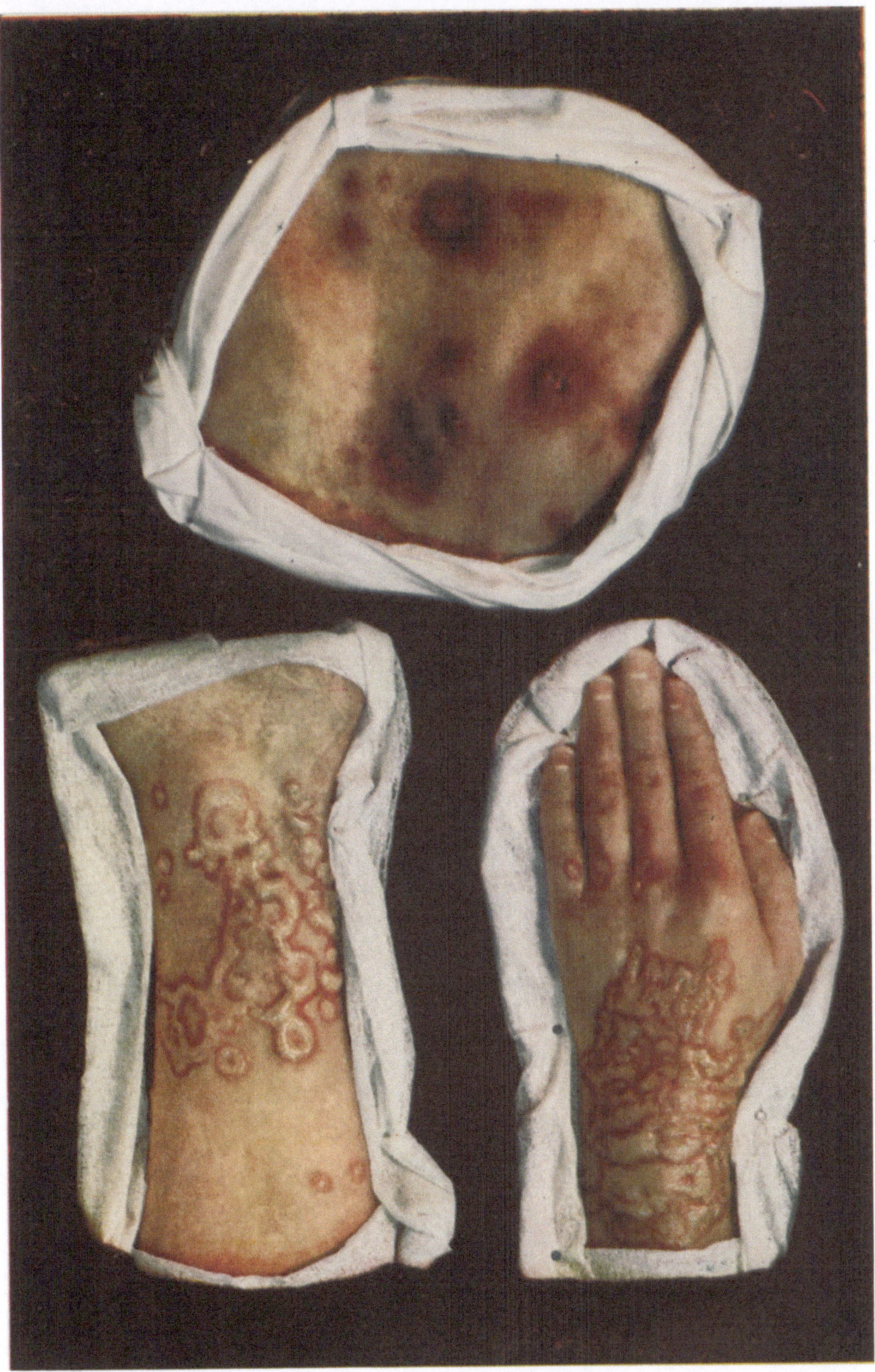

Fig. 1. Durch Kleiderläuse verursachte tiefe Ulzerationen, oberflächliche Narben und Pigmentflecke an der oberen Rückengegend. — Fig. 2 u. 3. Erysipelas bullosum circinatum.

Dreifarbendruckklische von der Firma A. Weinwurm jun. & Comp., Budapest, VI., Ó-u. 6.

desinfiziert. Rezidive haben wir bei Anwendung der B-Naphtol-Schwefelsalbe und der Wilkinson-Salbe nur selten beobachtet, gehören doch beide zu den auf diesem Gebiete altbewährten Mitteln. Das Naphtol verursacht öfters heftige brennende Schmerzen, auch Hautentzündung, ab und zu einmal auch Albuminurie, daher ist es bei Blonden, bei Personen mit empfindlicherer Haut oder bei herabgekommenen Patienten weniger zu empfehlen, trotzdem es wegen seiner Farb- und fast völligen Geruchlosigkeit, besonders mit Rücksicht auf die Umgebung, viel angenehmer ist als manche andere Mittel.

Die Pyodermien. Eine grosse Rolle spielen unter den Kriegsdermatosen die verschiedenen Formen der Pyodermien. Als sekundäre Infektionen kommen sie schon in Begleitung der durch tierische Parasiten verursachten Krankheiten sehr oft vor. Zu der Verlausung und Krätze sahen wir sehr oft zahlreiche schwere Furunkel, Ekthymata oder Impetigines sich gesellen; hauptsächlich bei heruntergekommenen Personen, deren Widerstandsfähigkeit den Staphylokokken gegenüber wesentlich vermindert ist.

Einen Schulfall zeigt unser nach einer Moulage verfertigtes Bild. Der betreffende 32-jährige Infanterist (Krankengeschichte Nr. 10253) kam in sehr schwerem Zustande mit Fieber über 40°, Milzvergrösserung und vielen Geschwüren auf der Schulterblattgegend und auf dem Rücken zur Aufnahme. Die Geschwüre waren von Erbsen- bis Nussgrösse. Einige eiterten stark und zeigten eine Gewebsnekrose von 6—8 mm. Tiefe. In der Wäsche des Kranken eine Unmenge Läuse. Den schweren Zustand des stark herabgekommenen Patienten wollte ich wie auch der Kollege Privatdozent Dr. Dieballa, der mit mir den Fall untersuchte, nicht ausschliesslich der Verlausung und ihren Folgen zuschreiben, aber das Fehlen jedes objektiven Organbefundes, die negative chemische und bakteriologische Untersuchung der Fäces, des Urins und des Blutes, dazu die schnelle Genesung und Gewichtszunahme des Kranken nach entsprechender Reinigung und Behandlung der Haut bewiesen unzweifelhaft, dass lediglich die durch Läuse verursachte Pyodermie Schuld an dem schweren Zustand des ohnedies sehr herabgekommenen Kranken trug. Wiener erwähnt auch solche durch Kleiderläuse verursachte schwere Allgemeinzustände; dieser Autor fand Nissen sogar auf dem Grund der Geschwüre. Es sei bemerkt, dass die vom Rücken des Kranken genommene Moulage schon in einem vorgeschrittenem Stadium seiner Genesung verfertigt wurde, in dem die Geschwüre zum Teil bereits geheilt, zum Teil mit Wucherungen ausgefüllt und mit Schorf bedeckt waren.

In der Rubrik der Pyodermien ist in meiner Statistik der grösste Teil der staphylokokkogenen Hauterkrankungen, u. zw. Furunkulose, Ekthymata und Impetigofälle, aufgenommen, die übrigens häufig bei ein und demselben Kranken als Mischinfektion beobachtet wurden. Ihr Auftreten ist ausser auf die schon erwähnten sekundären Infektionen noch auf andere Umstände zurückzuführen. Die Zahl der

Patienten, die schon in ihrem Zivilleben an Furunkulose litten, ist gering. Ihre Krankheit bekamen sie überwiegend erst im Laufe des Krieges. Die Hälfte meiner Pyodermiefälle fällt auf die unteren Extremitäten, hauptsächlich auf die Unterschenkel und die Füsse. Als begünstigendes Moment bezeichnen viele der Kranken das langandauernde Stehen im Wasser, den Aufenthalt auf sumpfigem Boden, worin in der Tat die Infektion der Haut gerade der unteren Extremitäten mit den pyogenen Mikroorganismen ihre hinreichende Erklärung findet. Dazu kommt noch die erschwerte Möglichkeit der Reinigung und des Wäschewechsels. Nach Kromeyer ist das in diesem Kriege so häufige Ecthyma ein wahres „Schmutzgeschwür" und dieser treffende Ausdruck beleuchtet sehr gut die tausendfachen Möglichkeiten, wie diese Affektionen zu stande kommen.

Die Pyodermien des Unterschenkels und der Füsse, besonders die in das tiefere Bindegewebe dringenden Ekthymata und Furunkel, besitzen oft eine sehr träge Heiltendenz. Wenn auch der durch Eiterung und Gewebsnekrose verursachte Hautdefekt bereits durch Wucherungen ausgefüllt ist, so geht die Epithelisierung nur in sehr langsamem Tempo vor sich. Die Ränder werden oft sklerotisch; in solchen Fällen wird zur Beschleunigung der Epithelisierung das zeitweise Wechseln der Behandlung notwendig. Die einfachen Decksalben werden durch einen Trocken- oder Dunstverband, diese wieder durch Pellidolsalbe, welche die Epithelbildung besonders fördert, abgelöst, und dennoch nimmt die vollständige Heilung oft Wochen in Anspruch. Zur Beschleunigung der Epithelisierung hat sich auch die Quarzlampenbehandlung gut bewährt. Der einfache Furunkel oder das Ekthyma des Unterschenkels erinnert nicht nur wegen seiner äusseren Erscheinung, sondern namentlich auch wegen seiner schlechten Heilungstendenz sehr oft vollkommen an das Unterschenkelgeschwür; doch fehlen selbstredend die jedes wahre Unterschenkelgeschwür begleitenden und ihm vorangehenden Venen- und Lymphgefässveränderungen entzündlichen und ekzematösen Charakters.

Die im Zivilleben häufigste Lokalisation des Furunkels, nämlich am Nacken, ist auch im Kriege nicht selten. Unter unseren Soldaten kamen 21 Fälle vor ; die übrigen Fälle verteilen sich auf andere Hautregionen.

Die eitrigen Hautaffektionen halten wir mit Bruck für die verbreitetsten Kriegsdermatosen, deren Behandlung, — wie schon erwähnt — oft ziemlich mühsam ist. Bruck rühmt ganz besonders die Wirkung des sogenannten Wassermann'schen Histopins. Dieses ist ein durch Schütteln gewonnenes Staphylokokken-Extrakt, das mit Gelatine oder Salbe vermischt wird. Auf Grund meiner schon in Friedenszeiten angestellten Heilversuche empfahl ich als einer der ersten die Anwendung des Histopins aufs wärmste. Während des Krieges war aber dieses Mittel kaum zu erhalten ; übrigens macht es auch sein ausserordentlich hoher Preis für den allgemeinen Spitalgebrauch ungeeignet.

Rotlauf. Im Zusammenhange mit den Pyodermien möchte ich auf Grund seiner ätiologischen Verwandtschaft mit ihnen auch des Rotlaufes Erwähnung tun, zwar nicht als Kriegserkrankung sensu strictiori, sondern als eine Komplikation, die in den chirurgischen Abteilungen der Kriegsspitäler, trotz grösster Sorgfalt und auf das gewissenhafteste durchgeführter Asepsis, doch hier und da beobachtet wird. Wir haben deshalb in unserm Spital ein vierbettiges, an die Hautabteilung grenzendes Rotlaufzimmer eingerichtet. Sobald bei einem Kranken irgendeiner Abteilung der Verdacht, es könne sich Erysipelas entwickeln, aufkommt oder die ausgesprochenen Symptome der Krankheit festgestellt werden, so wird er in das Rotlaufzimmer gebracht. Nur ganz ausnahmsweise waren wir gezwungen, den Kranken aus Mangel an Raum in der Quarantainestation unterzubringen. Wir hatten insgesamt 85 Rotlauffälle, darunter viele schwere und hartnäckige, trotzdem starb uns nur einer unmittelbar an den Folgen der Krankheit :

R. F. 32-jähriger Infanterist, aufgenommen 31. Oktober 1915. Auf der rechten Seite des Halses eine in Heilung begriffene Operationswunde, in der rechten Brusthälfte geheilter Steckschuss.

1/XI. Schüttelfrost ; auf die ganze rechte Gesichtshälfte, die Schläfe, teilweise auch auf den Hals sich verbreitende lebhafte Röte und Schwellung mit scharfen Grenzen. Diagnose : Rotlauf. Vormittag 40 gr. Antistreptokokken-Serum, Jodpinselung, Burowumschläge, Eisbeutel.

2/XI. Bewusstlosigkeit. Gesichtsröte und Schwellung beinahe verschwunden, aber die Röte hat sich auf einen grossen Teil des Rumpfes und des Gesässes verbreitet. Vormittags wiederum 20 gr. Serum, konstante Bewustlosigkeit, Temperatur 40.2°; abends 8 hr. tritt der Tod ein.

Sektionsbefund: Desquamatio lamellosa cutis crysipelatosa et intumescentia nodulorum lymphaticorum cervicalium. Pharyngitis et laryngitis phlegmonosa erysipelatosa cum oedemate glottidis, bronchitis et bronchiolitis catarrhalis, praecipue lat. sin., bronchopneumonia incipiens disseminata lat. eiusdem et pleuritis purulenta incipiens. Haemorrhogiae punctatae pleurae, icterus levis, intumescentia lienis, degeneratio parenchymatosa myocardii, renum et hepatis. Sepsis.

Die in unserem Spital aufgetretenen Erysipelasinfektionen waren zwar von verschiedener Schwere, im allgemeinen aber verliefen sie, von einzelnen wandernden, sich in die Länge ziehenden und rezidivierenden Fällen abgesehen, glatt. Das Verhältniss der Todesfälle war: 1 : 85, also ungefähr 1.2%, was im Vergleich zu den Erfahrungen anderer, bei denen wir eine Verhältniszahl von 5—13% finden, ausserordentlich günstig ist. Dieser günstige Verlauf ist grösstenteils dem Umstande zuzuschreiben. dass unser Material mit dem der Rotlaufabteilungen in Zivilspitälern nicht zu vergleichen ist. Zu uns kamen zwar von den Strapazen des Krieges und von ihrer Verwundung oft arg mitgenommene, aber doch jüngere, widerstandsfähige Männer, während das Material der Zivilspitäler sich aus Personen rekrutiert, die an den verschiedensten organischen Krankheiten leiden, zum grossen Teil auch aus Alkoholisten, die der Streptokokkeninfektion natürlich viel weniger Widerstand leisten können als ein junger, abgehärteter Feldsoldat mit gesundem Herzen. Die Richtigkeit dieser Auffassung wird auch durch eine alte, aus dem Jahre 1883—1884 stammende Statistik Kaposis bewiesen. Er fand 13.3% Todesfälle seines gesammten Rotlaufmaterials. Wenn man aber von der Gesamtzahl, die an Tuberkulose, an Alterschwäche, an Bright'scher Krankheit etc. Leidenden abrechnet, so kommt ein wesentlich geringerer Prozentsatz heraus.

Die Serumbehandlung des Rotlaufs.

Gewissermassen dürfte aber zu meinen günstigen Resultaten, besonders was die Abkürzung der Krankheitsdauer betrifft, auch die Behandlung beigetragen haben. Zwar halte ich die Ansicht Leubes und Arneths, dass das Erysipel zu den spontan heilenden Krankheiten gehört und man deshalb auch mit bloss symptomatischer Behandlung gute Resultate erzielen kann, für richtig, trotzdem ist es zweifellos, dass neben der symptomatischen auch die kausalspezifische Behandlung eine wichtige Rolle spielen kann. Darunter verstehe ich die von mir bei einer grossen Zahl von Kranken angewendete Antistreptokokkenserum-Behandlung. In fast allen meiner Fälle, in denen die rasche Verbreitung und die hohe, vielfach 40° erreichende oder überschreitende Temperatur für eine schwere, stark virulente Infektion sprach, versuchte ich den Verlauf durch Seruminjektionen zu mildern. Ab und zu kam es vor, dass mir infolge der Bezugsschwierigkeiten das Serum nicht zur Verfügung stand und ich gezwungen war, mich auf die Anwendung symptomatischer Mittel zu beschränken. Ob in diesen rein symptomatisch behandelten Fällen der Verlauf der Krankheit sich schwerer gestaltet habe, darf nur mit grosser Vorsicht beurteilt werden. Das individuelle Verhalten gegen die Infektion hängt nicht nur von den Unterschieden in der Virulenz der Streptokokken, sondern auch von dem Kräftezustand der Kranken ab, die vielfach durch Kriegsstrapazen, operative Eingriffe etc. ausserordentlich mitgenommenen sind. Wollten wir die durchschnittliche Krankheitsdauer der mit Serum und der ohne dieses behandelten Fälle in Vergleich stellen, so bekämen wir auch keine sichere Antwort auf diese Frage, denn unter den ohne Serum behandelten Fällen befinden sich sämtliche leichte, oft mit kaum subfebriler Temperatur einhergehende Fälle, während wir das Serum namentlich auch bei den Kranken anwendeten, bei denen von Anfang an schwere Symptome vorhanden waren. Meiner Ansicht nach erlauben einzelne, sorgfältige Beobachtungen weit sicherere Schlussfolgerungen als Statistiken, die auf Grund von wahllos zusammengehäuften Fällen aufgestellt sind.

Über den Nutzen des Antistreptokokkenserums sind die Meinungen geteilt Während Autoritäten, wie Lenhartz und Eichhorst, dem Serum jede Wirkung absprechen, haben Tyrrel-Grey, Welz, Kibardin Blumenau, Stawski (zit. nach Arneth) es mit günstigem Erfolge angewendet; dies gilt auch für das Diphtherieserum, dessen Anwendung beim Rotlauf von mehreren Seiten versucht worden ist. Samberger ist von der Nützlichkeit des Serums, trotzdem seine Untersuchungen an der Janovsky'schen Klinik in Prag ergaben, dass die mit Serum Behandelten in wesentlich kürzerer Zeit fieberlos wurden als die einer symptomatischen Therapie Unterworfenen, nicht überzeugt; im Gegenteil, er hält es in gewissen Fällen direkt für schädlich. Zur Beurteilung des Verlaufes der mit Serum behandelten Fälle können folgende Krankengeschichten und Fieberkurven dienen.

D. T. 33-jähriger Infanterist, aufgenommen 19. September 1915 (Aufnahmsnummer 6715). Durchschuss in der Mitte des linken Unterschenkels, mit Splitterbruch der Fibula.

9/X. Weite Eröffnung der sackartigen Eiterhöhlen der Haut.

8/XI. Die Wunde des Unterschenkels ist etwas belegt. Die Haut drei Finger breit nach oben und abwärts bis zur Knöchelgegend geschwollen und lebhaft gerötet, meistens mit scharfen Grenzen von den normalen Umgebung abgesetzt. Abendtemperatur 40.5° R o t l a u f. Nachmittag 7 hr. 20 g r. S e r u m. Am Nachmittag des nächsten Tages fieberfrei, die Röte verbreitet sich auf den Fussrücken bis zu den Zehen ; Abendtemperatur 40°.

10/XI. Morgentemperatur 38.8° ; abermals 20 g r. S e r u m, nachmittags wieder 20 g r. S e r u m.

11/XI. In der Früh fieberfrei, nachher etwas steigende Temperatur, welche am 12/XI. 38° erreicht ;

13/XI. wieder gänzlich fieberlos.

| 8 | 9 | 10 | 11 | 12 | 13 | 14

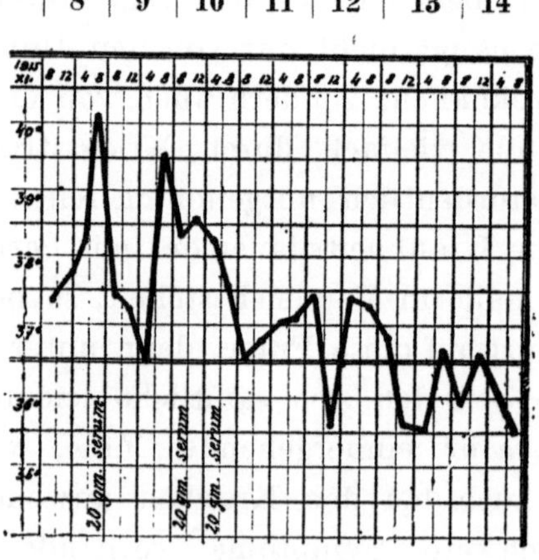

Rothlauf I.

In diesem Falle ist also der Kranke 20 Stunden nach Anwendung des Serums vollkommen fieberfrei geworden, nachher stieg die Temperatur wieder beinahe bis zu derselben Höhe wie tags zuvor. Am 3. Tage morgens bewegt sich die Temperatur noch immer um 39°, weshalb nun eine zweifache Serumsdosis injiziert wurde. Von da an fiel die Temperatur rapid. Am 3. Tag erreichte sie wieder 38°, wurde aber rasch wieder normal.

Noch deutlicher ist folgender Fall.

K. A. 35-jähriger Honvéd-Korporal, aufgenommen 13. April 1915 (Aufnahmsnummer 3720).

E r f r i e r u n g II—III. Grades des linken Fusses, Abszess auf dem Fussrücken, der gleich geöffnet wird.

3/V. Abermaliger Einschnitt.

13/V. Aus der Abszesshöhle reichlicher Eiterfluss.

14/V. Von der Gegend des Abszessöffnung ausgehend, bedeckt eine dunkle Röte die Sohle und den Fussrücken, die Haut straff, glänzend, ödematös ; gegen die Knöchel ist die Hautröte blässer. Auf den Unterschenkeln lebhafte rote Streifen. Rechts sind die Leistendrüsen geschwollen und schmerzhaft, Temperatur 41.8°. Rotlauf, Lymphgefässentzündung.

22/V. Bis zum heutigen Tage hat sich der Prozess beständig weiter ausgebreitet, die Temperaturen bewegten sich um 39°. Durchfall. 20 gm. Aronsonsches Serum.

23/V. Vormittags abermals 20 gr. Aronson'sches Serum. Nachmittags bessert sich das Allgemeinbefinden ganz auffallend.

24/V. Fieberfrei.

25/V. Die objektiven und subjektiven Symptome haben sich wesentlich gebessert, der Durchfäll hat aufgehört, Zunge rein, Appetit gut, Ödeme bestehen noch.

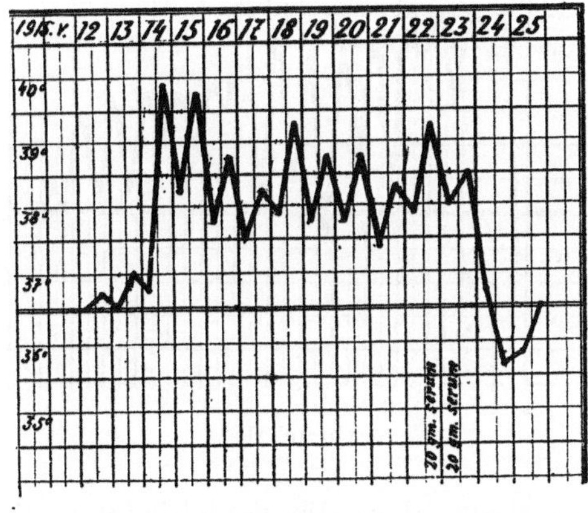

Rothlauf II.

Dieser Kranke wurde 7 Tage lang aus Mangel an Serum nur äusserlich behandelt. (Bepinselung mit Jodtinktur, Burow-Umschläge, Eisbeutel). Während dieser Zeit hatte er ständig Temperaturen um 39° herum, im Anfang sogar bis 40°. Nach zweimal wiederholter Injektion von je 20 gr. Serum wurde der Kranke in 2 Tagen vollkommen fieberfrei, und es gingen sowohl die allgemeinen wie die lokalen Symptome wesentlich zurück.

In solchen und ähnlichen Fällen ist die heilende und in erster Linie die allgemeinen Symptome günstig beeinflussende Wirkung des Antistreptokokkenserums kaum anzuzweifeln. Diesen stehen aber Fälle gegenüber, in welchen das Antistreptokokkenserum sozusagen absolut keinen Einfluss auf den Verlauf der Krankheit auszuüben scheint. Dies beweist folgender Fall :

V. J. 20-jähriger Infanterist, aufgenommen 2/III. 1916 (Aufnahmenummer 9224), Durchschuss des linken Unterschenkels mit Splitterbruch der Fibula und reichlich eiternde Wundhöhle.

7/III. Eröffnung der Wundhöhle, Entfernung der Splitter, Auskratzen der trägen Wucherungen, Drains, Jodoformgazeverband.

2/V. Schüttelfrost, Temperatur 40.1°. Der Unterschenkel, der Fuss und die Zehen sind lebhaft rot, stark ödematös, die obere Grenze des Prozesses befindet sich um Handtellerbreite unter dem Knie.

3/V. 40 gr. Aronson'sches Serum.

4/V. Abermals 20 gr. Serum. Trotzdem hält die Temperatur von 40° bis zum 11/V. an, fällt dann langsam ab, und erst am 18/V. wird der Kranke fieberfrei.

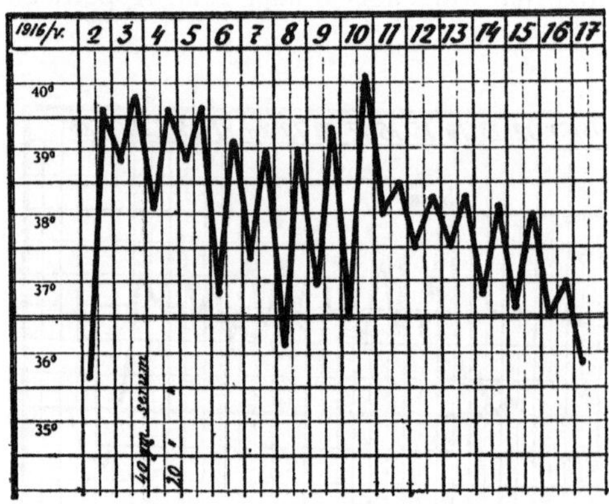

Rothlauf III.

Es hat den Anschein, dass die verschiedenen Serum-Fabrikate in bezug auf ihre Heilwirkung nicht gleichwertig sind. Ich hatte Gelegenheit drei verschiedene Präparate auszuprobieren, je nachdem unsere Apotheke das eine oder das andere besorgen konnte. Abwechselnd stand mir das Aronson'sche, das der sächsischen Serumwerke und das Wiener Serum zur Verfügung. Nach meinem Eindruck erwies sich das Aronson'sche als das wirksamste, besonders was die Schnelligkeit des Herabdrückens der Temperatur betrifft. Trotzdem hatten wir Fälle — wie die zuletzt mitgeteilte Krankengeschichte beweist — auf deren Verlauf auch dieses absolut keinen Einfluss auszuüben vermochte. Was die beiden anderen Präparate betrifft, so kann ich mich über ihre Wirksamkeit mit weit geringerer Sicherheit äussern.

In 3 Fällen beobachtete ich am 7—12 Tage nach der Injektion schnell ablaufende urticariaähnliche Serumexantheme mit Gelenkschmerzen. Was die Grösse der Serumdosis und die Zeit ihrer Anwendung betrifft, so sei erwähnt, dass ich nie kleinere Mengen als 20 gr. gab, nicht selten aber verabreichte ich 60—80 gr. auf einmal oder auf 1—3 Tage verteilt. Es ist zweckmässig, das Serum möglichst früh zu geben und nie allzukleine Mengen, die absolut wirkungslos sind. Leider zwang mich die Beschränktheit der mir zur Verfügung stehenden Serummengen zu einer gewissen Sparsamkeit; es ist möglich, dass neben der Verschiedenheit in der Virulenz der Streptokokkenstämme dies auch mitwirkte, dass ich nicht immer den Erfolg zu verzeichnen hatte, den ich auf Grund der günstigen Erfahrungen in vielen andern meiner Fälle erwarten konnte.

Die Rotlaufinfektion als Komplikation verschiedener Verwundungen.

Behufs Entscheidung der Frage, zu welchen Verwundungen sich der Rotlauf am häufigsten gesellt, stellte ich fest, dass von meinen 85 Fällen in 29 der Rotlauf sich an eiternde Wunden anschloss, und zwar meistens an lange Zeit, manchmal Monate lang bestehende Eiterungen. In 37 Fällen sah ich ihn nach operativen, z. T. in anderen Spitälern ausgeführten Eingriffen auftreten, aus denen die Kranken zu uns kamen, um sich entweder einer neuen Operation zu unterziehen oder um bei uns weiter behandelt zu werden. In 4 Fällen gesellte sich der Rotlauf zu Erfrierungen, in 15 ging er von Rhagaden der Nasenöffnung oder von Erosionen der Nasenschleimhaut aus.

Erfrierungen.

Ein grosses Kontigent unseres Hautkrankenmaterials bilden die Erfrierungen. In nachstehender Tabelle habe ich meine Erfrierungsfälle nach Schwere, Lokalisation und weiterem Schicksal zusammengestellt:

Erfrierungen zusammen 504.

Grad d. Erfrierung	Beide Füsse u. Zehen	Rechter Fuss u. Zehen	Linker Fuss u. Zehen	Hände	Zusammen	Geheilt	Ging in ein anderes Spital	Durchschnittliche Heilungsdauer
I.	99	6	10	7	122	51	71	38
I—II. ..	67	10	3	3	83	35	48	53
II.	42	28	23	12	105	49	56	51
II—III. .	40	12	12	7	71	24	47	71
III.	34	57	23	4	123	35	88	80
Zusammen	282	113	76	33	504	194	310	59

Wittek hatte in einem Etappenspital vom 15. September 1914 bis 15. Februar 1915 unter 5374 Verwundeten und Kranken 434 Erfrierungsfälle, davon betrafen 412 die Füsse, 21 die Hand resp. Hände und Füsse. Die Erfrierungen waren also in Wittek's Spital mit ungefähr 8½% vertreten. Wittek's Statistik stimmt auffallend mit den Daten unseres Krankenmaterials überein. Man darf nämlich die Zahl unserer Erfrierungen nicht auf die Gesamtzahl unserer 10400 Kranken beziehen, denn in den grossen Verwundeten- und Krankentransporten der Sommermonate kommen Fälle von Erfrierungen nicht vor. Wenn wir aber bloss das Krankenmaterial der Winter- und Frühlingsmonate des Jahres 1914 und 1915 als Grundlage nehmen, so fallen auf die vom Oktober 1914 bis Ende April 1915 in unserem Spitale behandelten 4000 Kranken 386 Erfrierungen, was ca. 9½% entspricht.*

Verschiedene Grade der Erfrierungen.

Je nach ihrer Schwere teilte ich meine Fälle in 5 Grade ein. Zwischen die Erfrierungen I., II. und III. Grades war ich genötigt je eine Übergangsstufe einzureihen, welche ich mit Grad I—II, resp. II—III. bezeichnete. Diese Einteilung erschien deshalb zweckmässig, weil ich viele Fälle hatte, die neben überwiegenden Schädigungen I. resp. II. Grades, auf kleineren Gebieten Veränderungen II. resp. III. Grades aufwiesen. Es kam oft vor, dass z. B. neben Stauungshyperaemie und Ödem geringeren Grades am Fusse auf einem der Zehen blutig-seröse Infiltration der Haut oder eine die Epidermis abhebende Blase vorhanden war, die später, nach Eröffnung der Blase oder nach Abstossung der blutig infiltrierten Gewebsteile, zu grösseren oder kleineren oberflächlichen Gewebsverlusten führten. Diese Fälle konnte ich weder in die Gruppe I. noch II. Grades einreihen, sondern bezeichnete sie als Erfrierung I—II. Grades. Dasselbe gilt für Fälle bei denen neben überwiegend serösen oder blutig-serösen blasigen Veränderungen auf einem umschriebenen, verhältnismässig kleinem Gebiet, z. B. an der Spitze der grossen Zehe, eine bis zum

---

* In der allgemeinen statistischen Zusammenstellung (siehe den Artikel Parassin's) ist die Zahl der Erfrierungsfälle wesentlich grösser als in meiner Tabelle. Dieser grosse Zahlenunterschied ändert aber nichts an der Richtigkeit meiner Angaben, da in der Parassin'schen Statistik sich sehr viele russische Austauschinvaliden befinden, welche während ihrer Gefangenschaft Erfrierungen erlitten und ungeheilt heimkehrten, ferner Fälle, die auf anderen Abteilungen wegen sonstiger Krankheiten behandelt wurden und deren Erfrierungen zum grössten Teile bereits geheilt waren, als sie in den Sommermonaten bei uns eintrafen. Die in der Statistik Parassin's angegebene Zahl der Erfrierungen dürfte prozentualiter nur auf sämtliche 10400 Kranke bezogen werden, und dann würden die Erfrierungen etwa 10% betragen.

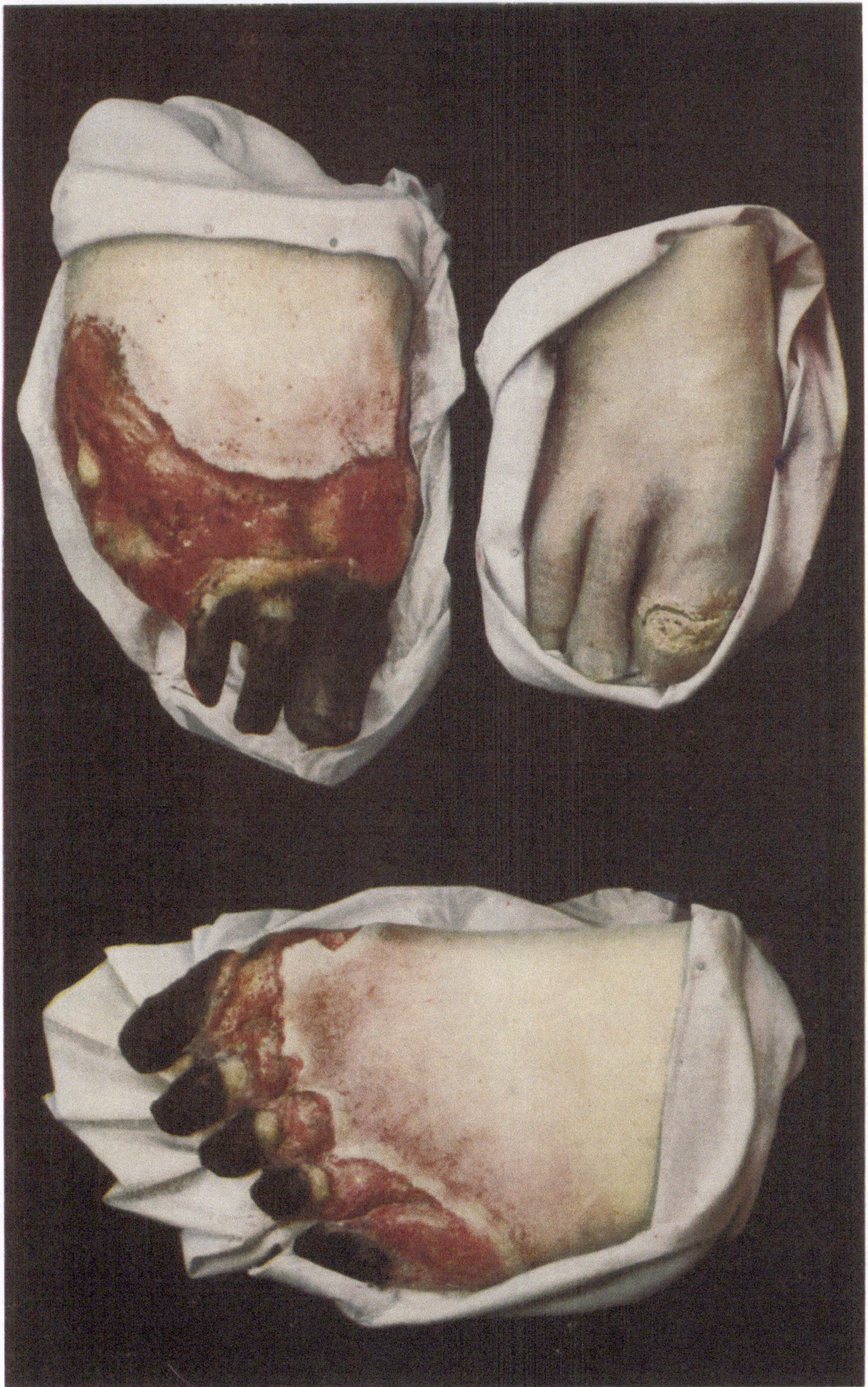

Fig. 1. Erfrierung dritten Grades mit vollkommener trockener Gangraen der Zehen. Die IV. und V. Zehe ist schon abgestossen. Breite, stark granulierende Demarkationszone. — Fig. 2. Erfrierung dritten Grades an der Nagelphalange der grossen Zehe, geheilt. Unvollkommene, verstümmelte Nagelbildung. Livid-blaue Verfärbung sämtlicher Zehen. — Fig. 3. Erfrierung dritten Grades mit trockener Gangraen der Endphalangen sämtlicher Zehen. Die Knochen liegen teilweise ganz bloss. Breite, granulierende Demarkationszone.

Dreifarbendruckklische von der Firma A. Wein-

Knochen reichende oder auch auf den Knochen selbst übergreifende Mumifikation, eine trockene Gangraen auftrat; diese wurden in die Gruppe Erfrierungen II—III. Grades eingereiht. Ich nahm aber Abstand, die sogenannten Erfrierungen IV. Grades als separate Gruppe aufzuführen. In eine solche fassen nämlich einige Autoren die zu vollständiger trockener Mumifikation oder zerfallender Gangraen führenden Fälle zusammen. Im wesentlichen ist aber die Erfrierung III. Grades auch nichts anderes als das durch Zirkulationsstörung verursachte vollständige Absterben der Haut und der unter ihr befindlichen Weichteile. Aber während bei den Erfrierungen III. Grades das Absterben der oberflächlichen und tieferen Gewebsteile auf umschriebene Stellen beschränkt ist, verbreitet sich bei den Erfrierungen IV. Grades das Absterben der Gewebe auf sämtliche Weichteile und Knochen eines bestimmten Körperteils. Der patologische Vorgang ist in beiden Fällen derselbe; es besteht unter ihnen kein gradueller Unterschied, nur die Ausbreitung des Prozesses ist verschieden. Die Grenzen der Ausbreitung klinisch festzustellen, ist aber in den meisten Fällen im Anfange gar nicht möglich; oft stellt es sich heraus, dass unter den vollkommen mumifiziert erscheinenden Geweben nach Beendigung der Demarkation sich noch lebensfähige Gewebsteile, Knochen, Sehnen selbst Muskeln, befinden.

Lokalisation der Erfrierungen. Unterschiede in der Zahl der Erfrierungen während des Winters 1914/15 und 1915/16.

Die überwiegende Zahl meiner sämtlichen Erfrierungen bezieht sich auf die Füsse, und zwar meistens auf beide Füsse zugleich. Die Erfrierungen der Hände und Finger machen bei unserem Material kaum 6%, bei W i t t e k ungefähr 5% der sämtlichen Fälle aus. Es ist nur natürlich, dass die mit dem Schnee, dem kalten Boden und eisigen Wasser ständig in Berührung stehenden Füsse, welche auch in ihrer Bewegung viel mehr beschränkt sind, der Gefahr der Erfrierung in weit höherm Masse ausgesetzt sind als die Hände. Dazu kommt noch der Umstand, dass durch die enggeschnürten Schuhe eine Verlangsamung der Blutzirkulation und dadurch eine Prädisposition für die Erfrierung geschaffen wird. Natürlich spielte auch der Mangel an warmer Fussbekleidung, oft auch das schlechte Material der Schuhe eine Rolle. Die im Laufe der ersten Epoche des Krieges gemachten Erfahrungen trugen wesentlich dazu bei, dass sich die Verhältnisse später besserten, so dass im Winter 1915 und 1916 die Zahl der bei uns gepflegten Erfrierungen nicht nur beträchtlich gesunken ist, sondern schwere, zum vollständigem Absterben ganzer Glieder führende Fälle, wie wir sie im Laufe des ersten Winters reichlich zu sehen Gelegenheit hatten, überhaupt nicht mehr vorkamen.

Im Winter 1915—1916 hatte ich nur 76 Fälle von Erfrierungen, unter denen **36** von **nur** geringer Ausbreitung waren. Ein Teil dieser Fälle betraf Personen, die schon im Jahre vorher eine Erfrierung erlitten hatten, bei denen also offenbar eine Neigung für diese Affektion bestand oder die sich eine solche Neigung erworben hatten. Sicher hat für die Verringerung der Zahl der Erfrierungen die günstigere Kriegslage gleichfalls eine wesentliche Rolle gespielt: verbrachten doch unsere Soldaten den Winter von 1914—1915 in den Karpathen unter sehr schweren klimatischen Verhältnissen, in Kämpfen und Entbehrungen, während sie in dem darauffolgenden Winter auf flachem Gelände standen, in unbeweglicher Front; und so kam es, dass auch dort, wo sie zwischen Sümpfen, auf nassem Grunde sich aufzuhalten gezwungen waren, der Positionskrieg und selbst der vollständige Stillstand der Kämpfe viel mehr Gelegenheit zur Körperflege und zur Versorgung mit zweckmässigerer Kleidung boten. Es ist wahrscheinlich, dass in diesen 76 Fällen, gegenüber den 386 Fällen des vorhergehenden Winters, nicht das wahre Verhältnis der im Laufe der beiden Jahre vorgekommenen Erfrierungen zum Ausdruck gelangt, weil wir im ersten Winter unsere Kranken direkt von dem ziemlich nahe liegenden Kriegsschauplatze erhielten, während im vergangenen Winter der grösste Teil der Erfrierungen, besonders aber die leichteren Fälle, wegen der beträchtlichen Entfernung der Front, innerhalb des Etappengebietes behandelt wurde.

Das klinische Bild und die Behandlung der Erfrierungen je nach ihrem Grade.

Unter den Erfrierungsfällen des Krieges war nur diejenige Form allgemeiner bekannt, welche auch in Friedenszeiten, unter bürgerlichen Verhältnissen häufig beobachtet wurde, nämlich die Erfrierung I. Grades. Sie wird charakterisiert durch die livide Farbe und die ödematöse, teigartige Beschaffenheit der sich kalt anfühlenden Haut. Brennende, stechende Schmerzen, zu denen sich nicht selten Schmerzen in den benachbahrten Gelenken, vor allem im Knöchelgelenk, und Reissen im Unterschenkel gesellen, sowie umschriebene Empfindungslosigkeit an den Füssen oder Händen ergänzen das Bild der Erfrierung I. Grades. Es ist auffallend, dass die im alltäglichen Leben gewöhnlichste Form der Erfrierung, welche wir gemeinhin Frostbeulen, Perniones nennen und die durch umschriebene livide, manchmal oberflächlich ulzerierende, infiltrierte Knoten gekennzeichnet ist, unter den Erfrierungsfällen des Krieges sozusagen überhaupt nicht vorkommt. Zwar treten diese hauptsächlich bei blutarmen, im Wachstum begriffenen Kindern auf, doch sind sie auch über das 20. Jahr hinaus nicht selten zu beobachten. Wahrscheinlich sind die Bedingungen des Auftretens der Perniosis andere als diejenigen bei anderen Formen der Erfrierung.

Bei Behandlung der Erfrierungen I. Grades beschränkte ich mich auf Anwendung von hautreizenden Mitteln, wie Kampferspiritus, Linimentum ammoniatum, oder es wurden Termophor, Heissluft, $10^0/_0$-ige Calcaria chlorata-Salbe benützt. Die Heilerfolge befriedigten uns vollständig, die durchschnittliche Heilungsdauer betrug 35 Tage. Etwas längere Zeit nahm die Heilung der Erfrierungen I—II. Grades in Anspruch. Die durchschnittliche Heilungsdauer betrug bei diesen 53 Tage. Es ist natürlich, dass die Heilung der Epitheldefekte, die nach Blasenbildung entstanden waren, längere Zeit beanspruchte, umsomehr als die Blasen die ganze Epithelschichte abhoben; in vielen Fällen erlitt auch die Papillarschicht durch blutig seröse Infiltration schwerere Beschädigungen, deren Regeneration längere Zeit in Anspruch nahm. Ungefähr dieselbe Durchschnittsdauer — 51 Tage — nahm die Heilung der Erfrierungen II. Grades in Anspruch. Da diese sich nur in ihrer Ausbreitung und nicht in der Schwere der pathologischen Veränderungen von den Erfrierungen I—II. Grades unterscheiden, ist es leicht verständlich, dass die Heilung von mehreren Blasen und Geschwüren oder von Gewebsverlusten, die an mehreren Stellen durch blutig seröse Infiltration zustandekommen, auch nicht mehr Zeit in Anspruch nimmt, als wenn nur 1—2 Blasen oder ebensoviele Gewebsinfiltrationen vorhanden sind. Die Erfrierungen II. Grades sind, wie schon oben erwähnt, durch Auftreten von serösen oder blutig serösen Blasen und blutig infiltrierter, umschriebener, heller- bis talergrosser Hautbezirke ohne Blasenbildung gekennzeichnet. Im letzteren Falle trocknen die Epithel- und obersten Kutisschichten langsam ein, sie bilden eine schiefergraue oder bläuliche Kruste, nach deren Abstossung die Bindegewebsschicht der Haut frei liegt. Zuweilen beobachtet man, dass nach Abstossung der bläulichen Kruste unter ihr die Haut schon frisch epithelisiert ist oder wenigsten die von der Peripherie konzentrisch sich ausbreitende Epithelnenbildung stark fortgeschritten ist.

Die Behandlung der Erfrierungen II. Grades besteht in Eröffnung der Blasen, in häufigen Hand- resp. Fussbädern und Anwendung eines einfachen trockenen Verbandes. Zzeitweises Wechseln in der Art der Behandlung erweist sich oft als zweckmässig; dabei gehen wir nach denselben Prinzipen vor wie bei der sogleich zu besprechender Behandlung der Erfrierungen III. Grades.

Das gehäufte Auftreten der letzteren, besonders im Laufe des Winters 1914—1915, überraschte die meisten Ärzte mehr als jede andere Kriegserkrankung. Sicher gibt es nicht viele Ärzte, die in der Zeit vor dem Kriege auch nur ausnahmsweise Erfrierungen in solchem Grade und solcher Ausbreitung gesehen haben, wie sie uns der erste Winter massenhaft brachte. Wieting teilte schon im Jahre 1913 seine Erfahrungen über schwere Erfrierungen im türkisch-bulgarischen Krieg mit. Nach seiner Beobachtung bewirkt die Kälte zweierlei Vorgänge:

1. Die wirkliche Erfrierung, bei der das Absterben der Gewebe eine unmittelbare Folge der niedrigen Temperatur ist, und

2. die ischämische Gangraen, welche durch die andauernde Einwirkung einer nicht allzu niedrigen Temperatur verursacht wird, und zwar stellt sich durch Beeinflussung der Gefässinnervation Lähmung der Gefässe, vollkommene Stase und Thrombose ein. Die überwiegende Zahl der Erfrierungsfälle gehört auch nach meinen Erfahrungen in diese Gruppe. Nicht die kurzdauernde Einwirkung einer ausserordentlich niedrigen Temperatur, sondern das tagelange Imwasserstehen, das wochenlange Tragen der durchnässten Schuhe oder Stiefel, die in diesem Zustande natürlich besonders stark drücken, verursacht in den meisten Fällen nicht nur die leichteren, sondern auch die schwereren Erfrierungen, die zum grössten Teil garnicht in die allerkältesten Wintermonate, sondern in die Herbst- und Frühjahrsmonate fielen. Weil diese Kriegserfrierungen nun nicht die Folge der Einwirkung einer exzessiven Kälte sind, sondern oft bei einer über Null stehenden Temperatur zustandekommen, will Longin, der in der französischen Armee gleichfalls eine sehr grosse Zahl solcher, als Erfrierungen diagnostizierter Fälle beobachtet hat, diese nicht als wirkliche Erfrierungen anerkennen, sondern hält sie für eine durch Zirkulationsstörung verursachte

Asphyxie der Extremitäten, was also Wieting's ischämischer Gangraen entspricht.

In vielen meiner Fälle waren nur ein oder mehrere Zehen betroffen, die proximale Grenze des Mittelfusses wurde auch in den schwersten Fallen nicht überschritten. (Siehe Figur.)

Um Wiederholungen zu vermeiden, will ich das Bild der Erfrierungen III. Grades zugleich mit der Behandlung beschreiben, die je nach den einzelnen Stadien verschieden sein muss.

Wenn uns ein an seinem distalen Ende vollständig mumifizierter, trockener, schwarzer, beinahe knochenharter Extremitätenteil vor Augen kommt, so ist im ersten Momente schwer zu entscheiden, wie viel von dem anscheinend völlig mumifizierten Gewebe zugrunde gehen wird und wieviel davon noch zu retten ist. Schon diese Tatsache zwingt uns dazu, wenn andere Komplikationen nicht vorhanden sind, von allen radikalen, chirurgischen Eingriffen Abstand zu nehmen und abzuwarten, wie weit uns die ausserordentliche leistungsfähige regenerierende Kraft der Natur hier zur Hilfe kommt. Sehr oft, — ich könnte sagen in der überwiegenden Mehrzahl der Fälle — schlummern unter den vollständig abgestorbenen Weichteilen noch lebensfähige Gewebe, die wenigstens einen Teil der Knochen vor der Gefahr des Zugrundegehens bewahren und die durch ihre lebhafte Wucherung während und nach der Demarkation der abgestorbenen Schichten einen grossen Teil der abgestorbenen Weichteile ersetzen.

Wenn nun eine solche Extremität mit dem schwersten Grad der Erfrierung in unsere Behandlung kommt, bepinseln wir zuerst die gesunde Umgebung mit Jodtinktur, um die Hautsaphrophyten oder eventuelle sonstige Krankheitskeime zu vernichten, und bedecken dann das Ganze mit einen einfachen trockenem Verband. An den Rändern der abgestorbenen harten, schwarzen, oder dunkelschiefergrauen Weichteile tritt alsbald eine mehr oder minder breite Demarkationszone auf, die aus mässig sezernierendem, lebhaft rotem Wucherungsgewebe besteht. Damit hat auch schon der Abstossungsprozess begonnen. Zu dieser Zeit ist der Verband täglich zu wechseln. Die Eiterung wird mit der Zeit immer reichlicher, die abgestorbenen Gewebsteile stossen sich auf einem immer grösseren und grösseren Gebiet von den unter ihnen liegenden Knochen oder gesund gebliebenen Weichteilen ab. Wenn die zerfallenden, abgestorbenen Gewebe anfangen übelriechend zu werden, träufeln wir während und nach der Abnahme des Verbandes eine Hydrogenperoxydlösung auf das eiternde Gebiet, wodurch zugleich die etwa stärker anhaftenden Teile des Verbandes sich leicht und ohne Schmerzen ablösen; übermässige Befeuchtung ist jedoch zu vermeiden. Statt mit Sterilgaze decken wir die Wundfläche mit einer dünnen Jodoformgazeschichte zu, über die wir einen recht dichten Verband legen. Bei solcher Behandlung verschwindet der üble Geruch in einigen Tagen.

Salbenverbände sind in dieser Periode des Prozesses vollkommen unzweckmässig, weil sie Eiterretention verursachen und so die Resorption fiebererregender Stoffe erleichtern. Zur Beschleunigung der Abstossung der mumifizierten Gewebe können wir das Freund'sche Verdauungsverfahren zu Hilfe nehmen, das darin besteht, dass wir auf die gangraenösen Teile der erfrorenen Extremität einen mit Salzsäure-Pepsinlösung befeuchteten Verband legen. Diese Verdauungslösung zerstört bloss die abgestorbenen Gewebe, die lebensfähigen lässt sie unberührt. Diese Behandlung verursacht nicht selten ziemlich starke Schmerzen. Wenn sie jedoch von dem Kranken gut ertragen wird, so erzielen wir durch sie zweifellos einen beträchtlichen Zeitgewinn. Ist der Abstossungsprozess beendigt, so haben wir eine grosse, lebhaft rote, eiternde, unebene Wucherungsfläche vor uns, aus der in der überwiegenden Zahl der Fälle einige nackte Phalangealknochen hervorragen. Ein Teil dieser Phalangen stösst sich oft mit den abgestorbenen Weichteilen zugleich ab, namentlich dann, wenn ihr proximales Gelenk eröffnet und die Gelenkbänder ebenfalls in dem Eiterungsprozess hineingezogen sind. In einem solchen Falle können wir mit einem Messerschnitt oder mit der Scheere die völlige Trennung vornehmen. Oft bleibt aber nur das distale Ende der Knochen nackt, während ihr Proximalgelenk von Weichteilen bedeckt und intakt ist. Diese nackten Knochenenden pflegen meist abgezwickt oder enukleiert zu werden. Ich glaube aber auf Grund meiner Erfahrungen, dass dies in der überwiegenden Zahl der Fälle nicht notwendig ist. Der hervorstehende nackte Knochen, der manchmal schon bräunlich aussieht und sein Periost eingebüsst hat, wird von dem ihm umgebenden Wucherungsgewebe langsam vollständig umwachsen, und so gelingt es oft, einen nicht unbeträchtlichen Teil der Finger resp. der Mittelhand oder des Mittelfusses noch zu erhalten. Es ist wahr, dass die vollständige Heilung durch dieses Warten oft beträchtlich verzögert wird. Dem steht aber der grosse Vorteil gegenüber, dass häufig ein nicht anbedeutender Rest eines Phalangeal- resp. Metakarpal- oder Metatarsalknochens erhalten bleibt, der für den Gebrauch der Hand oder des Fusses von grosser Bedeutung sein kann. Ich erachte es also in jedem solchen Falle, in welchem das proximale Gelenk einer nackt gebliebenen Phalange etc. intakt ist, für geboten, dieses Knöchlein zu erhalten, denn es ist oft nur eine Frage der Zeit, dass es von Wucherungsgewebe umwachsen und überhäutet wird, wodurch ein brauchbares Gerüst für einen sonst verloren gehenden Extremitätenteil gewonnen wird.*

Ist die ganze Wundfläche schon gleichmässig von wenig sezernierendem Wucherungsgewebe bedeckt, so können wir zur Salbenbehandlung übergehen. Jetzt leisten auch die epitheliisierenden Mittel sehr gute Dienste, in erster Linie das $2^0/_0$-ige P e l l i d o l v a s e l i n. Um die durch das Pellidol eventuell verursachte Reizung des Bindegewebes zu vermeiden, wenden wir es, wenn es 2—3 Tage gebraucht wurde, abwechselnd mit dem Borvaselinverband an; dabei bemerke ich, dass ich auch bei längerer Anwendung des Pellidols niemals Symptome einer Hautreizung auftreten sah. Die Salbenverbände wechseln wir jeden zweiten Tag. Es ist aber nicht zweckmässig, einen Salbenverband längere Zeit hindurch anzuwenden, weil sonst das Granulationsgewebe torpid, weich und ödematös wird, auch leicht übermässige Wucherungen auftreten können.

---

* Dem gegenüber haben D r. G e r b e r und Prof. von K u z m i k in der Diskussion, die sich an meinen, am kriegschirurgischen Abend des 18/III. 1915 gehaltenen Vortrag anschloss, den Standpunkt vertreten, dass die absterbenden Knochenteile unbedingt entfernt werden müssen, da diese sonst Decubitus mit argen Schmerzen verursachten, Ich selber habe derartige Erfahrungen nicht gemacht, da die Kranken, sobald sie geheilt waren, das Spital verliessen. Die Versuche K l e i n s c h m i d t s und R i b b e r t s aber, wie auch die letzte Mitteilung R i b b e r t s bezügl. der Brauchbarkeit des in loco abgestorbenen Knochengewebes (H. R i b b e r t die funktionelle Brauchbarkeit nekrotischer Gewebe, Deutsch-Medizinische Wochenschrift v. Jahre 1915, Nr. 12), scheinen meinen Standpunkt zu unterstützen.

Deshalb muss mit trockenen Verbänden abgewechselt werden. In diesem Stadium können wir auch die Quarzlampenbestrahlung mit sehr gutem Erfolge anwenden. Im Anfange lassen wir 4—5 Minuten aus einer Entfernung von 40—50 cm. bestrahlen, später kann man die Dauer der Sitzungen bis auf 10—15 Minuten ausdehnen. Sollte übermässige Wucherung auftreten, so zerstören wir einen Teil des Wucherungsgewebes auf gewohnte Art mit dem Lapisstift oder mit Jodtinktur, während in den Fällen, in welchen der Wucherungsprozess träge verläuft und der Defekt sich nur zögernd ausfüllt, bekanntlich die Mikulic'sche Perubalsam-Lapissalbe ausgezeichnete Dienste leistet.

An Erfrierungen sich anschliessende Komplikationen.

Es ist auch bei sorgsamster Asepsis nicht zu vermeiden, dass ab und zu in der Umgebung der Wunde schmerzhafte, entzündliche Schwellung, Lymphangoitis, auftritt. Besonders häufig kommt dies in dem Stadium vor, in welchen sich die nekrotischen Gewebsteile abstossen. Aber auch in diesem Falle ist es nicht am Platze, sofort zum Messer zu greifen, weil diese Symptome nach Anwendung von verdünnten Sublimatumschlägen ($\frac{1}{2}$‰) beinahe immer zurückgehen. Auch wenn schmerzhafte Drüssenschwellung auftritt, sollen wir nicht sofort zu radikalen Mitteln übergehen, da bei Anwendung eines Eisbeutels diese sich gewöhnlich gleichfalls in kurzer Zeit zurückbilden Nur wenn das nicht der Fall ist, und der Kranke durch beständiges hohes Fieber bzw. durch Ausbreitung des infektiösen Prozesses gefährdet wird, muss operativ eingeschritten werden.

Noeske'sche Operation.

Im allgemeinen lassen wir uns bei Behandlung der schweren Erfrierungen meistens von konservativen Grundsätzen leiten. Doch schliessen diese kleinere chirurgischen Eingriffe keineswegs aus. So kann z. B. hier ein Verfahren mit Nutzen zur Anwendung kommen, das Noeske im Jahre 1909 ursprünglich zur Verhinderung des Absterbens schwer geschädigter, gequetschter Finger empfahl. Es besteht darin, dass an den Spitzen der gefährdeten Finger tiefe, bis auf den Knochen dringende Einschnitte gemacht werden, die den Zweck haben, die durch venöse Stauung gänzlich gehemmte Zirkulation wieder in Gang zu bringen und so durch den erleichterten Zustrom von Blut und Lymphe fördernd auf die Ernährung der Gewebe einzuwirken. Auf Grund dieses Gedankenganges wandten Wittek, Bundschuh und andere auch bei Erfrierungen III. Grades das Noeske'sche Verfahren an. Es verspricht aber nur dann

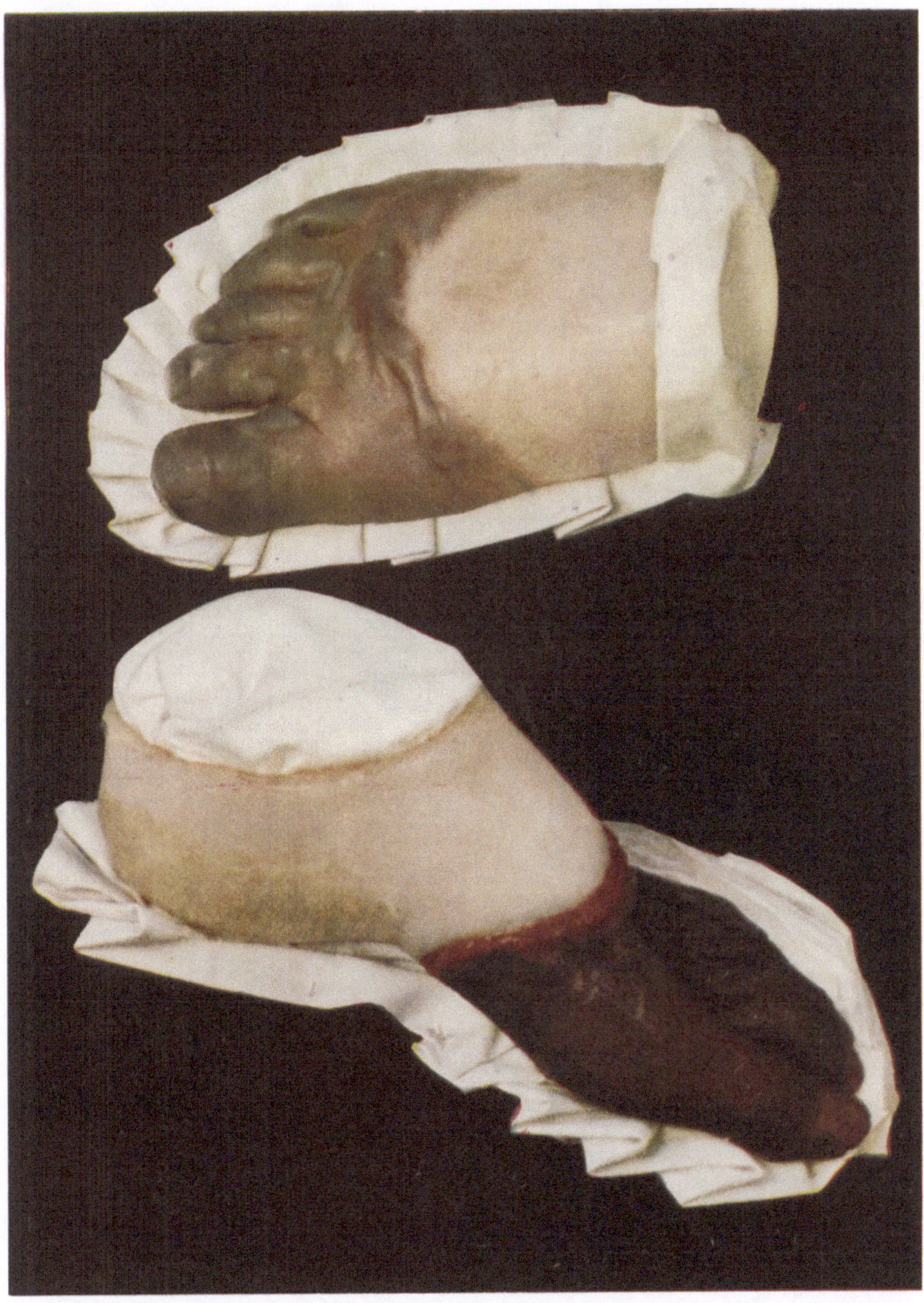

Obere Fig.: Erfrierung dritten Grades mit beginnender Demarkation. — Untere Fig.: Erfrierung dritten Grades mit trockener Mumifikation und vollständiger Demarkation.

Dreifarbendruckklische von der Firma A. Weinwurm jun. & Comp., Budapest, VI., Ó-u. 6.

Erfolg, wenn der Kranke noch vor Auftreten vollständiger Nekrose operiert werden kann. Leider hatten wir hierzu in unserem Spital nur selten Gelegenheit, weil die Demarkation der abgestorbenen Gewebsteile meistens schon im Gange war, wenn die Kranken bei uns eintrafen. Trotzdem wurde das Verfahren auf den chirurgischen Abteilungen unseres Spitals in einigen Fällen versucht.

Die Heilungsdauer bei den Erfrierungen II—III. Grades ist ungefähr dieselbe wie bei denen III. Grades. Sie beansprucht bei den ersteren durchschnittlich 71, bei den letzteren 80 Tage.

Über einige seltenere Kriegskrankheiten.

Endlich muss ich noch einer kleinen Gruppe von Hautkrankheiten Erwähnung tun, deren gemeinsames Bindeglied darin besteht, dass sie unter Einwirkung der Kriegsstrapazen zustande gekommen sind, die aber sonst klinisch und anatomisch wesentlich voneinander unterschieden sind. Sie zeichnen sich alle durch eine Hyperkeratose resp. eine Anomalie der Hornbildung aus. Diese Fälle, die überhaupt zu den dermatologischen Seltenheiten gehören, konnte ich nur vereinzelt beobachten. Sie traten aber alle unter ähnlichen Verhältnissen auf, u. zw. während langdauernden Stehens oder Liegens im Wasser bzw. im Schnee. Erwähnungswert ist unter ihnen ein Fall von Pityriasis rubra pilaris, ferner ein fast genau unter denselben Verhältnissen entstandener resp. rezidivierender Lichen ruber planus, sowie eine eigenartige Keratosis follicularis. Endlich muss noch ein sehr interessanter Fall von Monilethrix (Aplasia pilorum moniliformis) hierher gezählt werden. Diese letztere, ausserordentlich seltene Veränderung verdient deshalb hier besondere Erwähnung, weil sie, nach den bisher beschriebenen Fällen zu schliessen, bisher als angeborene und bis ans Lebensende dauernde Anomalie galt und ich deshalb zunächst annahm, dass auch in meinem Falle die Affektion seit Beginn der Haarbildung bestand. Da aber, wie ich mit Sicherheit feststellen konnte, das Leiden im Spital vollständig abheilte, so ist es sehr wohl möglich, dass hier nicht eine angeborene Anomalie vorlag, sondern eine erst in späterer Zeit erworbene Krankheit. Die Anamnese des Patienten gab aber darüber leider keine sichere Aufklärung.

Fall von Pityriasis rubra pilaris.

T. F. 22-jähriger Infanterist (Aufnahmenummer 1860), aufgenommen 7. Januar 1915. Gut entwickelt; in der Kindheit immer gesund gewesen. Am 24. November 1914 stand er während eines Gefechtes in Galizien bei Starisambor 24 Stunden bis zum Nabel im Wasser eines Grabens. Am 29. desselben Monates wurde er verwundet: Streifschuss des Zeige- und Mittelfingers der rechten Hand. Nun kam er ins Spital. Einige Tage darauf begann seine Krankheit, zunächst nur mit lebhafter Röte und starker Schuppung im Gesicht. Diese Erscheinungen breiteten sich aber bald auch auf den Hals aus und erreichten ihre jetzige Ausdehnung etwa Mitte Dezember.

Gegenwärtiger Befund: Die behaarte Kopfhaut ist von einer 1 mm. dicken, gelblich-grauen Hornkruste bedeckt. Diese Hyperkeratose besteht aus mosaikärtig susammengesetzten, durch tiefe Furchen von einander getrennten Horninselchen. Auf der Schläfe und nach dem Hinterhaupt zu zeigt die Kopfhaut nur Schuppen ohne ausgesprochene Hornauflagerungen. Die Gesichtshaut ist lebhaft rosenrot, teilweise mit feinen Schuppen bedeckt, nur in der Nasolabialfalte und oberhalb der Spitze des Kinns stärkere Hornmassen. Am letzteren Orte besteht die Hyperkeratose aus dichtstehenden 1—2 mm. langen, graulichen Hornstacheln. Vom Gesicht aus hat sich die Röte auf den Hals, nach rückwärts auf die Schultern und auf den Rücken ausgebreitet. Vorn und rückwärts am Halse ist die Hyperkeratose besonders stark entwickelt, weniger an den seitlichen Teilen des Halses, wo nur ein kräftiges Hervortreten des Hautreliefs auffällt, während am Hinterhaupt 1—2 mm. hohe, dicht stehende Hornstacheln der Haut, die sich hier wie ein Reibeisen anfühlt, ein ausgesprochen verruköses Aussehen verleihen. Unter den Schlüsselbeinen hört die diffuse Rötung auf, und hier zeigen sich in gruppenweiser Anordnung zerstreute polygonale, lebhaft rosenrote, etwas wachsartig glänzende und mit dünnen Epithelschuppen bedeckte Papeln zwischen denen gesunde Hautpartien liegen. Die Papeln erinnern an die Laesionen des Lichen planus; bei einigen zeigt ein zentrales kleines Grübchen oder Härchen die perifollikuläre Lagerung. Brust, Bauch und Genitalien sind beinahe vollkommen frei, nur verstreut oder in kleinen Gruppen sind feine, kleine Hornstacheln zu sehen, die aus der Mitte einer hirsekorngrossen, blassrosafarbigen Papel hervorragen. Rücken, Nates und die Seiten zeigen eine lebhafte diffuse Röte, an manchen Stellen stärkere Ausprägung des Hautreliefs und Hyperkeratose bzw. Schuppung wechselnden, manchmal nur minimalen Grades. Um die Achselhöhlen, auf den Ellbogen und Knien sehen wir wieder eine dichte Masse schmutziggrauer Hornstacheln und Zapfen. Die Beugeseite und innere Fläche der Ober- und Unterarme, die Schenkel und Unterschenkel sind beinahe frei, nur verstreut ist hie und da eine kleine, mit Hornzapfen versehene Laesion zu sehen. Die Hände sind an beiden Seiten dunkelrot, fühlen sich trocken und rauh an. Auf den Fussrücken, auf den Zehen, in den Gruben hinter den Knöcheln und in der Gegend der Achillessehne sehen wir wieder eine aus dichstehenden Hornstacheln und aus dicken Hornzapfen bestehende Auflagerung. Die Fersen und der mittlere Teil der Sohle sind mit 1—2 mm. dicker, zerklüfteter Hyperkeratose bedeckt. Der vordere Teil der Sohle und die Plantarseite der Zehen ist normal. Organveränderungen sind nicht nachweisbar.

Unter dem Mikroskop ist auf den der Hinterhauptpartie entnommenen Präparaten eine ausserordentlich stark ausgeprägte stachelige und lamellöse Hornschichtwucherung zu sehen, mit zickzackartiger Oberfläche des Epithels und Akanthose minderen Grades an den interpapillären Epithelzapfen.

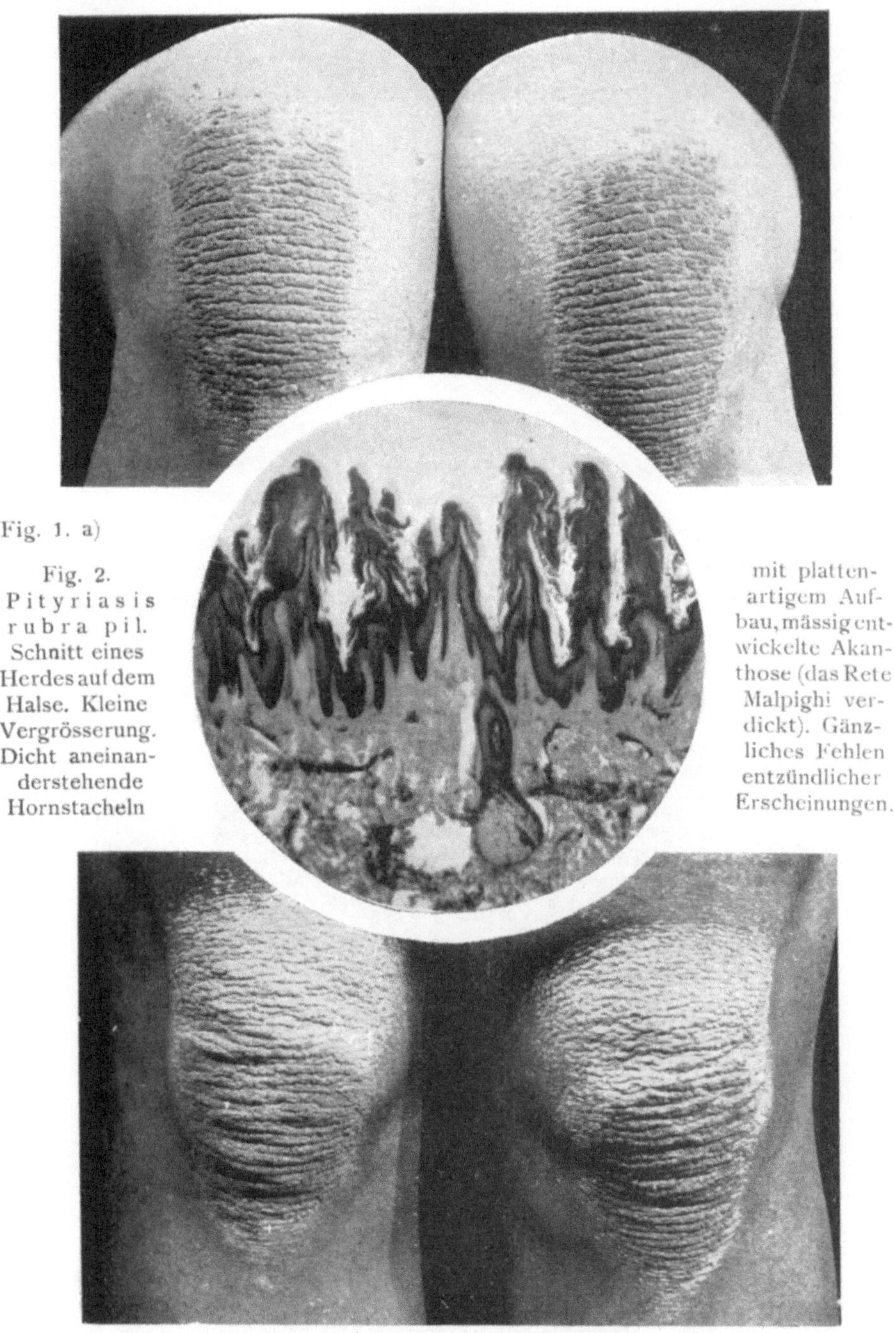

Fig. 1. a)

Fig. 2. Pityriasis rubra pil. Schnitt eines Herdes auf dem Halse. Kleine Vergrösserung. Dicht aneinanderstehende Hornstacheln mit plattenartigem Aufbau, mässig entwickelte Akanthose (das Rete Malpighi verdickt). Gänzliches Fehlen entzündlicher Erscheinungen.

Fig. 1. b)

Fig. 1 *a)* u. *b)*. Pityriasis rubra pilaris. Derbe Hornauflagerungen an beiden Knien mit tiefen Einkerbungen. An der Randzone isolierte Hornzapfen und Stacheln.

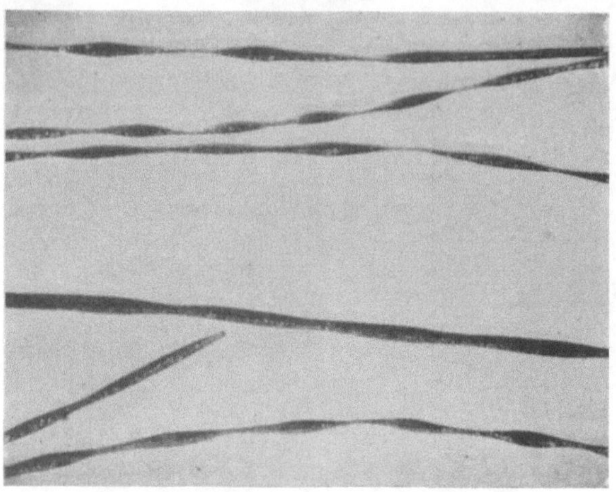

Fig. 3. *Aplasia pilorum moniliformis.* Die spindelartigen Schwellungen und die Einbuchtungen der Haare zeigen sehr mannigfache Formen. Man sieht kürzere und längere, schlanke und dicke Spindel.

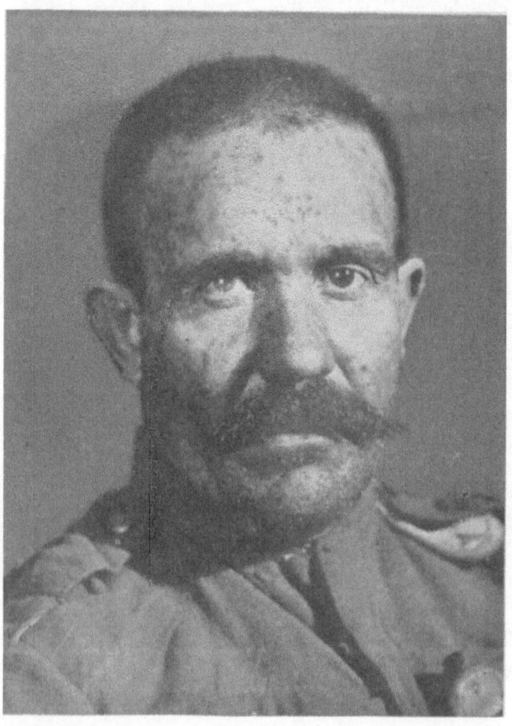

Fig. 4. Besonderer Fall von *Keratosis follicularis.* Im Gesicht, an der Stirne befindet eine Gruppe zahlreicher comedoartiger Gebilde. Nach mehreren Wochen spontane Heilung.

Auf unserer Tafel sind die charakteristischen Veränderungen am Knie und ihr mikroskopisches Bild wiedergegeben.

Über die Pityriasis rubra pilaris wurde seinerzeit viel und heftig gestritten. Die Frage nach ihrem Wesen ist auch heute noch ungelöst. Kaposi und seine Schüler identifizieren die Devergie-Besnier'sche Pityriasis rubra pilaris mit dem Kaposi'schen Lichen ruber acuminatus, sie halten sie also für eine Abart der Lichen ruber-Gruppe. Die Franzosen teilen aber diese Ansicht nicht, ihnen schliessen sich auch Ulna, Galewski, und Neisser an. Nach Letzteren sind der Lichen ruber acuminatus und die Pityriasis rubra pilaris zwei verschiedene Krankheiten, deren klinische und histologische Bilder wesentliche Unterschiede aufweisen. Der Lichen ruber acuminatus geht mit mehr oder weniger schweren allgemeinen Symptomen einher und reagiert gut auf Arsenbehandlung, er ist heilbar. Seiner Struktur nach besteht der Lichen ruber acuminatus aus entzündlichen, perifollikulären Knötchen mit kleinem, zentralem folliculärem Hornstachel, die Pityriasis rubra pilaris ist hingegen eine primäre folliculäre Keratose mit abnormer Hornbildung, aber ohne entzündliche Symptome. In meinem Falle sprechen das histologische Bild, die vollkommene Indifferenz dem Arsen gegenüber und das ungestörte Allgemeinbefinden für die Diagnose Pityriasis rubra pilaris im Sinne Neisser's.

Die Ätiologie dieser Krankheit ist dunkel; eben deshalb halte ich die Mitteilung dieses Falles für gerechtfertigt, denn der kaum läugbare Zusammenhang zwischen Auftreten der Krankheit und dem langen Verweilen des Patienten im Wasser sollte dazu führen, der Rolle der physikalischen Einwirkungen beim Zustandekommen der Krankheit auch in anderen Fällen nachzuforschen.

Goodwin Tomkinson erwähnt den Fall eines 30 jährigen Mannes, der sein Leiden 15 Jahre vorher, als er in einer Steinschleiferwerkstätte arbeitete, erwarb. Das Übel trat bei diesem Kranken zuerst an den Handflächen auf. Tomkinson hält ebenfalls für wahrscheinlich, dass die physikalische Einwirkung für das Zustandekommen der Krankheit verantwortlich zu machen sei, wobei er freilich noch eine angeborene Schwäche der Haut voraussetzt. Ich erwähne ferner, dass mein früherer Assistent, Dr. Andor Mandl, der später Leiter der venerischen Abteilung des Kassaer Militär-Spitals wurde, mir mündlich und schriftlich mitteilte, dass auch er einen Fall von Pitysiaris rubra pilaris beobachtet habe, der unter ganz ähnlichen Umständen aufgetreten sei wie der meinige.

Fall eines Lichen corneus.

P. S. 36 jähriger Infanterist, aufgenommen am 29. Juni 1915 (Aufnahmenummer 5325). Vor 4 Jahren litt er an Lichen ruber planus, den ich damals zufällig ebenfalls behandelte und durch eine Arsenkur zur Heilung brachte.

Im November 1914 kam er ins Feld. Mitte März 1915 trat seine jetzige Krankheit auf, nachdem er längere Zeit auf feuchtem Sumpfboden hatte stehen und liegen müssen.

Bei der Aufnahme zeigt sich auf den äusseren Flächen beider Unterschenkel je eine kinderhandgrosse, die Oberfläche der Haut überragende bläulichgraue Laesion mit unregelmässigen guirlandenartigen Rändern. Diese Veränderung fühlt sich hart an, ihre Hornhautschicht ist stark verdickt, und aus den Mündungen der Follikel ragen Hornzäpfchen hervor. In der Nachbarschaft der Plaques sieht man in grosser Anzahl hirsekorn- bis hanfkorngrosse, braune Knötchen, welche teilweise mit kleinen Hornschuppen bedeckt, teilweise mit zentralen follikularen Hornzäpfchen versehen sind. Auf der ganzen Haut besteht starkes Jucken, auch an anscheinend normalen Stellen. Hochgradige Nervosität.

Dieser Fall verdient deshalb besonders erwähnt zu werden, weil der Kranke vor Jahren an einfachen Lichen ruber planus litt, den ich selber beobachtete und bis zu seiner Heilung behandelte. Der dem Lichen planus ausserordentlich nahe stehende Lichen corneus war ganz kurze Zeit, nachdem der Kranke bei Tag und Nacht im Wasser und Schnee hatte stehen bzw. liegen müssen, zum Ausbruch gekommen. Der Zusammenhang zwischen äusserer Einwirkung und Entstehung resp. Rezidivieren der Krankheit war auch nach der Meinung des Patienten so ins Auge springend, dass er kaum zu bezweifeln ist. Sicher spielte beim Auftreten dieser Krankheit unbekannter Ätiologie eine vorhandene Disposition die Hauptrolle, was ja auch durch die frühere Eruption bewiesen wird. Aber dass das Rezidiv nicht in der alten typischen Form des einfachen Lichen planus, sondern in Form des mit stärkerer Hyperkeratose einhergehenden Lichen corneus auftrat, ist sicherlich den besonderen Einflüssen, welche der Entwicklung der Krankheit vorangingen, zuzuschreiben.

Seltener Fall der Keratosis follicularis.

Sch. A. 40 jähriger Arbeiter, aufgenommen am 2. März 1916. (Aufnahmenummer 9234). Im Alter von 15 Jahren erblindete er auf dem rechten Auge, das durch einen eindringenden Fremdkörper geschädigt wcrden war. Er wurde im Juni v. J. als Arbeiter einberufen. Seine Hautkrankheit fing um Weihnachten mit starkem Jucken an. Zu dieser Zeit klopfte er wochenlang bei grosser Kälte, im Regen und Schnee Steine auf der Landstrasse. Gegenwärtig ist die Haut des Gesichts und der Stirne geblich-braun, glänzend und zeigt als Folge einer allgemeinen mässigen Hornwucherung stark ausgeprägte Hautfurchung. Auf dem Gesichte und der Stirne viele bräunliche oder schwärzliche Fleckchen, welche bei näherer Betrachtung sich als Gruppen von Hornkomedonen ausweisen. Überall beobachtet man erweiterte Talgdrüsenöffnungen. Ähnliche Hornzapfengruppen finden sich auf der behaarten Kopfhaut und in der Schläfengegend, während am Schädel und auf dem Hinterhaupte zahlreiche linsen-, bis hellergrosse kahle

Flecken auffallen; auf der linken Gesichtsseite sitzen 2 bohnen-, resp. haselnussgrosse Knötchen von unebener Oberfläche und weicher Konsistenz, die auf Druck eine eitrigseröse Flüssigkeit entleeren. Mit der Zeit treten ohne jede Behandlung an Stelle der Hornzapfengruppen des Gesichts kleine, oberflächliche, glatte Narben auf, als Zeichen der spontanen Heilungstendenz. Auch die haarlosen Flecken des Kopfes und des Hinterhauptes bedecken sich allmälich mit Haaren, so dass die spontane Heilung nach ca. 2 Monaten als vollkommene betrachtet werden konnte.

Dieses Leiden gehört zu jenen mit follikulärer Hornwucherung einhergehenden Hautkrankheiten, deren verschiedene Formen zwar mit besonderen Namen belegt worden sind, über deren Pathologie und Klassifikation aber eine Einigung bisher noch nicht erzielt werden konnte. Am nächsten steht mein Fall der Brook'schen Keratosis follikularis contagiosa, doch wird diese als selbstständige Krankheitsform nicht allgemein anerkannt. Die Akne cornée (Leloir-Vidal) und der Lichen spinulosus (Crocker) gehören auch in diese Gruppe.

Soviel ist aber sicher, dass wir einer Form der Hornwucherung gegenüberstehen, die nach langem Verweilen im Schnee und Regen auftrat und unter entsprechenden hygienischen Verhältnissen spontan zurückging. Diese, nicht alltägliche Form der follikulären Hyperkeratose war ausschliesslich auf dem Gesicht und am Kopf lokalisiert, die der feuchten Witterung am meisten ausgesetzt waren.

Fall einer Aplasia pilorum moniliformis:

K. J. 37-jähriger Infanterist, aufgenommen am 28. Juni 1915 (Aufnahmenummer 5323). Bauer, verheiratet, Vater von 3 gesunden Kindern. Die Eltern leben und sind angeblich gesund. Den Kriegsschauplatz verliess er nach insgesamt 2 wöchentlichem Dienst am 28. Mai. 8 Tage war er in Jaroslau, 2 Wochen lang in Mähren, von wo er in unser Spital kam. Von irgend einer venerischen Erkrankung weiss er nichts. Vor Jahren litt er an Typhus, sonst war er immer gesund.

Gegenwärtiger Befund: An der Grenze des weichen und harten Gaumens fällt eine längliche, in ihrer Mitte kraterartig eingezogene Narbe, auf hinter ihr, an der Wurzel der Uvula ein kleines erbsengrosses perforierendes Geschwür mit etwas belegten Rändern. Auf der Haut sind keine besonderen Veränderungen wahrzunehmen, abgesehen von der seit den Kinderjahren bestehenden Keratosis pilaris, die auf dem Kopfe, den Schultern, am Halse, am Unterleib und an der Vorderseite der Schenkel lokalisiert ist. Das Haar ist schütter, die Kopfhaut stellenweise glatt-glänzend, wie atrophisiert. Der grössere Teil der Haare ist normal, unter ihnen gibt es aber nicht wenige, welche rosenkranzartiges Aussehen haben, das heisst abwechselnd verdickte und verdünnte Stellen zeigen. Neben diesen sind auch kleine, die Haut eben durchbrechende Haarstümpfe sichtbar. Diese treten meistens aus einer stecknadelkopfgrossen oder noch kleineren follikulären Papel hervor und sind oft spiralig gekrümmt; auch an ihnen finden sich Reihen spindelartiger Verdickungen. Manchmal treten die geraden Spindelhaare gleichfalls aus solchen kleinen Papeln hervor. Die kürzeren, ungefähr 1 cm. langen Haare sind in ihrer ganzen Ausdehnung rosenkranzartig, die längeren zeigen diese Beschaffenheit nur an ihrem proximalen Teile, auf einer Strecke von ungefähr 1 cm., während ihre distale Fortsetzung in einer Länge von $\frac{1}{2}$—1 cm. normal ist. An vielen Haaren folgt diesem normalen Haarabschnitt wieder ein rosenkranzartiger Haarteil. Backen- und Schnurbart sind von gewöhnlicher Dichte und bestehen aus vollkommen normalen Haaren. Auch die Haare der anderen Körperteile zeigen keine Veränderung, nur auf der Brust finden sich zerstreut einzelne Spindelhaare. Nach 14 Tagen liess ich das Kopfhaar des Patienten mit der Maschine abscheren. Nach 2 Wochen hatten die neugewachsenen Haare, schon eine Länge von über 1 cm. und waren vollkommen normal. Von Spindelhaaren war keine Spur mehr vorhanden.

Dieser Kranke kam wegen eines Gummiknotens am weichen Gaumen ins Spital. Dabei fiel mir die seltsame Veränderung seiner Haare auf, die ich eben beschrieb und die unter dem Namen Aplasia pilorum moniliformis oder Monilethrix bekannt ist. Wie bereits erwähnt, findet sich bei dem Kranken auch eine ausgesprochene Keratosis pilaris, die er schon seit seiner Kindheit hat. Sie ist eine der häufigsten Anomalien der Hautentwicklung und zeigt sich meistens auf den Streckseiten der Extremitäten, welche dann durch ihre rauhe Haut auffallen, kommt aber auch nicht selten auf dem Kopfe vor. Die Monilethrix war in den bisher bekannt geworden Fällen immer mit der Keratosis pilaris der Kopfhaut verbunden. Die Veränderungen der Haare zeigt das auf der Tafel reproduzierte Mikrophotogramm sehr gut. Meinem Fall verleiht der Umstand ein besonderes Interesse, dass nach Abschneiden der Haare die neugewachsenen Haare alle vollkommen gesund waren. Moniliforme Haare waren bei sorgsamstem Suchen nicht mehr zu finden. Wir stehen also hier einer interkurrenten Veränderung gegenüber, als solche wurde aber die Monilethrix bisher noch nie beobachtet. Das Intermittieren der Haaranomalie kam schon zum Ausdruck, als die moniliforme Veränderung noch vorhanden war, und zwar dadurch, dass sich Haare fanden, welche, wie ich bereits in der Krankengeschichte erwähnte, an ihrem Ende in einer Länge von $\frac{1}{2}$—1 cm. intakt waren und nur an ihrem unteren Segment perlartige Knötchen aufwiesen. Diese Haare begannen ihr Wachstum in normaler Weise, und erst später, unter veränderten Verhältnissen produzierte der Follikel moniliformes Haar. Es ist wahrscheinlich, dass diese Eigenthümlichkeit des Haarwuchses bei dem Patienten schon früher bestand, dass also schon früher zeitweise normale und zeitweise moniliforme Haare aus demselben Follikel wuchsen. Ob die Kriegsverhältnisse, die Strapazen des Felddienstes, die Entwicklung dieser Haaranomalie begünstigt hatten, zumal bei dem Kranken die Kopfhaut ja durch die vorhandene Keratosis pilaris bereits verändert war, ist freilich nicht zu entscheiden. Obwohl der Patient nur insgesamt 2 Wochen im Felde war, ist es doch nicht ausgeschlossen, dass schon diese kurze Zeit hinreichte, den normalen Ablauf der Horn- resp. Haarbildung zu stören.

Ausweis über die venerischen Kranken unseres Spitals.

Die geringe Zahl unserer venerischen Patienten berechtigt uns nicht, aus ihr allgemeine Schlüsse über die durch den Krieg verursachte Verbreitung der Geschlechtskrankheiten zu ziehen. Vollkommene Einsicht in diese Verhältnisse kann uns ein Kriegsspital schon deshalb nicht gewähren, weil von dem Moment an, in dem die grosse Gefahr der starken Verbreitung der venerischen Krankheiten erkannt wurde, die Kranken in besonders eingerichteten Spezialkliniken oder in grösseren selbständigen Spitalabteilungen untergebracht wurden. Zu uns verirrten sich nur solche venerische Kranke, die zufällig in einen grösseren Kranken- und Verwundetentransport hineingerieten oder wegen einer anderen Erkrankung bzw. wegen ihrer Verwundung in unser Spital gelangten und nun die günstige Gelegenheit benutzten, auch ihre alte oder frisch erworbene Geschlechtskrankheit ausheilen zu lassen. Ausserdem wurden unserem Spital auch alle reichsdeutschen Soldaten zugewiesen, die sich während ihrer Durchreise durch Ungarn eine Geschlechtskrankheit zugezogen hatten.

Die Gefahr, welche in der grossen Verbreitung der Geschlechtskrankheiten unter den Soldaten liegt, wurde sowohl bei uns wie auch in Deutschland schon früh erkannt, und die berufenen Faktoren — bei uns besonders Prof. v. Nekám, in Deutschland weil. Prof. Neisser und Blaschko — haben schon frühzeitig, unter Mitwirkung der betreffenden Fachkreise die Notwendigkeit einer umfassenden Abwehrorganisation betont. Der Erfolg ihrer Thätigkeit blieb auch nicht aus, insofern als heute jedermann von der Notwendigkeit einer möglichst radikalen Bekämpfung der weiteren Ausbreitung der Geschlechtskrankheiten überzeugt ist.

Über die notwendigen Abwehrmassregeln und vorbereitenden Schritte zur Bekämpfung der Geschlechtskrankheiten nach Friedenschluss ist schon während des Krieges eine ausserordentlich grosse Literatur entstanden, deren Ergebnisse hier zu erörtern, aber nicht meine Aufgabe sein kann (siehe das Kapitel Dr. Guszmann's). An dieser Stelle will ich lediglich, um die oben gegebenen statistischen Daten zu vervollständigen, über die Zahl der auf meiner Abteilung behandelten Geschlechtskranken Bericht erstatten.

Gonorrhoe und ihre Komplikationen: 162	Einfache unkompl. Gonorrh.	104
	Blasenkatarrh	18
	Nebenhodenentzündung	25
	Prostataentzündung	15
Verschiedene Formen der Syphilis: 143	Primäraffekt	31
	Frühe u. späte sekundäre Erscheinungen	87
	Latente Syphilis (positiv W. R., Drüsen)	15
	Gummöse Syphilis	6
	Syphilis des Zentralnervensystems	4
Weiches Geschwür: 54	Einfaches weiches Geschwür	36
	Mit eiterendem Bubo kompliziert	18
Balanitis		15
Spitze Condylome		8
Tuberkulöse Nebenhodenentzündung		3
Traumatische Nebenhodenentzündung		1
Herpes progenitalis		2
Nervöse Blasenstörungen		2
	Zusammen	390

Die Behandlung meiner Kranken geschah im allgemeinen nach einem gewissen feststehenden Schema, von dem natürlich unter Umständen (individuelle Verschiedenheiten, atypischer Verlauf) abgewichen werden musste. Bei der Gonorrhoe habe ich Janet'sche Irrigationen mit hypermagansauerem Kali, nachher Instillationen mit Arg. nitr. angewendet. Zur Feststellung der Krankheit und der Heilung wurde ausnahmslos das Mikroskop in Anspruch genommen. Komplikationen wurden nach dem allgemein üblichen konservativen Verfahren behandelt; bei der Nebenbodenentzündung und gonorrhoischen Arthritis wandten wir auch die Vaccination mit Bruck's Arthigon an, das meistens intramuskulär, nur einmal intravenös injiziert wurde. Bei der Syphilis wurde die kombinierte Behandlung geübt. Meistens injizierte ich dreimal nacheinander, in je achttägigen Intervallen 0.45 gm. Neosalvarsan intravenös und gleichzeitig 6, bis 10-mal 40% graue Ölemulsion, alle fünf Tage je 0.07 gm. In der Krankengeschichte, deren Duplikat die Kranken nach Beendigung ihrer Kur ausgehändigt erhielten, war der Zeitpunkt vermerkt, zu dem eine Wiederholung der Kur erforderlich sei. Bei Behandlung des weichen Geschwürs leistete mir das Bestreuen der Wundfläche mit kristallinischem Natr. sozojodol.- Pulver vorzügliche Dienste. Nach Reinigung der Wunde wurde bis zur Überhäutung ein Jodoformgaze-Verband oder ein indifferenter Salbenverband angelegt. Bubonen wurden mit kleinem Schnitt geöffnet und häufig auch noch in das eiternde Drüsengewebe Jodoformglycerin injiziert.

Die Zahl der Geschlechtskranken betrug 4% aller in unseren Spital Behandelten.

Literatur.

ARNETH: Über die Behandlung des Erysipelas. Ther. d. Gegenwart. 1914. Sept.
BECK, S.: Heilversuche mit der lokalen Immunisierung der Haut nach v. Wassermann. Med. Klin. 1912. No. 22.
— A sulyos fagyások kezeléséről. Bpesti Orv. Ujs. 1915. 16. sz.
BLASCHKO: Die Bekämpfung der Läuseplage. D. m. W. 1915. No. 8. p. 228.
BRUCK: Zur Behandlung der Kriegsdermatosen. M. m. W. 1915. No. 19. p. 661.

BUNDSCHUH: Ueber die Behandlung der Erfrierungen von Fingern u. Zehen. 1915. M. m. W. No. 12. p. 416.

EYSELL: Ein einfaches Vorbeugungsmittel gegen Verlausung und deren Folgen. M. m. W. 1915. No. 10. p. 351.

FASAL: Zur Pedikulosisfrage. Wiener kl. W. 1915. No. 8. p. 225.

FEARNSIDES: Erfrierungen. The Brit. Journ. of Dermat. 1915. Jan. Ref. Dermat. Wochenschr. 1915. No. 27. p. 689.

HERXHEIMER és NATHAN: Zur Prophylaxe u. Vertreibung des Ungeziefers im Felde. Ther. Monatshft. 1915. Febr.

HEYMANN: Die Bekämfung der Kleiderläuse. Berl. kl. W. 1915. No. 10. 253. Ztschr. f. Hyg. 1915. No. 2.

KROMAYER: Ekthyma, eine Kriegsdermatose. D. m. W. 1915. No. 20. p. 592.

LONGIN: Beitrag zum Studium angeblicher Erfrierungen der Füsse. Annales de Dermat. et Syphil. 1915. Okt. Ref. Dermat. W. No. 13.

NEISSER: Lichen r. acum. oder Pityriasis rubra pilaris. Arch. f. Derm. u. Syph. 1916. 123. 1 füzet, p. 131.

NOESSKE: Zur Prophylaxe u. Therapie drohender Fingergangraen bei Raynand'-scher Krankheit. M. m. W. 1909. No. 47. p. 2419.

PERLS: Haut- u. Geschlechtskrankheiten im Kriege. Arch. f. Derm. u. Syph. 1916. 122 K. 7. füzet, p. 577.

PROVAZEK: Münch. m. W. 1915. No. 2. p. 67.

SAMBERGER: Erfahrungen über das Erysipel. W. m. W. 1909. No. 24—31.

TOMKINSON GOODWIN: Ein Fall v. Pityr. r. pilar. mit Bemerkungen über die Aetiologie dieser Affektion. The Brit. med. Journal 1910. Sept. p. 844. ref. Dermat. Wochenschr.

WIENER: Versuche zur Vertilgung von Ungeziefer. W. kl. W. 1915. No. 4. p. 107.

WIETING: Gefässparalytische Kältegangrän. Zblt. f. Chirurg. 1913. No. 16.

WITTEK: Zur Behandlung der Erfrierungen. M. m. W. 1915. No. 12. p. 416.

WULKER: Zur Frage der Läusebekämpfung. M. m. W. 1915. No. 18. p. 628.

UNNA: Kriegsaphorismen eines Dermatologen. B. kl. W. 1915. No. 9. p. 201—No. 19. p. 404.

Die konservative Behandlung der Kieferbrüche.

Von

Pivatdozent Dr. Josef Szabó.

Es dürfte sich empfehlen einleitungsweise einige Worte über die Behandlung zu sagen, die den Kieferverwundeten unmittelbar nach der Verletzung zu Teil wird. Unsere Erfahrung zeigt nämlich, dass die Art dieser ersten Hilfe von sehr wesentlichem Einfluss auf die weitere Behandlung ist.

Der Verwundete erhält den ersten Verband in der Schützenlinie oder etwas weiter rückwärts auf dem Verbandplatze und kommt damit in die stabilere Sanitätsanstalt. Dieser Verband deckt in der Regel nicht nur die Wunde, sondern stellt auch das Kinn fest mit einer um Schädeldach, Kinn und Stirn geführten Binde. Wir hatten sogar Gelegenheit durch Gips oder Stärke versteifte Verbände zu sehen, die offenbar in der Absicht gelegt wurden, sie längere Zeit oder gar bis zur Verheilung des Bruches am Platze zu belassen. Eine solche Binde, die tagelang oder noch länger unberührt bleibt oder gar — was auf eins herauskommt — immer wieder in derselben Weise erneuert wird, hat mannigfache Nachteile, die natürlich bei den durch Gips oder Stärke versteiften Binden am grössten sind. Ihre Unzweckmässigkeit beruht darauf, dass sie die Bruchstücke in mehr oder minder schlechter Stellung fixieren. Die spätere fachliche Behandlung wird hierdurch bedeutend erschwert, denn die schlecht gestellten und eventuell durch Narben fixierten Bruchstücke müssen nun erst mobilisiert beziehungsweise reponiert werden.

Aber die steifen Verbände beeinträchtigen auch den W u n d- h e i l u n g s - P r o z e s s. Das Material, Watte, Gaze etc., saugt sich sehr bald mit Speichel, Speiseresten, Eiter, Blut voll, besonders bei offenen, komminutiven Brüchen, die ja meistens bei Kriegsverletzungen vorliegen. Dadurch wird nicht nur die Reinigung der Wundfläche und des Schusskanals verhindert, sondern in der Wunde geradezu ein eBakterienbrutstätte geschaffen, selbst wenn in kurzen Zeitintervallen der Verband gewechselt werden sollte. Dazu kommt, dass solche Verbände die so notwendige häufige Spülung der Wundhöhle behindern, besonders aber eine ausgiebige Ernährung der Verwundeten unmöglich machen. Ein weiterer Nachteil dieser Verbände besteht darin, dass sie bei längerem Liegen unnötige Verschiebungen der Weichteile oder unzweckmässige Verwachsungen der Wundränder und schliesslich Kontrakturen herbeiführen können.

Selbstverständlich können wir bei den Kieferverletzten die chirurgische Versorgung der Wunde oder den Verband nicht ganz entbehren. Doch hat der N o t v e r b a n d nur die Aufgabe, die Wunde bis zur Einleitung der Fachbehandlung zu b e d e c k e n und gegebenenfalls die B l u t u n g zu s t i l l e n, n i c h t a b e r den gebrochenen Kiefer f e s t z u s t e l l e n. Deshalb soll leicht (in den meisten Fällen genügt ein sogenannter Schleuderverband), möglichst nur mit Heftpflaster oder mit Mastisol fixiert und so angelegt sein, dass er die M u n d s p ü l u n g u n d E r n ä h r u n g e r m ö g- l i c h t. Aber auch dieser leichte Verband muss oft gewechselt werden, denn gerade in der ersten Zeit nach der Verwundung ist d i e f l e i s s i g e W u n d s p ü l u n g von eminenter Wichtigkeit. Zu den Spülungen, die mehrmals täglich ausgeführt werden, eignet sich am besten laue Hydrogenperoxyd-Lösung. Sie haben eine auffallend günstige Wirkung nicht nur auf das Allgemeinbefinden, sondern auch auf die mit stinkendem Eiter bedeckten Wunden, die sich unter dieser Behandlung überraschend schnell reinigen.

Einige Bemerkungen noch über die chirurgischen Eingriffe, die ebenfalls häufig sofort nach erlittener Verwundung vorgenommen werden. Wir können diese, vor der eigentlichen Fachbehandlung unternommenen Operationen leider nur verurteilen. So wurde z. B. nicht selten beobachtet, dass die Bruchenden des Kiefers mittels Knochennaht vereinigt waren. Da in den allermeisten Fällen nicht umkomplizierte, subkutane, sondern im Gegenteil mit mehr oder minder grossen Weichteilverletzungen komplizierte kommminutive Brüche vorliegen, so fehlt für eine erfolgreiche Knochennaht die allererste Bedingung, nämlich das aseptische Operationsgebiet. Es ist daher nicht wunderbar, dass diese Nähte sehr bald ausfallen und mehr oder minder ausgebreitete Nekrosen verursachen. Weiterhin konnten wir beobachten, dass bei Anlage dieser Naht die Artikulation der Zahnreihen gewöhnlich vollkommen ausser Betracht bleibt und sich infolgedessen der Kieferbogen in der Regel verengt. Daher könnte eine solche Naht, auch wenn sie wirklich zu fester Vereinigung der Bruchstücke führte, nicht als gelungene Operation bezeichnet werden, eben weil infolge der gestörten Artikulation die Kaufunktion vollständig versagen würde. Weiterhin sind ja die Bruchflächen nicht eben, sondern von kleineren Bruchstücken umlagert, die bei der Naht entfernt werden. Hierdurch wird aber nicht nur der Bogen verengt, sondern es kommt auch zur Elimination von periostbekleideten Elementen, die, wie wir späterhin sehen werden, bei sachgemässer, konservativer Behandlung sehr brauchbare und wertvolle Ausgangsstätten für die Kallusbildung werden.

Dasselbe gilt auch von den unmittelbar nach der Verwundung eingesetzten Immediat-Prothesen und Schienen, die ebenfalls mit Drahtligaturen oder Schrauben versorgt werden.

Mit einigen Worten sei ferner der sogenannten primären Nähte gedacht, die, sofort nach eingetretener Verwundung angelegt, eine Vereinigung der Weichteile bezwecken. Von einigen Fällen abgesehen, in denen eine besondere Indikation vorliegt, können wir auch diese Nähte nur verurteilen, denn unter nicht aseptischen Kautelen angelegte Nähte halten, wie gesagt, nicht, aber selbst wenn sie es ausnahmsweise tun, so verengen sie doch derart den Raum, dass für die spätere Fachbehandlung die Schienung der Bruchenden äusserst schwierig wird.

Nochmals möge ausdrücklich betont werden, dass wir bei

Kieferbrüchen auch den kleineren Bruchstücken für die Regeneration grossen Wert beimessen, so dass selbst ganz bewegliche Knochenstücke sofern, sie nur mit den Weichteilen zusammenhängen, ohne zwingenden Grund nicht entfernt werden sollten.

Unsere Meinung geht also, wenn wir das bisher Gesagte zusammenfassen, dahin, dass Kieferverletzte mit einem gutsitzenden Deckverband versehen werden sollen, der aber die Bruchstücke nicht steif fixiert, dass ferner jede nicht unbedingt notwendige Operation unterbleibe und der Verwundete möglichst rasch nach den hinter der Front gelegenen stabilen Sanitätsanstalten geschoben werde, wo die Fachbehandlung sofort einsetzen kann. Es ist selbstverständlich, dass die Heilung des Verwundeten umso schneller und vollkommener von statten geht, je weniger Zeit zwischen Verwundung und Fachbehandlung verstreicht.

Nunmehr wollen wir die Grundsätze darlegen, die uns bei der fachlichen Behandlung der Kieferbrüche leiten. Es sind kurz gesagt genau dieselben, die auch den modernen Chirurgen bei Behandlung anderer Knochenbrüche als Richtschmer dienen. Soll ein Knochenbruch heilen, so ist die Behandlung so zu führen, dass der Knochen in richtiger Lage zusammenwachsen kann, dass Muskeln und Gelenke keine nachhaltigen Schädigungen erleiden, mit einem Worte, dass eine möglich vollkommene Wiederherstellung gewährleistet werde. Unter den therapeutischen Verfahren, welche die Erreichung dieses Zieles anstreben, lassen sich vier Hauptrichtungen unterscheiden:

Erstens die sogenannte Immobilisationsmethode. Sie zielt darauf hin, eine Feststellung der Gelenke durch Verbände oder Schienen herbeizuführen, damit die Bruchenden in richtiger Stellung verbleiben und in dieser verheilen können. Dieses Verfahren wäre auch ganz zweckmässig, wenn es nicht einige sehr insgewichtfallende Nachteile, vor allem die Atrophie der ausser Gebrauch gesetzten Muskeln und die Versteifung der Gelenke im Gefolge hätte.

Die zweite Methode ist die sogenannte funktionelle Behandlung, die nicht so sehr auf die Herstellung der anato-

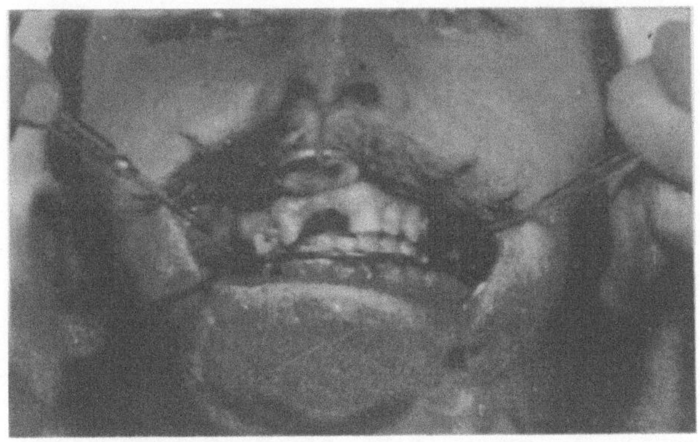

Fig. 1. Einfacher Drahtbogen zur Einstellung der leicht reponierbaren Bruchstücke ; links schiefe Ebene.

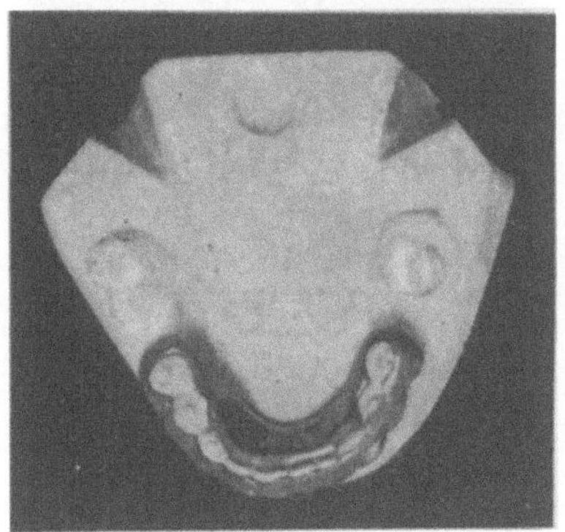

Fig. 2. Gegossene Metallschiene ; (Bruch in der Mittellinie ; Dislocation minimal).

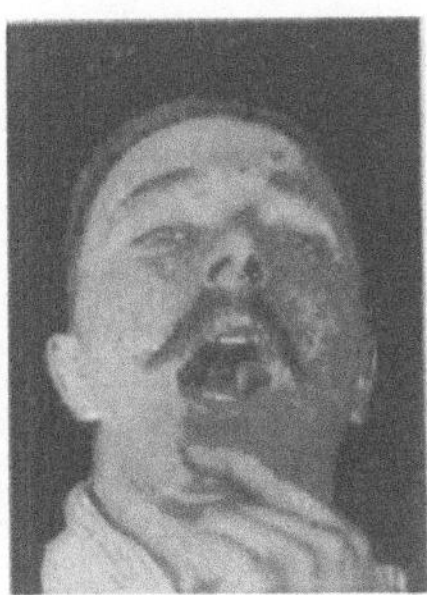

Fig. 3. Schiefe Ebene mit gegossenen Metallringen befestigt.

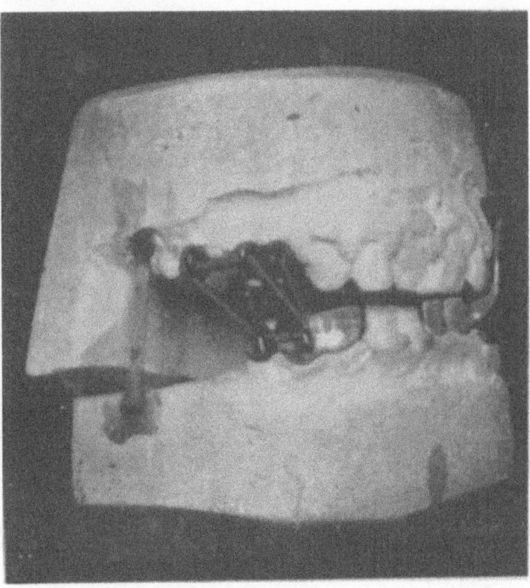

Fig. 4. Intermaxillare Gummiligatur zum Heben des Bruchstückes ; links schiefe Ebene.

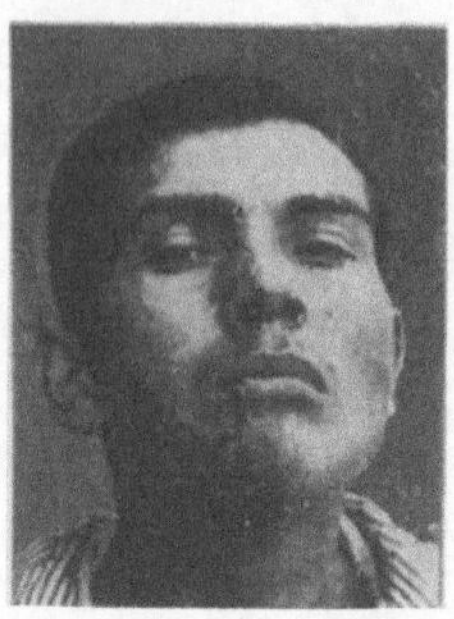

Fig. 5. Wunde eines Streifschusses am Kinn.

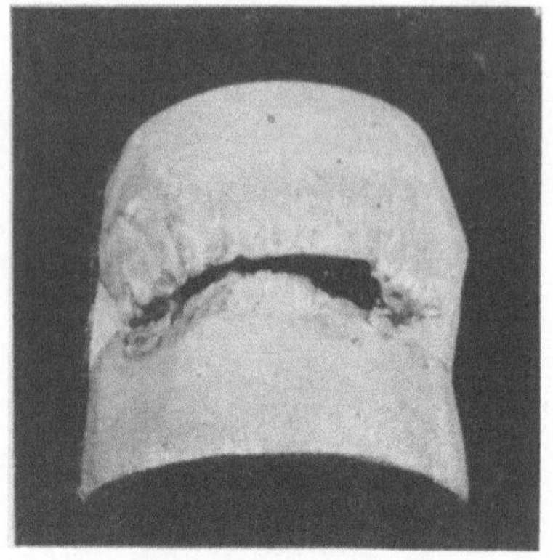

Fig. 6. Zahnreihenschluss nach schlecht verheilten Kieferbruch (Fall 1—5).

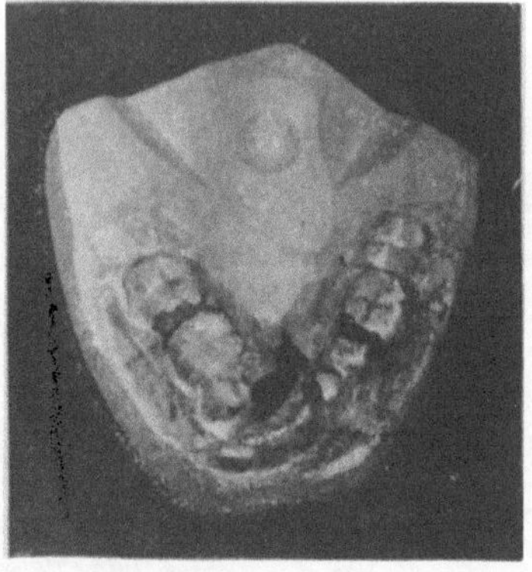

Fig. 7. Unterkiefer des in Fig. 5. abgebildeten Falles ; die Bruchstücke werden durch Narben in falscher Stellung gehalten.

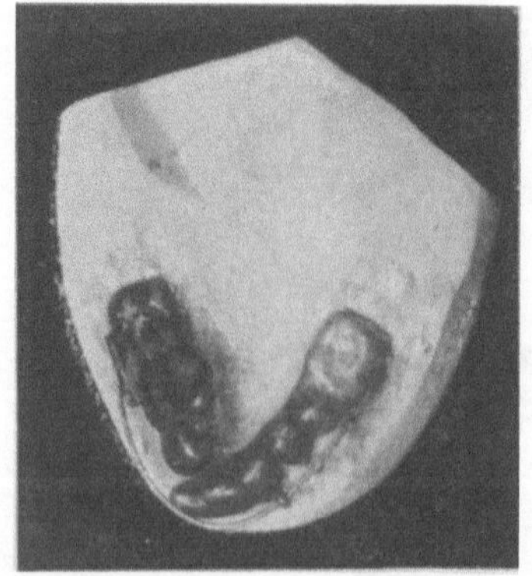

Fig. 8. Derselbe Fall ; aufzementierte gegossene Schienen mit Stahlfeder.

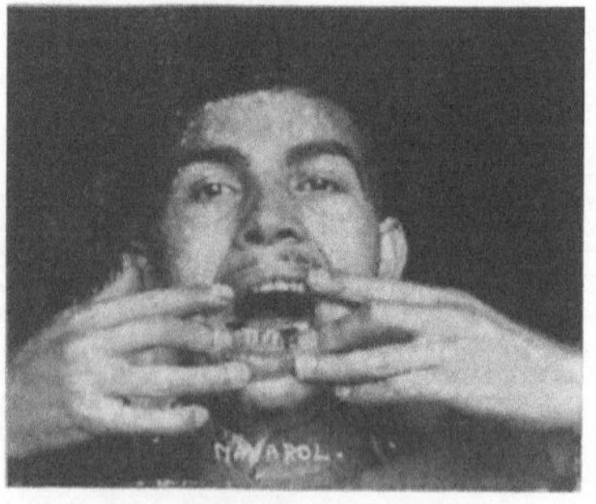

Fig. 9. Derselbe Fall ; Bruchstücke reponiert ; Defekt durch Prothese ersetzt.

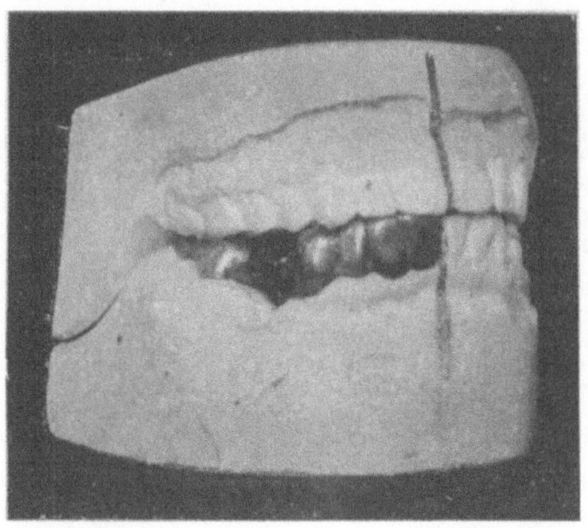

Fig. 10. Aufzementierte Metallkronen mit Dehnungsschraube.

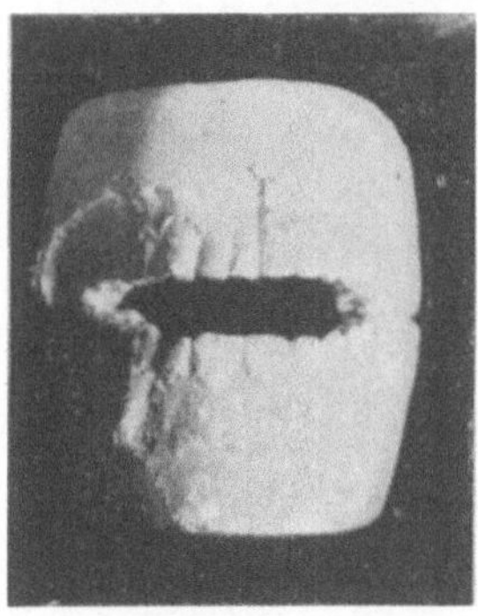

Fig. 11. Geschlossene Stellung der Zahnreihen bei beiderseitigem Kieferbruch (Bruchstelle vor den Kieferwinkeln).

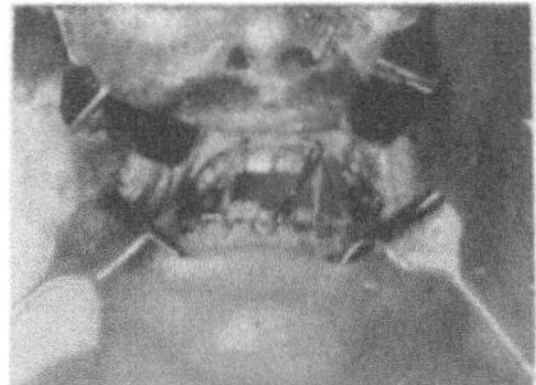

Fig. 12. Intermaxillare Gummiligaturen für Fall Fig. 11 zum Heben des Mittelstückes.

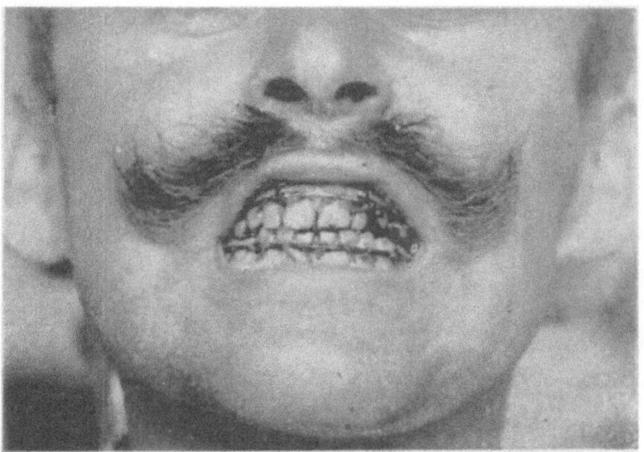

Fig. 13. Derselbe Fall nach Heilung.

mischen Formen bedacht ist, als vielmehr auf die Retablierung der Funktion. Also nicht auf die Ruhigstellung der Gelenke, sondern im Gegenteil auf ihre möglichst ausgiebige Mobilisierung.

Drittens ist hier das Bardenheuersche Extensionsverfahren zu nennen, das die Vorzüge der beiden vorhergenannten Methoden vereinigen will und als Mittel zu diesem Zwecke den Zug und die Dehnung verwendet.

Die vierte Methode endlich ist die bereits oben erwähnte Knochennaht mit Metallfäden.

Auch zwecks Heilung der Kieferbrüche wandten sich die Ärzte bald der einen, bald der andern der eben skizzierten Methoden zu, je nach den in der allgemeinen Chirurgie gerade üblichen oder modernen Anschauungen. Die jetzige kriegerische Zeit bot reichlich Gelegenheit, alle diese Methoden kritisch zu studieren.

Wir können nun feststellen, dass die Immobilisationsmethode allein sich nicht bewährt hat. Denn wenn es uns auch gelingt, damit eine richtige Artikulation der Zahnreihen zu erreichen, so wird doch durch dieses Verfahren gleichzeitig das Kiefergelenk gewöhnlich für längere Zeit ausser Funktion gesetzt. Die traurigen Folgen sind allbekannt: ungenügende — in der Hauptsache flüssige — Ernährung; unzureichende Mundspülungen. Und so ist die Vergessenheit, der die ganze, dem Verfahren dienende Apparatur entgegengeht, eine wohlverdiente. Zu dieser Apparatur gehören die noch auf Hippokrates zurückgehende Funda maxillae, das Capistrum, Metallbügel und ähnliche Dinge, deren Urteil gesprochen ist, selbst wenn sie hier und da wieder gewaltsam ans Licht gezogen und sogar als neue Erfindungen angepriesen werden.

Ebenso erfolglos hat sich die funktionelle Methode in der Therapie der Kieferbrüche erwiesen. Wir können heutzutage auf eine, womöglich völlig korrekte Wiederherstellung der anatomischen Form nicht verzichten, denn abgesehen davon, dass wir unsern Patienten das Gesicht nicht verunstalten dürfen, wird durch die gestörte Artikulation auch das Kauvermögen beeinträchtigt. Im Hospital des Saarbrückener Knappschaftsvereins unternahm Hausmann Behandlungsversuche, die sich auf den Bardenheuerschen Extensionsprinzipien aufbauten. Er legte um die im gebrochenen Kiefer stehenden Zähne starke Fäden, die über Rollen geführt und mit Gewichten belastet wurden. Diese Einrichtung ist wohl geeignet dazu, die Wirkung jener Muskelgruppen aufzuheben, welche die Bruchstücke in falscher Lage halten, aber sie ist zugleich so umständlich und so sehr mit sonstigen Nachteilen behaftet, dass sie kaum Nachahmer gefunden haben dürfte. Die Verwundeten sind während der ganzen Behandlung an das Bett gebunden und die Zähne werden infolge der starken Belastung wacklig.

Auch die Knochennaht kann bei Kieferbrüchen nicht als ideale Behandlungsmethode angesprochen werden. Ihr erster Nachteil besteht darin, dass der die Bruchenden verbindende Kallus sehr schwach wird. Indiziert ist sie höchstens da, wo das Operationsgebiet mit Sicherheit aseptisch gehalten werden kann. Diese eine Erwägung schliesst also diese Methode bei den allermeisten Kieferbrüchen von vornherein aus, denn diese sind ja gewöhnlich mit Weichteilwunden kombiniert. Am ehesten ist sie noch angezeigt, wenn im gebrochenen Kiefer keine Zähne vorhanden sind. In günstigen Fällen heilt die Naht reaktionslos ein, aber oftmals stellen sich Entzündungen und konsekutive Nekrosen ein. Endlich muss man gerade bei Kieferbrüchen immer mit dem Eintritt einer Dislokation rechnen.

Diese Methoden sind also für sich allein ungenügend zur Behandlung der Kieferbrüche. Heute müssen wir die These aufstellen, dass ein Verfahren nur dann günstige Resultate ergeben kann, wenn es nicht nur die Bruchstücke in richtiger Stellung immobilisiert, sondern auch zugleich die Funktion des Kiefers sichert.

Die erste Aufgabe also ist, die Bruchstücke in normale oder möglichst normale Relation zu bringen (Reposition). Zu diesem Zwecke besitzen wir verschiedene Schienensysteme, die an den Zähnen befestigt werden. Die Reposition ist leicht, wenn die Bruchstücke soweit mobil sind, dass sie mit der Hand in die richtige Lage zurückgeführt werden können. Wenn sie aber durch Muskelwirkung oder Narbenzug immobilisiert sind, so bietet die Reposition Schwierigkeiten, d. h.: sie kann nicht direkt, sondern nur indirekt mit für diesen besonderen Zweck konstruierten Schienen bewerkstelligt werden. Wenn endlich die Bruchstücke schon durch Kallus vereinigt und in der falschen Stellung fixiert sind, dann bleibt nichts anderes übrig, als der Reposition eine chirurgische Operation vorauszuschicken.

Die reponierten Bruchstücke werden nun durch Schienen fixiert, d. h. ruhig gestellt, damit die Vereinigung der Knochenfragmente ungestört vor sich gehen kann.

Für Beurteilung dieser Schienen ist es ziemlich gleichgültig, aus welchem Material sie angefertigt sind, mit welchem technischen Raffinement sie zusammengestellt werden oder inwieweit sie „modern" sind. Einzig und allein der Gesichtspunkt ist massgebend, inwieweit sie den Heilprozess sichern oder nicht. Dies soll ganz besonders betont werden, weil gerade im jetzigen Kriege bei Behandlung der Kieferbrüche die Tendenz vorherrscht, die sogenannten „modernen" Apparate zu bevorzugen, selbst längst bewährten, wirkungsvollen älteren Apparaten gegenüber. Diese modernen Apparate haben ganz gewiss ihre Berechtigung, sie zeigen sogar in manchen Beziehungen Vorzüge vor den älteren, aber es geht nicht an, sie wahllos und ohne ganz bestimmte Indikation anzuwenden.

Uns leitete immer das Prinzip unser Ziel mit der einfachsten Konstruktion zu erreichen. Uns ist der Apparat niemals Selbstzweck, sondern immer nur ein Mittel zum Zweck der Heilung.

Einige der von uns gebrauchten Apparate (einfacher Drahtbogen, Metallschienen, Stahldraht-Dehner, Schraube, intermaxillare Ligatur) und ihre Anwendungsweise sind in den folgenden Bildern wiedergegeben.

* * *

Auf Grund unserer Erfahrungen können wir heute sagen, dass Brüche, die rechtzeitig, also nicht in vernachlässigtem Zustande, in fachliche Behandlung kommen, mit Hilfe dieser Prothesen gut heilen. Wenn nicht zu grosse Knochendefekte vorhanden waren, verläuft die Kallusbildung gewöhnlich ungestört.

Es gibt aber Fälle, die dieser prothetischen Behandlung trotzen, d. h. es erfolgt keine Kallusbildung. Dann handelt es sich entweder darum, dass am Periost der Bruchstücke pathologische Veränderungen vorliegen, die eine Knochenbildung vereiteln, oder dass sich zwischen den Bruchflächen Fremdkörper befinden, z. B. Geschossstücke, Zahnsplitter u. s. w., oder endlich, dass die Weichteile der Nachbarschaft, Narben etc., als sogenannte Interposita ein mechanisches Hindernis für die Kallusentwicklung bilden.

In allen diesen Fällen muss durch einen operativen Eingriff (Auffrischen der Bruchflächen, Entfernen der Fremdkörper etc.) das Hindernis aus dem Wege geräumt werden.

Auf ein anderes Blatt gehören jene Fälle, bei denen eigentlich nicht vom Heilen eines Kieferbruches gesprochen werden kann, sondern die sich als Folgezustände schlecht geheilter Kieferbrüche darstellen. Das sind in der Hauptsache die Brüche, die zu spät in fachliche Behandlung kamen. Der Verwundete wanderte monatelang von Spital zu Spital mit seinem Deckverband auf dem unversorgten Kieferbruch. In andern Fällen wurden die Bruchstücke wahllos entfernt und die verbleibenden Kieferstümpfe ihrem Schicksale überlassen. Natürlich entstehen dann Pseudarthrosen oder schiefe Verwachsungen mit grossen Gesichtsentstellungen, deren Korrektur nur auf operativem Wege möglich ist. In diesen Fällen kann dann noch die Knochentransplantation endgiltige Heilung bringen. (Wir hatten Gelegenheit derartige Operationen zu sehen, die von Regimentsarzt Dr. Ertl in meisterhafter Weise ausgeführt wurden).

Allerdings konnte selbst in Fällen mit grossen Knochendefekten, wie wir sie auch hatten, durch Prothesen eine zufriedenstellende Kieferfunktion erreicht werden, aber als definitiv geheilt dürfen diese natürlich nicht angesprochen werden.

Erfahrungen über die Kriegsverletzungen des Auges.

Von

Privatdozent Dr. Josef Imre jun.

Die Kriegsverletzungen des Auges sind fast ohne Ausnahme so ernster Natur, dass möglichst schnelle ärztliche Hilfe und nachher tägliche oder mehrmalige Behandlung unbedingt notwendig ist. Es wäre aber selbst bei vollkommenster Verteilung der Sanitätsanstalten nicht möglich, dass in jedem Falle ein Augenarzt die erste Behandlung übernimmt, und es ist sogar als ein Glücksfall anzusehen, wenn der augenverletzte Soldat schon in den ersten Tagen in einem mit augenärztlicher Ausrüstung versehenen Lazarett Aufnahme findet. So kommt es, dass wir einerseits häufig katastrophalen Veränderungen gegenüberstehen, denen durch rechtzeitige Hilfe hätte vorgebeugt werden können, anderseits müssen wir eingestehen, dass die auf dem Vormerkblatt verzeichnete Diagnose und Behandlungsweise unserem Befunde oft nicht entspricht. Dem Arzte, der in den ersten Tagen gezwungen war, den Kranken zu versorgen, standen eben nicht die notwendigen fachlichen Kenntnisse und Hilfsmittel zur Verfügung.

Massgebende Faktoren waren schon am Anfange des Krieges bestrebt, diese für den Patienten keineswegs gleichgültigen Zustände zu verbessern, so dass augenverletzte Krieger oft schon vor Ablauf der Beobachtungszeit in einer Augenklinik oder Augenabteilung Aufnahme finden konnten. Häufig genug aber machten sich Hemmungen fühlbar, die nicht erlaubten, dieses Prinzip folgerecht durchzuführen, wie meistens, wenn das Interesse einer einzelnen Person zu dem der Gesammtheit in Gegensatz tritt. Und das geschah nicht selten auch bei den infizierten oder von verdächtigen .Orten ankommenden Soldaten.

Ich glaube dem Prinzip dieses Handbuches am nächsten zu kommen, wenn ich die Verletzungen, um die es sich hier handelt, nicht mit monografischer Ausführlichkeit erörtere, sondern auf Grund meiner persönlichen Erfahrungen nur die für die Praxis wichtigeren Fälle zusammenfasse. Deshalb habe ich es auch vermieden, mich auf analoge in- oder ausländische Mitteilungen zu berufen.

Die Kriegsverletzungen des Auges.

Der grösste Teil der Kriegsverletzungen wird von Gewehrkugeln verursacht, viele kommen aber durch Schrapnell- und Granatsplittern zustande. Besonders im zweiten Kriegsjahre vermehrte sich die Zahl der von Handgranaten, Minen und Steinsplittern hervorgerufenen Kriegsverletzungen. Die Verletzungen können aber auch von sonstigen, sehr verschiedenartigen Gegenständen herrühren. Ich hatte Gelegenheit, Brillensplitter, Fernglasteile, Holzsplitter aus der Umgebung des Auges und aus dem Auge selbst zu entfernen.

Wir sehen nur Augenverletzungen, die durch mehr oder weniger aus seitlicher Richtung kommende Kugeln verursacht wurden. Liegt die Eingangspforte im Auge selbst, so finden wir den Ausgang an den Schläfen oder am Gesicht, in anderen Fällen dringt das den Augapfel zertrümmernde Geschoss durch die Nasenwurzel oder Stirne ein. Das sind die häufigsten Möglichkeiten, in denen es zum Verluste eines Auges durch Kugeln kommt. Viel verhängnisvoller sind die seitwärts eindringenden Kugeln, die am Rande der Orbita das eine Auge treffen. Sie durchbohren die Nasenwurzel, zertrümmern die Tränenwege, öffnen die vorderen Siebbeinzellen und richten auch das andere Auge zugrunde. Die Endfolgen solcher Verletzungen sind : Schrumpfung beider Augäpfel, doppelseitige, mit Eiterung der Siebbeinzellen komplizierte Tränensackeiterung, Fistelbildung als Folge der Splitterfraktur des Orbitalrandes, kleinere und grössere Liddefekte. Das alles macht das Leben eines erblindeten Mannes noch weit qualvoller. Wenn die Kugel in die Temporalgegend eingedrungen ist und beide Augenhöhlen durchbohrt hat, so finden wir nach einer Woche kaum mehr die Ein- und Ausgangspforte, und wenn die Lederhaut nicht gespalten ist, so sehen wir auch am Auge keine andere Veränderung als erweiterte, lichtstarre Pupillen. Das Bild des Augenhintergrundes ist dagegen weit abwechslungsreicher. Doch darüber weiter unten.

Ein solcher biorbitaler Durchschuss kommt auch dadurch zu stande, dass die Kugel, nachdem sie das eine Auge durchbohrt hat, den Sehnerven des anderen zerreisst oder dass sie am hinteren Teile beider Augäpfel eine Lederhautspaltung mit Eröffnung beider Bulbi verursacht. Dann entsteht eine Schrumpfung beider Bulbi. Die Kreislaufstörungen, die nach Verletzungen der Orbitalgefässe eintreten, führen oft zu starkem Ödem der Konjunktiva; besonders grosse Ödeme sieht man an der Übergangsfalte des unteren Augenlides. In den meisten Fällen schwillt es von selbst ab; es kommt aber vor, dass wir gezwungen sind, den Verlauf durch Exzisionen zu beschleunigen.

Es gibt Fälle, wo wir nach der Verletzung kaum eine Spur von der Hülle des Augapfels finden. Diese Tatsache kann nicht dadurch erklärt werden, dass man annimmt, die Kugel reisse das Auge einfach mit sich, sondern in der Weise, dass infolge des plötzlichen Schlages das Auge wie ein mit Flüssigkeit gefüllter, geschlossener Behälter einfach explodiert, wobei die Lederhaut und mit ihr natürlich die ganze Uvea und Retina in Fetzen gerissen wird. Die Reste der auf diese Art zerstörten Augäpfel sind in der Orbita sehr schwer aufzufinden. Aber auch in solchen Fällen wäre es richtig, jeden Rest des vernichteten Augapfels zu entfernen. Wie ich von Professor Brückner in Berlin erfuhr, fand er an mikroskopisch untersuchten ganz kleinen Lederhautresten winzige Uveateile, die das Bild einer symphatisierenden Uveitis zeigten.

Veränderungen des Augenhintergrundes.

Das durch die Augenhöhle dringende Geschoss kann die Sehkraft zugrunde richten, ohne eine bulbuseröffnende Verletzung zu verursachen. Einmal durch Zerreissung der Sehnerven, ferner dadurch, dass es im Inneren des Auges zu bleibenden Veränderungen führt. Von diesen Veränderungen kommt am häufigsten die Aderhautruptur vor, die wir aber gewöhnlich erst nach einer gewissen Zeit wahrnehmen können. Ein Teil der auftretenden Blutung gerät nämlich sehr oft in den Glaskörper und muss erst aufgesogen sein, ehe der Augenhintergrund deutlich zu sehen ist. Zuweilen aber kann man schon nach ganz kurzer Zeit die Spaltung konstatieren. In diesen Fällen sehen wir unter der Retina graulich-braune, streifenartige Blutungen. Nach einigen Wochen wird die Spaltung selbst sichtbar. Ein Bild, wie es öfter vorkommt, zeigt uns auf kleineren oder grösseren Gebieten teils unter der Retina, teils auf ihr neugebildete Bindegewebsmassen, Pigmentanhäufungen und in der ersten Zeit ausgebreitete Blutungen. Wir können mit dem Augenspiegel die verschiedensten Bilder beobachten. Mancher Augenhintergrund bietet eine ganze Sammlung interessanter und lehrreicher Veränderungen. Ein klassisches Beispiel ist der folgende Fall, den ich im Spital der Finanzinstitute bei einem Soldaten, der am rechten Auge durch eine Gewehrkugel verwundet wurde, beobachtet habe:

Im Glaskörper einige schwimmende Blutstreifen, unmitt.lbar oberhalb der Papille ein halbpapillengrosser, aus der Fläche hervortretender graulich-grüner Knoten, von dessen oberem Teil eine bogenförmige, weisse Aderhautspaltung nach aussen und oben verläuft. Unter der Macula lutea dunkelrote, oben scharf horizontal, nach unten halbbogenförmig begrenzte präretinäre Blutung; an der Retina längs der Gefässe mehrere streifenartige Blutungen. Bei starkem Hinunterblicken ist ein durchschimmerndes, grauliches, schlotterndes Retinateilchen zu sehen. In diesem Auge haben wir also subretinale, retinale, präretinale und Glaskörperblutungen, Aderhautruptur und Ablatio retinae.

Oft sehen wir Fälle, in denen eine vom Auge relativ weit liegende Verletzung schwer erklärbare Blutungen verursacht. Wir finden z. B. nach Schussverletzungen des Gesichts, besonders nach denen des Arcus zygomaticus, oft Aderhautrupturen; ich habe sogar nach mandibularer Schussverletzung retinale Blutungen beobachtet.

Die durch Schussverletzungen entstehenden Fundus-Veränderungen sind im allgemein charakterisirt durch Blutungen, Pigmentanhäufungen, neugebildetes Bindegewebe, also durch das Bild, das man als Retinitis proliferans bezeichnet. Wir sehen einen unregelmässigen Verlauf der retinalen Blutgefässe über dem sich emporhebenden Bindegewebe, dann ziemlich oft die Dekoloration der Papille. Dieses wechselnde Bild wird von manchen als Chorioretinitis sclopetaria bezeichnet; dieser Name ist aber unrichtig, da von einer wirklichen Entzündung gewöhnlich keine Rede ist, weshalb man auch die Benennung „Retinitis proliferans" besser vermeidet.

Die verschiedensten Veränderungen werden auch von Schrappnellkugeln verursacht. Diese führen aber selten zur Vernichtung beider Augen; umso öfter sehen wir diese eintreten, wenn zahlrreiche kleine Splitter in die Augenlieder, in beide Augäpfel und das Gesicht eindringen. Das Endresultat in solchen Fällen ist Schrumpfung, eventuell Vernichtung beider Augäpfel, oft mit Nebenhöhleneiterung oder mit Defekten des Orbitalrandes und der Lider kompliziert. Zum Glück kommt es selten vor, dass durch diese Splitter beide Augen zugrunde gehen; in vielen Fällen verursachen die eingedrungenen Fremdkörper keine so folgenschweren Beschädigungen, und nach Extraktion des entstandenen Stares bleibt bei Anwendung des entsprechenden Glases eine gute Sechschärfe zurück. Ist der eingedrungene Fremdkörper aus magnetischem Metall, so kann er mit einem geeigneten Magneten entfernt werden. Vorher ist eine genaue Lokalisation ratsam, eventuell mit dem Lokalisator von Sweet. In Fällen, wo nur das eine Auge erhalten ist und der Fremdkörper keine Irritation verursacht, sollten wir mit der Magnetextraktion nicht zu aktiv vorgehen, denn nicht selten werden durch die Fremdkörperextraktion ziemlich starke Kontusionen, Blutungen oder Glaskörperverluste, also ernste Komplikationen hervorgerufen.

Wenn der Fremdkörper aus Kupfer ist und sich an einer zugänglichen Stelle befindet, muss die Entfernung versucht werden.

Das gelingt, wenn der Fremdkörper in der Iris, in der Linse oder unmittelbar hinter ihr liegt. Wenn das andere Auge unbeschädigt oder wenigstens brauchbar ist, müssen wir uns vor erneuten Eingriffen hüten. Denn je öfter ein Eingriff am verwundeten Auge vollzogen wird, um so grösser ist die Gefahr einer sympathischen Entzündung. Besonders sind derartige Experimente zu vermeiden, wenn die Verwundung in der Nähe der Ciliarkörper liegt.

Andere kleine Fremdkörper kann man meistens ohne schädliche Folgen im Auge zurücklassen, sehr oft werden sie durch Bindegewebe eingehüllt. In glücklichen Fällen geschieht dies auch bei Eisen- oder Stahlsplittern. In minder glücklichen Fällen aber kann durch Oxydation Siderosis bulbi eintreten, und eine schleichende Iritis oder Uveitis richtet das Auge zugrunde.

Lageveränderungen des Augapfels.

Wir kommen nun zu den Verletzungen, die nicht das Auge selbst treffen, gleichwohl aber an ihm charakteristische Veränderungen mit oder ohne Beeinträchtigung der Sehschärfe hervorrufen. Zuerst sollen die Lageveränderungen des Augapfels erwähnt werden. Hierher gehört der Enophtalmus traumaticus, den wir jetzt sehr oft sehen können. Er ist in den meisten Fällen durch ausgedehnte Verletzungen der knochigen Orbitalwand und die Folgen der Vernarbung zu erklären. Auch nach Verletzung der den Augapfel umpolsternden Weichteile kann er eintreten. Es kommt vor, dass durch Vernarbungen und Schrumpfungen in der Funktion der Muskulatur eine derartige Störung eintritt, dass bei jeder Innervation, bei jeder Ausgenbewegung der Augapfel zurückgezogen wird. Das geschieht besonders, wenn das Geschoss die hinteren Teile der Orbita durchbohrt hat und nach mehrfachen Knochenbrüchen gewisse Muskeln mit kleinen Knochensplittern verwachsen. Dann enstehen neue Ansatzpunkte für die betreffenden Augenmuskeln, und es ergeben sich so die eigenartigsten unrichtigen Bewegungen, die, besonders wenn das andere Auge unverletzt geblieben ist, sehr auffallend sind.

Das Einsinken des Auges kann auch in der Weise zustandekommen, dass z. B. ein Teil des orbitalen Fettgewebes infolge eines grösseren Defektes der knochigen Orbitalwand in eine Nebenhöhle gelangt und so durch Verminderung des Orbitalinhaltes ein Rückwärtssinken und eine scheinbare Verkleinerung des Augapfels entsteht. Dadurch wird auch die Augenspalte enger, was die Erscheinung noch auffallender macht.

Die Vorwölbung des Augapfels entsteht durch stärkere Blutungen in der Orbita oder, wie ich es oft sah, infolge einer Steckkugel. Meist ensteht gleichzeitig oder nach einigen Tagen eine Suffusion und mässiges Oedem der Augenlieder. Die Augenbewegungen erfahren schon bei kleinerem Exophthalmus eine Einschränkung, und in den durch Schussverletzungen verursachten seltenen Fällen, bei denen im Auge selbst keine grössere Blutung entsteht, stört eine Diplopie den Patienten, die teilweise durch den Druck auf Muskeln und Nerven, teilweise durch die Lageveränderung des Augapfels zustande kommt. Eine Protrusion höheren Grades kann vollkommene Unbeweglichkeit nach sich ziehen, die Hornhaut bleibt dabei manchmal unbedeckt. Die Beeinträchtigung des Sehvermögens wird entweder durch intraokulare Blutungen respektive Aderhautrupturen oder durch Verletzung des Sehnerven verursacht. Im letzteren Falle finden wir gewöhnlich keine Lichtempfindung, es sei denn, dass der Sehnerv nur partiell verletzt wurde, was sehr selten ist. Es kommt wohl vor, dass irgendein Druck Leitungsstörung und Verminderung der Sehkraft verursacht, niemals aber wird nach orbitalen Blutungen allein plötzliche vollkommene Blindheit beobachtet. Wenn sofort nach einer Verletzung vollkommene Blindheit eintritt, so müssen wir voraussetzen, dass auch der Sehnerv verletzt wurde.

Exophthalmus kann auch durch Luft, die in die Orbita eingedrungen ist, verursacht werden; er ist ausnahmslos kombiniert mit Emphysem der Augenlieder. Das interessante Bild von Exophthalmus pulsans habe ich während des Krieges nicht beobachten können, doch ist es wahrscheinlich, dass wir dieser Erscheinung noch begegnen werden.

Die Verletzung der Sehnerven und Sehbahnen.

Sehr wichtig ist die Kenntniss jener Veränderungen, die im Inneren des Auges, am Sehnerv oder an den mehr zentralen Sehbahnen nach Schädelverletzungen direkt oder indirekt entstehen können. Nach Verletzung der Sehnerven zwischen dem Augapfel und dem Foramen opticum wechselt das Bild, je nach der Lage der Verletzung. Ist die Verletzung durch direkte Wirkung eines Fremdkörpers entstanden, so können wir wegen der starken intraokularen Blutung den Hintergrund nicht sehen, es gibt aber Ausnahmefälle, in welchen die Verletzungen des Sehnerven sofort nach Eintritt der Läsion mit dem Augenspiegel wahrgenommen werden. Während der Karpathenkämpfe kam ein Soldat einige Tage nach seiner Verwundung zu mir in die Augenabteilung, bei dem ich feststellen konnte, dass der Sehnerv völlig aus dem Augapfel herausgerissen war.

Die Medien waren vollkommen klar, unter der Gegend der Macula lutea war eine kleine Blutung sichtbar, und als ich die Papille suchte, trat ein regelmässig rundes, dunkles Loch vor meine Augen. Ganz regelrecht, als hätte man sie behutsam präpariert, war die Papille aus dem Auge gerissen. Um die Öffnung war die Retina graulich trübe, an den übrigen Teilen des Augenhintergrundes war ausser der erwähnten kleinen Blutung keine andere Veränderung bemerkbar, nur waren sämtliche retinale Gefässe leer und haardünn.

Entsteht die Verletzung des Sehnerven durch einen Knochensplitter, der ihn unmittelbar hinter dem Bulbus trifft, oder höchstens in einer Entfernung von 15—18 mm. hinter demselben eindringt, so ist das Bild des Augenhintergrundes dasselbe wie nach einer frischen Embolie der Arteria centralis retinae. Leere, kaum bemerkbare, haardünne Arterien, leere Venen, dann etwas später Trübung der ganzen Retina; höchstens an der Makulargegend und an der Peripherie schimmert die Farbe der Aderhaut durch. Das Oedem bildet sich in einigen Tagen zurück, es wandert später hier und da Pigment in die Retina, und in zwei, drei Wochen wird die Papille kreideweiss. Alle diese Erscheinungen treten auf, wenn der Teil des Sehnervs verletzt wird, in dem bereits die Gefässe der Retina verlaufen. Liegt die Verletzung mehr nach hinten, wo die zentralen Gefässe noch nicht in den Stamm des Opticus eingetreten sind, so finden wir nach der Verletzung nur, dass der Patient keine Lichtempfindung, die Pupille keine direkte Reaktion hat, sondern bloss eine indirekte. Am Augenhintergrunde ist keine Veränderung zu finden, nur die nach einigen Wochen wahrnehmbare Dekoloration beweist die Richtigkeit der Diagnose. In den ganz seltenen Fällen, wo eine partielle Sehnervenverletzung zustandekommt, finden wir eventuell nur einen sektorartigen Gesichtsfeldmangel. Geht der Sehnerv infolge eines Schusses im knochigen Optikuskanal zugrunde, so ist der Augenhintergrundbefund auch negativ, solange die deszendierende Atrophie nicht die Papille erreicht. Nach einer Schädelbasisfraktur kann in der Scheide des Sehnerven eine Blutung entstehen, welche die in solchen Fällen vorhandenen Störungen der Sehkraft erklärt. Der durch die Blutung verursachte Druck zieht vorübergehende oder bleibende Sehstörungen nach sich, die aber von den durch partielle Verletzung des Sehnerven entstandenen Sehstörungen zu unterscheiden sind. In letzterem Falle finden wir nämlich — wie ich bereits erwähnte — einen sektorartigen Gesichtsfelddefekt, während bei Blutungen in der Nervenscheide das Gesichtsfeld konzentrisch verengt ist. Leiden die makulären Fasern nicht unter dem Drucke, so verrät eventuell nichts anderes die Blutung als dieser Befund. Was die Prognose anbelangt, so kann man sagen: verbessert sich das Gesichtsfeld ungefähr binnen zwei Wochen, dann können wir eine baldige Besserung der Sehkraft erwarten, weil darin die Aufsaugung der Blutung zum Ausdruck kommt. Dagegen richtet eine Kompression, die länger als zwei, drei Wochen dauert, wenigstens die peripherisch liegenden Fasern zugrunde.

Wenn nach Schädelverletzungen das Auge an der verletzten Seite plötzlich erblindet, so kann dies ausser in den erwähnten Möglichkeiten in einer Schädigung der intrakraniellen Teile des Sehnerven seinen Grund haben. Fehlt der äussere Teil beider Gesichtsfelder, so ist die Mitte des Chiasma verletzt, was nach Schussverletzungen nur von abgesprengten Knochensplittern herrühren kann. Und endlich: wenn die Verletzung einen Tractus opticus zugrunde richtete, so werden wir eine homonyme Hemianopsie konstatieren.

Zur Entscheidung, ob eine Hemianopsie hervorrufende Läsion im Tractus oder zentral liegt, wurde die Wernickesche hemianopische Pupillenreaktion als diagnostisch wertvolles Mittel empfohlen. Demgegenüber muss ich bemerken, dass einerseits eine ganz verlässliche Untersuchung aus technischen Gründen nicht immer leicht durchführbar ist, denn wir können selbst durch eine enge Spalte oder ein kleines Loch das Licht nicht in so dünnen Garben in das Auge hineinwerfen, dass es nur die eine Retinahälfte berührt, anderseits müssen wir berücksichtigen, dass die Pupillenreaktion nur aus einem Winkel von 20° auszulösen ist. Meine in dieser Richtung noch in Friedenszeit begonnenen Untersuchungen machen es wahrscheinlich, dass dieser Winkel bei manchen Personen physiologisch noch enger ist.

Auf diese Art können wir nie mit Bestimmtheit behaupten, dass eine Pupillenreaktion auch in Wirklichkeit von der anscheinend belichteten Seite ausgelöst wurde, anderseits kann von der Seite der Gesichtsfelddefekte die Pupillenreaktion deshalb ausbleiben, weil das Licht aus einem grösseren Winkel als 20° die Retina berührt hat.

Bei Soldaten, die durch eine Granatexplosion zur Erde geworfen wurden oder aus einem ähnlichen Grunde eine Schädelbasisblutung erlitten haben, habe ich in einigen Fällen vorübergehende Hemianopsien beobachtet. Eben weil der Gesichtsfelddefekt schnell vorüberging, konnte ich in diesen Fällen die Diagnose der basalen Blutung zu stellen wagen.

Nach Schädelschüssen stellte ich einigemale die Verletzung zentraler Sehbahnen fest. Zwei Fälle blieben ganz blind. Kortikale Blindheit (Seelenblindheit) habe ich in einem Falle gefunden.

Hier möchte ich zwei sehr interessante Beobachtungen mitteilen. Beide wurden in das Kriegsblindeninstitut transferiert, und dort habe ich sie gefunden. Bei ihnen ist nämlich auch nach biparietalem Durchschuss Blindheit aufgetreten, und wie in den mitgebrachten Zeugnissen behauptet wurde, litten beide an „mehrfachen Muskellähmungen und vollkommener Blindheit zentralen Ursprunges.“

Bei dem einen ergab sich folgender Befund:

K. J. Sehr herabgekommener Mann mit linksseitiger Hemiplegie. An beiden Parietalbeinen linsengrosse Narben. Es ist auffallend, dass er die Lippen wie beim Pfeifen zusammenzieht und die Stirne äusserst rasch, sozusagen rastlos, runzelt. Die beiden Oberlider hängen ganz faltenlos und machen nicht den Eindruck mit Absicht geschlossener Lider. Auf die Aufforderung, die Augen zu öffnen, runzelt er noch lebhafter die Stirne, das Augenlid hebt sich aber höchstens 1 mm. Wenn wir die Lider aufheben, ist eine starke, aber nicht ständig gleichmässige Konvergenz sichtbar. Pupillen sind sehr eng, Lichtreaktion tadellos, Hintergrund normal, Während der Untersuchungen und unter der Wirkung der vorgenommenen suggestiven Behandlung öffnete er die Augen nach einigen Tagen für längere Zeit. Wenn wir das Oberlid umstülpten, hält er beide Augen offen und gibt die Konvergenz auf, blickt aufwärts, um das von der Umstülpung der Lider verursachte unangenehme Gefühl loszuwerden. Es war also zweifellos, dass weder die Ptosis, noch die scheinbare beiderseitige Abduzenslähmung auf eine organische Läsion zurückzuführen sei, sondern hysterischen Charakters war. Patient wurde einer Nervenabteilung überwiesen, wo es sich herausstellte, dass die Hemiplegie auch nur eine hysterische Funktionsstörung war.

Meiner Ansicht nach konnte ich in diesem Falle nur deshalb keinen vollkommenen Erfolg mit der Suggestion erzielen, weil seit der Verwundung des Patienten mehr als ein Jahr vergangen war, ehe er zu uns kam, und weil er in dieser Zeit in sehr vielen Spitälern und von immer neuen Ärzten behandelt wurde, wozu noch kam, dass er von einem gutherzigen Aristokraten eine dauernde grosse Untersützung erhielt, mit der Aussicht, als Korbflechter auf dem Gute seines Wohltäters gegen sehr hohe Bezahlung arbeiten zu können. Abgesehen von alledem, verfügte er über zwei Zeugnisse, laut deren er gänzlich und unheilbar erblindet sei.

Dieser Fall ist, wie ich glaube, ein gutes Beispiel dafür, dass man hysterische Kranke möglichst früh instandsetzen muss, sonst ist nur mit grösster Mühe ein Erfolg zu erzielen, besonders wenn die Genesung mit den materiellen Interessen der Patienten in Gegensatz steht.

Der andere Fall (B. J.) kam zur selben Zeit in meine Beobachtung. Mit Faradisation erzielte ich bei diesem Patienten, der anderthalb Jahre lang von einer Abteilung in die andere wanderte, schon nach zwei Tagen $^5/_{10}$ Sehschärfe. Nun war hier aber tatsächlich eine doppelseitige Abducenslähmung vorhanden. Es war sehr lehrreich, wie der Patient vor jeder Behandlung erzählte, er wisse, dass doch alles vergeblich sei, weil seine Blindheit schon zu lange bestände. Das hatte man ihm in der Klinik gesagt, von wo er kam. Man hatte sich zweifellos viel Mühe mit diesem Patienten gegeben, doch der erlittene Schädelschuss und die tatsächlich vorhandene Abducenslähmung führten die Beobachter auf falsche Wege.

Hysterische Amaurosen habe ich bis jetzt bei zwölf Soldaten

beobachtet. Alle wurden mit voller Sehschärfe der Nervenabteilung übergeben. Darunter waren zwei, die wegen ihrer Blindheit als Invaliden aus Russland nach Hause entlassen wurden. So sehen wir, dass diagnostische Fehler in einigen sehr seltenen Fällen doch auch Glück bringen können.

Papillenödem nach Schädelverletzungen.

Ich muss es mir versagen, auf die Erörterung der von Schädelverletzungen herrührenden Augenerscheinungen, Lähmungen und Gesichtsfeldveränderungen hier genauer einzugehen. Bevor ich mich aber einem neuen Kapital zuwende, möge es mir erlaubt sein, einige Worte über die nach Schädelverletzungen auftretende Stauungspapille zu sagen. Ihre Feststellung ist in vielen Fällen von ausschlaggebender Bedeutung für den Operateur, der eine Trepanation machen will. Es ist zwar wahr, dass meistens auch noch andere Erscheinungen vorhanden sind, die eine dringende Indikation für diesen Eingriffes bilden, anderseits kann es aber vorkommen, dass ausser der Stauungspapille jede sonstige Erscheinung fehlt, und weil eben das Sehen gefährdet ist, kann diese den Eingriff rechtfertigen. Nach Schusswunden ist die sofort auftretende Stauungspapille nicht selten. Obgleich ich nie Gelegenheit hatte, schädelverletzte Soldaten einige Stunden nach ihrer Verwundung zu spiegeln, habe ich doch viele untersucht, die vorgaben, dass sie sofort nach der Verwundung ihr Augenlicht verloren und es erst nach einigen Wochen allmählich zurückbekommen haben. In anderen Fällen kamen Soldaten mit Schädelschüssen und ausgesprochener Stauungspapille, die sich aber innerhalb einiger Wochen zurückbildete. Sowohl in diesen Fällen wie in den vorher erwähnten konnte ich noch die Spuren der abgelaufenen Stauung auffinden. Die Papillengrenzen waren fein verschwommen, längs der Blutgefässe fanden sich kaum bemerkbare dünne, weisse Konturen aus organisiertem Bindegewebe. Man nimmt an, dass in dem Momente des Schusses der Liquor in die Nervenscheide eindringt und dadurch ein Papillenödem verursacht wird. Diese Erklärung klingt aber nicht sehr plausibel, wenn man weiss, dass diese Fälle, wie ich aus eigner Erfahrung sagen kann, zum grössten Teile Occipitalschüsse sind. Ich glaube, dass wir diese rein mechanische Erklärung der Stauungspapille nicht als allgemein gültig annehmen dürfen. Eine Stauungspapille kann auch durch Blutungen an der Schädelbasis und in den Nervenscheiden verursacht sein. In solchen Fällen ist die Indikation für einen operativen Eingriff nur dann gegeben, wenn die Stauung 2—3 Wochen nach der Verwundung noch unverändert ist, weil dann die Sehnerven höchstwahrscheinlich atrophisieren würden. Es scheint aber, dass der erhöhte Druck in der Mehrzahl der Fälle bald aufhört oder das in die Nervenscheide eingedrungene Flüssigkeitsplus wieder verschwindet, da ich eine Atrophia nervi optici ex papillitide nach Kopfschüssen bloss in drei Fällen gesehen habe. Unseren Erfahrungen nach ist die Stauungspapille sogar bei enormer Depression der Schädelknochen eine Ausnahme.

Sympathische Ophthalmie.

Es würde zu weit führen, wenn ich diese Frage hier ausführlich behandeln wollte, aber soviel muss ich doch erwähnen, dass in meiner Augen-Invaliden-Abteilung bis jetzt drei Fälle von sympathischer Uveitis und ein Fall von Papilloretinitis sympathica behandelt wurden. In einem Falle ist die Uveitis 5 Monate nach der Verwundung aufgetreten, die Enukleation wurde nach Beginn der sympathischen Entzündung in einem anderen Spital vorgenommen; bei den übrigen drei Patienten habe ich die Enukleation vornehmen müssen, alle drei waren mit ausgesprochener Entzündung angekommen. Bei einem von ihnen wurde vorher (vor dem Ausbruch der sympathischen Opthalmie) eine Exenteration des verletzten Augapfels gemacht. Dieser Fall zeigt, wie unrichtig es ist, diese Operation an verletzten Augen vorzunehmen. Meiner Ansicht nach sind wir noch immer nicht vorsichtig genug, obwohl speziell in Ungarn die Exenteration sehr wenig Feunde hat. Mit phthisischen Bulbi und mit dem kleinen Bulbusreste müssen wir radikal vorgehen; nach richtig ausgeführten Enukleationen haben wir für die Prothese eine ganz gute Höhle, und wenn auch einmal die Bewegung der Prothese nicht so gut ist, wie in den Fällen, in denen der geschrumpfte Augapfel zurückgeblieben ist, so dürfen kosmetische Rücksichten doch nie in Frage kommen, wenn durch ihre Beachtung auch nur der geringste Nachteil für das gesunde Auge entstehen kann. Ich enukleiere grundsätzlich jeden geschrumpften Bulbus, der eine penetrierende

Verletzung erlitten hat, umsomehr, wenn darin ein Fremdkörper steckt. Dasselbe Prinzip soll zur Geltung kommen bei allen chronischen Uveitis-Fällen, wo keine gute Lichtempfindung mehr vorhanden ist.

Über die Verletzungen der Augenlider und über die plastischen Operationen der Liddefekte hoffe ich bei einer anderen Gelegenheit ausführlich referieren zu können.

Zur Chirurgie der Blasen- und Harnröhren-Schussverletzungen.

Von

Privatdozent Dr. Béla von Rihmer
Abteilungsvorsteher im neuen St.-Johannes-Spital.

In den folgenden Zeilen möchte ich die Fälle von Harnröhren- und Blasenschüssen besprechen, die auf der Abteilung „für Chirurgie der Harnwege“ im St.-Johannes-Spital operiert wurden. Im ganzen kamen 10 solcher Fälle zu Operation, und zwar 8 Harnröhren- und 2 Blasenschussverletzungen.

Mit Ausnahme einer einzigen, durch einen Granatsplitter verursachten Harnröhrenverwundung waren alle anderen durch Gewehrschüsse hervorgerufen. Ich hatte Gelegenheit, in jedem anatomischen Teil der Harnröhre Verletzungen zu beobachten, so an der Eichel, der Pars pendula, scrotalis, perinealis und prostatica. Fast alle Verletzungen führten zur Striktur, meistens mit Fistelbildung. In einem Falle sass die Fistel zwischen dem prostatischen Teil und dem Mastdarm; in einem anderen — bei einer Verletzung der Pars prostatica — hatte das Geschoss den Blasenscheitel zerrissen und dadurch über der Symphysis eine Fistelbildung, im prostatischen Teil aber eine völlige Obliteration der Harnröhre hervorgerufen. Alle Verwundeten mit Harnröhrenschüssen gelangten erst spät in unser Spital, ein einziger mit einem Blasen-Mastdarmschuss am 5. Tage nach der Verwundung.

Bei Besprechung der einzelnen Fälle und der bei ihnen vorgenommenen operativen Eingriffe will ich den Leser nicht mit literarischen Angaben behelligen, sondern mich darauf beschränken, kurz über meine an dem vorliegenden Material gemachten Beobachtungen zu berichten.

I. Harnröhrenschüsse.

1. Durchschuss der Eichel. Striktur- und Fistelbildung. Resektion mit Naht unter dem Schutze einer perinealen Deviation des Harns.

Sz. I. Infanterist, verwundet am 3. September 1915. Durchschuss der Eichelvorhaut. Das Geschoss hatte sich in der linken Hälfte des Präputiumsackes unter die Haut des Penis gebohrt und drang längs des Penis bis zu dessen Wurzel vor, von wo es nach Zerreissung der Haut in die Beinkleider fiel. Patient klagt bei seiner Aufnahme am 16. November 1915 über erschwerte Harnentleerung. Einen halben cm. vom Meatus befindet sich eine hochgradige Striktur und eine in die rechte Hälfte der Praeputialsackes mündende Fistel. Am 27/XI 1915 Operation : Epidurale Injektion, Infiltration beider Sulci ischiocavernosi mit ½%-ger Novocainlösung und zirkuläre Infiltration der Peniswurzel. In totaler Anaesthesie wird zwecks Deviation des Harns eine Urethrotomia externa gemacht. Nach Einführung eines Nelatonkatheters in die Blase folgt Resektion der Striktur, die 1 cm. lang und hauptsächlich durch Veränderungen in der oberen Wand der Harnröhre bedingt ist. Die Resektion wird zirkulär ausgeführt und daran die zirkulähre Naht angeschlossen. Zu diesem Zwecke wird, wie bei einer Operation der Hypospadiasis nach Beck, die Harnröhre nach hinten freigelegt und nach vorne gezogen. Am folgenden Tage ist die Eichel durch die angeschwollene Vorhaut stranguliert, so dass diese eingeschnitten werden muss. Abgesehen hiervon erfolgt glatte Heilung. Der Katheter wird am 10. Tage nach der Operation entfernt, und 3 Tage später schliesst sich auch die Wunde am Damm. Vom 18. Dezember an wird dem Kranken jeden 8—10 Tag eine Bougie Ch. Nr. 22 eingeführt. Die Harnentleerung erfolgt ohne Hindernis.

In dem erwähnten Falle wurde Resektion und zirculäre Naht am hinteren Teil der Eichel ausgeführt. Die perineale Deviation des Harns leistete sehr gute Dienste. Die postoperative Strangulation der Eichel hätte der Harnentleerung ein starkes Hindernis entgegengestellt und auch die Naht gefährdet.

2. Durchschuss der Pars pendula mit Striktur und Fistelbildung. Resektion der Striktur. Harnröhrenbildung mit Hilfe von Seitenlappen, die der Penishaut entnommen wurden, unter dem Schutze einer perinealen Deviation des Harns.

H. I., Infanterist, verwundet am 19. August 1914, aufgenommen am 13. September 1914. Das Geschoss drang an der dorsalen Fläche des Penis ein, durchbohrte die Harnröhre im Angulus penoscrotalis, den Hodensack sowie das rechte Adduktorengebiet und verliess schliesslich den Körper in Höhe des Trochanter. An der Peniswurzel bildet sich eine von Granulationen umgebene Fistel. Behandlung besteht in Einlegung eines Dauerkatheters und Kauterisation der granulierenden Fistel mit Lapis. Es erfolgt allmählich Überhäutung, jedoch gleichzeitig Verwachsung mit der Skrotalhaut. Ausführung des Redressements durch Exzision der Narbe am Angulus penoskrotalis. Die Fistel schliesst sich unter Entwickelung einer Striktur. Am 13. XI. 1914 wird eine Deviation des Harnes mit perinealer Fistel und am 24. November 1914 eine Resektion der vernarbten unteren Teile der Harnröhre in Leitungsanaesthesie vorgenommen. Nach der Resektion klafft die Harnröhre von der Eichel bis zur Peniswurzel auf. Diese Hypospadiasis wird durch zwei der Seite des Penis entnommene Lappen verschlossen. Die Lappen werden mit ihren nach Innen gekehrten Wundflächen über einem eingelegten Katheter in der Mittellinie vernäht. Heilung erfolgt per primam, abgesehen von einem notwendig gewordenen Auffrischen und Vernähen der beiden Lappenenden. Nach Entfernung des Katheters aus dem Damm erfolgt Verschluss der Öffnung.

Der aus dem Spital mit Bougie Nr. 18 entlassene Patient stellt sich im April 1916 wieder auf der Abteilung vor, und bei dieser Gelegenheit wird ihm Bougie Nr. 20 ohne Schwierigkeit eingeführt. Die wiederhergestellte Harnröhre ist glatt.

Der angeführte Fall ist deshalb beachtenswert, weil die untere Wand der Harnröhre mittels zweier Seitenlappen in der Weise hergestellt wurde, dass ihre blutende Fläche nach innen sah; ferner zeigt er, wie gut die Schleimhaut der Harnröhre sich regenerieren kann. Die Bedeckung der Lappen mit Epithel ging von der oberen Wand der Harnröhre aus und vollzog sich derart rasch, dass eine narbige Schrumpfung des Lappens verhindert wurde. Die Deviation des Harns hat dabei gute Dienste geleistet, die blutende Fläche der Lappen blieb von Inkrustationen verschont.

3. Schussverletzung der Pars scrotalis mit Striktur und Fistelbildung. Zirkuläre Resektion unter dem Schutze einer Cystostomie.

L. I., Infanterist, wurde am 11. Mai 1915 beim Arbeiten mit dem Spaten in der Deckung durch einen Granatsplitter am Scrotum verwundet, wonach sofortige Anschwellung des Beutels und Ablaufen des Harns durch die Wunde eintrat. Patient wurde in einem Feldspital operiert (Inzision am Scrotum). Bei seiner Aufnahme am 28. Juni 1915 auf meiner Abteilung lässt sich eine Fistel in der Skrotalgegend erkennen und vor dieser eine impermeable Striktur. Am 17. Juli 1915 erfolgt Cystostomie und Einlegen eines Pezzer-Katheters. Die Blase ist etwas zusammengeschrumpft. Unter dem Schutze der Blasenfistel wird am 26. August in Leitungsanaethesie zirkuläre Resektion mit primärer Naht ausgeführt, wonach per primam Heilung eintritt.

Wegen Pericystitis bildet sich nach oben eine Blasenfistel, die längere Zeit besteht. Sobald sie sich geschlossen, wird Patient mit Bougie Nr. 17 entlassen.

In diesem einen Falle war die Verletzung des skrotalen Teils der Harnröhre durch einen Granatsplitter verursacht. Wegen der Nähe des Perineums wurde keine perinaele, sondern eine Blasenfistel angelegt und auf diese Weise eine Deviation des Harns ermöglicht.

4. Lineäre Striktur der perinealen Harnröhre, hervorgerufen durch eine Schussverletzung. Innere Urethrotomie.

K. Q. wurde am 16. Juli 1915 durch ein Infanteriegeschoss am Perineum verwundet und musste wegen Zertrümmerung des rechten Hodens noch im Feldspital kastriert werden. Am 2. August gelangt Patient mit einer 7 cm. langen, granulierenden Wunde am Perineum auf meine Abteilung. An dem perinealen Ende der Wunde, durch die jetzt der ganze Harn nach aussen gelangt, besteht eine Fistel. Am 2. Tag nach der Einlieferung erkrankt der Verwundete an leichtem Tetanus, der, mit Serum behandelt, bis 15. August völlig geheilt ist. Bis dahin schliesst sich auch die Fistel am Damm, dann aber stellt sich häufiges Urinieren mit Pyurie ein. Die Ursache ist eine lineäre Striktur, deren Weite der Charrière- Nr. 17 entspricht. Nach sofortiger innerer Urethrotomie werden 7 Tage lang Verweilkatheter von wachsender Stärke bis zur Ch.-Nr. 23 eingeführt, was ein Nachlassen des häufigen Urinirens zur Folge hat.

In letzterem Falle verlief die Schussrichtung tangential zur Harnröhre ; es entstand ein strikturierender Strang, der, trotzdem die Harnröhre nur auf 17 Ch. verengt war, Symptome hervorgerufen hatte, welche aber nach innerer Urethrotomie alsbald schwanden.

5. Schussverletzung des Perineums. Striktur mit kallöser Fistel. Partielle Resektion, plastischer Schluss des Defektes unter dem Schutze einer Cystostomie.

T. G., 28 Jahre alt, Krankenträger, wurde beim Bücken nach der Tragbahre durch ein Infanterigeschoss verwundet. Das Geschoss drang am Perineum rechts der Raphe ein und verliess den Körper 3 Finger breit über der Inguinalgegend und 2 Finger breit von der Linea alba, die Harnentleerung geschah auch in diesem Falle durch die Wunde. Nach Behandlung in mehreren anderen Spitälern wird Patient am 30. VII. 1915 auf meine Abteilung gebracht. Den Eingang des Schusskanals am Perineum rechts der Raphe bildet eine Fistelöffnung, die von einer dicken, in die Tiefe gehenden Narbe umgeben ist. Die Harnröhre ist mit Knopfsonde bis zur Fistel durchgängig, von hieraus ist der tiefere Teil impermeabel. Im Harn ist Eiter vorhanden. Am 14. VII Cystostomie und am 19. VII Ausschneiden der Fistel in Lokalanaesthesie. In der Tiefe finde ich 2 Knochensplitter vom Os pubis. Ich halte mich an die Fistel, reseziere schichtenweise und gelange auf die Urethra, deren rechtseitiger Teil mit Schere entfernt wird. In die Harnröhre wird ein Drainrohr derart eingeführt, dass es mit dem einen Ende aus der Blasenfistel, mit dem anderen aus den Orificium heraushängt. Über dem Drainrohr werden nun die perinealen Weichteile vereinigt und der Defekt der exzidierten Fistel mit 2 seitlich verschobenen Hautlappen bedeckt. Heilung erfolgt per primam, das Drainrohr wird erst am 9. September entfernt. Die Blasenfistel verschliesst sich in 9 Tagen. Patient uriniert täglich 4—5-mal mit gutem Strahl.

In dem genannten Falle handelte es sich um eine Dammfistel. Der grosse Defekt nach Exzision der Narbe wurde mit seitlichen

Hautlappen verschlossen. Die vorläufige Cystostomie hat auch hierbei wieder gute Dienste geleistet.

6. Schussverletzung der perinealen Harnröhre. Infolgedessen Striktur mit Fistelbildung. Partielle Resektion der Harnröhre und Exzision der Fistel mit primärer Naht.

S. I., Infanterist, 30 Jahre alt, verwundet am 15. Mai 1915 durch ein Infanteriegeschoss, aufgenommen am 25. I. 1916. Das Geschoss hatte parallel der Raphe den Damm passiert. Der Harn lief sofort durch die Wunde ab. Patient wurde nach Mähren übergeführt und dort zweimal operiert. Bei der Aufnahme finde ich die Einschusstelle unter der rechten Skrotalhälfte als eiternde Öffnung am Damm. Der Schusskanal verläuft in Richtung des rechten Sulcus ischiocavernosus ; die Ausschusstelle befindet sich am Damm, im Centrum perinei, 1 cm. rechts der Raphe. Zwischen den beiden Fistelöffnungen wird eine Bougie Ch. Nr. 14 eingeführt. An derselben Stelle befindet sich eine auch mit filiformem Bougie unpassierbare Striktur. Am 1. Februar Operation : nach epiduraler Novocain-Injektion Urethrotomia externa und eine dem Schusskanal entsprechende Resektion der Striktur und Fistel. Die kleine urethrale Öffnung der Fistel befindet sich in der Mitte des Kanals. Sie wird zunächst mit Catgut über einem Dauerkatheter vernäht und darauf erst die ganze Wunde der Urethra externa in zwei Etagen geschlossen. Der Dauerkatheter wird am 7. Tage nach der Operation entfernt. Es bildet sich noch eine kleine Fistel, die sich aber bis 24. März endgültig schliesst. Patient wird zeitweise mit Sonden behandelt, und nachdem er das Sondieren mit Ch. Nr. 18 selbst erlernt hat, am 1. Juni 1916 entlassen.

7. Schussverletzung des prostatischen Teiles mit Harnröhren-Mastdarm-Fistel. Okklusion unter Schutz einer Cystostomie.

E. I., Infanterist, verwundet am 20. VI. 1915 durch Infanteriegeschoss. Das Geschoss drang rechts an der Peniswurzel ein, durchschlug den prostatischen Teil der Harnröhre und bohrte sich unter gleichzeitiger Verletzung der vorderen Wand des Mastdarms 1 cm. über der Symphyse in die linke Glutealmasse hinein, an deren äusserer Fläche es den Körper verliess. Patient uriniert ausschliesslich durch die anale Öffnung. Am 12. Oktober wird Cystotomie und in derselben Sitzung in epiduraler Anaesthesie die Okklusion der Fistel vorgenommen : pararektaler Einschnitt, bis in die linke Fossa ischiorectalis eindringend und sich auf dem Perineum bis zur Mittellinie biegend. Durch diesen Schnitt wird der Mastdarm von der Pars prostatica unter gleichzeitiger Durchschneidung der Fistel losgelöst. Nach Auffrischung des urethralen Endes der Fistel wird die Harnröhre über einem eingelegten Katheter vernäht, vom analen Ende der Fistel aus eine Sphinkterotomie vorgenommen, die vordere Mastdarmwand herabgezogen, in den Sphinkter eingenäht und zuletzt der Sphinkter vereinigt. Nach Vernähen der Wunde bis zum Drain im pararektalen Raum wird der Urethral-Katheter entfernt. Der Verlauf wurde durch eine perirektale Eiterung gestört, doch schloss sich die Fistel unter dem Schutze der Deviation, wenn auch sekundär, am 24. Tage nach der Operation endgültig. Patient musste noch wegen einer eiternden Fistel über der Symphysis lange Zeit im Spital behalten werden. Schliesslich, nach Entfernung eines Knochensplitters, schloss sich die Fistel.

In diesem Falle wurde also um einen operativen Verschluss der Fistula prostatica zu erzielen der pararektale Schnitt zum Loslösen des Mastdarms von der Vorsteherdrüse ausgeführt. Der Schnitt begann pararektal und bog sich weiter unten am Damm — vor der analen Öffnung — auf die Mittellinie zu. Deviation des Harns hat auch hier wieder gute Dienste geleistet. Ich bin der Ansicht, dass, trotzdem die Nähte wegen der perinealen Eiterung nicht gehalten haben, der rasche Verschluss der Fistel dem günstigen Einflusse der Deviation auf die Heilung per secundam zu verdanken ist.

8. Völlige Obliteration der Pars prostatica infolge Schussverletzung. An der Ausschusstelle über der Symphyse hatte sich eine Blasenfistel etabliert. Resektion der Striktur in der Pars prostatica.

S. I., 31 Jahre alt, Infanterist. Verwundet am 15. Oktober 1914 beim Laufen in vornüber gebeugter Haltung. Das Geschoss drang rechts der Crena ani auf der Glutealfalte ein und trat über der Symphyse wieder aus. Die Harnentleerung fand durch die Ausschussöffnung statt. Im Feldspital machte man vergeblich den Versuch, einen Katheter einzuführen. Zwei Tage später versuchte man im Kriegsspital zu Miskolcz mittels eines äusseren Harnröhrenschnittes in die Blase einzudringen. Aber auch dieser Versuch misslang. Mit einem in die Blasenfistel eingeführten Pezzerkatheter wird Patient am 28. II. 1915 in unser Spital eingeliefert. Die Harnröhre ist impermeabel. Das Hindernis liegt in der Pars prostatica. Operation am 10. III. 1915: Blosslegen der Pars prostatica durch einen pararektalen Schnitt, durch den auch der Mastdarm von der Vorsteherdrüse gelöst wird. In die Harnröhre wird sodann bis zur Striktur ein Katheter vorgeschoben unter gleichzeitiger Einführung einer Bougie bis zur Striktur. Zwischen den Enden der beiden Instrumente befindet sich der obliterierte Teil der Harnröhre, der dem vordersten Teil der Pars protatica entspricht. Letzterer wird reseziert und ein Drain in die Harnröhre derart eingeführt, dass die beiden Enden aus dem Orificium externum urethrae bew. aus der Blasenfistel heraushängen. Nach Bildung der Harnröhre über dem Drain mit Hilfe der prostatischen Faszien wird der Mastdarm zurückgeschlagen, die Fossa ischiorectalis drainiert und die ganze Wunde bis zum Drain geschlossen. Die beiden Enden des in die Harnröhre eingeführten Drains werden mit langen Seidenfäden verbunden. Mit deren Hilfe wird der Drain zwecks Reinigung aus der Harnröhre entfernt und nach der Reinigung wieder in die Blase zurückgezogen. Der Drain bleibt mehrere Wochen in der Harnröhre und wird auf die beschriebene Weise zeitweise mobilisiert. Am 3/VI. wird der Drain endgültig entfernt. Nachdem am 7. Tage die Harnentleerung sich wieder ganz durch die Harnröhre vollzieht, schliesst sich am 10. Tage die Blasenfistel. Bei der Nachbehandlung kann man wegen Deviation der Harnrähre nur vermittels einer mit Filiformbougie armierten Sonde an der Resektionsstelle durchdringen. Patient erlernt selbst die Handhabung der Sonde. Anfangs muss die Sondenerweiterung allwöchentlich vorgenommen werden, da sonst die Harnentleerung wieder erschwert wird. Später genügt es, alle 14 Tage zu sondieren. Der günstige Verlauf wurde zweimal durch Epididymitis und ausserdem noch dadurch gestört, dass die suprapubische Fistel am 25. VII. wieder aufbrach. Die Ursache war, wie sich später herausstellte, ein Knochensplitter vom Os pubis. Nach dessen Entfernung schloss sich die Fistel sehr schnell, und Patient konnte am 25. November mit Bougie Nr. 20 entlassen werden.

Bei dieser Verwundung hatte der Durchschuss der Pars prostatica zur völligen Obliteration der Harnröhre in diesem Teile geführt. An der Mündung des Schusskanals über dem Os pubis hatte sich eine Blasenfistel etabliert. Es bestand schon also die Deviation des Harnes, als wir die Resektion der obliterierten Pars prostatica mit Hilfe des pararektialen Schnittes vornahmen. Die Rekonstruktion des Pars prostatica erfolgte mittels der periprostatischen Faszien. Der Dauerkatheter blieb längere Zeit in der Harnröhre, und um Schwierigkeiten des Katheterismus zu vermeiden, wurden die beiden über den Orificium urethrae externum und der Blasenfistel herausragenden Enden des eingelegten Drains mit Seidenfäden verbunden. Mit Hilfe dieser Seidenfäden wurde der Drain zwecks Reinigung heraus und nach der Reinigung wieder hineingezogen.

II. Blasenschussverletzungen.

1. Blasen-Mastdarmschuss mit konsekutiver Blasen-Mastdarmfistel und Mastdarm-Hautfistel in der Glutealgegend. Operativer Verschluss der Blasen-Mastdarmfistel und spontaner Verschluss der Mastdarm-Hautfistel unter dem Schutze einer Cystostomie und eines Anus praeternaturalis.

B. Q., 31 Jahre alt, Infanterie-Oberleutnant. Bei einem Sturmangriff am 19. September 1914 durch ein Infanteriegeschoss verwundet. Das Geschoss drang in der rechten Inguinalgegend ein und verliess den Körper in der linken Gesässgegend. Sofort nach der Verwundung wurde Kot und Harn durch die Harnröhre, den Mastdarm und die Ausschussöffnung entleert. Fünf Tage nach der Verwundung wird Patient auf meiner Abteilung mit Fieber, aber ohne Peritonitis eingeliefert. Die Einschussöffnung in der rechten Inguinalgegend ist geschlossen, die Ausschussöffnung klafft. Aus letzterer wird Harn, mit Kot vermischt, entleert. Im Mastdarm, knapp über dem Rande der linken Prostatahälfte, ist eine Öffnung fühlbar, die in das Blaseninnere führt. Erste Behandlung mit Dauerkatheter. Nach 8 tägiger Opium-Verabreichung fliesst langsam immer mehr und mehr Harn durch den Katheter ab. Fünf Tage darauf entleert sich nach Eingabe eines Abführmittels der Kot wieder durch den Mastdarm. Inzwischen tritt Temperatursteigerung ein. In Lokalanaesthesie wird an der Sigmaschlinge ein Anus praeternaturalis angelegt, der ein Sinken der Temperatur und baldigen Verschluss der Mastdarm-Hautfistel zur Folge hat. In der Annahme, dass sich auf diese Weise auch die Blasen-Mastdarmfistel schliessen würde, wird in die Blase ein Dauerkatheter eingeführt, der aber sofort wieder entfernt werden muss, da Patient ihn überhaupt nicht erträgt. Es wird daher in den Mastdarm ein Drain eingelegt und die tägliche Harnportion der Blase gemessen. Da nach Verlauf eines Monats noch immer nicht mehr als 50—60 gr. Harn durch den Verweilkatheter ablaufen, betrachte ich die Fistel als eine endgültige. Drei Monate nach eingetretener Verwundung wird an dem sehr verfallenen Kranken in Narkose folgender operativer Eingriff ausgeführt: In der Mittellinie über dem Kreuzbein wird ein Einschnitt gemacht, der nach unten um die anale Öffnung biegt und bis zur Mittellinie des Dammes reicht. Nach Resektion des Os coccygis wird der Mastdarm von der Prostata losgelöst und nach der Seite geklappt, was auch eine Trennung der Fistel zur Folge hat. Nach Auffrischung wird die anale Öffnung in 3 Etagen vernäht. Die Blasenöffnung über der Prostata — eine längliche Spalte in der Fascia rectovesicalis — musste auch geschlossen werden. Ich beabsichtige diese Öffnung durch Cystotomie von der Blasenseite aus aufzufrischen, um eine Verletzung des Urethers zu vermeiden, musste aber, weil sich plötzlich der Puls des Patienten verschlechterte, davon Abstand nehmen. Es wird daher ein Drain zwischen Blase und Mastdarm eingeschoben, der Mastdarm zurückgeklappt und die ganze Wunde bis zum Drain vernäht. In die Blase wird ein Katheter eingelegt. Nach der Operation fliesst aber durch das praerektal eingelegte Drain auch Harn ab. Erst 24 Tage nach der ersten Operation wird die Epicystotomie und die Okklusion der Blasenwunde vorgenommen. Die Blasenschleimhaut hat sich in den Fistelgang trichterförmig vorgewölbt. Nach Umschneiden und Resektion des Trichters wird die Öffnung mit 5 Catgutnähten und die Blase über einem Pezzer-Katheter geschlossen. 8 Tage nach dieser Operation tritt durch den praerektalen Drain wieder eine kleine Harnentleerung ein, als Zeichen einer Nahtinsuffizienz. Laugsam hat sich diese Fistel doch endgültig geschlossen und so wird der Pezzer-Katheter entfernt. Der Verschluss der Wunde vollzieht sich hierauf sehr schnell.. Nach dem Verschluss der Blasenfistel muss noch eine inkrustierende Cystitis bekämpft werden. Währenddessen zieht sich der Sporn des Anus praeternaturalis teils spontan, teils nach Einlegen einer dicken Röhre zurück. Die Fistel wird aufgefrischt und vernäht. Diese Naht hält zwar auch nicht, doch schliesst sich die Wunde langsam von selbst. Obwohl Patient in den ersten Monaten an Körpergewicht stark abgenommen hatte, konnte er dennoch nach einem Jahre in gutem Ernährungszustande entlassen werden; er urinierte in der Nacht 1—2mal und tagsüber 3—4mal. Im Harn war Eiter vorhanden. Im Juli 1916 teilte mir Patient mit, dass er als „lokaldienstfähig" zum Truppenteil eingerückt sei.

In diesem Falle wurde die Okklusion der Blasen-Mastdarm-Hautfistel unter dem Schutze eines Anus praeternaturalis und einer Cystostomie ausgeführt. Auffallend war der schnelle Verschluss der Fistel zwischen Mastdarm und Haut nach Etablierung des Anus praeternaturalis. Die Okklusion der Blasen-Mastdarm-Fistel wurde auf sakralem Wege erzielt, aber von dieser Seite her konnte ich nur die Darmöffnung der Fistel schliessen, die Blasenöffnung der Fistel wurde erst in einer zweiten Sitzung durch Epicystostomie verschlossen. Nach letzterer wurde die Blase mit Hilfe eines Pezzer-Katheters drainiert. Zwischendurch wurde ein Verweilkatheter in die

Blase und ein Drain zwischen Blase und Mastdarm eingelegt. Wenn auch die Fistelnähte nicht gehalten haben, so wurde doch der Verschluss, befördert durch die Deviation des Kotes und Harns, per secund. erzielt. Überhaupt vertrete ich den Standpunkt, dass die Deviation des Harns in jedem Falle auszuführen ist, sowohl wenn bei vorhandener Cystitis an der Harnröhre operiert wird, als auch wo bei aseptischem Harn grössere plastische Operationen notwendig werden ; ganz besonders aber in Fällen, bei denen die eingenähten Lappen ihre blutigen Flächen dem Inneren der Harnröhre zukehren. Beim Arbeiten an der Pars pendula wurde die Deviation an der perinealen Harnröhre, beim Arbeiten am Damm durch Cystotomie ausgeführt.

2. Schussverletzung der Blase mit Steinbildung. Rezidiv nach einer in einem anderen Spital ausgeführten Epicystotomie. Bildung zweier weicher Phosphatsteine in der Blase, eines dritten in der Pars prostatica um einen Knochensplitter herum. Neue Epicystotomie.

L. I. 28 Jahre alt, Infanterist, verwundet am 3. VII. 1915 durch Infanteriegeschoss in der rechten Glutealgegend. Einschussöffnung in Höhe der Glutealwölbung, Ausschussöffnung dicht über der Symphysis, 1 Finger breit links von der Mittellinie. Gleich nach der Verwundung wurde Harn durch die Ausschussöffnung entleert. Nachdem letztere sich anfangs langsam geschlossen hatte, brach sie später wieder auf. Aber 2 Monate nach der Verwundung urinierte Patient schon durch die Harnröhre. Gleichzeitig mit dem Harn sonderten sich kleine, weisse Steine ab, die dreimal aus der Harnröhre instrumentell entfernt werden mussten. Im April 1916 wurde in Kolozsvár durch Cystotomie ein wallnussgrosser Stein auf operativem Wege entfernt, wonach längere Zeit eine Fistel zurückblieb. Eine Harnentleerung durch die Fistel fand später nicht mehr statt ; doch stellten sich allmählich beim Urinieren wieder Schmerzen ein, die sich zu qualvollen Krämpfen steigerten. Bei der Aufnahme des Patienten auf meiner Abteilung ist über der Symphysis eine längliche Narbe und an deren unterem Ende eine eiternde Fistel zu erkennen. Neben dieser Fistel befindet sich die sternförmige Narbe der Ausschussöffnung. Harn reagiert alkalisch. Mit Bougiea boule stösst man in der Pars prostatica auf ein Hindernis von rauher Oberfläche. Die Röntgenaufnahme lässt 3 Steinschatten erkennen, von denen einer in der Pars prostatica zu liegen scheint. Am 14. September 1916 werden durch Epicystotomie in Morphium-Äther-Chloroform-Narkose 2 wallnussgrosse Steine entfernt. In der Pars prostatica ist mit dem Finger ein spitzer Stein fühlbar, der mittels einer in die Harnröhre eingeführten Beniqué-Sonde in die Blase geschoben und aus dieser entfernt wird. Während jene beiden Steine Phosphatsteine waren, hatte sich dieser um einen spitzen Knochensplitter gebildet. Um ein Pezzer-Katheter wird jetzt die Blasenwunde geschlossen. Nach Entfernung des Pezzer-Katheters am 29. September wird ein Dauerkatheter eingelegt. Am 10. Oktober tritt völlige

Heilung der Blasenwunde ein, jedoch ist der Harn noch etwas trübe, weshalb Blasenspülungen vorgenommen werden.

Es ist in dem letztgenannten Falle natürlich nicht zu entscheiden, ob der zuerst operativ entfernte Stein sich auch um einen Knochensplitter gebildet hat; ebenso ist nicht festzustellen, ob der Knochensplitter bei der ersten Operation überhaupt schon vorhanden war oder erst später in die Blase hineingeriet und dadurch den Anlass zur Steinbildung gab. Einige der vorher beschriebenen Fälle zeigen, dass Knochensplitter bei Blasenschüssen manchmal erst nach Monaten in der Fistel erscheinen. Diese können anstatt durch die Hautmündung, auch in die Blase wandern.

2. Innere Medezin.

Die Infektionskrankheiten in unserem Spital.

Von

Dr. Géza v. Dieballa
Universitätsdozent.

Eine der wichtigsten Aufgaben, die der moderne Krieg an den Arzt stellt, besteht darin, den Ausbruch von Infektionskrankheiten im Heere zu verhüten. An dieser Aufgabe haben alle dem mächtigen Heeresorganismus zugeteilten Ärzte in gleichem Masse mitzuwirken, ob sich nun ihre Tätigkeit in den unmittelbar hinter der Front befindlichen Spitälern, oder in den weit von ihr entfernten Anstalten des Hinterlandes abspielt.

Die bisherigen Erfahrungen sprechen dafür, dass der Sanitätsdienst auch auf diesem Gebiet die ihm gestellten Aufgaben erfolgreich gelöst hat, und wenn wir an die Greuel vergangener Kriegszeiten zurückblicken, so können wir mit Befriedigung konstatieren, dass es uns gelungen ist, die furchtbarsten von ihnen, die ungeheure Menschenopfer kostenden Seuchen, im Laufe des Krieges schier über Erwarten zu reduziren.

Eines der inhaltsreichsten Kapitel der kriegsmedizinischen Literatur beschäftigt sich mit den Infektionskrankheiten, und wenn auch der Krieg im allgemeinen die ruhige, wissenschaftliche Forschung hemmend beeinflusst hat, so entschädigt uns dafür der mehr oder minder breite Strom der gesammelten Erfahrungen. Die Publikation dieser Erfahrungen bildet schon jetzt eine umfangreiche Literatur, deren endgiltige Aufarbeitung noch Jahre in Anspruch nehmen wird.

Auch die vorliegende Arbeit verfolgt den Zweck, kurz über

einige Erfahrungen auf dem Gebiet der Infektionskrankheiten zu berichten, die zu sammeln wir in unserm Spital Gelegenheit fanden.

* * *

Prophylaxe in provisorischen Kriegsspitälern.

Die provisorischen Kriegsspitäler weisen gegenüber den übrigen Spitälern den Nachteil auf, dass sie zum überwiegenden Teil in Gebäuden untergebracht wurden, die nicht für Spitalzwecke errichtet worden sind.

Selbst die modernsten Schulen oder Fabrikgebäude können kaum in so vollkommener Weise zu Spitälern umgestaltet werden, dass sie restlos den Anforderungen entsprechen, die wir heute an ein Spital stellen müssen.

Dieser Nachteil tritt besonders dann hervor, wenn es sich um den Schutz des Spitals gegen Infektionskrankheiten handelt.

So vorteilhaft Barackenspitäler sind, die im Infektionsfall leicht isoliert werden können, so schwierig sind Schutzmassnahmen in umfangreichen Gebäuden durchzuführen, die in weiten Räumen grosse Krankenmassen aufzunehmen haben.

Zu dem letzteren Typus gehört auch das Kriegsspital der Finanzinstitute. Wir waren wohl bestrebt, die grandiosen Masse der einzelnen Säle durch Scheidewände zu verkleinern, doch konnte das nur innerhalb gewisser Grenzen geschehen.

Unter diesen Umständen schienen uns die folgenden Massnahmen die sicherste Gewehr gegen Einschleppung und Weiterverbreitung akuter Infektionskrankheiten zu bieten:

Die meist in grösseren Massen zur Aufnahme gelangenden Kranken kommen, nach dem üblichen sorgfältigen Reinigungsverfahren, in die Beobachtungsabteilung, wo sie mindestens 5 Tage lang bleiben.

Während dieser Zeit wird die Untersuchung der Fäzes auf Cholera, Dysenterie und Abdominaltyphus (die letztere seit Anfang 1915) durchgeführt. Zu deren Beschleunigung nehmen die Kranken am ersten Tage Rizinusöl resp. seit einem Jahr Sennesabkochung zu sich.

Die Kranken, welche vollkommen fieberfrei sind und deren

Fäzes bakteriologisch untersucht sind, werden nach Ablauf der 5 Tage den entsprechenden Krankensälen in den Stockwerken überwiesen. Alle Bazillenwirte kommen sofort in die I s o l i e r u n g s a b t e i l u n g.

Die aus unbekannter Ursache fiebernden oder auf Infektionskrankheiten verdächtigen Patienten werden gleichfalls in der Isolierungsabteilung untergebracht, hier bis zur Feststellung der Diagnose weiter beobachtet, und wenn das Leiden sich als Infektionskrankheit erweist, in das hauptstädtische Infektionsspital transferiert.

Das gleiche Verfahren gelangt natürlich auch bei den erst in den einzelnen Spitalabteilungen aus unbekannten Ursachen fieberhaft gewordenen oder aus sonstigen Gründen den Verdacht einer Infektionskrankheit erweckenden Patienten zur Anwendung.

Wir fanden es ferner zweckmässig, neben dem Isolierzimmer noch einen kleineren Krankensaal zur Absonderung von Kranken einzurichten, bei denen der Verdacht einer besonderen schweren Infektionskrankheit vorlag, um so bis zur Feststellung der Diagnose jede mögliche Gefährdung der andern Insassen des Hauses ausschliessen zu können.

In dem für 1250 Kranke eingerichteten Spital erwies es sich bei Berücksichtigung der dargelegten Gesichtspunkte für die Zwecke der Isolierung genügend, 32 Betten bereit zu halten, und obwohl es vorkam, dass die Zahl der verdächtigen Fieberkranken 32 erreichte, wurde diese Ziffer doch nie überschritten.

— —

Statistik. In den eineinhalb Jahren seit Eröffnung des Spitals waren in ihm die einzelnen Infektionskrankheiten mit folgenden Zahlen vertreten:

Abdominaltyphus	106	Fälle
Bazillenwirte	9	,,
Paratyphus	2	,,
Bazillenwirte	5	,,
Dysenterie	3	,,
Fleckfieber	12	,,
Recurrens	2	,,
Malaria	19	,,
Scharlach	9	,,
Schafblattern	3	,,
Röteln	1	,,
Mumps	3	,,

In Summa also 174 Fälle, d. h. 1.67% der während dieser Zeit im Spital verkehrenden 10400 Kranken.

Diese Ziffer ist unbedingt als hoch zu bezeichnen, wenn wir bedenken, dass unser Spital im Landesinneren, d. h. ziemlich weit vom Kriegsschauplatz entfernt liegt und dass bei Berücksichtigung der Filterwirkung der dazwischenliegenden Beobachtungsspitäler eigentlich ein — wenigstens annähernd — seuchenfreies Material hätte zu uns gelangen müssen.

Im Bucher Lazarett der Stadt Berlin kamen in der Abteilung für innere Krankheiten nach Mosse seit Januar 1915 unter 6414 Kranken folgende Infektionskrankheiten vor; Abdominaltyphus 11, Paratyphus 2, Flecktyphus 3, Dysentherie 3, Scharlach 9, Diphtherie 2, Blattern 3 Fälle.

Die Ursache der Häufung von Infektionskrankheiten in unserm Spital finde ich zum Teil darin, dass im Verlaufe des Winters 1915 das Fassungsvermögen der Beobachtungsspitäler sich wiederholt unzulänglich erwies, so dass wir in mehreren Fällen auch unmittelbar aus dem Felde infektiöse Kranke erhielten.

Eine andere Ursache aber liegt darin, dass die Filtereinrichtung der Beobachtungsspitäler im ersten Semester des Krieges infolge der Anfangsschwierigkeiten nicht leisten konnte, was von ihr erwartet wurde.

Diese Tatsache wird besonders bei Erörterung des Abdominaltyphus auffällig hervortreten, hier sei nur bemerkt, dass sich bei den Krankentransporten ziemlich häufig eine Anzahl von Patienten befanden, die nach der Anamnese, dem Grade des Fiebers und den sonstigen klinischen Symptomen zweifellos schon während ihres Aufenthalts in der Beobachtungsstation von der infektiösen Erkrankung befallen gewesen waren.

Dass solche Kranke in die zentralwärts gelegenen Spitäler weiter befördert werden, ist umso bedauerlicher, weil sie während des Transports die mit ihnen reisenden Kameraden sehr leicht infizieren können und auch tatsächlich oft infiziert haben. Denn in allen diesen Fällen befand sich eine ansehnliche Zahl von Kranken im Inkubationsstadium des Typhus, und wenigstens ein Teil von ihnen hatte sich die Infektion gewiss erst während des Transportes zugezogen.

Abdominaltyphus.

Allgemeiner Teil. Der Abdominaltyphus zeichnete sich in den Kriegen des XIX. Jahrhunderts vor allen anderen Infektionskrankheiten durch seine epidemischen Verheerungen und seine hohe Mortalitätsziffer aus. Es genügt, auf den amerikanischen Freiheitskrieg zu verweisen, in dem der Typhus von 1861 bis 1866 bei 75368 Erkrankungen 27056 Todesfälle forderte, während in deutsch-französischen Krieg 1870/71 auf 74,205 Erkrankungen 8904 Gestorbene kamen.

Da der Abdominaltyphus auch in Friedenszeiten eine ziemlich grosse Verbreitung hat, so liess sich erwarten, dass im gegenwärtigen Weltkrieg sein epidemisches Auftreten sich erst recht nicht verhüten lassen würde.

Die grossen Menschenmassen, die mit einander dauernd in die engste Berührung kamen und bei denen auch elementaren Anforderungen der Hygiene nur unzureichend Rechnung getragen werden konnte, die kranken und gesunden Bazillenwirte, die sich sicher in grosser Zahl unter ihnen befanden und für ihre Kameraden eine beständige Gefahr bildeten, mussten ja unbedingt zu Quellen Massenerkrankungen werden.

Deutschland, das mit seinen fortgeschrittenen sanitären Einrichtungen die Zahl der Typhus-Erkrankungen auf ein Minimum herabgedrückt hat, konnte die Bevölkerung seiner westlichen und östlichen Länder nur durch besondere, auf diesen Zweck hinarbeitende sanitäre Veranstaltungen vor den in den Nachbarländern sehr häufig auftretenden Typhuserkrankungen schützen. Es stand daher zu erwarten, dass die Ausdehnung des Kriegsschauplatzes auf Belgien, Frankreich- und Russisch-Polen alsbald eine beträchtliche Steigerung der Typhuserkrankungen zur Folge haben werde. Das war denn auch der Fall.

Ungarn hat leider auch in Friedenszeiten ziemlich viele Typhuserkrankungen zu beklagen, obwohl es sich im Vergleich zu Serbien und Russisch-Polen verhältnissmässig guter sanitärer Verhältnisse erfreut. Unter diesen Umständen liess sich voraussehen, dass zu Beginn des Krieges der lebhafte Verkehr mit der Bevölkerung dieser Länder auch für unser Heer schwere gesundheitliche Gefahren in sich schliesse. Diese Voraussicht sollte sich leider sehr bald erfüllen; denn die Zahl der Typhuserkrankungen im Heere erreichte schnell einen mächtigen Umfang.

Unter diesen Umständen und nach allem, was wir im einleitenden Teile dargelegt haben, ist es nur verständlich, dass auch unser, vom Kriegsschauplatz weit entferntes und zur Aufnahme von infektiösen Kranken eigentlich nicht bestimmtes Spital von Typhuserkrankungen heimgesucht wurde.

Indem ich nun über einige Beobachtungen die ich bei Patienten dieser Art zu machen Gelegenheit hatte, Bericht erstatte, muss ich vorausschicken, dass wir die Typhuskranken in unserem Spital im Sinne und nach der Norm des Sanitätsstatuts. unserer Haupt- und Residenzstadt nur bis zur Feststellung der Diagnose behalten dürfen so dass sich unsere Beobachtungen in einem Teil der Fälle lediglich auf das Anfangsstadium der Krankheit beziehen.

Die Gesamtzahl unserer Typhuserkrankungen war in den anderthalb Jahren seit Eröffnung des Spitals 106.

Von diesen kamen 57 schon fiebernd an, während bei 49 das Fieber erst in unserem Spital auftrat.

Wo erfolgte die Infektion?

Bei den im Spital febril gewordenen Kranken ist zu erwägen, ob sie die Infektion mitgebracht oder erst im Spital erworben haben?

Eine genaue Feststellung ist schon deshalb schwierig, weil die Inkubationszeit beim Abdominaltyphus innerhalb weiter Grenzen variiert. Der überwiegende Teil dieses zwischen 1 oder 2 Tagen bis zu 2 oder 3 Wochen und nach der Anschauung vieler auch noch länger währenden Zeitabschnitts wird dadurch in Anspruch genommen, dass die Bazillen zunächst im Magen, Darmkanal oder in der Gallenblase verweilen, sich dort vermehren, aber für den Organismus noch indifferent bleiben.

Die wahre Inkubationszeit ist viel kürzer und beginnt nach Schottmüller von dem Zeitpunkt, in dem die Bakterien in die Schleimhaut eindringen und sich in den Lymphwegen zu vermehren beginnen. In der Praxis lässt sich dieser Zeitpunkt natürlich nicht genauer bestimmen.

Bei den im Spital febril gewordenen Kranken trat Fieber auf: in der ersten Woche bei 22, in der zweiten Woche bei 10, in der dritten bei 12, in der vierten bei 3 und in der fünften bei 2 Kranken.

Für die überwiegende Mehrzahl dieser Kranken konnte zweifelsfrei festgestellt werden, dass sie mit stark infizierten Transporten angekommen waren und daher die Infektion bereits mitgebracht haben mussten.

Was die Fälle betrifft, die erst nach Ablauf der zweiten Woche erkrankten, so können wir bei zweien mit Wahrscheinlichkeit annehmen, dass der Typhus bei ihnen auf indirekten Wege, durch Einschleppung, zustande gekommen sei, da sich in ihrer Nähe seit längerer Zeit kein Typhuskranker befand; in 2 Fällen haben möglicherweise Bazillenwirte die Infektion verursacht (auf diese Fälle kommen wir noch später zurück); in 2 Fällen aber konnten wir die Möglichkeit nicht ausschliessen, dass die Infektion von Kameraden der Kranken stammte, die in ihrer Nachbarschaft gelegen hatten und sich im ersten Anfangstadium des Typhus befanden.

Die Gefahr der unmittelbaren Infektion kann daher, wie diese Fälle beweisen, selbst bei grösster Sorgfalt und bei rascher Isolierung der aus unbekannter Ursache fiebernden Kranken nicht vollkommen ausgeschlossen werden!

Die Notwendigkeit möglichst rascher Isolierung.

Die Wichtigkeit einer möglichst raschen Isolierung kann nicht nachdrücklich genug betont werden.

Es gibt ja Autoren (Conradi, Forster, Hecker) nach denen der Typhus sogar schon im Inkubationsstadium infektiös ist. In der ersten Krankheitswoche, wo die Faeces in durchschnittlich 15% der Fälle Typhusbazillen enthalten, ist die Möglichkeit der Infektion wohl geringer als in der 2—3. Woche, jedoch immerhin vorhanden, und es lässt sich jedenfalls nicht ausschliessen, dass in einem gegebenen Fall eine Erkrankung in dieser frühen Periode die Quelle einer umfangreichen Spitalinfektion bilden könne.

Ein zweiter Umstand, der sehr schwer in die Wagschale fällt, ist die auffallende Infektiosität einzelner Kranken. Schmidt betonte in neuerer Zeit, dass manche Patienten infolge reichlicher Bakterienausscheidungen überaus gefährlich für ihre Umgebung werden können und diese Eigenschaft während des Verlaufes ihrer Krankheit für längere Zeit beibehalten können. Ein solcher Kranker wird seiner Nachbarschaft besonders verhängnisvoll, wenn er an Durchfall leidet und die Bakterien durch Verspritzen der Faeces eine grössere Fläche verunreinigen.

Da nicht vorauszusehen ist, in welchem Zeitpunkt der Krankheit diese exzeptionelle Infektiosität eintreten werde, so kann man sich vorstellen, wie sehr ein solcher Patient, bis er endlich isoliert wird, seine ganze Umgebung gefährdet.

Im Frühstadium der Krankheit kann eine Angina auftreten, ja wir müssen in einzelnen Fällen als wahrscheinlich annehmen, dass die Tonsille als Eingangspforte für die Krankheit diente.

Später können Rachen und Mandeln auch geschwürig zerfallen und die gebildeten Sekrete massenhaft Typhusbazillen enthalten. Die praktische Bedeutung dieser Tatsache ist im allgemeinen noch viel zu wenig bekannt, und deshalb hat Schmidt neuerdings auf diesen Umstand besonders hingewiesen.

Dieser Tatsache möchte ichnoch meine Erfahrung hinzufügen, dass bei unseren Soldatenkranken im Frühstadium der Krankheit auffallend häufig Katarrhe des Rachens und der grösseren Luftwege beobachtet wurden.

Gegebenenfalls müssen wir auch mit der Möglichkeit rechnen, dass die Infektion durch Hustenstösse erfolgt, ein Grund mehr dafür, die verdächtigen Kranken möglichst rasch abzusondern.

Das früher allgemein übliche Verfahren, nach dem in Kliniken und Spitalabteilungen die Typhuskranken ohne besondere Vorkehrungen in Gemeinschaft mit den übrigen Kranken gepflegt wurden, müssen wir auf Grund unserer heutigen Erfahrungen als recht bedenklich bezeichnen.

Da Vorsicht in den mit provisorischen Mitteln arbeitenden Kriegsspitälern noch viel mehr geboten ist als unter sonstigen Verhältnissen, so halte ich es gerade in diesen Anstalten nicht für zulässig, dass der Kranke erst isoliert werde, wenn das Resultat der Kulturversuche vorliegt oder, bei deren negativem Ausfall, die klinischen Symptome bereits zu voller Entfaltung gekommen sind. Das Untersuchungsergebnis lässt oft auf sich warten, Faeces und Urin, die heute noch keine Bakterien enthielten, können morgen bereits stark infektiös sein. Dass aber bei einer grossen Menge von verdächtigen fiebernden Kranken täglich und in jedem Fall bakteriologische Untersuchungen durchgeführt werden, ist meist unmöglich.

Zeitliche Verteilung. Prüfen wir nun welche ziffernmässige Verteilung die Typhusfälle in den einzelnen Monaten der abgelaufenen anderthalb Jahre zeigen.

1914.		1915.												1916.			
XI.	XII.	I.	II.	III.	IV.	V.	VI.	VII.	VIII.	IX.	X.	XI.	XII.	I.	II.	III.	IV.
22	33	13	14	7	3	4	4	1	1	2	—	1	—	—	1	—	—

Der auffallende zahlenmässige Unterschied, der zwischen den ersten und den späteren Monaten hervortritt, findet nur teilweise seine Erklärung in dem Umstande, dass die beiden ersten Monate identisch sind mit der Zeit, in der mit Belegung des Spitals begonnen wurde und in der naturgemäss die Aufnahmeziffer bedeutend grösser war als in den späteren Monaten.

Die plötzliche Verminderung, die im März v. J. einsetzt, muss in der Hauptsache zweifellos auf den raschen Rückgang der bis dahin herrschenden Epidemie zurückgeführt werden.

Die Tatsache an sich, dass die Typhusepidemie in der Armee im Frühjahr 1915 in erfreulicher Weise aufgehört hat, läss sich, zum Teil wenigstens, auf dieselben natürlichen Faktoren zurückführen, die auch in anderen Jahren auf eine Verminderung der Typhuserkrankungen hinwirken.

Diese natürlichen Faktoren können aber keineswegs die auffallende Erscheinung erklären, warum gerade in den Monaten Juli, August und September des abgelaufenen Jahres so wenig Erkrankungen vorgekommen sind, während doch in anderen Jahren eben diese Monate durch die Zunahme der Typhusfälle auffallen.

Wir können daher mit Recht annehmen, dass die plötzliche Abnahme und insbesondere der Umstand, dass der Typhus nun sogar seltener als sonst auftritt, zum Teil den im Laufe des Krieges durchgeführten sanitären Schutzmassnahmen zuzuschreiben ist. An diesem Resultat hatten die Schaffung von speziellen Typhusspitälern, die rasche Isolierung verdächtiger Fieberkranken, die Regelung der Ernährungsverhältnisse, der Trinkwasserfrage etc., etc. ganz gleichmässig ihren Anteil.

Es ist aber selbst bei noch so sorgfältiger Durchführung von Schutzmassregeln kaum wahrscheinlich, dass unter den ungünstigen Verhältnissen des Krieges ein so erfreuliches Resultat hätte erzielt werden können, wäre nicht noch ein weiterer Faktor hinzugetreten, dessen segensreichen Einfluss selbst die schärfste Kritik heute kaum mehr bezweifeln kann: die obligatorische Einführung der Schutzimpfung im Heere.

Der Einfluss der Schutzimpfung.

Die Vorteile der Typhus-Schutzimpfung wurden bereits durch die bekannten Ziffern von Wright und Kuhn bewiesen.

Von den Erfahrungen, die im Verlauf des gegenwärtigen Krieges gesammelt wurden, sind die Angaben von Stursberg und Klose, die sich auf ein französisches Gefangenlager beziehen, ganz besonders überzeugend. Von den Typhuserkrankungen in diesem Lager entfielen auf die Geimpften 27%, auf die Nichtgeimpften 73%. Schittenhelm beobachtete 2 Divisionen eines Armeekorps und fand, dass in der genau durchgeimpften Division Typhuserkrankungen kaum vorgekommen sind, in der mangelhaft geimpften Division dagegen kamen sie vor. Hünermann bewies auf dem Warschauer Kongress aus den Daten, die dem gesamten deutschen Heere entstammten, mit unanfechtbaren Argumenten die günstige Wirkung der Schutzimpfung. Im Jahre 1914, u. zw. im Monat Dezember, als die meisten Erkrankungen auftraten, betrug die Zahl der Erkrankungen noch immer erst den 14. Teil der Erkrankungsziffer des Oktober 1870. Ganze Heere blieben typhusfrei, und vom Sanitätspersonal erkrankten unter den ungünstigsten äusserlichen Verhältnissen bei Tausende von Typhus fällen nicht halbsoviel wie in Friedenszeiten.

Auch die in unserem Spital gewonnenen Erfahrungen beweisen den günstigen Einfluss der Typhusschutzimpfung auf die Zahl der Erkrankungen.

Wir haben im Monat Feber des verflossenen Jahres den ersten grösseren Krankentransport aus dem deutschen Reich in unserem Spital aufgenommen, und bis Ende März betrug die Gesamtziffer der deutschen Kranken 596. In denselben beiden Monaten haben wir 865 österreichisch- ungarische Kranke aufgenommen.

Bei den deutschen Kranken fanden sich 6, bei unseren Kranken 15 Fälle von Abdominaltyphus.

Während also die Erkrankungsziffer für die zu jener Zeit noch nicht vakzinierten Kranken unserer Armee 1.7% war, betrug sie für die vakzinirten Mannschaften aus dem deutschen Reich 1%. Diese Differenz ist zwar keine sehr grosse, besitzt aber gleichwohl Beweiskraft, wenn wir berücksichtigen, dass es sich um Erkrankungen handelt, die zur selben Zeit und unter ganz ähnlichen Umständen erfolgten.

Klinische Eigentümlichkeiten.

Bei epidemischem Auftreten von Infektionskrankheiten zeigen sich häufig gewisse Besonderheiten im Verlauf und Symptomenbilde der einzelnen Epidemien. Derartige Besonderheiten wird man vor allem dann erwarten dürfen, wenn so aussergewöhnliche Verhältnisse zusammenwirken, wie sie der Krieg mit sich bringt.

Die Bezeichnung „Kriegstyphus" ist schon von Virchow angewendet worden.

Zu Beginn des gegenwärtigen Weltkrieges lenkte Jendrassik die Aufmerksamkeit auf die Tatsache, dass der Typhus in der letzten Zeit häufig einen von seinem klassischen Bilde abweichenden Verlauf zeige. Auch Krehl wies auf die grosse Zahl leichter Kriegstyphuserkrankungen mit verschwommenem Charakter hin.

Die Literatur des abgelaufenen Jahres war besonders reich an einschlägigen Publikationen, deren Daten wohl in vielen Einzelheiten differieren, aber auch zahlreiche gemeinsame Züge aufweisen, ohne Rücksicht darauf, auf welchem Teil des überaus umfangreichen Kriegsschauplatzes diese Beobachtungen gemacht wurden.

G r o b e r betont den leichten Verlauf eines Teiles der Fälle, der die Diagnose ausserordentlich erschwere, die Häufigkeit und Schwere der Herzsymptome, die grosse Empfänglichkeit für Lungenentzündungen, das Zurücktreten der Darmsymptome, die Seltenheit der Darmblutungen und Perforationen. Von den Komplikationen sind Venentrhrombosen sehr häufig, und auffallend ist auch die starke Beteiligung der Haut in den verschiedensten Formen.

G o l d s c h e i d e r fand ungefähr 20% atypische Fälle, die zum Teil dem T. levissimus, zum Teil dem T. ambulatorius entsprachen, in den übrigen Fällen wurde das Bild durch ungewöhnliche Symptome verschleiert. In 50%—60% fand man Bronchitiden, weshalb in vielen Fällen Influenza diagnostizirt wurde. Er schreibt der Milzvergrösserung grosse Bedeutung zu. Mit Fieber einhergehende Milztumoren erwiesen sich nahezu stets als Typhus.

B o r a l hatte unter seinen 760 Fällen viele delirierende, in 24 Fällen entwickelten sich die Delirien zu Psychosen. Die Fieberkurve war selten charakteristisch, kurze F. continua, lange Remissionen, manchmal intermittirende Fieber. Die Herztätigkeit war sehr labil, oftinsuffizient, Von den Komplikationen waren pyämische Prozesse häufig und traten meist in der Rekonvalescenz auf. Darmblutungen blieben unter 5%. Mortalität 9.6%, Recidive 24%.

H e r r n h e i s e r beobachtete zahlreiche leichte Fälle mit kurzen Verlauf unetr diesen auch fieberfreie. Mortalität 9.4%, aber von Dezember 1914 bis Feber 1915 25%. Viele maligne, septische Formen. Darmsymptome waren verhältnissmässig selten, Darmblutungen 1%. Häufige Zirkulationsstörungen. Rezidive 22%.

Nach H. S c h o l z bezogen sich die anamnestischen Daten meistens auf einen Katarrh der Luftwege von influezaähnlichem Charakter. Bronchitiden waren sehr häufig, Roseolen nahezu in allen Fällen sichtbar. Die Darmtätigkeit in 50% der Fälle normal, ziemlich viele Obstipationen. Die Milz in der Mehrzahl der Fälle, selbst in der 2—3. Woche nicht palpirbar. Die Mortalität der Nichtgeimpften betrug 6.6%.

Der Einfluss der Schutzimpfung.

Besonderes Interesse verdienen Beobachtungen an Typhuskranken, die schutzgeimpft waren.

S t u r s b e r g und K l o s e, auf deren Erfahrungen in einem französischen Gefangenenlager wir schon oben hingewiesen haben, fanden den Krankheitsverlauf bei geimpften Kranken weit milder als bei Ungeimpften. Die Mortalität der ersteren war gleich 0.

Nach G o l d s c h e i d e ı und K r o n e r beeinflussen die Impfungen den Krankheitsverlauf in sehr günstiger Weise, die Dauer des Fiebers wird kürzer, das Fastigium fehlt recht häufig und remittirende Fieberkurven werden öfter beobachtet als bei Nichtgeimpften. Zwischen zweimal und dreimal Geimpften zeigen sich entschiedene Differenzen, u. z. zu Gunsten der letzteren.

H e c k e r und H i r s c h fanden, dass die Fieberkurve bei den Geimpften ihre charakteristischen Eigenschaften einbüsst : das Fieber wird kürzer und der Verlauf dem des T. levissimus und abortivus ähnlich. Rezidive sind häufiger und bei iknen ist der Fieberverlauf typischer. Die Mortalität betrug bei den einmal Geimpften 8.73%, bei den dreimal Geimpften 4.79%.

F e j e s unterscheidet im Typhusverlauf Geimpfter 2 verschiedene Typen. Der eine zeigt hinsichtlich der Schwere der Fiebererscheinungen das gewohnte Krankheitsbild, doch ist der Verlauf viel rascher, die Kranken sind nach 8—10 Tagen fieberfrei. Bei der anderen, viel zahlreicheren Gruppe ist das Krankheitsbild derart verschwommen, dass eine Diagnose ohne Blutuntersuchung unmöglich ist.

E. Hainiss sah viele abortive Formen, bei denen das St. incrementi, der remittirende, staffelförmig ansteigende Kurventeil fehlt, eine Kontinua nicht hervortritt und der Krankheitsverlauf im allgemeinen abgekürzt ist. Die Fieberkurve, die früher eine so hervorragende diagnostische Bedeutung besass, büsst diese bei Kriegstyphusfällen ein.

Veiel vergleicht seine Beobachtungen aus dem Winter 1914—15 mit denen im Herbst 1915 bei mehrfach geimpften Typhuskranken : von den letzteren starb kein einziger, es gab keine Delirien, und Komplikationen traten nur in einem einzigen Fall auf.

Munk fand bei den nicht Geimpften in 57% schweren, in 12% der Fälle leichten Verlauf; bei den Geimpften war das Verhältnis umgekehrt : es gab hier 24% schwere und 38% leichte Fälle.

Hünermann berechnete auf Grund von Daten. die aus dem ganzen deutschen Heer gesammelt wurden, bei den Nichtgeimpften eine Mortalität von 9.6%, bei den zweimal Geimpften von 6.6%, bei den Revakzinierten von 2.6%. Das Leiden zeigte seit Einführung der Revakzinierung einen überaus leichten Verlauf, selbst in solchen feindlichen Gebieten, in denen unter der nichtgeimpften Bevölkerung die schwersten Fälle vorkamen : die Diagnose wurde dadurch sehr erschwert.

Kaup macht über die österreich-ungarische Armee folgende Angaben: bei Nichtgeimpften wurde schwerer Verlauf in 44% der Fälle beobachtet, bei einmal Geimpften in 29%, bei 2-mal Geimpften in 11%. Die Mortalität war vor der Schutzimpfung 13—16%, nach derselben 5—6%.

Die Beobachtungen stimmen darin überein, dass der Verlauf der Krankheit bei den Vakzinierten um so milder wird, je häufiger geimpft wurde, und die Symptome oft derart verschwommen sind, dass die Erkennung der Krankheit grossen Schwierigkeiten begegnet.

Dieselben Erfahrungen ergaben sich auch hinsichtlich der diagnostischen Zeichen, welche durch Blutuntersuchung gewonnen werden können. Der Wert der Widalreaktion hat sich vermindert : weil wir nach der Schutzimpfung und im Verhältniss zur Zahl derselben schon mehr oder minder scharfe Widalreaktionen zu erhalten pflegen. Nach Stursberg und Klose kann man wohl die Reaktion auch bei Vakzinierten verwerten, wenn man die Schwellenwerte berücksichtigt, die auf Rechnung der Impfung zu setzen sind und die nach der ersten Impfung mit 1 : 200—500, nach der 2-ten Impfung mit 1 : 500—1000, nach der 3-ten Einspritzung mit 1 : 2000—5000 festgestellt wurden.

Diese Berechnung begegnet jedoch in der Praxis Schwierigkeiten, und gegenwärtig ist wohl die Überzeugung vorherrsenhcd, dass seit Einführung der Schutzimpfungen die Agglutinationsprobe an Wert viel verloren hat.

Die Blutkulturen gelingen ebenfalls seltener, und auch die Leukopenie wie die Aneosinophilie sind weniger ausgesprochen als bei nicht vakzinierten Kranken.

* * *

Klinische Symptome.

Auch bei unseren Spitalkranken beobachteten wir eine Reihe abweichender Symptome und Besonderheiten, die sich in dem gewohnten Krankheitsbilde des Typhus nicht finden und auf Rechnung der mit dem Kriege verbundenen Strapazen und geänderten Lebensbedingungen zu setzen sind.

Was die Initialsymptome betrifft, so war es bei den Kranken, die im Spital febril wurden, auffallend, dass die Temperatur bei einem ziemlich grossen Teil der Patienten — in 7 Fällen — innerhalb weniger Stunden, mindestens aber innerhalb 24 Stunden, über 39 Grad C emporstieg (in einem Fall sogar auf 40 Grad C), also nicht den üblichen treppenförmigen Anstieg zeigte. Auch der treppenförmige Anstieg bildete ziemlich häufig eine steile Kurve und ging schon am 3.—4. Tag in die Continua über.

Die plötzliche Temperaturerhöhung trat unter Allgemeinsymptomen, Frösteln, Kopfschmerzen, Gliederschmerzen auf und nahm, meist nach weiterem 1—2 tägigen Anstieg den Charakter der Continua an oder zeigte zunächst eine geringe Remission, ehe die Temperatur stufenweise ihr Maximum erreichte.

Das Stadium incrementi fehlte daher eigentlich bei diesen Fällen, resp. es war viel zu kurz und nur auf 1—2 Tage beschränkt, denn die geringen Temperaturerhebungen auf 37.1—37.2 C, die in 3 Fällein einige Tage lang vor der rapiden Temperatursteigerung beobachtet wurden und keinen treppenförmigen Charakter zeigten, gehörten unbedingt noch dem Prodromalstadium an.

Diese rapide Temperatursteigerung, die von entsprechenden Allgemeinsymptomen begleitet war, erweckte in zwei Fällen einen so starken Verdacht auf Flecktyphus, dass wir diese Kranken noch vor der Durchführung der üblichen Blutuntersuchung dem Infektionsspital zur Beobachtung überwiesen; doch handelte es sich, wie der Krankheitsverlauf ergab, auch bei ihnen um Abdominaltyphus.

Weniger auffällig war, dass in vier Fällen Rezidive unter gleichfalls rapid ansteigenden hohen Temperaturen beobachtet wurden.

Da im Allgemeinen ein rapider Anstieg des Fiebers bei Typhus zu den Seltenheiten gehört, so ist diese Beobachtung sicher den auf Rechnung des Krieges kommenden Besonderheiten zuzuzählen.

Von den Autoren erwähnt Korányi, dass in seinen Fällen das Stadium incrementi oft mit ungewöhnlich steilen Temperaturanstiegen auftrat, auch A. Torday machte die Beobachtung, dass der aufsteigende Ast der Fieberkurve oft nicht treppenförmig, sondern steil in die Höhe geht und binnen wenigen Tagen das Niveau erreicht, das dann auch während der Akme beibehalten wird.

Unter den Symptomen des Initialstadiums ist noch die häufige Beteiligung der oberen Luftwege hervorzuheben. Dass der grössere Teil der mit Fieber ankommenden Kranken schon bei der Aufnahme an Katarrhen der oberen Luftwege litt, erschien uns nicht mehr also etwas Besonderes, da wir diese auf der Höhe des Initialstadiums ziemlich regelmässig beobachteten. Dagegen musste es auffallen, dass auch bei den im Inkubationsstadium aufgenommenen und erst bei uns febril gewordenen Kranken in nahezu 50% der Fälle katarrhalische Erscheinungen in den oberen Luftwegen auftraten. In 14% wurde die Krankheit durch Angina eingeleitet, in der Hälfte der Fälle aber waren Husten, Bronchial- oder Luftröhrenkatarrhe vorhanden, bei einem Teil der Kranken auch dann, wenn sie bei der Aufnahme von Katarrhen frei gewesen waren. Hier war daher der Katarrh offenbar keine zufällige Begleiterscheinung, sondern stand mit der Grundkrankheit in kausalem Zusammenhang. Wir können es als wahrscheinlich betrachten, dass erst die mit dem Krieg verbundenen Strapazen, Erkältungen etc. die oberen Luftwege empfänglich machten, beim Eintreten der typhösen Infektion katarrhalisch zu erkranken.

Im übrigen zeigte das St. incrementi kaum irgendwelche Abweichungen vom gewohnten Krankheitsbild. Die subjektiven Symptome, die charakteristische Zunge, die relative Bradycardie, die Milzvergrösserung, der Meteorismus boten mehr oder minder das übliche Bild. Von Seiten des Herzens habe ich Symptome, die eine auffallende Schwäche bekundet hätten, selten beobachtet.

In einem unserer Fälle entwickelte sich der Typhus unter den Erscheinungen einer akuten Nierenentzündung mit hartnäckigem Erbrechen, Kopfschmerzen und dysurischen Störungen, in einem anderen begann er mit einer krupösen Lungenentzündung, nach deren Ablauf erst die charakteristischen Symptome der Krankheit hervortraten.

Der weitere Verlauf gestaltete sich bei denjenigen Patienten, die wir länger, oder während des ganzen Krankheitsverlaufs beobachten konnten, ziemlich wechselnd.

Das Fieber zeigte zwar meistens den bekannten Typus, doch wurde dieser schon im Stadium der Continua durch unregelmässige Schwankungen durchbrochen, in anderen Fällen trat nach kurzer Akme früh ein lange dauerndes, ausgesprochenes amphibolisches Stadium ein. Ich beobachtete vielfach sich lange hinziehende febrile Perioden und Defereveszenzen, viel seltener dagegen einen kurzen Fieberverlauf, wenigstens im Winter während der epidemischen Ausbreitung des Typhus, wie das ja von der überwiegenden Mehrzahl der Beobachter gleichfalls betont wird.

So fand sich — abgesehen von 2 bakteriotherapeutischen Fällen — unter den von Anfang an beobachteten Kranken nur einer, der innerhalb 2 Wochen vollkommen fieberfrei wurde.

Von Seiten des Herzens zeigten sich auffallend häufig abnorme Erscheinungen. Die relative Bradycardie wechselte vielfach mit frequentem Puls, der oft — in Widerspruch mit der gewöhnlichen Erfahrung — bedeutend höhere Zahlen erreichte, als dem Verhältnis zur Temperatur entsprach. Ein ziemlich häufiges Symptom war der rasche Wechsel der Pulsfrequenz: während des Zählens wurde der anfangs auffallend frequente Puls nach einer gewissen Zeit weit langsamer. Zweifellos ist diese rasche Änderung der Frequenz, die übrigens an nervösen Personen eine bekannte Erscheinung ist, bei einem Teil der Typhuskranken weniger auf die Infektion, als vielmehr auf Innervationsstörungen zurückzuführen, wie wir sie in der Form des „Kriegsherzens" auch bei Kranken mit anderen Leiden zu sehen pflegen. Die Typhusinfektion ist natürlich ganz besonders geeignet, auf vorbereitetem Boden solche Innervationsstörungen auszulösen. Andererseits unterliegt es keinem Zweifel, dass ein erheblicher Teil der Herzsymptome auf anatomische Veränderungen des Herzens zurückzuführen ist, deren Häufigkeit aber wieder mit dem schwächenden Einfluss der Kriegsstrapazen im Konnex steht. So beobachteten wir, abgesehen von der hohen Pulsfrequenz, auch im scheinbar leichteren Fällen ziemlich oft Anomalien im Rhythmus und die klinischen Symptome der beginnenden akuten Herzerweiterung, so dass wir im allgemeinen häufiger zu Herzmitteln greifen mussten, als wir das sonst bei Typhus zu tun pflegen.

In allen 7 Fällen, die im Spital letal endigten, waren schon Tage vorher die Symptome der sich entwickelnden Herzschwäche vorhanden, und die physikalischen Zeichen machten es offenkundig, dass die Herzmuskulatur angegriffen war.

Im Gegensatz zu den Herzerscheinungen traten die Darmsymptome nach unseren Erfahrungen auffällig in den Hintergrund. Anfangs gab es häufige Obstipationen, die Eingiessungen benötigten. Später wurden überwiegend breiige Stühle ein- bis zweimal täglich entleert. Diarrhoe war in ungefähr einem Dritteil der Fälle vorhanden. Darmblutung beobachtete ich in einem Fall, Perforation kein einziges Mal.

Transitorische, rasch vorübergehende Albuminurien sind häufig; länger dauernde, mit reichlichem Befund von körnigen Zylindern und Nierenepithelien traten besonders in den schweren Fällen auf; ausgesprochene Nephritis gelangte in 4 Fällen zur Beobachtung.

Die Milz war während der ganzen Krankheitsdauer ziemlich häufig nicht palpierbar, Kranke jedoch, bei denen keine ausgesprochene Vergrösserung der Milzdämpfung vorhanden gewesen wäre, habe ich nicht gefunden.

Roseolen fehlten in einigen Fällen während der ganzen Beobachtungsdauer, waren aber meistens reichlich und in ziemlicher Ausbreitung vorhanden.

Sensorielle Störungen wurden vorübergehend auch bei leichterem Typhus häufig beobachtet, noch häufiger begleiteten sie die schweren Fälle und traten bei letal endigenden Erkrankungen ausnahmslos stark in den Vordergrund.

* * *

Im allgemeinen können wir feststellen, dass der Krankheitsverlauf bei den Patienten, die wir längere Zeit beobachten konnten, ziemlich schwer war. Besonders gilt das von den 28 Patienten, die wir bis zum Ende ihrer Krankheit im Spital behielten. Von ihnen starben 7, d. h. 25% (in einem Fall wurde der letale Ausgang durch Pneumonia caseosa, in einen anderen durch Hepatitis interstitialis beschleunigt). Die Erklärung für den schweren Verlauf und die hohe Mortalität finden wir in dem Umstand, dass — abgesehen von einigen Kranken, die wir im Interesse der klinischen Beobachtung bei uns behielten — gerade schwerere Fälle, die im febrilen Stadium ein trafen und die wir nach Feststellung der Diagnose nicht den Gefahren eines nochmaligen Transportes aussetzen wollten, im Spital zurückgeblieben waren.

Die Mortalitätsziffer unserer gesamten Typhuskranken — mit Hinzurechnung der Fälle die in das Infektionsspital transportirt wurden — betrug 10.3%.

Wirkung der Schutzimpfungen.

Hinsichtlich der Schwere des Krankheitsverlaufes zeigte sich zwischen den in den ersten 6 und den während der folgenden 12 Monate aufgenommenen Kranken ein ganz beträchtlicher Unterschied. So war z. B. seit dem 12. März 1915 unter unsern Typhuskranken kein Todesfall zu beklagen (auch nicht unter den Patienten, die in das Infektionsspital transferirt worden waren.

Obwohl wir in den meisten Fällen aus eigener Beobachtung über die Dauer des Krankheitsverlaufes keine Angaben machen können, so gab es dennoch einen Fall, des sich zweifellos als Typhus erwies und bei welchem die fieberhafte Periode — mit einem Maximum von 39.2 Grad C. — nur 10 Tage lang dauerte. Wir haben ausserdem noch mehrere Fälle beobachtet, in denen die stufenweise Temperatursteigerung, die charakteristische Zunge, die Vergrösserung der Milzdämpfung mit grosser Wahrscheinlichkeit für eine Typhusinfektion sprachen, in dem aber teils wegen der kurzen Krankheitsdauer und des leichten Krankheitsverlaufs, teils wegen des negativen Ausfalles der bakteriologischen Untersuchung die Diagnose fraglich blieb. Diese Fälle sind natürlich in unseren statistischen Daten über den Typhus nicht aufgenommen worden.

Da ihre Aufnahme zum überwiegenden Teil in die Zeit fällt, in der die Typhusschutzimpfung auch in unserer Armee bereits obligatorisch durchgeführt war, zweifle ich nicht daran, dass es sich auch bei ihnen um Typhus gehandelt habe, dessen leichter Verlauf und kurze Dauer auf die Wirkung der Impfungen zurückgeführt werden muss.

Widal-Reaktion. Systematische Agglutinationsprüfungen wurden bei unseren Kranken nur in den ersten 6 Monaten vorgenommen, da später mit der allgemeinen Durchführung der Schutzimpfungen diese Reaktion als diagnostisches Hilfsmittel an Wert viel verloren hatte. Ein positives Resultat erzielten wir in 44% der Fälle, und diese niedrige Ziffer wird durch den Umstand erklärt, dass wir einen Teil der Kranken schon auf Grund der klinischen Symptome oder der Ergebnisse der Züchtungsmethoden dem Infektionsspital überweisen konnten, ehe sich noch die Agglutinationsfähigkeit des Blutes bei ihnen entwickelt hatte.

Kulturen aus dem Blut. Einschlägige Untersuchungen wurden von uns seit Anfang 1915 systematisch durchgeführt. Das positive Ergebnis betrug für die Gesamtzahl unserer Kranken 74%. Wenn wir die *in febrilen Zustand aufgenommenen Kranken* von denen trennen, die *im Spital febril wurden*, so finden wir einen *wesentlichen*

Unterschied. Bei den ersteren waren die Kulturen in 66.6%, bei den letzteren in 80.7% positiv.

Der Grund dieses Unterschiedes liegt darin, dass die in fieberndem Zustand aufgenommenen Kranken häufig in vorgeschrittenen Stadien der Krankheit zur Aufnahme gelangten, in denen die Bakterien im Blut nicht mehr so zahlreich sind und sich zum Teil auch im agglutinierten Zustande befinden, während die Patienten, die seit Beginn ihrer Krankheit von uns beobachtet wurden, schon weit früher zur Untersuchung kamen.

Berücksichtigen wir nur die Fälle vom Mai v. J., d. h. von dem Zeitpunkt an, in welchem die Schutzimpfungen allgemein zur Durchführung gekommen waren, so ist das Ergebniss 73.3%, d. h.: in unseren Fällen zeigt sich zwischen den Perioden vor und nach der Schutzimpfung hinsichtlich des Ergebnisses der Blutkulturen kein nennenswerter Unterschied.

Kulturen aus den Faeces.

Wir erhielten am Anfang 1915 bei 20% unserer Kranken positive Resultate. Diese zweifellos niedrige Ziffer führe ich darauf zurück, dass wir die bakteriologische Untersuchung der Stühle ausschliesslich zu diagnostischen Zwecken vornahmen und, sobald die Kulturen aus dem Blute gelangen, die weitere Prüfung der Stühle einstellten. Denn die Blutuntersuchungen fallen in dieser frühen Krankheitsperiode meistens positiv aus, während die Stühle dann nur in 10—15% der Fälle Typhusbazillen enthalten.

Derselbe Umstand erklärt auch die Erscheinung, dass die Stühle der in febrilem Zustand aufgenommenen Kranken in 29%, die Stühle der in Spital fieberhaft gewordenen Kranken aber nur in 12% der Fälle ein positives Resultat ergaben. Die erstere Gruppe gelangte nämlich in einem vorgeschritteneren Stadium der Krankheit zur Untersuchung, und zu dieser Zeit enthalten die Stühle in einem viel höheren Perzentsatz Typhusbakterien als in der ersten Woche.

Bazillenwirte.

Nachdem Robert Koch schon früher betont hatte, dass die Infektionsquelle bei Typhuserkrankungen immer nur der Mensch ist, und seitdem Conradi und Drigalski die Existenz und die Rolle der Typhusbazillenwirte festgestellt hatten, wurde deren grosse Bedeutung für die Verbreitung des Typhus zu einem Axiom für die Epidemiologie dieser Krankheit.

Jüngst veröffentlichte Martz eine sorgfältige und sehr überzeugende Zusammenstellung der einschlägigen Daten.

Bei der Verbreitung des Kriegstyphus kommt den Bazillenwirten naturgemäss ebenfalls eine sehr wichtige Rolle zu. Die mühsamen Untersuchungen von Uhlenluth, Olbrich und Messerschmidt haben in den okkupierten Gebieten von Belgien und Nordfrankreich zahlreiche Bazillenwirte festgestellt (allein in den 7 Wochen nach dem November 1914 fanden sich 12 chronische Bazillenträger), die natürlich viel zur Entstehung der im deutschen Heer bei Beginn des Krieges aufgetretenen Typhusepidemie beitrugen.

Die Kranken bleiben zum Teil während der Rekonvaleszenz, und sogar noch eine zeitlang nach dieser, temporäre Bazillenwirte. Wie die in Friedenszeiten gewonnenen Erfahrungen lehren, wird ungefähr 1% der männlichen Kranken zu dauernden Bazillenträgern.

Deshalb wurde auch in den Spitälern unserer Armee die dreimalige Vornahme der bakteriologischen Untersuchung von Stühlen der geheilten Typhuskranken, in je einwöchentlichen Intervallen, obligatorisch angeordnet.

Die Nichtbeachtung dieser Vorschrift oder vielleicht auch die zeitweilig notgedrungene raschere Beförderung der einzelnen Krankentransporte, ferner die Möglichkeit, dass die periodischen Bazillenausscheider, selbst bei Einhaltung der erwähnten Vorschrift, der Aufmerksamkeit hier und da einmal entgehen, war vielleicht die Ursache, dass auch in die Spitäler des Hinterlandes ziemlich häufig Bazillenwirte gelangten.

Den ersten Bazillenwirt fanden wir in den ersten Tagen des Jahres 1915, als wir noch nicht die Fäces aller neu aufgenommenen Kranken auch auf Typhus untersuchten.

In einem unserer chirurgischen Krankensäle erkrankten in rascher Folge zwei Kranke, die bereits seit mehreren Wochen in unserem Spital weilten. Wir hegten den Verdacht, dass ein Bazillenwirt vorhanden sei, prüften die Fäces aller Patienten dieses Krankensaales und erhielten bei einem Kranken ein positives Resultat. Der betreffende Patient hatte zwei Wochen vor seiner Aufnahme ungefähr 10 Tage lang an Durchfall und Fieber gelitten.

Von diesem Tag an dehnten wir die Fäcesuntersuchungen der

neu angekommenen Kranken auch auf Typhus aus und *fanden so insgesamt 9 Bazillenwirte*, von denen 2 die Erreger gleichzeitig auch mit dem Urin ausschieden, während bei einem Kranken nur im Urin Bazillen gefunden wurden.

Aus der Anamnese der Bazillenwirte konnte in 5 Fällen die retrospektive Typhusdiagnose gestellt werden, und zwar hatten alle kurze Zeit vor ihrer Ankunft im Spital die Krankheit durchgemacht. Bei den übrigen aber ergab die Anamnese keinen Anhaltspunkt für Typhus, so dass diese also nach der Nomenklatur von *Fornet Bazillenträger* waren, während die ersteren in die Gruppe der *Bazillenausscheider* gehörten.

Mit einer Ausnahme erwiesen sich alle als *temporäre* Bazillenwirte, denn sie wurden nach 1—2 Wochen ohne besondere Eingriffe bazillenfrei, und selbst nach der üblichen Sennadarreichung konnte in ihren Stühlen kein Bakterium mehr nachgewiesen werden. Diese Beobachtung stimmt mit der Erfahrung gut überein, dass jugendliche Personen unverhältnissmässig seltener als ältere ständige Bazillenwirte werden.

Längere Zeit hindurch schied nur einer unserer Kranken im Urin Typhusbakterien aus. Der Betreffende erkrankte 2 Monate vor seiner Aufnahme und wurde am 3. Tag seines Spitalaufenthaltes fieberfrei. Zwei Wochen vor diesem Zeitpunkt trat bei ihm Dysurie auf, die während der ganzen Dauer seiner Beobachtung anhielt. Im Urin Eiweiss, zahlreiche Eiterzellen, Hyalinzylinder und Nierenepithelien, und während der Dauer der sechswöchentlichen Beobachtung waren bei Kulturversuchen immer Typhusbazillen zu gewinnen.

Ich lege Gewicht auf den Umstand, dass die *Mehrzahl der in unserem Spital beobachteten Bazillenwirte auf den Zeitabschnitt fällt, in welchem die Typhusepidemie bereits als erloschen bezeichnet werden konnte.*

So entfielen von den 9 Fällen bloss 3 auf den Beginn des Jahres 1915, während 6 Fälle vom Oktober 1915 bis Ende März 1916 zur Beobachtung gelangten.

Die über Kriegstyphus gesammelten Erfahrungen beweisen, dass gleichzeitig mit der Abnahme der Zahl der Typhuserkrankungen auch die Zahl der Bazillenwirte auffallend sank, was vornehmlich der Einwirkung der Schutzimpfungen zugeschrieben wird.

Die von uns gesammelten Erfahrungen schienen dem zu widersprechen, ich glaube aber die natürliche Erklärung dieses Widerspruches darin zu finden, dass seit allgemeiner Durchführung der Typhusschutzimpfungen die Zahl der leicht verlaufenen und nicht erkannten Typhuserkrankungen viel grösser ist als früher. Da auch die letzteren zu einem Teil provisorische Bazillenwirte werden, so giebt es nun weit mehr nichterkannte Bazillenwirte als früher und so kann es jetzt auch leichter vorkommen, dass ein solcher Bazillenwirt infolge einer Verwundung oder einer anderen Krankheit in ein Spital des Hinterlandes gelangt, wo dann seine Infektiosität durch systematische Stuhluntersuchungen festgestellt wird. Dass die Schutzimpfung die Disposition, Bazillenwirt zu werden, nicht aufhebt, beweisen auch die Versuche von Emmerich und Wagner, nach denen Kaninchen trotz vorausgegangener Schutzimpfung nach Einbringung von Typhuskulturen in die Gallenblase zu dauernden Bazillenabscheidern wurden und sich bei ihnen eine ähnliche chronische Gallenblasenentzündung entwickelte, wie wir sie bei den menschlichen Bazillenträgern sehen.

Bakteriotherapie.* Vakzine nach der Metode von Ichikawa, die Herr Dr. Julius Kiss, der Laboratoriumsleiter des Zitaspitals, so gütig war, mir zur Verfügung zu stellen, konnte ich bei 8 Kranken anwenden.

Von diesen Kranken gelangten 2 zu Beginn, 6 in der Mitte oder zweiten Hälfte der 2. Krankheitswoche zur Behandlung, für die wir nur Patienten auswählten, bei denen die Diagnose auch auf Grund der Blutkulturversuche gestellt war. Eine halbe Stunde nach der intravenösen Einspritzung trat in allen Fällen Schüttelfrost auf, nach 1—1½ Stunden der rapide Temperaturanstieg, der regelmässig bis über 40 Grad C., in einem Fall sogar bis 41.6 Grad C. ging.

Der Temperaturabfall ist in keinem Fall ausgeblieben, zeigte sich meistens schon am Abend nach der mittags durchgeführten Einspritzung und erreichte sein Minimum am nächsten Morgen.

Bei den Kranken I—VI folgte dem Temperaturabfall abermals ein Temperaturanstieg, der in 4 Fällen die vorherige Höhe erreichte, während in 2 Fällen eine viel niedrigere Continua eintrat, die nach kurzer Dauer in die Deferveszenz überging.

---

* Über die mit Besredka-Vakzine behandelten Fälle referirte seinerzeit Dr. Áldor. (S. Bpesti Orvosi Ujság 1915 Nr. 10.)

Der Kranke VII. erhielt die Einspritzung am 10-ten Tage. Ihr folgte ein mässiger Temperaturabfall und darauf ein abermaliger Temperaturanstieg. Am 14ten Tage eine weitere Einpritzung, am nächsten Tage normale Temperatur, sodann wieder Continua, und der Kranke starb nach 3 Wochen unter den Symptomen einer sich unerwartet und rasch entwickelnden Pneumonia caseosa (Autopsie).

Der Kranke VIII. gelangte am 8. Tage zur Behandlung, am nächsten Morgen war die Temperatur 36.7 Grad C., dann 2 Tage hindurch 38—38.1 Grad C., vom 4ten Tag ab war der Patient fieberfrei.

Vor den Injektionen untersuchten wir in jedem Fall das Blut auf Bakterien und wiederholten die Untersuchung am Tage nach der Injektion. Die Bakterien verschwanden in 2 Fällen aus dem Blut; in dem einen hatte sich das Fieber nur ermässigt, aber nicht aufgehört, der andere bezieht sich auf den nach 3 Tagen fieberfrei gewordenen Fall.

Das Resultat ist demnach in einem Fall rasche Defervеszenz (bei dem im frühesten Stadium in Behandlung genommen Kranken), in 2 Fällen günstige Beeinflussung des Leidens, in 4 Fällen keine Veränderung des Zustandes, im Falle der käsigen Pneumonie müssen wir es unentschieden lassen, ob ausser der Typhusinfektion auch die Einspritzung irgendwelchen Einfluss auf die unerwartet rasche Entwicklung der Lungenerkrankung hatte.

Paratyphus B. und Paratyphusbazillenwirte.

Paratyphus B. hatten wir in 2 Fällen Gelegenheit zu beobachten. In dem einen Fall erkrankte der Betreffende am 12ten Tag seines Spitalaufenthaltes mit plötzlichem Temperaturanstieg, Kopfschmerzen, Meteorismus und Stuhlverstopfung. Das febrile Stadium dauerte 3 Wochen; 12 Tage lang war mässige Continua vorhanden, dann trat mit grossen Remissionen langsame Entfieberung ein. Die Milz war während dieser ganzen Zeit nicht palpierbar. Die Blutkulturen waren am 7ten Tag der Fieberperiode positiv, vorher und nachher dagegen negativ. Die Untersuchung per Faeces ergab in 2 Fällen negative Resultate.

Ein zweiter Patient erkrankte 2 Wochen vor seiner Aufnahme unter Bauchschmerzen und Atembeschwerden. Bei seiner Aufnahme waren rechtsseitiges pleuritisches Exsudat und mässiges Fieber vorhanden. Das letztere stieg rasch an, hatte stark remittirenden Charakter und hielt 23 Tage lang an. Am Ende der zweiten Woche wurden 1700 Cc. Serum abgelassen, die sich als steril erwiesen. Das Zentrifugat enthielt nur Lymphozyten. Die Blutunter-

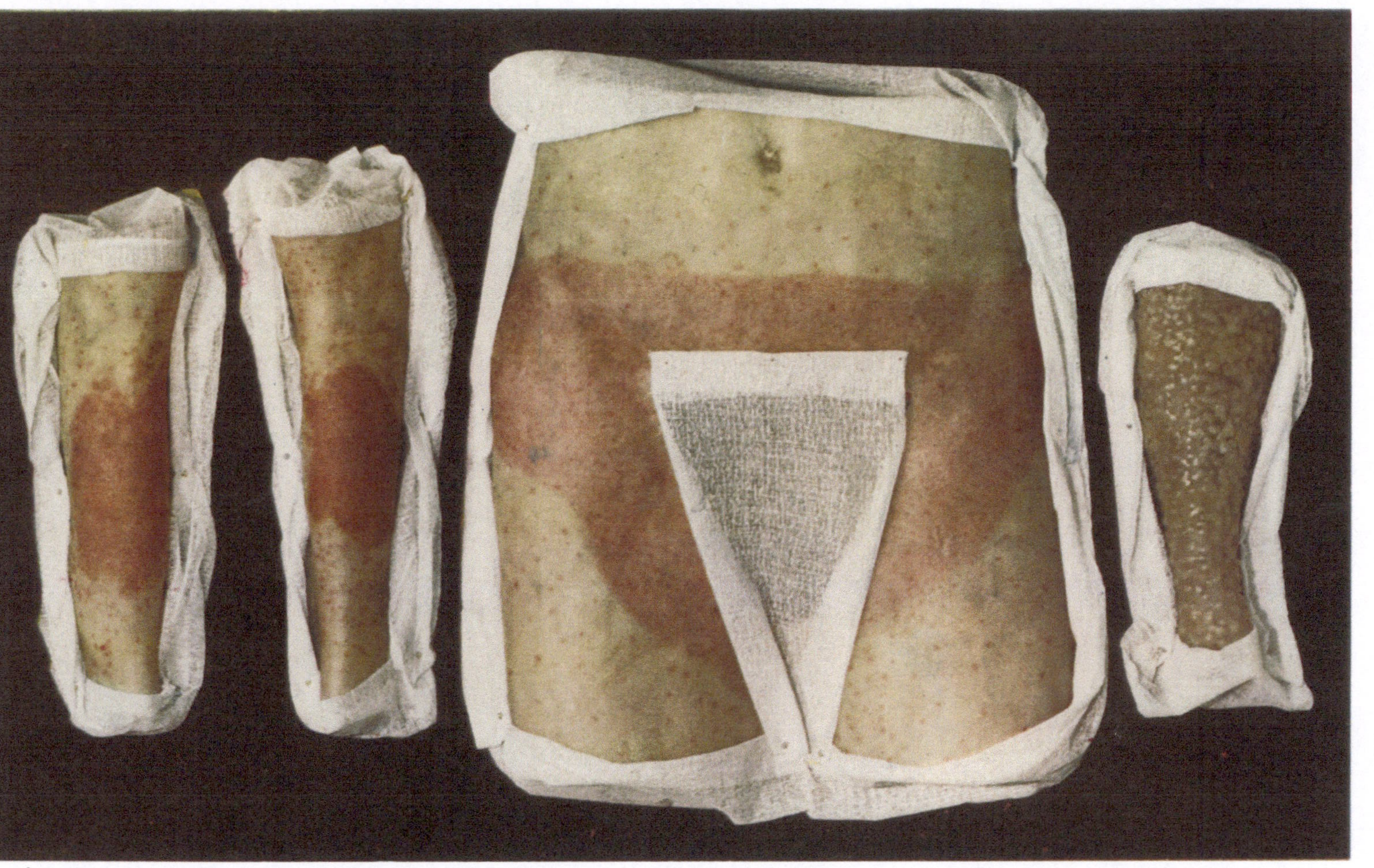

***Variola vera*: Von links nach rechts: beginnende Fleckenbildung an den Unterschenkeln, in der Mitte Th. Simon-sches Dreieck, rechts voll ausgebildete Blasenbildung.**

Dreifarbendruckklische von der Firma A. Weinwurm jun. & Comp., Budapest, VI., Ó-u. 6.

suchung am 6ten Tag der Krankheit ergab sowohl im Kulturversuch wie auch mit der Widalreaktion auf Paratyphus B. ein positives Resultat, dagegen blieb die Stuhluntersuchung in allen Fällen negativ.

Paratyphus B.-Bazillenwirte konnten wir in 5 Fällen eruiren.

Der eine kam mit einem seit 2 Wochen bestehenden Ikterus zu uns; sein Stuhl gab nur bei der ersten Untersuchung ein positives Resultat. Ein anderer Fall wurde wegen Nasenblutung und Diarrhoe von der Front zurückgeschickt. In der ersten Woche seines Spitalaufenthaltes hatte die Stuhluntersuchung auf Parathyphus B. zweimal ein positives Resultat. Ende der zweiten Woche trat bei ihm unter zeitweiligen geringeren Temperatursteigerungen Ikterus auf, der nach 2 Wochen zur Rückbildung kam.

Bei weiteren 3 Kranken konnten keinerlei für Paratyphusinfektion charakteristische anamnestische Daten festgestellt werden, und die bei der Aufnahme im Stuhl gefundenen Paratyphusbakterien waren nach 8—12 Tagen nicht mehr nachweisbar.

Flecktyphus.

Allgemeiner Teil. Während der Abdominaltyphus in der Reihe der Kriegsinfektionskrankheiten besonders im XIX. Jahrhundert hervorragende Bedeutung gewann, war der Flecktyphus einer der furchtbarsten Begleiter der Kämpfe früherer Jahrhunderte. Ungarn litt besonders im XVI—XVIII. Jahrhundert unter der Geissel dieser Seuche, und die sorgfältigen Forschungen von Győry haben zweifellos festgestellt, dass die in ganz Europa mit den Namen „Morbus hungaricus", Febris hungarica", „Lues pannonica" bezeichnete epidemische Infektionskrankheit nichts anderes als der Flecktyphus war. Im vorigen Jahrhundert wurden im russischen Feldzug Napoleons $^4/_5$ der grossen französischen Armee das Opfer dieser Krankheit, die auch im Balkankrieg 1877—1878 in den russischen Armeen grosse Verheerungen anrichtete.

Russisch-Polen, die Balkanstaaten und Irland sind ständige Brutstätten dieser Krankheit, und so war vorauszusehen, dass wir auch in diesem Weltkrieg mit dem epidemischen Auftreten dieses Leidens zu rechnen haben würden.

Die meisten Opfer forderte die Epidemie in den Gefangenenlagern, und so stammt auch die überwiegende Mehrzahl der einschlägigen Publikationen von den Ärzten in diesen her. Die deutschen Autoren, die in Friedenszeiten seit vielen Jahrzenten kaum irgendwelche Gelegenheit hatten, sich mit dieser Krankheit praktisch zu beschäftigen, haben während des Krieges unsere Kenntnisse über die Epidemiologie und Symptomatologie dieser Krankheit ganz wesentlich gefördert.

Nachdem Nicolle nachgewiesen hatte, dass der Verbreiter dieser Krankheit die Kleiderlaus ist, wurden die Untersuchungen dieses Autors durch zahlreiche Beobachtungen bestätigt, und die Zahl der Ärzte, die ausserdem auch der Kopflaus, den Flöhen oder dem durch Hustenstösse entleerten Sekret eine Rolle bei der Verbreitung des Fleckfiebers zuschreiben, wird immer geringer.

Für die ätiologische Rolle der Kleiderlaus lieferten besonders die scharfen Beobachtungen von Jürgens überzeugende Argumente. Selbst Brauer, der früher der Tröpfcheninfektion eine — obwohl untergeordnete — Bedeutung zuschrieb, bekennt sich neuerdings als Anhänger der Anschauung, dass die Verbreitung der Krankheit ausschliesslich durch Kleiderläuse erfolge.

Ist demnach die Epidemiologie der Krankheit ziemlich geklärt, so ist über ihren Erreger noch immer nichts Bestimmtes festgestellt. Ist er in den von Nicolle, Gavius und Girard, von Prowazek und neuerdings auf Grund der eingehenden Forschungen von Stempell beschriebenen Körperchen in den farblosen Blutkörperchen zu sehen oder in den von Stempell im Darmkanal der Kleiderläuse gefundenen Parasiten oder den von Harry Plotz 1914 beschriebenen Bakterien, die jüngst von Popoff durch Kultur- und Agglutinationsversuche bestätigt wurden? Die Entscheidung über diese Frage lässt sich ohne weitere Untersuchungen heute noch nicht geben.

Klinische Symptome.

Für die Symptomatologie der Krankheit haben diejenigen Beobachtungen ein besonderes Interesse, die beweisen, dass die an verschiedenen Punkten und zu verschiedenen Zeiten des ausgedehnten Kriegsschauplatzes entstandenen Epidemien bei vielen gemeinsamen Eigenschaften doch auch ganz wesentliche Differenzen zeigen.

Dabei fand die alte Erfahrung wieder einmal ihre Bestätigung, dass Völkerrassen, unter denen die Krankheit endemisch herrscht, sie infolge eines gewissen Masses von erworbener Immunität viel leichter überstehen. So forderte das Fleckfieber in den mit Russen belegten Gefangenenlagern verhältnismässig viel weniger Opfer als unter dem bei ihnen tätigen ungarischen, österreichischen oder deutschen ärztlichen und Pflegepersonal.

Das frühzeitige Auftreten und das Vorwiegen der Gehirnsymptome bildet ein gemeinsames Charakteristikum der in den verschiedensten Gegenden beobachteten Epidemien. Jürgens beschreibt die zu Beginn des Frühstadiums auftretende Niedergeschlagenheit, Schlaflosigkeit, die leichten Delirien, die sich mit dem Fortschreiten der Krankheit bis zu Halluzinationen steigern können. Neukirch und Zlocisti haben in Ostanatolien ähnliche Beobachtungen gesammelt und betrachten den Flecktyphus vornehmlich als eine Gehirnerkrankung. Richter ist auf Grund ähnlicher Erfahrungen zu der Ansicht gekommen, dass die Benennung Typhus (Rauch, Nebel) für dieses Leiden passender ist als für den Abdominaltyphus.

Weniger Übereinstimmung herrscht unter den Beobachtungen über das Exanthem. Während Jürgens Fälle ohne Ausschlag als grosse Seltenheiten betrachtet und die Erfahrungen von Fonyó das bestätigen (1 : 500), fand Dorendorf, dass das Exanthem, besonders in leichteren Fällen, ziemlich häufig fehlt. Otto beschreibt 9 solche leichtere Fälle, auch Rondke hat mehrere dieser Art beobachtet.

Ähnliche Abweichungen finden sich hinsichtlich des Leukozytenbildes, des Bindehautkatarrhs, der Häufigkeit der Milzvergrösserung und vieler anderer Symptome.

Auch hinsichtlich der Komplikationen bestehen stark differierende Erfahrungen.

Während z. B. Jürgens und Gränz viele Fällen von Gangraen sahen, fand Skutetzky diese in der grossen Masse seines Krankenmaterials kein einziges Mal.

Was dis leichten, sogenannten abortiven Formen betrifft, so hat Jürgens nur sehr selten solche Fälle beobachtet, dagegen sah Dorendorf solche leichte Fälle, die nur deshalb als Flecktyphus diagnostizirt werden konnten, weil sie während der Epidemie zur Beobachtung gelangten. In den Fällen von Detre trat in 26% das fieberfreie Stadium binnen 4—7 Tagen ein, und bei 10 Patienten lag die abortive Form der Krankheit vor.

Differential-Diagnose.

Was die Differentialdiagnose der Krankheit betrifft, so stimmen im Grossen und Ganzen die Erfahrungen darin überein, dass in gewissen Fällen die Differenzierung gegenüber dem Abdominaltyphus am schwierigsten ist.

Den extremsten Standpunkt vertritt Rossberger: er behauptet auf Grund von 39 Fällen, dass bis jetzt kein Grund vorliege, das Fleckfieber als eine selbständige Krankheit aufzufassen, es sei wahrscheinlich nichts anderes als die Folge der Übertragung eines an Toxinen reichen aber bazillenarmen und anaphylaktisch wirkenden Blutes von Personen, die an Abdominaltyhus leiden, auf schlecht genährte etc. Personen durch Vermittlung der Laus. Spät folgert auf Grund seiner in verschiedenen Spitälern des Kriegsschauplatzes gesammelten Erfahrungen, dass die auf dem galizischen Kriegsschauplatz als Flecktyphus diagnostizirten Fälle eigentlich durchweg Abdominaltyphusfälle mit ungewöhnlich reichlichem Exanthem waren. Die Widalreaktion war häufig positiv, und wenn bei negativem Widal Exanthematikus angenommen wurde, so zeigte sich bei der Sektion, dass dennoch Abdominaltyphus vorlag, weshalb seiner Ansicht nach der negative Widal nicht für die Diagnose des Flecktyphus verwertet werden kann.

Unter den 29 Fällen von Boral bei vollkommen ähnlichen

klinischen Symptome und Exantheme erwiesen sich 14 Fälle, auf Grund des negativen Widal und der Kulturversuche als Flecktyphus. Nach Boral gibt es demnach Fälle von Abdominaltyphus mit Flecktyphus-Exanthemen und Exanthematikusfälle mit den charakteristischen Symptomen des Abdominatyphus.

Im Gegensatz dazu glaubt Lipschütz, der ein vorzügliches Bild der Hauterscheinigungen des Fleckfiebers entwirft, die Diagnose hauptsächlich auf dermatologischer Grundlage aufbauen zu können. Jürgens ist im Stande, die Diagnose auf Grund der charakteristischen Initialsymptome des Exanthematikus meistens schon in den ersten Tagen zu stellen. Fehlt jedoch die Beobachtung der ersten Krankheitstage und gelangt der Kranke in der Klimax der Krankheit mit benommenem Sensoiium zur Beobachtung, so kann sich die Diagnose schwierig gestalten. Aber gerade in dieser Periode sind die bakteriologischen und serologischen Methoden besser verwertbar als in früheren Stadien. Richter sah keinen einzigen Fall, in dem er in Zweifel gewesen wäre, ob es sich nicht doch um Abdominatyphus handele, stets war bei seinen Kranken das den Flecktyphus charakterisierende Exanthem vorhanden.

Wir konnten Flecktyphuspatienten nur bis zur Feststellung der Diagnose in unserem Spital behalten, und so beschränkten sich auch unsere Beobachtungen lediglich auf die Initialsymptome der Krankheit.

Die Zahl der Kranken betrug 12.

Von diesen trafen bereits in febrilem Zustand ein 2, bei den übrigen begann die Krankheit in unserem Spital.

Mit Bezug auf diese letzteren haben wir nun ebenso wie bei den Abdomynaltyphusfällen zu prüfen, ob sie ihre Infektion mitgebracht oder erst im Spital erworben haben.

Wo erfolgte die Infektion?

A priori erschien es nicht wahrscheinlich, dass angesichts der sorgfältigen Reinigungsverfahren, die wir bei der Krankenaufnahme durchführen, in den Krankensälen eine Infektion mit Flecktyphus möglich wäre.

Wir lebten bis Anfangs d. J. in diesem Glauben, bis wir durch eine Erfahrung vom Gegenteil überzeugt wurden.

Mitte Januar d. J. erkrankte ein in der III. chirurgischen Abteilung liegender Patient, der sich damals schon seit 5 Monaten in unserem Spital befand, unter Erbrechen, Kopfschmerzen und Fieber von 38.5 Grad C. Am folgenden Tag war neben Zunahme der Temperatursteigerung belegte Zunge und akuter Rachenkatarrh festzustellen, am dritten Tag aber zeigten sich auf der oberen Partie der Brustwand und auf der Beugeseite des Oberarms einige roseolenförmige Flecken. Am 4ten Tag erreichte die Temperatur 40 Grad C., der Ausschlag, der sich auch auf den Bauch und auf die Innenseite der Schenkel ausbreitete, wurde dichter und zeigte einen Rubeolaähnlichen Charakter.

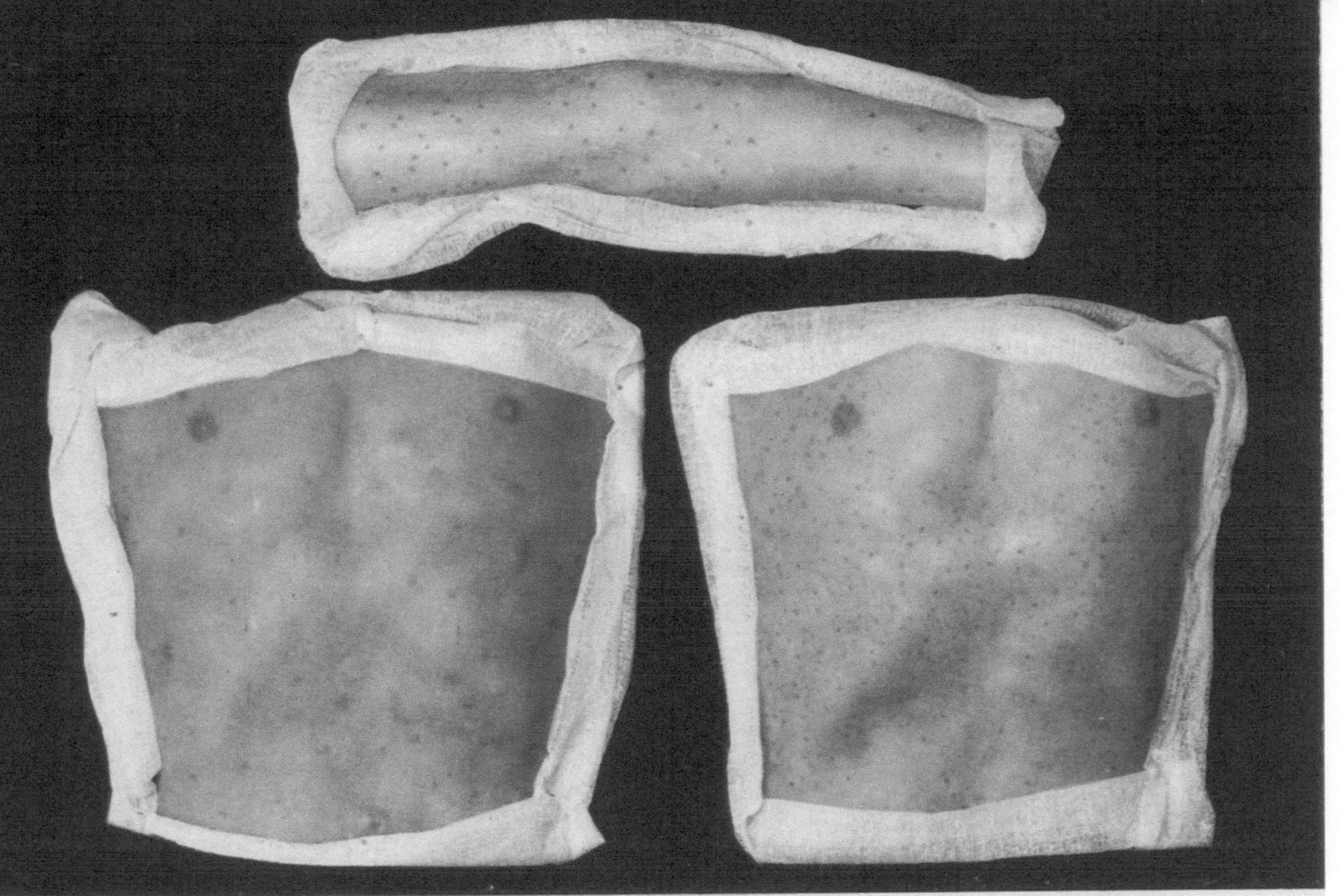

Tiphus exanthematicus. *Oben typisches Exanthem am Arm, rechts am Rumpf. Links unten zum Vergleich ein Fall mit atypischem, grossfleckigem Exanthem.*

Dreifarbendruckklischee von der Firma A. Wein.

Im übrigen fühlte sich der Kranke, von mässigen Kopfschmerzen abgesehen, ziemlich wohl, ass mit gutem Appetit und klagte auch nicht über Schwäche.

Mit Rücksicht darauf, dass der Kranke schon seit 5 Monaten im Spital gepflegt wurde, wo seit mehr als einem halben Jahr kein Flecktyphus vorgekommen war, hielten wir es trotz des hohen Fiebers für wahrscheinlich, dass eine Rubeola vorlag, und übergaben den Kranken mit dieser Diagnose dem Infektionsspital.

Am folgenden Tag zeigten die andauernd hohe Temperatur, die immer schwereren subjektiven Erscheinungen, die Milzvergrösserung und die livide Verfärbung des Ausschlages offenkundig an, dass es sich hier nicht um Rubeola, sondern um einen Exanthematikusfall handelte.

Nahezu gleichzeitig wurden in demselben Krankensaal 2 weitere Patienten plötzlich febril, bei denen schon am 5ten Beobachtungstag das Vorhandensein von Typhus exanthematicus festgestellt werden konnte. Von diesen Kranken war der eine seit 56, der andere seit 72 Tagen im Spital.

Nach diesen Erfahrungen war es unzweifelhaft, das es in den Krankensälen Läuse geben müsse, und die sich auf das ganze Spital erstreckende sorgfältige Untersuchung stellte in erster Reihe in dem fraglichen Krankensaal, ausserdem aber auch in den anderen Krankensälen bei mehreren Kranken Läuse resp. Nisse fest.

Es ergab sich ferner, dass die verlausten Kranken zum überwiegenden Teil mit Transporten am 27. Dezember 1915 und am 13. Januar 1916 aus Lemberg zu uns gekommen waren und dass diese beiden Transporte schon bei ihrer Ankunft durch ihre Infizierung mit Läusen aufgefallen waren.

Die Flecktyphusinfektion war natürlich durch den ersten Transport vermittelt werden, da zwischen dessen Ankunft und der ersten Spitalerkrankung 19 Tage verstrichen waren, während der zweite Transport, der nur einen Tag vor Beginn der Erkrankung eintraf, nicht in Frage kommen konnte.

Als interessante Tatsache wollen wir erwähnen, dass von den Kranken des durch Läuse so arg infizierten Transportes aus Lemberg kein einziger an Flecktyphus erkrankte, obwohl ja unter diesen sich hierfür in erster Reihe Gelegenheit geboten hätte.

Unsere Nachforschungen, ob sich unter ihnen vorher Flecktyphuskranke befunden hätten, blieben resultatlos, obwohl wir das nahezu mit Bestimmtheit voraussetzen können, denn im entgegengesetzten Fall müssten wir annehmen, dass sie die infizierten Läuse nur vermittelt haben und selbst ohne Ausnahme von der Krankheit verschont geblieben seien. Letzteres wäre ja auch möglich, ist aber doch weniger wahrscheinlich als die erstere Annahme.

Was schliesslich die Frage betrifft, wie bei den strengen Reinlichkeitsmassregeln ein derartiger Unfall hatte passiren können, so wäre es immerhin möglich, dass trotz aller Sorgfalt in diesen einen Falle Läuse in den Krankensaal eingeschleppt wurden, doch halte ich es wahrscheinlicher, dass die Infektion durch Eier vermittelt wurde.

Wir pflegen die Behaarung der Kranken in der Achselhöhle, in der Steissund Analgegend nicht zu rasiren, es ist jedoch bewiesene Tatsache, dass die Kleiderlaus auch auf diese Behaarung Eier legt. Diese Eier können dem Reinigungsverfahren bei der Aufnahme mit Erfolg widerstehen, und wenn wir hierbei noch die Erfahrung in Rechnung ziehen, dass die Infektiosität der Laus sogar auf die zweite Generation übergehen kann, so wäre eine Flecktyphusinfektion auf diesem Wege sehr wohl möglich und ist meiner Ansicht nach in vorliegendem Falle auch auf diese Weise erfolgt.

Klinische Symptome.

In den 10 Fällen in denen die Krankheit sich vor unseren Augen entwickelte, beobachteten wir den folgenden Symptomenkomplex:

Nach vorausgehenden, kurzdauernden Allgemeinsymptomen, wie Kopfschmerzen mit Mattigkeit oder ohne diese und Frösteln — in 6 Fällen in Begleitung von Schüttelfrost —, stieg die Temperatur rapid auf 38.5—39 Grad C., setzte dann nach geringen Remissionen ihre Steigerung weiter fort und erreichte am dritten oder vierten Tage ihr Maximum, meistens mit etwa 40 Grad C.

In einem Fall stieg das Fieber gleich am ersten Tag auf 40.1 Grad C. und nahm dann die Form einer Continua an, in 2 anderen Fällen aber schwankte die Temperatur 3 Tage lang zwischen 37.4—37.5 Grad C. und stieg am vierten Tag plötzlich auf 40 Grad C.

Regelmässige Begleiterscheinungen in dieser Periode waren Mattigkeit, Kopfschmerzen und Schwindel, in einem Fall zeigten sich schon vom dritten Tag an permanente Delirien.

Was die katarrhalischen Symptome betrifft, so waren in 5 Fällen initiale Angina, in 9 Fällen aber ausgesprochene Katarrhe der oberen Luftwege vorhanden.

Bei einem unserer Kranken wurde das Krankheitsbild durch eine einseitige katarrhalische Pneumonie eingeleitet und die wahre Natur der Krankheit erst am 4-ten Tage mit dem Erscheinen von Roseolen offenkundig.

Bindehautkatarrh war in 3 Fällen, Herpes labialis in einem Fall vorhanden.

Die Milz war in 5 Fällen palpierbar, bei 3 Kranken war nur die Milzdämpfung vergrössert.

Das Exanthem erschien bei allen unseren Kranken innerhalb der ersten Woche, und zwar in 6 Fällen bereits am 4-ten Tage.

Der Ausschlag erinnerte im Anfangsstadium unserer Fällen an wahre Roseolen, nur waren die einzelnen Effloreszenzen meistens etwas kleiner als die Roseolen bei Abdominaltyphus und wenig oder garnicht prominierend, sie entsprachen jedoch sonst sowohl hinsichtlich ihrer rosenroten Farbe wie auch in ihrem zirkumskripten Auftreten ganz diesem Exanthem.

Die Roseolen waren während der ersten Tage am reichlichsten in der oberen Brustgegend und unter der Achselhöhle, etwas spärlicher auf der Beugeseite des Oberarms.

Am 2ten und am 3ten Tag zeigte das Exanthem bei grösserer Dichte und Ausdehnung auch eine Änderung der Farbe und der Form: es wurde dunkler, bekam stellenweise einen bläulichen Schimmer und nahm eine fleckige, oft ganz unregelmässige Form an.

In diesem Stadium erinnerten mehrere unserer Fälle sehr stark an das fleckige Syphilid.

Weitere Beobachtungen in dieser Richtung konnten wir bei unseren Kranken nur im Infektionsspital anstellen, an das wir sie nach unseren Vorschriften abgeben mussten.

Die Diagnose konnte festgestellt werden: bei 4 Kranken am 4., bei 3 Kranken am 5., bei 3 Kranken am 6., bei 1 Kranken am 7. und bei 1 Kranken am 8ten Tag.

Differentialdiagnose.

Was die Differentialdiagnose betrifft, so macht nach meinen Erfahrungen die Unterscheidung der Krankheit vom Abdominaltyphus ernste Schwierigkeiten.

In den ersten Tagen kommen wir meistens über einen blossen Verdacht nicht hinaus, weil der plötzliche Temperaturanstieg und die subjektiven Symptome den gemeinsamen Anfang vieler Infektionen bilden.

In diesem Stadium kann, wenn die katarrhalischen Symptome im Vordergrunde stehen, die Krankheit am leichtesten mit der Influenza verwechselt werden, und es ist verständlich, dass im Beginn von Flecktyphusepidemieen die ersten sporadischen Erkrankungen unter dem Namen „Influenza" verschwinden.

Die Verwechslung kann umso leichter erfolgen, als gut beobachtete und auch durch Sektionen bestätigte Befunde vorliegen, nach denen die Krankheit tatsächlich mit Influenza anfangen resp. kompliziert sein kann (Paltauf).

Das Erscheinen des Exanthems, der Milztumor und die schweren Allgemeinsymptome geben alsbald den Ausschlag gegen Influenza, damit aber noch nicht für das Fleckfieber, denn gerade in diesem Stadium hat die Erkrankung eine ganz ausserordentliche Ähnlichkeit mit dem Abdominaltyphus.

Wenn wir Gelegenheit haben, ihren Verlauf von Anfang an mit Aufmerksamkeit zu verfolgen, so wird die Unterscheidung meistens nicht schwer werden, weil der charakteristische Gang der Temperatur beim Flecktyphus und das Erscheinen des Exanthems im Frühstadium die Diagnose entscheiden.

Aber auch dann können noch Zweifel auftauchen, weil ausnahmsweise auch der Abdomynaltyphus mit akuteren Symptomen einsetzt— wie wir das in den oben geschilderten Fällen wiederholt gesehen haben — und bei solchen Kranken muss die Diagnose so lange in der Schwebe bleiben, bis das Kulturverfahren ein positives Ergebnis ergeben hat.

Kommt der Patient im Stadium der Akme zur Beobachtung, mit schweren Allgemeinsymptomen, Roseolen, Milzvergrösserung, und sind anamnestische Daten wegen der Trübung des Sensoriums oder aus anderen Ursachen nicht zu erhalten, so besitzt der positive Ausfall des Kulturverfahrens entscheidende Bedeutung, während das negative Ergebnis noch keinen Beweis gegen das Vorhandensein von Abdominaltyphus bildet. Davon konnten wir uns in einigen zweifelhaften Fällen überzeugen, die wir auf Grund des negativen Ausfalles des Kulturverfahrens unter dem Verdacht von Flecktyphus auf die Beobachtungsabteilung des Infektionsspitals transferirten und die sich bei weiterer Beobarhtung als Fälle von Abdominaltyphus erwiesen.

Andere Infektionskrankheiten.

Über sonstige Infektionskrankheiten kann ich nur wenig Meritorisches mitteilen.

R e c u r r e n s beobachteten wir mit positivem Befund von Spirochaeta Obermeieri bei 2 Kranken, und zwar bei beiden mit einem charakteristischen, sich zweimal wiederholenden Fieberanfall. Die Heilung trat in dem einen Fall auf Neosalvarsan-Injektion, in dem zweiten spontan ein. In 2 anderen Fällen sprachen der Fieberanfall, das klinische Bild und auch die Anamnese durchaus für Rekurrens, wir mussten jedoch die Diagnose wegen des negativen Blutbefundes unentschieden lassen.

Malaria stellten wir bei 19 Kranken fest. Von diesen brachten die Krankheit 18 vom Kriegsschauplatz, einer hatte sie im Spital erworben. Die Blutuntersuchung stellte in einem Falle Quartana-Plasmodien, in den übrigen Tertiana fest. Wir beobachteten weder schwere Symptome, noch einen auffallend hartnäckigen Verlauf, und die Fieberanfälle verschwanden alsbald in sämtlichen Fällen auf die übliche Chinintherapie.

Unsere Fälle von Masern, Schafblattern, Röteln und epidemischer Parotitis waren — die letzteren mit einer Ausnahme — auf heimische Infektion zurückzuführen.

Schliesslich einige Bemerkungen zur Dysenteriefrage. In klinischem Sinn auf Dysenterie verdächtige Kranke hatten wir wiederholt Gelegenheit zu beobachten, unter ihnen auch 3 typische, schwere Fälle, mit hohem Fieber und ausgesprochenen lokalen und Allgemeinsymptomen. Ausserdem erhielten wir oft Krankentransporte mit Patienten, die an Verdaungsstörungen nach Dysenterie litten und sich in den ersten Stadien der Rekonvalescenz befanden. Obwohl wir nun die Faeces unserer Kranken von Anfang an in allen Fällen auf Dysenterie untersuchten, gelang es uns doch niemals, die bekannten Krankheitserreger in den Kulturen nachzuweisen.* Hiermit stimmen auch die Erfahrungen von Dorendorf und Kolle in Galizien und Russisch-Polen nahezu völlig überein, da es diesen Autoren bei ihren sehr zahlreichen Dysenteriefällen nur sechsmal gelang, Shiga-Kruse, in 2 Fällen Flexner- und in einem Fall Y-Bazillen nachzuweisen, während in den übrigen Fällen das Ergebnis vollkommen negativ war.

Sie erklären darauf hin, dass weder die bisher bekannten Dysenteriebakterien, noch irgend eine neue Art Erreger der „galizischen" Dysenterie sein können.

Wir können also unsererseits diese Erfahrungen durchaus bestätigen und wollen nur noch hinzufügen, dass die zitierte Feststellung auch für die Kranken des südlichen Kriegsschauplatzes Geltung hat, da unser Krankenmaterial von den verschiedensten Punkten der ausgedehnten Kriegsfront stammte.

Literatur.

BORAL: Über Kriegstyphus. Med. Klinik 1915.

BRAUER: Die Erkennung und Verhütung des Fleckfiebers u. Rückfallfiebers. II. Aufl. 1916. Kabitsch.

DETRE: A kiütéses typhusról. Orvosi hetilap, 1915.

DORENDORF: Beobachtungen bei einer kleinen Fleckfieberepidemie während des Feldzuges in Serbien. D. m. W. 1916

DORENDORF u. KOLLE: Klinische u. bakt. Beobachtungen d. Ruhr während des Sommerfeldzuges einer Armee in Galizien u. Russ. Polen. D. m. W. 1916.

* Anfangs Juli d. J. erhielten wir in 2 Fällen die ersten positiven Resultate (Flexner) bei 2 reichsdeutschen Kranken, die aus Macedonien zu uns gelangten.

EMMERICH u. WAGNER: Typhusschutzimpfung u. Infection im Tierversuch. Med. Klin. 1916.

FEJES: Die prakt. Bedeutung der Typhus- u. Choleraschutzimpfung. D. m. W. 1916.

FONYÓ: A foltos hagymáz epidemiologiája és prophylaxisa. Orv. hetilap 1915.

GOLDSCHEIDER: Über Typhusbekämpfung im Felde. Berl. kl. W. 1915.

— u. KRONER: Einfluss der Typhusschutzimpfungen auf Typhuserkrankungen. Berl. kl. W. 1915.

GRÄNZ: Diskussion z. Vortrage Wenckebachs ü. T. exanth. Sitzungsbericht. M. m. W. 1915. Nr. 26.

GROBER: Besonderheiten im Verlauf u. Behandlung des Typhus im Felde. D. m. W. 1915.

GYŐRY: Morbus hungaricus. Jena 1901.

HAINISS E.: Adatok a t. abdominalis harctéren észlelt klinikai képéhez és a védőoltás szerepéhez. Gyógyászat. 1916. 26. sz.

HECKER u. HIRSCH: Erfahrungen u. Gedanken ü. Typhus- u. T.-Behandlung im Felde. Med. Klinik. 1915.

HERRNHEISER: Über Eigenthümlichkeiten des Abdominaltyphus im Krigee. W. kl. W. 1916.

HÜNERMANN: Bauchtyphus im Kriege. Sitzungsbericht d. Kongr. f. inn. Med. Warschau. D. m. W. 1916. No. 21.

JENDRÁSSIK: A tifuszról. Orvosképzés, 1914.

JÜRGENS: Das Fleckfieber. Berlin 1916. Hirschwald.

KAUP: Bauchtyphus im Kriege. Sitzungsbericht d. Kongr. für inn. Med. Warschau. D. m. W. 1916. No. 22.

KORÁNYI: A hastyphus kezelése Ichikawa vaccinájával. Orv. Hetilap 1915.

KREHL: Betrachtungen ü. die Einwirkung des Krieges auf uns. Organismus u. seine Erkrankungen. Berlin, 1915. Hirschwald.

LIPSCHÜTZ: Zur Kenntniss der Klinik des Flecktyphus, nach Beobachtungen a. Przemysl. Epidemie-Frühjahr. 1915. W. kl. W. 1915.

MARTZ: Ein Typhusbac.-Träger v. 55 jähr. Ausscheidungsdauer. Zeitschr. f. Hyg. u. Infekt.-Krankh. 1915. Bd. 80.

MOSSE: Nichtinfektiöse innere Krankheiten in Krieg u. Frieden. D. m. W. 1916.

MUNK: Bauchtyphus im Kriege. Sitzungsber. d. Kongr. f. i. Med. Warschau. Berl. kl. W. 1916. No. 22.

NEUKIRCH u. FLOCISTI: Epidemiologische und klinische Erfahrungen bei Fleckfieber in Ostanatolien. M. Klinik 1916. No. 10.

OTTO: Beobachtungen bei einer Fleckfieberepidemie. D. m. W. 1915.

PALTAUF: Über das Vorkommen v. Influenza bei Flecktyphus. W. kl. W. 1915.

POPOFF: Über den Bac. typh. exanthem. Plotz D. m. W. 1916.

RONDKE: Die Fleckfieberepidemie im Görlitzer Kriegsgef.-Lazarett. Med. Klinik 1915.

RICHTER: Die Bekämpfung der Kriegsseuchen D. m. W. 1915.

ROSSBERGER: Zur Aetiologie des Fleckfiebers. W. kl. W. 1915.

SCHITTENHELM: Bauchtyphus im Kriege. Sitzungsbericht d. Kongr. f. i. Med. in Warschau. D. m. W. 1916. No. 22.

SCHMIDT: Hygien. Winke f. Seuchenabteilungen. D. m. W. 1915.

SCHOLZ: Zur Symptomatologie u. Therapie d. Unterleibstyphus. D. m. W. 1915.

SCHOTTMÜLLER: Die typhösen Erkrankungen. Handb. d. inn. Med. Mohr-Stächelin 1911.

SKUTETZKY: Die Flecktyphusepidemie im k. u. k. Kriegsgef.-Lager in Marchtrenk. Wiener kl. W. 1915.

SPÄT: Zur Frage des Flecktyphus auf dem galiz. Kriegsschauplatze. W. kl. W. 1915.
STEMPEL: Über einen als Erreger des Fleckfiebers verdächtigen Parasiten der Kleiderlaus. D. m. W. 1916. No. 15.
STURSBERG u. KLOSE: Zur Frage d. Bewertung der franz. Typhusschutzimpfung u. der diagn. Bedeutung der Gruber-Widalschen Reaktion bei T. geimpften. M. m. W. 1915.
TORDAY Á.: Adatok a hasihagymáznak vaccina therapiájához. Bpesti orvosi ujság. 1915.
UHLENLUTH, OLBRICH u. MESSERSCHMIDT: Typhusverbreitung u. T.-Bekämpfung im Felde. Med. Klinik 1915.
VEIEL: Zur Wertung der Schutzimpfung gegen Typhus abdom. M. m. W. 1916. No. 17.

Über den Verfall der Kräfte des menschlichen Körpers und seiner Organe im Kriege.

Von:

Dr. M. Karl John

kön. ung. Landst. Regimentsarzt.

Im folgenden sei der Verfall der Kräfte des menschlichen Körpers und seiner Organe in grossen Umrissen dargestellt, so wie ich ihn im Felde und im Kriegsspital beobachtet habe. Es ist nicht meine Absicht, die Krankheitserscheinungen der einzelnen Organe oder einzelner spezifischer Fälle klinisch und diagnostisch darzustellen, sondern die allgemeine Einwirkung des Krieges auf den Organismus zu beleuchten, wie sie sich an der Masse der Krieger geltend macht. Wir sprechen ausschliesslich von einem Verfall der Kräfte im Kriege und nicht allgemein von einer Schädigung des menschlichen Körpers durch den Krieg, da Fälle letzterer Art nicht nur im Schützengraben, sondern überall in den geographischen Komplexen der kriegführenden Länder zu beobachten sind, von einer dünnen Schicht der Bevölkerung abgesehen, deren materielle Lage sie in den Stand setzt, die hohen Preise der Lebensmittel aufzubringen oder als Selbsterzeuger den durch den Krieg geschaffenen ungünstigen Verhältnissen und deren Folgen, der durch die Minderwertigkeit der Ernährung bedingten Unterernährung entgegenzutreten.

Die gewaltige Einwirkung des Krieges in physischer und psychischer Beziehung auf die Bevölkerung des Hinterlandes, die nur als indirekte aufgefasst werden kann, möge hier bloss mit einigen Worten berührt werden. Es lässt sich feststellen, dass sich die Wirkung des Krieges in körperlicher und seelischer Beziehung auch bei der Bevölkerung des Hinterlandes geltend macht.

Wenn sich in diesem Weltkriege in den beteiligten Ländern, soweit sie als Kulturländer zu betrachten sind, Epidemien auch nicht verbreiten konnten, wie das in früheren Kriegen immer der Fall war, so hat die unerhörte Teuerung der unentbehrlichsten Lebensmittel die Lebensverhältnisse dennoch überall sehr erschwert, ein Zustand, dessen Folgen dem Auge des Beobachters nicht entgehen können. Der Mangel einzelner unserer wichtigsten Lebensmittel, namentlich des Fleisches und der Milch, macht sich der Bevölkerung der grossen Städte ganz besonders fühlbar.

In Deutschland wurde statistisch festgestellt, dass das Körpergewicht bei der Bevölkerung im allgemeinen abgenommen hat, und es dürfte bei uns in Ungarn, wie auch in anderen Ländern, ebenso sein.

Wir müssten jetzt bereits eine hohe Sterblichkeitsziffer der alten Leute bekennen und nicht weniger eine in Besorgnis erregender Weise zunehmende Säuglingssterblichkeit, die bei uns schon vor dem Kriege einen sehr hohen Stand erreicht hatte.

Zweifellos stehen diese beiden Symptome in engstem Zusammenhange mit unzureichender Ernährung und sozialem Elend, das letzten Endes für den Verfall der Kräfte die Verantwortung trägt und in erster Linie jene Schwächsten trifft, deren körperliche Verfassung sich den neuen Verhältnissen noch nicht oder nicht mehr anzupassen vermag.

Wenn wir uns nun mit der Frage des Kräfteverfalls im Kriege befassen wollen, so müssen wir unsere Beobachtungen in erster Linie im Felde anstellen. Die Entbehrungen, Aufregungen und sonstigen Geschehnisse hinter der Front darzustellen, mag künftigen Forschern der Soziologie als dankbares Arbeitsfeld vorbehalten bleiben.

Der Krieger im Felde ermüdet, wird erschöpft und steht dauernd unter der Wirkung des äussersten Kräfteaufwandes. Infolgedessen lässt sich — abgesehen von äusseren Verletzungen und akuten Erkrankungen — in vielen Fällen ein vollkommener Verfall der Körperkräfte feststellen, sodass sich hieraus ein für den Krieg typisches Krankheitsbild entwickelt.

Wir hatten nie Gelegenheit, in Friedenszeiten ähnliche Reaktionen des Körpers zu beobachten, da sich ohne Not niemand dazu hergegeben hätte, Leistungen, wie sie der Krieg fordert, sich aufzuerlegen.

Nach Beobachtungen, die im Felde gemacht sind, lässt sich feststellen, dass man die Leistungsfähigkeit des Körpers und seine Widerstandskraft bis jetzt überhaupt noch nicht kannte.

* * *

Die Grenze der Arbeitsfähigkeit ist durch die Konstitution des Körpers, der physische Teil der letzteren durch die Muskelkraft bedingt. Zu diesem Zwecke steht dem Körper eine entwicklungsfähige Muskulatur zur Verfügung. Die Muskelmasse kann durch Übung bis zu einer gewissen Grenze entwickelt werden, und insoweit liegt die Vergrösserung der Muskelkraft in unserer Hand.

Die Muskulatur der unteren Extremitäten ist in genügendem Masse ausgebildet, da für ihre Entwicklung die Gehbewegungen von frühester Kindheit an unbewusst Sorge tragen.

Die Muskeln der oberen Extremitäten hingegen bleiben zumeist weniger entwickelt, von Fällen abgesehen, wo ihre Entwicklung durch berufs- oder sportmässig betriebene Arbeit gefördert wird.

Es ist eine Folge des geringeren Entwicklungsgrades der Muskulatur der oberen Extremitäten, dass auch die dem Brustkorbe anhaftenden Muskeln unentwickelt bleiben, da sie auch nur durch körperliche Arbeit gekräftigt werden können. Hier fehlt also jegliche Vorbereitung zu kriegerischer Arbeit, ein Mangel, der noch dadurch vergrössert wird, dass auch die Entwickelung des Herzens und der Lungen des Kindes ganz wesentlich von der geleisteten körperlichen Arbeit abhängt.

Es lässt sich leicht feststellen, dass der Soldat auf dem Marsche durch das Laufen selbst nur wenig ermüdet, sondern meist unter der Last des Gepäckes zusammenknickt. Bedenkt man, dass die Mehrzahl unserer Leute vor ihrer Einberufung solche Lasten nicht getragen haben, so kann dies nicht überraschen. Zwar hält auch der Körper Ungewohntes aus, jedoch muss er langsam darauf vorbereitet werden ; dies geschieht auch bei der Ausbildung des Heeres in Friedenszeiten. Das Ergebnis der langsamen Gewöhnung ist dann, dass die Leute trotz grossen Kräfteaufwandes und grosser Belastunsproben nach beendeter Dienstzeit zumeist gekräftigt und mit höherem Körpergewicht in das Zivilleben zurückkehren.

Der Dienst im Felde zeitigt entgegengesetzte Ergebnisse, eine Erscheinung, die mehrere Ursachen hat. Vor allem ist es die Grösse der Arbeit, die bei weitem alles übertrifft, was man sich im Frieden nur vorstellen konnte. Auch darf man nicht vergessen, dass in diesem Kriege von ungeahnter Dauer und Ausdehnung ein Menschenmaterial unter die Fahnen gerufen wurde, das das militärpflichtige Alter noch nicht erreicht oder bereits weit hinter sich hatte. Beachten wir endlich auch, was ebenfalls von Bedeutung ist, dass die Verkürzung der Ausbildungszeit dem Organismus nur in geringerem Masse die Möglichkeit einer Anpassung bietet.

Zu diesem minderwertigen Material kommen dann noch Leute, die sich zwar auch in militärpflichtigen Alter befinden, jedoch erst nach mehrfacher Musterung eingezogen worden sind, und sich nun mit ungenügend vorbereitetem Körper vor vollständig unbekannte und ungewohnte Aufgaben gestellt sehen.

Die Einwirkung der Muskelarbeit auf den Körper offenbart sich vor allem im Auftreten des Gefühls der Ermüdung. Dieses Gefühl, anfangs lokaler Art, wächst allmählich im Verhältnis zur Grösse der geleisteten Arbeit zu einem allgemeinen Gefühle an. Daran schliesst sich ein unüberwindbares Bedürfnis nach Ruhe.

Die bei der Arbeit beteiligten Stoffe gelangen auf dem Wege der Blutbahn zu dem arbeitenden Muskel, und es wird daselbst durch Verbrennung Energie und Wärme frei. Die hierbei entstehenden Verbrennungsstoffe, CO_2 und Wasser, werden auf demselben Wege, jedoch in entgegengesetzter Richtung, den Ausscheidungsorganen zugeführt, von wo aus sie den Körper verlassen. Als Material der Arbeit und der Wärme dienen in den Körper eingeführte Kohlehydrate und Fette, und ferner steht — wie aus der Physiologie bekannt — den Muskeln zu diesem Zwecke ein Glykogen-Depot zur Verfügung. Das Muskelplasma lässt bei der Arbeit seine nitrogenhaltigen Komplexe unberührt und verbraucht bloss nitrogenfreie Gruppen. Als Folge der Normalarbeit ist (bis zur gegebenen Grenze) ein Zuwachs des Eiweissbestandes und damit auch der Muskelmasse zu beobachten. Das chemische Äquivalent der Arbeit ist durch eine Dissimilation nitrogenfreier Stoffe gegeben, wobei die Grösse dieses Prozesses zugleich die Grenze der Energieleistung bedeutet.

Die akute Ermüdung wird nicht durch Glykogenmangel, sondern durch relative Oxygenarmut verursacht. Unsere Kenntnisse auf diesem Gebiete verdanken wir V e r w o r n. Wenn wir nach wenigen Minuten Laufens gezwungen werden einzuhalten, so ist diese Erscheinung auf Oxygenmangel zurückzuführen. Der im Tierversuch ermüdete Muskel, der vorläufig arbeitsunfähig ist, kann Glykogen noch reichlich enthalten, leidet jedoch an Mangel der zur Verbrennung nötigen anderen Komponente. Bei Oxygenmangel kann die Verbrennung nicht vollständig sein, und sie hält vor der CO_2 — Wasserstufe inne. Dies bedeutet nun eine Verminderung der Energieentwicklung und Wärmebildung und gleichzeitig auch Ermüdung. Es entstehen hierbei Molekeln, die grösser als die der Kohlensäure und des Wassers sind. Diese grösseren Molekeln häufen sich im Muskel an, da sie zum Übergang ins Blut weniger geeignet sind. Die Natur dieser intermediären Stoffe ist noch wenig bekannt. W e i c h a r t dachte an Kenotoxine, deren Gegenwart er jedoch nicht zu erweisen vermochte. Die Anwesenheit von Milchsäure ist aber schon seit langem festgestellt. Es dürfte sich indessen noch um andere Säuren handeln. Die Säuren mit ihrem Gehalt an freien H-Ionen wirken neutralisierend auf die alkalischen Gewebe und stören dadurch die Funktionen. Ohne auf die Rolle, die die intermediäre Azidose bei der Inanition, beim Diabetes, bei der alimentären Intoxikation im Säuglingsalter spielt, näher eingehen zu wollen, sei hier bloss auf die Säurewirkung als Ursache der Ermüdung hingewiesen.

In den Stunden der Ruhe pflegt Nahrungsaufnahme zu erfolgen, und die verlorenen Stoffe werden ersetzt. Nach erhöhter Dissimilation erfolgt erhöhte Assimilation, und es wird das alte Gleichgewicht wieder hergestellt, das den Muskel zu neuer Leistung befähigt. Es ist dies der gewöhnliche Ermüdungsvorgang, der nach beendigter Tagesarbeit das Bedürfnis nach Schlaf hervorruft.

Das subjektive Moment der Ermüdung, bei den einzelnen Menschen sehr verschieden, ist noch abhängig von den äusseren Umständen, die auf den Arbeit Leistenden jeweilig einwirken. Im Kriege sehen wir eine enorme Zunahme der Muskelarbeit und eine derartige Leistungsfähigkeit, wie sie sonst nur unter Einfluss von Exzitantien zustande kommen konnte. Bei einer häufigen Wiederholung akuter Ermüdungen handelt es sich jetzt nicht mehr nur um den relativen Mangel an Oxygen, sondern es wird dem Körper immer schwerer, den arbeitenden Zellen neue Arbeitsmoleküle herbeizuschaffen. Nach Verbrauch des Glykogenvorrates kommen fixe Gewebe an die Reihe. Vor allem kommt das Fettgewebe in Betracht, dessen Schwund offensichtlich zu Tage tritt. Es treten dann tiefergreifende Störungen auf, deren Gang sich J a c o b i folgendermassen vorstellt: Grössere Muskelarbeit wird dadurch ermöglicht, dass Blut in grösserer Menge mit grösserer Geschwindigkeit durch die Muskelkapillaren strömt. Als Folge der äussersten Arbeitsleistung sollen nun sowohl Störungen im Stromgebiete des Muskels, als auch solche in der Abführung der Verbrennungsstoffe entstehen.

Hierdurch erfolge nun eine starke Erweiterung des Kapilargefässgebietes, die notwendigerweise von einer Entspannung der Kapillaren begleitet wird. Dies hätte nichts zu sagen, wenn gleichzeitig ein erhöhter arterieller Zufluss zu den Muskeln erfolgen würde. Doch das ist nicht der Fall. Die Arterie erweitert sich nicht, und der Zufluss wird nicht erhöht. Die in den Muskeln eingetretenen Zirkulationsstörungen und die mangelhafte Ausfuhr aus den Muskeln müssen eine Anhäufung der Verbrennungsprodukte in den Geweben hervorrufen. Intermediäre Stoffwechselprodukte verursachen nun eine weitere Erschlaffung der Gefässe und setzen auf diese Weise die Leistungsfähigkeit des Muskelprotoplasmas herab. Anhäufungen von Molekeln in den Zellen stellen dem Blustrom gegenüber einen hyperisotonischen Zustand dar, welcher eine Diffusion des Wassers in die Zelle ermöglicht. Würde es einem Teil der durch unvollständige Verbrennung entstandenen Moleküle möglich sein, durch Wasseraustausch in den Blustrom zu gelangen, so könnte eine Aufstapelung, ja sogar Verbrennung derselben erfolgen, wobei in letzterem Falle nur von Wärmewirkung die Rede sein könnte.

Wir haben also allen Grund anzunehmen, dass sich infolge angestrengter Arbeit in der Muskelzelle funktionelle Störungen abspielen. Haben wir aber auch Beweise dafür, unter den gegebenen Verhältnissen an einen Zerfall von Muskeleiweiss denken zu dürfen? Von der Inanition abgesehen, hat man dies bisher bloss als Folge toxischer Einflüsse beobachtet. Gegen einen Zerfall des Eiweisses sprechen auch Kocher's Experimente. Dieser stellte fest, dass eine Erhöhung der körperlichen Arbeit um mehr als 100% die Nitrogenausscheidung bei reichlicher Kohlehydratzufuhr, obwohl nur ein Nitrogenminimum verabreicht wurde, nicht zu vergrössern vermochte.

Man könnte nach dem Gesagten die Fernwirkung der ausserordentlichen Muskelarbeit auf die anderen Organe als durch Stoffwechselprodukte (Säuren) bedingt auffassen. Es kann jedoch nicht nur von Fernwirkungen die Rede sein, es liegt vielmehr einheitliche Zusammenarbeit vor, an der neben den Muskeln auch die bei der Verbrennung und Ausscheidung tätigen Organe in gleichem Masse Anteil haben.

So fällt bei jeder Muskelarbeit dem Herzen eine wichtige Rolle zu. Da jede erhöhte Muskeltätigkeit mit einer gleichzeitigen Mehrarbeit des Herzens verbunden ist, bot sich uns im Felde Gelegenheit, die wirkliche Leistungsfähigkeit dieses Organes kennen zu lernen.

Meine Truppe im Felde bestand aus älteren Landsturmleuten. Die ersten 3 Monate unseres Felddienstes gingen im schwierigen Gelände der Karpathen ohne Besonderheit vorüber, nur forderte die Ausdauer dieser älteren Leute jeden Tag von neuem unsere Bewunderung heraus. Trotz ihres Alters (Leute zumeist vom Lande mit 37—42 Jahren) entsprachen sie den schwersten Anforderungen in einem Masse, wie es sonst nur bei jungen Truppen zu erwarten gewesen wäre. Am Anfang des vierten Monats blieben jedoch immer mehr und mehr von ihnen zurück. Stark abgemagert und sichtbar gealtert, wandten sie sich an mich mit der Klage, dass ihnen das Gehen zu schwer würde und dass sie an „Atembeschwerden“ litten. Die Untersuchung ergab zumeist folgendes: schleppender, schwerfälliger Gang; ermüdete, gealterte Gesichtszüge; Blutdrucksenkung und beschleunigter, meistens arhythmischer Puls; Oedeme an den unteren Extremitäten und vergrösserte, druckempfindliche Leber; eine Vergrösserung des Herzens, zumeist in diagonaler Richtung; auffallend schwache Herztöre, zeitweilig ein Geräusch an der Basis; bläuliche Lippen bzw. Finger und Kurzatmigkeit, die in der Ruhe bald verschwand.

Das gesunde Herz bezwingt auch die grösste Arbeit, und eine Ermüdung desselben ist kaum denkbar. Wenn wir nun in Verbindung mit dem Kräfteverfall im Kriege auch Störungen in der Herztätigkeit beobachten können, so müssen wir in diesen Fällen nach besonderen Gründen suchen. Man kann behaupten, dass es sich hierbei um hypoplastische, kleine Herzformen handelt, um Herzen, welche alte Krankheit oder anderweitige Einflüsse bereits geschädigt haben. Im allgemeinen ist es bezeichnend, dass bei den oben erwähnten Erscheinungen schon kurze Ruhe von günstigem Einfluss ist; die Oedeme schwinden binnen kurzer Zeit, und auch die Kurzatmigkeit gibt sich schnell. Doch diese Besserung ist nur eine scheinbare; sofort nach dem ersten Marsche stellen sich die gleichen Störungen wieder ein, selbst wenn eine mehrwöchentliche Ruhepause dazwischen lag; mit einem Worte: es wird klar, dass es sich um eine tiefergehende und dauernde Insuffizienz der Herzarbeit handeln muss. Sobald nun die im Felde Erkrankten in die Kriegsspitäler kommen, ist von den akuten Erscheinungen fast keine Spur mehr vorhanden, und bloss Zeichen des allgemeinen Kräfteverfalles sind noch erkennbar. Eine Labilität des Pulsschlages ist unter Umständen noch festzustellen; die Herzdämpfung kann nach rechts verbreitert sein (eine Erweiterung des linken Herzens ist seltener wahrzunehmen), auch hört man hie und da noch Geräusche an der Herzbasis, aber sonst wird kein Befund erhoben. Das Körpergewicht nimmt rasch zu, auch stellt sich bald wieder die alte Fülle der Gewebe her, und nichts mehr lässt uns ahnen, dass der Zustand noch vor kurzem so ernst gewesen sei. Nur ein Symptom bleibt meist noch längere Zeit bestehen, in manchen Fällen selbst wochenlang: die Vergrösserung und Druckempfindlichkeit der Leber. In diesen Fällen würde ich für mein Teil — insbesondere, wenn in der Vorgeschichte die oben angeführten Erscheinungen enthalten sind — zu besonderer Vorsicht mahnen und namentlich davor warnen, diese Leute zu früh für felddienstfähig zu erklären.

Es kann als sicher gelten, dass das Schicksal des Herzens im Kriege nicht von seinem anatomischen Zustande, sondern ebensosehr von dem Masse seiner vorherigen Inanspruchenahme abhängig ist, und man muss Dettermann Recht geben, wenn er von „vom militärischen Standpunkt aus gesunden Herzen" spricht, bei deren Beurteilung Beruf und bisherige Lebensweise als Richtschnur dienen sollen.

Im Sinne des Angeführten spricht auch die kriegsärztliche Literatur nicht von „Kriegsherz", sondern von Herzen, die im Kriege versagt haben.

Über schwere Erschöpfungszustände, die den kompensierten Herzfehlern sehr ähnlich waren, berichtet Strauss. Stauungserscheinungen, die durch Herzschwäche verursacht wurden, konnte auch er beobachten. Er glaubt, es handele sich um eine mangelhaft ernährte Zelle, und die Abnahme der Leistungsfähigkeit wäre hierdurch bedingt. Mackenzie, der bekannte englische Herzpathologe, konnte ähnliche Erscheinungen beobachten, die er nicht sowohl als besondere Herzerscheinungen betrachtet, sondern vielmehr als Folge der allgemeinen Erschöpfung, „general exhaustion" aufgefasst wissen will. Wenckebach (Kongress für innere Medizin in Warschau) ist nicht geneigt, die Klagen, die sich auf das Herz beziehen, als Erkrankungen der Herzens zu deuten, sonsondern rät, an die Möglichkeit eines neurogenen Ursprungs zu denken. Jeder, der in den Kriegsspitälern zu arbeiten Gelegenheit hatte, weiss, wie viele Nervöse sie enthalten und wie viele ihrer Klagen sich auf das Herz beziehen. Schliessen wir Irreführungen aus und liegen tatsächlich Herzneurosen vor, so müssen meines Erachtens diese Fälle von den oben erwähnten getrennt werden. Es handelt sich bei ihnen um einen im Felde nicht selten zur Beobachtung kommenden Verfall des Körpers, der nicht durch physikalische Vorgänge hervorgerufen ist; denn diese Leute versagen bereits, ehe noch die Kriegsstrapazen ihren Körper schädlich beeinflusst haben können. Willensschwäche kennzeichnet diese Personen, und ihre Handlungen werden durch körperliche Empfindungen bestimmt. Diese Empfindungen, die den Charakter der Unlust an sich tragen, entspringen einem pathologisch gesteigerten Impressionismus, einer pathologischen Innervation des Herzens und abnormen Reaktionen im Vasomotorensystem, welche deutlich wahrnehmbar mit den verschiedensten Symptomen zu Tage treten. Ernste Tätigkeit ist von diesen Leuten nicht mehr zu erwarten. Sie wollen und können nichts mehr leisten. Man sollte sie schon deshalb aus der ersten Reihe der Kämpfer entfernen, weil sie durch ihr zaghaftes Auftreten für ihre Umgebung ein schlechtes Beispiel abgeben, ja demoralisierend wirken.

Mit der erhöhten körperlichen Arbeit ist selbstverständlich auch eine Mehrarbeit der Lungen verbunden. Leute mit Emphysem sind deshalb als vollkommen felddienstunfähig von jeglichem Frontdienst auszuschalten. Diesem Umstande müsste bei der Musterung besondere Aufmerksamkeit geschenkt werden.

Was den Einfluss des Lebens im Felde auf das gesunde Respirationsorgan anlangt, so kann festgestellt werden, dass der fortgesetzte Aufenthalt im Freien den denkbar günstigsten Einfluss ausübt. Dies konnte ich auch an mir selbst beobachten: man wurde durch die neue Lebensweise abgehärtet, und katarrhalische Erkrankungen der Atmungsorgane kamen nur ganz ausnahmsweise vor. Die Vorteile dieser Abhärtung konnte auch der Karpathenwinter nicht beeinträchtigen. Es ist bemerkenswert, dass in dieser Beziehung zwischen Offizieren und Mannschaften kein Unterschied festzustellen war. Es hat mich — muss ich sagen — sehr überrascht, als ich, vom Felde heimgekehrt, im Kriegsspital Fälle vorgeschrittener Lungentuberkulose in grösserer Menge zu beobachten Gelegenheit hatte, und ich musste annehmen, dass es sich hierbei um eine im späteren Verlaufe des Krieges in Erscheinung tretende und an einem anderen Material sich offenbarende Schädigung handelte.

Es erhebt sich nun die Frage, wie man sich die Entstehung progressiver tuberkulöser Prozesse im Felde vorstellen kann. Von einer ersten Infektion des immer im Freien lebenden und seinen Standort fortwährend wechselnden Soldaten kann kaum die Rede sein. Eine solche Infektionsmöglichkeit wäre höchstens in den Lazaretten denkbar, in denen sie durch das längere Zusammenleben der Patienten begünstigt sein könnte. Eine Erkrankung im Felde dürfte sich so erklären, dass ruhende Herde wieder aufflammen oder dass unter der grossen Menge der Soldaten eine gewisse Anzahl mit kranker Lunge in das Feld zog. Berücksichtigen wir den schweren Verlauf der Fälle, so ist die letztere Annahme als die wahrscheinlichere anzusehen.

Auf aktive spezifische Lungenprozesse kann das Leben im Felde nur den denkbar ungünstigsten Einfluss ausüben, da es im schärfsten Gegensatze zu allem steht, was wir bei der Behandlung solcher Fälle als erprobt und bewährt erkannt haben und auch anzuwenden pflegen. In der Behandlung der Lungenleiden wird den Liege- oder Ernährungskuren immer grösserer Platz eingeräumt. Es werden in den Lungensanatorien mit diesem Heilverfahren die schönsten Resultate gezeitigt. Wenn wir nun das Ruhigstellen der Lunge und die Wiederherstellung des reduzierten Körpergewichts als Heilfaktoren betrachten, so können wir von dem Leben im Felde nur den gegenteiligen Einfluss erwarten. Die ruhebedürftigen Lungen werden im Felde vor Aufgaben gestellt, die alles weit übertreffen, was ihnen jemals vorher zugemutet wurde. Auch die Möglichkeit einer Gewichtszunahme im Felde ist undenkbar. Vielmehr führen die anstrengendsten Märsche, die Last des Gepäckes, die oft unzureichende Ernährung und noch vieles andere gerade Abnahmen des Körpergewichts herbei.

Ebenso wie die Lungen weit über die Grenzen der normalen Arbeit belastet sind, ist dies auch bei den übrigen Organen der Fall. Wenn wir nun auch die Schäden und ihre Ursachen festzustellen vermögen, so sind wir, was ihren Werdegang angeht, meist auf Vermutungen angewiesen. Es könnte sich um eine funktionelle Insuffizienz der labilen Schutzeinrichtungen handeln, die wir in lokaler und allgemeiner Beziehung anzunehmen berechtigt wären. Die lokalen könnte man sich durch Zirkulationsstörungen oder auch Herdzerrungen erklären, die in den Lungen anzunehmen sind, die allgemeinen durch den Verfall der Kräfte. Ob dabei die Azidose eine Rolle spielt, ist eine Frage, die zur Zeit noch nicht beantwortet werden kann.

Die deutsche kriegsärztliche Literatur stellt mit Genugtuung fest, dass Leute, die früher in Lungenheilstätten behandelt wurden, sich im Felde gut bewährten. Daran ist gar nicht zu zweifeln; denn geheilte Fälle können sich als widerstandsfähig unter den schwierigsten äusseren Verhältnissen und so auch im Felde erweisen. Ich persönlich würde für die Ausgeheilten auch nicht mehr als für andere Gesunde von den Strapazen des Krieges befürchten, vielmehr nur diejenigen für gefährdert halten, die noch ungeheilt vor die grossen Aufgaben, die ihrer im Kriege harren, gestellt werden. Wenn man sich den etwas weiteren Masstab, der jetzt bei den Musterungen angelegt wird, und ferner die Notwendigkeit eines fortgesetzten Nachschubs vor Augen hält, so muss angenommen werden, dass auch ungeheilte Fälle an die Front kommen, umsomehr, als bekanntermassen die Frühdiagnose der Tuberkulose nicht zu den leichtesten gehört. Durch eine richtige Frühdiagnose liesse sich viel Unheil verhüten. Ich würde daher als Forderung aufstellen, dass

1. die Lungen bei der Musterung in jedem Falle zu untersuchen wären, insbesondere in den Fällen, bei denen die Gesichtsfarbe, die Form des Brustkorbes oder ein ungenügender Ernährungszustand den Verdacht auf Tuberkulose erwecken kann;

2. während der Ausbildung die Gewichtsschwankungen der Mannschaften fortlaufend festgestellt würden und im Falle auffallender Gewichtsabnahme die Lungen einer neuen Untersuchung unterzogen würden;

3. auch der Arzt im Felde diesen Gesichtpunkten sein Interesse zuwenden solle, wozu sich in den Stunden der Ruhe auch immer Gelegenheit bieten würde. Mangels manifester Erscheinungen müsste die Untersuchung in erster Linie auf die Leute ausgedehnt werden, die durch auffallenden Körperschwund in dieser Beziehung Verdacht erregen.

Man würde hierdurch erreichen, dass weniger Lungenkranke ins Feld geschickt würden und viele schon so früh zurückkehren könnten, dass von einer Behandlung noch Erfolge zu erwarten wären.

So wichtig auch die Lungenuntersuchung ist, muss dennoch gefordert werden, dass die Diagnose auf realen Symptomen beruhe. Es liegt dagegen kein Grund vor, bei Leuten, die aus anderer Ursache in die Heimat zurückgekehrt sind, „Spitzenkatarrh" entdecken zu wollen. Ein „Röntgenschatten" in der einen oder anderen Lungenspitze, wie freudig er auch begrüsst wird, eine „gut sichtbare Hiluszeichnung" ohne sonstige nennenswerte klinische Erscheinungen kann, wie das auch Goldscheider hervorhebt, als Grundlage einer Diagnose noch nicht gelten. Es kommen bloss katarrhalische Erscheinungen in Betracht, Temperatursteigerungen, denen sonst keine Ursache zu Grunde liegt, und selbstverständlich die Haemoptoë, vom positiven bazillären Befund gar nicht zu sprechen. Ist nur von Verdacht die Rede oder fällt der Habitus uns in's Auge, so dürften die Gesichtsfarbe und der Ernährungszustand als Richtschnur dienen und vor allem die Feststellung, wie lange der Betreffende im Felde gewesen ist und in welchem Masse er Dienst zu leisten vermochte.

Auch darf man nicht vergessen, dass es der suggestive Einfluss dieser Diagnose dem Betreffenden ermöglicht, von einem Spital ins andere zu gelangen, wodurch wir ihn dem Wirkungskreis entziehen, den er noch getrost hätte versehen können. Ich muss in diesem Punkte Goldscheider beistimmen, der sagt: „Bei aller Fürsorge für den Einzelnen darf man doch nicht dahin kommen, dass ein minimaler oder zweifelhafter, jedenfalls nicht störender Lungenherd geradezu zur Lebensversicherung wird".

Von den inneren Organen sind es besonders die Nieren, die im Felde häufiger als andere in Mitleidenschaft gezogen werden. Wie aus der kriegsärztlichen Literatur ersichtlich, hat man auf sämtlichen Kriegsschauplätzen Fälle von „Nierenentzündung" in grosser Zahl beobachtet. Das Thema wird in diesem Buche an anderer Stelle bearbeitet; hier sei nur darauf hingewiesen, dass es sich um eine besondere Empfindlichkeit der Nieren im Felde sowie um ihre Neigung zu Blutungen handelt.

Der Blutgehalt des Harns beherrscht das Bild und stellt die

Albuminurie oft ganz in den Hintergrund. Die Blutungen verschwinden plötzlich und stellen sich oft ganz unerwartet wieder ein: nach einer Schutzimpfung vielleicht oder bedingt durch eine Pharyngitis oder auch nach einem 1—2 Stunden langen Marsche. Was das ursächliche Moment dieses Krankheitsbildes anlangt, so ist eine Einigkeit unter den verschiedenen Autoren bis jetzt noch nicht erzielt. Dies kam im Berichte *Hirsch's* auf dem deutschen Kongress für innere Medizin in Warschau ganz deutlich zum Ausdruck. Es wurde diskutiert, ob Infektion allein oder Infektion als Mitursache die ausschlaggebende Rolle spiele. Persönlich bin ich nicht geneigt, die Infektion als unbedingtes ursächliches Moment gelten zu lassen. So sah ich Fälle von Nephritis sich im Felde vor meinen Augen entwickeln, ohne dass wir eine vorhergegangene Infektion nachweisen konnten. Sehr heftige Schmerzen in der Lumbalgegend leiteten die Erkrankung ein, und unter rasch ansteigender Flüssigkeitsansammlung im Unterhautzellengewebe, auch in den Körperhöhlen, nebst einer hochgradigen Verminderung der Harnmenge mit Blutbeimengung entwickelte sich ziemlich rasch das ganze Krankheitsbild.

Bei der Aufnahme der Vorgeschichte dieser Nierenkranken konnte man in sehr vielen Fällen nach den Aussagen der Patienten keine Anhaltspunkte dafür finden, aus denen man mit Bestimmtheit auf vorausgegangene Infektionen verschiedener Art, wie Anginen, Hauterkrankungen eitriger Natur, Typhus, Ruhr usw., hätte schliessen können. Strapazen, Kälte und Durchnässung wurden vonseiten der Patienten als ursächliches Moment mit Bestimmtheit angegeben, und es wurde ziemlich häufig betont, dass heftige „Kreuzschmerzen" bereits längerer Zeit bestanden hätten. Wenn wir trotzdem in jedem Falle eine vorausgegangene leichte Infektion anzunehmen geneigt wären, so könnte man diese — Ursache und Wirkung mit einander verglichen — lediglich als mitwirkenden Faktor betrachten. *Wir müssen daher annehmen, dass es sich um eine krankhafte Disposition der Nieren handelt, um einen Zustand, den die Lebensweise im Kriege hervorgerufen hat.* Hier kommen in erster Linie thermische und mechanische Einflüsse in Betracht.

Die Rolle, die thermische Einflüsse bei Nierenerkrankungen spielen, ist festgestellt und von altersher bekannt. Ich prüfte 220 Fälle in dieser Richtung und konnte feststellen, dass die grosse Mehrzahl — fast 85%- — mit ihrem Beginn in die Winter- und Frühlingsmonate fiel.

220 Fälle von Nierenerkrankungen, dargestellt nach der Zahl der Erkrankungen in den einzelnen Jahreszeiten.

Durchschn. Alter	War am Kriegsplatz durchschnittlich	Anzahl der Erkrankungen (%)					
		Winter	Frühjahr	Sommer	Herbst	Regen, Kälte, Frost	Warm
33.2 Jahre	6 Monate	56.5%	28.2%	6.5%	8.7%	86%	14%

Wie aus obiger Zusammenstellung und der kriegsärztlichen Literatur hervorgeht, spielen bei der Enstehung der Nierenentzündungen im Felde die klimatischen Verhältnisse eine wichtige Rolle, wobei direkt die Kältewirkung oder auch eine Vermittlung durch „Erkältungskrankheiten“ in Erwägung gezogen werden kann. Nach allgemeiner Erfahrung ist der Krieg jedoch für die Entstehung katarrhalischer Erkrankungen ein wenig günstiger Boden. Grippe, Influenza und Erkrankungen der Tonsillen werden im Felde nur ausnahmsweise beobachtet. Es kann sich daher bei diesem ungünstigen Einfluss der nasskalten Jahreszeiten auf die Nieren nur um eine direkte Kältewirkung gehandelt haben. Neben den thermischen verdienen auch die mechanischen Einflüsse unsere besondere Aufmerksamkeit. Ich muss mich vor allem auf Rumpel berufen, der bei einem Armeegepäckmarsch folgende interessante Feststellungen machen konnte: Bei 24% traten nachweisbare Eiweissmengen auf. Bei 80% hyaline und granulierte Zylinder, davon beim 4. Teil der Fälle mit roten Blutkörperchen. Die Benzidinprobe auf Blut fiel in 35% positiv aus. Nach dem Marsche zeigte sich auch bei 20% der Fälle Aceton und Acet-Essigsäure. Wenn ein einziger Armeegepäckmarsch die Funktion der Nieren dermassen zu stören vermochte, so ist von potenzierten, auf Monate sich ausdehnenden Anstrengungen, wie dies natürlich, eine kumulative Wirkung zu erwarten.

Wenn wir nun eine Schädigung der Nieren feststellen konnten, so erhebt sich die Frage, auf welche Weise die körperliche Anstrengung dieses Organ zu schädigen imstande war. Vielleicht dadurch — was von manchen behauptet wird, was jedoch nicht viel Wahrscheinlichkeit für sich hat —, dass der erhöhte Stoffwechsel die Nieren überlastet; vielleicht dadurch, dass Zirkulationsstörungen in ihnen entstehen, Störungen, welche durch die andauernde Orthostase oder die unter der Last des Gepäckes auftretende Lordose erklärt werden können.

In der Kinderpathologie finden wir Ähnliches, wobei ich nur auf das wohlbekannte klinische Bild der orthostatischen Albuminurie zu verweisen brauche. Wie aus Jehles Untersuchungen bekannt ist, wirken auch hier Orthostase und Lordose funktionsschädigend zusammen. Bei zart gebauten Kindern lässt sich beim Stehen eine charakteristische Verkrümmung der Wirbelsäule beobachten. Infolge der schwachen Rückenmuskulatur entwickelt sich unter dem Druck des Körpers eine Lordose, die in der Rückenlage sofort wieder schwindet. Diese Lordose hat nun eine Albuminurie zur Folge, die dadurch entsteht, dass der Rückfluss des Blutes aus den Nieren erschwert wird, die jedoch sofort wieder verschwindet, wenn das Kind in horizontale Lage kommt und die Zirkulationsstörung sich ausgleicht.

Fischel (Prag), der sich mit dieser Frage eingehend beschäftigt hat, erweiterte Jehles Beobachtungen im Tierexperiment und konnte feststellen, dass ein in Lordose fixiertes Tier vonseiten seiner Nieren mit schweren Erscheinungen reagierte. An den Nieren liessen sich später venöse Stauung und unter dem Mikroskop alle Merkmale einer Entzündung nachweisen.

Ich halte es nicht für ausgeschlossen, dass sich bei unseren Soldaten die Verhältnisse in ähnlicher Weise gestalten. Wer Soldaten mit Gepäck marschieren sieht, bemerkt sofort, dass sie das Gleichgewicht nur mit Hilfe einer Lordose aufrechterhalten können. Die relative Schwäche der Rückenmuskulatur im Verhältnis zu der ungewohnten Bepackung lässt sich leicht verstehen. Das Gewicht zieht die Schultern herunter, und infolgedessen tritt natürlicherweise eine Verkrümmung der Wirbelsäule ein. Es können hierdurch Störungen in der Blutzirkulation der Nieren entstehen, wie dies im Kindesalter der Fall ist. Die Folge hiervon würde eine Abnahme der Widerstandsfähigkeit dieses

Organs sein, eine mindere Resistenz thermischen, traumatischen Einflüssen und selbst belanglosen Infektionen gegenüber, mit einem Worte: eine erhöhte Disposition zu Erkrankungen.

Es hiesse den Stoff einseitig behandeln, wenn man den Kräfteverfall im Felde bloss als Folge der ausserordentlichen Muskelarbeit auffassen wollte; man muss vielmehr von einer Doppelwirkung reden, die sich gleichzeitig aus einer erhöhten Energieausfuhr und aus einer Abnahme von Stoffzufuhr zusammensetzt. Man könnte von Ernährungsstörungen, von ungenügenden Ernährungszuständen sprechen, welche im Felde durch einseitige Ernährung, durch unzweckmässige Zusammensetzung der Speisen oder ihre ungenügende Menge zustande kommen. Ich kann in diesem Punkte über eigene Erfahrungen aus der Zeit der Karpathenkämpfe berichten, die besonders durch die Schwierigkeiten des Nahrungsmittelnachschubes charakterisiert waren.

Der vollständige Mangel an Eiern, Butter, Milch, Gemüsen, Mehlspeisen und Obst, die Beschränkung auf Konserven und gekochtes Fleisch, Speck und kleine Brotrationen, auch manchmal brotfreie Tage, mit einem Worte genügende Mengen von Eiweiss, jedoch zu wenig Kohlehydrate, konnten den schwer arbeitenden Soldaten nur in ungenügender Weise ernähren. Konservenekel, Brothunger und darauf folgende Störungen der Ernährungsfunktionen konnten das bereits zwischen Stoffein- und- ausfuhr bestehende Missverhältnis nur noch erhöhen. Wie sich aus der Ernährunsweise des Arbeiterstandes erkennen lässt und wie auch die Physiologie lehrt, sind als wesentliche Quelle der Energie die nitrogen-freien Nahrungsstoffe zu betrachten. Das Eiweiss kommt hierbei nur wenig in Betracht.

Die Apostel der vegetarischen Lebensweise verkünden dies schon seit langer Zeit.

Die kriegsärtzliche Literatur geht auf dieses Thema mehrfach ein, und es äussern sich hierüber namhafte Autoren. Boas sieht in den grossen Marschleistungen und Dauermarschläufen, von reinen Vegetariern ausgeführt, und in den bekannten Untersuchungen, insbesondere von Chittenden und Hindhede, den Beweis geliefert, „dass eine eiweissarme Nahrung, wie sie die vegetarische zweifellos ist, selbst für grössere körperliche Leistungsfähigkeit durchaus günstige Bedingungen aufweist". Bergmann's Versuchspersonen, die nur 40—50 Gramm Eiweiss am Tage erhielten, wöchentlich nur einmal Fleisch und einmal Fisch, konnten sich schon nach 3 Tagen mit dieser Ernährungsart befreunden, nahmen am Ende der 2. Wochen an Körpergewicht sogar zu und hatten von ihrem Eiweissbestand überhaupt nichts eingebüsst. Bergmann zitiert auch Chittenden, der 1 Jahr hindurch für den Tag bloss 40 Gr. Eiweiss verabreichte, ohne infolge hiervon irgendeine unangenehme Erscheinung gesehen zu haben.

Für das Leben im Frieden ist es bezeichnend, dass im allgemeinen mehr als notwendig genossen wird. Der Wohlstand zu normalen Zeiten ermöglicht es fast jedem, einen Überschuss nicht nur von Eiweiss, sondern auch von anderen Nahrungsstoffen zu sich zu nehmen.

So erfahren wir aus Elzbachers Abhandlungen, dass das deutsche Volk bis zum Ausbruche des Krieges sich einen Überschuss von 59% Kalorien und einen 44%-igen Eiweissüberschuss leisten konnte, und wir haben keinen Grund anzunehmen, dass die Ernährungsverhältnisse in Ungarn während des Friedens ungünstiger gewesen wären.

Bei der Ernährung unserer Truppen, wo eine Verabreichung von Nahrungsmitteln, die zu der geleisteten Arbeit im entsprechenden Verhältnis stehen, in möglichst einfacher und wegen Platzmangels in konzentrierter Form unerlässlich ist, muss alles Überflüssige ausscheiden und das Hauptgewicht auf die Herbeischaffung energiespendender nitrogenfreier Nahrungstoffe im Sinne der Voigtschen Forderungen gelegt werden.

Mit einseitiger Fleischernährung lässt sich die Leistungsfähigkeit des Soldaten nicht steigern, sie kann sich vielmehr vermindern, ganz zu schweigen davon, dass eine solche, von der im bürgerlichen Leben gewohnten ganz abweichende Ernährungsweise schon an sich für den Organismus üble Folgen haben kann. Die Macht der Gewohnheit offenbart sich auch in Ernährungsfragen aufs deutlichste. Der Soldat, der an voluminösere Nahrung gewöhnt ist, wird durch Speisen von geringerem Volumen, so sehr sie auch sonst allen Anforderungen entsprechen mögen, in weit geringerem Masse gesättigt. Klagen nach dieser Richtung hin konnte man bei den Truppen sehr häufig vernehmen. Eine Ernährung im Felde sollte — soweit es die Verhältnisse ermöglichen — stets den obigen Gesichtspunkten Rechnung tragen.

* * *

Die Wirkung der Kriegsstrapazen auf die gesunden Organe würde die Obduktion der vor dem Feinde Gefallenen am deutlichsten erkennen lassen. Wir sehen daher mit vollstem Interesse den Veröffentlichungen der neuerdings in's Leben gerufenen deutschen Feldprosektur entgegen.

Rössle beschrieb seine obduzierten Leichen als „fettarm, abgemagert, muskulös, ausgetrocknet" und konnte in der Mehrzahl der Fälle gleichzeitig eine Vergrösserung der Leber feststellen. Aus letzterem schliesst er auf eine Veränderung des im Dienste des Stoffwechsels stehenden Organs. Auf diese Vergrösserung der Leber infolge von Stauung ist oben bereits hingewiesen worden.

Nach den ausserordentlichen Wasserverlusten, die der Organismus auf dem Wege der Schweissdrüsen erleidet, können Symptome, die auf Wasserarmut hinweisen, nicht in Erstaunen setzen. Eine Verdunstung grösserer Wassermengen von der Körperoberfläche aus während schwerer körperlicher Arbeitsleistung kann nicht verhütet werden; sie ist eine normale Begleiterscheinung der letzteren, auch sie legt dem Körper Arbeit auf und trägt zur Ermüdung bei.

Im arbeitenden Muskel wird — worauf Jakobj hinweist und was auch aus der Physiologie bekannt ist — nicht nur Energie, sondern auch Wärme frei. Die hierbei auftretende Wärmestauung hat der Körper zu bekämpfen. Dies geht mit einer Erweiterung der Hautkapillaren und einer stärkeren Durchblutung des Integuments einher. Es wird auf diese Weise dem arbeitenden Muskel ein Teil des Blutes und so auch des Oxygens entzogen, das zur Verbrennung nötig wäre. Die Folge davon muss notwendigerweise eine Abnahme der Leistungsfähigkeit sein, wie dies von den Sommermärschen her allzu gut bekannt ist.

Der auf diese Weise erfolgte Wasserverlust wird jedoch nicht erst an den Leichen festgestellt werden können, sondern auch schon auf Grund der Gewichtsschwankungen, die der Lebende erleidet. Während die gleichzeitig zu beobachtende Reduktion des Fettgewebes und eine spätere Restitution nur durch die langwierigen Vorgänge der Dissimilation und Assimilation eintreten können, kommen Wasserverlust und Wasserretention bereits in kürzester Zeit in Form von akuten Gewichtsschwankungen zum Ausdruck. Krehl erwähnt, dass es Körper gibt, die über einen bedeutenden Wasserüberschuss verfügen, und dass dieser die Ursache der Körperfülle sei. Gewichtsschwankungen, die durch Abgabe dieses überschüssigen Wassers entstehen, wäre daher keine besondere Bedeutung beizumessen, da sie keine Entkräftung im Gefolge hätten, vielmehr eine Zunahme der Muskelsubstanz zu erwarten wäre.

Einen kräftigen, gesunden, normalen und nicht verwässerten Organismus vorausgesetzt, können wir im Felde oft so auffallende Gewichtsabnahmen und später in den Spitälern einen so rapiden Gang der Körpergewichtsrestitution beobachten, dass es sich hierbei, wenn wir uns die Grösse der Gewichtsschwankungen nach unten und nach oben vor Augen halten, um einen viel tiefer liegenden Vorgang gehandelt haben muss, als ihn die blosse Abgabe des Wasserüberschusses darstellte.

Ich will auf die schwersten Formen des Wasserverlustes, wie sie als Stoffwechselkatastrophen und Bluteindickung zum Ausdruck kommen, nicht eingehen; es sollten, wie bereits erwähnt, hier keine ausführlichen Krankheitsbeschreibungen zur Darstellung kommen. Ich verweile deshalb bei den leichteren Fällen der Wasserverarmung, die häufiger sind als jene schwersten Formen und unsere Aufmerksamkeit wegen ihrer praktischen Bedeutung in hohem Masse verdienen. Ich verweise zunächst auf den Folgezustand des Wasserverlustes, der sich in einer hochgradigen Abnahme des Gewebeturgors bemerkbar macht. Der Turgordruck spielt nicht nur im Leben der Pflanzen eine wichtige Rolle dadurch, dass er die aufrechte Stellung des Pflanzenstengels ermöglicht, sondern auch im Säuglingsorganismus; wie Ad. Czerny bereits vor langer Zeit dargetan, ist der Turgordruck in dieser Lebensperiode die wichtigste Stütze der statischen Funktion und berufen, die weichen Knochen zu ersetzen. Doch auch beim Erwachsenen spielt der Turgor eine wesentliche Rolle, obwohl dem Körper durch das starke Knochengerüst eine genügende Stütze verliehen wird. Es ist der Turgordruck, der, wie wir annehmen dürfen, die Lage der inneren Organe an ihrem Platze sichern hilft und der auch als Stütze der Skelettmuskeln in Betracht gezogen werden muss. Die Besserung des Kräftezustandes stark abgemagerter Personen nach Wiedererlangung des verlorenen Körpergewichtes, durch Liegekuren oft erreichbar, scheint diese Annahme zu erhärten.

Die Grösse der Leistungen im Felde mit dem einfachen Masstab der physikalischen Arbeit zu messen, ist eigentlich nicht statthaft, da man nicht vergessen darf, dass die vom Körper geforderte Leistung nicht nur an sich eine ausserordentliche ist, sondern auch unter ausserordentlichen Umständen stattzufinden hat.

Unter den Einfluss dieser besonderen Umstände ist nun auch unser Nervensystem gestellt, auf das ganz ungewohnte Reize optischer und akustischer Natur einwirken. Das Handeln vollzieht sich nicht in seelischer Ruhe, und so wird es erklärlich, dass die Leistungfähigkeit auch durch nervöse Einflüsse begrenzt wird.

Brugsch hält die Ermüdung für das Mass der Konstitution. Man könnte die Konstitution auch an der Grösse der Ausdauer messen. Die Ausdauer jedoch kann als ausschliessliche Muskelarbeit nicht mehr betrachtet werden. Es ist schon sehr viel Willensarbeit dabei. Der Kräfteverfall wäre nach dem Gesagten nicht mehr und nicht weniger als sachliche Folge eines Sieges des Willens über unseren Körper.

Auch kommt es vor, dass das Nervensystem bereits versagt, ehe noch der physikalische Verfall eingetreten ist. Abnahme der Unternehmungslust und des Selbstvertrauens lässt sich in vielen Fällen wahrnehmen, verbunden mit tiefgehenden funktionellen Störungen, die nicht nur den Bewegungsapparat, sondern auch die Herzinnervation betreffen. In anderen Fällen machen sich Störungen vonseiten der inneren Sekretion oder des Verdauungsapparats bemerkbar, und gelegentlich können sie erklärlicherweise auch in allen den Organen auftreten, die unter dem Einfluss psychischer Prozesse stehen. In das Gebiet der Phsychiatrie und der Nervenpathologie fallen auch jene Reaktionen des Nervensystems im Felde, welche als selbstständige psychiatrische und Nervenkrankheitsbilder im Rahmen dieser Arbeit nicht behandelt werden sollen.

Ich stellte mir die Aufgabe, den Grad des allgemeinen Kräfteverfalles zu bestimmen, wie er im Kriegsspital an Leuten, die aus dem Felde zurückgekehrt sind, in stärkerem oder geringerem Masse beobachtet werden konnte.

Neben verwundeten und kranken Soldaten sehen wir hier auch Rekonvaleszenten, die von ihrer akuten Krankheit zwar schon geheilt sind, aber stark abgemagert in das Lazarett gelangen.

Die Gewichtsabnahme ist eine Erscheinung, die man allgemein im Felde beobachtet, im Kriegsspital jedoch kommt nur ein Teil der im Felde erfolgten Gewichtsabnahme zur Beobachtung, da sich nach dem uns vorliegenden Material zwischen dem Abgange von der Truppe und der Aufnahme in das Spital durchschnittlich ein Zeitraum von 39 Tagen einschob. In diese Zeit der Ruhe fällt auch bereits der Beginn der Restitution, der sich demnach unserer Beobachtung entzog.

Trotzdem das Krankenmaterial des Kriegsspitales bereits die begonnene Restitution erkennen lässt, bieten die gewonnenen Gewichtswerte viel Lehrreiches.

In der kriegsärztlichen Literatur habe ich bis jetzt noch keine Angaben gefunden, die sich auf die Gewichtsverhältnisse der aus dem Felde zurückgekehrten Krieger bezogen hätten. Dies ist leicht verständlich, wenn man bedenkt, dass es unmöglich ist, das Gewicht des von irgendwoher abmarschierten Soldaten beim Beginn des Felddienstes und am Tage, da er seine Truppe verliess, nachträglich festzustellen. Die genaue Kenntnis dieser beiden Gewichtsangaben wäre umso erwünschter, als sie in einer grösseren Zusammenstellung das Bild des allgemeinen Kräfteverfalles vollkommen erkennen liessen. Es würde wohl keine allzu grossen Schwierigkeiten bereiten, das Gewicht, die Körpergrösse und die Art der proportionellen Ernährung, kurz angedeutet, in das Soldbuch der Soldaten einzutragen (nach dem gedruckten, jedoch im Kriege meist nicht ausgefüllten Texte zu urteilen, scheint man auch an etwas Ähnliches gedacht zu haben), und das Gewicht des aus dem Felde Zurückkehrenden im ersten Feldspital wieder zu bestimmen. Die Ordnung dieser Daten nach Beruf, Alter und noch anderen Gesichtspunkten würde eine Feststellung der geleisteten Arbeit, in Kilogrammen ausgedrückt, ermöglichen und auch für die Zukunft lehrreiches Material darbieten. Solche Gewichtswerte standen — leider — auch mir nicht zur Verfügung, und wenn ich mich dennoch auf Zahlenangaben berufe, so kann ich mir dies nur mit starker Betonung der Fehlerquellen erlauben. Die eine Quelle dieser Fehler ist die, dass ich das „Friedensgewicht" der Beobachteten nur nach den Aussagen der betreffenden Leute erheben konnte; die andere, weit wichtigere, lag darin, dass mir die Gewichtsschwankungen unbekannt blieben, die während der oben erwähnten (durchschnittlichen) 39 Tage bis zur Aufnahme in das Kriegsspital bereits erfolgten. So war ich gezwungen, die von den Leuten erhaltenen Daten und die von mir selbst im Spital erhobenen Gewichtsschwankungen einfach nebeneinanderzustellen.

Die Kenntnis der Gewichtsschwankungen im Spital ist von nicht zu unterschätzender Bedeutung. Aus ihnen lässt sich der Gang der Restitution sowie der vorausgegangene Gewichtsverlust retrospektiv beurteilen; auch bekommen wir einen Fingerzeig dafür, ob die verabreichte Nahrungsmenge entsprechend war und — was ebenfalls nicht unwichtig ist — ob von einem weiteren Aufenthalt im Krankenhaus noch etwas zu erwarten sei.

Unter Benutzung eines Materials von 8000 Leuten suchte ich festzustellen:

1. das durchschnittliche Friedensgewicht nach Aussage der Leute;

2. das durchschnittliche Gewicht bei der Aufnahme,

3. das durchschnittliche Gewicht beim Abgange,

und aus diesen 3 Daten:

4. den durchschnittlichen Gewichtsverlust im Felde und

5. die durchschnittliche Gewichtszunahme im Spital,

6. die durchschnittliche tägliche Gewichtsschwankung, die nach der Art des Abganges zusammengestellt wurde,

7. das nach der Entlassung aus dem Spital noch vorhandene Defizit gegenüber dem Friedensgewicht,

8. die durchschnittliche Dauer des Aufenthaltes im Kriegsspital,

9. die durchschnittlich im Felde verbrachte Zeit,

10. die vor der Aufnahme in das Kriegsspital im Felde oder in anderen Lazaretten durchschnittlich verbrachte Zeit,

11. das durchschnittliche Lebensalter,

12. die durchschnittliche Grösse der Soldaten.

Wie bereits erwähnt, können wir den Anfang der Restitution nicht beobachten, da im Durchschnitt 39 Tage vergingen, bevor die Soldaten in unserem Krankenhause Aufnahme fanden.

Während dieser Zeit konnte in vielen Fällen ein teilweiser Ersatz des Gewichtsverlustes stattgefunden haben. Auf welche Art und in welchem Masse, konnte nicht festgestellt werden, da man die Soldaten leider nirgends gewogen hatte und in den ihnen mitgegebenen Papieren keine Daten enthalten waren, die in dieser Richtung hätten verwertet werden können.

In einer Anzahl von Fällen war es uns jedoch möglich, die Restitution gleich von Beginn an zu beobachten. Sie betrafen Soldaten, die von der Front schon nach wenigen Tagen in unser Spital gelangten und deren Gewichtskurven durch ganz steiles Ansteigen in die Augen fielen. Wiederholt konnten wir bei ihnen eine tägliche Gewichtszunahme bis zu 500 g feststellen.

Eine solche Zunahme konnte natürlich nur durch Wasserreten-

Perzentuale Gewichtsschwankungen im Kriege und in dem Kriegsspitale auf 8000 Soldaten berechnet.

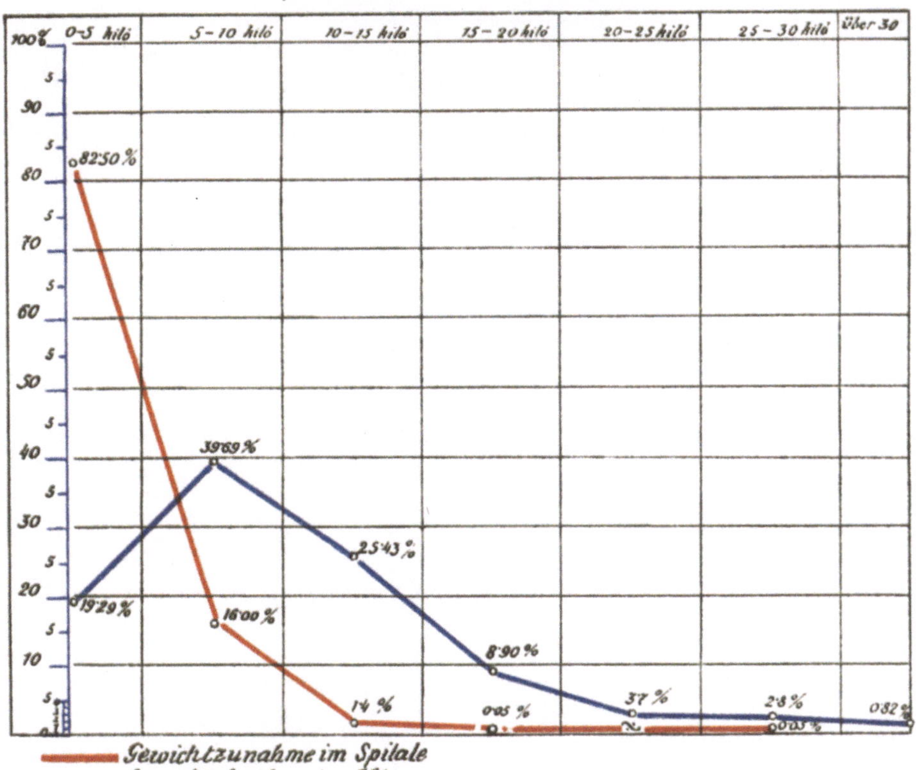

tion erfolgt sein, da ein Aufbau organischen Materials in solchem Masse und mit solcher Schnelligkeit überhaupt nicht denkbar ist. Nach dem vorausgegangenen Wasserverlust konnte hier schon vorher mit dem Eintritt einer Wasserretention gerechnet werden. Während der Gewichtszunahme erreichte der Körper wieder seine Fülle. Die Falten im Gesicht verschwanden, der müde Ausdruck wurde wieder frisch, und das Allgemeinbefinden besserte sich wesentlich.

Die Bedeutung des Turgorwechsels, auf die wir bereits oben hingewiesen haben, kann in diesen Fällen gar nicht übersehen werden.

Das Friedensgewicht der Leute konnte ich — wie bereits erwähnt — bloss auf Grund ihrer eigenen Angaben feststellen, obwohl es gerade auf diese Zahl für die Beurteilung des Gewichtsverlustes im Felde am meisten ankam. Es ergab sich so ein durchschnittliches Körpergewicht von 71 kgr. bei einer durchschnittlichen Körperhöhe von 1.69 m. Dieses Durchschnittsgewicht kann nicht als übermässig hoch gelten, wenn man Oeders Körpergewichtstabelle damit vergleicht. Oeder konnte bei einer durchschnittlichen Körperhöhe von 1,69 m. ein Durchschnittsgewicht von 71—76 kg. feststellen.

Zu dem Durchschnitt von 71 kg. kam ich auf die Weise, dass ich von den angegebenen Zahlen immer die kleinste wählte. Für das Gewicht der Kleider brauchte man kaum etwas abzuziehen, da die im Frieden vorgenommenen Wägungen — was leicht festzustellen war — zumeist im Bade, daher gleichfalls ohne Kleider, bei den Landleuten aber während der Ernte auf der Feldwage barfuss und in der landesüblichen Sommerkleidung geschahen.

Die Kranken im Spital wurden mit ihrer Unterwäsche gewogen.

Zieht man nun in Betracht, dass unsere Soldaten mit einem durchschnittlichen Gewicht von 62.39 kg. zur Aufnahme gelangten und dann (im Durchschnitt nach 45 Tagen) mit 66.509 kg. durchschnittlichen Gewichtes unser Spital verliessen, so wird man 71 kg. als Normal-Friedensgewicht des gesunden, zwar nur mittelgrossen, aber meist wohlbeleibten ungarischen Landmannes als nicht zu hoch geschätzt ansehen.

Ich konnte an einem Material von 8000 Soldaten den Gewichtsverlust durchschnittlich mit 8.65 kgr. feststellen, wobei bemerkt sei, dass dieser Verlust nach einer durchschnittlichen Felddienstzeit von 234 Tagen erfolgte. Wenn dies im Durchschnitt auch ein beträchtliches Minus ist und wenn wir — wie dies aus unserer vergleichenden Darstellung deutlich hervorgeht — an unserem Material in prozentual abnehmendem Verhältniss auch 2—3, selbst viermal so grosse Gewichtsverluste wahrnehmen konnten, so glauben wir doch, dass die durchschnittliche Gewichtsabnahme in Wirklickheit noch die angegebene Zahl von 8.65 kg. überschreiten dürfte.

Auf die Ursache habe ich bereits hingewiesen. Unsere Soldaten verbrachten vor ihrer Aufnahme in das Spital durchschnittlich 5½ Wochen in anderen Spitälern, wo in der ersten Zeit das Gewicht rapide zuzunehmen pflegt, wenn auch natürlich manche während dieser Zeit noch weitere Verluste erlitten haben mögen; bei Schwerverwundeten oder Schwerkranken konnte man im Spital häufig einen progressiven Gewichtsschwund beobachten.

Bei diesen 8000 Leuten liess sich nun im Durchschnitt nach einer 45-tägigen Pflegezeit die Gewichts. zunahme von 4119 gr. feststellen. Gegen das Friedensgewicht würde dies eine durchschnittliches Minus von 4419 gr. bedeuten. Auf diese Zahl will ich kein besonderes Gewicht legen, da sich unter den 8000 Leuten viele befanden, die anderen Spitälern überwiesen wurden oder als Invaliden in Abgang kamen, mit einem Worte zum Teil noch krank waren. In dieser Beziehung gibt eine Zusammenstellung Aufklärung, in der ~~die Grösse der Gewichtszunahme mit~~ der Art des Abganges aus dem Spital in Beziehung gesetzt wird.

So ergab sich (siehe obige Darstellung), dass:

1. die „als geheilt" Entlassenen täglich 144 gr. zunahmen,

2. die „auf andere Weise" Entlassenen täglich durchschnittlich 81.8 gr. und

3. die mit „militärärztlichem Zeugnis" einer Superarbitrierungskommission (als vorübergehend

Körpergewichtsschwankungen im Felde und im Kriegsspital. 8.000 Beobachtungen.

Zahl der Kranken Soldaten: 8.000

Durchschnittliche Körpergrösse: 167 cm.

Durchschnittliche Dauer des Felddienstes: 234 Tage

Durchschnittliche Zeit: die Front verlassen–im Spital aufgenommen: 39 Tage

Durchschnittlicher Aufenthalt im Krankenhause: 45 Tage

Durchschnittliches Körpergewicht vor dem Kriege nach Angabe: 71 K.

Durchschnittliches Aufnahmsgewicht: 62·39 K.

Durchschnittliches Gewicht beim Abgang: 66·50 K.

Durchschnittliche Zunahme während 45 Pflegetagen: 4·119 K.

Geheilt abgegangen — 144 gm.

Auf andere Art abgegangen — 81·8 gm.

Einer Superarbitrierungskomission überwiesen — 48·80 gm.

Durchschnittliche tägliche Gewichtszunahme nach der Art des Abganges (Gramm)

a) b) c)

Durchschnittliche Gewichtsabnahme im Felde: 8·61 K.

Deficit: a) bei den Geheilten = 2·130 K. b) auf andere Art abgeg. = 4·929 K. c) bei den Superarbitrierenden: 6·414 K. (nach dem Abgang)

oder dauernd felddienstunfähig) Vorgestellten täglich durchschnittlich nur um 48.8 gr. zunahmen.

Am Ende einer 45-tägigen Spitalbehandlung ergab sich am Tage des Abganges im Vergleich zum Friedensgewichte noch immer ein Gewichtsdefizit, u. zw.

bei Gruppe 1. „geheilt Entlassene"... 2130 gr. Defizit
„ „ 2. „auf andere Weise Entlassene" .... 4929 „ „
„ „ 3. „mit militärärztlichem Zeugnis Entlassene" 6419 „ „

In Beziehung auf die Restitution interessiert uns nur die 1. Gruppe. Das Gewichtsdefizit der Geheilten beträgt noch immer 2130 gr., sodass also auch diese ihr Friedensgewicht nicht erlangten.

Nachdem das wichtigste Baumaterial des Organismus ersetzt ist, ist die Diensfähigkeit wieder erreicht, doch nicht, wenn man so sagen darf, der Luxuszustand des Normalgewichtes.

Was der Organismus in einer Reihe von Friedensjahren aufgespeichert hatte, hat er im Kriege wieder abgegeben.

Das Spital scheint also die alten Gewichtsverhältnisse nicht wiederherstellen zu können, ein Ziel, das auch nicht erreicht zu werden braucht, da dieses Mehr an Körpergewicht nicht als eingentliche Quelle von Kraft betrachtet werden kann.

Die Tage der Ruhe und die Rückkehr zu normalen Lebensverhältnissen sind allein berufen, das Luxusgewicht des Friedens wiederherzustellen.

Literatur.

BERGMANN: Über Volksernährung im Kriege (ärztl. Ver. zu Hamburg, Sitzung 17. 1915.). B. kl. W. 1915. 49. sz.

BOAS: Das Ernährungsproblem für Kranke während der Kriegszeit. B. kl. W. 1915. 49. sz.

BRUGSCH: Körperl.-Erschöpfung. B. kl. W. 1915. 14. sz. Hadiorvosi értekezlet. 1915. III/23.

CHITTENDEN, RUSSEL H.: Physiological economy in nutrition. New-York. 1904.
CZERNY AD.: Die Bedeutung des Turgordruckes der Gewebe für das Kind des 1. Lebensjahres. Monatschr. f. Kinderheilk. B. I. H. 1. 1902.
DETERMANN: Die militärärztl. Beurteilung leichter Herzstörungen. D. m. W. 1916. 23. sz.
ELTZBACHER: Die deutsche Volksernährung und der englische Aushungerungsplan. Braunschweig 1914.
FISCHL: XIII. nemzetközi orvos congr. Budapesten, 1909.
GOLDSCHEIDER: Aufgaben u. Probleme der inneren Medizin im Kriege. B. kl. W. 1915. 44. sz.
HIRSCH-nek a német belorvostanicongr. rendkivüli ülésén, Varsóban 1916. V. 1—2-án tartott előadásából.
HINDHEDE M.: Eine Reform unserer Ernährung. Leipzig 1908.
JACOBJ C.: Erschöpfung und Ermüdung. M. m. W. 1915. No. 14. (Feldärztl. Beilage No. 14.)
JEHLE: Die lordotische Albuminurie. Leipzig 1909.
KOCHER R. A.: Über die Grösse des Eiweisszerfalls bei Fieber u. bei Arbeitsleistung. D. Arch. f. kl. Med. 1914. B. 115. H. 1. u. 2.
KREHL: Betrachtungen über die Einwirkung des Krieges auf unsere Organe. Berlin. 1915. Hirschwald (Veröffentl. auf dem Gebiete des Sanitätswesens)
MACKENZIE: Das Herz des Soldaten. Brit. med. Journ. 1916. I. 22. elref a. D. m. W. 1916. 10-ik számában.
OEDER: 281 erwachsene Menschen mit centralnormalem Ernährungszustand. B. kl. W. 1915. 17—18. sz.
RÖSSLE: Naturwiss.-med. Gesellsch. zu Jena 1916. II/24.-i ülésén elrefer.: a M. med. W. 1916. 17-i számában.
RUMPEL-nak a német belorvostani congr. rendkivüli ülésén, Varsóban 1916. V. 1—2-án tartott előadásából.
STRAUSS (STA): Die Hungerkrankheit. Med. kl. 1915. No. 31.
VERWORN: Erregung u. Lähmung. Fischer, Jena. 1913.

Die Kriegsernährung und einige Beiträge zu den Ernährungsverhältnissen unseres Spitals.

Von

Dr. Géza Farkas.

Die tägliche Energieproduktion des Menschen hängt hauptsächlich vom Körpergewicht, von der täglich geleisteten Arbeit und der Temperatur der Umgebung ab. In den folgenden Berechnungen wird ein Körpergewicht von 70 kgr. zu Grunde gelegt, bei anderen Körpergewichten der Bedarf einfach nach Massgabe der Proportionalität berechnet. Die Verarbeitung der Nährstoffe benötigt auch Energie, und daher muss man diese sogenannte Verdauungsarbeit, die mit der aufgenommenen Nahrungsmenge steigt, gleichfalls in Betracht ziehen. Die folgenden Daten sind nur beiläufig orientierende, abgerundete Zahlen. Ein hungernder Mann mit 70 kgr. Körpergewicht bei voller Bettruhe produziert 1680 Kalorien,* was stündlich auf jedes kgr. Körpergewicht eine Kalorie bedeutet. Als Energiequelle dient bei der körperlichen Arbeit, die auch nur Energieproduktion ist, die chemische Energie der im Organismus verbrennenden Nährstoffe, in derselben Weise wie die Dampfmaschine einen Teil der chemischen Energie der in ihr verbrennenden Kohle in Arbeit umsetzt. Je grösser die Arbeit ist, die unser Organismus leisten muss, desto grösser ist die Menge der im Körper verbrauchten Stoffe, d. h.: mit der Arbeit steigt auch der Bedarf an Nährstoffen. Bei nicht völliger Ruhe, wenn man also ausser

* Eine Wärmeeinheit (Kalorie) nennt man diejenige Wärmemenge, welche die Temperatur von 1 Liter Wasser um einen Grad C. erhöht. Eine Kalorie entspricht 426 mkgr. Arbeit.

mässigem Umhergehen keine bedeutendere Arbeit leistet, steigt der Bedarf an Nährstoffen etwa um $^1/_4$—$^1/_3$. Die Verdauungsarbeit schätzt man auf umgefähr 12% der Kalorienmenge der aufgenommenen Nahrung, was annähernd $^1/_8$ wäre. Aus diesen Daten kann man den Energiebedarf für die verschiedenen Lebensverhältnisse leicht ausrechnen :

Lebensweise	Energiebedarf in 24 Stunden	Auf eine Stunde fallen
Hunger, volle Ruhe	1680 Kal.	70 Kal.
Nahrungsaufnahme bei Ruhe	2000 „	83 „
Hunger und mässige Bewegung	2240 „	93.3 „
Nahrungsaufnahme und mässige Bewegung	2500 „	104.0 „

Zu dem hier angegebenen Wert des Energie- bezw. Nahrungsbedarfs muss man immer den mit der Arbeitssteigerung wachsenden Bedarf hinzuaddieren. Wir müssen also, wenn wir die Verhältnisse der Kriegsernährung studieren wollen, zunächst die Arbeit kennen, die ein im Felde stehender Soldat leistet. Diese körperliche Arbeit ist sehr schwer zu beurteilen ; noch am besten können wir uns über die Arbeit orientieren, die beim Marschieren geleistet wird. Die Märsche der Truppen stellen eine bedeutende Arbeitsleistung dar und spielen bei sämtlichen Kriegsunternehmungen eine grosse Rolle. Wenn die nötigen Truppen zur rechten Zeit in gefechtsbereitem Zustande an der nötigen Stelle eintreffen, so kann dies allein häufig das Schicksal der Schlacht entscheiden.* Die beim Marschieren in voller Rüstung geleistete Arbeit haben Zuntz und Schumburg sowie andere Antoren durch eine Reihe exakter Versuche festgestellt. Diese hatten im wesentlichen die folgenden Ergebnisse :

Die Fortbewegung von 1 kgr. Körpergewicht auf 1 m. ebenen Weges kostet $^1/_{12}$ Meterkilogramm Arbeit, wenn die stündliche Geschwindigkeit 5—5½ km. ist. Die Last — wenn sie nicht mehr als 30 kgr. wiegt — muss man dem Körpergewichte hinzurechnen. Eine wichtige Bedingung ist, dass die Last zweckmässig so verteilt

* Deutsche Felddienstordnung 1900, Zuntz und Schumburg, Studien zu einer Physiologie des Marsches. Berlin 1901.

sei, dass Gang und Atmung nicht behindert werden. Unser Organismus kann nur $^1/_3$ der zur Verfügung stehenden Energie in Arbeit umsetzen, $^2/_3$ wird in Wärme umgewandelt. Darum eben werden wir während der Arbeit warm, und dabei treten auch unsere Schweissdrüsen in Tätigkeit. Die produzierte Energie pflegt man in Wärmeeinheiten auszudrücken ; 426 mkgr. Arbeit entsprechen einer Kalorie, und so erhalten wir die gesamte frei werdende Energie, wenn wir den Wert der in Meterkilogrammen ausgedrückten Arbeit mit 3 multiplizieren und mit 426 dividieren. Die Energie, die beim Marsche auf ebenem Wege erzeugt wird, kann man auf folgende Weise in Wärmeeinheiten berechnen :

$$\frac{\text{Körpergewicht} \times 3}{12 \times 426} = \text{beim Marsche auf ebenem Wege erzeugte Energie.}$$

Bei Marschieren auf mässig steigender Strasse muss man zu diesem Wert die Arbeit hinzuaddieren, welche zur Überwindung der Erhebung nötig ist. Zur Erhebung von 1 kgr. Körpergewicht auf 1 m. Höhe braucht man bekanntlich 1 mkgr., das Dreifache ist die aufgewandte Energie in Meterkilogrammen, und das Ergebnis, mit 426 dividiert, stellt die durch die Steigung verursachte Arbeit dar. Also :

$$\frac{\text{Körpergewicht} \times \text{Steighöhe} \times 3}{426} = \text{mit Steigung verbundene Energieproduktion.}$$

Wenn der Weg mit mässigem Abschuss abwärts geht, kann man ihn horizontal nehmen, muss aber von dem Werte der Arbeit $10^0/_0$ abrechnen. Auf diese Weise kann man die Energieproduktion beim Marsche im grossen und ganzen bestimmen. Der Einfachkeit halber werden wir im folgenden immer nur den Marsch auf ebenem Wege berücksichtigen.

Wenn ein Soldat von 70 kgr. Körpergewicht mit 30 kgr. Belastung einen Weg von 25.5 km. zurückgelegt hat, so beträgt die Energieproduktion :

$$\frac{(70 + 30) \times 25500 \times 3}{12 \times 426} = \frac{100 \times 76500}{5112} = 1500 \text{ Wärmeeinheiten.}$$

Diesen Weg kann er mit der obenerwähnten Geschwindigkeit und den nötigen Ruhepausen in 6—7 Stunden zurücklegen. Diese Energieproduktion muss man zu der in der Ruhe erzeugten Energie hinzuaddieren, um die gesamte Energieproduktion des Körpers während des 6—7 stündlichen Marsches zu erhalten. Man darf aber nicht ausser acht lassen, dass die für eine bestimmte Arbeit in Frage kommende Energieleistung noch von vielen anderen Faktoren abhängig ist. Der nicht geübte Soldat weist eine viel schlechtere Energieausnützung auf als einer, der ans Marschieren gewöhnt ist. Die Übung erhöht die Energieausnützung. Erheblich grösser wird die Kraftleistung, wenn man bei dem oben erwähnten Marsche die Geschwindigkeit steigert. Wenn in der Minute statt 60 m. 120 m. zurückgelegt werden, so verursacht jede Zunahme der Geschwindigkeit um 1 M. in einer Minute $^{35}/_{1.000,000}$ Kalorieerhöhung inder Energieproduktion auf das Körperkilogramm und auf 1 m. Weg. Wenn also z. B. ein Soldat mit 70 kgr. Körpergewicht den 25.5 km. langen Weg nicht mit der oben angenommenen Geschwindigkeit (stündlich 4 km., also in der Minute 70 m.) zurücklegt, sondern in einer Minute 80 m., dann muss man zu der für den Marsch nötigen Energieproduktion, weil die Schnelligkeit in der Minute um 10 m. wächst,

$$10 \times 70 \times 25500 \times \frac{35}{1.000,000} \text{ Kalorien} = 625 \text{ Wärmeeinheiten}$$

hinzuaddieren. Die Energieproduktion des Marsches ist also nicht 1500 Kal., sondern 1500 + 625 = 2125 Kalorien. In ähnlicher Weise erhöht die mit dem Marschieren und im allgemeinen mit der Arbeit verbundene Energieproduktion auch die Ermüdung, wenn die für denselben Weg nötige Energiemenge um 8—10% steigt. Eine weitere Steigerung kann ferner eintreten, wenn das Marschieren wegen Schmerzhaftigkeit der Füsse, Empfindlichkeit der Gelenke oder wegen schlechter Fussbekleidung erschwert ist; die Erhöhung kann in derartigen Fällen die gleiche sein, d. h. 8—10% ausmachen. Daher ist es leicht verständlich, wie wichtig die Fusspflege für den Soldaten ist. Wenn der Mann auch seine Fussschmerzen gut verträgt, so wird bei gesteigerter Energieproduktion doch die Arbeitsausnützung verschlechtert. Die Bedeutung gebirgiger Wege wurde schon oben besprochen. Schlechte, nasse, unebene, staubige Strassen steigern ebenfalls die Energieproduktion. Die ausgerechneten 1500 Kalorien sind also nur unter s e h r g ü n s t i g e n U m s t ä n d e n giltig.

Aus diesen Daten kann man jetzt schon die tägliche Energieproduktion und, was mit dieser gleich ist, den Energiebedarf des marschierenden Soldaten ausrechnen. Einen Tag z. B. schläft der Soldat 8 Stunden, marschiert 6 Stunden den obenangegebenen Weg von 25.5 km. mit 30 kgr. Rüstung und verbringt den Rest von 10 Stunden in Ruhe und mässiger Bewegung bei seiner gewohnten Feldbeschäftigung. Da man die Arbeit des Marsches zu dem Wert der vollen Ruhe hinzuaddieren muss, so rechnen wir folgendermasen. Der Ruhe-Kalorienwert des 8 stündigen Schlafes und des 6 stündigen Marsches (für die Stunde 70 Kalorien) 14 × 70 = 980 C. Der Energiewert der 10 stündigen Beschäftigung: 10 × 93.3 = 933 Kal. Der Energiewert des 6 stündigen Marsches 1500 Kal. Macht zusammen 3413 Kalorien. Dazu kommt noch die Verdauungsarbeit, die etwa den 8. Teil der gesamten Energiemenge der Nahrung beträgt. Es ist also anzusetzen: Wert des 8 stündlichen Schlafes und des 6 stündigen Marsches mit .... 14 × 70 = 980 Kal.

und des 6 stündigen Marsches mit	14 × 70 =	980 Kal.
10 stündige Beschäftigung mit	10 × 93.3 =	933 „
5 stündiger Marsch mit	=	1500 „
Verdauungsarbeit 3413/8 mit	=	430 „
zusammen.....	=	3840 Kal.

Der Nahrungsbedarf des Feldssoldaten beträgt also bei stärkeren Märschen wenigstens 4000 Kal., bei weniger anstrengender Tätigkeit 3700 Kal. Die Frage ist, in wie viel Eiweiss, Kohlenhydraten* und Fett stellt sich dieser Energiebedarf? In unserem Körper produziert 1 gr. resorbiertes Eiweiss oder Kohlenhydrat 4.1 und 1 gr. resorbiertes Fett 9.3 Kalorien.

Weil der Organismus auch durch Verbrennen der Kohlenhydrate und Fette Muskelarbeit liefern kann, so spart man möglichst mit dem Eiweiss, der teuersten unter den Nährsubstanzen. In der Ruhe bedarf der Körper einer Menge von 100 gr. Eiweiss täglich, wobei es ratsam ist, dass $^{1}/_{3}$ davon tierischer Herkunft sei. Während der Arbeit ist häufig die Sauerstoffaufnahme ungenügend, und das führt zu gesteigerter Eiweisszersetzung. Einen Eiweissverlust, der

* Unter Kohlenhydrate verstehen wir die Gesämtmenge des Zuckers und der Stärke.

auf den Körper sehr ungünstig einwirkt, muss man vermeiden. Ausserdem gilt die eiweissreichere Nahrung für schmackhafter. Darum ist es zweckmässig, bei schwerer Arbeit die Eiweissmenge um 40—50% zu erhöhen. Die Kohlenhydrate lassen sich nicht gut über 600—650 gr. steigern, weil der Darm an einem Tage grössere Mengen nicht verdauen kann: es verschlechtert sich dann die Ausnützung, und ausserdem treten leicht Verdauungsstörungen und Appetitlosigkeit auf. 140 gr. Eiweiss und 300 gr. Kohlenhydrate geben 3034 Kalorien, und so kann man die an 3800 Kalorien fehlenden 766 Kalorien durch 70 gr. Fett ersetzen. Nach alledem muss die Nahrungsmenge bei nicht sehr stark anstrengender Kriegstätigkeit folgende Zusammensetzung haben: 140 gr. Eiweiss, 70 gr. Fett, 600 gr. Kohlenhydrate, was zusammen eine Verbrennungswärme von 3800 Kal. ausmacht.

Die etwaigen Mängel in der Nahrungsaufnahme werden nötigenfalls durch Steigerung der Brotportion und der Fettmenge ausgeglichen; der Soldat kann gelegentlich dazu seine eigenen Vorräte benutzen. Sehr geeignet ist zum Ersatz der Muskelenergie während des Marsches der Zucker. Er ist gut löslich, leicht resorbierbar, von angenehmen Geschmack, bedarf zu seiner Verdauung wenig Energie, ist leicht erhältlich und stets gebrauchsfertig. Jedes Gramm Zucker erzeugt im Organismus 4.1 Kalorien. Ein Würfel wiegt durchschnittlich 5 gr. und repräsentiert so 20 Kalorien. Wenn der Soldat ausser seiner sonstigen Nahrung täglich 20 Würfel Zucker verzehrt, so steigert er die Energieproduktion um 400 Kal. Am wenigsten ist zum Ersatz der fehlenden Energiemenge der Alkohol geeignet. 1 gr. Alkohol entwickelt bei der Verbrennung zwar 7 Kalorien, aber in grösseren Mengen macht sich in erheblichen Masse seine betäubende Wirkung geltend, welche die Nährwirkung weit übertrifft, obzwar auf eine Weile — ungefähr auf ½ Stunde — das Ermüdungsgefühl unterdrückt wird. Viel vernünftiger handelt der Soldat, wenn er sich gewöhnlichen weissen Zucker, Speck oder Brot kauft, als wenn er seine Löhnung in dem teueren und schädlichen Branntwein anlegt.

Es wäre sehr erwünschenswert, die Soldaten während des Feldzuges zeitweise zu wiegen; ständige Gewichtsabnahme weist beim gesunden Menschen immer auf unzureichende Ernährung hin. Wenn nämlich die aufgenommene Nahrungsmenge kleiner ist als der Bedarf, so verbrennen die Reservestoffe (hauptsächlich Fett); wenn aber die ungenügende Ernährung bedeutende Abmagerung verursacht, so droht immer die Gefahr, dass der Körpereiweissvorrat, also auch der Vorrat an Muskeleiweiss, angegriffen wird, was die Arbeitsfähigkeit vermindert und Neigung zu infektiösen Krankheiten verursacht. Darum ist es von sehr grosser Bedeutung und kann besonders bei langen Feldzügen eine entscheidende Rolle spielen, dass die Heeresleitung bei der sehr anstrengenden Inanspruchnahme der Mannschaft für die Ersetzung des Energiedefizits sorge.

Die folgende Tabelle gibt eine kurze Übersicht über die Nährstoffmenge, die in einigen europäischen Staaten für ihre Heere während des Krieges vorgeschrieben sind:

	Eiweiss	Fett	Kohlenhydrat	Kalorien
Österr.-ungarisches Heer	128	91	645	3823
Deutsches „	192	45	678	3770
Französisches „	182	40	651	3580
Englisches „	154	31	457	2793
Russisches „	140	60	624	3680
Erwünschte Menge	140	70	600	3800*

Übrigens ist im Verlaufe des Krieges schon vieles an diesen Vorschriften geändert worden, und sämtliche kriegführende Staaten haben das Bestreben, mit der Verbesserung der Ernährung die Kampffähigkeit des Soldaten zu steigern. Bisher haben wir die physiologischen Grundfragen der Ernährung der im Felde stehenden Truppen erörtert, die folgenden Angaben beziehen sich auf die Verköstigung in unserem Spital.

Es ist vielleicht überflüssig zu betonen, dass im Spital die sorgsamste ärztliche Pflege und die günstigsten hygienischen Verhältnisse allein noch nicht genügen, damit sich die Kranken darin zufrieden fühlen. Dazu bedarf es vor allem einer ausreichenden, kräf-

---

* Diese Zahlenangaben wurden teils aus den entsprechenden Vorschriften berechnet, teils wurden die Mittelwerte der Literatur gebraucht. S. Z. Beispiel: Grandjean-Hister, Deutsche med. Wochenschr. 1915. 3. König: Die menschliche Nahrungs- und Genussmittel,

tigen und schmackhaften Ernährung. Im Auftrage unseres Spital-Kommandanten versuchte ich nun auf Grund der mir zur Verfügung stehenden Daten einen Einblick in die Mengenverhältnisse der von unseren Kranken verzehrten Nahrungsmittel zu erhalten, damit wir, wenn nötig, eventuellen Mängeln abhelfen könnten.

Unter den hierzu geeigneten Methoden steht an erster Stelle die statistische. Aus dem Einkaufsjournal und den genauen Notierungen der Küche habe ich die Menge und Qualität der während eines Monats in der Küche aufgearbeiteten und im Spital verzehrten Nahrungsmittel bestimmt und dann auf Grund der in der Literatur enthaltenen Angaben die Menge des ausnützbaren Eiweisses und die Verbrennungswärme ausgerechnet. Dabei benutzte ist meistens die im König'schen Handbuch (Dr. J. König. Die menschliche Nahrungs- und Genussmittel. 4. Aufl.) gegebenen Daten. Bei einigen Nahrungsmitteln musste ich jedoch noch andere Quellen zu Rate ziehen und in manchen Fällen sogar die Stickstoffmenge und die Verbrennungswärme selbst bestimmen (z. B. bei geriebener Mehlspeise (tarhonya) und Debrecener Wurst). Hierbei habe ich die Ausnützung auf Grund der ähnlich zusammengesetzten und bezüglich ihrer Ausnützung gut gekannten Nahrungsmittel berechnet. Diese Rechnungen führte ich mit grösster Sorgfalt durch, z. B. habe ich nicht den Wert des mittelfetten Rindfleisches genommen, sondern stets die besondere Qualität des Fleisches (Rippenteil, Schwanzstück) berücksichtigt. So konnte ich auf Grund der anatomischen Herkunft die ungeniessbaren Teile, Knochen, Knorpel etc., abrechnen. Bei anderen Nahrungsmitteln, so bei der Rübe, beim Kraut und Blumenkohl, habe ich die wahrscheinliche Menge des Abfalls durch mehrmaliges Wiegen bestimmt.

Auf diese Weise erhielten wir von der Ernährung des Monates Dezember 1914 das folgende Bild :

Monat Dezember 1914	gr. Eiweiss	Kalorien
Schweinefleich 3622 kg......................	426,580	10.410,000
Geräuchertes Fleisch und Schinken 314 kgr. .	60,540	1.103,000
Rindfleisch 9361 kg.......................	1.560,000	12.731,000
Kalbfleisch 4142 kg.......................	646,200	5.766,000
Hase 67 kg............................	13,450	71,165
Fisch 107 kg...........................	8,860	50,317
Poularde 18.5 kg.........................	2,860	27,778

Huhn 5.5 kg.	1,030	6,657
Truthahn 28 kg.	4,970	39,505
Wiener Würstchen 348 kg.	69,600	417,600
Ente 6.8 kg.	1,080	6,988
Berliner Würstchen 44 kg.	81,400	1.980,000
Eier 14,515 Stück	83,710	1.145,200
Sahne 137 lit.	5,250	334,417
Käse 45 kg.	12,330	166,150
Butter 504 kg.	3,650	3,913,600
Topfen 77 kg.	26,800	171,170
Fett 529 kg.	1,220	4,683,800
Milch 20,180 lit.	644,000	13,561.000
Bohnen 1,100 kg.	184.800	2.891,000
Linsen 200 kg.	36,400	544,000
Spinat 236 kg.	6,300	65,608
Kastanien 30 kg.	1,230	53,870
Rote Rüben 10 kg.	110	3,360
Kartoffeln 4600 kg.	71,300	4,071.000
Zwiebel 508 kg.	5,840	200,000
Reiss 1050 kg.	62,060	3.468,000
Pilze 1 kg.	30	290
Mehl 2720 kg.	239,400	8.840,000
Gries 680 kg.	42,280	2.203,000
Sauerampfer 43 kg.	1,040	11,700
Äpfel 715 kg.	2,040	351,200
Blumenkohl 44 kg.	790	11,000
Gelbe Rüben 820 kg.	5,700	239,100
Zeller 73 kg.	720	30,900
Kohlrübe 175 kg.	3,300	60,950
Kraut 1965 kg.	51,300	1.026,000
Grüne Bohnen 7 kg.	130	2,300
Zucker 2492 kg.	—	9.756,200
Geriebene Mehlspeise 215 kg.	19,400	739,800
Brot 13,200 kg.	835,560	30.835,000
Nüsse 300 kg.	31,600	1.600,000
Mandeln 80 kg.	10,800	404,600
Haselnüsse 10 kg.	1,100	54,700
Kakao 30 kg.	2,400	33,000
Chokolade 13 kg.	400	59,000
Rosinen 66 kg.	1,200	171,000
Mohn 125 kg.	25,000	669,000
Pflaumenmarmelade 106 kg.	470	238,000
Wein 400 lit.	—	200,000
Bier 15,750 lit.	116,000	6,000.000
Semmel 215,600 Stück	452,460	17.140,200
	6.650,000	149.450,000

In der gesamten Menge der in einem Monate verzehrten Nahrungsmittel befanden sich also 6650 kg. Eiweiss und 149,500 kg. ausnützbare Kalorien. Da nun während dieser 31 Tage 39,448 Portionen ausgeteilt wurden, so fielen auf eine Person täglich 169 gr. Eiweiss und 3790 Kalorien.

Der so aufgearbeitete Monat war der zweite seit der Gründung des Spitals. Zum Vergleich haben wir die Daten eines Monats im folgenden Jahre und schliesslich einen der letzten Monate aufgearbeitet. Die erhaltenen Resultate zeigt die folgende Tabelle :

	Ausgenützte kg. Eiweiss	Kalorien	Tierisches Eiweiss %
1914. Dezember zusammen	6650	149,600	66.2
1915. Mai „	4468	79,820	66.0
1916. Mai „	4750	97,330	66.8
1914. Dezember ein Mann täglich	169	3,790	66.2
1915. Mai „ „ „	151	2,830	66.0
1916. Mai „ „ „	136	2,800	66.8

Aus diesen Daten ist klar ersichtlich, dass die Ernährung im Anfange des Krieges reichlicher war, ausserdem ist zu bemerken, dass der Dezember zu den Monaten gehört, die einen über dem Durchschnitt liegenden Nahrungsmittelverbrauch aufweisen. In den Weihnachtsfeiertagen war die Verköstigung viel reichlicher, ausserdem erhielten die Soldaten Kuchen, Bäckereiwaren, Obst, Wein zum Geschenk, was den Verbrauch erheblich steigerte. Die Daten der folgenden zwei Monate zeigen aber doch, dass später mit der zunehmenden Steigerung der Nahrungsmittelpreise sich eine mässige Sparsamkeit geltend machte. Dennoch waren die Nahrungsmittelmengen, welche täglich auf einen Mann fielen, ziemlich reichlich. Wenn wir bedenken, dass ein Mann mit 75 kg. Körpergewicht bei täglich 7—8 stündiger Arbeit 100 gr. Eiweiss und 3000 Kal. benötigt, im Notfall aber auch mit 60 gr. Eiweiss lange Zeit hindurch auskommen kann, ohne dass der Organismus merklichen Schaden leidet, so erscheinen die 2800 Kal. und 136 gr. Eiweiss, welche der in fast vollkommener Ruhe lebende Spitalkranke täglich erhielt, reichlich bemessen. Für ihn, der ausser einem mässigen Spaziergang keine körperliche Arbeit leistet, wären auch 80 gr. Eiweiss und 2300 Kal. völlig ausreichend.

Nach Hirschfeld soll die tägliche volle Spitalportion 92 gr. Eiweiss und 2230 Kal. enthalten (F. Hirschfeld : Nahrungsmittel und Ernährung der Gesunden und Kranken). Für einen bettlägerigen Kranken kann man täglich 80 gr. Eiweiss und höchstens 2000 Kal. ansetzen. (S. C. A. Ewald, Diät und Diäthotherapie).

Die obigen Daten zeigen bedeutend höhere Werte. Dies erklärt sich aber durch folgende Umstände:

I. Aus derselben Küche wird das ärztliche-, militärische und Pflegepersonal des Spitals verköstigt. Diese als arbeitende Personen bekommen grössere Portionen, die in den obigen Werten eingerechnet sind.

II. Im Spital sind viele nicht liegende Kranken, wie Leichtverwundete, Operierte, Rheumatiker, Nervenkranke, Rekonvaleszenten, deren Verköstigung wenigstens so reichlich sein muss, wie die eines gesunden Menschen.

III. In das Kriegsspital kommen die Kranken meist in schlechtem Ernährungszustande. Im Felde ist die Verköstigung oft mit Hindernissen verbunden, und viele ernähren sich wegen der beständigen Aufregungen nur sehr unvollkommen; auch während des Transports nach einer Verwundung oder Erkrankung ist die Ernährung wegen der Schmerzen oder aus anderen Ursachen oft sehr mangelhaft. Der schlecht genährte Mann hat aber mit Recht nicht nur eine Erhaltungsportion, sondern eine weit grössere Nahrungsmenge zu beanspruchen. Bei unzureichender Ernährung verzehrt der Körper seinen eigenen Fett- und z. T. auch Eiweissvorrat, und es ist eine bekannte physiologische Erfahrung, dass ein Eiweissdefizit sehr leicht die Funktion mancher Organe, z. B. der Nieren und der Verdauungsorgane beeinträchtigt und auch die Widerstandskraft gegen Infektionskrankheiten vermindert. Darum ist es sehr wichtig, dass die Kranken während ihres Aufenthalts im Spital ihre Verluste ersetzen können. Die Nahrung muss soviel Eiweiss und soviel Kalorien enthalten, dass nicht nur der tägliche Bedarf gedeckt wird, sondern aus dem Überflusse die früheren Verluste möglichst bald ausgeglichen und die verminderten Reserven wieder ergänzt werden. Ein solches Nahrungsplus wird natürlich nur dann gut aufgearbeitet und ausgenützt, wenn der Kranke, der infolge seines Spitalaufenthalts, seiner Schwäche, seiner Wunde etc. nur wenig Bewegung hat, diese reichlichere Nahrung in schmackhafter und leicht verdaulicher Form bekommt. Eben deshalb dürfen wir auch in einem Kriegsspital bei der Ernährung der Kranken nicht gar zu sparsam sein wollen. Und daher darf auch das tierische Eiweiss im Spital nicht soweit herabgemindert werden, wie es z. B. bei der Verköstigung des Publikums möglich, ja sogar wünschenswert sein mag. Wir sahen, dass Soldaten, die längere Zeit im Felde waren, an relativ reichliche Fleischkost gewöhnt sind. Die plötzliche Herabsetzung des tierischen Eiweisses würde einesteils zur Unzufriedenheit der Kranken, andererseits zu übermässiger Ausscheidung der Eiweissspaltprodukte führen. Es ist ja bekannt, dass der Körper desto mehr Eiweiss spaltet, je grösser früher die Eiweissaufnahme war; mit kleineren Eiweissmengen begnügt sich der Körper nur dann, wenn er langsam daran gewöhnt wird.

Alle diese Ausführungen sollten zeigen, warum in unserem Spital die Eiweissportionen so gross sind und warum wir es für richtig hielten, den Kranken eine so bedeutende Menge von tierischem Eiweiss zu verabreichen. Von Einfluss darauf waren aber auch wirtschaftliche Faktoren, z. B. die Schwierigkeit, uns als Ersatz für das tierische Eiweiss Hülsenfrüchte (Erbsen, Linsen, Bohnen) zu verschaffen.

Um die Richtigkeit der oben gegebenen statistischen Daten einigermassen kontrollieren zu können, stellten wir an einem Kranken folgenden Versuch an: Die Versuchsperson bekam 8 Tage hindurch ganz dieselben Nahrungsmengen wie die anderen Kranken, aber die zur Bereitung der Portionen nötigen Rohstoffe wurden vorher genau gewogen. Wenn z. B. in der Küche für 100 Personen ein Mittagsmahl zubereitet wurde, bestehend in Rindsuppe, gekochtem Rindfleisch mit geriebener Mehlspeise und Stachelbeersauce, so wurden dazu 800 gr. Grünzeug, 300 gr. geriebene Mehlspeise, 100 kgr. Stachelbeeren, 5 Liter Sahne, 5 kgr. Mehl und 16 kg. Rindfleisch verbraucht. Bei gleicher Verteilung der Portionen enthielt eine Portion den hundertsten Teil der ganzen Menge. Ausserdem wogen wir noch die Gesamtmenge der fertigen Speisen und konnten auf diese Weise genau kontrolieren, ob die Versuchsperson den auf sie fallenden Teil bekam. Der sich wenig bewegende 75 kg. schwere, von seiner Verwundung bereits genesene und ausserdem völlig gesunde Soldat änderte während des Versuchs an seiner bisherigen Lebensweise gar nichts. Da er schon seit Monaten von der gleichmässigen Spitalkost lebte und sein Körpergewicht unverändert blieb, so kann man annehmen, dass er nahezu im Stickstoff- und Kaloriengleichgewicht war, und zwar schon im Anfange des Versuches. 7 Tage hindurch, vom Morgen des zweiten Tages an, sammelten wir den Harn und Kot. Von dem 24 stündigen Urin nahmen wir immer 10% und gossen diese Portionen zusammen, vermischten sie sorgsam und bestimmten an 4 Proben dieses Gemisches den Stickstoff und die Verbrennungswärme in der üblichen Weise nach Kjeldahl und in der kalorimetrischen Bombe. Auch die täglichen Fäces wurden frisch gewogen, mit Schwefelsäure getrocknet und ihre Trockensubstanz bestimmt. Aus der täglichen Menge wurden immer 10% abgewogen, sorgsam vermischt und dann Stickstoff und

Verbrennugswärme bestimmt. Das Rohprotein und die rohe Verbrennungswärme der aufgenommenen Nahrung wurden nur berechnet, und zwar meistens auf Grund der König'schen Tabellen.

Die Resultate der Rechnungen und Bestimmungen sind in folgendem zusammengefasst : am ersten Tage z. B. bekam die Versuchsperson Frühstück- und Nachmittagskaffe, Mittag- und Nachtmahl. Das Mittagessen bestand aus Kartoffelsuppe, Erbsengemüse und Kuchen aus Butterteig. Das Nachtmahl aus Fleisch mit geriebener Mehlspeise.

Zur Bereitung dieser Speisen brauchte man für das Frühstück : 200 cm^3 Milch, 20 gr. Zucker, 200 cm^3 schwarzen Kaffe. Dasselbe für den Nachmittagskaffe. Für das Mittagmahl : 100 gr. Kartoffel, 200 gr. Grünzeug, 10 gr. Fett, 10 gr. Mehl, 6 gr. Zwiebel, 40 gr. Erbsen, 25 gr. Fett, 30 gr. Mehl, 13 gr. Zwiebel, 20 gr. Eier, 10 gr. Butter, 20 gr. Pflaumenmarmelade, 14 gr. Zucker, 4 gr. Gerbe, 100 gr. Mehl und 50 cm^3 Milch. Für das Nachtmahl : 160 gr. mässig fettes Schweinefleisch, 130 gr. geriebene Mehlspeise, 15 gr. Zwiebel. Für den ganzen Tag 350 gr. Brot.

Diese in einem Tage verzehrte ganze Nahrungsmenge enthielt : 112 gr. Rohprotein, aus der Stickstoffmenge direkt berechnet. Die Verbrennungswärme betrug 3714 Kalorien, wenn man nach König die Verbrennungswärme des Eiweisses mit 4.834, die des Fettes mit 9 und die der Kohlenhydrate mit 4 Kalorien berechnet, und unter der Voraussetzung, dass die Aufsaugung vollkommen war. Auf diese Weise gewannen wir für die nächsten sieben Tage folgende Werte :

	Rohprotein	Rohkalorien	Tierisches Eiweiss
I. Tag	111.9	3714	42.1
II. „	103.7	2534	53.0
III. „	122.7	3716	68.1
IV. „	120.0	3508	68.0
V. „	129.8	4209	44.3
VI. „	129.4	3300	56.3
VII. „	114.8	2689	66.2

Während des ganzen Versuchs verzehrte der Mann 824.3 gr. Eiweiss, wovon 398 gr., also 48.2% der ganzen Menge, tierischer Herkunft waren. Die genossene Nahrung hätte, bei Annahme völliger Resorption, 23,670 Kalorien geliefert.

Nach den Analysen enthielt 1 gr. getrockneter Kot 55.1 mgr. Stickstoff. Die Gesamtmenge des Darmkotes während des ganzen Versuchs wog 1204 gr., nach der Eintrocknung 201 gr. In dieser Menge waren also insgesamt 200 × 55.1 mgr., also 11.0 gr. Stickstoff, was 11 × 6.25, also 68.8 gr. Eisweiss entspricht. Aus den 824.3 gr. des genossenen Eiweisses verschwanden mit dem Darmkot 68.8 gr., also 8.4%. Resorbiert und ausgenützt wurden 824.3 — 68.8 = 756 gr. Eiweiss, also 91.6% der Gesamteiweissmenge. 1 gr. getrockneter Darmkot enthält 4615 Kalorien, die Verbrennungswärme des ganzen Darmkotes während des Versuchs beträgt 923 Kal. Wenn wir diese von der Gesamtkalorienmenge der aufgenommenen Nahrung subtrahieren, so bekommen wir die Verbrennungswärme der resorbierten Stoffe : 22750 Kalorien. Der Organismus hat also 91% der Verbrennungswärme der aufgenommenen Nahrung ausgenützt.

Der Stickstoff der resorbierten Substanzen wird mit dem Harn ausgeschieden, wenn keine Eiweissretention stattfindet. Die Menge des Harns war während des ganzen Versuches 10,860 cm^3. 1 cm^3 Harn enthielt 10,33 mgr. Stickstoff, in der ganzen Urinmenge waren also 112.2 gr. Stickstoff, was einer Menge von 6.25mal sovicl, d. h. 701 gr. Eiweiss entspricht. Diese Werte mit 7 dividiert, geben den Durchschnittswert eines Tages.

Rohprotein,	Resorb. Eiweiss,	Roh. Kalor.	Resorb. Kal.	Ausgeschied. N. × 6.25
118 gr.	108 gr.	3380	3250	100 gr.

Die in 24 Stunden ausgeschiedene Stickstoffmenge stimmt gut überein mit der aufgenommenen Menge des Stickstoffes. Und dies beweist, dass der Rechnungsfehler bei Benutzung der Standardwerte nich tsehr gross ist; und wenn auch die Übereinstimmung nicht so gut wäre, dürften die Werte doch innerhalb der Fehlergrenze der praktischen Verwertbarkeit bleiben. Es ist möglich, dass bei dem Kranken eine kleine Stickstoffretention stattfand, wahrscheinlich erfolgte auch eine Fettablagerung, da sein Körpergewicht von 74.45 kgr. auf 75.1 kg. stieg. Weitgehende Schlüsse lassen sich aber wegen der grossen Fehlerquellen und wegen der geringen Unterschiede zwischen den bestimmten und berechneten Werten nicht ziehen.

Die Daten des Versuches sind einigermassen abweichend von den durch Rechnungen gewonnenen Daten der vorigen Monate. In dieser Zeit waren die täglichen Eiweissportionen kleiner, die Verbrennungswärme der täglichen Nahrung dagegen grösser. Dies erklärt sich aber aus dem Umstand, dass wir im Juni 1916, als der Versuch stattfand, die tierischen Nahrungsmittel, besonders das Fleisch, beschränken mussten, dagegen (im Sommer) die Menge der pflanzlichen Nahrung erhöhen konnten.

Trotz dieser Veränderungen war die Verköstigung völlig ausreichend, das ausgenützte Kalorienquantum übertrifft sogar diejenige Menge, welche wir in der Spitalverköstigung als unbedingt nötig angenommen haben. Mit den obigen Methoden haben wir zwar nur annährend orientierende Resultate gewonnen, aber andere Daten standen mir nicht zur Verfügung; trotzdem können wir auf Grund dieser quantitativen Daten sagen, dass die Ernährung in unserem Spital vollkommen ausreichend, sogar reichlich ist und die Eiweiss- und Kalorienmenge sicher bedeutend grösser sind als auf Grund der physiologischen Versuche und nach den Spitalvorschriften erforderlich wäre. Dass die Nahrung auch in qualitativer Hinsicht allen Anforderungen entsprach und in appetitlicher Form aufgetischt wurde, wird durch die rasche Erholung der geschwächten Soldaten und die bedeutende Gewichtszunahme der Rekonvaleszenten bewiesen. (S. die Arbeit von Dr. J o h n.)

Über Schutzimpfstoffe.

Von

Dr. Béla Johan

I. Universitätsassistent, g. Leiter des Laboratoriums im Garn.-Spital Nr. XVI.

Im Frieden, unter normalen Verhältnissen, stösst die Bekämpfung der Infektionskrankheiten auf keine allzu grossen Schwierigkeiten. Die Hygiene gibt uns die mannigfachen Wege und Mittel an die Hand, durch die wir uns gegen Infektionen schützen können. Im Felde jedoch ist die Befolgung der Regeln der Hygiene oft gänzlich unmöglich. Hier müssen dann vor allem die Schutzimpfungen den Kampf gegen die Infektion aufnehmen, und sie leisten uns in der Tat unschätzbare Dienste.

Es ist seit altersher bekannt, dass das Überstehen gewisser Krankheiten im Organismus die Gegenkräfte, durch die er sich ihrer zu erwehren sucht, in hohem Masse steigert. Es wurde schon vor Jahrhunderten beobachtet, dass jemand, der einmal an den Blattern gelitten hatte — auch wenn die Krankheit ganz milde verlaufen war — für lange Zeit gegen eine Neuerkrankung geschützt war. Die Leute infizierten sich deshalb vielfach künstlich bei leichteren Epidemien, um bei Auftreten schwerer Seuchen vor neuer Ansteckung geschützt zu sein. Ähnliches wurde auch bei anderen Krankheiten beobachtet, und diese altbekannten Erfahrungen bilden die Grundlage, auf der sich die moderne Schutzimpfung entwickelte.

Die Wissenschaft suchte nämlich diese Erfahrungstatsachen zu erklären, und es gelang ihr nachzuweisen, dass bei einer gewissen Gruppe von Krankheiten unter Einwirkung der krankheiterregenden Bakterien sich Schutzstoffe gegen ebendieselben Bakterien bildeten. Es lag nahe, daran zu denken, ob man den Organismus nicht direkt zur Erzeugung solcher Schutzstoffe zwingen könnte, indem man die Bakterien in so geringer Menge einer Person beibrachte, dass sie nur ganz leicht oder überhaupt nicht erkrankte. Dies gelang.

Es war nun ein grosser Fortschritt, als man erkannte, dass auch durch Zufuhr abgetöteter Bakterien sich Immunität erzielen lasse. Damit war der Grund zu einer Immunisierungsmethode gelegt, die wir als aktive Immunisation bezeichnen.

Es gibt aber gewisse Krankheitserreger, die weder lebend, noch abgetötet dem menschlichen Organismus einverleibt werden können; dagegen lassen sich Tiere sehr leicht mit ihnen immunisieren: im Blutserum dieser Tiere werden durch sie Schutzstoffe in grosser Menge erzeugt. Wenn wir nun das Serum eines auf diese Weise immunisierten Tieres einem Menschen injizieren, so führen wir ihm die Schutzstoffe zu, welche seinen Organismus gegen die betreffenden Bakterien unangreifbar, immun machen. Diese Art der Immunisierung, die sogenannte passive Immunisierung, gewährt dem Organismus indessen nur einen Schutz von weit kürzerer Dauer als die aktive Immunisation.

Die Schutzstoffe sind streng spezifisch, d. h. der Organismus wird durch eine Immunisierung nur gegen einen ganz bestimmten Krankheitserreger geschützt, nicht aber gegen den Erreger einer andern Krankheit. Wollen wir ihm gegen mehrere Krankheiten Schutz verleihen, so müssen wir eine ganze Reihe von Impfungen ausführen, von denen jede eine gewisse Zeit braucht, damit sich im Körper die betreffenden Schutzstoffe entwickeln. Es lag nun recht nahe, von den Einzelimmunisierungen zur Simultanimpfung überzugehen, d. h. die Impfstoffe für die am meisten in Betracht kommenden Krankheiten, also Cholera, Typhus und Dysenterie, samt den verschiedenen Stämmen der letzteren (Shiga-Kruse, Flexner, u. s. w.) zu vermischen und nun durch Impfung mit dieser Mischung eine bestimmte Person gleichzeitig gegen alle genannten Krankheiten zu immunisieren. Nach diesen allgemeinen Bemerkungen werde ich in folgendem der Reihe nach über diejenigen

Schutzimpfstoffe berichten, die sich uns in der Praxis bewährt haben.

1. Bauchtyphus.

Von allen Kriegsseuchen hat der Bauchtyphus auch im jetzigen Kriege die grösste Ausbreitung gefunden, da seine Bekämpfung auf Grund rein hygienischer Massnahmen in den Schützengräben häufig auf die allergrössten Schwierigkeiten stösst. Deshalb wurde im k. u. k. Heere die Schutzimpfung gegen diese Krankheit schon sehr früh, im Herbste 1914, allgemein angeordnet. Seit dieser Zeit werden nicht nur sämtliche schon im Felde befindliche Truppen, sondern auch der Nachschub aus dem Hinterlande schutzgeimpft. Da sowohl im k. u. k. Heere, wie auch bei den reichsdeutschen Truppen meist der Pfeiffer-Kollesche Impfstoff gebraucht wird, will ich im folgenden die Bereitung dieses Impfstoffes, wie sie im Laboratorium des Garnisonspitals Nr. XVI. in Budapest in grossen Mengen geschieht, beschreiben.

Zur Herstellung des Impfstoffes werden 20 bis 22 Stunden lang bei 37° C. auf Agaroberfläche gezüchtete Typhusbazillen benutzt. Der Nährboden befindet sich in flachen, rechteckigen Flaschen, deren eine, breitere Fläche mit Agar bedeckt ist. Die Beimpfung der Agarfläche geschieht durch Ausbreitung einer dicken Typhus-Emulsion (3— 4Oesen Typhus-Bazillen in 1 cm^3 physiologischer Kochsalzlösung). Nach der Bebrütung werden sämtliche Kulturen auf ihre Reinheit in Ausstrichpräparaten (Gram-Fuchsin Färbung) untersucht. Auf diese Weise werden die unreinen Kulturen beseitigt. Nun kommt in jede Flasche eine kleine Menge (ca. 50 cm^3) sterile physiologische Kochsalzlösung (0.85‰); dann werden die Kulturen auf eine Viertelstunde bei Seite gelegt. In dieser Zeit sind die Kolonien genügend aufgeweicht, um nachher die Bakterienrasen mit gelindem Schütteln vom Nährboden abspülen zu können. Die so erhaltene Emulsion wird durch ein Watte-Filter geschickt, um etwa vorhandene gröbere Schollen (Nährbodenstückchen, Bakterienklumpen) zu beseitigen. Es werden nun Reinheitsproben entnommen und auf Agar ausgesät. Die Bakterienemulsion kommt jetzt in ein Wasserbad von 56° C., wo die Bazillen in einer Stunde abgetötet werden. Nachher entnehmen wir Sterilitätsproben, um zu sehen, ob die Bakterien tatsächlich abgetötet sind. Endlich wird die Bakterienemulsion entsprechend verdünnt und ihr zwecks Konservierung 0.5‰ Karbolsäuere zugesetzt. Der fertige Impfstoff wird am nächsten Tage in sterile, braune, zylindrische Flaschen abgefüllt, mit paraffinimprägnierten Korkstöpseln verschlossen und mit Pergamentpapier abgebunden.

Die Verdünnung des Impfstoffes ist derart gewählt, dass er in 1 cm^3 500 Millionen Keime enthält. Die Bestimmung der Keimzahl geschieht am genauesten durch Zählung der in 1 cm^3 des Impfstoffes enthaltenen Bazillen.

Die Flüssigkeit ist ganz homogen. Vor dem Gebrauch muss sie aufgeschüttelt werden, da die Bakterien beim längeren Stehen zu Boden sinken.

Neben dem Pfeiffer-Kolleschen Impfstoff wurde schon vor dem Kriege am meisten der Wrightsche gebraucht. Behufs Herstellung des letzteren werden die Bazillen in Nährbouillon gezüchtet.

Die Impfung geschieht mit beiden Vakzinen subkutan an der Brust oder am Bauche, zwei bis dreimal in Intervallen von 5—6 Tagen. Die Reaktionen sind zuweilen recht unangenehm; die Ursache dieser heftigen Erscheinungen wird teils in den bei der Abtötung, infolge ungenügender Schonung, zerfallenden Bazillen bzw. in den aus diesen frei gewordenen gelösten Bakterienproteinen, teils in den Stoffwechselprodukten der Bazillen gesucht.

Bei Personen, die bereits Bauchtyphus überstanden haben, besteht eine Immunität ziemlich hohen Grades gegen eine zweite Infektion; sie ist viel sicherer und stärker als die durch Schutzimpfung erzielte Immunität; das hat seine Ursache wahrscheinlich darin, dass bei der Typhuserkrankung die Immunität durch lebende Bazillen hervorgerufen wird. Deshalb bemühte man sich vielfach, für die Impfungen lebende, oder doch mit solchen Methoden abgetötete Bazillen zu benützen, bei denen das Bakterieneiweiss möglichst geschont wurde. Auf diese Weise entstanden verschiedene neue Impfstoffe.

Besredka injizierte subkutan lebende, sensibilisierte Bazillen; die Reaktionen waren recht milde. Die Bereitung seiner Vakzine wird weiter unten beschrieben. Die Impfung mit diesen präparierten lebenden Bazillen hatte niemals einen Bauchtyphus zur Folge, und unter den Geimpften fanden sich niemals Bazillenträger.

Vincent sterilisiert den Impfstoff durch Schütteln mit Äther, Semple u. Matson mit 0.5% Karbolsäure. Ranque und Sénez behandelten die Bazillen mit Jod, Renaud tötete sie mit ultravioletten Strahlen ab. Nach Fornet sollen die Reaktionen von dem Gehalt des Impfstoffes an Eiweiss herrühren; er entfernt also das Eiweiss durch Dialysieren. Schreiber dieser Zeilen wäscht die nach Pfeiffer-Kolle hergestellte Vakzine durch mehrmaliges Zentrifugieren, womit er die Stoffwechselprodukte der Bakterien und die während der Bereitung des Impfstoffes durch Bakterienzerfall frei gewordenen Bakterienproteine entfernt.

Über die Schutzwirkung der erwähnten neueren Impfstoffe stehen uns gegenwärtig statistische Daten noch nicht in gleicher Menge zur Verfügung wie über den Impfstoff von Pfeiffer-Kolle, doch sind die bisher über die Impfungen mit der Besredkaschen Vakzine veröffentlichten Mitteilungen sehr vielversprechend.

Zur vergleichenden Wertbestimmung verschiedener Impfstoffe ist in erster Linie die Statistik berufen. Dabei sind aber Kritik und gewisse Einschränkungen erforderlich. Am meisten überzeugend wären gewiss Versuche am Menschen; sie sind aber natürlich nicht durchführbar. Den Tierversuchen haftet der Mangel an, dass die gebräuchlichen Versuchstiere nicht an Bauchtyphus — wenigstens nicht in derselben Form wie der Mensch — erkranken. Nur bei anthropoiden Affen können wir einen typischen Bauchtyphus erzeugen. Metschnikoff und Besredka sowie Négre stellten ihre vergleichenden Versuche an diesen Affen an, und es ergab sich, dass nur diejenigen Affen gegen eine spätere Infektion per os geschützt waren, die mit sensibilisiertem lebenden Impfstoff (nach Besredka) immunisiert waren. Daraus zogen die genannten Autoren den Schluss, dass bei Bekämpfung menschlicher Seuchen gleichfalls ein solcher Impfstoff angewendet werden müsse. Pfeiffer-Kolle sowie Bessau fanden bei ihren mit Meerschweinchen angestellten Versuchen, dass diese gegen eine spätere intraperitoneale Infektion am sichersten durch eine Vakzine geschützt werden, in der die Bazillen durch Hitze abgetötet sind und dass z. B. der Besredkasche Impfstoff gerade durch die Sensibilisation seine immunisetorische Wirkung fast völlig eingebüsst hat.

Wir sind heute noch kaum im Stande, serologisch zu definieren, worin eigentlich die Schutzkraft des Organismus besteht. Nach Pfeiffer-Kolle sollen als Mass der entstandenen Immunität die im Blutserum vorhandenen Bakteriolysine gelten; demnach wäre am wertvollsten ein Impfstoff, der im Serum eines Menschen die grösste Menge Bakteriolysine erzeugte. In Ermangelung eines anderen Anhaltspunktes bestimmt man den Wert der Impfstoffe allgemein nach dieser Methode. Es ist aber sehr wahrscheinlich, dass damit nicht die ganze Widerstandskraft des Organismus erfasst wird, da die genannten Immunkörper viel schneller aus dem Körper verschwinden, als die Immunität erlischt; wir finden sie zuweilen nach einem Bauchtyphus und ebenso bei Typhus-Bazillenträgern in sehr kleiner Menge; auch im Serum von Tieren, die eine angeborene Immunität gegen Bauchtyphus besitzen, finden sich kaum höhere Balteriolysinmengen als beim Menschen. Wir können allerdings nach prophylaktischen Impfungen in einem hohen Prozentsatz der Fälle ein beträchtliches Ansteigen des bakteriolytischen und agglutinatorischen Titers nachweisen. Die Zunahme der Agglutinine ist auch der Grund, weshalb die für die Typhus-Diagnostik bisher so wichtige Agglutinationsprobe nach Gruber-Widal seit der allgemeinen Einführung von Schutzimpfungen für die Entscheidung, ob eine neue Infektion stattgefunden habe, nicht mehr zu verwerten ist. Wenigstens bei Anstellung der Probe in der bisherigen Weise. Es ist aber doch möglich, aus ihr auf des Vorhandensein einer frischen Infektion zu schliessen. Der Agglutinationstiter steigt nämlich nach der Impfung bloss eine beschränkte Zeit an, dann bleibt er eine Weile auf gleicher Höhe, um schliesslich wieder langsam abzusinken. Nach unseren Untersuchungen erreicht er ungefähr in der 2.—4. Woche (nach anderen etwas später) die grösste Höhe. Wenn wir also nach dieser Zeit im Serum eines Typhusverdächtigen zweimal, in einem Intervalle von 4—6 Tagen. den Agglutinationstiter bestimmen und dessen Ansteigen feststellen, so können wir dies als Beweis für eine neue Typhus-Infektion verwerten.

Als weit wichtigeres und sichereres diagnostisches Hilfsmittel galt bis jetzt die Züchtung der Typhusbazillen aus dem Blute. In der ersten Woche der Erkrankung gab sie bisher sehr gute Erfolge: die Züchtung gelang dann in 90—100 Prozent der Fälle. Bei Schutzgeimpften aber ist diese Zahl beträchtlich kleiner geworden.

Das klinische Bild des Bauchtyphus hat sich bei Geimpften in vielen Beziehungen geändert. Darauf will ich hier aber nicht weiter eingehen, sondern nur kurz erwähnen, dass die Morgen-

Remissionen der Fieberkurve viel stärker, die drohende Herzschwäche und die quälenden Kopfschmerzen weit seltener geworden sind, dass überhaupt die ganze Krankheit jetzt einen viel kürzeren und milderen Verlauf nimmt als früher. Auch Komplikationen, insbesondere Darmblutung und Perforation, treten nicht mehr so häufig auf, was darauf hindeutet, dass auch die Darmveränderungen viel weniger schwer sind als ehedem. Kurz: der Bauchtyphus bei Geimpften ist nicht mehr die gefährliche Krankheit, die wir von früher her kennen.

Die Schutzkraft der Impfungen äussert sich jedoch hauptsächlich darin, dass durch sie die Morbidität des Bauchtyphus beträchtlich herabgesetzt wird. Schon vor dem Kriege standen uns statistische Daten über Hunderttausende von Impfungen zur Verfügung, die den günstigen Einfluss der Impfung ausser Zweifel setzten. Nach Eicholz und Kühn sinkt bei den Geimpften die Mortalitäts- und Morbiditätsziffer auf die Hälfte herab. Die Erfolge, welche während des jetzigen Weltkrieges mit den Schutzimpfungen erzielt wurden, bilden nur eine Bestätigung unserer bisherigen Erfahrungen.

Der Impfschutz dauert ungefähr ein Jahr lang. Es wird aber meistens schon früher wiedergeimpft.

Die Frage, ob nach der Impfung eine negative Phase vorhanden sei, d. h. ob kurz nach der Injektion die Wiederstandskraft des Organismus tatsächlich sinkt, ist vielfach erörtert worden. Theoretisch hätte es nichts Unwahrscheinliches; dass die Typhusbazillen, wenn wir sie auf einmal in grösserer Menge in den Organismus einführen, in erster Linie die fertigen Schutzstoffe binden. Kommt jetzt noch eine natürliche Infektion hinzu, so ist es denkbar, dass der Organismus in Ermangelung entsprechender Schutzstoffe nicht im Stande sei Widerstand zu leisten, und ein Beute der Krankheit wird. Eine solche negative Phase kann sich um so intensiver geltend machen, je grössere Impfdosen (d. h. je mehr Bakterien) eingespritzt wurden. Die Frage wurde von verschiedenen Seiten und mit den mannigfaltigsten Untersuchungsmethoden in Angriff genommen. Ein Teil der Tierversuche sprach dafür, dass tatsächlich eine Verminderung der spezifischen Schutzstoffe zu

Stande kommt, aus anderen hingegen ging hervor, dass die Tiere schon wenige Stunden nach der Impfung eine erhöhte Widerstandsfähigkeit erlangt hatten, die freilich nicht spezifisch war; denn sie zeigte sich nicht nur gegen Typhus, sondern auch gegen andere Infektionen, z. B. Cholera und Pest, wirksam; aber es ergab sich auch, dass sie sehr wohl im Stande war, den Mangel an spezifischen Schutzstoffen zu ersetzen.

2. Cholera.

Schutzimpfungen gegen Cholera wurden schon vor den Typhusimpfungen durchgeführt. Die Immunisation geschah in erster Zeit mit lebenden Choleravibrionen (Ferran, Haffkine). Pfeiffer und Kolle waren die ersten, die bei den Impfungen abgetötete Keime benutzten. Die Herstellung erfolgt in derselben Weise, wie wir das bei dem Typhusimpfstoff gesehen haben. Die Abtötung der Keime kann man bei 54° C. schon in einer Stunde erreichen. Der Impfstoff enthält ebenfalls 500 Millionen Keime in 1 cm^3. Beim Karbolisieren muss das Hinzusetzen konzentrierter Karbolsäure vermieden werden, denn hierdurch könnten zähe Bakterienklumpen entstehen. Diese bilden sich übrigens zuweilen schon nach einer Woche von selbst in dem fertigen Impfstoffe, zerfallen aber bei stärkerem Schütteln oder Erhitzen auf 40—50° C.

Die Impfungen wurden im k. u. k. Heere im Herbst 1914 angeordnet. Der Impfstoff wurde in der ersten Zeit intragluteal verabreicht. Diese Impfmethode hat aber gar keinen Vorteil; sie kann sogar zu Abszessbildungen an der Injektionstelle führen, die bei Massenimpfungen nicht ganz zu vermeiden sind und dann tiefe Inzisionen erfordern. Deshalb wird der Impfstoff heute nur noch subkutan injiziert, und zwar meistens in die Bauchwand. Zweckmässig ist es, die Typhus-Schutzimpfungen grundsätzlich an der Brust zu machen, damit man später auch bei weniger intelligenten Menschen sofort erkennen kann, welche Art von Impfung sie erhalten haben. Seitdem jeder Soldat einen „Impfschein“ mitbekommt, auf dem die vorgenommenen Impfungen nach Zeit und Qualität notiert sind, hat diese Massregel jedoch an Bedeutung verloren. Man pflegt in 5—6 tägigen Intervallen zwei Impfungen zu machen, zum erstenmal von 0.5, dann von 1 cm^3. Die Reaktionen sind recht milde: sie bestehen bloss in einer lokalen Hauthyperaemie, eventuell einer kleinen Anschwellung, wozu dan in seltenen Fällen noch eine mässige Temperaturerhöhung tritt.

Die Wirkung der Schutzimpfungen äusserte sich darin, dass die Zahl der Erkrankungen sich ganz ausserordentlich verminderte. Die Cholera forderte vor Einführung der Impfungen sowohl im Felde wie in den Etappenlinien viele Opfer; sehr oft litten auch die heimkehrenden Verwundeten an der Seuche und übertrugen sie auf ihre Umgebung. Seit Einführung der Schutzimpfungen kommen gehäufte Erkrankungen nur noch selten vor. Viel wurde zur Unterdrückung dieser Seuchen auch dadurch beigetragen, dass die Zivilbevölkerung der Dörfer, in denen Truppen Quartier nahmen, einer Zwangsimpfung untergezogen wurde: so in Galizien, in Nordungarn und in den Okkupationsgebieten.

Erkrankt jemand trotz der Impfung an Cholera, so wird der Verlauf der Krankheit durch die vorausgegangene Impfung leider viel weniger gemildert als beim Bauchtyphus.

Im Serum der Geimpften erscheinen Agglutinine und Bakteriolysine in grosser Menge. Diese erschweren aber die Laboratoriumsdiagnose nicht in dem Masse wie beim Abdominaltyphus, da für sie die Züchtung der Krankheitserreger aus den Darmentleerungen ausschlaggebend ist.

Das Eintreten einer negativen Phase nach den Injektionen ist bei der Cholera noch weniger wahrscheinlich als beim Bauchtyphus. Es kann also die Bevölkerung auch während einer Choleraepidemie geimpft werden; nach der Schutzimpfung hörte die Cholera nach den bisherigen Beobachtungen stets in kürzester Zeit auf.

Der Impfschutz ist leider nicht von langer Dauer. Er währt nur etwa 4—6 Monate, nach deren Verlauf also eine Wiederimpfung vorgenommen werden muss. Die Frage, ob dann eine einzige Impfung — eventuell mit einer grösseren Dose — genügte, harrt noch der Entscheidung. Wahrscheinlich ist sie in positivem Sinne zu beantworten; denn bei Tieren, die schon einmal, vor längerer Zeit, immunisiert waren und deren Blut keine Agglutinine bzw. Bakteriolysine mehr enthielt, stieg auf eine neue Injektion die Menge der Antikörper bald wieder auf die ursprüngliche Höhe an.

Gegenwärtig werden nicht selten auch Simultanimpfungen mit einem Mischimpfstoff von Typhusbazillen und Choleravibrionen vorgenommen, und zwar werden meistens drei Impfungen appliziert.

3. Blattern.

Die Blatternimpfung wurde von allen Schutzimpfungen am ersten praktisch angewendet: sie stützte sich lediglich auf Beobachtung und Empirie. Lange Zeit hindurch wurde die von Jenner begründete Methodik geübt, wobei mit dem Inhalte menschlicher Blatternpusteln geimpft wurde. Als man aber erkannte, dass auf diese Weise auch ansteckende Krankheiten übertragen werden können, wurde diese Methode aufgegeben, und heutzutage wendet man nur noch tierische Vakzinen an, zu deren Herstellung man verschiedene Tieren (gewöhnlich Kalb, Kuh oder Esel) benutzt.

Die Gewinung der Vakzine geschieht folgendermassen: Man beimpft die abrasierte Haut eines gesunden Thieres, z. B. eines Kalbes, mit einer in Vakzine getauchten Impflanzette in Strichen, die von einander ca. 2—3 cm. entfernt sind. Nach vier Tagen entstehen an den Impfstellen Pusteln. Diese werden mit einem scharfen Löffel ausgeschält. Der so gewonnene rohe Impfstoff wird 2—3 Wochen lang in Glyzerin aufgehoben. Dann wird die Vakzine fein verrieben und mit Glyzerin auf die 5—6 fache Menge verdünnt. Der so hergestellte fertige Impfstoff wird in dünnen, abgeschmolzenen Glaskapillaren und kleinen Flaschen in den Handel gebracht. Die Thiere werden vor Abgabe des Impfstoffes geschlachtet und untersucht, damit nur derjenige Impfstoff Verwendung finde, der von einem völlig gesunden Tiere stammt.

Der Erreger der Blattern ist zur Zeit noch unbekannt; die sogenannten Guarnerischen Körperchen, die im Pustelinhalte gefunden werden, sind allerdings spezifisch, wahrscheinlich aber nicht die eigentlichen Krankheitserreger, sondern nur Reaktionsprodukte.

Die schützende Wirkung der Blatternimpfung unterliegt keinem Zweifel mehr. Seitdem die Blatternimpfungen obligatorisch sind, kamen grössere Blatternepidemien nicht mehr vor. Das Militär lässt jeden Rekruten wiederimpfen. Oft wird diese Impfung mit den Choleraschutzimpfungen gleichzeitig vorgenommen.

4. Ruhr.

Die Aetiologie der Dysenterie ist nicht einheitlich. Die Krankheit kommt in zwei Hauptformen vor: die eine wird durch eine Amöbe, die andere durch Bazillen verursacht. Unter den letzteren unterscheidet man mehrere, mindestens vier Arten. Am gefährlichsten — da am giftigsten — sind die nach Shiga-Kruse genannten Stämme. Aus ihnen wurde ein, dem Pfeiffer-Kolleschen analoger prophylaktischer Impfstoff hergestellt, der sich aber in der Praxis als unbrauchbar erwies; denn er ist stark toxisch und löst heftige Reaktionen aus, die eine Woche lang anhalten können. Shiga führte in Japan Simultanimpfungen aus: er injizierte gleichzeitig Bazillen und die entsprechenden Immunsera; später bediente er sich eines Impfstoffes, der nach der Methode von Besredka festgestellt wurde. Dieser löste zwar weniger heftige Reaktionen aus, hatte aber leider auch geringeren Erfolg. Ferner wurden Versuche mit passiver Immunisation angestellt, in der Weise, dass man das Serum von Pferden, die mit dem Dysenterie-Stamm Shiga-Kruse immunisiert waren, prophylaktisch auf Menschen verimpfte. Ein grosser Nachtheil dieses Verfahrens war, dass die Schutzwirkung bloss 10—12 Tage dauerte.

Gegen die weniger giftigen Stämme (Flexner, Strong) lassen sich Menschen weit leichter immunisieren, doch ist das kein grosser Vorteil, da die Krankheit, welche durch diese Bakterien hervorgerufen wird, weit milder verläuft. In jüngster Zeit wird wieder eine polyvalente Vakzine empfohlen, der Impfstoff Castellanis. Er enthält neben sämtlichen Dysenterie-Stämmen noch Typhus- sowie Paratyphusbazillen des Typus *A* und *B*.

5. Wundstarrkrampf.

Der Tetanusbazillus infiziert den Organismus nur, wenn Verletzungen vorhanden sind, durch die er eindringen kann. An diese Infektion wird man vor allem denken, wenn es sich um Wunden handelt, die mit Erde verunreinigt sind. Der Bazillus vermehrt sich im infizierten Körper nur in geringem Masse; krankheitserregend wirkt er bloss durch seine Gifte, die längs den Nerven zur Resorption kommen.

Beim Wundstarrkrampf bezweckt die Immunisation, die Toxine der Tetanusbazillen zu neutralisieren. Dazu ist die Möglichkeit vorhanden, da die Krankheit selbst erst nach einer Inkubation von 8—14 Tagen einsetzt. Als Impfstoff wird das Serum eines gegen Tetanustoxine immunisierten Pferdes angewendet. Bekommt der infizierte Mensch dieses sofort oder doch bald nach eingetretener Infektion, so werden die schon im Körper kreisenden und von den vorhandenen Bazillen von neuem gebildeten Toxine durch die im Serum vorhandenen Antitoxine gebunden.

Die schützende Wirkung einer prophylaktischen Tetanusimpfung dauert bloss einige Wochen. Dass durch diese Impfungen tatsächlich ein Impfschutz erreicht wird, dafür sprechen viele überzeugende Angaben. Sehr gute Dienste kann diese Schutzimpfung im Kriege leisten, wo die Beschmutzung der Wunden durch Erde doch recht oft vorkommt. Im jetzigen Weltkriege erhalten, wenn es irgend möglich, alle Soldaten mit Verletzungen dieser Art eine Schutzimpfung von 10—20 Immuneinheiten. Von deutscher Seite wird über recht gute Erfolge berichtet. Seitdem diese Impfungen allgemein durchgeführt werden, kommt Wundstarrkrampf nur noch selten, und dann in recht milder Form vor.

6. Fleckfieber.

Es wurden in letzter Zeit, hauptsächlich während des jetzigen Krieges, massenhaft Untersuchungen durchgeführt, um den Erreger dieser Krankheit zu entdecken. Plotz und Baer züchteten im Jahre 1914 aus dem Blute von Fleckfieberkranken sehr kleine, Gram-negative, streng anaërob wachsende Bazillen, welche sie für die Krankheitserreger halten. Im Blute von Exanthematicusrekonvaleszenten konnten diesen Bazillen entsprechenden Agglutinine nachgewiesen werden. Bald versuchte man auch eine prophylaktische Vakzine aus dem gezüchteten Stamme herzustellen, mit der dann eine Menge von prophylaktischen Impfungen im bulgarischen Offizierskorps und auch bei unseren Truppen am nördlichen Kriegschauplatze durchgeführt wurden.

Bald darauf wurden aber wieder neue Mikroben teils im Patientenblut, teils in Fleckfieberläusen gefunden (Prowazek und Sergent, Da Roche Lima, Rickett, Wilder u. a.), die man als Erreger der Krankheit ansprach.

* * *

Es gehört zwar streng genommen nicht in den Rahmen meiner Arbeit, doch sei es mir gestattet, an dieser Stelle einiges auch über die Vakzinetherapie des Bauchtyphus zu sagen; denn die angewandten Impfstoffe sind ja oft dieselben wie bei den prophylaktischen Schutzimpfungen. Ich will hier nur diejenigen Methoden erwähnen, die sich am meisten bewährt haben.

Die ersten Versuche wurden mit dem Pfeiffer-Kolleschen Impfstoffe ausgeführt. Die therapeutische Impfung erfolgte meistens intravenös, und die Ergebnisse waren manchmal recht gut.

Kaiser und Csernel wandten einen polyvalenten, aus verschiedenen Typhusstammen zusammengesetzten Impfstoff mit recht befriedigendem Erfolge an,

Seit Kriegsbeginn erregte die Behandlung der Bauchtyphusfälle mit den Impfstoffen Besredkas und Ichikawas das grösste Aufsehen. Beide Impfstoffe gehören zu den sogenannten sensibilisierten Vakzinen, d. h. die darin enthaltenen Bazillen werden mit Immunserum behandelt. Als solches dient bei der Ichikawaschen Vakzine Reconvaleszentenserum, bei der Besredkaschen ein hochwertiges, von einem Tiere entstammendes agglutinierendes Serum.

Mit dem Ichikawaschen Impfstoffe wird intravenös geimpft, u. zw. in Dosen von 0.4—0.5 cm^3. Nach der Injektion tritt ein Schüttelfrost ein, worauf das Fieber bald kritisch aufhört. Es sind aber leider auch einige Fälle bekannt, bei denen während der Hyperpyrexie, die der Injektion folgte, der Tod eintrat.

Die Besredkasche Vakzine wird wie folgt hergestellt: Die 20—22 Stunden lang bei 37° C. gezüchteten Typhusbazillen werden von der Agaroberfläche mit physiologischer Kochsalzlösung abgeschwemmt. Die Emulsion wird mit agglutinierendem Serum gemischt. Die Menge des Serums wird derartig bemessen, dass sie den Endtiter, der durch eine vorhergegangene Agglutination festgestellt wurde, nur wenig überschreitet. Nach 12stündigem Aufenthalt bei 37° C. werden die Bazillen scharf abzentrifugiert, die klare Flüssigkeit weggegossen und der Bazillenrückstand in Kochsalzlösung emulgiert. Über die feineren Details der Bereitung finden sich in der Literatur ausführliche Angaben.

Der fertige Impfstoff enthält also lebende Typhusbazillen, und zwar in einer Menge von ½ Oese in 1 cm^3. Die Impfung geschieht damit subkutan in steigenden Dosen von 1 bis 4 cm^3. Das Fieber hört meistens am 5. Tage auf. Eine Schädigung oder gar plötzlicher Tod ist nach diesen Impfungen nie beobachtet worden. Die Erfolge sind hingegen recht ermutigend.

Es haftet leider diesem Impfstoffe der Nachtheil an, dass er nur beschränkte Haltbarkeit besitzt; alle Versuche seine, Wirkungsfähigkeit für längere Zeit zu konservieren (z. B. durch Eintrocknen etc.), fielen bisher unbefriedigend aus.

Den therapeutischen Wert, dieser Impfungen richtig abzuschätzen, stösst auf gewisse Schwierigkeiten, da der Bauchtyphus seit allgemeiner Einführung der prophylaktischen Impfungen — wie oben schon erwähnt wurde, — viel milder verläuft.

Literatur.

KRAUS u. LEVADITI: Handbuch der Technik u. Methodik der Immunitätsforschung.

KOLLE u. HETSCH: Experimentelle Bakteriologie.

KOLLE u. WASSERMANN: Handbuch der pathogenen Mikroorganismen.
(In allen diesen Werken befinden sich ausführliche Literaturangaben.)

GÓZONY: Oltóanyagok készitése, alkalmazása és haszna. (Orvosképzés. V. Jahrg. No. 1., 2., 3.)

Bezüglich der neuesten Daten verweise ich auf die Artikel der ärztlichen Wochenblätter aus den letzten drei Jahren.

ADAM: Seuchenbekämpfung im Kriege. (1914.)

Über Typhusschutzimpfungen.

Von

Ldst.-Regimentsarzt Dr. M. Karl John.

(Mit Benützung einer früheren Arbeit »Über vergleichende Typhusschutzimpfungen« aus D. med. W. 1915. No. 28.)

Wright war der erste, der Menschen abgetötete Typhusbazillen zu prophylaktischen Zwecken injizierte. Seine Arbeiten waren noch gar nicht veröffentlicht, als Pfeiffer und Kolle, natürlich ohne von Wrights Untersuchungen Kenntnis zu haben, bereits über an Menschen ausgeführte Typhusschutzimpfungen berichten konnten. Die genannten Autoren stellten fest, dass — während der bakterizide Titer des Blutserums gegen Typhusbazillen vor der Impfung 0.3—0.5 betrug und Agglutination nur bis zur 10fachen Verdünnung erfolgte — am 11. Tage nach der Impfung die Bakterizidie auf 0.075—0.01 stieg und Agglutination schon bei 1/50, 1/500 und sogar bei 1/1000 Verdünnung nachgewiesen werden konnte.

Pfeiffer und Kolle empfahlen ihr Verfahren insbesondere zur Immunisierung der ins Feld ziehenden Truppen und der Krankenpfleger.

In den Kulturstaaten haben sich zur Verhütung von Typhusepidemien unsere hygienischen Massregeln und Einrichtungen als zureichend erwiesen. In Friedenszeiten hätte sich also auch in unserem Lande die Notwendigkeit einer allgemeinen Typhusschutzimpfung der Bevölkerung wohl kaum jemals ergeben.

Der Krieg schuf jedoch andere Verhältnisse und trat auch auf diesem Gebiete mit besonderen Forderungen auf. Die Scharen unserer Krieger zogen in den Kampf nicht nur gegen einen übermächtigen Feind, sondern auch gegen Krankheiten und Krankheitserreger. Die neue ungewohnte Lebensweise, die meist unzulänglichen Wohnungsverhältnisse, eine einseitige und nicht selten unzureichende Ernährung, womit — wie das Tierexperiment zeigt — ja auch eine Herabsetzung der Immunität verbunden ist, das enge Zusammenleben im Felde, der Mangel entsprechender Einrichtungen für Wasserversorgung und Kanalisation, die uns sonst am wirksamsten gegen Epidemien schützen, deren Fehlen aber notwendigerweise auch die Infektion des Bodens und Trinkwassers begünstigte, die Anhäufung von Insekten und Parasiten, der durch menschliche Sekrete verunreinigte Staub der Landstrassen, dies alles, — einzeln und vereint — schuf Verhältnisse, die der Entstehung und Verbreitung von Seuchen nach jeder Richtung hin Vorschub zu leisten drohten.

Es lässt sich bereits aus den bisherigen Erfahrungen des Weltkrieges feststellen, dass der Arzt als hygienischer Berater und Bakteriologe den militärischen Führern treu zur Seite stand und dass sich ärztliche Kunst und Wissenschaft die besonderen Zwecke des Krieges mächtig fördernd bewährten. Der Geschichtsschreiber wird diese Tatsache zu registrieren haben. Und sie muss schon jetzt denen entgegengehalten werden, die von einem milderen Genius epidemicus reden möchten oder es für Zufall ausgeben wollen, dass unsere Millionenheere durch Seuchen nicht dezimiert wurden und die Bevölkerung des Hinterlandes in den gewohnten hygienischen Verhältnissen der Friedenszeit verbleiben konnte. Die Erfahrungen der bisherigen Kriege beweisen zur Genüge, dass der Genius epidemicus ausartete und auch in diesem Kriege die grössten Schäden immer nur da verursachte, wo statt hygienischer Einrichtungen Schmutz und Unkultur herrschten. Die in Serbien beobachteten furchtbaren Epidemien, denen leider auch viele unserer tapferen Krieger zum Opfer fielen, liefern hiefür einen schlüssigen Beweis, ebenso wie die Tatsache, dass die Seuche sofort erlosch, sobald unsere Söhne den Boden dieses Landes siegreich behaupten konnten.

Von dem Zeitpunkte an, als sich Typhus und Cholera unter den Truppen epidemisch zu verbreiten begannen, wurden auch in unserem Heer die prophylaktischen Impfungen im Verordnungswege eingeführt. Von dem wirklichen Wert dieser Schutzimpfungen uns zu überzeugen, hatten wir vor dem Kriege keine Gelegenheit.

Gleichwohl waren die Erfahrungen, welche im Burenkriege, in den amerikanischen Konzentrationslagern, in den französischen Kolonien mit Schutzimpfungen gemacht wurden und insbesondere die Publikationen von Kuhn und Marx aus Südwestafrika durchaus dazu angetan, Gutes von dieser prophylaktischen Massnahme zu erwarten.

Nunmehr stehen uns über die Schutzimpfungen eine mächtige Literatur und zahlreiche eigene Erfahrungen zur Verfügung. Sehr wertvolle und überzeugende Daten verdanken wir dem St. A. u. Hygienereferenten unseres A. O. K., Herrn Professor Kaup. Aus seinen Erörterungen (anlässlich der ausserordentlichen Tagung des deutschen Kongresses für innere Medizin, Warschau 1. und 2. V. 1916) geht hervor,* dass nach zweimaliger Impfung die Erkrankungsziffer bei den einer Verseuchung ausgesetzten Truppen-

* Zitiert nach Vereins- und Kongressbericht aus B. kl. W. No. 22. 1916.

körpern herabgesetzt wurde, wenn auch nicht in dem Umfange wie bei der Choleraschutzimpfung. Die Erkrankungen nahmen bei Schutzgeimpften im allgemeinen einen milderen Verlauf als bei Nichtgeimpften. Bei diesen verlief die Krankheit schwer in 44%, bei den Einmalgeimpften nur in 29% und bei Zweimalgeimpften in 11% der Fälle. Am bedeutungsvollsten war die Herabsetzung der Sterblichkeit bei den schutzgeimpften Erkrankten. Für alle Armeen zusammengenommen betrug die Sterblichkeit vor der Durchimpfung 13—16%, nach der Durchimpfung sank sie bei einzelnen Armeen bis auf 2—3%, für die gesamte Heeresmacht auf 5—6%. Die Erkrankungen sind unter dem Einfluss der Schutzimpfung von Monat zu Monat zurückgegangen und betrugen im letzten Vierteljahr etwa 0.25% des Verpflegungsstandes bzw. pro Monat 0.8%.

Diese Zahlen sprechen für sich selbst und bedürfen keiner besonderen Erläuterung.

Wie dies aus den Besprechungen von reichsdeutscher Seite auf dem Warschauer Kongress hervorgeht, waren die Erfahrungen im verbündeten deutschen Heere gleich günstig. Nach Goldscheider* ist die Sterblichkeit seit Einführung der Impfungen bei den zwei- bis dreimal Geimpften von 12% auf 4—5% gesunken. Nach vollendeter Durchimpfung und Wiederimpfung verringerte sich die Mortalität noch weiter auf 2, 3%.

Schittenhelm konnte feststellen, dass in einem Armeekorps, bei dem die eine Division gut durchgeimpft war, die andere nicht, fast alle Erkrankungen an Typhus aus der schlecht durchgeimpften stammten.

Wenn man an der Hand solcher Beobachtungen, obwohl sie in verschiedenen Ländern und an einem enormen Menschenmaterial angestellt wurden, auch noch keineswegs behaupten kann, dass ein mit Typhusbazillenemulsion vakzinierter und revakzinierter Organismus nun mit Sicherheit gegen jede Typhusinfektion geschützt sei, so darf doch festgestellt werden, dass:

---

* Zitiert nach Vereins- und Kongressbericht aus B. kl. W. No. 22. 1916.

I. bei einem Teil der Fälle ein absoluter Impfschutz zu bestehen scheint,

II. das enorme Zahlenmaterial dafür spricht, dass mindestens eine relative Immunität erzielt wird,

III. im Falle einer Erkrankung die Heilungsaussichten sich wesentlich günstiger gestalten als in der Vorimpfungsperiode.

Auf die Frage, wodurch die Schutzimpfungen eine Milderung der Typhusinfektion herbeiführen, will ich hier nicht eingehen. Mangels eigener Erfahrungen verweise ich auf die einschlägige Kriegsliteratur und insbesondere auf die Arbeiten Goldscheiders und Fejes.

Mit der Vakzine führen wir dem Organismus auf subkutanen Wege abgetötete Typhuskulturen zu, auf die er mit lokaler und allgemeiner biologischer Reaktion antwortet. Beide Reaktionen sind nach der ersten Impfung am stärksten, und im Blutserum entstehen bereits die spezifischen Immunkörper. Nach der zweiten Impfung sind die lokalen und allgemeinen Erscheinungen seltener und von geringerer Intensität, die Schutzstoffe werden jedoch reichlicher gebildet. Nach der dritten Impfung fehlen lokale und allgemeine Symptome meist gänzlich. Nur die Anhäufung von Schutzstoffen schreitet weiter; auch muss ausserdem noch eine dauernde spezifische Umstimmung des hämopoëtischen Systems angenommen werden (Bessau), d. h. eine erhöhte Fähigkeit der Gewebe, nötigenfalls Schutzstoffe in grosser Menge und in kurzer Zeit erzeugen zu können.

Über die Zweckmässigkeit der Typhusschutzimpfungen und die Impftechnik herrscht in allgemeinen Einigkeit unter den verschiedenen Autoren, nur über die Wahl des Impfstoffes gehen die Meinungen auseinander.

Der Impfstoff Pfeiffer-Kolles (60°) rief sehr starke Reaktionen hervor und fand demgemäss nur wenig Anhänger. Man suchte deshalb, in der Absicht, eine Milderung der Reaktion herbeizuführen, die Bakterienleiber mit Hilfe von physikalischen, chemischen oder biologischen Verfahren zu entgriften.

Durch Töten der Bakterien bei niedriger (53°) Temperatur (Wright, Leishman, Russel), durch Dialysierungsverfahren (Fornetscher eiweissarmer Impfstoff), durch Extrahieren und Waschen (Johan), Sensibilisieren (Besredka),

$0.5^0/_0$igen Phenolzusatz und 30° C. Thermo (K i s s k a l t), durch Mischen dreier verschiedener Typhusstämme (F e n y v e s s y) und noch auf andere Weise ist es tatsächlich gelungen, Impfstoffe mit milderer Reaktion herzustellen.

In No. 17 (1916) der D. med W. unterzieht B e s s a u („nach einer Verabredung mit Herrn Geheimrat P f e i f f e r") die neueren Immunisierungsmethoden einer Kritik und weist unter anderem auf den Fehler mehrerer Autoren hin, welche die W i d a lsche Reaktion, also die Agglutinationsprobe, als Mass der erreichten Typhusimmunität betrachten, obwohl P f e i f f e r und B e s s a u experimentell nachgewiesen haben, dass für den Mechanismus des spezifischen Typhusschutzes die Agglutinine überhaupt keine Rolle spielen, sondern als Antikörperwirkungen bloss Bakteriolysine, Bakteriotropine und Antiaggressine inbetracht kommen. Nach der Auffassung, die diese Autoren auch auf Grund neuerer Untersuchungen gewonnen haben, wäre das Endotoxin, das Gift des Bakteriumleibes, das eigentliche Antigen, das im Körper (bakterienfeindliche) Bakteriolysine erzeuge, woraus sich die Identität des toxischen und immunisierenden Prinzips ergebe. Mit anderen Worten : jedes Verfahren, das die Giftwirkung eines Bakteriums (des Impfstoffes) herabsetze, würde gleichzeitig seine Fähigkeit, die Schutzstoffbildung auszulösen, verringern.

B e s s a u hält deshalb einen Typhusschutzstoff nur dann für wirksam, wenn in ihm die ursprüngliche Struktur der Typhusbazillen erhalten geblieben ist. Wenn so die Antigenwirkung gesichert ist, könne man eine Verminderung der Toxizität durch Herabsetzung der anzuwendenden Dosis anstreben. Über F o r n e t s Impfstoff, über die Extraktionsmethoden und insbesondere über B e s r e d k as Verfahren, äussert sich B e s s a u absprechend. Das letztere wird als charakteristisches Beispiel dafür dahingestellt „wie Impfstoffe entgiftet und — gleichzeitig ihrer immunisatorischen Wirkungen beraubt werden".

Ein Impfstoff aus Bakterien, die mit spezifischen Antikörpern gesättigt und sensibilisiert sind, muss — nach B e s s a u —, was das immunisierende Prinzip anlangt, als vollkommen wirkungslos betrachtet werden. Desgleichen wird auch J o h a n s durch dreimaliges Waschen abgemilderte Vakzine für wertlos erklärt: zu einer Empfehlung dieses Impfstoffes könne man nur kommen, wenn man die Arbeiten Pfeiffers und Bessaus unberücksichtigt lässt.

Auf uns, die wir stets Johans Vakzine anwendeten, mussten Bessaus Äusserungen — mit Rücksicht auf die Wichtigkeit der Impfungen und unsere eigene Verantwortlichkeit — äusserst peinlich wirken. Wenn — wie die Mehrzahl der Autoren — auch wir nicht in der Lage waren, die Grösse der erreichten Immunität dem Postulat Bessaus gemäss im Pfeifferschen Versuche festzustellen, so halten wir es für gerechtfertigt, unser Urteil in dieser Frage nicht nur auf die Beobachtung unserer eigenen Fälle, sondern auch auf die einschlägigen Angaben aus der Literatur zu stützen.

In seiner Arbeit über Typhusschutzimpfung führt Fornet an, dass gekochte Typhusbazillen, subkutan injiziert, zwar Entzündung, doch keine Immunität hervorrufen. Injiziert man (nach Beobachtungen Castellanis und anderer) lebende Typhusbazillen, so entsteht nur Immunität und keine Entzündung. Starke Allgemeinsymptome und Immunität sind daher, nach Fornets Ansicht, keinesfalls Erscheinungen, die nebeneinander einhergehen müssen.

Liebermann und Aczél experimentierten mit sensibilisierten Typhusbazillen und konnten feststellen, dass das Sensibilisieren (in Widerspruch zu Bessau) die Agglutinin- und Bakteriolysinbildung in ungünstiger Weise nicht zu beeinflussen vermochte.

In seiner Arbeit „Über eine Vakzine mit milderer Reaktion" führt Johan an, dass in dem Impfstoffe trotz mehrmaligen Waschens der grösste Teil des Endotoxins zurückgeblieben sei. Und wenn auch nicht der grösste Teil, so muss doch angenommen werden, dass das toxische Prinzip (also im Sinne Bessaus das gleichzeitig immunisierende) auch in der gewaschenen Vakzine noch reichlich vertreten ist. Hierfür spricht deutlich die Beobachtung, dass ein Teil der Geimpften noch immer mit lokalen und allgemeinen Symptomen reagierte, womit auch Bessaus Anforderungen entsprochen war.

Nach Impfungen mit Pfeiffer-Kolles Impfstoff — wie wir und viele andere (und sicher auch Bessau) beobachtet haben — kann man ganz schwere Krankheitszustände sehen, so dass — und in diesem Punkte stimmen alle Autoren überein — eine Herabsetzung der Giftwirkung von allen Seiten gefordert wurde.

Wenn die Grösse der allgemeinen Reaktion ein verlässliches Mass der Immunität wäre, so müsste man bei Impfungen im Hinterlande auch die schlimmsten Symptome mit in den Kauf nehmen. Die Stärke der allgemeinen Reaktion und der Grad der erreichten Immunität sind jedoch nicht parallel laufende Erscheinungen. Bei der ersteren können individuelle Verschiedenheiten beobachtet werden. So kannte ich persönlich einen Soldaten, der im Laufe des Krieges bereits neunmal gegen Typhus geimpft war und auf jede einzelne Dosis des Impfstoffes mit sehr hohem Fieber reagiert hatte. Bei der zehnten Impfung, die ich persönlich vornahm, traten ebenfalls die schwersten Symptome auf. In diesem Falle konnte man jedesmal an eine toxische Wirkung, aber doch wohl kaum an eine 10 mal nacheinander auftretende Immunitätsreaktion denken.

Im März 1915 wurden in unserem Spital an 750 Soldaten vergleichende Typhusschutzimpfungen vorgenommen, u. zw. I. mit Pfeiffer-Kolles Impfstoff (bereitet durch Sta. Feistmantel) und II. mit Johans Vakzine. In achttägigen Zeiträumen wurde zweimal geimpft, und zwar in der einen Hälfte der Fälle mit Impfstoff I., in der anderen Hälfte mit Impfstoff II.

In der lokalen Reaktion ergab sich zwischen den beiden Impfstoffen kein wesentlicher Unterschied.

Die Temperaturen, also das Messbare der allgemeinen Symptome zeigt, Tabelle I, deren Prozentzahlen schon auf den ersten Blick zu Gunsten des Johanschen Impfstoff sprechen.

Tabelle I. 750 geimpfte Soldaten

Temperaturerhöhung bis	Geimpft mit Typhusvakzine	
	Johan	Feistmantel (nach Pfeiffer-Kolle)
37.5 C°	50%	24%
38.0 C°	12%	18%
39.0 C°	38%*	36%
39—41 C°	—	22%
	* bis 39° bei insgesamt 6 Fällen.	

Temperaturen über 39° C. gingen mit schlechtem Allgemeinbefinden einher. Mehrfach war die Milz vergrössert. Die Zahl der Leukozyten verringerte sich nach den meisten Impfungen, am deutlichsten in den Fällen, bei welchen auch vor der Impfung die Lenkozytenzahl normal war. Eine Änderung des Blutdrucks liess sich nicht nachweisen. Auffallen musste die Pulsverlangsamung, insbesondere bei stark Fiebernden. In 2 Fällen sank der Puls, der vorher 80—90 in der Minute betragen hatte, bei einer T. von 40—41° C. auf 65—70 Schläge. Bei einem gesunden Manne trat 2 Stunden nach der Impfung bereits ein Fieber von 40° C. auf, das als Continua 2 Wochen lang bestehen blieb. Die Milz schwoll mächtig an. Die Zahl der Leukozyten sank von 6500 auf 4500, an der Bauchdecke entstanden rote Fleckchen, die den Roseolen sehr ähnlich waren ; es wurden täglich 4—5 erbsenpuréeartige Stühle entleert, und der Harn enthielt reichlich Eiweiss Der Zustand — eine schwere Impfkrankheit — erinnerte klinisch mit dem verlangsamten Puls (60—70 in der Minute) vollständig an Bauchtyphus. Aus dem Blut und Stuhl konnten keine Typhusbazillen gezüchtet werden. Es sei betont, dass sich der Impfstoff als steril erwies.

Aus diesen Beobachtungen an 750 Soldaten ergab sich, dass Johans Vakzine mit viel milderen Reaktionen einhergeht als der Pfeiffer-Kollesche Impfstoff.

Bei den Geimpften wurde gleichzeitig auch der Agglutinationswert des Blutserums bestimmt. Obwohl es auch uns bekannt ist, dass Agglutination noch keineswegs Immunität bedeutet, so ist sie dennoch eine Immunitätserscheinung, die bei Personen mit Bauchtyphus, d. h. in einem Organismus, in dem sich Immunitätsprozesse abspielen, gesetzmässig aufzutreten pflegt. Es handelt sich um eine Immunitätsreaktion, der, vielleicht als Vorstufe der Immunität, schon vom teleologischen Standpunkte aus in den Schutzeinrichtungen unseres Körpers eine gewisse Bedeutung zugemessen werden muss.

Bei Untersuchung des Serums der 750 Soldaten konnte vor der Impfung — mit 3 Ausnahmen — eine ausgesprochene Agglutination selbst in 10facher Verdünnung nicht nachgewiesen werden. Am 7. Tage nach der I. Impfung ergab sich keine Änderung am Blutserum, am 12.—15. Tage nach der II. Impfung konnte man jedoch ohne Ausnahme (wie dies aus der Tabelle II. ersichtlich) den Eintritt der Widal-Gruberschen Reaktion feststellen.

Tabelle II. Blutserum am 12.—15. Tage nach der II. Impfung (750 Fälle).

Agglutiniert		Geimpft mit Vakzine von	
		Johan	Feistmantel
Serumverdünnung	25fach	10%	8%
	50fach	11%	9%
	100fach	48%	23%
	200fach	25%	50%
	400fach	6%	10%
	800fach	—	vereinzelt

Es ist zu bemerken, dass nach unseren Beobachtungen zwischen Fieberreaktion und Grösse der Agglutination gesetzmässig keine Parallele zu bestehen braucht. So konnte man nach Impfung hohes Fieber und im Anschluss hieran sehr niedrige Agglutinationswerte, in anderen Fällen hingegen ohne irgendwelche Fieberreaktion noch bei 400facher Verdünnung sehr starke Agglutination feststellen. Dies sei deshalb betont, weil Fenyvessy die allgemeine Reaktion (die im übrigen, mit seiner Vakzine ausgeführt, ebenso mild ausfiel wie in unseren Fällen) als notwendig für den Eintritt der Immunität bezeichnet hat. Das ist in dieser Form nicht richtig und nach Dennemarks Beobachtungen schon von vornherein ganz unwahrscheinlich. Dieser Autor beobachtete, dass unter 229 zu einer Sanitätsübung kommandierten Soldaten, die mit Typhusbazillen infizierten Kartoffelsalat gegessen hatten, 22 an Typhus erkrankten. Von den gesund Gebliebenen zeigten 59 einen positiven Widal. Nach Dennemark lag auch bei diesen 59 Mann eine Typhusinfektion vor, was dadurch bewiesen wurde, dass die grosse Mehrzahl der Mannschaft — eben die Nichtinfizierten — auf Widal negativ regierte, anderseits aber bei vieren von den scheinbar Gesunden mit positivem Widal aus dem Stuhl Typhusbazillen gezüchtet werden konnten.

Es handelt sich daher in diesen Fällen um eine Infektion mit virulenten Typhusbazillen, die ohne klinische Erkrankung, d. h. ohne allgemeine Reaktion, verlief, aber doch Immunitätserscheinungen zeigte.

Die Anwendung von Johans Impfstoff mit seiner milderen Reaktion wäre jedoch nur zulässig, wenn man auch mit ihm vollen Schutz gegen die Typhuserkrankung erreichte. Es wäre nichts gewonnen, wenn wir die Milderung der Allgemeinsymptome mit dem Verlust des Typhusschutzes oder eines wesentlichen Teils von ihm erkaufen müssten.

Wenn man bedenkt, dass Bessau den Impfstoff Pfeiffer-Kolles (dessen Überlegenheit an immunisierenden Fähigkeiten Fornet nicht anerkennt) behufs Abmilderung der allgemeinen Reaktion in kleineren Dosen angewendet wissen will, dass ferner in der österr.-ung. Armee, obwohl verschiedene abgemilderte Vakzinen zur Anwendung gelangten, die Typhusmorbidität und -mortalität (wie dies amtliche Meldungen bezeugen), dennoch nicht schlechter waren als in der verbündeten deutschen Armee, wenn man bedenkt, dass Giftwirkungen an deren Komponente sich eine immunkörperliche Umstimmung der Gewebe unzertrennbar knüpfen soll, bei einem Dritteil, ja bei der Hälfte der mit Johans Vakzine Geimpften festgestellt werden konnten, so wird man zu der Annahme gezwungen, dass es bei Impfstoffwirkungen mehr auf quantitative als auf qualitative Unterschiede ankomme.

In unserem Spital wurden seit $^5/_4$ Jahren mehr als 6000 Soldaten ausschliesslich mit Johanscher Vakzine geimpft, und wir haben keinen Grund, in der Zukunft eine andere anzuwenden.

Neuerdings hat der kön. ung. Honvédminister mit Min.-Verordn. No. 106416/5—1916 die Simultanimpfungen mit Cholera- und

Typhusimpfstoff genehmigt, um eine raschere Erledigung und eine Vereinfachung der Impfungen zu ermöglichen.

Der zur Simultanimpfung verwendete Cholera-Typhusimpfstoff besteht aus einer einfachen Mischung von Typhus- mit Choleraimpfstoff. Die Impfungen werden dreimal im Verlauf von 5—6 Tagen mit Dosen von 1.0, 1.5 und 2.00 ccm (die letzte mit Pockenschutzimpfung vereint) vorgenommen.

Die Frage der Simultanimpfungen haben neuerdings Liebermann und Aczél eingehend geprüft. Sie impften Kaninchen gleichzeitig mit Typhusbazillen und Choleravibrionen, die Kontrolltiere nur mit Typhus oder Cholera. Nach der Impfung wurde das Agglutinationsvermögen und der antibakterielle Titer des Blutserums bestimmt. Die Untersuchungen bewiesen, dass die beiden Antigene als Konkurrenten sich überhaupt nicht gegenüberstanden und die serologischen Veränderungen im Organismus ganz unbehindert zustande kommen konnten.

Schmitz konnte bei den mit Typhus- und Choleraimpfstoff gleichzeitig Geimpften im Blute einen hohen Agglutinationswert und einen ebensolchen bakteriziden Titer feststellen und ist sogar geneigt, in diesem Falle eine noch kräftigere Antikörperbildung anzunehmen. Ebenso konnte dieser Autor bei Mischimpfungen auch keine heftigere Impfreaktion beobachten, und in diesem Punkte können wir ihm nach unseren Beobachtungen gleichfalls beistimmen.

Fiebertemperaturen nach den Impfungen (siehe Tabelle III. und IV.) hielten 1—2 Tage, nur sehr selten und ausnahmsweise 3 Tage an. Lokalreaktion entstand hauptsächlich dann, wenn intra- und nicht subkutan injiziert wurde. Eine ernstere Schädigung also, etwa eine Impfkrankheit, konnten wir in keinem Fall beobachten. Nur einmal kam es vor, dass im Harn eines nierenkranken Soldaten 4—5 Tage nach der Impfung grössere Mengen Blutes erschienen.

Daher können auch wir Mischimpfungen (mit Johan's Typhusvakzine und gewöhnlichem Choleraschutzimpfstoff) als ein Verfahren, welches das Allgemeinbefinden bloss vorübergehend —

und auch das nicht immer — beeinträchtigt, ganz unbedenklich empfehlen.

Tabelle III.

Temperaturerhöhungen nach Typhus-Cholera-Mischimpfungen auf Grund von Beobachtungen an 1000 Fällen.

bis 37.5°	68.67%
„ 38.0°	7.23%
„ 39.0°	20.48%
„ 39.8°	3.61%

Tabelle IV.

Das Fieber trat auf:			in:
nach der	I.	Impfung	57.7%
„ „	I. u. II.	„	23.1%
„ „	I., II. u. III.	„	0.0%
nur „ „	II.	„	15.4%
„ „ „	III.	„	3.8%

Vor der Einführung von Impfbescheinigungen wurden viele — ob nötig oder nicht — bei jeder sich darbietenden Gelegenheit geimpft. Eine gewissenhafte Ausstellung von Impfbescheinigungen ist daher nicht nur aus Schonungsrücksichten, sondern auch aus ökonomischen Gründen erforderlich. Dem Geimpften ist bei Übergabe des Impfzettels sein Zweck zu erläutern und insbesondere zu betonen, dass der Schein aufzubewahren und an geeigneter Stelle vorzulegen sei, wodurch eine Wiederholung der Choleraimpfung in den nächsten 3, der Typhusimpfung in den nächsten 6 Monaten überflüssig werde.

Es sei nur noch eines bemerkt: wie hoch wir auch den Wert der Schutzimpfungen anschlagen, *die Impfungen allein machen es nicht. Die prozentuelle Abnahme der Typhusmortalität ist zweifellos ein Folge und ein Erfolg des Impfverfahrens. An der auffallenden Abnahme der Typhuserkrankungen haben jedoch auch die sonstigen hygienischen Einrichtungen, die in immer wachsen-*

dem Masse an die Front geschoben werden und sich dort mehr und mehr einbürgern, einen nicht zu unterschätzenden Anteil.

Literatur.

BESSAU: „Über Typhusimmunisierung etc." D. med. W. 1916. No. 17.

DENNEMARK. Idézve: FORNET „Immunität bei Typhus" cimü fejezetéből (Kolle-Wassermann). Handb. d. path. Mikroorg., 2. kiadás, 3 kötet. 838. oldal.

FEJES. Die praktische Bedeutung der Typhus- und Choleraschutzimpfung. D. med. W. 1915. No. 14.

FENYVESSY. „Zur Kritik einer Typhusvakzine etc." D. med. W. 1915. No. 34.

FORNET. Über Fortschritte in der Schutzimpfung gegen Typhus u. Cholera. D. med. W. 1914. No. 35.

GOLDSCHEIDER. Über den Einfluss der Typhusschutzimpfungen auf die Typhuserkrankungen. B. Kl. W. 1915. No. 36—39.

JOHAN. Enyhébb reactioju typhus vaccinák. Bp. O. U. 1915. 19. szám.

LIEBERMANN és ACZÉL, sensibilizált és nem sensibilizált vérsejtek és typhus bacteriumok mint antigenek. O. H. 1915. 31. szám.

LIEBERMANN und ACZÉL. Simultanimpfungen gegen Typhus und Cholera. Előadás a Kir. O. E. Bp. 1915. május 22-i ülésén és D. med. W. 1915. No. 42.

PFEIFFER u. KOLLE. Experimentelle Untersuchungen, zur Frage der Schutzimpfung des Menschen gegen Typhus abdominalis. Deutsche med. Wochenschrift, 1898. 31. szám.

SCHMITZ. Über einseitige Immunisierung mit Typhus- und Cholera-Impfung (Mischimpfungen). B. Kl. W. 1915. No. 22.

Über Herzerkrankungen der Kriegsteilnehmer.

Von

Dr. Illés Antal.

Der Begriff des Kriegsherzens stammt aus dem gegenwärtigen grossen Kriege, über seine Berechtigung gehen die Meinungen auseinander. Viele lehnen ihn ab. So meint Fr. Kraus, dass das Herz auch im Kriege dem Einflusse derselben Faktoren unterworfen sei wie im Frieden; die gleiche Ansicht vertritt auch Fürbringer, ohne gerade den Begriff „Kriegsherz" für unrichtig zu halten. Denkt man aber an die physisch und psychisch aufs höchste gesteigerten Anforderungen des Frontdienstes, ferner an die damit verbundenen überaus grossen Strapazen, Entbehrungen und Leiden, die unsere Krieger zu ertragen haben, bis eine gewisse Anzahl unter ihrer Last zusammenbricht und mit Herzstörungen behaftet in die Lazarette gelangt, so wird man nach unserer Meinung nicht umhin können, Namen und Begriff des Kriegsherzens als begründet und berechtigt anzuerkennen. Wenn wir daher von Kriegsherz sprechen, so verstehen wir darunter im weitesten Sinne des Wortes diejenigen pathologischen Veränderungen des Herzens und der Blutgefässe, die bei Individuen mit vorher vollständig intaktem Herzen erst auf dem Kriegsschauplatze und unter dem Einflusse der verschiedenen dort wirksamen Faktoren entstanden sind. Hieher gehören in erster Reihe das Ermüdungsherz, die Störungen der Herzinnervation und ferner die endokarditischen Veränderungen, ebenso die ersten an der Front manifest werdenden Symptome der Endoarteriitis sowie die durch toxische Einwirkungen (Nikotin, Alkohol) und infektiöse Krankheiten hervorgerufenen Herzstörungen, schliesslich auch die als Folgeerkrankungen nach Lungenschüssen entstandenen Herzfehler. Einer gesonderten Betrachtung zu unterstellen und somit auch gesondert zu gruppiren sind die bereits vor der Einrückung ins Feld herzkrank gewesenen Individuen.

Wenn wir demnach hauptsächlich zwei Gruppen unterscheiden und deren zahlenmässiges Verhältnis zu einander prüfen, so finden wir eine weitgehende Divergenz in den Angaben der kriegsärztlichen Literatur.

So erwähnt Fürbringer* die überwiegende Häufigkeit der nervösen, beziehungsweise funktionellen Herzstörungen in Übereinstimmung mit den Arbeiten Reiches, Korachs, Grobers und Schotts, die gleichfalls das häufigere Vorkommen der nervösen Herzstörungen hervorheben. Demgegenüber ist die interessante Ansicht Rombergs** bemerkenswert, dass unter den Herzstörungen im Kriege die organischen Erkrankungen zahlenmässig ungemein überwiegen, insofern es sich nach seinen Erfahrungen um nicht mehr ganz funktionstüchtige, oder aber um schon sehr pathologische Kreislaufsorgane handelt, die unter der Einwirkung der Kriegsstrapazen versagten ; insbesondere sei es die Arteriosklerose, die in 40% seiner Fälle die Herzstörungen verursache, dagegen träten die nervösen Herzerscheinungen zurück.

Fürbringer betont zum Zwecke der Erklärung dieser Gegensätze die Schwierigkeit der genauen Abgrenzung von der myogenen Insuffizienz, die Häufigkeit der Kombinationen und die Verschiedenheit des Krankenmaterials.

Bálint*** ist der Ansicht, dass schon vor dem Kriege erworbene Herzaffektionen im Felde verhältnismässig selten sind, da aus Endokarditiden entstandene Vitien, selbst leichtere Fälle, sich bald bemerkbar machen und ehestens überprüft und konstatiert werden.

Die Zahl der organischen Herzkrankheiten in unserem Lazaret beträgt 52% des Krankenmaterials, gegen 48% der funktionellen im Felde aquirierten Herzstörungen.

Unter den im Felde grossen Strapazen und physischen nach Traumen erworbenen Herzstörungen sind in erster Reihe die nervösen Herzaffektionen zu nennen, deren häufigeres Vorkommen begreiflich wird, wenn man ihre Ursachen berücksichtigt. Da sind ausser den bereits erwähnten körperlichen Strapazen noch folgende von Fürbringer anschaulich geschilderte Faktoren

* Fürbringer : „Zur Würdigung der Herzstörungen der Kriegsteilnehmer" Deutsche med. Wochenschrift, 29. VII. 1915.

** Reckzeh : „Krieg und innere Medizin. Schmidts Jahrbücher.

*** Bálint Rezső : „A háborus szivbajokról." Orvosképzés 3., 4. sz. 1914. IV/1.

zu nennen: die Geschützwirkung der grossen und grössten Kaliber unserer modernen Artillerie, ihre fürchterliche, nervenerschütternde Wirkung beim Einschlagen der Geschosse, der damit verbundene grosse Luftdruck, die giftige Gase verbreitenden Bomben der Flieger, die Handgranatenkämpfe, explodierende Minen, die übrigen Mittel des modernen Nahkampfes, die häufigen und entsetzenerregenden nächtlichen Kämpfe. Dazu kommen noch die fürchterlichen seelischen Eindrücke der Schlachtenerlebnisse und der langdauernde, erzwungene Aufenthalt im Schützengraben. Dies alles in Betracht gezogen, muss man, wie Fürbringer treffend bemerkt, die verhängnissvolle Wirkung anerkennen, welche die durch die moderne Kampfweise gesetzten Traumen des Seelenlebens und Nervensystems auf das Herz zu üben vermögen.

Aber gerade bezüglich der nervösen Herzstörungen finden wir, besonders in der deutschen kriegsärztlichen Literatur, die divergierendsten Ansichten. Ein Teil der Autoren, unter ihnen Romberg, spricht von einer geringen Anzahl der nervösen Herzstörungen, die nach ihrer Meinung ganz zurücktreten. Viel zahlreicher jedoch sind die Stimmen, welche die grosse Häufigkeit dieser Affektionen hervorheben. Die Arbeiten von Fürbringer, Reiche, Grober, Korach und Schott haben wir bereits erwähnt. Die Ursache dieser Divergenz liegt unseres Erachtens darin, dass die scharfe Abgrenzung der nervösen Herzaffektionen von den organischen Herzleiden oft schwer, manchmal unmöglich ist. Die Differentialdiagnose ist oft trotz vorhandener Symptome schwierig, übrigens ist die trennende Grenze zwischen organischen und nervösen Herzleiden mit Sicherheit nicht festzustellen; jedenfalls sollte nach der Ansicht Bálints von nervösen Herzstörungen nur dann gesprochen werden, wenn keine organische Veränderung des Herzens, insbesondere keine Insuffizienz des Kreislaufes, festgestellt werden kann.

Die genaue Abgrenzung der Herzneurosen ist aber auch nach einer anderen Seite, u. z. gegen die Übergangsformen und gegen die reflektorisch ausgelösten Störungen, erwünscht, welche bei ganz gesunden Individuen durch Belastung der Leistungsfähigkeit oder Giftwirkung entstehen. (Graul.)

Ein entscheidendes Kriterium behufs Sicherstellung der Diagnose und möglichst genauer Abgrenzung in gegebenen Fällen finden wir in der Feststellung Grauls* dass die idiopathischen Herzneurosen auf der Grundlage einer neuropathischen Konstitution entstehen. Die einzelnen Symptome dieser Konstitution, die uns auch als asthenische Konstitution bekannt ist, sind : hoher Wuchs, schmale paralytischer Thorax, Hypoplasie des Gefässystems und das Tropfenherz. Nebenbei wollen wir schon hier bemerken, dass auch das Ermüdungsherz auf derselben konstitutionellen Grundlage entsteht. Die beiden Krankheitsbilder der Herzneurose und des Ermüdungsherzens haben mithin eine gemeinsame konstitutionelle Grundlage, auf der beide sich entwickeln. Darin finden wir die Erklärung des von Bálint erwähnten Umstandes, der auch von differentialdiagnostischer Bedeutung ist, dass in vielen Fällen von Ermüdungsherz Symptome der Herzneurose nicht nur vorkommen, sondern so sehr in den Vordergrund treten, dass sie im Falle einer nicht gründlichen Untersuchung das Krankheitsbild des Ermüdungsherzens ganz verdecken.

Von Wichtigkeit ist es ferner, dass den bei Herzneurose vorkommenden einzelnen Symptomen keine entscheidende Bedeutung für das Krankheitsbild zukommt. Die Herzneurose ist die Teilerscheinung einer neurasthenischen Konstitution und kann als solche nur vom Standpunkte des Gesamtorganismus und im Zusammenhange mit ihm gewürdigt werden. Wertvolle Anhaltspunkte bietet uns schon die Anamnese. Bei derartigen Kranken stehen Herzschmerzen und die bei geringster körperlicher Bewegung oder Anstrengung fühlbar werdende Dyspnoe unter den subjektiven Beschwerden obenan. Hieher gehören noch vasomotorische Störungen, Dermographie, plötzliches Erröten und Erblassen des Gesichtes, sehr oft kalte und livide Hände und Füsse, u. s. w. Wenn wir den Kranken untersuchen, finden wir bei Inspektion seiner Herzgegend sogleich ein auffallendes Symptom : den verbreiterten und verstärkten Spitzenstoss, die erregte Herztätigkeit. Der Puls ist weich, frequent und labil. Die Grösse des Herzens können wir, wie auch Bálint erwähnt, vermittelst der Schwellenwertperkussion ganz genau bestimmen. Sehr wertvoll ist Molnár's Beobachtung, dass man bei der Perkussion irreführende Ergebnisse erhalten kann, wenn der Soldat bei der Untersuchung eine stramme Haltung einnimmt, weil in dieser Stellung Ausdehnung des Thorax und der Lunge erfolgt, wodurch die absolute Herzdämpfung verkleinert erscheint. Nach Romberg soll man bei Bestimmung der Herzdämpfung das Diaphragma nicht ausser acht lassen ; sein Hochstand verursacht nämlich Vergrösserung der Herzdämpfung.

---

* Graul: Über Neuhasthenia cordis. Deutsche med. Wochenschrift. 29. V. 1915.

Die Askultation ergiebt oft Geräusche, in der Regel über der Herzspitze, aber auch weiter oben im II. linken Interkostalraum; es sind gewöhnlich systolische Geräusche, seltener diastolische, die besonders bei Individuen mit erregter Herztätigkeit und verbreitertem Spitzenstosse zu hören sind. Wir haben es hier eigentlich mit pneumokardialen Geräuschen zu tun, deren Unterscheidung von den echten Herzgeräuschen in der Weise erfolgt, dass man den Kranken erst tief einathmen, dann ausatmen, danach aber den Atem anhalten lässt. Während der tiefen Einatmung sind diese Geräusche gut zu hören, nicht aber während des Ausatmens, wogegen man die Herztöne trotz desselben ganz deutlich unterscheiden kann.

Bálint erwähnt ein Symptom, das von französischen und englischen Autoren beschrieben worden ist und in zweifelhaften Fällen oft gute Dienste leistet, nämlich die Verbreitung des Geräusches von der Herzspitze nach aussen gegen die Axillarlinie.

Bei Untersuchung des Pulses haben wir zwei Symptome zu beachten. Das eine ist die Tachycardie, die bei organischen Herzleiden ebenso konstant vorgefunden wird wie bei nervösen Herzaffektionen, daher nach keiner Richtung als charakteristisches Symptom betrachtet werden kann. Wichtig aber ist in dieser Beziehung die Labilität der Tachykardie, die nur bei Herzneurose vorhanden ist. Das Ermüdungsherz funktioniert während einer Arbeitsleistung, z. B. bei wiederholten Kniebeugen, schneller, beruhigt sich aber dann wieder; dagegen ist die Tätigkeit des nervösen Herzens ganz irregulär, da die geringste Bewegung hochgradige Pulsbeschleunigung hervorrufen kann.

Was die Arhythmien betrifft, so kann eine Extrasystole auch auf rein nervöser Basis entstehen, ihr Vorhandensein spricht nicht immer für eine organische Herzerkrankung.

Die Atmungsarhythmie kommt nach Wenckebach hauptsächlich bei intaktem Herzen vor, kann aber auch bei den verschiedenen Formen der Herzneurose konstatiert werden.

Diese Symptome sind also differentialdiagnostisch nicht wichtig, ebensowenig die bei der Messung des Blutdruckes gewonnenen Werte; letztere können diagnostisch nur bei bedeutender Abweichung von der Norm in Betracht kommen.

Bálint macht auf ein differentialdiagnostisch wichtiges Moment aufmerksam, es ist die Diagnose ex juvantibus.

Da bekanntlich die Verabreichung von Digitalis bei Herzneurosen keine gute Wirkung hat, sondern nur mit Brom und Valeriana ein Erfolg erzielt wird, so muss, wenn eine Herzstörung durch Digitalis günstig beeinflusst wird, ein organisches Leiden als sicher vorhanden angenommen werden.

Die Wichtigkeit der Funktionsprüfung des Herzens sowohl bei Herzneurose als beim Ermüdungsherzen muss noch besonders hervorgehoben werden.

Therapeutisch ist das wesentlichste Erfordernis Ruhe, mit Ausschluss aller Übungen, eine den ganzen Organismus kräftigende Behandlung, milde Kaltwasserkur, nahrhafte, leicht verdauliche Kost, möglichste Einschränkung des Rauchens und des Genusses alkoholischer Getränke. Intern Brom und Valeriana.

Das nächstwichtige Krankheitsbild ist das Ermüdungsherz, von dessen Entstehungsursachen schon einleitend bei Erörterung der grossen Strapazen des gegenwärtigen Krieges die Rede war.

Diese Strapazen werden in den meisten Fällen dadurch unerträglich, dass ohne Ruhepausen eine Überanstrengung der anderen folgt. Langdauernde, ermüdende Märsche, Gefechte, das Schützengrabenleben, Unmöglichkeit der Erholung und gewiss in vielen Fällen mangelhafte Ernährung sind die Faktoren, die bei dem Einen früher, bei dem Andern später die Ermüdung des Herzens, den Zusammenbruch verursachen.

Auf diese Weise werden die Lazarette mit Kriegern überfüllt, deren Herz und Nervensystem infolge der riesigen Überanstrengungen an der Front versagt haben. Die ersten Symptome der Erschöpfung des Herzens sind: Erregung, Herzbeklemmung, Stechen in der Herzgegend, Schlaflosigkeit, frequenter Puls, Unruhe, Appetitlosigkeit, Verdauungsbeschwerden. Dazu kommt noch Dyspnoe bei körperlicher Bewegung, Sinken des Blutdruckes, schliesslich Kongestion der Leber, konzentrierter Urin und in den schlimmsten Fällen Kollaps.

Herzdilatation ist anfangs nicht vorhanden, eine solche entsteht nur nach langdauernder Übermüdung des Herzens.

Nach den Angaben von Maase und Zondek ist die Dilatation des rechten Herzens die häufigere, aber meistens sieht man doch die Dilatation beider Herzhälften. Schott hat nach Übermüdung des Herzens schwere myokarditische Processe beobachtet.

Die Tatsache, dass das Übermüdungsherz doch nur in einem gewissen Prozentsatz aller Fälle vorkommt, hat ihren Grund in der individuellen Konstitution, worauf wir schon bei der Besprechung der Herzneurose hingewiesen haben.

Individuen mit Tropfherzen, meistens hochgewachsen, mit engem Thorax und Hypoplasie des Gefässsystems neigen am meisten zur Übermüdung des Herzens.

Auf die Prognose des Ermüdungsherzens will ich noch zurück kommen. Die Therapie besteht in Ruhe und Verordnung von Herztonicis, Digitalis, Cola, Strychnin.

Über die übrigen Herzaffektionen ist nicht viel zu sagen. Nach den übereinstimmenden Angaben in der kriegsärztlichen Litteratur sind die akuten Endokarditiden im gegenwärtigen Kriege recht selten; der Grund ist in dem sporadischen Vorkommen der infektiösen rheumatischen Affektionen zu suchen, worauf auch die Seltenheit der akuten rheumatischen Endokarditiden zurückzuführen ist.

Im Gegensatz zur Seltenheit dieser Krankheit weist Bálint auf die relative Häufigkeit des Symptomenkomplexes der Mitralinsuffizienz bei den von der Front zurückgekehrten Soldaten hin, mit Vergrösserung des Herzens, systolischem Geräusch, akzentuiertem II. Pulmonalton, und der im Röntgenbilde mitralen Herzkonfiguration bei Individuen, deren Herz nach den Angaben der Anamnese vor dem Kriege vollständig intakt war.

Bálint verweist auf die Erklärung von Magnus-Lewy, dass die unter den Einflusse der grossen und langdauernden körperlichen Strapazen des Krieges veränderten Kreislaufsverhältnisse und der beständig erhöhte Blutdruck die gleichen pathologischen Veränderungen hervorbringen können, die wir im Frieden bei viel geringeren, aber auf Jahre sich erstreckenden Einwirkungen sich ausbilden sehen. Auf dieselbe Weise erklärt er auch die Entstehung der endoarteritischen Veränderungen, welche bei jungen Individuen, bei denen luetische Infektion ausgeschlossen ist, nur den ungewöhnlich grossen, langandauernden Strapazen und der damit verbundenen Abnützung zuzuschreiben sind.

Ehret behauptet ebenfalls, dass die Arteriosklerosen des jugendlichen Alters (Kriegssklerose) nicht selten infolge der Überanstrengung entstehen.

Wenn man auch über der Frage, ob der Begriff des Kriegsherzens berechtigt ist, verschiedener Meinung sein kann, so steht doch unzweifelhaft fest, dass der Herzmuskel infolge physischer Überanstrengung ebenso ermüdet wie die übrige Körpermuskulatur. Die daraus resultierenden Störungen der Herzfunktion und des Blutkreislaufes als „Herzfehler" zu bezeichnen, halten wir aus dem Grunde nicht für richtig, weil wir sie mit Rücksicht auf den Übergangszustand, um den es sich bei ihnen handelt, wenigstens vorläufig, als Störungen vorübergehender Natur ansehen müssen. Der Truppenarzt beobachtet solche Erscheinungen häufig. Es handelt sich dabei hauptsächlich um Herzen mit schwächlicherMuskulatur, welche entweder von Geburt an schwach oder später in ihrer Entwicklung zurückgeblieben sind und nun unvorbereitet den Strapazen des Felddienstes überantwortet werden. Die Truppenärzte behaupten, dass solche anfangs insuffiziente Herzen, die sich nach der akuten Ermüdung erholt hatten, in vielen Fällen sich langsam der ungewohnten Thätigkeit akkommodierten und später grosse Strapazen ertragen konnten.

In solchen Fällen können funktionelle Störungen auftreten mit Veränderung der Herzmasse, besonders mit Erweiterung des rechten Ventrikels, welche die Symptome der Klappeninsufficienz hervorrufen können ; und als solche müssen wie sie in funktioneller Hinsicht auch betrachten. In unserem Lazaret konnten wir ebenfalls derartige Fälle beobachten. Für den funktionellen Charakter derselben sprach der Umstand, dass alle Symptome in den meisten Fällen nach mehrwöchentlicher Ruhe zurückgingen. Ich stimme ganz mit Vollmer überein, dass diese Erscheinung auf physikalische Veränderungen in der Herzmuskulatur und im Klappenapparat zurückzuführen sei. Auch Bezold hat an der Front akute Herzdilatationen dieser Art mit nachfolgenden Störungen der Herzfunktion in grosser Zahl beobachtet. Ebenso hat Magnus-Lewy gegen eine solche Erklärung dieser Fälle nichts einzuwenden. Akute Dilatationen nach anstrengenden Märschen sahen noch : Kraus, Maase und Zondek.

Übrigens kann man ähnliche Beobachtungen auch im Frieden bei Individuen machen, die an Ruder-, Lauf- oder Footballtraining teilgenommen hatten, besonders wenn letzterer unsystematisch durchgeführt wurde oder wenn es sich um jugendliche oder schwächliche Leute handelte.

In die II. Hauptgruppe gehören, wie schon erwähnt, die bereits früher herzkrank gewesenen Individuen.

Darüber, dass Leute mit organischen Herzfehlern nicht an die Front gehören, herrscht nur eine Meinung. An dieser Thatsache ändert auch der Umstand nichts, dass viele von ihnen trotz des organischen Herzfehlers ihren Lebensunterhalt mit schwerer Arbeit erwerben, sowie es Einzelne giebt, die an die, Front gelangt, die Kriegsstrapazen ebenso gut vertragen wie ihre gesunden Kameraden. Auch verfügen wir über keine Untersuchungsmethode, mit deren Hilfe festgestellt werden könnte, ob das kompensierte, aber doch nicht normale Herz überhaupt, und wie und wielange es die Kriegsstrapazen aushalten kann, die ungleich härter und angreifender sind als jede Friedensarbeit. Diese Leute können — mit oder ohne Waffe — zu Hilfsdiensten verwendet werden, ihre Zahl ist übrigens nicht so gross, dass man Regimenter aus ihnen formieren könnte, vorausgesetzt natürlich, dass bei Stellung der Diagnose die Lehren und Erfahrungen der internen Medizin nicht vernachlässigt werden.

Wenn wir von jedem systolischen Geräusch, das nur im Liegen oder mittels eines anderen Kunstgriffes festgestellt werden kann, auf einen Herzfehler schliessen wollten, könnten wir durch solche falsche Diagnosen die Anzahl der Vitien noch beträchtlich vermehren.

Wie schon erwähnt, bilden nach den Erfahrungen Rombergs die organischen Herzfehler unter den Kreislaufsstörungen im Kriege weitaus die Mehrzahl. An unserem Material konnten wir, — wenn wir den Begriff des organischen Herzfehlers streng fassen, — dies nicht beobachten.

In Deutschland, wo die Anzahl der Kriegsfreiwilligen eine grosse ist, mögen mehr Personen mit organischen Herzfehlern an die Front gelangt sein.

Aber auch die deutschen Beobachter stimmen nicht alle mit Romberg überein, offenbar aus dem Grunde, weil sie ihre Beobachtungen an verschiedenem Material machten. Abgesehen davon, dass die Unterscheidung der organischen, funktionellen, auf Ermüdung beruhenden und bloss nervösen Herzstörungen in vielen Fällen überhaupt nicht leicht ist, hat hier die Subjektivität einen weiten Spielraum.

Vom praktischen Standpunkt aus können wir folgende Fälle in Betracht ziehen:

1. Ausgesprochene organische Herzfehler, welche nur sporadisch an die Front gelangen und dort in vielen Fällen unrettbar zu Grunde gehen.

2. Fälle von konstitutioneller Herzmuskelschwäche. Es sind unentwickelte, nicht trainirte Herzen, die auf dem Kriegsschauplatze der Ermüdung anheimfallen. Die Muskulatur wird gedehnt, die Höhlen werden grösser, und die Insufficienz der Klappen erfolgt einfach nach physikalischen Gesetzen. Die daraus entstehenden Störungen des Blutkreislaufes gehen in der Ruhe rasch zurück, und deshalb können wir diesem Symptomenkomplex nicht den Namen „Herzfehler“ beilegen.

3. Das nervöse Herz kommt als Theilerscheinung einer allgemeinen Neurose vor, wobei wir ausser den am Herzen zu beobachtenden, ziemlich charakteristischen Symptomen auch die übrigen bekannten Zeichen der vasomotorischen Neurose und der konstitutionellen Nervosität in den meisten Fällen konstatiren können. Wenn wir auch den zwischen Innervation und muskulären Störungen bestehenden innigen Zusammenhang anerkennen müssen, und auch zugeben wollen, dass die Orientierung bei der ersten Untersuchung nicht immer leicht ist, so werden wir doch im Verlaufe der Beobachtung in den meisten Fällen entscheiden können, ob es sich um nervöse Erscheinungen bei einem organischen Herzleiden oder um die Herzerscheinungen eines bloss nervösen Menschen handelt.

Der Wert dieser Entscheidung wird jedenfalls für die Wissenschaft mehr in Betracht kommen als für den Standpunkt des militärischen Dienstes, weil wir weder in dem einen, noch im anderen Falle auf grössere Leistungen rechnen dürfen. Bei organischen Herzfehlern ist dies schon von vornherein anzunehmen; und dass schwere Neurotiker an der Front versagen, ist nicht verwunderlich, wenn man bedenkt, dass die Leistungsfähigkeit solcher Menschen auch in ihrem bürgerlichen Berufe nur eine beschränkte ist.

Wenkebach weist treffend darauf hin, wie unrichtig es sei, einen organischen Herzfehler schwerer zu bewerten als die nervöse Herzschwäche, da diese den Kranken seiner Arbeitsfähigkeit beraube und dadurch sein Leben verbittere, während ein anatomischer Fehler die vorzügliche Funktion des Herzens keineswegs ausschliesse.

4. Sogenannte akzidentelle oder funktionelle Geräusche geben am häufigsten Veranlassung zu Irrtümern. Als Nebenbefund werden diese vielfach bei den aus anderen Gründen von der Front Zurückgekehrten, aber auch in unzähligen Fällen bei Personen erhoben, die nie auf dem Kriegsschauplatze waren. Wir haben keine Veranlassung, diese Geräusche, die wir mit Unrecht funktionell nennen, für nervöse zu halten. Mit funktionellen Störungen gehen sie nicht einher, höchstens von dem Augenblicke an, in welchem der Untersuchte aus der Krankengeschichte von ihnen Kenntniss erlangt.

Dann freilich kann auch er unter dem Eindruck der Diagnose wie Michaelis meint, sich mit Recht auf den Standpunkt stellen, dass er mit dem an der Front akquirierten Herzfehler, auch wenn er ihm keine Unannehmlichkeiten verursacht, nun seinen Teil weg habe und das Vaterland nicht mehr von ihm verlangen dürfe. Die Mitteilung solcher Befunde an die Untersuchten können wir nicht als zweckentsprechend betrachten, weil der Betreffende im Bewusstsein seines „Leidens“ bei jeder Gelegenheit den Befund benützen und unter Zuhilfennahme seiner sonstigen im Spital erworbenen Erfahrungen stets wieder den Weg in ein anderes Lazaret finden wird.

Da das präsystolische Geräusch an der Herzspitze und das diastolische Geräusch an der Aorta, vom praktischen Standpunkte betrachtet, niemals akzidentell ist, so bleiben als wichtig für die Beurteilung nur die systolischen Geräusche übrig. Ein systolisches Geräusch ohne sonstigen Befund aber bedeutet nichts; es kann an sich weder das Objekt einer Spitalbehandlung sein, noch kann es als Grundlage zur Befreiung vom Dienste betrachtet werden. Nur in den seltensten Fällen ist dieses Symptom die Begleiterscheinung einer Herabminderung der Arbeitsfähigkeit des

Herzens, übrigens nur bei schwach entwickelten, asthenischen, blutarmen Individuen, wobei der Grad der Entwicklung, der Ernährungszustand und der Hämoglobingehalt des Blutes für die Beurteilung der Diensttauglichkeit massgebend sind.

Für Individuen mit gutem Entwicklungs- und Ernährungszustand sowie bei normalem Hämoglobingehalt des Blutes haben derartige Geräusche umsoweniger Bedeutung, weil das in vielen Fällen durch die Blutströmung verursachte oder durch Kontraktion des Herzmuskels entstandene Klangphänomen auf ganz unwesentlichen Veränderungen, ja sogar auf extrakardialen Momenten beruht und nach Ehret sowie nach anderen Autoren bei Gesunden häufiger als bei organisch Herzkranken zu finden ist.

Ein systolisches Geräusch besitzt nur im Verein mit anderen Symptomen Bedeutung.

Die Lokalisation der Herzspitze, die Qualität des Spitzenstosses, die Grösse der Herzdämpfung, Qualität des Pulses, Höhe des Blutdruckes, mit einem Worte : massgebend sind alle mittels Perkussion und Palpation bestimmbaren Symptome, wozu natürlich da, wo sie möglich ist, zweckmässig auch die Röntgenuntersuchung gehört.

In jedem Falle kann auch die funktionelle Prüfung des Herzens richtunggebend sein, worauf auch Kraus, His, Edel und Goldscheider hinweisen.

Wenn diese funktionelle Prüfung durch die bürgerliche Beschäftigung des Individuums oder durch dessen an der Front geleistete erfolgreiche Dienste gegeben ist, haben wir weder einen Grund, noch das Recht, es wegen seiner systolischen Geräusche vom Militärdienste auszuschliessen. In diesem Sinne äussert sich auch Determann über die Beurteilung der militärischen Diensttauglichkeit.

Einer ganz anderen Beurteilung unterliegen solche Fälle von Herzfunktions- und Kreislaufstörungen, welche an der Front durch übermässige Ausprüche an die Leistungsfähigkeit des Herzens, also auf physikalischem Wege, entstanden sind. Obgleich ausser physikalischen Faktoren auf dem Schlachtfelde auch nervöse Einflüsse in Betracht kommen, die durch primäre Einwirkung auf das Herz und das Blutgefässsystem schwere Störungen verursachen, so können wir, wie erwähnt, in vielen Fällen auch die primäre Ermüdung des Herzmuskels beobachten. Wir sprechen am besten von Herzschädigungen, von Herzfehlern nur in dem Falle, wenn es sich um ein schon vor der Einstellung krankes Herz handelt.

Auch wir konnten Leute beobachten, die mit organischen Herzfehlern behaftet zur Musterung kamen und — zu ihrem Nachtheile — ausgehoben wurden: sie erkrankten meistens schon während der Ausbildung oder zu Beginn des Frontdienstes unter den schwersten Dekompensationserscheinungen.

Auch auf das präsklerotische Herz und auf das Gefässsystem alternder Menschen konnte der Krieg nicht günstig einwirken. Die Friedensarbeit wurde von dem Organ noch bewältigt, aber ihrer Steigerung auf das Vielfache war das schwache Herz nicht gewachsen. In Fällen, in denen Schädigungen durch alkoholische Getränkte, starkes Rauchen, Infektionskrankheiten, besonders aber durch Lues vorausgegangen sind, besitzt das Herz nicht mehr die normale Kraft, und seine Ermüdung durch ausserordentliche Arbeitsleistungen ist nur natürlich.

Die Erkrankung eines für die Friedensarbeit noch leistungsfähigen, eigentlich aber doch schon veränderten Herz- und Gefässsystems an der Front muss als progredienter Prozess angesehen werden, der im Falle einer Besserung höchstens auf den Statusquo gebracht werden kann, — was aber auch nicht immer erreicht wird —, der jedoch stets ein ernstes Hinderniss für die weitere Diensttauglichkeit bilden wird.

Wie ich bereits, unter Berufung auf deutsche Autoren, erwähnte, konnten wir an der Front auch Störungen bei bisher gesunden Herzen beobachten, welche mit Dilatation, niederem Blutdruck und anderen (bereits erwähnten) Symptomen auftraten und sogar zu Dekompensationsstörungen führten.

In solchen Fällen handelt es sich auch von Seiten des Herzens um eine irreguläre Reaktion des übermässig in Anspruch genommenen Organismus, deren vollständiges Abklingen sich auf Wochen erstrecken kann. M a c k e n z i e, der solche Fälle in grosser Anzahl gesehen hat, subsummirt sie unter den Begriff der „allgemeinen Erschöpfung“.

Diese Störungen der Herzfunktion, welche sich, zwar nicht regelmässig, sondern mehr ausnahmsweise, auch im Dekompensationsstadium durch Klagen, Verschlechterung des objektiven Befundes, und besonders durch die sichtbaren Zeichen des auffalenden Kräfteverfalles verstärken, kommen in der Regel schon viel früher zur Beobachtung. Wir können feststellen, dass die am Herzen selbst aufgetretenen und durch übergrosse Inanspruchnahmen seiner Leistungsfähigkeit entstandenen Veränderungen nur Übergangscharakter besitzen, und beobachteten, was die Herzdilatation sowie die Herzfunktion betrifft, in vielen Fällen eine Restitution der Störungen in erstaunlich kurzer Zeit. Meistens genügt eine mehrtägige Bettruhe für die Rückbildung der akuten Symptome, und der Arzt im Hinterlande erfährt von dem Geschehenen nur aus der Krankengeschichte; in selteneren Fällen bleiben die Symptome der Dekompensation über zwei Wochen hinaus bestehen. John hat im II. Kapitel dieses Buches darauf aufmerksam gemacht, dass in schwereren Fällen auch Stauungsleber längere Zeit hindurch fortbestehen kann, und dass diese Erscheinung bei Beurteilung der Diensttauglichkeit besondere Aufmerksamkeit verdient.

Da wir die schier unbegrenzte Kraft des gesunden Herzens kennen, konnten wir die durch Kriegsstrapazen entstandene Erschöpfung des Herzmuskels ab ovo in den Fällen erwarten (von den schon vorher krank gewesenen Herzen ist hier nicht die Rede), die ohne die nötige Vorbereitung an die Front gelangten; wir haben dies an jungen unentwickelten Individuen mit schwachen Herzen und zarter Muskulatur beobachtet; an fetten Menschen, die zu schwerer körperlicher Arbeitsleistung ohnehin nicht geeignet sind; an Individuen, die niemals Soldaten gewesen und deren Ausbildung in kurzer Zeit abgeschlossen wurde; an rapide Abgemagerten und auch an Leuten, die starke Wasserverluste erlitten — wie John glaubt, — in Folge Druckerniedrigung des Gewebsturgors.

Wir verfügen in summa über ein Material von 141 Herzkranken, was 1.35% des gesamten Krankenstandes ausmacht.

Dem Alter nach entfielen die meisten Fälle (s. I. Tabelle) auf die Zeit zwischen den 20. und 30. Lebensjahre, zusammen 102.

I. Tabelle.

Jahr	Fälle
18—19	7
20—32	102
33—37	16
38—42	12
43—50	4
Zusammen	141

Nach der Art der Entlassung:

1. Als geheilt kamen in Abgang 21.9% der Kranken.

2. In andere Lazarete auf Grund von Überweisung 42.6% (lauter Fälle, die voraussichtlich zur Überprüfung nicht gelangen).

3. Mit honvédärztlichem Zeugniss wurden zur Überprüfung (Superarbitrierung) gesandt:

a) als gänzlich dienstuntauglich 4.9%,

b) zu Hilfsdiensten mit oder ohne Waffe (nach eventuellen Beurlaubung) 30.6%.

Unter unseren Fällen (1., 2. Tabelle) waren zahlenmässig am häufigsten vertreten: Insuffizienz der Bikuspidalklappe, zusammen 69 Kranke, dann folgen Herzneurosen mit 30 und Erschöpfung auf dem Schlachtfelde mit 16 Fällen.

II. Tabelle.

Art des Herzfehlers	Zahl der Fälle
Bikuspidalinsuffizienz	69
Herzneurose	30
Herzermüdung mit Funktionsstörungen	16
Aortenklappeninsuffizienz	8
Myokarditis	5
Endokarditis	3
Hypertrophie des linken Ventrikels	3
Arterienverkalkung	5
Thyreotoxische Erscheinungen	2
Zusammen	141

Gegenüber den auf den einzelnen Abteilungen als organisch qualifizierten 93 Herzfehlern stehen 48 Fälle von „funktionellen" Störungen.

Unter 141 Herzkranken waren 50, d. i. 35.5% der Fälle, Gegenstand der Überprüfung.

Nach dem Alter (s. 1., 3. Tabelle) rangieren die Jahre von

20—32 in erster Reihe bezüglich der Relation des Alters zur Zahl der Erkrankungen.

III. Tabelle.

Zur Superarbitrierung beantragt:

(Mit H. Ä. Z.)

nach dem Alter		
18—19 Jahre	2	Fälle
20—32 ,,	32	,,
33—37 ,,	9	,,
38—42 ,,	5	,,
43—50 ,,	2	,,

Wenn wir die zur Superarbitrierung gesandten Fälle nach der Art des Herzleidens gruppieren (1., 4. Tabelle), steht an erster Stelle 28mal die Erkrankung der Bikuspidalklappe. Dann folgen 6 Fälle der Aortenklappeninsuffizienz, wogegen die übrigen Affektionen zusammengenommen nicht einmal die Hälfte der Gesamtsumme ausmachen. Während unter „Art des Herzleidens" (1., 2. Tabelle) in den Rubriken Herzneurose und Herzerschöpfung grössere Zahlen vorkommen, halten sich diese Leiden bei den zur Superarbitrierung Vorgeschlagenen (1., 4. Tabelle) in mässigen Grenzen.

IV. Tabelle.

Einteilung der zur Superarbitrierung (mit H. Ä. Z.) Beantragten nach der Art des Herzfehlers.

1.	Bikuspidalinsuffizienz	28*	Fälle
2.	Erkrankung der Hauptschlagader	6	,,
3.	,, des Herzmuskels	3	,,
4.	Arterienverkalkung	2	,,
5.	Hypertrophie des l. Ventrikels	2	,,
6.	Endokarditis	2	,,
7.	Thyreotoxische Erscheinungen	1	,,
8.	Herzermüdung	4	,,
9.	Cor nervosum	2	,,

* Unter diesen inbegriffen ein Fall von Stenosis ostii venosi sinistri.

Wie aus den Blättern unserer Krankengeschichten ersichtlich, erlangte die Mehrheit der „erschöpften und nervösen Herzen" infolge der Ruhe im Spital die Arbeitsfähigkeit wieder und kam bei der Entlassung in die Rubrik der Geheilten.

Die Herzneurosen unterlagen daher in unserem Spital einer hinreichend strengen Beurteilung, da von 30 Fällen bloss 2 zur

Superarbitrierung kamen. Erwähnt muss werden, dass beiläufig die Hälfte — 14 Fälle — (1., 5. Tabelle) reichsdeutsche Krieger waren, die nach kurzer Anwesenheit in ihr Vaterland zurückkehrten und somit nicht beobachtet werden konnten.

V. Tabelle.

34 reichsdeutsche „Herzkranke“

1. Bikuspidalinsuffizienz	15
2. Hypertrophie des l. Ventrikels	1
3. Thyreotoxische Erscheinungen	1
4. Herzermüdung	3
5. Herzneurose	14
Zusammen	34

Aus unseren Krankengeschichten geht auch des Weiteren hervor, dass die schweren Herzneurosen ganz richtig im Rahmen der konstitutionellen Nervenschwäche behandelt wurden und mit dieser Diagnose (als Symptomkomplex in deren Rahmen) zur Superarbitrierung kamen.

Wenn auch der Krieg auf dem Gebiete der Herzpathologie keine neuen Erscheinungen gezeitigt hat, können wir doch feststellen:

1. dass das Herz im Gesamtorganismus ein besonders leistungsfähiges Organ ist;

2. dass Individuen mit organischen Herzerkrankungen nicht an die Front gehören. Bei den Musterungen erfordert dieser Umstand besondere Aufmerksamkeit.

3. Wir beobachten an der Front den progredienten Verfall nicht nur bei ausgesprochenen organischen Herzfehlern, sondern auch bei alternden, alten oder durch andere Einwirkungen, Lues, Alkohol, Tabak u. s. w., beschädigten Herzen.

4. Die unentwickelten, ungeübten, an Arbeitsleistung nicht gewöhnten, wenn auch sonst gesunden Herzen ermüden im Felde und können infolge übermässiger Arbeitsleistung auf physikalischem Wege eine Formveränderung erleiden, durch die gewisse funktionelle Störungen entstehen. Mit dem Zessieren der

auslösenden Ursache erfolgt die Restitution dieser Schädigung, ebenfalls auf physikalischem Wege — durch Ruhe —, aber die Zeit der Reparation erstreckt sich auch in milden Fällen regelmässig auf mehrere Wochen.

5. Akzidentelle Geräusche können zu Fehldiagnosen verleiten, weshalb es wünschenswert ist, dass bei Superarbitrierungen das letzte Wort ein auf diesem Gebiete anerkannter Fachmann ausspreche.

6. Die Herzneurose als abnorme Reaktion der neuropathischen Konstitution und als Teilerscheinung der allgemeinen Neurose kann ein ebenso ernstes Hinderniss für die Kriegsdiensttauglichkeit sein, wie die organischen Herzfehler.

7. Für die Zukunft folgt daraus die Lehre, schon im Kindesalter für die gehörige Entwicklung des Herzens vorzusorgen und Alles, was dem im Wege steht (Alkohol, Lues), zu bekämpfen. Die Kraft des Herzens kann am besten durch Laufübungen, Bergsteigen, Übung der Muskeln der oberen Extremität, sowie durch eine systematische, dem Alter und der Entwicklung angemessene Belastung der Schultern erhöht werden.

Literatur.

BÁLINT: A háborus szivbajokról. Orvosképzés 3—4. 1916. IV/1.

BEZOLD: M. m. W. 1. sz. (Feldärztliche Beilage.)

DETERMANN: Die militärärztliche Beurteilung leichter Herzstörungen. D. m. W. 1916. 23.

FÜRBRINGER: Zur Würdigung der Herzstörungen der Kriegsteilnehmer. D. m. W. 1915. 31.

GOLDSCHEIDER: Aufgaben und Probleme der inneren Medizin im Kriege. B. kl. W. 1915. 44.
GRAUL: Über Neurasthenia cordis. D. m. W. 1915. V/29.
MICHAELIS: Erfahrungen aus einem Heimatslazarett für innere Erkrankungen. D. m. W. 1916. 10.
RECKZEH: Ergebnisse der bisherigen Kriegserfahrungen auf dem Gebiete der inneren Medizin. D. m. W. 1915. 49.
ROMBERG: Herz- und Gefässkrankheiten während der Kriegszeit. M. m. W. 1915. 20.
TREUPEL: Über syst. functionelle Herzgeräusche. D. m. W. 1915. 51.
VOLLMER: Über leichte Herzveränderungen bei Kriegsteilnehmern. Berl. kl. W. 1915. 10.
WENCKEBACH: Die unregelmässige Herztätigkeit und ihre klinische Bedeutung. 1914. 231.

Beiträge zur Kenntnis der akuten Tonsillitiden auf Grund meiner im Kriegslazarett gewonnenen Erfahrungen.

Von

Dr. Zacharias Donogány.

Die Tonsillitis ist eine recht häufige Erkrankung und unter der Mannschaft sowohl im Frieden als auch im Kriege ausserordentlich verbreitet.

Auffälligerweise wird sie in den verschiedenen klinischen Lehrbüchern sehr stiefmütterlich behandelt; diese geben meistens nur eine ganz kurze, zusammenfassende Schilderung der Krankheit ohne Eingehen auf ihre besonderen Verlaufseigentümlichkeiten, und auch Anamnese und Therapie finden im allgemeinen nicht die ihnen zukommende eingehende Erörterung.

Das ist um so weniger verständlich, als die Tonsillitis zwar meistens eine in wenigen Tagen leicht ausheilende Erkrankung darstellt, aber doch in nicht seltenen Fällen die Ursache schwerer, ja tötlicher Erkrankungen ist oder ihre Entstehung wenigstens begünstigt.

Daraus ergiebt sich die grosse Bedeutung, um nicht zu sagen, die unbedingte Notwendigkeit einer möglichst frühzeitigen Behandlung der Tonsillitiden.

Meine Erfahrungen im Kriegsspital haben mich in dieser Ansicht bestärkt, und wenn ich auch bei dieser Gelegenheit auf eine gründlichere Erörterung der Anamnese und der Therapie nicht eingehen will — weil die beobachteten Fälle dafür nicht genügendes Material liefern, — so sehe ich mich doch veranlasst, nochmals ihre Wichtigkeit zu betonen, und beschränke mich im vorliegenden

Artikel darauf, einige bescheidene Beiträge zur Kenntnis des Krankheitsbildes zu geben.

Im Krankheitsbilde der Tonsillitis, die uns in sehr verschiedenen Formen vor Augen tritt, beanspruchen einzelne Symptome eine ganz besondere Bedeutung.

Wer hat nicht schon in Kriegslazaretten oder grossen Spitälern, denen von allen Seiten die Einschleppung der verschiedenen Infektionskrankheiten droht, die grosse Beunruhigung miterlebt, wenn plötzlich in einem Krankensaale oder in einzelnen Teilen des Lazaretts bei einem oder mehreren Patienten Schüttelfrost, hohes Fieber und starke Kopfschmerzen eintreten.

Solange die Ursache dieser Erscheinungen ungeklärt bleibt, ist, was besonders im Herbste 1914 und im Frühjahr 1915 sehr nahe lag, der Gedanke an Flecktyphus, zumal mit Rücksicht auf die grosse Ähnlichkeit der Symptome im Beginn dieser Erkrankung, zunächst nicht von der Hand zu weisen.

Mit einer gewissen Erleichterung konstatierten wir dann bei Kranken mit den genannten Erscheinungen, wenn wir ihren Rachen untersuchten, die lokalen Symptome der Tonsillitis.

Immerhin war hier aber grosse Vorsicht geboten, weil auch beim Flecktyphus im Anfange sehr oft Hyperaemie der Rachen- und Tonsillenregion und kleinere oder grössere katarrhalische Beläge vorhanden sind.

Andererseits findet man auch bei der Tonsillitis trotz des mit Kältegefühl und Schüttelfrost einsetzenden hohen Fiebers im Rachen nur einfache Hyperaemie.

In einzelnen Handbüchern oder Atlanten wird es so dargestellt, als ob zum Krankheitsbilde der Tonsillitis stark gerötete Tonsillen mit zerstreuten, teilweise hervorragenden gelblich-weissen Eiterpfröpfen gehörten. In vielen Fällen, besonders im Anfange der Erkrankung, können wir diese Pfröpfe trotz der sorgfältigsten Untersuchung nicht finden, weil sie meistens erst am 2. oder 3. Tage erscheinen.

Die Zahl dieser atypischen Tonsillitiden wird wesentlich geringer werden, wenn wir unsere Untersuchung von der Region der Rachentonsille auch auf die Zungentonsille ausdehnen. Denn die Tonsillitis beginnt sehr oft an einer anderen Stelle des Waldeyerschen Lympfringes und dringt von da entweder weiter vor oder bleibt bis zum Ablaufe der Krankheit lokalisiert. Erscheint also die Tonsillitis nicht stets auf der Rachentonsille oder ihrer Umgebung, so sind doch in der überwiegenden Mehrzahl der Fälle die lokalen Symptome eben an dieser Stelle am ausgesprochendsten. Schon im Beginn der Erkrankung melden sich Schlingbeschwerden verschiedenen Grades und in verschiedener Form am Anfange oder wenigstens beim Abschlusse des Schlingaktes, zuweilen aber in jeder seiner Phasen. Besonders beim Schlucken flüssiger Speisen hat der Kranke Schmerzen, während es ihm leichter gelingt, breiige oder konsistentere Speisen zu nehmen.

Doch kann es, auch wenn bereits ausgesprochene Rachentonsillitis vorhanden ist, vorkommen, dass der Kranke überhaupt nicht über Schlingbeschwerden klagt, und gerade bei den in Kriegslazareten beobachteten Kranken beherrschten (wenigstens in einer grossen Zahl der Fälle) viel mehr die Kopfschmerzen, als die Schlingbeschwerden das Krankheitsbild.

Vor dem Auftreten der Schlingbeschwerden meldet sich ein gewisses schabendes Gefühl im Rachen, dessen Intensität aber sehr wechselt und auch keineswegs konstant ist.

Der Kopfschmerz, der, wie bereits angedeutet, zu den Initialsymptomen der Tonsillitis gehört, bleibt oft genug während der ganzen Krankheitsdauer, ja sogar während der ersten Tage der Rekonvaleszenz bestehen, wenn der Patient bereits fieberfrei ist. Manchmal ist auch Stuhlverstopfung, seltener Erbrechen und Brechreiz vorhanden.

Milzvergrösserung habe ich in zwei Fällen beobachtet, aber auch nur im geringen Grade, und in einem Falle war der Rand der Milz unter dem Rippenbogen zu fühlen. Die Milzvergrösserung verschwand gleichzeitig mit dem Abklingen der Krankheit.

Sehr oft sehen wir eine blasse Rötung an der Brustwand, am Rücken und den oberen Extremitäten ; sie ist aber nicht konstant, dauert nur einige Stunden an und kann, wenn sie auch eine geringe Ähnlichkeit mit der Scharlachrötung zeigt, doch kaum mit ihr verwechselt werden. Nach dem Verschwinden der Rötung erfolgt keine Hautabschuppung. Die Zunge ist gewöhnlich stark belegt und feucht ; Trockenheit der Zunge pflegt nicht vorzukommen.

Einige Autoren behaupten, dass bei Tonsillitis auch Diarrhoe vorhanden sein kann. Ich habe davon weder im Kriegslazaret noch sonst wo etwas bemerkt.

Dagegen beobachtete ich häufig genug Schmerzen in den Gelenken oder in den Extremitätenmuskeln, besonders im Beginne der Krankheit ; diese dauerten aber nur 1—2 Tage.

Das Fieber zeigt eine rapid ansteigende Kurve und ist, wie bei der Pneumonie, in der Mehrzahl der Fälle 2—5 Tage lang eine Continua-continuens, d. h. es hält sich mit nur geringen Morgenremissionen in derselben Höhe, fällt dann, besonders in behandelten Fällen, rapid ab, (im Verlaufe einiger Stunden) oder erreicht auch erst in einigen Tagen sein Ende.

In einem Falle zeigte sich bereits am Morgen des 2. Tages eine Art von Pseudokrise.

Der Patient (Fall Nr. 94) erkrankte am 5. Juni 1916 plötzlich nach vorangegangenem Frostgefühl mit hohem Fieber und starken Kopfschmerzen. Die Temperatur stieg bis 40.6°.

Beide Tonsillen waren stark geschwollen und hyperaemisch, auch die Mandelbögen injiziert. An der rechten Tonsille zeigte sich ein weisser Fleck. Abends um 6 und 7 Uhr erhielt er bei konstant bleibender Temperatur je eine Dosis Chinin zu 0.5 Gramm. Bei Schweissabsonderung und subjektivem Wohlbefinden fiel die Temperatur morgens auf 37.3°. Wir nahmen an, dass die — nach Chinintherapie nicht selten auftretende — Krise erfolgt sei, umso mehr, als wir an den Tonsillen keine Follikularpfröpfe feststellen konnten. Aber noch im Verlaufe des Vormittags traten Schlingbeschwerden auf — die bis dahin in diesem Falle nicht bestanden hatten — und die Temperatur stieg auf 38.8°. Auf Grund unserer früheren Erfahrungen wiederholten wir die Verabreichung des Chinins, und das Fieber sank bis zum Morgen des nächsten Tages unter 36°, die Tonsillen wurden blass, und die Schlingbeschwerden verschwanden.

Es ist ja möglich, dass der erste krisisähnliche Zustand nur die Folge der Chininwirkung war, dagegen spricht jedoch das Verschwinden des oben erwähnten Fleckes an der rechten Tonsille. Interessant aber ist die Fieberkurve auf alle Fälle. Unter den begleitenden Symptomen verdient der manchmal auftretende Harndrang Erwähnung. Im Urin findet sich aber in solchen Fällen nichts Besonders : es ist lediglich Fieberurin.

Die Höhe des Fiebers ist wechselnd. Eine Betrachtung der 104 von uns beobachteten Fälle ergibt, dass die Temperatur in 17 Fällen ein Maximum von 38° erreichte, in 34 Fällen von 39°, in 32 Fällen von 40° ; in 7 Fällen wurde die Temperatur nicht bestimmt, in 5 Fällen verlief die Krankheit ohne Fieber. In diesen habe ich den Verdacht, dass es sich nicht um eine akute Tonsillitis, sondern um eine, vielleicht exazerbierende, chronische Mandelentzündung geringen Grades handelte.

Die Dauer der Tonsillitis ist sehr verschieden. In den Lehrbüchern wird im allgemeinen als Mittelwert eine Dauer von 4—5 Tagen angegeben. Meine Erfahrungen jedoch widersprechen dieser Angabe. Ich beobachtete akute Tonsillitiden von einer längeren als 10tägigen Dauer, auf der andern Seite aber in einem Falle nur eine 1tägige Krankheitsdauer.

Tabelle I.

Statistischer Ausweis :*

Zahl der Krankentage	Zahl der Fälle	Zahl der Krankentage	Zahl der Fälle
1 Tag	1	7 Tage	3
2 Tage	18	8 „	3
3 „	22	9 „	—
4 „	10	10 „	1
5 „	10	mehr als 10 Tage ...	7
6 „	9	nicht bestimmbar....	9

Den Abschluss der Erkrankung kennzeichnet der Abfall der Temperatur zur Norm, mit dem gleichzeitig auch die subjektiven und objektiven Erscheinungen verschwinden. Ausnahmen kommen aber vor Zuweilen dauert die Temperaturerhöhung an, oder es besteht noch längere Zeit ein Status subfebrilis, trotz des wirklichen oder wenigstens scheinbaren Verschwindens der lokalen Symptome. In solchen Fällen muss man an Abszessbildung im peritonsillären Bindegewebe oder in der Tonsille denken. Liegt derartiges vor, so erfolgt mit der Vergrösserung des Abszesses nach einigen Tagen eine mit starken Remissionen verbundene hochgradige Temperatursteigerung.

Solche Fälle sind leicht zu erkennen.

Schwieriger ist aber die Diagnose von multiplen, an der Tonsille oder zwischen Tonsille und Kapsel auftretenden Abszessen geringeren Umfanges, weil hier die gewöhnlichen lokalen Symptome ganz fehlen können. Nur eine gründliche Untersuchung des Rachens kann uns zu ihrer Erkennung verhelfen.

Nunmehr will ich die lokalen Symptome kurz beschreiben, wobei der Vollständigkeit halber auch manche bereits bekannte Tatsachen angeführt werden müssen.

Die Injektion des Rachens, die manchmal nur auf die Tonsillen (Rachen- und Zungentonsillen inbegriffen) beschränkt ist, dehnt sich in anderen Fällen auf die gesammten oberen Luftwege aus. Die Hyperaemie und Schwellung der Tonsillen fällt besonders in solchen Fällen auf, in denen die Entzündung wenigstens scheinbar nur diese Region befällt. In vielen Fällen zeigen sich schon am

* In dieser Statistik sind 11 beobachtete Fälle von Abszessen nicht inbegriffen.

ersten Tage weisse Pfropfen, die manchmal bis ans Ende der Erkrankung in dieser Form bestehen bleiben, in anderen Fällen konfluieren sie und bilden dann linsen- bis bohnengrosse, schmutzige, graugelbliche Beläge oder Flecken. Die Grenzen der Tonsillen überschreiten sie nur ausnahmsweise. In diesem Falle ist es geboten, selbst wenn die Krankheit einen milden Verlauf zeigt, den Verdacht auf Diphtherie ins Auge zu fassen und eine bakteriologische Untersuchung anzustellen. Im Allgemeinen gelten zahlreich auftretende Pfropfen und konfluirende, oberflächliche, scheinbar zerfallende Beläge als Zeichen einer schweren Tonsillitis. Diese Ansicht ist zum Teil berechtigt, aber doch nicht immer. Es gibt eine Form der Tonsillitis, die, wie ich aus früheren Untersuchungen weiss, durch Pneumokokken erzeugt wird. In diesem Falle ist die Hyperaemie der Tonsillen und ihrer Umgebung recht gering, und auf den Tonsillen selbst sehen wir nur feine, nadelstichgrosse, blass-weissliche oder gelbliche Punkte, die überhaupt nicht prominent sind. In diesem Falle ist das Fieber regelmässig hoch, es übersteigt 40°, und der Zustand des Kranken ist ein schwerer.

Dagegen kann eine Tonsillitis mit grösseren zerfallenden Belägen unter mässigem Fieber ablaufen.

Die Follikelpfröpfe erscheinen manchmal auch in den Lymphpaketen der hinteren Rachenwand ; in einigen Fällen meiner Beobachtung waren sie nur hier zu sehen. Die hier vorkommenden zerfallenden Geschwüre oder dicken Beläge sind meistens diphtheritischen Ursprunges. Bezüglich der an der Zungentonsille sitzenden Follikelpfröpfe habe ich nichts Besonderes zu bemerken ; ihr Verlauf ist ganz der gleiche wie an den Rachentonsillen.

An den Rachentonsillen jedoch beobachten wir oft ein Konfluieren der Follikelpfröpfe, die anscheinend nicht tief sitzen und aussehen, als ob sie mit weisser Farbe bestrichen wären. In derartigen Fällen konnte ich mich öfters des Verdachtes, dass Diphteritis vorläge, nicht erwehren, aber es gelang mir nur einmal, den Beweis dafür zu erbringen, worauf dann auch am zweiten Tage nach der Untersuchung sich ausgebreitete diphtheritische Beläge zeigten. Es ist richtig, dass die diphtheritischen Beläge dicker sind, stärker haften und auch nach ihrer Entfernung ein zerfallendes Geschwür zurücklassen, was an der Rachentonsille ohne Diphtherie nicht vorzukommen pflegt. Aber es bestehen hier keine konstanten Unterschiede, so dass bei Übergansformen Irrtümer möglich sind. In verdächtigen Fällen dürfen wir auch hier die Untersuchung auf Diphtheriebazillen nicht ausser Acht lassen.

Eine sehr häufige und bis jetzt wenig erwähnte Begleiterscheinung der Tonsillitis,—nicht nur bei Erkrankung der Zungen-, sondern auch der Rachentonsille — ist die hochgradige Schwellung, das sogenannte entzündliche Ödem der aryepiglottischen Falte sowie der interarytaenoidalen Schleimhaut. Diese Erscheinung gehört zu den Spätsymptomen. An sie muss man besonders denken, wenn die Lokalerscheinungen der Tonsillitis geschwunden sind, der Zustand der Tonsillen sich wesentlich gebessert hat, das Fieber nachlässt, aber Schlingbeschwerden, die der Kranke besonders in den äusseren Teil des Kehlkopfes verlegt, noch fortbestehen. In diesem Falle kann es geschehen, dass es an der Epiglottis oder an der Schleimhaut des Aryknorpels auch zur Abszessbildung kommt. Dann bleibt das Fieber bestehen, und die Untersuchung mit dem Kehlkopfspiegel zeigt uns sofort den Tatbestand. Auch die Hyperaemie der Stimmbänder ist kein seltener Befund.

Die Schwellung der Drüsen, besonders unter dem Unterkiefer, bis zu Erbsen- oder Haselnussgrösse kann häufig genug beobachtet werden. Diese Drüsenschwellung ist gewöhnlich nicht konstant und überdauert das Schwinden der lokalen Symptome kaum um einige Tage. Aber in zwei Fällen blieb sie lange bestehen, und es dauerte Wochen, bis sie unter geeigneter Behandlung zurückging (Fall Nr. 60 und 95).

Im Falle Nr. 60 breiteten sich die Lymphdrüsenschwellungen nicht nur am Unterkieferwinkel aus, sondern traten auch unter dem Kinn, im Nacken, in den Achselhöhlen, ja sogar in der Inguinalgegend auf, und erst nach 6 wöchentlicher Beobachtung konnten wir ihr Verschwinden feststellen. Abgesehen vom akuten Stadium der Tonsillitis, war der Verlauf in beiden Fällen ein fieberfreier.

In 29 Fällen haben wir während der Dauer der Entzündung und auch noch einige Wochen nach ihrem Ablauf Urinuntersuchungen angestellt, aber nur in 2 Fällen konnten wir Einweiss im Urin nachweisen.

In dem einen Fall (Nr. 59.) zeigte sich am dritten Tage der Erkrankung bei plötzlicher hochgradiger Temperatursteigerung bis zu 40.7°, nachdem vorher das Fieber bereits auf 37.6° abgefallen war, Eiweiss im Urin. Der Puls stieg auf 126, in der Nierengegend war Druckempfindlichkeit zu konstatieren.

Am nächsten Tage zeigte die mikroskopische Untersuchung einige Leukocyten und degenerierte Nierenepithelzellen. Am 5. Tage der Erkrankung war Patient fieberfrei. Am 6. Tage konnte im Urin $^3/_4$ ‰ Eiweiss (nach Essbach) nachgewiesen werden, im Sediment zahlreiche körnige Zylinder, verfettete Nierenepithelzellen und einige Leukozyten. Am 7. Tage war ein nach der Tonsillitis zurückgebliebener geringer Rachenkatarrh, — ein sehr häufiges Residuum der Tonsillitis — gleichfalls verschwunden ; und am 10. Tage war auch der Urin frei von Eiweiss und Nierenformelementen.

In diesem Falle können wir meines Erachtens nicht lediglich von Albuminurie sprechen — die Anwesenheit der Nierenformelemente spricht wenigstens dagegen —, der Verlauf war jedoch ein günstiger : es handelte sich nur um eine vorübergehende Schädigung der Niere.

In unserem zweiten Fall (Nr. 36) zeigte sich die Erkrankung unter den noch fortbestehenden Symptomen einer akuten Tonsillitis. Im Urin grosse Mengen Eiweiss (11‰ nach Essbach), im Sediment viel Nierenepithelzellen, viele rote und weisse Blutkörperchen mit zahlreichen Wachs- und Nierenepithelzylindern. Der Kranke zeigte während seiner Anwesenheit im Spital anfangs nur mässige Temperatursteigerungen, später trat intermittierendes Fieber auf, dessen Maximum (38.7—40.4°) in die Abendstunden fiel.

Der Zustand des Patienten war schwer und wollte sich nicht bessern. Am 11. Tage wurde er wegen Verdachts auf Flecktyphus in das Epidemiespital übergeführt. In diesem Falle handelte es sich nach Ausweis der Krankengeschichte um eine septikämische Nephritis. Ich will noch hinzufügen, dass hier von der Darreichung des Chinins abgesehen wurde und die Behandlung sich auf Verordnung von Aspirin, kalten Umschlägen und Rachenspülungen beschränkte.

Ganz besonders und mehr als interessantes Moment erwähne ich, dass wir am 6. Tage nach der Entwicklung einer Tonsillitis Flecktyphus konstatierten. Bemerkenswert ist, dass der Flecktyphus noch nirgends als Folgekrankheit nach einer Tonsillitis erwähnt wird, eben deshalb möchte ich diesen mit der Tonsillitis nicht in kausale Verknüpfung bringen. Bei dieser Gelegenheit erwähne ich noch, dass Fahr* das gleichzeitige Auftreten beider Erkrankungen bei einem von der Ostfront kommenden Lokomotivführer beobachtete.

In unserem Falle Nr. 26 war am 18. Tage, nach völligem Abklingen der Tonsillitis, ein systolisches Geräusch an der Herzspitze zu hören, das jedoch nach 10 Tagen vollständig verschwand.

Sehr interessant und wegen ihres häufigen Vorkommens besonders wichtig sind die Fälle, in denen Komplikationen mit Pleuritis und Pneumonie beobachtet wurden.

Pleuritis in Verbindung mit Tonsillitis beobachteten wir in 6 Fällen. Unter diesen schloss sich die Pleuritis dreimal an eine ausgesprochene doppelseitige Tonsillitis an, und zwar am 1., 2., bzw. 3. Tage nach Beginn der Mandelerkrankung, die im letzten Falle bereits vollständig abgeheilt war. In den 3 anderen Fällen wurde umgekehrt die Tonsillitis erst beobachtet, nachdem bereits 3, 2 und 9 Tage vorher die Pleuritis festgestellt war. Im letztern Falle ist es möglich, dass die Tonsillitis aus einer besonderen Infektion hervorgegangen war und mit der Pleuritis nichts zu tun hatte, in den übrigen Fällen aber — also 5mal — ist der Zusammenhang zwischen beiden Affektionen wenigstens wahrscheinlich. In 4 Fällen beobachteten wir fibrinöse Pneumonie, wobei dreimal die Tonsillitis einen Tag vor der Pneumonie auftrat, während in einem Falle die Lungenaffektion sich zu einer bereits seit vier Wochen bestehenden geschwürigen Tonsillitis hinzugesellte.

Lehrreich ist der Fall Aufn. Nr. 3120.

20/IV. Abends plötzliche Temperatursteigerung bis 40.9°.

21/IV. Die Temperatur fällt am Morgen auf 37.3°, nachdem ein bis zum Abend des 20/IV dauernder Schüttelfrost, mehrfaches Erbrechen und starke Kopfschmerzen vorhergegangen waren. Tonsillen und Uvula stark injiziert. Im Urin Eiweiss. Im Sediment körnig hyaline Wachs- und Nierenepithelzylinder. Epigastrium auffallend empfindlich.

22/IV. In der rechten Thoraxhälfte Schmerzen. In der rechten Interskapulargegend von der 3. Rippe abwärts Dämpfung, bronchiales Atmen, einige klin-

---

* Fahr (Hamburg), Schwere Angina mit Flecktyphus. Berl. Klin. Wochenschrift. 1915. Seite 275.

gende Rasselgeräusche. Sputum rostfarben, ziehend, haftend. Im Sputum zahlreiche Pneumokokken.

23/IV. Symptome der Tonsillitis verschwunden.

25/IV. Im Urin Eiweiss in Spuren. Die Pneumonie heilte am 10. Tage aus.

In einem zweiten unserer Fälle wurde am 2. Tage nach Beginn der Pneumonie eine leichte doppelseitige Tonsillitis ohne Follikularpfröpfe, aber mit Hyperaemie beider Tonsillen festgestellt. Der Kranke hatte schon 10 Tage vorher eine ausgesprochene Tonsillitis überstanden. Im Sputum wurden zahlreiche Pneumokokken nachgewiesen. Am 5. Tage der Erkrankung traten typhusverdächtige Symptome auf, und der Patient musste ins Epidemiespital gebracht werden. Über sein weiteres Schicksal haben wir keine Kenntnis.

Nun möchte ich auch einiges über die Therapie der Tonsillitis sagen, wobei ich jedoch aus den schon oben angedeuteten Gründen auf eingehendere Ausführungen verzichten muss.

Ich habe die beobachteten Fälle von Tonsillitis in einer Tabelle zusammengestellt, aus der die Dauer der Erkrankungen und die in den einzelnen Fällen angewandte Behandlung ersichtlich ist.

Dauer der Erkrankung	Bei verschiedener Behandlung heilten					
	Spülung mit Salzwasser	Chinin	Ohne Bezeichnung	Salizyl od. Aspirin	Hyperol	Optochin
1 Tag	—	1	—	—	—	—
2 Tage	1	15	2	—	—	—
3 „	3	13	3	2	1	—
4 „	1	7	1	—	—	2
5 „	1	3	2	2	1	1
6 „	1	—	2	1	4	1
7 „	1	—	2	—	—	—
8 „	—	—	1	—	2	—
9 „	—	—	—	—	—	—
10 „	—	1	1	—	—	—
Mehr als 10 Tage	1	1	3	—	2	—
Unbestimmte Dauer	—	2*	7	—	—	—

* Ein Fall mit Typhus kompliziert.

Dauer der Behandlung	Zahl der Heilungen in % bei verschiedener Behandlung					
	Spülung mit Salzwasser	Chinin	Ohne Bezeichnung	Salizyl od. Aspirin	Hyperol	Optochin
	%	%	%	%	%	%
1 Tag	—	2.14	—	—	—	—
2 Tage	11.11	35.90	8.33	—	—	—
3 „	33.33	30.42	12.24	40.00	10.00	—
4 „	11.11	19.09	4.19	—	—	50.00
5 „	11.11	6.42	8.33	40.00	10.00	25.00
6 „	11.11	—	8.33	20.00	40.00	25.00
7 „	11.11	—	8.33	—	—	—
8 „	—	—	4.19	—	20.00	—
9 „		—	—	—	—	—
10 „	—	—	4.19	—	—	—
Mehr als 10 Tage	11.11	2.14	12.24	—	20.00	—
Unbestimmte Dauer	—	4.28	28.67	—	—	—

Wie man sieht, hatten die kürzeste Krankheitsdauer die mit Chinin behandelten Fälle, längere Zeit zur Heilung brauchten die Aspirin- und Salizyl-Fälle, und am ungünstigsten verliefen die Erkrankungen, die nur mit Gurgeln und kalten Umschlägen behandelt wurden oder bei denen die Angabe der Therapie fehlt.

Die Tabelle zeigt uns zweifellos, dass die Tonsillitis keineswegs als belanglose Erkrankung angesehen werden darf, denn sie kann, wie einzelne unserer Fälle zeigen und wie das ja auch sonst bekannt ist, die schwersten Folgeerscheinungen nach sich ziehen.

Jedenfalls ist bei Tonsillitis, solange der fieberhafte Zustand andauert, strengste Bettruhe mit entsprechender flüssiger Diät, gewissenhafte Fieberkontrolle sowie aufmerksame Beobachtung der Herz- und Nierentätigkeit unerlässlich.

Aber auch nach Abklingen der akuten Erscheinungen empfiehlt es sich, noch wochenlang den Urin gründlich zu untersuchen, damit sofort die nötigen Vorkehrungen getroffen werden können, sobald eine Albuminurie oder Nephritis festgestellt wird.

Hier möchte ich noch mit einigen Worten auf den subfebrilen Zustand zurückkommen, von dem bereits oben die Rede war. Als Ursache dieser geringen Temperaturerhebungen findet man, falls Komplikationen seitens anderer Organe ausgeschlossen werden können, gewöhnlich in den Tonsillen oder zwischen Tonsille und deren Kapsel Abszesse, die ohne alle physikalische Erscheinungen zu verlaufen pflegen. Ihre Feststellung ist naturgemäss sehr wichtig. Indessen ergibt selbst die gründliche Untersuchung der Tonsillen oft genug kein Resultat. Manchmal — allerdings selten — kann man beobachten, dass einzelne Partien der Mandel etwas hyperämisch sind und über ihre Umgebung ein wenig prominieren, während der Kranke, besonders am Abend, wo auch die geringen Temperaturerhöhungen erfolgen, nicht konstant, aber doch hier und da über mässige Schmerzen beim Schlucken klagt. Auch die Unterkieferlymphdrüsen sind etwas geschwollen und zuweilen schon bei schwacher Berührung schmerzhaft.

Viel häufiger aber sind die Fälle, in denen lediglich, die mässigen und nicht empfindlichen Drüssenschwellungen in Verbindung mit den geringen Temperatursteigerungen unsere Aufmerksamkeit auf den verborgenen Eiterherd lenken. Dann sollte eine gründliche Untersuchung der Tonsillen mittels Palpation niemals versäumt werden, die mit beiden Händen in der Weise zu erfolgen hat, dass während die Finger der einen Hand hinter dem Unterkieferwinkel einen leichten Druck ausüben, d. h. die Tonsille sanft nach innen drücken, der Zeigefinger der anderen Hand mit seiner Innenfläche unter leichtem Druck die Tonsille entlang streicht, um ihren Widerstand zu prüfen.

Rasches Abtasten, rohes Zugreifen ist zu vermeiden, weil man dadurch Brechbewegungen auslöst und dem Kranken Schmerzen verursacht.

In sieben unserer Fälle haben wir gewöhnlich am oberen Pole der Tonsille unmittelbar neben dem hinteren Rachenbogen eine geringe Resistenz von etwa Erbsengrösse gefühlt, die mehr oder weniger druckempfindlich war.

Wahrscheinlich befindet sich der Eiter in solchen Fällen in den tieferen Teilen der Tonsille oder an der Kapsel.

Entleert man den Eiter mittelst einer Inzision, so kann leicht eine grössere Blutung erfolgen, da man, besonders bei tief liegendem Eiterherd, nicht im Voraus bestimmen kann, wie weit man mit dem Einstich in die Tiefe dringen muss.

Viel empfehlenswerter ist es nach meiner Meinung, mittels Sonde in der Nachbarschaft des Abzcesses in eine Lakune einzugehen und, die Lage der oben erwähnten Resistenz immer im Auge behaltend, auf den Eiterherd vorzudringen und ihn so zu entleeren.

Diese Sondierungen müssen in den nächsten Tagen wiederholt und solange fortgesetzt werden, bis das Fieber, die Resistenz und die Empfindlichkeit vollständig geschwunden sind.

Befinden sich kleine Abszesse zwischen Tonsille und deren Kapsel, so können sie auf solche Weise nicht entleert werden. In diesem Falle ist es zweckentsprechend, mit dei Sonde, die man am besten mit einer rechtwinkeligen Krümmung versieht (der abgebogene Schenkel soll 1 ½ bis 2 cm. lang sein), in die Fossa supratonsillaris einzudringen und nun zu versuchen, mit der Sonde nach ab- und rückwärts vordringend, die Tonsille abzuziehen und die Adhäsionen zu lösen. Oft entdeckt man den Abszess, wenn man durch Druck auf den vorderen Rachenbogen entweder mit dem Finger oder. besser noch mit dem Instrumente — weil so das Sehfeld freibleibt — die Tonsille quasi heraushebt, wobei aus dem Abszess oder aus irgendeiner Falte oder hinter der Tonsille der Eiter zum Vorschein kommt. Dieses Verfahren erleichtert die Auffindung des Abszesses ungemein, darf aber nicht forciert werden, weil durch unzarte Handhabung dem Eiter sehr leicht ein unerwünschter Weg gebahnt werden kann.

In unserem Spital haben wir 14 grössere Tonsillarabszesse beobachtet.

Sie wurden in gewohnter Weise behandelt, wobei ich bemerke, dass es in der Mehrzahl der Fälle (in 10) anging, auf die beschriebene Art den Abszess entweder von der Fossa supratonsillaris oder von irgend einer Lakune her zu entleeren, nur in 4 Fällen kam es zur Anwendung des klassischen Schnittes.

Das Sondenverfahren ist schon deshalb zu bevorzugen, weil

es unblutig ist und nicht zur Narbenbildung in der Mundhöhle führt.

Niemand kann so sehr wie Verfasser selbst die Mängel seiner Arbeit empfinden. Zum Teil sind sie auf das unzureichende Tatsachenmaterial zurückzuführen, andererseits aber habe ich mit Rücksicht auf das interessante Thema die Absicht, Aetiologie und Therapie der chronischen Tonsillitiden an anderer Stelle ausführlicher zu behandeln.

Die Kriegstuberkulose.

Von

Dr. Josef Parassin Regimentsarzt,

Chefarzt der I. Abteilung.

Mit der zunehmenden Entwickelung der sozialen Medizin hat sich auch in unseren Anschauungen über die Tuberkulose eine Wandlung vollzogen. Heute ist sie uns nicht lediglich eine Krankheit des Individuums, ihre Hauptbedeutung liegt vielmehr für uns darin, dass sie als Massenerscheinung, als Pandemie auftritt. Als solche ist sie zu einem brennenden Problem der Gesellschaft eines jeden Staates geworden. Der Untersuchung des klinischen Prozesses kommt vom Standpunkte der Prophylaxe dieser Volkskrankheit aus nur eine untergeordnete Bedeutung zu. Daraus erklärt sich auch der Umstand, dass das Interesse für die Kriegstuberkulose ganz wesentlich an die Rolle anknüpft, welche die Tuberkulose als Pandemie spielt.

Trotzdem lohnt es sich, die Kriegstuberkulose auf Grund der bisher gesammelten Erfahrungen und unserer eigenen Beobachtungen über sie von beiden Gesichtspunkten aus zu erörtern.

Es gibt Autoren, die es nicht für erlaubt halten, von der Tuberkulose als von einer Kriegskrankheit zu sprechen, während von vielen andern die Bezeichnung „Kriegstuberkulose" als vollkommen berechtigt anerkannt wird. In dem Sinne, dass der erste Infektionskeim den kämpfenden Kriegern auf dem Schlachtfelde eingeimpft wird, können wir nicht von Kriegstuberkulose sprechen. Wenn auch die Möglichkeit, dass Tuberkulose „im Kriege erworben" wird, nicht in Abrede gestellt werden kann, so treten derartige Fälle doch nur sporadisch auf, und der Beweis eines solchen Entstehung wird sich immer nur äusserst schwer erbringen lassen. Sie haben auch wenig Bedeutung im Vergleich zu den verschiedenen anderen Wegen, auf denen sich die Tuberkulose im Heere ausbreitet.

Wenn wir jedoch sehen, wie in den Reihen der im Felde stehenden Truppen infolge der Kriegsschädlichkeiten bei Tausenden und Abertausenden sich aus stationären, alten und weniger alten, aus ruhenden und latenten Herden sich progrediente, manifeste und infektiöse Prozesse entwickeln, und wir dann bedenken, dass durch sie eine Unzahl von Menschen zugrunde gerichtet wird, die sonst am Leben geblieben wäre und dass infolge der enorm starken Vermehrung der infektiösen Tuberkuloseformen die Bevölkerung ganzer Länder von ernster Gefahr bedroht wird, so kann man nicht nur, sondern muss auch notgedrungen von einer Kriegstuberkulose sprechen, u. zw. nicht nur von einem mit dem Kriege zusammenhängenden Umsichgreifen der Tuberkulosepandemie, sondern auch von jener direkt durch das Leben im Felde beeinflussten Tuberkulose des Einzelindividuums. Nur dann können wir die ganze Grösse der das Land bedrohenden, durch den Krieg heraufbeschworenen Tuberkulosegefahr ermessen, wenn wir das massenhafte Auftauchen dieser infektiösen Prozesse und ihr rapides Umsichgreifen gleichsam als Zeugen miterleben.

Aus allen Veröffentlichungen über die Erfahrungen im Weltkriege, aus allen Mitteilungen über die Schädlichkeiten dieses Völkerringens fällt ein helles Licht auf das Leben an der Front und in den Schützengräben. Aus ihnen können wir ein klares Bild von den verschiedenen Tätigkeiten und — um mich des treffenden Ausdruckes Chaveau's zu bedienen — von dem durch den Krieg hervorgerufenen „physiologischen Elend" gewinnen. Diese Schädlichkeiten rufen jene schweren und bemitleidenswerten Zustände hervor, welche Dr. M. Karl John in seiner Arbeit „Über den Verfall der Kräfte des menschlichen Körpers und seiner Organe im Kriege" beschreibt. In jenem physiologischen Elend ist auch der Grund für die Erschöpfung des Organismus und die Herabminderung seiner Widerstandskraft zu suchen. Auch ohne Kriegsseuchen ergeben sich so für die Tuberkulose Schädlichkeiten, die fördernd auf ihre Entwicklung einwirken.

Die dem Material unseres Kriegsspitals entnommenen 368 Fälle von Lungenerkrankungen, die ich als Grundlage für diese Veröffentlichung benutze, bieten ein nach vielen Richtungen hin lehrreiches Bild, aus dem sich wichtige Folgerungen für die Manifestation der Tuberkulose ergeben. Schröder hat vollkommen Recht, wenn er sagt, dass der Krieg vom Standpunkt gewisser ätiologischer Tuberkulosefragen mit einem Experiment in grossem Massstabe zu vergleichen ist. Durch die von uns behandelten Fälle gewannen wir nicht nur Daten über die Kriegsschädlichkeiten, welche für die Auslösung der Tuberkulose, sondern auch andere, die für das eigentümliche Verhalten des Krankheitsprozesses von Bedeutung erschienen; wir konnten dieses eigentümliche Verhalten mit einer gewissen Regelmässigkeit und Typizität beobachten und seine Abweichung vom Verlaufe analoger Lungenprozesse in Friedenszeiten in mehrfacher Beziehung feststellen.

Einen Fall, bei dem wir in einer jeden Zweifel ausschliessenden Weise den Nachweis hätten führen können, dass die Tuberkuloseinfektion auf dem Schlachtfelde stattgefunden habe, beobachteten wir nicht. Wenn es auch solche Fälle geben mag, so stehen uns darüber nicht genügende, ins Gewicht fallende Daten zur Verfügung. Die überwiegende Anzahl der Fälle beweist, dass der Keim vielmehr in Gestalt schlummernder, latenter, stationärer oder noch aktiver Prozesse in das bewegte Leben an der Front gelangte. Die zahlreichen Untersuchungen über die grosse Verbreitung der Tuberkuloseinfektion (Negeli, Burchardt, Hamburger, Monti usw.) geben Aufklärung darüber, wie enorm häufig bei Individuen, die man in Bezug auf Tuberkulose für gesund hielt, dennoch Spuren und Folgen der tuberkulösen Infektion anzutreffen sind. Nach dem Material der erwähnten Autoren sind nicht weniger als 90% der zum Militär Eingerückten schon vorher mit dem tuberkulösen Virus in Berührung gekommen, und wir können die Tatsache dieser Berührung aus den verborgenen Drüsen- und Spitzenprozessen nachweisen, die wir bei ihnen antreffen.

Über die Ausbreitung der Tuberkuloseinfektion beim aktiven Heere in Friedenszeiten erschien gleichfalls eine ganze Reihe von

Mitteilungen (von Schjerning, Franz Schultzen, Kelsch, Metzge, Fischer, Sforza, Saar, Kirsch, Schwiening, Podesta J. Dupny, Ch. Lemoine, T. N. Kelynack, W. Wenmoth Pryn, R. J. S. Simpson, St. Lyle, Cummins, Ch. A. Johnston u. s. w.). Aus ihnen allen ergibt sich, dass der Tuberkuloseinfektion ins Soldatenleben mitgebracht war, bis dahin schlummerte, nun aber zur Entwicklung kam und deshalb zum Gegenstand der Beobachtung wurde. Wir selbst hatten in unserem Kriegsspital ebenfalls Gelegenheit, aus mehreren Hundert Lungendurchleuchtungsbefunden zu ersehen, dass bei ganz gesund erscheinenden, keinerlei Symptome von Tuberkulose darbietenden Verwundeten oder sonstigen Kranken in einem hohen Prozentsatz krankhafte Vergrösserungen der Hilusdrüsen, abnorme starke Hiluszeichnung oder Verschleierung der Spitzen, abgekapselte oder verkalkte Herde nachzuweisen waren.

Es unterliegt keinem Zweifel, dass wir auch im Kriege gewisse Unterschiede im Verhalten der einzelnen Fälle beobachten. Viele von ihnen ertragen das Leben auf dem Kriegsschauplatz sehr gut, bleiben selbst bei Verschlimmerungen des lokalen Lungenherdes symptomlos und gelangen nur mit Tuberkulose als Nebenbefund auf den Obduktionstisch. Solche Fälle kamen auch bei uns häufig zur Beobachtung. Einige von ihnen seien hier mitgeteilt:

2973. J. K. Infanterist, 7 Monate Frontdienst, Wohlbefinden während dieser Zeit. Aufnahme am 3/III. 1915. Patient ist seit 26. Februar krank. Das Leiden begann plötzlich mit Schüttelfrost, Fieber und Kopfschmerzen. An der Stelle seiner jetzt eiternden Wunde wurde angeblich vor 7 Jahren ein Abszess eröffnet. Patient kam in verfallenem Zustande zu uns. Links hinten in der Paravertebrallinie, 3 Finger über dem Rande des Darmbeintellers, ist eine eingezogene, alte Narbe sichtbar, mit einer kleinen Fistel in ihrer Tiefe, aus der sich dünnes, eitriges Sekret entleert. Mehrfaches Erbrechen. Temp. 39.9°. Beide Supraklavikulargruben eingefallen. Rechtsseitig perkutorisch keine Abweichung von der Norm, rauhes In-, verlängertes Exspirium. Über der linken Clavicula gedämpfter Perkussionsschall, sakkadiertes In- und Exspirium mit feinen, knisternden Rasselgeräuschen. Bauch eingezogen.

4/III. Erweiterung und Drainage der Fistel unter reichlicher Eiterentleerung.

8/III. Fortwährendes Erbrechen, vollkommener Verfall, hohes Fieber; Puls leer, kleinwellig, leicht unterdrückbar.

10/III. Status idem. Ausgesprochenes Bild schwerer Sepsis.

17/III. Exitus.

Obduktionsbefund: Tuberculosis chronica petrifica cum atrophia totalis parenchymae renis sinistri. Abscessus perinephriticus l. sin. cum fistula cutanea regionis lumbalis sinistri. Sepsis. Intumescentia lienis, degeneratio parenchymatosa cordis et hepatis. Hyperplasia renis dextri. Cicatrices tuberculosae sanatae apicum pulmonum. Synechia velamentosa totalis pleurae lat. ultriusque. Intumescentia nodulorum solitarium partis infimae intestini ilei et colon ascendentis.

In diesem Falle blieb der alte, vollkommen ausgeheilte tuberkulöse Prozess während der ganzen Zeit des 7 monatlichen Frontdienstes vollkommen latent, und nur die Sepsis, die von einem in der Gegend der geheilten linken Niere entstandenen perinephritischen Abscess ausging, raffte den Patienten in 2 Wochen dahin. In einem anderen Falle kam ein Mann mit einem Schuss am rechten Daumen in Spitalbehandlung.

3100. I. M. Infanterist. War 7 Monate an der Front und fühlte sich dort vollkommen gesund. Aufnahme am 13. III. 1915. Verwundung am 5. III. 1915. Fieber besteht seit 5 Tagen. Der Durchschuss des rechten Daumens erklärt das Fieber nicht. Wegen Typhusverdacht Isolierung.

12/III—7/IV. mit schwerem Abdominalis in Behandlung.

7/IV. Exitus.

Obduktionsbefund: Pneumonia hypostatica extensa loborum inferiorum cum bronchitide catarrhali diffusa. Typhus abdominalis. Ulcera typhosa partim sanata, partim depurata intestini ilei et coeci. Intumescentia nodulorum lymphaticorum mesentericorum, ulcera pharyngis et laryngis; Degeneratio parenchymatosa myocardii et renum; Peribronchitis tuberculosa chronica circumscripta partis superioris lobi inferioris dextri cum bronchiektasibus. Tubercula nodulorum lymphaticorum peribronchialium dextrorum et peritrachealium.

Mönckeberg berichtet über den Obduktionsbefund von 85 Soldaten; bei 27 von ihnen fand er Tuberkulose. In 5 Fällen war Tuberkulose die Todesursache, in 22 Fällen Nebenbefund. In unserem Kriegsspital wurden bis zur Stunde 91 Obduktionen vorgenommen. 52 Fälle (57.7%) erwiesen sich „tuberkulosefrei“; in 31 Fällen (34%) war Tuberkulose die Todesursache, in 8 Fällen (8.9%) Nebenbefund.

Die Mehrzahl der von uns behandelten Fälle war an der Front, mit Ausnahme von nur 79 Patienten, deren Krankheit während der militärischen Ausbildung manifest wurde und die dann in unsere Pflege kamen. Diese entstammten dem Material der späteren Ersatzmusterungen, bei denen schon — nach mehrmaligem Durchsieben — ein minderwertiges Menschenmaterial ausgehoben wurde. Unter den von der Front. kommenden Patienten waren einige, die unmittelbar von dort zu uns gelangten; die Mehrzahl aber hatte erst mehrere Sanitätsanstalten zu passieren. Es war für uns von grosser Wichtigkeit, die Zeitdauer des Felddienstes bei den einzelnen Patienten zu ermitteln. Dabei ergaben sich folgende Zahlen:

1— 3 Monate waren an der Front	48
3— 6 ,, ,, ,, ,, ,,	87
6— 9 ,, ,, ,, ,, ,,	45
9—12 ,, ,, ,, ,, ,,	23
über 12 ,, ,, ,, ,, ,,	20
Zeitdauer nicht zu ermitteln bei	12
Nicht im Felde waren	79
In russischer Kriegsgefangenschaft waren (Austausch)	54

Daraus ergibt sich, dass von 223 Patienten, deren Dienstzeit im Felde uns genau bekannt ist:

1— 3 Monate im Felde waren	21.5%
3— 6 ,, ,, ,, ,,	39.0%
6— 9 ,, ,, ,, ,,	20.1%
9—12 ,, ,, ,, ,,	10.3%
über 12 ,, ,, ,, ,,	8.3%

also mehr als 60% sämtlicher Lungenkranker waren nicht länger als 6 Monate im Felde.

Es hat den Anschein, als ob ein Frontdienst von 3—6 monatlicher Dauer für das Schicksal des tuberkulösen Prozesses am meisten entscheidend ist. Über 6 Monate im Felde war nur $^{1}/_{3}$ unserer Lungenkranken.

Wenn wir den Ursachen nachforschen, die das Aufflackern des tuberkulösen Prozesses hervorriefen, oder wenn wir im Leben auf dem Kriegsschauplatze die Schädlichkeiten suchen, die geeignet sind, den Zustand des an okkulter Tuberkulose leidenden Kriegers zu offenem Siechtum umzuwandeln, so sind wir auf die Angaben der Kranken angewiesen. Auf Grund persönlicher Erfahrungen kann ich das Leben an der Front in allgemeinen Zügen folgendermassen charakterisieren: Unter vollkommen veränderten Lebensverhältnissen und bei irrationeller Ernährung haben die Soldaten die grössten körperlichen und geistigen Überanstrengungen auszuhalten und sind meist schutzlos allen Unbilden der Witterung ausgesetzt; dabei entstehen durch das Zusammenleben grosser Menschenmassen eine ganze Reihe von Infektionskrankheiten. Kurz: Faktoren, die sämtlich geeignet sind, den Lungenkranken an der Front zu schädigen, und die selbst den gesündesten Organismus auf die Dauer untergraben.

Die Anamnese der 289 von der Front uns überwiesenen Kranken haben wir sorgfältig geprüft; neben den genauesten Erhebungen über die Vorgeschichte in Hinsicht auf das Zivilleben bemühten wir uns, auch die Angaben der Patienten über ihre Militärdienstzeit während des Krieges bis in alle Einzelheiten klarzustellen. Auf diese Weise gelangten wir zu folgendem Ergebnis:

Anamnese mit Bezug auf das Zivilleben:	
Beim Einrücken fühlten sich gesund	272 = 94.1%
vorher wegen Lungenspitzenkatarrh (Lungenkrankheit) in Behandlung gewesen	71 = 24.5%
früher Haemoptoë gehabt	32 = 11.0%
früher eine Pneumonie überstanden	13 = 4.4%
Tuberkulose in der Familie, bei Eltern oder Geschwistern, ergab sich bei	55 = 19.0%
Habitus phthisicus	29 = 10.0%

Anamnese mit Bezug auf die Militärdienstzeit:					
Starke Erkältung oder Durchnässung				35	= 24.5%
Typhus während des Krieges				16	
Typhusverdacht während des Krieges				2	
Cholera	,,	,,	,,	2	
Dysenterie	,,	,,	,,	5	48.5%
Darmkatarrh	,,	,,	,,	28	
blutiger Stuhl	,,	,,	,,	8	
Ikterus	,,	,,	,,	8	
Nephritis	,,	,,	,,	5	
Pneumonie	,,	,,	,,	6	
Pleuritis	,,	,,	,,	15	
Trauma des Thorax	,,	,,	,,	12	

Für die Behandlung unserer Frage sind diese Feststellungen sehr wichtig. Die Zahlen aus dem Zivilleben zeigen, dass der Faktor der familiären Belastung häufiger in Wirkung tritt als der des ungünstigen Körper- und Thoraxbaues, und zwar nach unseren Erhebungen anscheinend doppelt so häufig. Einzelne Autoren behaupten, indem sie von der Kriegstuberkulose sprechen, dass die Krankheitsprozesse nur bei Individuen aufflackern und progredienten Charakter annehmen, die unter den Kriegsschädlichkeiten besonders stark leiden und deren Konstitution prädisponiert ist, mit einem Worte die auch sonst durch das Sieb der Selektion ausgeschieden worden wären. Diese Annahme wird durch unsere Daten nicht bestätigt. Die ungünstigen Verhältnisse, in denen heutzutage die Truppen an der Front zu leben gezwungen sind, erhöhen nicht die Empfänglichkeit des Organismus; denn die Gefahr des Aufflackerns der Tuberkulose besteht für Kräftige und Schwache in gleichem Masse. Die Daten der militärischen Anamnese sind mehr für die Behandlung der Kriegstuberkulose zu verwenden. Während die Erkrankungen infolge starker Erkältung und Durchnässung mit 24.5%, die infektiösen und nicht infektiösen Erkrankungen des Magen-Darmkanals mit nahezu 24% in der Anamnese vertreten sind, verschwinden die anderweitigen Angaben neben den erwähnten Verhältniszahlen. Es scheint daher, dass in erster Reihe die Unregelmässigkeiten in der Ernährung, die konsekutiven Erkrankungen des Magen-Darmtraktes und die schädlichen Einflüsse der Witterung die Hauptursachen für das Aufflackern der Tuberkulose sind. Das bemitleidenswerteste Bild unter allen unseren Fällen von Kriegstuberkulose boten die aus Russland zurückgekehrten tuberkulösen Austauschinvaliden. Das Mortalitätsverhältnis unseres Krankenmaterials wurde nahezu ausschliesslich durch diese erhöht, und eben sie sind es, die den Ausbruch der Krankheit auf starke Erkältung und Durchnässung zurückführten.

Von den 35 in der Anamnese erwähnten Fällen entfallen 24 auf diese Kranken. Natürlich spielt auch hier die unglaublich schlechte und ungenügende Nahrungsversorgung eine sehr wichtige Rolle.

Diese Schädlichkeiten üben selbstverständlich auf jeden einzelnen an der Front kämpfenden Soldaten ihre Wirkung aus; jedoch bricht der vollkommen gesunde Organismus, wenn er auch die Wirkungen der Schädlichkeiten fühlt, nicht so schnell zusammen wie derjenige, der den Keim der Tuberkulose schon in sich trägt. Dr. M. Karl John spricht auf Grund seiner am ganzen Material unseres Spitals vorgenommenen Untersuchungen den Satz aus: „Es gelang mir, den durchschnittlichen Gewichtsverlust an der Front mit 8.65 kgr. festzustellen, der durchschnittlich nach 234 tägigen Frontdienst eintritt. Wenn dies auch ein ziemlich ansehnliches

Durchschnittsminus darstellt und wenn wir auch in einem prozentual abnehmenden Verhältnis das 2, 3, ja sogar 4 fache dieses Gewichtsverlustes bei vielen Fällen unseres Materials beobachten können, so müssen wir den Gewichtsverlust von 8.65 kgr. noch immer als sehr gering bezeichnen."

Während des tuberkulösen Prozesses findet der Kampf der Zellindividuen gegen die einströmenden Bazillen und deren giftige Produkte, die Toxine und sicherlich auch gegen die Bestandteile des Bakterienleibes, deren Zerfallprodukte, statt. Wir wissen, welche entscheidende Bedeutung dabei der „individuellen" Reaktion zukommt. Wenn durch die Kriegsschädlichkeiten so tiefgreifende Veränderungen in der Okonomie des Organismus hervorgerufen werden, wie sie diese starken Gewichtsabnahmen, die gleichzeitig auch Materialverluste sind, beweisen, dann kann der Verteidigungskampf des tuberkulösen Organismus kein sehr wirkungsvoller sein.

Für die Beurteilung unserer Fälle ist es von Interesse zu erfahren, welche Symptome bei den Kranken, als sie die Front verliessen, besonders hervortraten. Die anamnestischen Daten, die darüber Auskunft geben, sind folgende:

Haemoptoë	in 119	Fällen
Starke nächtliche Schweisse	„ 89	„
Hohe Temperatur	„ 80	„
Heftiger, quälender Husten	„ 118	„
Heiserkeit	„ 13	„
Appetitlosigkeit	„ 20	„

Auffallend ist — es wird davon später noch die Rede sein — die hohe Zahl der Haemoptoëfälle und — wie dies die Zahlen beweisen — der schweren Intoxikationen. Eigentümlicher Weise klagen die Patienten nicht über Appetitlosigkeit. Die Erkrankungen verteilen sich je nach der affizierten Seite und dem Stadium folgendermassen:

Rechtsseitige Erkrankung	126	Fälle	= 34.2%
Linksseitige „	69	„	= 18.7%
Doppelseitige „	173	„	= 47.0%
I. Stadium der „	138	„	= 37.5%
II. „ „ „	155	„	= 42.1%
III. „ „ „	75	„	= 20.3%

Unter unseren Fällen waren 226 (61.1%) mit geschlossener

und 142 (38.9%) mit offener Tuberkulose. Die Sputummenge war im allgemeinen keine reichliche. Expektoration massenhaften Auswurfs beobachteten wir insgesammt in 11 Fällen. Der Bazillenbefund zeigte folgendes Verhalten:

Das Sputum enthielt Kochsche Tuberkelbazillen	in 83	Fällen
,, ,, ,, viel Kochsche Tuberkelbazillen	,, 24	,,
,, ,, ,, sehr viel Kochsche Tuberkelbazillen	,, 27	,,
,, ,, ,, ausserordentlich viel Koschsche Tuberkelbazillen	,, 8	,,

Der Befund von elastischen Fasern im Sputum war in 46 Fällen positiv. Die Harnuntersuchung wurde in 289 Fällen vorgenommen. Ihr Ergebnis war in 221 Fällen negativ. Bei den übrigen Fällen zeigten sich:

Albumen, ausgesprochen oder in Spuren	in 38	Fällen
Eiter	,, 6	,,
Blut	,, 4	,,
Zucker	,, 1	Fall
Diazoreaktion	in 5	Fällen
Urobilinogen	,, 1	Fall
geformte Nierenelemente	,, 11	Fällen
Bakterien	,, 4	,,

Die subjektiven Klagen der Kranken beziehen sich zumeist auf heftige Husten- und Atembeschwerden. Sehr oft beobachteten wir starke Schmerzhaftigkeit der Brustmuskulatur, besonders am Rücken und in der Interskapulargegend. Der physikalische Befund war im Verhältnis zu dem traurigen Zustande des Patienten sehr oft ein recht geringfügiger, was in vielen Fällen durch die Röntgenuntersuchung erklärt wurde. Letztere wies bei derartigen Kranken in 22 Fällen disseminierte, luftleere Herde in den Lungen, in 29 Fällen sehr starke Hiluszeichnung und vergrösserte, zum Teil verkalkte Hilusdrüsen nach. Ferner ergab die Obduktion in einer ganzen Reihe von Fällen eine miliare Ausbreitung der Erkrankung.

Auch hinsichtlich des klinischen Verlaufes blieben uns die schwersten Erfahrungen nicht erspart. Die Ergebnisse der Behandlung können wir folgendermassen zusammenfassen:

Geheilt und diensttauglich wurden	22	Fälle	= 5.9%
Gebessert wurden	130	,,	= 35.3%
Unverändert blieben	98	,,	= 26.6%
Progredient blieben	87	,,	= 23.6%
Gestorben sind	31	,,	= 8.4%
zusammen....	368		

Die Mortalität ist demnach ziemlich beträchtlich; wenn wir aber bedenken, dass durch die in den beiden vorletzten Rubriken verzeichneten Fälle die Mortalitätsziffer sich in absehbarer Zeit noch wesentlich erhöhen wird, so können wir über die Prognose der Kriegstuberkulose hier nicht so beruhigend urteilen, wie dies verschiedene andere Autoren tun.

Für das eigenartige Verhalten der im Spital beobachteten Fälle ist die Malignität der Prozesse und die hochgradige N e i g u n g z u B l u t u n g e n besonders charakteristisch. Während in der Anamnese aus dem Zivilleben Haemoptoë mit 11% vertreten ist, trat sie während der Militärdienstzeit in mehr als 32% der Fälle auf.

Im Verlaufe unserer Beobachtungen fiel diese Zahl wieder um ein geringes, auf 30.7% (113 Fälle). Die Blutungen waren meist keine hochgradigen, verliefen jedoch sehr protrahiert und zogen sich Wochen, ja, kleinere Pausen abgerechnet, Monate lang hin. Sie hatten vollkommen den Charakter parenchymatöser Blutungen.

Hinsichtlich der pathologisch-anatomischen Grundlage der Hämoptoë wissen wir, dass rezidivierende Blutungen bei anhaltendem Fieber auf einen rasch fortschreitenden, mit Zerfall einhergehenden Prozess hinweisen. Dass dies auch für Fälle von Kriegstuberkulose vollkommen zutrifft, beweisen die vielen floriden Phthisen, die wir bei den Autopsien zu sehen Gelegenheit hatten. Bei den pneumonischen Prozessen der Phthisiker dauert die Blutung oft Tage und Wochen lang. Meistens sind es kleine Blutungen, die mit sehr starkem Husten einhergehen (S t i c k e r). Die in unseren Fällen vielfach beobachteten parenchymatösen Blutungen bewiesen, wie häufig diese Erscheinung dem Initialstadium der Kriegstuberkulose eigen ist. Diese Blutungen verraten, wie gesagt, dass der Zerstörungsprozess im Fortschreiten begriffen ist. In mehreren Fällen beobachteten wir, dass nach solchen Haemoptoën Bazillen, die vorher fehlten, nachgewiesen werden konnten, dass sich also aus einer geschlossenen eine offene Tuberkulose entwickelt hatte; in mehreren anderen Fällen, bei denen auch nach der Hämoptoë der bazilläre Befund ein negativer blieb, fanden wir elastische Fasern im Sputum (Prot. Nr. 587, 594, 677, 1421, 1685, 9298).

Die Körpergewichtsverhältnisse unserer Kranken während der Behandlung spiegeln gleichfalls das Verhalten dieser Prozesse in charakteristischer Weise wieder. Nur bei 26% der Kranken nahm das Körpergewicht überhaupt zu, und nur in wenigen Fällen war diese Zunahme eine bedeutendere. Mehr als 14% dagegen zeigen eine hochgradige und 18.7% eine geringere Körpergewichtsabnahme. Bei den meisten schreitet die auf dem Kriegsschauplatze einsetzende Abmagerung auch im Spital fort, was bei der Progredienz des Prozesses ja auch nicht wundernehmen kann. Die genauen Zahlen über diese Verhältnisse gibt folgende Tabelle:

Unverändert war das Körpergewicht	in	64	Fällen	= 17.3%
schwanken " " "	"	85	"	= 23.0%
mässige Zunahme ergab sich	"	85	"	= 23.0%
hochgradige " " " "	"	12	"	= 3.2%
mässiger Körpergewichtsverlust ergab sich ...	"	69	"	= 18.7%
hochgradiger " " " ...	"	53	"	= 14.4%

Wenn wir auch mit den gegebenen Verhältnissen rechnen mussten, so bemühten wir uns dennoch, unsere Patienten vom Spital aus so zweckentsprechend wie möglich unterzubringen. Hierüber gibt die folgende Tabelle Auskunft:

Diensttauglich zur Truppe	überwiesen	22
in das Maria Valerie Barackenspital	"	92
in andere Spitäler	"	97
zur Superarbitrierung	"	24
einem Rekonvalszentenheim	"	71
in klimatische Kurorte	"	32
in ein Sanatorium für Lungenkranke	"	4
nachhause	"	5
gestorben sind		31
	Summa....	368

Die Frage, wie diese Manifestationen der Tuberkulose an der Front zustande gekommen sind, lässt sich, wie es scheint, auf Grund der bisherigen Erfahrungen leicht beantworten. Sämtliche bis heute über die Kriegstuberkulose erschienenen Mitteilungen sprechen von aufflammenden Krankheitsformen (Mönckeberg, Lesche, Schröder, Grau u. s. w.), erwähnen jedoch keinen einzigen Fall, der ausschliesslich auf eine Infektion an der Front zurückzuführen wäre. Auch ich konnte solche Infektionen in keinem Falle mit Sicherheit feststellen. Bei der Obduktion von 31 im Spital behandelten Fällen konnten wir überall alte Herde und Prozesse aus der Zeit vor dem Kriege antreffen. Ich will damit durchaus nicht gesagt haben, dass auf dem Kriegsschauplatz Infektionen überhaupt nicht vorkommen. Es gibt vielmehr ganz sicher derartige Fälle, doch ist ihre Entdeckung heute noch sehr schwierig. Auf Grund meiner bisherigen Beobachtungen halte ich es auch für wahrscheinlich, dass in Feld- und Reservespitälen gleichfalls neue Infektionen entstehen, weil an vielen Orten Rekonvaleszenten und ambulante Lungenkranke mit offener Tuberkulose wochenlang ohne Isolierung nebeneinander liegen und miteinander verkehren.

Nach allen unseren Erfahrungen erscheint es zweifellos, dass es sich bei dem Gros der Fälle um eine endogene Infektion handelt. Die oben genannten Autoren vertreten dieselbe Ansicht. Nach Leschke bildet die Kriegstuberkulose ein Schulbeispiel dafür, dass bei Erwachsenen in der Mehrzahl der Fälle die Erkrankung nicht die Folge einer frischen Infektion durch exogenes tuberkulöses Material sei, sondern den Kräfteverfall und die Schwächung der Organe zur Voraussetzung habe. Die Kriegstuberkulose demonstriert uns in lehrreicher Weise die von Römer beschriebene metastatische Autoinfektion oder — in dem Sinne Hamburgers — die Aktivierung okkulter tuberkulöser Herde. Nach Leschke nimmt die während des Krieges sich reaktivierende Tuberkulose je nach den individuellen Vorbedingungen auch verschiedene Erscheinungsformen an. In einzelnen Fällen verbreitet sich die Autoinfektion, von den Hilusdrüsen ausgehend, im Lungengewebe; in anderen Fällen werden ältere, ausgeheilte Spitzenherde aktiv, und der Prozess schreitet von hier aus gegen die Lungenbasis fort. Wir beobachteten noch eine andere Art der Verbreitung, bei der eine plötzliche Aussaat miliarer Tuberkel in die Lungen stattfindet. Auch Grau erklärt die Entstehung der Kriegstuberkulose zum Teil auf dieselbe Weise, hält aber auch eine äussere Reinfektion für möglich. Schröder bekennt sich gleichfalls zu dieser Anschauung.

Dass es sich in unseren Fällen um eine Aktivierung älterer Herde und ein Weiterschreiten von diesen Herden aus handelt, können wir auf verschiedene Weise sicherstellen, und zwar nicht nur auf Grund unserer im Laufe der Zeit gemachten klinischen Beobachtungen, sondern noch weit mehr auf Grund der Veränderungen, die wir bei unsern zahlreichen Obduktionen in den Lungen antrafen. Wenn auch oft das sich uns darbietende Bild ziemlich kompliziert war, so konnten wir dennoch bei einer erheblichen Anzahl dieser Fälle über die Art der Verbreitung des Prozesses und den Wege der Autoreinfektion volle Klarheit gewinnen.

Wie bereits erwähnt, führt eine ziemlich grosse Anzahl der Kranken ihr Leiden auf Erkältung und Durchnässung zurück. Der überaus quälende Husten bildet ihre Hauptklage, und ist im Verein mit häufigen Blutungen recht wohl geeignet, die bronchogene Fortpflanzung des tuberkulösen Prozesses zu fördern. Dieser Verbreitungsweg, dem sich zuweilen in einer jeden Zweifel ausschliessenden Weise eine haematogene Aussaat zugesellt, ist ziemlich häufig. In der Mehrzahl der Fälle entwickeln sich hier die weiteren pathologischen Veränderungen infolge der Aspiration zerfallener Massen, die der Inhalt alter Kavernen oder der Einbruch tuberkulöser Bronchialdrüsen liefert. Dieser Verbreitungsweg der Tuberkulose war auch in einigen unserer Fälle in lehrreicher Weise zu beobachten.

11655. N. D. Infanterist. 27 Jahre alt, Schneider, war beim Einrücken gesund. Geriet am 16. Mai 1915 nach einmonatlichem Frontdienst in russische Gefangenschaft und wurde am 2. Juli 1916 als russischer Austauschinvalide in unserem Spital aufgenommen. Patient gibt an, seit 4 Monaten krank zu sein, und führt sein Leiden auf eine Erkältung zurück. Er klagt über heftige Hustenanfälle.

Status: In hohem Masse abgemagerter und vollkommen entkräftet daliegender Kranker. Starke Dyspnoe. Dekubitus am Kreuzbein. Beginnende Oedeme am Fussrücken.

Lungenbefund: Phthisis ulc. III. Koch††. Im Harn: Albumen in Spuren.

5/VII. Exitus.

Obduktionsbefund; Pneumonia gelatinosa, caseosa et ulcerosa tuberculosa pulmonis utriusque, praecipue autem lobi superioris et partis superioris lobi inferioris pulmonis dextri cum cavernis recentibus nonnullis ibidem. (An den genannten Stellen ist das Lungengewebe sehr dicht, fast luftleer. In der durchscheinenden grauen Grundsubstanz sieht man linsen- bis nussgrosse, dichte, brüchige, graugelbliche käsige Herde, in welchen sich zahlreiche, hanfkorn- bis haselnussgrosse käsige Cavernen mit ungleichen Wandungen befinden. Der grösste käsige Herd sitzt im unteren Lappen der r. Lunge, hinten im oberen und unteren Teile. Dieser Herd ist apfelgross, besteht aus käsigem Gewebe, ist jedoch von einer grossen Menge kleiner Kavernen durchlöchert. Die Wände der zu diesem Teile der Lunge führenden Bronchialäste II. und III. Ordnung sind in diesen käsigen Massen ebenfalls untergegangen). Etwas weiter befinden sich an der Schleimhaut hirsenkorn- bis linsengrosse tuberkulöse Geschwüre, die in den rechten Hauptbronchus und auf den unteren Teil der Luftröhre übergehen. Am hinteren Teile des Kehlkopfes befinden sich bloss linsengrosse Geschwüre. (Bronchitis caseosa tuberculosa et ulcera tuberculosa bronchi principalis dextri et partis inferioris tracheae, dein ulcera parvula duo laryngis. Degeneratio caseosa tuberculosa nodulorum lymphaticorum peribronchialium et cervicalium. Ulcera tuberculosa nodulorum lymphaticorum mesentericorum (tabes mesaraica). Tubercula disseminata lienis et hepatis. Atrophia, anaemia universalis maioris gradus. Degeneratio parenchymatosa renum et myocardii. (An den erwähnten Stellen ist das Lungengewebe dicht, beinahe gänzlich luftleer, in der durchscheinenden graufarbenen Grundsubstanz erbsen- bis nussgrosse, dichte, fragile, bröcklige, blassgelbe, käsige Knoten und zahlreiche hanfsamen- bis kleinhaselnussgrosse, käsige Kavernen von unregelmässiger Form. Der grösste käsige Herd befindet sich im hinteren oberen Teile des Unterlappens der rechten Lunge und besteht aus ungefähr apfelgrossem, käsigem Gewebe, das von einer grossen Menge kleiner Kavernen durchsetzt ist. Die Wand der zu diesem Gebiete führenden Bronchien II. bezw. III. Ordnung ist gleichfalls in der käsigen Masse untergegangen. Etwas weiter auf der Schleimhaut befinden sich gerstenkorn- bis linsengrosse tuberkulöse Geschwüre, die bis in den rechten Hauptbronchus und von hier bis zum unteren Teil der Trachea verfolgt werden können. Am hinteren Teil des Kehlkopfes sieht man 2 linsengrosse Geschwüre).

8388. P. P. 21 Jahre alt, Infanterist, Landwirt. Aufnahme in unserem Spital am 5/I. 1916 nach 5 monatlichen Frontdienst. Krankmeldung am 28/XII. Beginn des Leidens mit Husten, beim Husten Schmerzen in der linken Brusthälfte. Keine erbliche Belastung. Patient hatte nie Haemoptoë und fühlte sich beim Einrücken vollkommen gesund. Starke Nachtschweisse, Appetitlosigkeit. Seit 3 Tagen schmerzhafte Schluckbeschwerden.

Status: Hoher, schwach entwickelter Körper, in schlechtem Ernährungszustande. Brustkorb breit, flach. Atmung dyspnoisch. Ober- und unterhalb der Clavicula gedämpfter Perkussionsschall, Krönig rechterseits bedeutend eingeengt. Im rechten Interskapularraum vollkommen dumpfer Perkussionsschall. Über der linken Spitze hinten rauhes In-, verlängertes Expirium. Entsprechend dem rechten Ober- und Mittellappen zahlreiche knisternde Rasselgeräusche.

Diagnose: Phthisis ulc. III. Koch†††, ständig hohes, intermittierendes Fieber mit grossen Latituden.

6/II. Exitus.

Obduktionsbefund: Peribronchitis et pneumonia gelatinosa et caseosa ulcerosa tuberculosa cum cavernis recentioribus in lobo superiore sinistro et recentioribus lobi inferioris sinistri, superioris medii et inferioris dextri. Phthisis florida. Phthisis tuberculosa laryngis. Ulcera tuberculosa multa intestini tenuis, sed etiam nonnulla intestini crassi. Atrophia, anaemia universalis maximi gradus. (In der linken Lungenspitze befinden sich ziemlich viele glattwandige Cavernen, in denen sich stinkendes, brüchiges und weiches Material befindet. Im unteren Lappen derselben Lunge gibt es Höhlen mit käsiger Wand. Die rechte Lunge — die Lungenspitze, in der sich eine ältere haselnussgrosse Caverne befindet, ausgenommen — ist weniger angegriffen, und der Prozeess beschränkt sich vielmehr auf die Bronchen und Verästelungen derselben. In den vorderen Teilen derselben Lunge wird vicariiendes Emphysem festgestellt.

2963. F. G. 30 Jahre alt, Infanterist, Landwehr, seit Kriegsbeginn im Felde. Aufnahme am 3/III 1915. Das Leiden begann am 24/XII 1914 mit Husten und starken Schluckbeschwerden. Patient klagt über Heiserkeit, Fieber, Kopfschmerzen und Nachtschweiss. Keine Heredität. Beim Einrücken fühlte er sich völlig gesund und hatte nie Haemoptoë.

Status: Stark abgemagertes, blasses, eingefallenes Gesicht. Kleiner Körper und schwache Muskulatur. Flacher und elastischer Thorax. Über beiden Spitzen gedämpter Perkussionsschall. Lungengrenzen sonst normal. Über den Lungen überall verschärftes Atmen; zahlreiche grobe, trockene Rasselgeräusche. Über den Spitzen verlängertes Expirium. Zunge stark belegt. Husten stark: während der Untersuchung unaufhöriges Husten. Nur flüssige Nahrungsaufnahme möglich.

Laryngologischer Befund: Beide Stimmbänder infiltriert, nicht exulzeriert, mässiges Oedem des Aryknopels. Dichtes, eitriges, grünliches Sputum. Koch†††.

Diagnose: Phthisis ulc. III. Phthisis laryngis.

5/III. Rechte Thoraxhälfte bleibt bei der Atmung zurück. Oberhalb beider Spinae gedämpfter Perkussionsschall. Daselbst linkerseits lautes In-, bronchiales Expirium. Das bronchiale Grundatmen linkerseits hinten bis zum Schulterblattwinkel hörbar. Im linken Interskapularraum kleinblasige, knisternde Geräusche. Über der rechten Spina Bronchialatmen.

15/III. Über beiden Spitzen klingende Rasselgeräusche. Rechterseits Wintrich. Vom unteren Drittel des r. Interskapularraumes nach abwärts Dämpfung. Bronchialatmen und feuchte Rasselgeräusche.

30/III. Von Tag zu Tag rapiderer Kräfte- und Gewichtsverlust. Hektisches Fieber bis 39°. Beginnender Dekubitus. Täglich 3—4 flüssige Stuhlentleerungen. Ein Bild florider Phthise.

1/IV. Exitus.

Der folgende Fall liefert ein ausserordentlich lehrreiches Beispiel für den Einbruch einer tuberkulösen Drüse in den Hauptbronchus und nachherige Aussaat der Tuberkulose. Der Fall stellt eine mit chronischer Nephritis komplizierte Erkrankung dar.

11331. F. F. 25 Jahre alt, Infanterist, Dekorationsmaler. Aufnahme am 21. VI 1916. Geriet gesund in russische Gefangenschaft, in der er 14 Monate verbrachte. Vor einem Jahre zog er sich durch eine völlige Durchnässung eine Erkältung zu. Seit dieser Zeit Husten und Oedeme. Gewichtsverlust mehr als 10 Kgr. Hohes Fieber.

Status: Hydrops ascites mittleren Grades. Linkerseits bis zur III. Rippe gedämpfter Perkussionsschall. Über den Lungen diffuser Katarrh. Unter dem

Manubrium sterni absolute Dämpfung, welche die Sternalränder um Zweifingerbreit überschreitet.

Röntgenbefund: Dem Herzschatten sich anschliessender Schatten mit verwaschenen Rändern, dessen Grenzen rechterseits bis zu einer von der r. Mamille bis zum r. Sterno-Klaviklargelenk gezogenen Linie reichen. Linkerseits nimmt der Schatten nur ein ungefähr eigrosses Gebiet um den Hilus herum ein. Im unteren Teil des hinteren Mediastinums ist gleichfalls ein etwa nussgrosser Schatten sichtbar.

Sputumbefund : negativ.

Der Harn enthält Albumen (½‰ Essbach) und Blutspuren. Der Haemoglobingehalt des Blutes konnte nicht bestimmt werden. Unter 30‰) polymorphkörnige, neutrophile Zellen 89.2%, Eosiniphile 0%, Lymphozyten 7.9%, Übergangsformen 2%, Mononukleäre Leukozyten 2%.

10/VII. Links unten von der IV. Rippe an Dämpfung, hinten von der Mitte des Schulterblattes beginnend. Linker Arm stark geschwollen, Unterschied im Umfang 9 cm. Starker Kräfteverfall.

18/VII. Oedeme im Zunehmen.

20/VII. Exitus.

Obduktionsbefund: Nephritis chronica in stadio secundo ad tertium vergens. Nieren etwas kleiner als normal, Kapsel schwerer ablösbar. Oberfläche blassgelb, auf ihr nadelstichgrosse Haemorrhagien, Rindensubstanz etwas dünner als normal. Zeichnung gut sichtbar. (Hydrops universalis, praecipue anasarca et hydrothorax lateris sinistri.) In der linken Thoraxhöhle ca. 1¾ l seröse Flüssigkeit. Degeneratio caseosa tuberculosa nodulorum lymphaticorum peri- et inter bronchialium. Perforatio noduli lymphatici unius ad bronchum principalem sinistrum. Tuberculosis disseminata lobi superioris pulmonis eiusdem cum pneumonia gelatinosa ibidem. Tuberculosis gravis peritonei et levioris gradus pleurae sinistrae, Tuberculosis disseminata lienis. Ulcus unum tuberculosum intestini tenuis.

Bei den Obduktionen finden wir oft Veränderungen, welche die Aktivierung alter Spitzenherde und ein Fortschreiten des Prozesses in unmittelbarer Nachbarschaft der alten Herde beweisen. Diese Art der Verbreitung ist stets eine lymphogene, wobei die Propagation des Tuberkulosevirus in das Lungengewebe mit Vorliebe den Bronchien und Arterien folgt. Von den Hilusdrüsen aus verbreitet sich der Prozess ziemlich oft auf diesem Wege ins Lungengewebe. Infolge grosser Überanstrengungen, zu denen sich im Felde reichlich Gelegenheit bietet, können sich die Verhältnisse der Lymphströmung ändern. Die Lymphzirkulation kann rascher und kräftiger werden, wodurch Gelegenheit geboten wird, dass pathogene Keime auch in bisher gesunde Lungenteile verschleppt werden.

9053. J. V. 22 Jahre alt, Korporal, Landwirt. Aufnahme am 19/II 1916 nach 6 monatlichem Frontdienst. Beim Einrücken fühlt sich Patient vollkommen gesund. Starker Husten, Fieber, Schwerhörigkeit.

Status: Ausserordentlich verfallener, geschwächter Patient von hohem Körperbau. Thorax schmal, flach. Supra- und Infraklavikulargruben beiderseits eingefallen, über ihnen gedämpfter Perkussionsschall. Krönig links stark eingeengt. Hinten rechts reicht die Dämpfung bis zum Schulterblattwinkel. Über beiden Lungen, am ausgesprochensten jedoch in den Spitzen, diffuses, teils unbestimmtes, teils bronchiales Atmen hörbar, mit zahlreichen, stellenweise klingenden Rasselgeräuschen. Im Sputum zahlreiche Kochsche Tuberkelbazillen. Beständig hohes Fieber.

19/II. Rapider Kräfteverfall und Exitus.

Obduktionsbefund: Peribronchitis et pneumonia interstialis fibrosa caseosa et ulcerosa tuberculosa chronica cum cavernis permultis recentioribus et vetustioribus loborum superiorum pulmonum. Phtisis florida. Pleuritis chronica adhaesiva, Degeneratio caseosa tuberculosa nodulorum lyphaticorum peri et interbronchialium. Ulcera tbc. intestini tenuis. Degeneratio caseosa tbc. nodulorum lymphaticorum mesentericorum. Degeneratio parenchymatosa cordis, hepatis et renum. Intumescentia lienis. (Im Oberlappen der Lungen Hohlräume von wechselnder Grösse, teils frischeren Datums mit käsiger, teils älteren Datums mit schwieliger zäher, Wandung. Diese Hohlräume haben zu fast völliger Vernichtung der Oberlappen geführt.)

5031. M. G. 27 Jahre alt, Infanterist. Aufnahme am 19./VI 1915. Seit der Mobilmachung im Felde. Erkrankte vergangenen Weihnachten an Bauchtyphus. Hustet seit Frühjahr dieses Jahres sehr stark. Patient ist stark abgemagert und fiebert. Keine Heredität.

Status: Starke Abmagerung. Beiderseits bis zur III. Rippe Dämpfung mit tympanitischem Beiklang, unbestimmtes Atmen mit klingenden Rasselgeräuschen. Hinten, hauptsächlich links oben, leerer Perkussionsschall und zahlreiche feuchte, klingende Rasselgeräusche. Bazillenbefund positiv.

Diagnose: Phtisis ulc.

22/VI. Andauernd hohes Fieber und Kräfteverfall. Über dem linken Schulterblatt ausgesprochenes Bronchialatmen, stellenweise von amphorischem Charakter.

24/VI. In der linken Skapularlinie von der VIII. Rippe an Dämpfung. Über letzterer abgeschwächtes Atmen, Pectoralfremitus verringert. Oedeme an beiden Fussrücken.

3/VII. Exitus.

Obduktionsbefund: Pneumonia tuberculosa caseosa et gelatinosa extensa lateris utrisque cum caverna recentiori apicis sin. de magnitudine nucis avellana; pleuritis chronica adhaesiva tuberculosa bilateralis. Tubercula parvula intestini ilei et lienis, nephritis tuberculosa bilateralis, ulcera tuberculosa parvula laryngis. Perisplenitis chronica adhaesiva tuberculosa. Caries tuberculosa vertebrarum dorsalium IX/11. cum abscessu psoidico lateris sinistri. Degeneratio caseosa nodulorum lymphaticorum inguinalium sinistrorum. Atrophia et anaemia universalis.

In diesem Falle war der Primärsitz der Erkrankung entweder die Pleura oder die Wirbelsäule. Die Pleura zeigte starke Verwachsungen. Der Prozess konnte von hier direkt auf das benachbarte Parenchym übergreifen und sich radial in den Lungen nach allen Richtungen hin verbreiten.

— —

8298. A. K. 32. Jahre alt. Landwirt. Aufnahme am 29./XII 1915, nach 5 monatlichem Frontdienst. Fühlte sich beim Einrücken vollständig gesund. Keine Heredität. Rechter Fuss infolge starker Erkältung und Durchnässung abgefroren.

Status: Rechterseits in der Supra- und Infraklavikulargrube intensiver, gedämpfter Perkussionsschall. Die Dämpfung reicht zwischen der rechten Axillar- und Mamillarlinie nach unten bis zur IV. Rippe. Hinten in der Fossa supra- und infraspinata gleichfalls stark gedämpfter Schall, der in der Interskapulargegend nach unten bis zum unteren Rand der IV. Rippe reicht. Über der Dämpfung überall Bronchialatmen. Schnurren und gesmischtblasige, klingende Rasselgeräusche hörbar. An anderen Stellen über den Lungen rauhes Atmen, sporadisches Schnurren und Pfeiffen. Erfrierung III. Grades der 4. und 5. Zehe des rechten Fusses.

Röntgenbefund: Die rechte Lunge ist mit luftleeren Herden sehr stark durchsetzt. Die linke Lunge erscheint relativ normal.

Sputumbefund: Keine Kochschen Bazillen, zahlreiche elastische Fasern.

6/I. 1916. Unter anhaltend hohen Fiebertemperaturen Verschlimmerung des Zustandes, Kräfteverfall und Exitus.

Obduktionsbefund: Peribronchitis et pneumonia interstitialis fibrosa caseosa et ulcerosa tuberculosa pulmonis dextri cum phthisi tuberuclosa fere totius superioris. Pneumonia gelatinosa et caseosa lobi superioris pulmonis sinistri. (Im Oberlappen der rechten Lunge zahlreiche Kavernen, teils frische mit käsiger, teils ältere mit schwielige Wandung, die miteinander konfluieren und beinahe das ganze Gewebe des genannten Lappens zerstört haben) Pleuritis chronica adhaesiva lateris utriusque. Bronchitis et Bronchiolitis catarrhalis diffusa, anaemia universalis mediocris gradus.

11645. K. I. 22 Jahre alt, Infanterist, Landwirt. Aufnahme am 2. VII. 1916. Beim Einrücken gesund. Geriet in den Karpathen am 31. März 1915 nach 2 monatlichem Frontdienst unverwundet in russische Gefangenschaft, in der er 14 Monate zubrachte. Dort hatte er viel unter der ausserordentlich schlechten Verpflegung zu leiden und war oft Durchnässungen und Erkältungen ausgesetzt.

Status: Ausserordentlich stark abgemagert. Haut fühlt sich warm an. links vorn bis zur III. Rippe, hinten bis zum mittleren Drittel des Interskapularraumes gedämpfter Perkussionsschall, unbestimmtes Atmen mit zahlreichen Rasselgeräuschen. Rechts vorn bis zur zweiten Rippe verkürzter Perkussionsschall. Von der IV. Rippe nach unten sowie hinten vom Schulterblattwinkel an absolute Dämpfung und Bronchialatmen mit zahlreichen Rasselgeräuschen. Am Halse beiderseits zahlreiche, bohnen- bis nussgrosse, mit der Haut verwachsene Drüsen fühlbar; mehrere von ihnen sind fistulös und entleeren stinkenden, bröckligen Eiter.

Sputumbefund: negativ.

4/VII. Diarrhoe, täglich 4mal flüssige Entleerungen.

7/VII. Mehrmaliges Blutspucken.

9/VII. Haemoptoë von ziemlicher Stärke. Hält an. Puls äusserst frequent, kaum fühlbar, Sensorium gestört. Extremitäten kühl. Vorm. 10^{10} Uhr Exitus.

Obduktionsbefund: Peribronchitis tuberculosa disseminata lobi superioris pulmonis sinistri (Im oberen Lappen der linken Lunge hirsekorn- bis bohnengrosse, käsige Herde, die grösseren folgen der Verteilung der Bronchialzweige und sind von kleeblattartiger Form.) Degeneratio caseosa tuberculosa nodulorum lymphaticorum peri- et interbronchialium, praecipue autem cervicalium cum incisionibus et fistulis ibidem. Bronchitis et bronchiolitis diffusa catarrhalis, cum bonchoppeumonia confluente lobi inferioris pulmonis dextri. Myodegeneratio cordis majoris gradus. Degeneratio parenchymatosa cordis, haepatis et renum. Pigmentatio grisea agminum Peyeri. Atrophia, anaemia universalis. Putredo imbibitionalis et partim iam emphysematosa.

Der dritte Verbreitungsweg der Tuberkulose ist der haematogene, der mehr bei vorgeschrittenen, mit schweren Destruktionen eingehenden Fällen platzgreift. Er ist recht selten. Wir erwähnten bei der Analyse der Kriegstuberkulose im Anschluss an einen unserer Fälle diesen Verbreitungsweg.

Gleichzeitig muss ich auch auf die Bedeutung des Traumas mit einigen Worten eingehen. Der ausserordentlich bösartige, floride Verlauf, den wir bei der aktivierten Tuberkulose zu beobachten Gelegenheit hatten, legt uns unwillkürlich den Gedanken nahe, dass die Wirkungen der Kiegsschädlichkeiten und Überanstrengungen auf die Lunge als Folgen innerer Traumen aufzufassen seien. Aber auch die äusseren Kriegstraumen sind nicht ohne Einfluss auf den tuberkulösen Prozess, wenn sich ein solcher Einfluss auch im ganzen selten geltend macht und mit strengerer Kritik beurteilt werden muss. Dass er überhaupt vorhanden ist, unterliegt keinem Zweifel. Der folgende, ausserordentlich interessante Fall zeigt, wie ein äusseres Trauma die tuberkulösen Keime zu aktivieren und im ganzen Organismus zu verstreuen vermag:

9684. F. K. 28 Jahre alt, Infanterist. Landwirt. Aufnahme am 16/III 1916. Wurde vor einem Monat auf dem italienischen Kriegsschauplatz an der rechten Seite des Thorax verwundet. Trotz völliger Ausheilung der Wunde ist Patient seit dieser Zeit krank und fieberig. Angeblich keine Heredität. Patient fühlte sich vor seiner Verwundung vollkommen gesund.

Status: Rechterseits im Rücken in der Skapularlinie die Eingangsöffnung eines mit bohnengrosser Narbe geheilten Steckschusses. Weiter abwärts, an den Rippen, ist eine Kallosität fühlbar. Etwas abgemagert. Haut und sichtbare Schleimhäute blass. Linke Thoraxhälfte bleibt bei der Atmung zurück. Supraklavikulargruben eingesunken und über ihnen, besonders aber links, gedämpfter Perkussionsschall. Über der rechten Thoraxhälfte perkutorisch keine Abweichung von der Norm. Auf der linken Thoraxhälfte, vorn in der Parasternallinie, vom oberen Rande der IV. Rippe nach unten, sowie hinten von der Höhe des V. Brustwirbels ab: absolute Dämpfung mit starker Resistenz. Hinten oberhalb beider Spinae abgekürzter Perkussionsschall. Auskultatorisch über den Spitzen etwas abgeschwächtes Atmen. Rechts hinten unten einzelne feuchte Rasselgeräusche. Linkerseits abgeschwächte Bronchophonie und Pektoralfremitus. Herzspitsenstoss nicht fühlbar. Herztöne schwach aber rein.

S p u t u m b e f u n d : Keine Kochschen Bazillen.

D i a g n o s e : Vulnus sclopetarium thoracis lateris dextri, sanatum. Exsudatum pleuriticum lateris sinistri.

18/III. Probepunktion links ergibt hellgelbes, seröses Exsudat.

19/III. Thorakopunktion ergibt 500 cm^3 seröses Exsudat.

26/III. Thorakopunktion ergibt 1100 cm^3 Exsudat. Patient fiebert andauernd und klagt über grosse Schmerzen in der rechten Seite. Dyspnoe.

29/III. Röntgenbefund : Rechterseits Fraktur der VI., VII. und IX. Rippe, hinten in der Skapularlinie in Höhe der VII. Rippe neben dem Bruchende ein Geschossstück sichtbar. Die linke Thoraxhälfte ist mit Exsudat gefüllt.

5/IV. Dämpfungsverhältnisse linkerseits unverändert. 1000 gr. Flüssigkeit werden abgelassen.

9/IV. Über der linken Lunge hinten abgeschwächtes Atmen. Perkussionsschall bis zur IX. Rippe vorn über der ganzen Lunge normal. Pektoralfremitus abgeschwächt.

29/IV. Anhaltendes Fieber. Seit gestern Verschlimmerung : Kräfteverfall, vollkommene Appetitlosigkeit, Gesichts blass, Atmung oberflächlich und schmerzhaft. Über den Lungenspitzen etwas rauhes Atmen. An andern Stellen überall ausgesprochen abgeschwächtes Atmen. Herztätigkeit schwach. Herztöne kaum hörbar.

3/V. Patient klagt über anhaltend grosse Schmerzen und starke Prostration. Mehrmals Bewusstlosigkeit, grosse Unruhe. Zunge etwas belegt, die physikalischen Verhältnisse ohne Veränderung.

4/V. Beständige Kopfschmerzen, Erbrechen und Nasenbluten. Puls sehr schwach.

5/V. Zunge belegt, trocken. Sensorium gestört, Bauch eingezogen. Keine Nahrungsaufnahme.

8/V. Exitus.

O b d u k t i o n s b e f u n d : Tuberculosis miliaris universalis, meningitis tuberculosa basilaris, tubercula miliaria pulmonis utriusque, lienis, hepatis et renum. Ulcera tuberculosa parvula intestini ilei. Pleuritis fibrinoso-serosa et tuberculosa lateris dextri. Anaemia universalis. Fractura costarum dextrarum VI—VIII. (Ein Teil der Rippen dick kallös, der andere (V.) noch nicht konsolidiert. Die Lunge in der Skapularlinie an die gebrochenen Rippen angewachsen, im Lungengewebe einige Knochensplitter). Pneumonia hypostatica incipiens lobi inferioris dextri. Pneumonia chronica fibrosa et tuberculosa apicis pulmonis dextri.

Auf Grund unserer Beobachtungen können wir über die Manifestationen der Kriegstuberkulose folgendes sagen :

Es ist zweifellos erwiesen, dass es eine Reihe von Kriegsschädlichkeiten gibt, die geeignet sind, im Organismus verborgene tuberkulöse Prozesse zu aktivieren oder zu verschlimmern. Eine solche Verschlimmerung ist um so eher zu erwarten, je weniger der Prozess verheilt ist bezw. je näher er der Grenze der Aktivität steht. Auf Prozesse, die noch oder schon aktiv sind, machen sich die Wirkungen des Krieges in schwerster Form geltend. Für diese durch Kriegsschädlichkeiten hervorgerufene Aktivierung des tuberkulösen Prozesse sind nach unerer Erfahrung hauptsächlich die Unregelmässigkeiten der Ernährung und die konsekutiven Erkrankungen des Magen-Darmtraktes verantwortlich zu machen, Faktoren, die zu jenem excessiven Verfall des Körpers und seiner Organe führen, wie wir ihn wiederholt an unsern Patienten zu sehen Gelegenheit hatten.

Nur in etwa einem Drittel der von uns beobachteten Fälle wussten die Kranken etwas von ihrem Leiden, bei zwei Dritteln dagegen brachte erst der Krieg die bis dahin latente Tuberkulose ans Tageslicht.

Unsere Bobachtungen scheinen zu zeigen, dass die Aktivierung bezw. die Verschlimmerung der Prozesse in den meisten Fällen nach etwa sechsmonatlicher Felddienszeit eintritt.

Die Kriegstuberkulose ist meistens von nicht geringer Malignität, sodass ihre Prognose keine günstige ist.

Vom therapeutischen Standpunkt aus ist es ausserordentlich wichtig, den Kranken baldmöglichst aus der ihm schädlichen Umgebung zu entfernen und ihn an einen Ort zu bringen, in dem er besonders Ruhe findet und der auch sonst über alle Heilfaktoren verfügt, die geeignet sind, den reaktivierten Prozess zum Stillstand zu bringen.

Literatur.

Dr. EFFLER: Der Krieg und die Tuberculose. Zeitschr. f. Tuberculose. Bd. 24. Hft. 3.

— Der Krieg und die Tuberculose. Mediz. Reform. 1915. No. 7.

C. FEISTMANTEL u. J. KENTZLER: Zur Frage der Unterbringung u. Versorgung unserer tuberkulösen Krieger. Wien. klin. Wochschr. 1915. No. 35.

Dr. H. GRAU: Krieg und Lungentuberkulose. Zeitschr. f. Tuberculose. Bd. 24. Hft. 5.

Dr. GRUNDMANN: Meine Erfahrungen über Infectionskrankheiten. — Berl. klin. Wchschr. 1915. No. 42. p. 1093.

HELM: Massnahmen der Heeresverwaltung auf dem Gebiete der Tuberkulosebekämpfung während des Krieges. Zschr. f. Tuberk. Bd. 24. Hft. 1.

Dr. C. KRAEMER: Richtlinien der Kriegstuberkulosebehandlung. Zschr. f. Tuberk. Bd. 24. Hft. 3.

KORÁNYI SÁNDOR báró: A tuberculosisról, vonatkozásaiban a háboruhoz. Orvosképzés. 1916. 3—4. szám.

LESCHKE ERICH: Die Tuberkulose im Kriege. Münchn. med. W. 1915. No. 11.

LIEBE GEORG: Krieg und Tuberkulose. M. m. W. 1914. No. 51. p. 2429.

— Die Tuberkulose der Kriegsgefangenen. Zschr. f. Tuberk. Bd. 24. Hft. 5.

— Krieg und Tuberkulose. Tuberculosis 1915. No. 4. Aprilheft.

— Krieg und Tuberkulose. Tuberculosis 1915. No. 6. Juniheft.

Dr. MAYER ARTHUR: Tuberkulose und Krieg. Tuberculosis. 1915. No. 7. Juli Hft.

Dr. E. MEISSEN: Die Tuberkulose in der englischen Marine und Armee, sowie in den englischen und französischen Kolonien. Zschr. f. Tuberkulose. Bd. 24. Hf. 1. 1915.

— Die Tuberkulose im französischen Heere Zschr. f. Tuberk. Bd. 23. Hft .5. 422. old. 1915.

J. G. MÖNCKEBERG: Tuberkulosebefunde bei Obduktionen von Kombattanten. Zschr. f. Tuberk. Bd. 24. Hft. 1.

— Pathologisch-anatomische Beobachtungen aus Reservelazaretten M. m. W 1915. No. 2. Feldbeilage.

W. RASCHOFSZKY: Die Tuberkulose im Heere und ihre Behandlung. Der Militärarzt. 48. Jahrg. No. 13.

O. ROEPKE: Tuberkulose und Krieg. Zeitschr. f. Medizinalbeamte. 1915. Hft. 8.

Dr. RUMPF: Tuberkulose und Krieg. Vortrag geh. im ärztl. Verein zu Hamburg.

— Diskussion zum Vortrag Dr. Rumpf über Tuberkulose und Krieg. Aerztl. Verein zu Hamburg. Sitzung vom 4. Mai 1915.

O. SCHNEIDER: Nierentbc. bei Feldzugssoldaten. M. m. W. 1915. No. 47.

Dr. G. SCHRÖDER: Betrachtungen üher die Tuberkulose im Heere zur Zeit des Krieges. Zeitschr. f. Tbc. Bd. 24. Hft. 5.

Dr. LUDWIG THIEME: Kriegsdiensttauglichkeit ehemaliger Lungenheilstättenpfleglinge, Tuberkulosis 1915. No. 3. März Hft.

— dtto. München. m. W. 1915. No. 11.

Dr. R. v. d. VELDEN: Kriegseinflüsse und Respirationskrankheiten. Jahreskurse für ärztliche Fortbildung. 1915. Februarheft.

Krieg und Magendarmkrankheiten.

Von
Dr. Ludwig von Áldor
z. Z kgl. ung. Honv.-Regimentsarzt, Chefarzt der II. Abteilung, Chefarzt der Kurstation für Magendarmkranke der kgl. ung. Staatsbahnen in Karlsbad.

Unter 4386 internen Kranken unseres Spitals gab es 626, d. i. 14.2% Magendarmkranke, davon entfielen auf meine Abteilung 1954 Kranke, unter denen sich 356, also 18.2%, Magendarmkranke befanden. In dieser Statistik sind die akuten Infektionskrankheiten nicht berücksichtigt.

Diese Zahlen sind nicht auffallend gross, und ohne aus ihnen auf das numerische Auftreten der Magendarmkrankheiten an der Front im allgemeinen Schlussfolgerungen ziehen zu wollen, können wir soviel mit Wahrscheinlichkeit behaupten, dass auch in Friedenszeiten die Zahl der Magenkranken in grösseren Spitälern nicht bedeutend hinter obigem Prozentsatze zurückbleiben dürfte.

Die Natur des Krankenmaterials war insofern von besonderer Art, als unter den akuten Erkrankungen die gutartigen sich in der Mehrzahl befanden. Bei einem grossen Teil der ernsteren und chronischen Erkrankungen sprachen Anamnese, Beobachtung und die Autopsie in vivo dafür, dass die Erkrankung bereits lange vor Beginn des Kriegsdienstes bestand. Bei den 22 Appendizitiden beispielsweise, die in unserem Spitale operiert wurden, war der Prozess zumeist ein chronischer, mit alten Verwachsungen, und in 5 Fällen, in denen es wegen Ulcuskomplikationen zur Operation kam, ergab sich aus einer narbigen Pylorusstenose oder perigastritischen Adhaesionen mit Sicherheit, dass die Erkrankung schon vor Jahren begonnen hatte. Als beachtenswerten Umstand möchte ich noch erwähnen, dass wir bei chronischen Krankheiten nur in vereinzelten Fällen von unseren Soldaten hörten, dass sich ihr Leiden während des Kriegsdienstes wesentlich verschlimmert habe.

Wir glauben, dass diese erfreuliche Erscheinung zum Teil auf die ausgezeichneten Verpflegsverhältnisse unseres Heeres zurückzuführen ist, ebenso wie auch H. Strauss die Ursache der verhältnissmässig geringen Anzahl von schweren und chronisch verlaufenden organischen Magendarmerkrankungen in ähnlich günstigen Verhältnissen bei der deutschen Armee sieht.

Zur Beobachtung bisher nicht gekannter, neuer Symptomenkomplexe oder Krankheitsbilder hat uns der Krieg auf diesem Gebiete keine Gelegenheit geboten, und auch in Detailfragen begegneten wir keiner als neu zu bezeichnenden Erscheinung. Doch hatten wir reichlich Gelegenheit, auch auf dem Gebiete der Erkrankungen des Verdauungstraktes sowohl in diagnostischer wie therapeutischer Hinsicht praktisch wichtige Beobachtungen anzustellen. Die Massenarbeit und das durch die ausserordentlichen Verhältnisse gesteigerte Verantwortlichkeitsgefühl fordern eine gewisse Revision unseres therapeutischen und diagnostischen Handelns in dem Sinne, dass wir uns damit vor allem in den unmittelbaren Dienst der praktischen Zwecke zu stellen haben. Heute muss die Betonung der Forderung, dass die funktionelle Untersuchung von Magen und Darm Gemeingut der Ärzte sein solle, als Anachronismus betrachtet werden; gäbe es nach dieser Richtung hin noch Zweifel, so liefern die Kriegserfahrungen Tag für Tag lehrreiche Beispiele dafür, dass die diagnostische Anwendung des Magenschlauches und die Stuhluntersuchung zu den unentbehrlichsten diagnostischen Verfahren gehören, deren Unterlassung in vielen Fällen einen Kunstfehler bedeutet. Wer beispielwseise nur einmal sah, wie längere Zeit bestehende und jeder anderen Therapie trotzende gastrogene Diarrhoeen auf Salzsäuretherapie prompt schwinden, wird es sicherlich nie unterlassen, bei chronischen Diarrhoeen auch an Anazidität zu denken.

Nach der kurzen Charakterisierung unseres Krankenmaterials muss ich davon absehen, bei seiner Beschreibung ausführlich auf alle in Betracht kommenden Fragen einzugehen. Denn es würde dies vielfach eine zwecklose Wiederholung allbekannter Dinge bedeuten. Ich erachte es für zweckentsprechender, bloss diejenigen Beobachtungen in den Kreis meiner Ausführungen einzubeziehen, die entweder zum Kriege selbst in Beziehung stehen oder vom allgemein pathologischen Standpunkte aus auf ein gewisses Interesse Anspruch haben. Unter den Magenkrankheiten war Sub- und Anazidität, besonders Achylie, in auffallend grosser Zahl vertreten; die funktionelle Untersuchung des Magens wurde auf unserer Abteilung bei 286 Kranken vorgenommen, und bei 93 von ihnen, d. h. bei 32.5%, war Sub- oder Anazidität vorhanden. Ähnliche Beobachtungen teilt Zweig mit, bei dessen Material die Achylie mit 25%, und Heinsheimer, in dessen Statistik sie mit 30% vertreten ist; meine einschlägigen Daten stimmen mit denen genannter Autoren sehr gut überein; die geringe Differenz erklärt sich daraus, dass in meiner Statistik Sub- und Anacidität zusammengefasst sind, während sich die Daten von Zweig und Heinsheimer ausschliesslich auf Anazidität beziehen.

Es würde den Rahmen dieser Arbeit überschreiten, wollten wir uns mit der Pathogenese der Anazidität befassen, und ich will daher bloss hervorheben, dass wir bei dem grössten Teile der Fälle die Anazidität als Folge einer chronischen Gastritis auffassten, einer Erkrankung, die keineswegs immer mit totaler Destruktion der drüsigen Elemente, wohl aber konstant mit Rundzelleninfiltration des interzellulären Bindegewebes einhergeht. Doch müssen wir ausserdem, — wie dies Heinrich Benedikt treffend bemerkt — auf Grund der täglichen Erfahrungen auch an einem Vorkommen rein funktioneller Achylie festhalten. Die praktische Bedeutung dieser Frage liegt auf der Hand. Die auf gastritischer Basis entstandenen Achylien unterliegen auch vom therapeutischen Standpunkte aus einer anderen Beurteilung als die Heterochylien funktioneller Natur; in einer bedeutenden Anzahl von Fällen ist die Unterscheidungsmöglichkeit in dem Nachweis von Schleim im Mageninhalt — besonders bei nüchternem Magen — gegeben, bei funktionellen Achylien hingegen fehlt der vielfach auch unter normalen Verhältnissen in geringen Mengen vorhandene Schleim (Amyxorrhoea).

Bei einem Teil unserer Achyliker fehlten ernstere Verdauungsstörungen völlig, und die Betreffenden konnten nach kurzer Spitalbehandlung umsoeher als diensttauglich entlassen werden, weil auch ihr allgemeiner Ernährungszustand ein zufriedenstellender war; bei dem überwiegenden Teile hingegen beherrschten hartnäckige Diarrhoeen das Krankheitsbild. Diese gastrogenen Diarrhceen der Achyliker spielen auch in der kriegsärztlichen Praxis dieselbe grosse Rolle wie in Friedenszeiten. Benedikt hat vollkommen Recht, wenn er behauptet, dass gut $^2/_3$ der chronisch rezidivierenden Diarrhoeen auf Anazidität beruhten und schnell zu beseitigen seien. Bei jeder chronischen Diarrhoe ist es unsere Pflicht, auf einen gastrogenen Ursprung, auf Anazidität zu fahnden und die Magensekretion zu untersuchen; die Diarrhoeen dürfen jedoch nur dann mit Anazidität in ursächlichen Zusammenhang gebracht werden, wenn wir durch Stuhluntersuchung und Endoskopie des Darmes die Gegenwart eines Darmkatarrhes ausschliessen können. Zu wiederholten Malen ist es vorgekommen, dass uns Patienten mit der Diagnose Colitis und Dysenterie zugewiesen wurden, während die hartnäckigen Diarrhoeen in Wahrheit auf Anazidität beruhten. Die eingeleitete Salzsäure- oder kombinierte Salzsäure-Pankreon-Therapie stillte die Diarrhoeen. Dagegen sahen wir wiederholt Fälle von chronischer Diarrhoe mit gleichzeitiger Anazidität, bei denen die Salzsäure-Therapie trotzdem versagte; hier ergaben Stuhluntersuchung und Endoskopie das Vorhandensein einer diffusen Colitis oder Enterocolitis, woraus sich auch die Erfolglosigkeit der Salzsäuretherapie erklären liess. Meine Erfahrungen in diesem Kriege bestätigten nur meine frühere Überzeugung, dass chronische, mit ständigen und bedeutenden Säfteverlusten einhergehende Darmkatarrhe nach längerem Bestehen zu Anazidität führen, und ohne diese Frage hier ausführlicher besprechen zu wollen, beschränke ich mich nur auf die Bemerkung, dass gleichzeitiges Bestehen von Anazidität und chronischer Diarrhoe noch nicht den ursächlichen Zusammenhang beider beweist, denn gleichwie Anazidität hartnäckige Diarrhoen zu unterhalten vermag, so kann auch ein mit Diarrhoeen einhergehender chronischer Darmkatarrh zu Anazidität führen.

Wir müssen ferner eingedenk sein, was auch Schmidt anführt, dass die Kriegsstrapazen ein vorübergehendes Versiegen der Magensaftsekretion bewirken können, als Folge des Schwitzens und des damit einhergehenden Wasser- und Salzverlustes (Cohnheim).

Die Salzsäure wird bei gastrogenen Diarrhoeen entweder rein, zu 20—30 Tropfen pro dosi, oder nach der Vorschrift Leos verabreicht: Rp. Acid. hydrochlor. diluti. Pepsini sicci aa 10.0, Aquae destill. 50.0, Mds. Während der Hauptmahlzeiten einen Kaffeelöffel in einem halben Weinglas Wasser, oder kombiniert mit Pankreaspraeparaten, wobei die letzteren nach der Mahlzeit gegeben werden (Schmidt).

L. Michaelis sah bei nervösen Magenkrankheiten so auffallend häufig habituelles nervöses Erbrechen, dass er es für eine typische Kriegbeschädigung hält und als solche beschreibt. Wir sahen bloss 5 derartige Fälle, die einander so vollkommen ähnlich waren, dass wir uns, zumal das Krankheitsbild bei Männern recht selten ist, veranlasst sehen, darauf genauer einzugehen. Die Ansicht Michelis', dass diese Krankheit bei sonst gesunden Männern eine seltene Erscheinung sei, teilen wir, wie gesagt, gleichfalls.

Bei dreien unserer Patienten trat das Leiden während des Felddienstes, bei zweien während der militärischen Ausbildung auf, das einzige Symptom besteht darin, dass unmittelbar nach der Mahlzeit ohne jede Anstrengung Erbrechen eintritt, bei jeder Qualität und Konsistenz der genossenen Speisen; im Gegensatz zum Erbrechen der Alkoholiker und Gastritiker niemals auf nüchternem Magen. Andere Klagen bestehen nicht, nur wird von den meisten angegeben, dass sie an Körpergewicht verloren haben. Von seiten des Nervensystems ist — ausser gesteigerten Reflexen — keine Veränderung nachweisbar. Die funktionelle Untersuchung des Magens ergibt normale Verhältnisse: intakte Motilität, intakte Sekretionsverhältnisse, nur zuweilen etwas Hyperazidität. Nach Luftaufblasung des Magens konnte in jedem einzelnen Falle eine mässige Senkung des Magens nachgewiesen werden. Ebenso war eine rechtsseitige Wanderniere ersten Grades bei sämtlichen Patienten vorhanden. Auffallend ist, dass bei dem mehrmals am Tage erfolgenden Erbrechen das Allgemeinbefinden nicht wesentlich beeinflusst wurde. Die Patienten befanden sich ziemlich wohl, hatten sich sozusagen an das Erbrechen gewöhnt, und auch ihr Körpergewichtsverlust war kein bedeutender. Das Erbrechen lässt sich therapeutisch nur sehr schwer beeinflussen. Es trotzt ebenso sehr der diätetischen und medikamentösen Behandlung wie der Elektro- und Hydrotherapie. Den meisten Erfolg sah ich von der Anwendung des durch Rosewater empfohlenen Verbandes mit 12 cm breiten Heftpflasterstreifen. Die Technik des Verbandes ist folgende: Der Kranke steht, oder erliegt auf dem Rücken. Der erste Streifen wird von der Symphyse, oberhalb der Schamhaare, bis zur Mitte des Brustbeines geführt; der zweite und dritte Streifen soll mit dem unteren Ende des ersten einen Winkel von 45 Grad bilden und seitwärts nach oben, bis zur Höhe des VI. Rückenwirbels laufen. Der vierte Streifen verbindet oberhalb der Symphyse den einen Darmbeinteller mit dem anderen. Überall ist auf straffes Anhaften der Streifen zu achten. Dieser Verband kann 3 Wochen getragen werden, ohne die geringste Hautreizung zu verursachen. Ich habe das Verfahren deshalb so ausführlich besprochen, weil die Anwendung der Heftpflasterverbände leider nicht so verbreitet ist, wie das bei ihrer ausgezeichneten, den Wert der Bauchbinde bei weitem übertreffenden Wirkung erwünscht wäre; bei Splanchnoptose werden durch sie Schmerzen in überraschender Weise behoben, und auch in den erwähnten Fällen sah ich von diesen Verbänden jedenfalls den Erfolg, dass die Zahl der Brechanfälle abnahm. Eine längere Spitalpflege dieser Kranken ist zwecklos; dass sie zu Kriegsdiensten nicht herangezogen werden können, versteht sich von selbst. Am zweckentsprechendsten ist es, sie nach Erholungsorten zu schicken, wo sie zu leichten Beschäftigungen anzuhalten wären. Bei Frauen ist dieses Krankheitsbild ziemlich häufig zu sehen, während es, wie gesagt, bei Männern eine grosse Seltenheit ist. Zweifellos ist es eine Reflexneurose, die sich auf dem Boden des Stillerschen Habitus enteroptoticus entwickelt hat. Dem Wesen nach also eine ungewöhnliche Erscheinungsform jener Gastroneurosen, die auf Grund der bahnbrechenden Arbeiten Stillers heute von einem einheitlichen Gesichtspunkt aus zu beurteilen sind.

Auch die Frage des akuten Ikterus kann Anspruch erheben, an dieser Stelle besprochen zu werden, nicht nur weil auch wir, ebenso wie andere Beobachter, Gelegenheit hatten, ein gehäuftes Auftreten akut verlaufender Ikterusfälle in ansehnlicher Zahl zu beobachten, sondern auch deshalb, weil auf Grund der in jüngster Zeit mitgeteilten Beobachtungen und Thierversuche von Uhlenhuth und Fromme sowie Hübener und Reiter die bisher dunkle Ätiologie des Krankheitsbildes sich jetzt zu klären scheint. Diesen Untersuchungen verdanken wir in erster Linie die Erkenntnis der Ätiologie der Weilschen Krankheit, indem es gelang, im Blut der an dieser Krankheit leidenden Menschen sowie in der Leber und im Blut infizierter Thiere Spirochaeten (Spirochaete nodosa) als Erreger nachzuweisen. Die Untersuchungen sind aber auch, wie ich glaube, geeignet, die Frage der Pathogenese der akuten Ikterusformen im allgemeinen zu fördern. In den Monaten Oktober, November und Dezember vorigen Jahres hatte ich auf meiner Abteilung 73 an akutem Ikterus leidende Kranke, von denen ein grosser Teil mit der Diagnose katarrhalischer Ikterus zu uns kam. Die meisten von ihnen zeigten tatsächlich das gewöhnliche Bild des leichten katarrhalischen Ikterus. In 4—5 Fällen trat, und zwar in der gleichen Zeitperiode, der Ikterus während des Spitalaufenthaltes bei Patienten auf, die vorher an irgend einer anderen Erkrankung gelitten hatten. In den leichteren Fällen waren die ersten Symptome der Krankheit: Appetitlosigkeit, Unregelmässigkeit in der Stuhlentleerung, Diarrhoe oder Obstipation und Mattigkeit; in vielen Fällen jedoch waren Schüttelfrost und Fieber die Initialysmptome, und geringere Temperatursteigerungen remitierenden Charakters zeigten sich noch Wochen hindurch; unter den Anfangssymptomen waren in einigen Fällen auch häufig Wadenschmerzen erwähnt.

Der Leberrand ist — hauptsächlich im Anfangsstadium — unter dem Rippenbogen tastbar und druckempfindlich; die Milz in den meisten Fällen bei tiefer Inspiration zu fühlen. Die Haut, entsprechen dder Intensität des Ikterus, zitronen-, quitten- oder orangegelb; der Stuhl, von geringen Ausnahmen abgesehen, nicht acholisch; vollkommen acholische, lehmfarbige Entleerungen hatten wir bloss in ein bis zwei Fällen Gelegenheit zu sehen. Der Harn enthielt ausser Gallenfarbstoff in 8 Fällen Albumen in messbarer Menge, und im Sediment waren einige granulierte Zylinder und in mässiger Zahl auch rote Blutkörperchen vorhanden. Die funktionelle Untersuchung des Magens ergab kein einheitliches Bild. Der Verlauf war in den meisten Fällen günstig, und stets schwand der Ikterus innerhalb 6 Wochen. Die Albuminurie hörte gleichfalls nach 8—10 tägigem Bestehen gleichzeitig mit der Zylindrurie und Haematurie auf. Von cholaemischen Erscheinungen sahen wir bloss vorübergehende, leichte Bradykardie und in einigen Fällen hartnäckiges Nasenbluten. Keiner unserer Kranken starb.

Ich habe diese Fälle von Anfang an als Cholangitis acuta und nicht als Ikterus catarrhalis registriert. Letztere Bezeichnung gebrauche ich schon seit Jahren nicht mehr, weil dieser Name, den wir aus Bequemlichkeit von früherer Zeit her übernommen haben, weder die sich abspielenden pathologischen Prozesse, noch die ätiologischen Momente kennzeichnet.

In dieser Auffassung begegne ich mich mit vielen anderen Autoren. Minkowski z. B. spricht im Mehring'schen Lehrbuch von „Ikterus simplex", „Cholangoitis catarrhalis" und „Ikterus infectiosus". Naunyn nannte bereits vor Jahren in einer seiner Publikationen die Bezeichnung „Icterus catarrhalis" eine aus der guten alten Zeit stammende ehrwürdige Reliquie und sprach sich für die infektiöse Natur sowohl der leichten als auch der schweren Fälle aus. Trotzdem begegnen wir der Bezeichnung „Ikterus catarrhalis" Tag für Tag sowohl in der Privat- als auch in der Spitalpraxis. Ein Beweis dafür, dass dieser Ausdruck und der daran geknüpfte Begriff noch immer fortlebt und keine Reliquie ist. Es liegt mir fern, an dieser Stelle mich in terminologische Auseinandersetzungen einzulassen, doch gerade die Kriegserfahrungen bieten uns stets wieder Gelegenheit, auf die Unrichtigkeit dieses noch immer allgemein gebrauchten Ausdruckes hinzuweisen, unter welchem man überall eine präzis umschriebene pathologisch-anatomische Veränderung zu verstehen pflegt; letztere ist jedoch viel eher ein Phantasieprodukt als eine reale Tatsache. Mir wenigstens ist kein einziger Fall bekannt, in dem man auf dem Obduktionstisch den angeblichen Schleimpfropf gefunden hätte, der nach der alten Auffassung den Choledechus verstopfen, auf diese Weise den Abfluss der Galle in den Darm verhindern und dadurch den Ikterus hervorbringen soll.

Bei Erörterung der Symptome erwähnte ich, dass der Stuhl in der überwiegenden Mehrzahl der Fälle nicht acholisch war. Es unterliegt daher keinem Zweifel, dass der Abfluss der Galle in den Darm ein ungestörter war; von den übrigen Symptomen sind hervorzuheben: der fieberhafte Beginn, der nicht sehr grosse, aber stets vorhandene Milztumor, in 8 Fällen vorübergehende Albuminurie mit begleitender Haematurie, Nasenbluten und schliesslich die epidemische Häufung der Fälle zu ein und derselben Zeit.

Dass der einfache Ikterus zuweilen gleichfalls einen epidemischen Charakter aufweist, ist längst bekannt, und die Kriegserfahrungen gaben L. R. Müller und v. Benczur Gelegenheit, über solche gehäufte Fälle zu berichten. Die praktische Bedeutung und Aktualität dieser Frage erhellt aus den bereits erwähnten Untersuchungen Uhlenhuths und Hübeners sowie ihrer Mitarbeiter über die Ätiologie der Weilschen Krankheit. Ich fühle mich bei dem heutigen Stande der Frage nicht für berechtigt, das oben beschriebene Krankheitsbild mit der Weilschen Krankheit zu identifizieren, obwohl Symptome und Verlauf dafür sprechen, dass es sich bei einem Teil unserer Fälle um leichtere Formen dieser Krankheit handelte.

Sowohl auf Grund der klinischen Erfahrungen wie der bisherigen ätiologischen Forschungen halte ich es für zweifellos, dass die Krankheit, die bisher allgemein als Ikterus catarrhalis bezeichnet wurde, zum grössten Teil eine Infektionskrankheit ist und die einzelnen Fälle sich nur durch die relative Schwere der Infektion von einander unterscheiden. Ob der als Weilsche Krankheit bezeichnete Symptomenkomplex in jedem einzelnen Falle durch die jetzt entdeckte Spirocheta nodosa verursacht wird, ist noch unentschieden; die grosse praktische Bedeutung dieser Frage ist vom epidemiologischen Standpunkt unbestreitbar, allein auch vom klinischen und pathologischen Gesichtspunkt ist die Feststellung des infektiösen Ursprungs von grosser Bedeutung. Wir halten es für wahrscheinlich, dass — wie auch Müller glaubt — mehrere Mikroorganismen als Erreger in Betracht kommen; der Umstand, dass auch bei Syphilis, Rückfallfieber, Malaria u. s. w. Ikterus beobachtet wird, darf als Stütze für unsere Ansicht dienen. Wenn ferner die Coli-, Typhus- und Paratyphusbazillen eine Cholecystitis verursachen, so ist es nicht unwahrscheinlich, dass sie ebenso auch Erreger einer mit Ikterus einhergehenden Cholangitis sein können.

H. Strauss erwähnt, dass er während des Krieges bei jungen Männern häufiger Cholecystiden sah als in Friedenszeiten und geneigt ist, dies in der Weise zu erklären, dass diese Fälle das Resultats leichter typhöser Infektionen seien. Welch wichtige Rolle den letzteren in der Ätiologie der Cholecystitiden zufällt, beweisen die schönen Untersuchungen Ignatz Feldmanns, auf Grund deren der genannte Autor annimmt, dass die im Kriege akquirierten latenten Typhusinfektionen eine bedeutende Zunahme der chronischen Cholecystitiden bewirken werden. Was die durch Spirochaeten hervorgerufene Infektion vermittelt, ist derzeit noch unbekannt; die Frage hat vom prophylaktischen und therapeutischen Standpunkte aus eine grosse Bedeutung. Bei einem Teil unserer Fälle mussten wir selbst an die Möglichkeit einer nosokomialen Infektion denken. Müller hält Mücken, v. Benczur hingegen, der Gelegenheit hatte, eine grosse Icterusepidemie zu beobachten, Fliegen für die Überträger der Infektion.

Die endgültige Klärung der Frage wird die Zukunft bringen, doch ist es bereits heute unsere Pflicht, in jedem Falle an Infektion zu denken und ihrer Natur nachzuforschen.

Die Faeces unserer sämtlichen Patienten wurden wiederholt auf Typhusbazillen untersucht, Bazillenträger haben wir aber nicht gefunden. Im Anschluss an diese Frage halte ich es für erwähnenswert, dass wir ebenso wie Strauss verhältnissmässig oft bei jungen Personen, die im Felde waren, Cholecystitis sahen, insgesammt 17 Fälle, einer von ihnen hatte auch Ikterus. Obgleich die Cholecystitis bei jüngeren Leuten seltener beobachtet wird als bei älteren, gehört dieses Krankheitsbild auch im jugendlichen Alter nicht gerade zu den Seltenheiten; ich hatte selbst in Friedenszeiten ziemlich oft Gelegenheit es zu sehen. Erwähnenswert sind diese Fälle aus dem Grunde, weil sie alle einander auffallend gleichen und ihre ungewöhnlich leichten Symptome und ihr gutartiger Verlauf ihnen eine gewisse Eigentümlichkeit verleiht. In der Gallenblasengegend sind ständige oder anfallsweise auftretende mässige Schmerzen vorhanden, die nie einen kolikartigen Charakter annehmen; ausgesprochene und umschriebene Druckempfindlichkeit an der bezeichneten Stelle ist das einzig objektive Symptom. Die Untersuchung des Magenchemismus zeigt normale Verhältnisse, keine Subazidität, deren Häufigkeit bei chronischer Cholecystitis sowohl ich als nach mir auch andere Autoren durch systematische Untersuchungen an einem grossen Material feststellten.

Über meine Erfahrungen bezüglich der mit Dysenterieinfektion zusammenhängenden Verdauungsstörungen habe ich im verflossenen Jahre in der XIII. kriegschirurgischen Sitzung Bericht erstattet. Die nach akuter Dysenterie zurückbleibenden Verdauungsstörungen, vor allem die chronischen Diarrhoeen, haben nichts von ihrem klinischen Interesse eingebüsst, und zwar besonders deshalb, weil die Klärung ihres Verhältnisses zur Dysenterie bisher weder durch bakteriologische, noch durch serologische Untersuchungen gelungen ist. Unser Material umfasst 150 Fälle von chronischem Darmkatarrh, unter denen 49mal in der Anamnese Dysenterie vorkam. In keinem von ihnen konnten Dysenteriebazillen aus dem Kote gezüchtet und in den allerdings wenigen Fällen, in welchen die serologische Untersuchung durchgeführt wurde, auch keine Agglutinine im Blutserum nachgewiesen werden. Doch berechtigt dieser negative bakteriologische Befund keineswegs dazu, einen Zusammenhang zwischen diesen Darmkatarrhen und der Dysenterieinfektion abzulehnen. Sowohl unsere als auch die Erfahrungen anderer (Singer, H. Strauss) weisen darauf hin, dass die Beweiskraft der bakteriologischen Stuhluntersuchung bei Dysenterie ihre Grenzen hat. Ihr gegenüber wurde besonders von H. Strauss der Wert der serologischen Untersuchung betont. Die Zahl der mir zur Verfügung stehenden bisherigen Untersuchungen reicht aber nicht aus, um in dieser Frage Stellung zu nehmen.

Der grösste Teil der Kranken kam zu uns nach eben abgelaufener Dysenterie, war also glücklich geheilt, bei einem anderen Teil hingegen entwickelte sich ein chronischer, vornehmlich in Diarrhoeen sich äussernder Zustand mit protrahiertem Verlaufe. Auch in der Deutung dieser Fälle herrscht derzeit noch keine einheitliche Auffassung. Viele sehen in der chronischen Form eine einfache Fortsetzung des akuten Prozesses, andere hingegen — besonders O. Porges — sind der Meinung, dass es sich um eine von der Dysenterie vollkommen unabhängige Colitis handelt. In meinem erwähnten Vortrage habe ich darauf hingewiesen, dass ein grosser Teil dieser Fälle nicht als chronische Dysenterie bezeichnet werden kann, und ich habe für dieses Krankheitsbild den Namen „metadysenterischer Symptomenkomplex" vorgeschlagen.

In Übereinstimmung mit meiner Auffassung hat H. Strauss in letzter Zeit diese Symptomengruppe als „Residualcolitis" bezw. „Colitis postdysenterica" bezeichnet.

Unter den Beschwerden standen Diarrhoeen im Vordergrunde. Obwohl sie regellos auftraten und sich an keine bestimmte Zeit banden, stellten sie sich doch mit Vorliebe unmittelbar nach den Mahlzeiten ein.

Blut konnte nur ausnahmsweise im Stuhle mit dem bekannten mikrochemischen Verfahren nachgewiesen werden. Schleim dagegen ist meistens reichlich vorhanden, auch schon makroskopisch nachweisbar. Zumeist können auch einige Ausfälle in der Ausnützung der Nahrungsmittel konstatiert werden, da im Stuhl oft unverdaute Fleischpartikel und Bindegewebsreste schon makroskopisch erkennbar sind. Die bakteriologische Untersuchung des Stuhls war — wie erwähnt — in jedem einzelnen Falle negativ. Die funktionelle Untersuchung des Magens zeigte keine Sekretionsanomalien und besonders keine Anazidität, hingegen fanden wir sehr häufig — was als charakteristisch bezeichnet werden kann — eine Steigerung der Magenmotilität; eine Stunde nach Einnahme des Probefrühstückes gelang es uns oft nur 1—2 cm^3 Mageninhalt herauszubefördern.

Bei endoskopischer Untersuchung des Darms sahen wir vereinzelt querlaufende, in Besserung begriffene Geschwüre, um die herum die Darmschleimhaut das Bild einer leichteren oder schwereren subakuten Proktosigmoiditis zeigte; die Schleimhaut ist lebhaft gerötet, geschwollen, vulnerabel und fein granuliert.

Die physikalische Untersuchung des Abdomen ergab weiter nichts als die ziemlich konstante Tastbarkeit des Colon descendens und besonders des Colonschenkels der Flexur in Form eines stark kontrahierten, verdickten, druckempfindlichen Stranges.

Von anderweitigen Allgemeinsymptomen seien hier angeführt : Hyperhydrose. Dermographie, Tremor in den Extremitäten und leichtere Bradykardie. Diese Erscheinungen traten nicht so regelmässig auf, um sie als charakteristische Befunde hinzustellen, und wir sind daher nicht berechtigt, aus ihrem Vorhandensein auf Störungen derin neren Sekretion zu schliessen, in dem Sinne, dass, wie Peires glaubt, die Funktion der Schilddrüsen-Nebennierengruppe sich der Pankreas-Parathyreoidea-Gruppe gegenüber im Übergewichte befindet. An der intstehung dieser Erscheinungen hat zweifelsohne der colitische Prozess, der sich auf dem Boden der Dysenterie entwickelt, einen grossen Anteil; der Prozess ist jedoch — wie die Stuhluntersuchung und das endoskopische Bild zeigt — in der Mehrzahl der Fälle viel zu leichter Natur, als dass er eine genügende Erklärung für die Hartnäckigkeit der Diarrhoeen abgeben könnte.

Wie erwähnt, treten die Diarrhoeen besonders nach der Mahlzeit auf, der Stuhl enthält Bindegewebe und unverdaute Muskelfasern, dabei ist die Magenverdauung intakt und sonstige Störungen der Darmverdauung fehlen. Das Bindegewebe wird ausschliesslich vom Magensaft gelöst, und wenn es bei normaler Magensekretion unverdaut in den Faezes erscheint, so ist die Ursache hierfür nur in der Hypermotilität des Magens zu suchen. Dass diese tatsächlich häufig vorliegt, dafür spricht die rasche Entleerung des Magens nach der Probemahlzeit in einer jeden Zweifel ausschliessenden Weise.

Der beschriebene Symptomenkomplex findet nicht im kolitischen Prozess selbst seine Erklärung, aus unsern Darlegungen ergibt sich vielmehr dass wir ihn, wenigstens zum Teil, mit der Hypermotilität des Magendarmtraktes in ursächlichen Zusammenhang bringen müssen, welch' letztere wieder eine Folge der Sympatico- bezw. Vagotonie sowie der Hypertrophie der Dickdarmmuskulatur ist.

Dass die richtige Auslegung der metadysenterischen Symptome in erster Linie vom therapeutischen Standpunkte aus wichtig ist, darauf habe ich bereits in meinem erwähnten Vortrage hingewiesen, und die Erfahrungen, die ich seither nach dieser Richtung hin machte, haben mich nur in der Ansicht bestärkt, dass bei der therapeutischen Erwägung dieser Zustände die Innervationsstörungen in höherem Masse Berücksichtigung finden müssen, wie dies vielleicht jetzt im allgemeinen der Fall ist. Nebst Bettruhe, Diät, Thermophor und antidiarrhoischen Mitteln eröffnet sich hier der Anwendung von Atropin, Papaverin und der Nebennierenpräparate ein dankbares und weites Gebiet.

Es gelang uns in zahlreichen Fällen, mit Adrenalinpraeparaten Diarrhoeen zu stillen, die jeder anderen Behandlung trotzten, was in der Reizwirkung des Adrenalins auf die Hemmungsnerven (Nn. splanchinci) des Darmes seine Erklärung findet.

In der Therapie der Dysenterie und der dysenterieähnlichen Zustände sind während des Krieges die Bolus alba und besonders die Thierkohle zu Popularität gelangt. Die Kohlentherapie wurde auf Grund der Tierversuche Wieschowskis eingeleitet, der im Verein mit Adler den Nachweis erbrachte, dass die Kohle die sich im Organismus entwickelnden toxischen Produkte adsorbiert und so ihre Aufsaugung verhindert. Die Wirkung ist daher eine physikalisch-chemische und kommt nicht auf rein chemischem Wege zustande; dies ist der Grund, dass von Bolus und Kohle nur in sehr grossen Dosen ein Erfolg zu erwarten ist. Von Seiten des Darmes wird weder das eine, noch das andere resorbiert und deshalb muss derselbe nach 4—5 tägigem Gebrauche dieser Mittel mittels Laxantien oder Eingüssen entleert werden.

Bolus und Tierkohle wenden auch wir sowohl per os wie per rectum vielfach an. Die Vorteile der Tierkohlentherapie sind nicht anzuweifeln. Dass es Fälle gibt, bei denen der Erfolg ausbleibt — und solche sahen auch wir — erklärt sich ohneweiters aus den Untersuchungen Adlers, nach denen sich die Kohlentherapie nur fü Fälle eignet, in denen es sich darum handelt, den Organismus von toxischen oder bakteriellen Noxen, die sich noch im Darme befinden, zu befreien.

Deshalb glaube ich auch, dass die Kohle eine um so grössere therapeutische Einwirkung entfaltet, je akuter der Prozess ist. Ihr Nachteil besteht darin, dass der Appetit, besonders nach längerem Gebrauch, abnimmt. Dieser Umstand kann auf Grund der Untersuchungen von Hirsch, Göppert, Strauss und Lichtwitz ohneweiters daraus erklärt werden, dass die Salzsäure und Fermente des Magens durch die Kohle gebunden werden.

Wo als Ursache der Diarrhoeen auf Grund der Stuhluntersuchung und des rektoskopischen Bildes ein chronisch kolitischer Prozess festgestellt worden war, sahen wir den meisten Erfolg von Darmspülungen und Einläufen. Bei akuten und subakuten Prozessen bedarf es meist keiner lokalen Behandlung; sie ist oft sogar schädlich. Dagegen sahen wir die schönsten Erfolge bei den schwersten chronischen Zuständen. Auch den Einläufen setzen wir Kohle zu und nehmen für einen Einlauf 100—150 gr. Kohle, die mit 1 Liter Wasser von 38^0 C. sorgfältig vermischt werden muss.

Es scheint, dass die verschiedenen Kohlepräparate nicht gleichwertig sind. Wahrscheinlich ist die Herstellungsart des Präparates nicht gleichgiltig für seinen therapeutischen Wert. Wir sind Wieschowski und Adler zu grossem Danke verpflichtet, die so freundlich waren, aus dem unter ihrer Leitung stehenden, zu diesem Zwecke errichteten Laboratorium des Kriegsministeriums uns die nötige Menge Kohle zur Verfügung zu stellen, und betonen, dass unsere Erfahrungen weit günstiger geworden sind, seitdem dieses Präparat bei uns eingeführt ist.

Auf meiner Abteilung sahen wir Fälle von nicht spezifischer Colitis ulcerosa. Diese wurden anfangs mit $0.5^0/_{00}$, später $1^0/_{00}$ Argentum nitr.-Lösung behandelt; die Darmwaschungen erfolgten zunächst alle zwei bis drei Tage, in den zwischenliegenden Tagen verbrauchten wir $10-20^0/_0$-ige Gelatineinläufe, wie ich sie schon vor Jahren empfahl (s. Orvosi hetilap 1910. No. 15. und Therapeutische Monatshefte 1910. Aprilheft). Sämtliche Kranken genasen, obwohl jeder einzelne das Bild schwerer Colitis darbot. Einer unserer reichsdeutschen Patienten hat während seines 6 wöchentlichen Spitalaufenthaltes 10 kgr. an Körpergewicht zugenommen. Postdysenterische Stenosen hatten wir keine Gelegenheit zu sehen. Während man noch bis vor kurzer Zeit allgemein glaubte, dass die chronisch-dysenterischen Prozesse zu narbigen Verengerungen führen, begegnen wir heute in der Literatur kaum mehr dieser Auffassung. Nach den durchaus eindeutigen Angaben der 2800 Fälle von Dysenterie umfassenden Statistik Woddwards aus dem amerikanischen Bürgerkriege steht es derzeit ausser Zweifel, dass dieser Folgezustand der Dysenterie zu den Seltenheiten gehört. Deshalb scheint mir auch der einzige hierhergehörige Fall, den ich gegenwärtig in meiner Privatpraxis zu beobachten Gelegenheit habe, hier mitteilenswert.

Ein 37 jähriger Mann konsultierte mich im Februar 1915 zum ersten Male. Im August 1914 hielt er sich im Kaukasus in einer geschäftlichen Angelegenheit auf und erkrankte dort an Dysenterie. Heilung trat nach 4 Wochen ein, die Faeces blieben aber auch dann noch schleimig. Seit Anfang Dezember 1915 stellte sich häufiger Tenesmus ein, die Darmentleerung geht nur unter stetig sich steigernden Anstrengungen vor sich, nach dem Defäkationsakte fühlt sich Patient nicht entleert (frustrane oder fragmentäre Defäktion). Dieser Klagen wegen wurden bei ihm Anfang Januar 1915 die seit längerer Zeit vorhandenen äusseren Haemorrhoidalknoten operativ entfernt. Nach der Operation steigerten sich jedoch seine früheren Beschwerden, und der Patient kam dann im Februar desselben Jahres unter den Verdachte eines Rektumkarzinoms zu mir. Die Einführung selbst des dünnsten Rektoskops (18 mm.) gelang nur schwer und war mit bedeutenden Schmerzen verbunden. Im Sphinkterkanal waren zwei querverlaufende Narben sichtbar, in deren Umgebung die Schleimhaut geschwollen, gerötet und arrodiert ist. Ich stellte die Diagnose auf chronische, in partieller Vernarbung begriffene, mit starkem Spasmus einhergehende Proctitis haemorrhagica. Obwohl die digitale Untersuchung und die Einführung des Endoskops mit Schwierigkeiten und Schmerzen einherging, war sie trotz der Narben doch durchführbar; die Verengerung wurde folglich nicht auf mechanischem Wege durch die vorhandenen Narben, sondern durch Spasmen in den die Narben umgebenden arrodierten Partien verursacht. Die Richtigkeit dieser Annahme fand im weiteren Verlaufe ihre Bestätigung. Patient erhält seit dieser Zeit systematisch Mikroklysmen mit 15—20 kcm. Ol. hyoscyami und betrachtet sich als geheilt.

Der Fall spricht dafür, dass das Zustandekommen paradysenterischer Stenosenerscheinungen selbst dann nicht einfach auf mechanische Ursachen zurückgeführt werden muss, wenn Narben vorliegen; die Stenose selbst ist spastischer Natur, der Spasmus aber die Folge des Reflexes, welcher durch Entzündungsherde und Arrosionen in der Umgebung der Narben ausgelöst wird. Die Stenose kann daher trotz vorhandener Narben nicht als organisch, sondern muss als funktionell bezeichnet werden. Analoge Verhältnisse sind auch bei den entzündlich-narbigen Erkrankungen anderer Organe — besonders des Ösophagus — bekannt.

Ich kann diesen, die Darmkrankheiten behandelnden Teil meines Aufsatzes nicht abschliessen, ohne die Krankengeschichte eines unserer Patienten mitzuteilen, bei dem nach einem Schuss in der Gesässgegend Störungen der Stuhlentleerung (Dysenterie) auftraten, die vom Standpunkte der topischen Diagnostik der Konstipation auf klinisches Interesse Anspruch erheben können.

Infolge der Verletzung entstand jene wohlumschriebene extreme Form der Konstipation, die S t r a u s s als „proktogene Konstipation" und G. S i n g e r als „Torpor recti" bezeichnet. Mit der proktogenen Form der Konstipation habe ich mich ebenfalls eingehend befasst (Orvosi hetilap 1914. und Med. Klinik 1914. Nr. 15.) und versuchte nachzuweisen, dass sie in der Ätiologie der Haemorrhoiden eine grosse Rolle spielt und eine der häufigsten Formen der Konstipation ist, die namentlich auch vom Standpunkte der Therapie eine gesonderte Beurteilung erheischt. G a n t behauptet in seiner „Fecal Inspection" gleichfalls, dass 60% sämtlicher Obstipationen proktogenen Ursprungs sind.

In der Literatur fand ich keinen Fall, der wie der unsere im Anschluss an eine Verletzung aufgetreten wäre. Mit Bezug auf die Pathologie der proktogenen Konstipation besitzt unsere Beobachtung bis zu einem gewissen Grade die Beweiskraft eines Experimentes.

Adam Sz., 22 Jahre alt, Infanterist, erlitt am 28. September 1915 an der russischen Front im Stehen eine Schussverletzung, bei der das Projektil in der rechten Gesässgegend eindrang und am linken Rande des Kreuzbeines herauskam. Patient fiel auf den Rücken, konnte aber seine Extremitäten bewegen. Er wurde auf einem Wagen zum Hilfsplatz gebracht, wo er 3 Stunden nach der Verletzung den ersten Verband bekam. Am 1. Dezember 1915 wurde er in unser Spital aufgenommen, nachdem er vorher in 4 anderen Spitälern behandelt worden war. Patient war vorher stets gesund gewesen. Nach der Verletzung konnte er angeblich in den ersten 2 Tagen nicht urinieren, Harndrang stellte sich erst am 3. Tage ein, an dem er, wenn auch schwer, zum erstenmal wieder seine Blase entleerte. Die Harnbeschwerden wurden zwar in der Folgezeit stetig geringer, hielten aber doch bis Ende November an ; bei Aufnahme des Patienten in unserem Spital waren sie vollkommen geschwunden. Nach der Verletzung war der Stuhl 5 Tage lang ausgeblieben, am 6ten stellte sich jedoch spontan reichliche Entleerung ein, die auch ein wenig Blut enthielt. Von dieser Zeit an hatte Patient kaum ein einziges Mal mehr spontanen Stuhl. 3—4 Tage lang verträgt Patient das Ausbleiben der Defäkation sehr gut, nach Ablauf dieser Zeit wird er appetitlos und fühlt sich gebläht. Abführmittel bleiben wirkungslos, und Patient hilft sich in der Weise, dass er die Finger der linken Hand zwischen Anus und Kreuzbeingegend fest gegen den Anus zu andrückt, 3 Finger der rechten Hand kräftig auf den Damm aufsetzt und so, den Anus von unten und oben umfassend, im Stehen und mit vorgebeugtem Oberkörper den Rektuminhalt tatsächlich herauspresst. Seit der Verletzung hat Patient keinen Coitus ausgeübt, dafür aber onaniert. Anfangs hatte er überhaupt keine Ejakulation, seit November kehrte sie zurück, das Sperma wird aber nicht herausgespritzt, sondern fliesst einfach herunter. Seine einzige Klage bei der Aufnahme war, dass die Stuhlentleerung bloss mit Hilfe des beschriebenen Handgriffes möglich sei.

Patient ist von mittlerer Statur, ziemlich gut entwickelt, mässig genährt. Von Seiten der Brustorgane keine Veränderung nachweisbar. Die Flexur ist in Form eines druckempfindlichen, wurstartig kontrahierten, mit Kot gefüllten Stranges durch die Bauchdecken hindurch tastbar.

Auf der rechten Gesässbacke eine erbsengrosse, der Eingangsöffnung der Verletzung entsprechende Narbe ; 2 cm. vom linken Rande des Kreuzbeins eine 3 cm. lange, pflaumenkernförmige, der Ausgangsöffnung entsprechende Narbe fühlbar.

Pupillen gleich weit, reagieren auf Licht und Akkomodation prompt, Patellar-

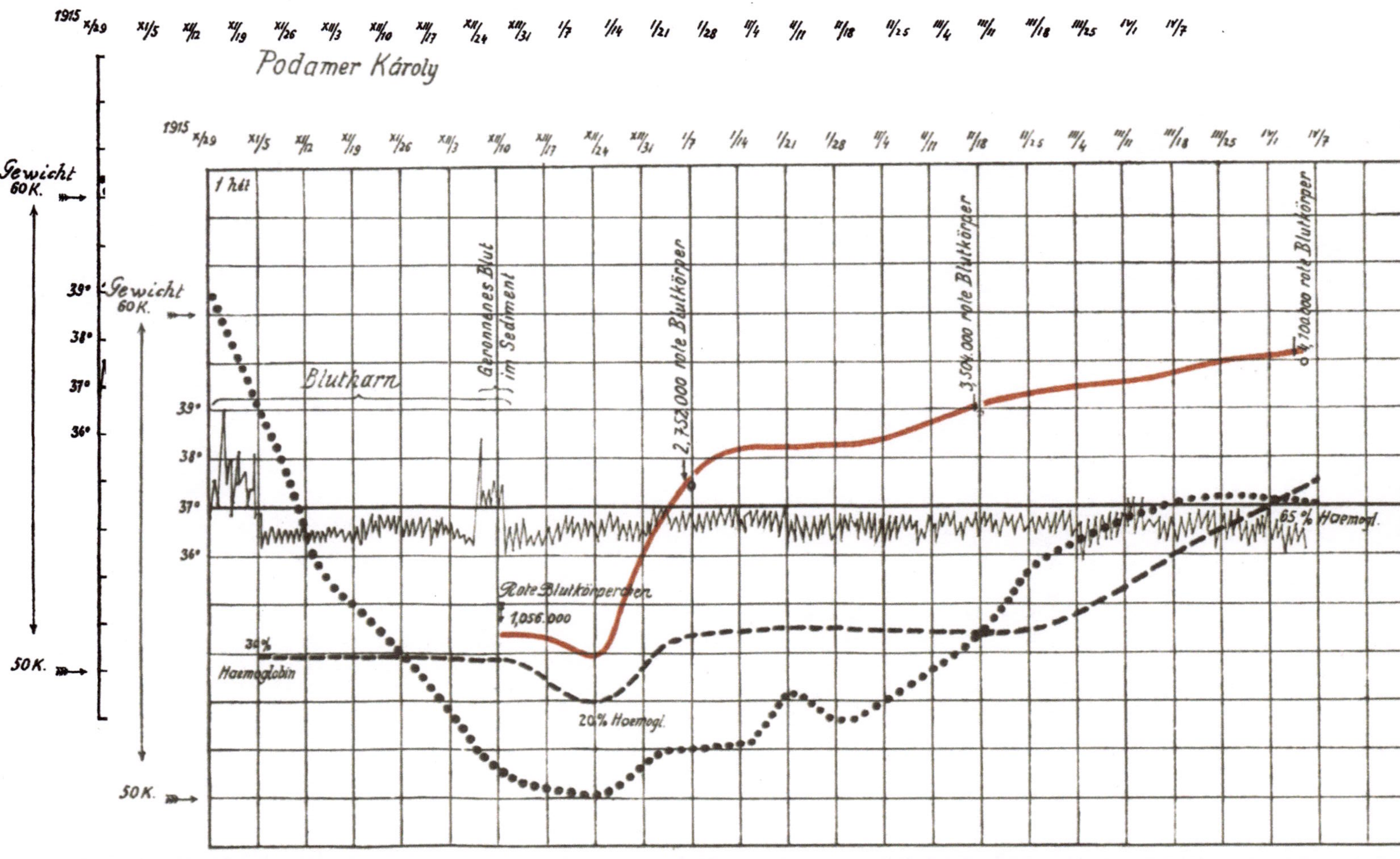

Podamer Károly
1915
Gewicht
60 K.
50 K.
39°
38°
37°
36°
1 hét
Blutharn
Geronnenes Blut
im Sediment
2,752.000 rote Blutkörper
3,504.000 rote Blutkörper
4,100.000 rote Blutkörper
Rote Blutkörperchen
1,056.000
30%
Haemoglobin
20% Haemogl.
65% Haemogl.

Sohlen-, Cremasterreflexe normal. Achillessehnenreflex gleichfalls, Babinszki negativ.

Afteröffnung geschlossen, willkürliches Zusammen-, Aufwärts- und Abwärtsziehen des Anus schwächer als normal, und zwar besonders am unteren rechten Segmente des Sphinkterringes. Anusreflex vorhanden, doch schwächer als normal. Die unmittelbare Umgebung des Anus in einer Ausdehnung von 3 cm. Durchmesser hyperaesthetisch, zarte Berührung gibt Patient unbestimmt an, spitz und stumpf vermag er nicht zu unterscheiden, Schmerzen bestehen angeblich nicht.

Bei der Digitaluntersuchung des Rectum's fanden wir Sphinkterkanal und Ampulle mit grossen Kotmengen ausgefüllt, die Rektoromanoskopie, die infolge der ständigen Anfüllung der unteren Darmpartieen nur so möglich war, dass wir die grossen Kotmassen durch das Endoskop hindurch entfernten, ergab intakte Schleimhaut des Rektums und des Rektumschenkels der Flexur, abgesehen von einer diffusen Hyperaemie, die zweifellos sterkoralen Ursprungs war.

Die Röntgenuntersuchung zeigt an den Lumbalwirbeln keine Veränderung.

Im 3. Monate der Beobachtung trat zwischen Anus und Skrotum ein trockenes, rundes Geschwür auf, an der Stelle, die Patient beim Auspressen des Stuhls mit den Fingern der rechten Hand einzudrücken pflegt.

Während einer Beobachtungsdauer von 5 Monaten trat im übrigen keine Änderung seines Zustandes ein.

Die Konstipation dauerte fort, andere Klagen wurden nicht vorgebracht, weder Klysmen, noch Faradisation führten eine Besserung herbei. Patient kann auch heute noch nicht auf andere Weise als mit Hilfe des erwähnten Handgriffes Stuhl absetzen.

Falls der Zustand des Patienten der internen Behandlung (Darmspülungen, Faradisation) weiter trotzen sollte, so wird die Indikation für eine temporäre Coecotomie gegeben sein.

In diesem Falle hörten demnach die der Schussverletzung folgenden Störungen in der urogenitalen Sphäre nach kurzer Zeit vollständig auf, bloss die erwähnte schwere Störung der Darmentleerung blieb zurück. Am 6. Tage nach der Verletzung hatte Patient spontan ein wenig blutigen Stuhl, von da ab vermag er weder auf Abführmittel, noch auf Irrigation seine Därme zu entleeren, und Stuhl erfolgt bloss, wenn er den Mastdarminhalt mit beiden Händen auspresst. Bei der physikalischen Untersuchung des Bauches finden wir Coecum, Colon ascendens und transversum leer, die Flexur angefüllt. Digital- und endoskopische Untersuchung des Darmes ergänzen diesen palpatorischen Befund insofern, als Rektum und Flexur mit grossen Kotmengen ständig ausgefüllt sind. Mit einem Worte: sowohl der physikalische wie der digitale und endoskopische Befund zeigen eine ganz charakteristische, jedenfalls extreme Form der proktogenen Konstipation. Patient hat nie Stuhldrang.

Auf Grund der Untersuchungen von Gant, Hertz, Singer, Strauss, Mummery und mir besteht kein Zweifel, dass das Rektum unter normalen Verhältnissen ausserhalb der Zeit des Stuhldranges und des Defaektionsaktes keinen Koth enthält. Wenn daher in dieser Zeitperiode Kot im Rektum vorhanden ist, so weist dies auf einen pathologischen Zustand hin. Dieser Zustand ist für die überaus häufige Form der chronischen Konstipation charakteristisch, die heute dem Fachmanne unter dem Namen „proktogene Konstipation“ oder „Torpor recti“ bekannt ist.

Dass die Kenntnis dieses rektalen Typus der Konstipation in möglichst weite Kreise eindringe, ist nicht nur seiner Häufigkeit wegen, sondern auch aus dem Grunde wünschenswert, weil es in diagnostischer und therapeutischer Hinsicht nötig ist, dass in der Lehre von der Konstipation topische Gesichtspunkte in den Vordergrund treten.

In unserem Falle haben wir es dem Wesen nach mit einer gleichartigen Störung des Darmentleerungsaktes zu tun wie bei der proktogenen Konstipation. Der Unterschied besteht nur darin, dass in unserem Falle die Ursache der Störung mehr zentral sass, während sie bei den gewöhnlichen Formen mehr peripher — an der Rektalschleimhaut lokalisiert ist. Die Ursachen der proktogenen Konstipation können verschieden sein, im Endergebnisse stehen sie jedoch alle mit der mangelhaften Innervation der Rektalschleimhaut im Zusammenhang, insofern als bei herabgesetzter Sensibilität der Schleimhaut oder künstlichen Hemmungen der Defäktationsakt ausbleibt.

Die Insuffizienz der Darmentleerung kam zweifellos infolge der vorausgegangenen Verletzung zustande. Der Reflexakt der Defäkation besteht aus zwei Phasen, der unwillkürlichen, die sich aus der Kontraktion der unteren Darmpartien und der Erschlaffung des inneren Schliessmuskels, und der willkürlichen, die sich aus der Kontraktion oder Erschlaffung des äusseren Schliessmuskels sowie der Bauch- und Darmmuskulatur zusammensetzt.

Für Annahme einer Verletzung des Rückenmarkes — insbesondere des Conus terminalis — haben wir keinen Anhaltspunkt, weil keine Lähmung des Sphincter externus vorliegt, der Anus geschlossen ist. Dass von der Verletzung einer höheren Partie des Rückenmarkes gleichfalls nicht gesprochen werden kann, beweist der Umstand, dass Patient seinen Sphincter externus willkürlich zu kontrahieren vermag. Bei den Verletzungen des Rückenmarkes ist das Rektum unempfindlich und die Defäkation erfolgt nur auf reflektorischem Wege, solche Kranke haben wohl keinen Stuhldrang. Doch von Zeit zu Zeit, wenn sich im Rektum grössere Kotmengen anhäufen, kommt es dennoch zu einer spontanen Entleerung.

Dis tieferen Partien des Colon und des Rektum bekommen ihre sympathischen Fasern aus dem Lumbalmark, und diese verlaufen durch das Ganglion mesent. inf. in den Nervus hypogastricus; die dem Vagus analogen Fasern hingegen entspringen dem Sakralmark und begeben sich in den N. pelvicus. Das Rektum erhält hier die Innervation für seine willkürlichen Muskeln, ausserdem noch Fasern (Nn. haemorrh. med. et int.) aus dem Plexus pudendalis (L. R. Müller).

Auf Grund der beschriebenen Symptome hat die Annahme die meiste Berechtigung, dass im vorliegenden Falle die totale Insuffizienz der Darmentleerung eine Folge der partiellen Verletzung der Wurzeln des Nervus pudendus ist.

— —

In den vorliegenden Anführungen habe ich von dem auf die Erkrankungen der Verdauungsorgane bezugnehmenden Teile unseres Krankenmaterials bloss die interessanteren und praktisch wichtigen Boebachtungen berücksichtigt. Von einer eingehenden Behandlung diagnostischer und therapeutischer Fragen habe ich aus dem Grunde Abstand genommen, weil wir bei der Untersuchung sowohl als auch bei der Therapie nur die in Friedenszeiten erprobten Methoden, Verfahren und Hifsmittel angewendet haben. Doch sowohl in der Auswahl unserer therapeutischen Verfahren, als auch bei Inanspruchnahme der speziellen Untersuchungsmethoden sind wir nur auf Grund strenger Indikationen vorgegangen. Die erprobten Spezialverfahren wenden wir stets an, wo der konkrete Fall deren Heranziehung wünschenswert macht. In der Kriegsliteratur, besonders mit Bezug auf die Erkrankungen der Verdauungsorgane, begegnen wir wiederholt einer Beurteilung und Konstatierung „vom militärärztlichen Standpunkte aus“. Dieser Standpunkt ist allenfall insofern berechtigt, als wir von ihm aus problematische Werte übergehen und auch von den erprobten Verfahren nur die unter den einfachsten Verhältnissen ausführbaren anwenden.

Doch gerade die militärärztlichen Gesichtspunkte machen es uns in erster Reihe zur Pflicht, in diesen schweren Zeiten die Errungenschaften der ärztlichen Wissenschaft zur vollen Geltung zu bringen.

Zusammenfassung.

1. Der Krieg gab uns keine Gelegenheit, auf dem Gebiete der Magen- und Darmkrankheiten neuere Symptomenkomplexe oder gerade neue Krankheitsbilder kennen zu lernen.

2. Unter den Magenkranken ist die Zahl der an Sub- und Anazidität bzw. Achylie Leidenden auffallend gross (32.5%).

3. Die Achylie ist eine sehr häufige Ursache chronisch rezidivierender Durchfälle, doch dürfen diese nur dann mit Anazidität in ursächlichen Zusammenhang gebracht werden, wenn Endoskopie- und Stuhluntersuchung die Gegenwart eines Darmkatarrhs ausschliessen.

4. Mit chronischen Säftenverlusten einhergehende Darmkatarrhe können gleichfalls zu Anazidität führen.

5. Von nervösen Magenerkrankungen war habituelles, nervöses Erbrechen, eine bei Männern ziemlich ungewöhnliche Erscheinung, im Verlaufe des Krieges ziemlich oft zu beobachten.

6. Während der letzten 3 Monate des Jahres 1915 kamen in unserem Spital 73 Fälle von Cholangitis acuta mit Ikterus vor. Das gehäufte Auftreten, der fieberhafte Beginn und die Milzschwellung sprechen für infektiösen Ursprung.

7. Nach Dysenterie blieb in vielen Fällen ein chronisch diarrhoischer Zustand zurück, den wir als metadysenterischen Symptomenkomplex ansprechen zu müssen glauben. Da die Diarrhoe in der Colitis keine hinreichende Erklärung findet, müssen wir an und Hypermotilität denken, als Folge von Sympathico-Vagotonie Hypertrophie der Dickdarmsmuskulatur. Bei der Therapie müssen

die Innervationsstörungen in Betracht gezogen werden, die Verabreichung von Nebennierenpräparaten erwies sich als wirksam.

8. Dysenterische Prozesse bringen keine narbigen Stenosen hervor, und das Zustandekommen von Stenosenerscheinungen kann — wie ein eingehend beschriebener Fall beweist — auch dann nicht einfach auf mechanische Ursachen (Narbenbildung) zurückgeführt werden, wenn die Gegenwart von Narben endoskopisch nachweisbar ist.

9. In dem Falle von Insuffizienz der Stuhlentleerung im Anschluss an partielle Verletzung der Nerv. pudendus-Wurzeln konnten ähnliche Verhältnisse festgestellt werden, wie sie beim rektalen Typus der Konstipation (proktogene Konstipation, Torpor recti) bekannt sind.

Literatur.

ADLER : Verh. d. Kongr. f. inn. Med. Wiesbaden 1914. S. 335.
ÁLDOR : Orvosi Hetilap 1910. 15. sz. és Ther. Monathefte. 1910. Aprilheft.
— Orvosi Hetilap 1914. és Wiener Klin. Woch. 1914. No. 18.
— Orvosi Hetilap 1914. és Med. Klin. 1914. No. 15.
— Orvosi Hetilap 1915. 20. sz.
BENEDIKT H. : Orvosképzés 1915.
BENCZUR : Orvosi Hetilap 1916. és Deutsch. Med. Woch. 1916. No. 16.
FELDMANN IGNÁC : Gyógyászat 1916. Wiener klin. Woch. 1916.
GANT : The Post-Graduate 1901.
GÖPPERT : Berliner klin. Woch. 1914.
HEINSHEIMER : Med. Klinik. 1916. No. 19.
HERTZ : Constipation and allied intest disorders.
HÜBENER u. REITER : Deutsche Med. Woch. 1915. No. 43. és 1916. No. 1.
HIRSCH : Deutsche Med. Woch. 1915. No. 40.
LICHTWITZ : Berliner klin. Woch. 1914.
L. MICHAELIS : Deutsche Med. Woch. 1916. No. 10.
MUMMERY : Dieseases of the Colon ; Bristol 1910.
L. R. MÜLLER : Deutsche Med. Woch. 1916. No. 17.
— Deutsches Arch. f. klin. Med. Band 105.
NAUNYN : Deutsche Med. Woch. 1911. No. 44.
O. PORGES : Wiener Med. Woch. 1915. No. 17. és Ther. Mon. 1915. Oktoberh.

PEIRES: Deutsche Med. Woch. 1915. No. 3.
STRAUSS: Zeitschr. f. ärzt. Fortbild. 1916. No. 1.
— Deutsche Med. Woch. 1915. No. 36.
H. STRAUSS: Deutsche Med. Woch. 1916. No. 2.
— Ther. Monatshefte 1916. August.
SCHMIDT: Klinik der Darmkrankheiten. Wiesbaden 1913.
— Zeitschr. f. ärztliche Fortbild. 1915. No. 9.
G. SINGER: Med. Klin. 1914. No. 44.
— Med. Klinik. 1912. No. 48.
UHLENHUTH u. FROMME: Deutsche Med. Woch. 1915. No. 50. Seite 1498. und 1916. No. 6. S. 173.
WIESCHOWSKI: Münchener Med. Woch. 1914.
WOODWARD: The med. and surgic. history of the war of the rebellion. Vol. 1. part 2.
ZWEIG: Wien. klin. Woch. 1915. No. 50.

Über im Kriege akquirirte Nierenleiden.

Von

Dr. Ludwig v. Áldor

z. Z. Regimentsarzt, Chefarzt der II. Abteilung, Chefarzt der Kurstation für Magen-Darmkrankheiten der kg. ung. Staatsbahnen in Karlsbad.

Um die Mitte des Jahres 1915, besonders in den Monaten Mai und Juni, konnten wir bei unserem Krankenmaterial eine ansehnliche Zunahme der Zahl der an Brightscher Nierenentzündung Erkrankten konstatieren. Heute stellt es auch die von Tag zu Tag anwachsende Literatur über diese Frage ausser Zweifel, dass die überraschende Anhäufung der akuten Nierenentzündungen in unserem Spital weder in zufälligen Umständen, noch auch in lokalen Ursachen eine Erklärung findet. Klein und Pulay haben bereits im Oktober v. J. im Rahmen eines in Wien abgehaltenen Vortrages über die Erfahrungen berichtet, welche sie in den Monaten April und Mai an zahlreichen, in rascher Aufeinanderfolge zur Beobachtung gelangten Fällen von haemorrhagischer Nephritis zu sammeln Gelegenheit hatten. Obzwar sämtliche Teilnehmer an der Diskussion (Schlesinger, Strasser, Schiff, Schwarz, L. Braun, G. Singer, Ortner, Salomon u. s. w.) die auffallende Anhäufung der Nierenerkrankungen in dem erwähnten Zeitraum hervorhoben, konnten doch absolute Zahlenangaben, die sich auf eine grössere Statistik stützen, nicht beigebracht werden. Den seit damals noch immer zunehmenden Publikationen gelang es indessen, den Ausdruck „Kriegsnephritis" viel rascher populär zu machen, als den Begriff selbst klar zu umgrenzen.

P i c k fand unter 1711 inneren Kranken 38 Fälle akuter Nephritis, von denen 35 in den Zeitraum von Mai bis November 1915 fielen. R e c k z e h und auch L o h n s t e i n glauben — hauptsächlich auf Grund von Literaturangaben — konstatieren zu können, dass die Brightsche Krankheit unter den im Felde stehenden Soldaten äusserst häufig zu beobachten sei. A l b u und L. M i c h a e l i s äussern sich in ähnlichem Sinne, und ebenso in unserer heimischen Literatur auf Grund reicher Erfahrungen L. L e v y.

Zusammenfassend behandelt die Frage K n a c k, der das sorgfältig beobachtete Material der einen internen Abteilung des Hamburg-Barmbecker Spitals aufgearbeitet hat; von 5270 Kranken seiner Abteilung litten 70 an Morbus Brightin d. i. also 1%. Ich kann dem Standpunkt K n a c k s nur beipflichten, dass es unmöglich ist, sich auf Grund dieser Daten heute bereits ein Urteil über die Häufigkeit der Nierenerkrankungen im Felde zu bilden.

Bis 15. Mai 1916 wurden in unserem Spitale 12.200 Kranke aufgenommen, davon waren innerlich krank 4386, also 35.9% des ganzen Krankenmaterials; die Zahl der akuten und subakuten Nephritiden betrug 118, d. h. 2.06% sämtlicher innerlich Kranken und 0.90% des Gesamtkrankenmaterials. Von den Nephritikern waren vor ihrer Spitalaufnahme bloss 3 nicht im Felde gewesen, 88 (74.5%) kamen vom russischen, 4 vom serbischen und 5 vom italienischen Kriegsschauplatze, bei einem kleineren Teil der Fälle konnte der Kriegsschauplatz nicht ermittelt werden. Während vom 14. November 1914 (wo das Spital eröffnet wurde) bis Februar 1915 insgesamt 4 Nephritiker aufgenommen wurden, gelangten im Jahre 1915 in den Monaten Mai und Juni 32, zwischen Juni und September 34, im Jahre 1916 zwischen 1. Januar und 15. Mai 60 Nierenkranke zur Aufnahme.

Von den 118 Nephritikern waren 66 vorher stets gesund, 9 von ihnen behaupten schon vor Jahren nierenkrank gewesen zu sein, und von 49 Kranken waren keine verlässlichen Angaben zu erlangen.

Was kann und darf man aus diesen Zahlen schliessen?

1. Dass von Mitte 1915 die Zahl der Nierenkranken in unserem Spital eine überraschende Zunahme erfuhr.

2. Dass mit Ausnahme von 3 Fällen die ersten Krankheitserscheinungen während des Aufenthaltes im Felde auftraten.

3. Dass die überwiegende Mehrzahl der Kranken (74.5%) vom russischen Kriegsschauplatze stammte.

4. Dass der Monat April des Jahres 1915 als der Zeitpunkt

bezeichnet werden kann, von dem an die Zahl der Nephritiker in unserem Spital in so wesentlichem Masse zunahm.

Die Annahme, dass wir es hier bloss mit einem Spiele des Zufalls zu tun haben, wird nicht nur durch die ansehnliche Zahl widergelegt, mit der die akute Nephritis in unserem Spital vertreten ist, sondern auch durch den Umstand, dass sämtliche derzeit bereits in ansehnlicher Zahl vorliegende Literaturangaben sowohl in bezug auf die Zeit als auch den Ort der Erkrankung mit unsern Erfahrungen übereinstimmen. Soviel kann füglich behauptet werden, dass während dieses Krieges an den in weiterer Entferung vom Kriegsschauplatze gelegenen Spitälern zu besagter Zeit Nierenkrankheiten in auffallend grosser Zahl beobachtet wurden. Diese Erscheinung ist umso bemerkenswerter, als in der das Militärsanitätswesen und die Statistik früherer Kriege betreffenden Literatur die Nierenkrankheiten überhaupt keine Rolle spielten. Es ist leicht begreiflich, dass von mehreren Seiten die Frage aufgeworfen wurde (Schwarz, Salamon), ob nicht die geänderte Art der Kriegsführung — Bewegungs- und Stellungskrieg — mit zu dieser aussergewöhnlichen Häufung der Nephritiden beigetragen habe.

Auf Grund unseres Materials halte ich mich jedoch nicht für berechtigt, weitergehende Schlussfolgerungen als die erwähnten zu ziehen, und besonders nicht, zu behaupten, dass die grosse Häufigkeit der akuten Nierenkrankheiten im Felde heute bereits als festgestellt gelten könnte. Zurzeit kann weder mein Material, noch die bisherigen Literaturangaben als hinreichender Beweis dafür dienen, dass — und diese Meinung, vertritt auch Knack — von den im Felde stehenden Soldaten ein grösserer Prozentsatz nierenkrank wäre als in der Zivilbevölkerung. Möglich wäre das ja, doch fehlen zur Klarstellung dieser Frage — und anderer — auch die Erfahrungen unserer bei den Truppen stehenden Kollegen.

Zur Beantwortung der Frage, ob die Nephritis im Felde „mit epidemischem Charakter“ auftritt — in der einschlägigen Literatur begegnen wir bereits diesem Ausdrucke — wären diejenigen am meisten berufen, die innerhalb eines Truppenkörpers das simultane Massenauftreten des Leidens beobachteten. Die Wichtigkeit der Tatsache, dass die Nierenkrankheiten Mitte vorigen Jahres in vielen Spitälern hinter der Front in auffallend grosser Zahl zur Beobachtung kamen, erfährt durch den Umstand — der aber auch nicht ausser Acht gelassen werden darf — keine Einschränkung, dass das Krankenmaterial gerade unseres Spitals durch zahlreiche zufällige Faktoren besonderer Art beeinflusst wird. Zur Illustration genügt es, mich darauf zu berufen, dass während wir von Juni 1915 bis Anfang 1916 neuere Nephritisfälle kaum sahen und in den ersten Monaten des Jahres 1916 auch nur eine mässige Zunahme der Fälle zu konstatieren war, wir Mitte April 1916 an einem Tage plötzlich 35 derartige Kranke mit der Diagnose „Nephritis" zugewiesen erhielten, die sich bereits längere Zeit in einem galizischen Spital in Pflege befunden hatten. Abgesehen von der grossen Zahl der Erkrankungen, wurde von mehreren Seiten betont, dass diese Nephritiden auch in ihrem klinischen Bilde nicht vollkommen mit der bekannten Erscheinungsform der akuten haemorrhagischen Nephritis übereinstimmen, sondern sowohl hinsichtlich ihrer Symptome als auch ihres Verlaufes so charakteristische Abweichungen zeigten, dass es berechtigt erscheine, von einer neuen nosologischen Einheit (E. Schwarz: nosologische Neuerscheinung) zu sprechen.

Meistens werden die folgenden Abweichungen vom gewohnten klinischen Bilde der akuten Nephritis hervorgehoben:

Die Haemorrhagie, eines der praegnantesten und am längsten fortbestehenden Symptome des Krankheitsbildes, verschwindet nach Abklingen der akuten Erscheinungen nicht nur nicht, sondern überdauert sowohl die Albuminurie als auch die Zylindrurie noch lange. Das Leiden ist trotz protrahierten Verlaufes ziemlich benigner Natur, seine Neigung zur Chronizität ist nur gering, und viele heben besonders den Umstand hervor, dass Symptome seitens des Herzens und des Gefässsystems auch nach längerem Bestehen der Erkrankung fehlen.

Bei einem ansehnlichen Teil der bisherigen Mitteilungen (Michaelis, H. Schlesinger, Fr. Pick u. s. w.) werden die genannten Erscheinungen als charakteristische Eigenthümlichkeiten dieser Nephritiden erwähnt, ohne dass wir jedoch dabei einheitlichen Anschauungen begegneten. Hinsichtlich der übrigen Symptome, des Verlaufes und besonders der Ätiologie fehlt in der bisherigen einschlägigen Literatur ebenfalls noch eine einheitliche Auffassung, was mit Rücksicht auf die Kurze der Beobachtungsdauer, nicht zu verwundern ist.

In folgenden möchte ich mich in erster Reihe mit der Symptomatologie und dem Verlaufe des Leidens befassen, sodann die von uns angewandte Therapie angeben und schliesslich einen Beitrag zur Ätiologie liefern, ohne jedoch rücksichtlich der meisten dieser Fragen meine Ansichten derzeit bereits als abgeschlossen betrachten zu können. Ihre endgültige Beantwortung wird jedenfalls — wie dies auch Knack betont — erst nach dem Kriege möglich sein.

Wie erwähnt, teilten von 118 Kranken 66 mit, dass sie vorher stets gesund gewesen seien, und bloss bei 9 konnte ermittelt werden, dass sie schon früher ein Nierenleiden hatten. Die Verwertbarkeit dieser letzteren Angabe ist jedoch begreiflicherweise nur eine beschränkte, drei von den Kranken wissen beispielsweise bloss von früheren „Nierenschmerzen", 2 von Fussanschwellungen zu berichten. Einer gibt an, mit 12 Jahren wiederholt Blutharnen gehabt zu haben, 5 Kranke erwähnen, dass in ihrer Familie (Eltern, Geschwister) Nierenleiden vorkämen.

Als Vorgeschichte werden folgende Daten erhoben : Im Verlaufe des letzten Jahres hatten 12 angeblich Dysenterie, 20 Darmkatarrh, 9 Gelenkrheumatismus, 15 Halsentzündung, und 7 erzählen, dass sie in der Kindheit Scharlach durchgemacht haben. Die Ursache der jetzigen Erkrankung führen 25 auf Durchnässung zurück ; sie standen bzw. lagen längere Zeit in Wasser oder Schnee, und die ersten Krankheitserscheinungen stellten sich dann innerhalb der ersten Woche nach der Durchnässung ein.

Bei 88 war das früheste Symptom Anschwellung der Extremitäten und des Gesichts, 8 wieder bemerkten zuerst, dass ihr Harn blutig war. Bei 33 wurde gelegentlich der Aufnahme das Vorhandensein von Hydrops (Extremitäten, Scrotum, Gesicht) konstatiert. Von subjektiven Anfangserscheinungen seien als die häufigsten grosses Schwächegefühl, Kopfschmerzen, Rückenschmerzen, auffallende Abnahme der Harnmenge angeführt.

Unsere Kranken befinden sich zumeist im jugendlichen Alter, zwischen 20—35 Jahren.

Bei der Aufnahme war der Befund folgender :

Haut und sichtbare Schleimhäute von charakteristisch blasser Farbe, bei 33 überaus stark ausgesprochenes Oedem der unteren Extremitäten, der Haut am Penis, Scrotum, Bauch, Rücken und Gesicht. Die Untersuchung der Brustorgane ergab — von einer häufigen leichten diffusen Bronchitis abgesehen — nichts Erwähnenswertes. Blutdruck bei der Mehrzahl der Fälle normal. Bei der Untersuchung des Augenhintergrundes wurde in einigen (3—4) Fällen, in denen das Leiden bereits seit Monaten bestand, Retinitis konstatiert. Bei Beginn der Spitalbehandlung war neben Hydrops hochgradige Oligurie vorhanden, wobei oft die Harntagesmenge 200—300 kcm. nicht überstieg, das spec. Gewicht 1020—1035 betrug und der Albumengehalt zwischen 2—8$^0/_{00}$ schwankte. Reichlicher Blutgehalt war chemisch und mikroskopisch nachweisbar, das Sediment enthielt neben roten Blutkörperchen zahlreiche Nierenelemente und Zylinder verschiedenen Charakters.

Die in diesem Stadium vorgenommenen funktionellen Nierenuntersuchungen ergaben bedeutende Störungen der Wasserausscheidungs-, Verdünnungs- und Konzentrationsfähigkeit der Niere. Von einer Reihe von Patienten wurden nach Aufnahme von ½ Liter Wasser in den ersten 4 Stunden 300—350 kcm. Harn entleert, bei den Untersuchungen über die Konzentrationsfähigkeit war oft eine kaum in Betracht kommende Erhöhung des spezifischen Gewichtes vorhanden. Der weitere Verlauf dieser Fälle zeigte insofern eine Abweichung vom gewohnten Bilde, als trotz Rückbildung sämtlicher objektiver Symptome die Haematurie noch monatelang — wenn auch in sehr geringem Masse — hartnäckig fortbestand und therapeutisch schwer zu beeinflussen war. Nach dreimonatlicher Spitalbehandlung war bloss bei 21 noch Zylindrurie und Albumen in messbarer Menge, bei vieren Albumen nur noch in Spuren vorhanden, 9 wurden nach 3 Monaten frei von Albumen und Nierenfoımelementen. Von diesen 9 blieb jedoch bei 7 Blut chemisch und mikroskopisch noch immer nachweisbar.

Hiernach müssen auch wir die Haematurie als die am meisten beachtenswerte Eigenheit dieser Nephritiden und dazu als eine Erscheinung betrachten, durch die sie tatsächlich von dem gewohnten Bilde der akuten haemorrhagischen Nephritis abweichen.

Ein weiterer, gleichfalls beachtenswerter Umstand im Verlaufe der Krankheit — auf den meines Wissens bisher nur Zondek aufmerksam gemacht hat — ist der, dass in vielen Fällen die Funktionsstörungen der Niere bereits zu einer Zeit ausgeglichen sind, in der immer noch Haematurie, Zylindrurie und ein beträchtlicher Eiweissgehalt im Harn vorhanden waren: in 22 unter 39 Fällen, bei denen die Untersuchung vorgenommen wurde, war die Wasserausscheidungs- und Dilutionsfähigkeit normal trotz Gegenwart von Eiweiss in messbarer Menge, von Zylindrurie und Haematurie.

Dieser unser Befund ist dazu geeignet, die Ansicht der Mehrzahl der Beobachter zu bekräftigen, dass derartige Nephritiden in ihrem Verlauf gutartiger sind als die gewöhnlichen Formen der akuten Nierenentzündung. Die Benignität kam in unseren Fällen in der

Möglichkeit einer Beeinflussung der subjektiven Symptome, in der raschen Abnahme der Albuminurie, ja bei einem Teile der Fälle in ihrem vollkommenen Aufhören, in der geringen Neigung zur Chronizität und Uraemie, schliesslich auch in den günstigen Mortalitätsverhältnissen deutlich zum Ausdruck.

Für die geringe Neigung zur Chronizität spricht auch der Umstand, dass — selbst nach monatelanger Beobachtung — von Seiten des Herzens und des Gefässsystems bloss in 22 Fällen geringe Grade von Hypertonie (120—130 Mm. Hg.), bei 27 Akzentuation des II. Aortentones und bei 12 Vergrösserung des linken Herzens angetroffen wurde.

Einen Todesfall hatten wir überhaupt nicht zu verzeichnen.

Leichtere urämische Erscheinungen (Kopfschmerzen, Magen- und Darmerscheinungen mit Oligurie, vorübergehende Erhöhung des Blutdruckes u. s. w.), deren wir schnell Herr werden konnten, sahen wir in 8—10 Fällen, in drohenderer Form nur bei einem unserer Patienten; jedoch auch hier gelang es, sie zu bekämpfen, und der Kranke ist nach 6 monatlichem Spitalaufenthalt frei von jeder subjektiven Klage. Wenngleich wir in alledem ebenfalls eine Bestätigung dafür sehen, dass das Leiden von ziemlich gutartigem Verlauf sei, so halten wir uns zurzeit noch nicht für berechtigt, gerade diesen günstigen Verlauf als ein charakteristisches Merkmal zu betrachten, auf Grund dessen diese Nephritiden Anspruch auf eine besondere klinische Stellung erheben könnten. In Friedenszeiten haben es die Kliniker, wie Casper richtig hervorhebt, gewöhnlich mit schwererem Nephritismaterial zu tun denn die Kranken gelangen — im Gegensatz zu den jetzigen Fällen — in einem späteren Stadium ihrer Erkrankung in Spitalbeobachtung. Dass die Verhältnisse bei unseren Soldaten in dieser Hinsicht günstiger liegen, beweist auch der Umstand, dass 70 unsrer Nephritiker schon innerhalb der ersten 4 Wochen der Erkrankung in unser Spital gelangten.

Wir sahen bloss in 6 Fällen vollkommene Heilung, und gerade der charakteristisch erscheinende Umstand, dass oft noch Haematurie vorhanden ist, während die Albuminurie schon lange verschwunden ist, mahnt in der Frage der definitiven Heilung zur Vorsicht. Die bereits verschwundene Haematurie sahen wir oft nach einer nicht allzu grossen körperlichen Anstrengung von neuem erscheinen.

Der Vollständigkeit halber erwähne ich die Beobachtung von Michaelis, dass er oft ein Stadium zu Gesicht bekam, in welchem durch die Kochprobe Albumen nicht mehr nachgewiesen werden konnte, während die anderen Proben — Essigsäure-Ferricyankalium und Sulfosalicylsäure — noch positiv ausfielen. Nach M. darf dieser Umstand nicht in dem Sinne gedeutet werden, als ob die Kochprobe weniger empfindlich wäre, sondern er spricht nur dafür, dass im Harn zwar nicht das gewöhnliche Albumen oder Globulin, sondern geringe Mengen von Nukleoproteid enthalten sind.

Über einschlägige Daten verfüge ich nicht, doch muss ich soviel bemerken, dass die Sulfosalizylsäure ebenso empfindlich ist wie die Kochprobe.

Bezüglich der Symptome und des Verlaufes möchte ich noch bemerken, dass, wie bereits erwähnt, 12 unserer Patienten vor ihrer Erkrankung, d. h. im letzten Jahre, angeblich an Dysenterie, 20 an Darmkatarrh gelitten hatten. Ausserdem klagten 36 während der Beobachtungszeit mit einer gewissen ~~charakteristischen~~ Konstanz über verschiedene Beschwerden seitens des Verdauungstrakts, u. zw. waren bei 6 immer wiederkehrende Diarrhoeen, bei 3 hartnäckige Obstipation, bei 2 Ikterus, bei 18 stetige diffuse Schmerzen im Bauche (spontan und auf Druck), bei 7 ständige Druckempfindlichkeit in der Gallenblasengegend vorhanden.

Dysenteriebazillen konnten in keinem Falle im Stuhle nachgewiesen werden. Bei 64 unserer Nephritiker wurde der Harn bakteriologisch untersucht.* In 8 Fällen konnten Kolibazillen, in 1 Falle Gramnegative, in 4 Fällen nur banale Bazillen gezüchtet werden. Zu Untersuchungszwecken wurde natürlich der Harn steril der Blase entnommen. Bei Besprechung der Ätiologie werde ich noch auf diese Verhältnisse zurückkommen.

Wie erwähnt, haben wir keinen Todesfall zu verzeichnen, und so kann ich auch über die pathologische Anatomie der Krankheit aus eigener Erfahrung nichts sagen.

Auch in der Literatur fand ich nicht viel Aufzeichnungen vor. In der Wiener Diskussion führt E. Schwarz einen von Landsteiner obduzierten Fall an: bei einer hochgradigen haemorrhagisch-parenchymatösen Nephritis fanden sich in den Nierenkelchen zerstreut einige kleine Abszesse und eine leichte

---

* Für die sorgfältigen Untersuchungen bin ich dem Chef unseres Laboratoriums, Herrn Hochschulprofessor Dr. G. v. Farkas und Herrn Oberarzt Dr. Béla Györki zu Danke verpflichtet.

Pyelitis. Auch Albu erwähnt einen Fall, in dem das ziemlich frische Bild einer chronischen Nephritis von glomerulärem Typus mit starker fettiger Degeneration der Harnkanälchen und geringen Haemorrhagien vorhanden war. Diese Obduktion zeigte demnach das typische Bild der grossen weissen Niere, wie wir es im II. Stadium der Bright'schen Krankheit zu sehen pflegen.

Knack nimmt, gestützt auf das klinische Bild und den Verlauf, das Vorhandensein einer akuten, diffusen Glomerulo-Nephritis vom Typus Volhard-Fahr an. Fahr sieht bei einem Teile der Knackschen Fälle nicht die diffuse, sondern die in Herden auftretende, leichtere Form der akuten Glomerulonephritis, besonders auf Grund des Fehlens einer Blutdrucksteigerung. Nach Schottmüller ist die „Kriegsnephritis" mit der akuten haemorrhagischen Nephritis nach Scharlach, Streptokokkeninfektion usw. identisch.

Soweit ich die Literatur dieser Frage bis Ende Mai 1916 kenne, wurden ausser den angeführten keine weiteren Daten über die pathologische Anatomie der Krankheit mitgeteilt, und so sind wir in bezug auf die Auffassung dieser Fälle zur Zeit einzig und allein auf die klinische Beobachtung angewiesen. Der Verlauf der Fälle zeigt im allgemeinen das Bild der akuten haemorrhagischen Nephritis, obwohl zwischen ihnen und der gewöhnlichen Form — wie wir bereits sahen — besonders in bezug auf die Hartnäckigkeit der Haematurie und die rasche Herstellung der Nierenfunktion Unterschiede bestehen. Für die Erklärung dieser Unterschiede sind wir in Ermangelung pathologisch-anatomischer Daten auf Annahmen angewiesen, und soweit die auf dem Gebiete der Nomenklatur und der Differentialdiagnostik noch immer fehlende einheitliche Auffassung und Exaktheit eine pathologisch-anatomische Diagnose überhaupt ermöglicht, glauben auch wir, unter Anlehnung an das Vollhardsche System, das Wesen der Erkrankung in einer akuten Glomerulonephritis sehen zu müssen, welche bei den zu Chronizität tendierenden, schwereren Fällen einen diffusen, bei den leichteren dagegen einen herdförmigen Charakter hat.

Dass in der Therapie das leitende Prinzip die Schonung des kranken Organs zu sein hat, ist allgemein bekannt und angenommen. Doch darf die Ausführung dieses Prinzips nicht schablonmässig erfolgen. Bettruhe ist das allgemein giltige Gesetz, das keine Ausnahme kennt. Die Diät muss solange eine flüssige sein, bis nicht die Oedeme verschwinden und die Diurese nicht in Gang kommt. Sobald sich dieser Zustand einstellt, muss die Ernährung des Kranken — wenn irgendwo, so ist man hier berechtigt von einer Diätotherapie zu sprechen — eine streng individuelle sein: die Möglichkeit dazu ist einzig und allein in der Feststellung der besonderen Funktionsstörung des kranken Organs gegeben. Die genaue und ständige Untersuchung des Harns ist nach dem System von Vollhard und Fahr — wobei ausser dem Chlorgehalt des Urins auch der Nitrogenrest des Blutserums festgestellt wird — selbst unter den primitivsten Verhältnissen durchführbar. Am wenigsten entbehrlich ist das einfachste funktionelle Untersuchungsverfahren: die Feststellung der Wasserausscheidungs- und Dilutions- sowie Konzentrationsfähigkeit der Nieren. Erstere gibt — wenngleich nur im allgemeinen — auch über die Kochsalzausscheidung der Nieren ein annäherndes Bild, und diese kann da, wo die Kochsalztoleranz nicht im Rahmen einer Stoffwechseluntersuchung ausführbar ist, mittelst der bekannten einfachen, wenn auch sehr groben Prüfung der Kochsalztoleranz ergänzt werden, deren Wesen darin besteht, dass man den Kranken für einige Tage auf eine kochsalzfreie Standarddiät setzt, sein Körpergewicht ständig genau kontrolliert und hierauf bestimmt, ob nicht nach Aufnahme von 10 gr. Kochsalz eine in auffallender Körpergewichtszunahme und Abnahme der Harnmenge sich äussernde Kochsalzretention zustandekommt.

Zur weiteren Beurteilung der Nierenfunktionen bedarf es der quantitativen Bestimmung des Stickstoffrestes des Blutserums.

Leider erfordert ihre Ausführung viel Zeit und Mühe, und so ist sie unter den heutigen Verhältnissen — wo das Hilfspersonal durch den grossen Krankenverkehr so sehr überbürdet ist — selbst in gut eingerichteten Spitälern nur in beschränktem Masse durchführbar.

Im Anfangsstadium der Erkrankung verordnen wir ausschliesslich eine Milchdiät; zu einem Liter Milch geben wir immer 30 gr. Aqua calcis, ein Verfahren, das ich nicht nur deshalb wärmstens empfehle, weil dadurch die ausschliessliche Milchkost geniessbarer wird, sondern weil wir davon auch eine günstige Beeinflussung der Haematurie sahen. Nach Besserung der Oligurie und Schwinden der Oedeme gingen wir in der Weise vor, dass wir, wie dies auch Strauss und Hürter empfahlen, mindestens die Hälfte des Tageseiweissbedarfs durch Pflanzeneiweiss — in Form von

Gemüse, Obst, Fruchtsaft —, ¼ durch Milch oder Ei und den Rest durch tierisches Eiweiss deckten. Auf Grund unserer Erfahrungen können wir behaupten, dass jeder Nierenkranke, bei dem keine ausgesprochene Insuffizienz der Niere für die Ausscheidung gewisser Nährstoffe und Nährsalze besteht, diese, keine reizende Substanzen enthaltende, dabei gemischte Kost ohne Schaden geniessen kann.

Welche glänzenden Resultate im Stadium der Kochsalzretention mit der kochsalzarmen Diät zu erreichen sind, ist allgemein bekannt. Doch waren es vielleicht gerade diese, die dazu verführten, dass gegenwärtig in der Frage der Kochsalzretention auf dem Gebiete der Therapie der Nierenkrankheiten an vielen Orten ein durch nichts zu motivierendes Generalisieren herrscht. Kochsalzarme Diät darf nur in Fällen von Kochsalzretention verordnet werden.

Strauss, Knack, Hürter und auch andere betonen, dass die kritik-und indikationslose Anwendung der kochsalzarmen Therapie direkt verwerflich und nur dazu geeignet ist, ein ausgezeichnetes therapeutisches Verfahren zu diskreditieren und die Patienten überflüssigen Entbehrungen auszusetzen (hinsichtlich der Ausführung und Technik der kochsalzarmen Diät verweise ich auf die bekannte, ausgezeichnete Arbeit von Strauss: Praktische Winke für die chlorarme Ernährung Berlin 1910). Von den einzelnen Symptomen lässt sich die Haematurie am schwersten beeinflussen, und hier muss ich ausdrücklich betonen, dass das einzig zum Ziele führende und unentbehrliche Mittel in der strengen Bettruhe besteht. Gleichwie man Kranke mit Haemoptoë oder Haematemesis solange im Bette halten muss, bis die Blutung vollkommen aufhört, haben auch Nephritiker solange das Bett zu hüten, wie die Gegenwart von Blut chemisch oder mikroskopisch im Urin nachweisbar ist.

Es kostet gewiss Mühe und Energie, um es unseren jungen und sich sonst gesund fühlenden Soldaten begreiflich zu machen, dass der nahezu normal gefärbte Harn noch immer Blut enthält und dass deshalb unbedingte Bettruhe erforderlich sei, aber diese Mühe belohnt sich.

Von Medikamenten können wir die kombinierte Anwendung von Chlor-Calcium (15.0—20.0 : 300.0) und Gelatine am meisten empfehlen.

Ortner sah in vielen, jeder anderen Therapie trotzenden Fällen auffallende Erfolge vom Natrium bicarbonicum (8.0 pro die).

Unter den Symptomen muss ich noch die äusserst heftigen Schmerzen in der Lumbalgegend erwähnen, die wir, wenn auch nicht so häufig wie Michaelis, doch in einigen Fällen mit solcher Intensität auftreten sahen, dass sie für die Kranken ausserordentlich qualvoll waren. Bekanntermassen sind die Schmerzen in der Lendengegend bei Nephritis oftmals so stark, dass sie den Verdacht einer Nephrolithiasis erwecken, ja sogar dazu geführt haben, die Dekapsulation der Niere vorzunehmen.

In zwei Fällen, in denen ich bereits das ganze Arsenal der inneren Behandlung erschöpft hatte, nahm ich schliesslich zum Bierschen Verfahren, der Stauungshyperaemie, meine Zuflucht. In beiden Fällen hörten die grossen Schmerzen nach zweimaliger Applikation vollkommen und endgiltig auf. Die urämischen Symptome bekämpften wir erfolgreich mit den alten Verfahren, in erster Linie mit Venäsektion, es wurden jedesmal 400—500 kcm. Blut abgelassen. Unter die bekannten schweisstreibenden Verfahren nahmen wir auch die subkutane Applikation von Pilocarpin (0.015—0.02 pro dosi) auf; unser Ziel, reichliches Schwitzen, erreichten wir damit stets, ohne je unangenehme und ernste Nebenwirkungen gesehen zu haben. Ich erwähne dies deshalb, weil dem Pilocarpin gegenüber, wie mir scheint, eine unberechtigte Reserve vorherrscht. Bei drohenden urämischen Erscheinungen verordneten wir hauptsächlich Euphyllin. Sein Vorteil besteht ausser der prompten diuretischen Wirkung auch darin, dass es da, wo seine Verabreichung per os wegen störender Erscheinungen von Seiten des Magens untunlich ist, intramuskulär oder in Form von Suppositorien gegeben werden kann.

In der Frage der Qualifikation der Kranken vom militärischen Standpunkte aus gelangt in den bisherigen Publikationen erfreulicherweise eine einheitliche Auffassung zum Ausdruck. In vollkommener Übereinstimmung damit nehmen auch wir den Standpunkt ein, dass jemand, der eine akute Nephritis gehabt hat, nicht mehran die Front geschickt werden darf.

Wir belassen die Kranken solange in Spitalpflege, wie sich das Leiden in objektiven Symptomen äussert, sind diese für längere Zeit vollkommen verschwunden, so empfehlen wir teils zeitweilige Beurlaubung mit dem Vermerk, dass nach Ablauf der Urlaubszeit wiederum eine Untersuchung stattzufinden habe, teils schlagen wir die Unterbringung der Kranken in Rekonvaleszentenheimen vor, in denen die Möglichkeit einer weiteren Beobachtung und Kontrolle gegeben ist.

Bei diesen Nephritiden ist es besonders die Frage der Ä t i o l o g i e, in der sich die Ansichten am meisten gegenüberstehen und eine einheitliche Auffassung noch vollkommen fehlt. In folgenden wünsche ich einerseits in Kürze alle bcaehtungswerten Gesichtspunkte zusammenfassen, die in dieser, für die gesamte Nierenpathologie so bedeutungsvollen Frage bisher in der Literatur hervorgetreten sind, andererseits möchte ich hier von unseren, nach dieser Richtung hin angestellten Untersuchungen soviel mitteilen, wie ich für verwertbar halte.

Mit Bezug auf den Faktor der Vererbung führt K n a c k an, dass bei 5 Kranken der Vater Nephritis hatte. Bei unserem Krankenmaterial konnte insofern eine erbliche Belastung in Frage kommen, als 5 Kranke von Nierenleiden in ihrer Familie (bei Eltern, Geschwistern) Kenntnis hatten.

Unter den aetiologischen Momenten führt A l b u die nierenreizende Wirkung einzelner läusevertilgender Mittel an; dass nach Anwendung von Naphtalinpräparaten und ätherischen Ölen haemorrhagische Nephritiden enstehen können, ist bekannt, in der konkreten Frage können wir jedoch der Anwendung der läusevertilgenden Mittel keine praktische Bedeutung beimessen, denn es gab keinen unserer Patienten, der von dem Gebrauch derartiger Mittel etwas gewusst hätte. Im Anschluss hieran halte ich die gleichfalls nicht unbekannte Tatsache für erwähnenswert, dass wir nach dem Gebrauch von antiskabiosen Mitteln (Styrax, Wilkinsonsche Salbe) vorübergehende Albuminurie, aber nie Nephritis sahen. S c h l e s i n g e r erwähnt, dass im Felde tätige Kollegen absichtliche Intoxikationen mit Cantharidin und Chromsäure sahen und ihrer Ansicht nach diese Mittel bei der Entstehung der akuten Nephritis mitspielten.

G. S i n g e r hält es für wahrscheinlich, dass auch die Schutzimpfungen als ätiologische Momente insofern in Betracht kommen, als die durch sie bewirkten Reaktionen die Virulenz der schlummernden pathogenen Mikroorganismen aktivieren. M a t k o beschreibt zwei Fälle, in denen nach Typhusschutzimpfungen haemorrhagische Nephritis auftrat, in dem einen Falle mit 8 tägiger Dauer, in einem anderen Falle als schweres Rezidiv einer bereits seit 8 Jahren bestehenden latenten Nephritis; diese Fälle gehören zu den Ausnahmen.

Wir wenigstens sahen nach Schutzimpfungen keine Nephritis, trotzdem unsere sämtlichen Kranken diesen wiederholt unterworfen worden waren und ein grosser Teil von ihnen noch lange danach in Beobachtung verblieb. Wenn nun die Impfungen Nephritis zur Folge gehabt hätten, so wäre deren Eintritt doch gewiss in der Zeit der den Impfungen nachfolgenden Reaktionen zu erwarten gewesen.

Dass die Schutzimpfungen bei alten latenten Nephritiden als

Nierenreize wirken können, ist möglich. Dasselbe gilt auch mit Bezug auf die ätiologische Rolle des Traumas. Akute Exazerbationen latenter Prozesse können durch Traumen in der Nierengegend verursacht werden, doch von Nephritiden traumatischen Ursprunges zu sprechen (Posner), sind wir auch dann nicht berechtigt.

Von 118 Nephritikern wussten bloss 9 davon, dass sie auch vorher ein Nierenleiden hatten. Doch ausserdem können wir sowohl auf Grund der Anamnese als auch nach dem Verlaufe der Krankheit, in dem alle objektiven Zeichen eines chronischen Prozesses fehlten, mit Recht behaupten, dass unsere Fälle akuten Charakters waren. Und nur bei verschwindend wenigen Fällen hätte vielleicht der Gedanke einer frischen Exazerbation chronischer latenter Prozesse in Betracht kommen können.

Die bisher erwähnten ursächlichen Momente — Heredität, Reizwirkung von Chemikalien, Schutzimpfungen, Traumen, chronische Prozesse — können wohl einmal ausnahmsweise eine ätiologische Rolle spielen, doch eine allgemeinere Bedeutung kann ihnen in der Ätiologie dieser Nephritis nicht beigemessen werden. Wie schon erwähnt, konnten wir bei einem grossen Teil unserer Kranken typische und miteinander übereinstimmende anamnestische Daten erheben, die darauf hinausliefen, dass nach einer Durchnässung von längerer Dauer allgemeines Unwohlsein und alsbald Schwellung des ganzen Körpers oder eines grossen Teils desselben auftrat. Wir können uns daher nicht darüber wundern, dass auch in der Literatur Erkältung und Durchnässung ganz allgemein als wesentliche ätiologische Faktoren der „Kriegsnephritiden" betrachtet werden. Es würde den Rahmen dieser Mitteilung überschreiten, wenn ich mich mit der viel diskutierten und noch immer ihrer Lösung harrenden Frage eingehender befassen würde, ob es eine Nephritis gibt, welche ausschliesslich durch Abkühlung hervorgerufen wird.

Die schönen Versuche Siegels sind bekannt, der bei Hunden doppelseitige haemorrhagische Nephritis sich entwickeln sah, wenn er ihre Füsse zuvor in Eiswasser brachte oder die auf operativem Wege freigelegten Nieren direkt abkühlte; doch ist es auch bekannt, dass die zahlreichen Nachuntersuchungen die experimentellen Resultate Siegels bisher nicht bestätigten. Daher halten heute die meisten Autoren die Frage, ob es eine Erkältungsnephritis gibt, noch für unentschieden.

Trotzdem sehen viele in der Erkältung den einzigen, für die Ätiologie der „Kriegsnephritiden" in Betracht kommenden Faktor. Dass damit aber eine ausreichende Erklärung für die Entstehung der Krankheit nicht gegeben ist und das Rätsel noch immer der Lösung harrt, beweist schon die grosse Disproportion zwischen der ungeheuren Masse von Leuten, die im gegenwärtigen Kriege mit den Unbillen von Wetter, Wasser oder Schnee zu kämpfen und daher fortwährend Gelegenheit haben, sich zu erkälten, und der doch immerhin verschwindenden Zahl der Nephritiden. Dass der Erkältung eine gewisse Bedeutung zukommt, ist zweifellos, doch ist es ebenso sicher, dass sie keine ausschlaggebende ätiologische Rolle spielen kann. Klein hat entschieden Recht, wenn er behauptet, dass in diesem Kriege jeder einzelne Soldat in Wasser und Schnee gestanden hat, daneben aber auch einer ganzen Reihe anderer Schädlichkeiten ausgesetzt war, und dass es unlogisch ist, gerade die Erkältung allein für die bei einer relativ beschränkten Zahl der Soldaten auftretende wohlcharakterisierte Erkrankung verantwortlich zu machen.

Ich halte auch die Frage von Klein für berechtigt, warum wir denn im ersten Kriegswinter, als die verschiedenen Erfrierungen in so grosser Anzahl die Spitäler überfluteten, keine „Nephritisepidemie" hatten?

Es gelang Klein in 25 Fällen, aus dem Harn dieser Nierenkranken den B. coli zu züchten, und er hält daraufhin den grösseren Teil der Nephritiden für die Folge einer Coli-Infektion, deren Entstehung durch vorausgegangene Prozesse im Darm (Dysenterie, Typhus, Darmkatarrh u. s. w.) vorbereitet oder begünstigt wird.

Knack glaubt, dass nicht die Erkältung an sich zur Erkrankung der Niere führe, sondern zu einer mit Fieber einhergehenden Allgemeininfektion, und dass erst diese die Nephritis hervorrufe. Er stützt diese Erklärung durch den Hinweis, dass die Krankheit sehr häufig mit einer fieberhaften Periode beginnt und dass in vielen Fällen, in denen die Erscheinungen des Nierenleidens gerade in akutester Weise auftraten, eine voraufgegangene Erkältung und Durchnässung nicht nachgewiesen werden konnte.

Albu behauptet, dass die fundamentale Änderung der Ernährung bei unseren Soldaten den wichtigsten ätiologischen Faktor bilde und dass dabei der Mangel an Fett ausschlaggebend sei. Er ist demnach geneigt, die Nephritiden als Avitaminosen aufzufassen, sieht aber selbst in dieser Erklärung lediglich eine Theorie, für die exakte Beweise noch fehlen.

Den Zusammenhang der Nephritiden mit der Dysenterie hält auch G. Singer für möglich, doch sieht er in ihnen keine Coli-, sondern eine durch Streptokokken zustandegekommene Sekundärinfektion. Die Nephritis könnte sehr wohl die Folge einer pyogenen Infektion sein, die hier nicht wie sonst durch Vermittelung der Tonsillen, sondern auf dem Wege einer Darmläsion zustandekomme.

Die Ansicht von Klein, Singer und Knack stimmt mit der heute von mehreren Seiten vertretenen Annahme überein (Schlayer, Lüdke und Scheidemantel), dass jede akute Nephritis infektiösen bzw. toxischen Ursprungs sei, denn es unterliegt keinem Zweifel (Schlayer), dass bei den durch Bakterien hervorgerufenen Nephritiden das Nierenleiden als solches durch die Wirkung von Toxinen zustande kommt.

Von unsern eigenen Erfahrungen glauben wir folgende in der Frage der Ätiologie verwerten zu können:

Die frühesten Krankheitserscheinungen bei 25 Patienten, die sich längere Zeit im Wasser aufgehalten hatten, zeigten sich in den ersten 8 Tagen, welche dieser refrigeratorischen Einwirkung des kalten Wassers folgten.

Unter den Nephritikern hatten während des letzten Jahres 12 an Dysenterie, 20 an Darmkatarrh, 15 an Halsentzündung, 9 an Gelenkrheumatismus gelitten. Die Nierenaffektion selbst verlief in 6 Fällen mit ständigen Diarrhoeen, in 6 mit Obstipation, in 2 mit Ikterus, in 7 Fällen mit Erscheinungen von Cholecystitis. Aus dem Harn von 64 Patienten konnte in 8 Fällen der B. coli gezüchtet werden.

Die Erkältung spielt demnach in der Anamnese unserer Kranken die Hauptrolle, und so halten auch wir es für unzweifelhaft, dass ihr unter den ätiologischen Faktoren eine wesentliche Bedeutung zukommt, ohne sie deshalb aber als die alleinige Ursache der Nephritiden anzusehen, ebensowenig wie wir die Erkältung für die Ursache der Pneumonien halten, sondern lediglich für einen Faktor, ansprechen der das Zustandekommen der Infektion begünstigt.

In einer Reihe unserer Fälle waren Verdauungsbeschwerden in so charakteristischer Weise vorherrschend (7 waren auch durch Cholecystitis kompliziert), dass wir uns für berechtigt halten, bei ihnen an die Möglichkeit einer Coliinfektion zu denken, umsomehr als in 8 Fällen Colibazillen aus dem Harn gezüchtet werden konnten. Ich muss hervorheben, dass die Annahme dieser Möglichkeit sich bloss auf diese 8 positiven Fälle bezieht, da die Colibazillen zu den pathogenen Mikroorganismen gehören, bei denen die Toxinwirkung an die Gegenwart des Bazillus geknüpft ist. Der hämorrhagische Charakter dieser Nierenaffektion, die Hartnäckigkeit der Haematurie, die wir in Übereinstimmung mit der überwiegenden

Mehrzahl der Autoren als ihr charakteristisches klinisches Symptom ansehen, erinnert lebhaft an die haemorrhagischen Diathesen, die zu den klassischen Erscheinungen bei infektiös-toxischen Krankheitsbildern (allgemeine Sepsis) gehören.

Wir begnügen uns damit, alle diese Umstände gebührend hervorzuheben, ohne aus ihnen weitgehende Schlüsse ziehen zu wollen.

Selbst die zahlreichen, in den ruhigen Jahren des Friedens geleisteten wertvollen Arbeiten, die darauf abzielten, in der Nierenpathologie eine einheitliche Auffassung zur Geltung zu bringen, hatten kein zufriedenstellendes Ergebnis. Noch viel weniger lässt sich dies in den heutigen Zeiten erwarten, wo die Aufgaben der wissenschaftlichen Forschung insofern eine gewisse Verschiebung zeigen, als wir mit allen unseren Bestrebungen praktischen Zwecken dienen müssen. Doch eben diese praktischen Zwecke, besonders auch das Interesse der Therapie, machen es uns zur Pflicht, bei Beobachtung jedes einzelnen Nephritikers vor allem den Ursachen des Leidens nachzugehen. Dabei scheint es uns durchaus ermutigend, dass die ätiologische Forschung mit der Aufklärung des infektiös-toxischen Ursprunges dieser „Kriegsnephriden“ begonnen hat.

— —

Anhangsweise sei mir gestattet, einen mit starker Blutung einhergehenden Fall von im Felde akquirierter akuter Nierentzündung mitzuteilen, der jede bisherige Erfahrung auf diesem Gebiete hinter sich lässt. Der Kranke wurde auf der VI. Abteilung unseres Spitals von Herrn Regimensarzt Dr. M. K. John beobachtet, und seinem liebenswürdigen Entgegenkommen verdanke ich die folgenden genauen Daten.

K. Podamer, 37 Jahre alt, Artillerist (Maurer), war 9 Monate im Felde. Vorher und bis zu seiner am 10/X 1915 eingetretenen Erkrankung war er stets gesund. Plötzlich setzten Fieber und tagelang währende Haematurie ein, in weiterer Folge Schwellungen, so „dass er kaum das Auge zu öffnen vermochte“. Bei einer Gelegenheit wurde angeblich eine Temperatur von 41° C festgestellt.

Zu uns kam er am 29/X. 1915, hochgradig anämisch, mit bis zur Mitte der Unterschenkel reichenden Oedemen und gedunsenem Gesicht.

30/X. T. 39° C. Harntagesmenge 1000 gr. Mit freiem Auge sichtbares blutiges Sediment. Eiweissgehalt 1‰ nach Essbach. Mikroskopischer Befund : rote Blutkörperchen, Leukozyten, Nierenepithelien. Haemoglobingehalt des Blutes 30%.

5/XI. Fieber hörte nach einwöchentlichem Bestehen auf. Im Harn Blutwolken. Harntagesmenge 2300 cm³, Oedeme geschwunden. Albumen 1‰, granulierte Zylinder. Nierenepithelien, rote Blutzellen.

6/XII. T. 38.5° C, Pharyngitis. Harn : 2000 cm³, intensiv blutig, das Blut gibt einen Bodensatz von 200 cm³, spezif. Gewicht des zentrifugierten Harns 1010, weisse und rote Blutzellen.

10/XII. Bluntuntersuchung : Zahl der roten Blutzellen 1.056,000. Färbeindex beinahe 1, Form der roten Blutzellen normal, Lymphozytose mässigen Grades. Haemoglobingehalt des Blutes 20%. Harn unverändert blutig. Körpergewichtsverlust von 10 kg.

14/XII. Verringerter Blutgehalt des Harns.

20/XII. Harn enthält Blut in Spuren. Albumen ½%.

5/I. Haemoglobingehalt des Blutes 35%,

Zahl der roten Blutzellen	2.752,000
Zahl der weissen Blutzellen	6,800
Färbeindex	0.64

Ausser den normalen einige birnförmige, schlecht gefärbte Blutzellen.

Vom 7/I. an ist der Harn nicht mehr bluthaltig, auch die noch vorhandenen Eiweissspuren verlieren sich später. Sämtliche Werte (wie Figur zeigt) steigen allmälich, bis wir den Kranken am 7/IV mit 4,100.000 roten Blutzellen, 65% Haemoglobin und mit einem seiner Grösse entsprechenden Körpergewichte entlassen.

Epikrise: Akute Nierenentzündung bei einem bis dahin gesunden, Frontdienst leistenden Soldaten. Auftreten starker Blutung vor der Aufnahme und im Anschluss an eine akute Pharyngitis auch während seines Spitalaufenthalts. Sekundäre schwere Anaemie, bei deren Entstehung wir der Blutung eine determinierende Rolle zuschreiben müssen. Vollkommene Heilung.

Zusammenfassung.

1. Von 12,200 Kranken des Spitals waren 118 nierenkrank, was einem Prozentsatz von 0.90% des Krankenstandes entspricht.

2. In den Monaten von Mitte Mai bis Mitte Juni konnten wir eine Anhäufung der Nephritisfälle beobachten.

3. 74.5% der Kranken akquirierten ihr Nierenleiden an der russischen Front.

4. Der Verlauf der Fälle zeigte das Bild der akuten haemorrhagischen Glomerulonephritis, welche einmal durch die Hartnäckigkeit der Haematurie und ferner dadurch charakterisiert ist, dass

sich die Wasserausscheidungs-, Verdünnungs- und Konzentrationsfähigkeit der Nieren trotz fortbestehender Hämaturie und Zylindrurie gewöhnlich alsbald wieder herstellen.

5. Wenn auch nur in 6 Fällen Heilung erzielt wurde, so hatten wir doch keinen einzigen Todesfall, womit die Benignität der Krankheit — quoad vitam — erwiesen ist.

6. Die Kranken sollen anfangs nur Milch bekommen, der zweckmässiger Weise Kalkwasser zugemischt wird, 30 gr. auf den Liter. Sind die Oedeme geschwunden, so tritt die invididuelle diätetische Therapie in ihre Rechte; die Hälfte der Eiweisstagesmenge soll durch Pflanzeneiweiss, $\frac{1}{4}$ durch Milch und Ei, $\frac{1}{4}$ durch tierisches Eiweiss gedeckt werden.

7. Gegen Hämaturie erwies sich Bettruhe als das Wirksamste. Chlorkalzium und Gelatine sind gleichfalls zu empfehlen.

8. Gegen Urämie ist das ältere Verfahren: Venäsektion mit Entnahme von 300—400 gr. Blut, zu empfehlen, ausserdem Pilocarpin subkutan und Euphyllin parenteral.

9. Nach einer akuten Nephritis darf man den Soldaten selbst bei vollständiger Genesung nicht mehr in's Feld schicken.

10. Die Erkältung ist einer der Faktoren, welche die Nephritis hervorrufen, aber nicht ihre Ursache. Hinsichtlich der Ätiologie sind die einschlägigen Forschungen über den infektiöstoxischen Ursprung der Krankheit bereits im Gange. Acht unserer Fälle, bei denen aus dem steril entnommenen Harn Colibazillen gezüchtet werden konnten, scheinen die Annahme eines solchen Ursprunges zu stützen.

Literatur.

ALBU und SCHLESINGER: Berl. Klin. Woch. No. 6. 1916.
BÖHME: Jahreskurse für ärztl. Fortbild. Aprilheft 1916.
HÜRTER: Die Behandlung der Nierenk. Müller's. Die therapie des pract. Arztes. Berlin. 1914.

KLEIN u. PULAY: Zur Actiologie der Kriegsnephritiden. Berl. Klin. Woch. 1915. No. 46. (Referat.)
Az előadáshoz füződő discussió. Wien Klin. Woch. No. 43. 1915.
KNACK: Med. Klin. No. 19—21. 1916.
LOHNSTEIN: Zeitschrft. f. Urologie. 1915. No. 16.
LÉVI LAJOS: Gyógyászat. 1915. No. 47.
L. MICHAELIS: Deutsche Med. Woch. No. 10. 1916.
MATKO: Wien Med. Woch. 1915. No. 34.
PICK: Deutsch. Med. Woch. No. 7. 1916.
RECKZEH: Deutsch. Med. Woch. 1915. No. 5.
SIEGEL: Deutsch. Med. Woch. 1908. No. 11.
SCHOTTMÜLLER: Deutsch. Med. Woch. No. 20. 1916.
SCHLAYER: Jahreskurse für ärztl. Fortbild. 1916. Aprilheft.
VOLHARD und FAHR: Die Brightsche Krankheit. Berlin 1914.
ZONDEK: Berlin. Klinische Woch. No. 17. 1916.

Zur Frage der Bekämpfung der venerischen Krankheiten.

Von

Dr. Josef Guszman
Universitätsdozent, Spitals-Chefarzt.

Man spricht jetzt allgemein von der wachsenden Ausbreitung der Geschlechtskrankheiten während des Krieges. Mit Recht. Denn ihre Zunahme gestaltet sich zu einer immer ernster werdenden Gefahr, die so schnell und wirksam wie irgend möglich bekämpft werden muss. Obwohl diese Krankheiten von jeher in den Kriegen aller Zeiten besonders stark aufgetreten sind und dann auch in der bürgerlichen Bevölkerung eine erhöhte Verbreitung fanden, wird dennoch die Gefahr, von der die Menschheit jetzt wiederum bedroht wird, von Laien und Behörden, ja sogar von Ärzten als etwas ganz Überraschendes und Unerwartetes angesehen. Nur diejenigen, die sich bereits in Friedenszeiten berufsmässig mit derartigen Fragen beschäftigt hatten, mussten auf eine solche Zunahme der Geschlechtskrankheiten gefasst sein; denn es ist eine Jahrhunderte alte und nahezu gesetzmässige Erfahrung, dass der Krieg von der Vermehrung der Prostitution und der venerischen Erkrankungen stets begleitet wird. Bisher können wir nur sagen, dass die Geschlechtskrankheiten sich immer mehr ausbreiten, u. z. nicht nur in dem Masse wie zu Friedenszeiten, sondern weit stärker. Gleich hier wollen wir feststellen, dass nach unserer Ansicht die Ursache ihrer absoluten Vermehrung in den zahlreichen Infektionen unter den Frauen zu suchen ist. Die Verhinderung der Ausbreitung dieser Krankheiten bildet eine der wichtigsten Aufgaben eines jeden Staates. Sicherlich ist aber nichts schwieriger, als dieser unermesslichen Gefahr, die Gegenwart und Zukunft des Staates in gleichem Masse bedroht, zwar mit eiserner Strenge, aber dennoch mit ruhiger Umsicht Schranken zu setzen. Trotz der sich überall auftürmenden Schwierigkeiten glauben und hoffen wir, dass dieses Ziel im grossen und ganzen erreicht werden wird, nachdem die Regierungen die drohende Gefahr überall erkannt und sich beeilt haben, die berufenen Männer mit der Leitung des Werkes zu betrauen.

Die erste und wichtigste Aufgabe wäre, eine genaue Übersicht zu gewinnen, wie weit sich die Zahl der Geschlechtskrankheiten unter dem Militär und in der Zivilbevölkerung vermehrt hat. Das statistische Material, das die einzelnen Publikationen über diese Frage enthalten, bezieht sich immer nur auf lokale Verhältnisse und kann deshalb keine allgemeine Gültigkeit beanspruchen. Unserer Ansicht nach ist in der grossen Masse von Daten, so trefflich sie uns im einzelnen die beschränkten örtlichen Zustände schildern mögen, der Kernpunkt, nämlich die allgemeine Orientirung, ganz verloren gegangen. Die statistische Wissenschaft war bereits wiederholt in der Lage den Einfluss festzustellen, den Kriege auf die Verbreitung der Geschlechtskrankheiten gehabt haben. Von diesem Gesichtspunkt aus wurde z. B. der deutsch-französische Krieg 70/71 von verschiedenen Seiten zum Gegenstand eingehender und ausserordentlich lehrreicher Studien gemacht. Dieser Krieg bleibt jedoch ebenso in seiner Ausbreitung wie in seiner Dauer weit hinter dem jetzt wütenden Weltkrieg zurück. Für Propagandazwecke und auch zur Aufrüttelung der Menschheit mögen die aller Orten verkündeten konsternierenden Angaben über die gewaltige Ausbreitung der venerischen Krankheiten ja ganz geeignet sein, — ein wahres Bild von der wirklichen Sachlage haben sie uns aber bisher nicht gegeben. Wenn wir voraussetzen, dass die venerischen Krankheiten während des Krieges sich in ihrer absoluten Ziffer erheblich vermehrt haben, so beruht das nach unserer Ansicht nicht allein auf der zunehmenden Massenhaftigkeit der Infektionen unter den Soldaten, sondern unstreitig auch darauf, dass diese Krankheiten auch innerhalb der Zivilbevölkerung, und zwar in erster Reihe unter den Frauen ganz ausserordentlich zugenommen haben. Gerade dieser letzterwähnte Umstand bietet jedoch einen besonders düsteren Ausblick; denn während die infizierten Soldaten doch unter systematischer Behandlung stehen und einer ständigen Beobachtung teilhaftig werden, so dass sie ihr Leiden viel weniger vernachlässigen, werden die venerischen Krankheiten in der Zivilbevölkerung, namentlich unter den Frauen, bei weitem nicht so sorgfältig behandelt, und dieser Mangel zieht dann nicht nur für das Individuum, sondern auch für die Gesellschaft die schwersten Folgen nach sich. Eben deshalb halten wir es auch für wahrscheinlich, dass vor allem die Geschlechtskrankheiten, mit der Syphilis an der Spitze, noch lange Jahrzehnte und Generationen über diesen furchtbaren Krieg hinaus im Volkskörper fortwirken werden. Die Nachkrankheiten der Syphilis und der Gonorrhoe auf der einen, Familienverseuchung, zahlreiche Fehlgeburten und unfruchtbare Ehen auf der anderen Seite werden voraussichtlich die Erscheinungen bilden, die diesen Krieg vom ärztlichen Standpunkt aus für lange Zeiten stigmatisieren werden.

Wie viel Soldaten sind bisher im Laufe des Krieges mit venerischen Krankheiten infiziert worden? Auf diese Frage gibt es nur eine einzige Antwort: wir wissen es nicht. Wieviel Infizierte gibt es innerhalb der Zivilbevölkerung? Wir wissen es noch weniger. Es stehen uns leider keine absoluten ziffernmässigen Daten zur Verfügung, wir sehen und wissen nur, dass sich die venerischen Krankheiten zusehends auf der ganze Linie vermehren. In der Annahme, dass sämtliche venerische Erkrankungen, die unter den eingerückten Soldaten vorgekommen sind, später seitens der Heeresleitungen einer genauen Bearbeitung unterzogen werden, geben wir uns der bestimmten Erwartung hin, dass dann dieses so gewonnene hochinteressante Material zur Kenntniss der ärztlichen Kreise gelangen wird. Bis dahin sind es lediglich vage Versuche und annähernde Schätzungen, wenn wir statistische Zahlen anführen. An dieser Stelle wollen wir nur erwähnen, dass die venerisch erkrankten Soldaten in diesem Kriege für das deutsche Heer schon Ende 1914 von einzelnen Autoren (Bettmann) auf 30.000 veranschlagt wurden. Diese Zahl ist also nahezu so hoch wie die Gesamtziffer der venerischen Erkrankungen im deutschen Heer während der ganzen Dauer des 70/71er Krieges (33.500). Wir sind auch nicht berechtigt, irgendwelche Vergleiche anzustellen, denn die Begleitumstände, welche im gegenwärtigen Kriege das Datenmaterial beeinflussen, zeigen wesentliche Unterschiede von den damaligen. Einer der wichtigsten ist, dass unsere Truppen ständig an mehrerern Fronten kämpfen. Diese Kriegsgebiete, die sich zum grossen Teil in feindlichen Ländern befinden, weisen sehr verschiedene hygienische, ethnographische und kulturelle Verhältnisse auf, so dass wir uns bei der Sammlung des Datenmaterials keineswegs auf einheitliche lokale Verhältnisse stützen können. Dasselbe gilt zum Teil auch für die Etappengebiete. Ein Vergleich wird auch durch den Umstand erschwert, dass im Verlauf dieses langen Krieges die Kampfesweise innerhalb von Wochen resp. Monaten zwischen Stellungs- und Bewegungskampf wechselt, wozu dann noch die Verschiedenartigkeit der Okkupationsverhältnisse kommt. Wir wissen aber aus den Erfahrungen des deutsch-französischen Krieges dass in Betreff der Verbreitung der venerischen Krankheiten ein grosser Unterschied zwischen den verschiedenen Kampfarten vorhanden ist. Während z. B. 1870 inmitten des Bewegungskrieges die Morbiditätsziffer 15‰ war, schnellte diese Ziffer während der stehenden Kämpfe von 1871 auf 45‰ empor. Noch auffallender wird dieser Unterschied, wenn wir die Infektionen einander gegenüberstellen, welche im deutsch-französischen Krieg einerseits während der Bewegungskämpfe, andererseits zur Zeit der Okkupation beobachtet wurden. Im bairischen Heer war die venerische Morbidität im September 1870 3.3‰ dagegen stieg sie im Mai 71 bereits auf 77‰ an. Zur Berücksichtigung aller dieser Gesichtspunkte stehen uns bisher keinerlei Vergleichsdaten zur Verfügung.

Die venerischen Krankheiten vermehren sich jedoch nicht nur mit der Dauer des Stellungskrieges, sondern auch mit der langen Verschleppung des Krieges. Die dabei notwendig werdenden Beurlaubungen tragen leider erheblich zu einer noch stärkeren Verbreitung der Geschlechtskrankheiten bei. Der Soldat, der zu kurzem Urlaub heimkehrt, ist wahrlich einer immensen Gefahr ausgesetzt. Wenn er die schwere Sorge, die durch die dauernde Lebensgefahr ausgelöst wurde, für kurze Zeit abschüttelt, so fallen die Fesseln von allen Leidenschaften, die bis dahin gebändigt in seinem Inneren schlummerten. Die körperliche Reinigung, das Bad, die Bequemlichkeit der Gasthöfe und des städtischen Lebens, das Erblicken von jungen Mädchen und Frauen: alldas übt eine so mächtige Wirkung auf das Gemüt des Soldaten, dass es menschlich begreiflich ist, wenn er oft ohne Überlegung die erstbeste Gelegenheit ergreift und bei der geheimen oder öffentlichen Prostitution Zerstreuung sucht. Leider gibt es hierzu noch immer sehr viel Gelegenheit während der Heimreise des Soldaten. So ist es denn kein Wunder, wenn wir oft sehen, dass der Soldat schon infiziert wird, bevor er noch heimgekehrt ist. Die gleichen, ja noch grössere Gefahren umgeben ihn aber während seiner ganzen Urlaubszeit. Es ist daher kein Wunder, wenn die an der Front befindlichen Ärzte fortwährend die traurige Beobachtung machen, dass unter den vom Urlaub zurückkommenden Soldaten sehr viele venerisch infizirt sind. Belehrung, Aufklärung und auch die leichte Erreichbarkeit von prophylaktischen Mitteln bilden wohl eine gewisse Gegenwirkung, und wir wissen, dass der Soldat sowohl an der Front wie auch in der Etappe aller dieser Wohltaten teilhaftig wird, wir können jedoch an ihren durchgreifenden und nachhaltigen Einfluss nicht glauben. Gegenüber der Zügellosigkeit des entfesselten Geschlechtstriebes bleiben alle ärztlichen Warnungen leider zu allen Zeiten mehr oder minder erfolglos. Ich erinnere mich z. B. lebhaft an den Offizier, der nach dauerndem Frontdienst von fünf Vierteljahren zum erstenmal auf Urlaub ging, um seine junge Frau zu besuchen, von der er bei Kriegsausbruch vor dem Altar Abschied genommen hatte, und dieser Offizier akquirierte bei der Heimreise in der ersten Grosstadt am ersten Tage eine Gonorrhoe! Ich weiss, dass das nur ein sporadischer Fall ist, er zeigt aber jedenfalls, wie mächtig der plötzlich entfesselte Geschlechtstrieb sein kann.

Ein Teil der Autoren erwähnt die traurige Erfahrung, dass unter den venerischen Soldaten sich so viele Verheiratete befinden. Indem auch wir diese Erfahrung bestätigen, müssen wir erklären, dass das keineswegs auffallend ist und dass sogar die Zahl der verheirateten venerischen Soldaten voraussichtlich fortwährend zunehmen wird. Je länger nämlich der Krieg dauert, umso höhere Altersklassen kommen zur Einberufung. Dass sich nun unter diesen Klassen immer mehr Verheiratete finden, ist wieder nur natürlich. Während zu Beginn des Krieges die überwiegende Mehrzahl der venerischen Soldaten unverheiratet war, war schon gegen Ende des ersten Kriegsjahres mindestens ein Drittel der

Kranken verheiratet. Wir haben zur Zeit der Karpathenkämpfe im Winter resp. im Frühjahr 1915 in einer grösseren Stadt im Etappengebiet das Krankenmaterial von 3 Monaten daraufhin geprüft und gefunden, dass $^2/_3$ unserer venerisch erkrankten Soldaten (67½%) unverheiratet, $^1/_3$ aber (32½%) verheiratet war. Demgegenüber waren die an anderen Leiden erkrankten oder verwundeten Soldaten zur selben Zeit ungefähr zur Hälfte (49%) unverheiratet, zur Hälfte (51%) verheiratet. Die Verhältnisziffer der Geschlechtskrankheiten war daher unter den verheirateten Soldaten verhältnissmässig noch immer niedrig. Die von Flesch veröffentlichten Daten sind jedoch weit düsterer. Nach seinen Erfahrungen war die Mehrzahl der reichsdeutschen geschlechtskranken Soldaten verheiratet. Von den Kranken Szántós (Anfangs 1916) waren 45% verheiratet. Dagegen fand Scholtz nur $^1/_3$ der zur deutschen Ostarmee gehörenden verheirateten Soldaten geschlechtskrank. Damit stimmen auch unsere Erfahrungen überein.

Eine andere und eigentlich die Hauptfrage lautet: In welchem Zahlenverhältniss stehen die geschlechtlichen Erkrankungen der Soldaten zu den gleichen Erkrankungen bei Männern, die in Friedenszeiten ihrem zivilen Berufe nachgehen. Leider können wir auf diese Frage keinerlei bestimmte Antwort erteilen. Wir können jedoch die Bemerkung nicht unterdrücken, dass uns die Befürchtung, als habe nun unter den Soldaten eine geradezu schreckliche Verbreitung der Geschlechtskrankheiten stattgefunden, in allgemeinen ein wenig übertrieben erscheint. In gewissen okkupirten Landesteilen, Etappengebiete, Garnisonen des Hinterlandes und Ergänzungsbezirken ist wohl die Zahl der Infektionen hoch, ja sogar sehr hoch, andererseits werden aber durch die Schwierigkeit und Abgeschlossenheit des Frontdienstes viele Hunderttausende, unter diesen auch junge Soldatenjahrgänge, die in Friedenszeiten ein starkes Kontingent der Infizierten liefern, von der Infektionsgefahr ferngehalten.

Eine geradezu optimistische — der Ansicht der meisten Autoren widersprechende — Auffassung finden wir in der interessanten Publikation von Scholtz. Dieser Autor spricht sich auf Grund eigener Erfahrungen entschieden dahin aus, dass im Endergebniss die Zahl der geschlechtskranken Soldaten verhältnissmässig noch geringer sein dürfte als in Friedenszeiten. Natürlich kann dieser Anschauung schon deshalb keine allgemeine Geltung zukommen, weil sie sich nur auf die Armee einer Front bezieht (deutsche Ostfront). Dennoch verdient der Hinweis von Scholtz Beachtung, dass während des Friedens in den grösseren deutschen Städten bekanntlich die jährliche Verhältnisziffer der venerischen Morbidität der männlichen Zivilbevölkerung zwischen 25% (Studenten in grossen Universitätsstädten), 16% (Kaufleute) und 8% (Grosstadt-Industriearbeiter) variirt. Scholtz schätzt demgegenüber die Jahresziffer der venerischen Morbidität unter den deutschen Soldaten im gegenwärtigen Krieg nur auf

2—3%. Für unsere Verhältnisse können wir — selbst wenn wir die Lage von diesem optimistischen Standpunkt prüfen — kein ähnliches Resultat feststellen, denn die Verhältnisziffer der venerischen Morbidität unserer Soldaten ist leider auch in Friedenszeiten eine weit ungünstigere, obwohl in der jüngsten Zeit sich eine erhebliche Besserung zeigte.

Wenn wir die venerischen Morbiditätsverhältnisse unserer Soldaten auch nicht mit solchen Optimismus betrachten können, wie das Scholtz tut, so führt uns dennoch die allgemeine objektive Erwägung zu der Auffassung, dass es mit der Verbreitung der Geschlechtskrankheiten unter den Soldaten unserer Wehrmacht keineswegs so übertrieben ungünstig stehe. Wohl boten uns die im ersten Halbjahre des Krieges gesammelten Erfahrungen Anlass, die Ausbreitungsverhältnisse der venerischen Krankheiten unter unseren Soldaten ziemlich pessimistisch zu betrachten, andererseits zeigte jedoch die weitere Beobachtung eine einigermassen günstigere Perspektive. Wir fanden besonders in der ersten Zeit der Mobilisierung eine starke Zunahme der Geschlechtskrankheiten. Das ist nicht nur dem Umstande zuzuschreiben, dass zumeist jüngere Elemente einrückten, die mehr oder minder lange Zeit in grösseren Garnisonen verweilten, sondern auch der suggestiven Wirkung einer durch den Krieg herbeigeführten Lockerung in der moralischen Lebensauffassung, die sich viel zu rasch bei unseren jungen Soldaten geltend machte. Hiezu kam noch, dass auch die allgemeinen hygienischen Massregeln nicht so streng waren wie jetzt. Die heute, gegen Ende des zweiten Kriegsjahres einrückenden Soldaten erfassen die Lage zweifellos viel ernster, und sie haben sich den veränderten Verhältnissen der Kriegszeit besser angepasst, andererseits wurden auch die allgemeinen hygienischen Massnahmen auf allen Gebieten besser organisiert. Das Militär steht unter strenger Disziplin, und diese verhindert in gewissem Masse auch die leichtsinnigen Infizierungen. Viel nützt ferner die Propagierung der Prophylaktika. Dazu kommt noch, dass sowohl die zivilen wie auch die militärischen Behörden die Prostitution überall streng kontrolieren und bestrebt sind sie möglichst einzuschränken. Alle diese Massregeln tragen schon jetzt segensreiche Früchte. In lehrreicher Weise werden die günstigen Wirkungen der im Etappengebiet durchgeführten Massnahmen z. B. durch die Statistik von Szántó demonstrirt. Danach gelang es ihm in seinem Wirkungskreise, die venerischen Infektionen in der Etappe binnen wenigen Monaten fast auf die Hälfte herabzudrücken.

Unsere Erfahrungen, die sich auf das im ersten Kriegsjahre die Oberungarische Stadt Kassa passierende oder bis zur Heilung dort verbleibende venerische Krankenmaterial beziehen, zeigen, dass es hinsichtlich der Zahl der Infektionen unter den einzelnen Truppengattungen grosse Differenzen gibt. Wir machten schon in den ersten Kriegswochen die Erfahrung, dass bei den Mannschaften gewisser technischer Truppen, besonders aber unter den Militärchauffeuren, sehr viele Infektionen vorkommen. Die Erklärung für diesen Umstand bietet nicht nur ihre grössere Bewegungsfreiheit und das Verfügen von freier Zeit, das ihnen zur Verfügung steht, sondern warscheinlich noch viel mehr ihre höheren Bezüge. Ungefähr die gleiche Erfahrung machten wir später auch bei den Gensdarmen. Auch diese waren wegen ihres höheren Soldes, ihrer bedeutenden Zulagen und erheblichen Bewegungsfreiheit mehr und häufiger venerischen Infektionen ausgesetzt. Zu bemerken ist jedoch, dass sich unsere Erfahrungen nur auf die Chauffeure von Automobilkolonnen und solche Gensdarmen beziehen, die während der Karpathenkämpfe in der Etappe dienten. Wahrscheinlich wurden jedoch auch anderwärts ähnliche Erfahrungen gesammelt. F l e s c h beobachtete eine besonders hohe Zahl von Geschlechtskrankheiten bei der Mannschaft von Proviant- und Munitionskolonnen.

Wenn wir alle diese Gesichtspunkte zusammenfassen, so kommen wir zu der Ansicht, dass die venerische Morbidität der bisher einberufenen Soldaten leider sehr bedeutend und wahrscheinlich viel grösser ist als im Frieden, sie ist aber gegenwärtig vielleicht doch nicht so hoch, dass ein übertriebener Pessimismus statthaft wäre. Da aber die Infektionen unter den Frauen immer weiter um sich greifen, so müssen wir befürchten, dass uns noch weit Schlimmeres bevorstehe und die venerische Morbidität nach der allgemeinen Demobilisierung warscheinlich wieder ganz erheblich ansteigen werde. Unter den bestehenden Verhältnissen wird die venerische Morbidität der Mannschaft bis zu einem gewissen Grad durch eine Reihe von Faktoren günstig beeinflusst, die unter den Millionen eingerückten Männern zweifellos einen Ausgleich von mächtiger Wirkung herbeiführen. Es gibt viele, die im Laufe des Krieges infiziert werden, gewiss, gibt es aber auch sehr viele, die eben infolge der Kriegsverhältnisse der venerischen Infektion entgehen. Viele Hunderttausende von jungen Männern sind Monate hindurch dauernd an der Front, was bis zu einem gewissen Grad die Zahl der Infektionen doch verhindern muss. Man darf auch nicht ausser Acht lassen, dass jetzt sozusagen jeder Mann Soldat ist, so dass die Infektionen geradezu ohne Ausnahme evident gehalten und behandelt werden. Viele Erkrankungen heilen infolgedessen in viel kürzerer Zeit, daher ist auch die Möglichkeit, andere zu infizieren, geringer, besonders wenn wir berücksichtigen, dass der kranke Soldat während seiner Behandlung im Spital interniert ist. Man darf auch den Vorteil nicht ausser Acht lassen, dessen Früchte wir wohl erst später geniessen werden, dass nämlich ein ziemlich bedeutender Teil der Ärzte erst jetzt im Kriege eine grosse Zahl geschlechtlicher Erkrankungen zu sehen bekommt, was auf seine Ausbildung in der praktischen Venerologie fördernd wirkt.

Noch eine weitere Frage, die bisher unseres Wissens nirgends behandelt wurde, wollen wir hier wenigstens streifen, nämlich die Frage der venerischen Infektionen unter den Kriegsgefangenen, die bisher vollkommen unbekannt und noch ganz im Dunkel geblieben ist. Heute, wo Millionen-Armeen einander gegenüberstehen, haben im Laufe des langen Krieges beide Parteien mehr oder minder grosse Massen von Kriegsgefangenen gemacht. Es wäre mit der Zeit interessant, Details darüber zu erfahren, inwiefern die Zahl der venerischen Infektionen unter den Kriegsgefangenen die allgemeine venerische Morbidität der Gesamtheit der Truppen beeinflusst hat.

Es bildet — wie bereits erwähnt — eine sehr traurige Erscheinung, dass die Geschlechtskrankheiten, u. z. in erster Reihe die Syphilis, unter den Frauen immer mehr Verbreitung finden. Ein nicht unbedeutendes Kontingent der venerisch-erkrankten Frauen liefern anständige Familienmütter, die von ihren Gatten während des Urlaubes infiziert wurden. Wir sehen in unserer Spitalabteilung und Ambulanz nahezu Tag für Tag Frauen, die in dieser Weise Geschlechtskrankheiten akquirirt haben. Bei Syphilisinfektionen stimmen die anamnestischen Daten (Urlaubszeit des Gatten) zumeist genau mit der Infektionszeit überein. Natürlich ist die Zahl der jener unverehelichten Weiber noch viel grösser, die infolge der durch den Krieg geänderten sozialen Verhältnisse einer erhöhten Infektionsgefahr ausgesetzt waren. Wir wollen nur einige der häufigsten Fälle anführen. Mädchen, deren Väter einrücken mussten und die, um leben zu können, gezwungen waren, auswärts Arbeit zu übernehmen und inmitten der Gefahren der Grosstadt gar bald ihren Halt einbüssten (Arbeit in gemeinsamen grossen Werkstätten, Kriegs-Nachtarbeiten, Kellnerinnen). Mädchen, deren ständiges Verhältniss ins Feld zog, und die nun — ohne Freund und ohne Hilfe — in Ermangelung der nötigen moralischen Kraft der geheimen Prostitution verfielen. Schliesslich gibt es leider auch Frauen und Mütter, die, während der Gatte auf dem Schlachtfeld die Schrecken des Krieges durchlebt, zu Hause geheime Prostitution treiben. Ich denke da an die nicht wenigen venerischen Frauen, die bei Polizeirazzien in meine Abteilung gewiesen, die aus Hotels, oder von anderen Rendez-vous-Orten eingebracht werden. In solchen Fällen kann man selten wirkliches Elend als Triebfeder feststellen. Es ist natürlich sehr traurig, wenn der auf kurzen Urlaub heimkehrende, seiner Wehrpflicht obliegende Gatte von einer solchen Ehefrau infiziert wird. Zum Glück haben wir derartige betrübende Fälle doch nur als Ausnahmen zu betrachten.

Es ist daher leider ganz zweifellos — und gewiss stimmen in diesem Belang die Erfahrungen aller Spyhilidologen überein —, dass die venerischen Krankheiten unter den Frauen, u. z. in erster Reihe unter den in Städten lebenden Frauen sich sehr intensiv ausbreiten. Diese Tatsache findet ihre Motivierung einerseits in den laxen, durch die Kriegsverhältnisse noch mehr gelockerten moralischen Auffassungen, andererseits in der Verschiebung resp. Unterbrechung des normalen, legitimen und illegitimen, geschlechtlichen Lebens und den sich daraus ergebenden Folgezuständen. Wir beobachten aber auch ferner, dass speciell die Syphilis unter den Frauen immer weitere Ausbreitung findet. Blaschko konnte noch vor zwei Jahrzenten feststellen, dass auf 1 Syphilisfall 5—6 Gonorrhoefälle kommen, Erb fand etwas später ein Verhältniss von 1 : 4, während sich jetzt nach unser Spitalstatistik (weibliches Krankenmaterial) ein Verhältniss von etwa 1 : 2 ergibt. Diese Beobachtung birgt aber, soweit sie sich auf Frauen bezieht, die geheime Prostitution treiben, für die nächste Zukunft die grössten Gefahren in sich, weil die Syphilis bei diesen Kranken nicht lokalisiert bleibt, wie z. B. bei anständigen Frauen, sondern später zum Ausgangspunkt der Infektion für viele Männer wird.

Eine besonders aktuelle Frage ist, was bei der Abrüstung mit den geschlechtskranken Soldaten geschehen soll? Das Ziel, das bei Lösung dieser Frage vor Augen schwebt, ist, dass der Soldat seine Krankheit nach Möglichkeit nicht unter der Zivilbevölkerung weiter verbreite. Die allgemeine Auffassung, die sowohl in der Monarchie wie auch in Deutschland einheitlich zum Ausdruck gelangte, geht dahin, dass alle Soldaten vor ihrer Heimkehr ohne Ausnahme eine Beobachtung passieren sollen, und wenn sie geschlechtskrank befunden wurden, erst dann ihre Stelle im bürgerlichen Leben wieder einnehmen dürfen, wenn sie zuvor eine entsprechende Behandlung durchgemacht haben. Nur Soldaten, die dieses Filter als vollkommen gesund resp. symptomfrei passirt haben, sollen sofort heimkehren dürfen. Dieser Standpunkt wird wohl von allen Fachmännern geteilt werden. Auf ein anderes Blatt gehört schon die Frage der systematischen serologischen Untersuchung der Soldaten auf Syphilis, eine Frage, die auch in einer Kommission der „Deutschen Gesellschaft zur Bekämpfung der Geschlechtskrankheiten" besprochen wurde. Wenn diese Organisation wirklich im Stande wäre, die Wassermann-Reaktion bei jedem heimkehrenden Soldaten exakt durchzuführen, so würde das eine sehr wichtige und wertvolle Ergänzung der obligatorischen klinischen Beobachtung resp. Untersuchung sein. Eine solche wissenschaftliche Untersuchung von wahrhaft grandiosem Umfang, wie sie in gleicher Weise noch nie unternommen worden ist, hätte unserer Ansicht nach nicht nur sanitären Wert, sondern besonders auch eine hervorragende wissenschaftliche Bedeutung, denn ihre Ergebnisse in Verbindung mit den Daten der genau durchgeführten klinischen Untersuchung und denen der vorausgegangenen militärärztlichen Behandlung (Krankengeschichten) würden einen überaus wichtigen Einblick in die Verbreitung der Syphilis unter der männlichen Bevölkerung des Landes bieten.

Wir dürfen jedoch nicht vergessen, dass die Idee der obligatorischen serologischen Untersuchung der Soldaten in erster Reihe nicht aus wissenschaftlichem Interesse zur Erörterung gelangte, sondern vor allem den Zweck verfolgt, auch die symptomfreien syphilitischen Kranken festzustellen, offenbar um sie dann behandeln zu können. Sobald aber davon die Rede wäre, Soldaten eventuell allein auf Grund des Ausfalles der serologischen Untersuchung obligatorisch zurückzuhalten, müssten wir diese Untersuchung ab ovo zurückweisen. Eine solche Massnahme wäre nur dann statthatt, wenn diese Reaktion für sich allein der Ausdruck der Infektsioität des betreffenden Individumms wäre. Das ist aber nicht der Fall, und deshalb kann über die Frage der Infektiosität nur die klinische Untersuchung allein entscheiden.

In welchem Verhältniss die bestehende Lues unter den Kranken einer gewissen gesellschaftlichen Schichte in Ermangelung von klinischen Symptomen und bei negativer Anamnese durch die serologische Untersuchung festgestellt werden kann, das zeigen die in unserer Abteilung auf Grund der hier üblichen Untersuchungsnorm erhaltenen Ergebnisse. In unserer sehr frequenten Abteilung für weibliche Haut- und venerische Krankheiten liegen ständig ungefähr 120—150 bei den Razzien eingebrachte und von der Sittenpolizei uns zugewiesene venerische Weiber. Von diesen werden alle, bei denen durch sorgfältige klinische Untersuchung und Anamnese die Lues nicht konstatiert werden kann, der serologischen Untersuchung unterzogen. Das Blut des grösseren Teiles dieser Frauen gibt naturgemäss einen negativen Ausfall der Reaktion, in ungefähr 15—16% ist diese aber doch positiv. So wird also bei einem gewissen Bruchteil, der nicht vernachlässigt werden darf, die Lues noch erkannt und in Behandlung genommen. Wir dürfen jedoch nicht ausser Acht lassen, dass bei diesem Krankenmaterial das positive serologische Resultat sehr wichtig ist und zur Behandlung verpflichtet, weil es sich zum grössten Teil um Frauen handelt, die geheime Prostitution treiben, zu etwa 40—45% der Fälle das 20. Lebensjahr noch nicht erreicht und ihre Lues daher wohl meistens vor nicht langem her erworben haben. Ihr Zustand muss daher im allgemeinen als sehr infektiös betrachtet werden, so dass ihre antiluetische Behandlung durchaus motivirt ist.

Ganz anders ist die Lage bei den abrüstenden Soldaten. Hier handelt es sich um Männer von denen viele bereits das 35—50. Lebensjahr erreicht haben. Bei ihnen kann eine vorhandene positive Seroreaktion eventuell eine vor 10—20—30 Jahren erfolgte syphilitische Infektion anzeigen. Eine Infektionsgefahr besteht daher bei weitem nicht in dem Masse wie bei den erwähnten jungen Frauenspersonen. Die positive Wassermannreaktion der Soldaten würde daher die strengste und gründlichste Beurteilung erfordern, vorausgesetzt dass die einzelnen Untersuchungsstationen sie vom technischen Gesichtspunkt vollkommen und fehlerfrei durchführen würden, was jedoch wegen der riesigen Menge der erforderlichen Untersuchungen nicht sehr wahrscheinlich ist.

Wir ziehen aus unseren das Material keineswegs erschöpfenden Darlegungen die Folgerung, dass wir uns bei der Demobilisation mit der obligatorischen klinischen Untersuchung der Mannschaft begnügen können, die obligatorische serologische Untersuchung soll aber getrost unterlassen werden. Wir glauben nämlich nicht, dass der eventuelle effektive Nutzen die Riesenarbeit und die ungeheuren Kosten aufwiegen würde, die den Ärzten resp. dem Ärar daraus erwachsen würden. Es kann natürlich ziemlich oft Fälle geben, zu deren Klärung die Durchführung der Wassermannreaktion notwendig sein wird, das gehört aber bereits in den Rahmen der systematischen klinischen Untersuchung und berührt daher die früher dargelegte prinzipielle Frage keineswegs.

Es seinen nun jetzt kurz jene Agenden zusammengefasst, mit deren Hilfe wir der Ausbreitung der unter den einst heimkehrenden Soldaten vorhandenen Geschlechtskrankheiten einen Riegel vorschieben wollen. 1. Jeder Soldat kommt bei der Abrüstung in Stationen (Spitäler), die von fachkundigen Ärzten geleitet werden und wo er einer vollständigen Untersuchung auf Gonorrhoe, Ulcus molle und Syphilis unterzogen wird. Die als gesund befundenen Soldaten verlassen diese Untersuchungsstation möglichst rasch, um dem folgenden Turnus Platz zu machen. 2. Die krank befundenen Soldaten werden sofort in Behandlung genommen und erst nach vollkommener Heilung (Gonorrhoe) resp. symptomfreien zustand (Lues) entlassen. 3. Ist der symptomfreie Zustand eingetreten, so können die entlassenen syphilitischen Männer den Ort ihres regelmässigen bürgerlichen Wirkungskreises wieder aufsuchen, wo weitere Beobachtung und von Zeit zu Zeit erfolgende Behandlung für sie obligatorisch angeordnet wird. 4. Sowohl die gesund befundenen wie auch die durch Behandlung geheilten resp. symptomfrei gewordenen Soldaten sind vor ihrer endgiltigen Entlassung nochmals und sorgfältig dahin zu instruieren, dass sie sich einer Infektion, besonders während der Heimreise, nicht leichtsinnig aussetzen sollen.

---

3. Die Tätigkeit des Laboratoriums.

Beiträge zur Tätigkeit des Laboratoriums unseres Spitals.

Von

Dr. Géza Farkas
o. ö. Professor, Leiter des Laboratoriums.

Unser Laboratorium begann sofort nach Eröffnung des Spitals seine Tätigkeit. Die Einrichtung war anfangs etwas primitiv und mangelhaft, wurde jedoch von uns sukzessive soweit ergänzt, dass wir ausnahmslos alle Untersuchungen — selbst die seltener gebräuchlichen und umständlicheren, welche die Kliniker unseres Spitals sei es zur Diagnosestellung oder zu wissenschaftlichen Forschungen, nötig hatten — ohne Inanspruchnahme fremder Hilfe oder Apparatur anstandslos auszuführen im stande waren, ja sogar öfters solche für fremde Spitäler.

Es wird vielleicht nicht überflüssig sein, im folgenden unsere Einrichtungen in grossen Zügen zu schildern.

Unser Laboratorium befindet sich direkt neben der Isolierabteilung und der Quarantäne, von denen es durch einen Korridor mit zwei verschliessbaren Thüren getrennt ist. Vom Korridor gelangt man in einen vorraumähnlichen Saal, dessen rissfreier, gut waschbarer Zementboden und dessen getünchte Wände sich rasch und vollkommen desinfizieren lassen. Das ist von grosser Wichtigkeit, da hier die Leibschüsseln mit den zu untersuchenden Fäzes gesammelt werden. Hier werden von diesen die verschiedenen Nährböden beimpft, hier verkehrt weiterhin der „infizierte" Lift, der das zur Untersuchung gelangende Material von den einzelnen Abteilungen mit Umgehung der Stiegen direkt ins Laboratorium befördert. Der Vorraum führt in einen grossen Saal, der von einer mit einem Fenster versehenen Wand in zwei Räume geteilt wird. Der eine enthält die Küche, in welcher die Nährböden gekocht werden, der andere ist das eigentliche Laboratorium. Beide Räume werden durch mächtige, beinahe die ganze Wand einnehmende, mit mattem Glas getäfelte Fenster vollkommen erhellt.

Im Arbeitsraum dient ein 2.5 m. langer, 1.5 m. breiter Tisch mit Blechplatte den bakteriologischen, ein anderer von gleicher Grösse mit Holzplatte den chemischen und mikroskopischen Untersuchungen. Neben der einen Wand, deren ganze Länge einnehmend, ist ein Gestell zur Aufbewahrung der notwendigen Gefässe, Reagenzien, Farbstoffe und Nährböden angebracht.

Grössere Einrichtungsgegenstände sind:

1 grosser, auf 37° C eingestellter Thermostat (Lautenschläger-Berlin),
1 kleines, auf 56° C einstellbares Wasserbad zur Inaktivierung der Sera,
1 Gefriermikrotom,
1 Reichertsches Mikroskop mit Immersion, 2 Trockenobjektiven und verschiebbarem Objekttisch,
1 Leitzsches Mikroskop mit zwei Trockenobjektiven,
1 Zentrifuge mit Elektromotorbetrieb (Ericson, Budapest),
1 grosses, Autoklav zur Steriliseirung,
1 grosser Trockensterilisator,
1 Thoma-Zeisssche und eine Bürkersche Blutkörperchenzählkammer,
1 Fleischlscher Haemometer,
1 Riva-Rocci-Recklinghausenscher Tonometer.

Dazu kommen 200 cm^3 fassende Flaschen mit Glasstöpseln für feste Substanzen und Pulver, Literflaschen mit Kautschukstöpseln für Normallösungen, Erlenmeyerkolben in verschiedener Grösse zum Kochen und Aufbewahren von Peptonwasserkulturen und anderen Nährböden, Petrische Schalen zu den Agaragarkulturen; Schelbachsche Büretten, Spritzgläser, Emprouvetten, serologische Röhrchen, Pipetten, Glasstäbe, Triangeln, Glasröhren, Platinösen, Objekt- und Deckgläschen, endlich Versuchstiere (Mehrschweinchen, Kaninchen, Mäuse) etc. etc.

Die hauptsächliche Bestimmung des Laboratoriums besteht, abgesehen von den diagnostischen Untersuchungen, darin, den Kliniker in der Frühdiagnose der Infektionskrankheiten nach Möglichkeit zu unterstützen und auf diesem Wege sowie durch Ausmittlung der Bazillenträger an der Verhütung von Infektionen hilfreich mitzuwirken. Zu diesem Zwecke wurden von den Fäzes eines jeden einzelnen, dem Spitale zugewiesenen Kranken entsprechende Nährböden beimpft, um zu ermitteln, ob etwa Typhus-, Dysenterie- oder Cholerabazillen zur Entwicklung kommen würden.

Zur Züchtung der Typhus (Paratyphus)-Bazillen aus dem Blute bedienten wir uns anfangs der Conradischen Gallenröhrchen. Es wurden 5—6 cm. steriler Rindergalle mit einigen Ccm. Blut vermischt und 12—24 Stunden lang in den Thermostaten gestellt. Zum Nachweise der unterdessen eventuell angereicherten Bazillen wurde von dem Gallengemenge auf Drigalskische Platten überimpft. Inzwischen empfahl Schmidt ein modernisiertes Verfahren. Von da ab bedienten wir uns beider Verfahren gleichzeitig. Schmidt nimmt die Anreicherung der Typhus (Paratyphus)-Bazillen in einem 10 Ccm. Rindergalle und 10 Ccm. Bouillon enthaltenden Erlenmayerschen Kolben vor, diesem Gallebouillongemenge setzt er 10 Ccm. des zu untersuchenden Blutes zu. Nach 8 stündigem Verweilen im Thermostaten wird ein halbes Ccm. auf eine Drigalski-Platte überimpft. Bleibt die erste Platte steril, so wird die Überimpfung nach 8—10 Stunden wiederholt. Mit diesem Verfahren erhielten wir bessere Resultate. Der Vorteil ist ein zweifacher: erstens gelingt der Bazillennachweis in einem grösseren Prozentsatz der Fälle, zweitens viel rascher, und aus diesem Grunde bedienen wir uns neuestens beinahe ausschliesslich des Schmidtschen Verfahrens.

Bei der bakteriologischen Stuhluntersuchung gingen wir in nachstehender Weise vor: Wir beimpften von jeder Stuhlprobe Peptonwasser zum Nachweis eventuell vorhandener Choleravibrionen, gleichzeitig beimpften wir Conradi-Drigalskische, seltener andere Differentialnährböden (Endo, Padlewsky, etc.) zum Nachweise von Typhus-Paratyphus bzw. Dysenterie-Bazillen. Unter 12250 Stuhluntersuchungen konnten wir kein einziges Mal Choleravibrionen nachweisen, dafür Typhusbazillen 9mal, Paratyphus B. 5mal, Dysenteriebazillen des Typus Flexner 2mal. Zur Bestimmung der Bakterien der Typhus-bzw. Dysenteriegruppe bedienten wir uns sowohl der gebräuchlichen zuckerhaltigen Differentialnährböden als auch der Agglutinationsproben.

—

Die Widalsche Reaktion wurde in der Weise angestellt, dass wir vom Serum Verdünnungen von 1 : 80, 1 : 160, 1 : 320 u. s. w. herstellten; je ein Ccm. der Serum-Verdünnungen wurde dann mit einer Oese Bazillen beschickt und 4 Stunden lang im Brutschranke bei einer Temperatur von 37° C. belassen.

Bis 1. August 1916 wurden 12.250 Kranke in dieser Weise hier untersucht. Die Gesamtzahlt der Einzeluntersuchungen betrug *36.750*. Sie absorbierten fast unsere ganze Arbeitszeit und hatten auch den grössten Anteil an unserm Materialverbrauch. Es kam vor, dass uns Wochen hindurch alle 5—6 Tage 200 neue Kranke und darüber zugingen, deren Freisein von „Infektion" nach unserem Arbeitsplan nur durch forzierte Tätigkeit innerhalb der vorgeschriebenen Frist festgestellt werden konnte.

Dass dieser Aufwand von Arbeit kein überflüssiger war, beweist der Umstand, dass wir in 9 Fällen Typhus und in 5 Fällen Paratyphusbazillenträger fanden.

Mit diesen Untersuchungen der Bazillenträger sowie der klinisch festgestellten Typhuskranken hörten wir erst dann auf, wenn sich Stuhl, Harn und Blut drei Wochen lang bazillenfrei erwiesen.

Ausser dem Stuhle der neuaufgenommenen Kranken untersuchten wir noch:

			davon waren positiv:
den Stuhl auf Typhus	in	462 Fällen	55 Fälle
„ „ „ Dysenterie	„	206 „	2 „
das Blut „ Typhus	„	247 „	62 „
den Harn „ „	„	200 „	41 „

Auffallend war der äusserst geringe Prozentsatz der positiven Befunde. Ein positiver Cholerafall kam kein einziges Mal vor. Der Grund ist darin zu suchen, dass im Krankenmaterial unseres Spitals die Infektionskrankheiten mit einer verhältnissmässig geringen Zahl vertreten sind, ferner, dass die Kranken, die zu uns gelangten, bereits das Filter mehrerer zwischenliegender Spitäler passiert hatten.

Dysenteriefälle gab es bloss zwei, bei beiden konnte der Flexnersche Bazillus nachgewiesen werden. Sie fanden beide erst nach Abschluss unserer Statistik in unserem Spital Aufnahme, und zwar waren es reichsdeutsche Soldaten, die aus der Gegend des Doiransees zu uns kamen (s. den Artikel von Dr. Dieballa).

Ausserdem wurden bei uns noch rund 10,000 sonstige Untersuchungen ausgeführt.

Unter den bakteriologischen Untersuchungen ist der Nachweis von Tuberkelbazillen von besonders grosser Bedeutung. Folgende Daten geben einen Überblick über die Zahl der einschlägigen Untersuchungen:

		Zahl der untersuchten Fälle	Befund positiv
Kochsche Bazillen im	Sputum	1761	322
,, ,, ,,	Stuhl	32	3
Elastische Fasern im	Sputum	810	61

Das Sputum wurde in jedem einzelnen Falle erst ohne Vorbehandlung, dann nach der Antiforminmethode untersucht. Nach der letzteren Methode war die Zahl der positiven Ergebnisse um 50% höher.

Anderweitige Untersuchungen:

	Zahl der untersuchten Fälle		
Harnröhrensekret auf Gonokokken	241	66	positive Befunde (Borax, Methylenblau, Methylengrün, Pyronin)
Blut auf Malaria	78	27	(Giemsa)
,, ,, Recurrens	8	2	(Giemsa u. Tuschen)
Pleurapunktionsflüssigkeit	207	55	
Wassermansche Reaktion	456	139	

Vollständige chemische und mikroskopische Harnuntersuchung wurde in 2871 Fällen vorgenommen. Die Reaktion fiel positiv aus auf Albumin in 993 Fällen, auf Zucker in 127 Fällen, auf Diazo in 72 Fällen. Harnsäure wurde nach der Methode von Kowarsky, Harnstoff nach der von Horváth-Kadletz, Zucker nach Lehmann-Maquenne titrimetrisch bestimmt.

Mageninhalt wurde in 785 Fällen untersucht, darunter auf nüchternem Magen in 108 Fällen, nach Probenmahlzeit in 14 Fällen, in allen übrigen Fällen nach Probefrühstück. Die Zahl der Stuhluntersuchungen betrug 453. In all diesen Fällen wurde eine vollständige mikroskopische und chemische Untersuchung vorgenommen, im Bedarfsfalle mit Fermentbestimmungen. Zählungen der roten und weissen Blutkörperchen wurden gesondert oder zusammen in 542 Fällen, Haemoglobinbestimmungen in 420 Fällen, Bestimmungen des Blutbildes in 410 Fällen ausgeführt.

Cytologisches Verhalten und Nonne-Appeltsche Reaktion des Lumbalpunktates wurden in 94 Fällen festgestellt.

Ausser diesen Untersuchungen machten wir noch zahlreiche, die hier nicht in Rechnung gestellt sind.

Im Anschluss an die Untersuchungen von Horváth-Kadletz wurden oft Harnstoff- und Harnsäurebestimmungen, im

Anschluss an die von John die Widalsche Reaktion der geimpften Kranken vorgenommen, an die von Áldor der Coligehalt des unseren Nephritikern steril entnommenen Harnes festgestellt und endlich im Ausschluss an die Untersuchungen von Györki die Bakterienflora der Wunden studiert.

Die Zahlenangaben liefern den Beweis, dass wir — soweit dies unsere bescheidenen Verhältnisse gestatteten — nach Möglichkeit bestrebt waren, die Kliniker in ihrer schweren Arbeit durch praktische Ausnützung gebräuchlicher und erprobter Laboratoriumsmethoden zu unterstützen. Und dass sie einen Nutzen von unserer Thätigkeit hatten, erhellt am besten daraus, dass die Abteilungsärzte das Laboratorium immer häufiger in Anspruch nahmen.

Während eines Jahres hat sich beispielsweise die Zahl der chemischen Untersuchungen verdoppelt:

vom 15. Jän. bis 15. Apr. 1915 gab es 550 chemische Untersuchungen
" " " " " " 1916 " " 1001 " "

Dies ist gewiss die schönste Kritik unserer mühevollen und verantwortlichen Tätigkeit.

REGISTER.

NAMENREGISTER.

Abderhalden 50.
Achalme 49.
Aczél 586, 591, 593.
Adam 302, 303, 580.
Adler 661, 662, 669.
Alapy 331.
Albers-Schönberg **105**.
Albertoni 25.
Albrecht H. 378, **382**, 390, 394.
Albu 672, 679, 683, 685, **689**.
Albu und Schlesinger **689**.
v. Áldor 515, **669**, **671**, 712.
Alexander **42**, **196**.
Alföldi 315, **342**.
Andrássy, Schwester Gizella, 399.
Angerer **42**, 196.
Anker und Mosse **196**.
Anschütz 400.
Ansinn 174, 177, **196**.
Antal, Illés **594**.
Anthyllus 121.
Apáthy 316.
Arneth 434, 435, 457.
Aronson 437, 438.
Arzt 29, **42**.
Aschoff 20.
Auer 35.
Auerbach 313, 318, 328, **342**.
Auffenberg 340.
Ausch **303**.
Axhausen 165, 166, **196**, **303**, 337, **342**.
Babinsky 32, 267, 665.
Babinsky-Oppenheim 246, 247.
Bacelli 15.
Backer **40**.
Backer und Schede 7.
Baginsky **196**.
Bálint 595, 596, 597, 598, 600, 611.
Ballance und Stewart 316.
Bamberger **196**.
Bandorf **40**.
Baer 578.
Bárány 266, 278, 287, 288, 289, 290, 302, **303**.
Bardenheuer 173, 176, 178, 402, 406, 463.
Bardenheuer-Glässner **196**.
Bársony 15.
Barthélemy 25.
Bartscher 7.
Basdekis **397**.
Basl **397**.
Baum 8, 40.
Bäumler, Ch. **382**.
Bayer 295, 303.
Bachhammer **232**.
Bechterev 267.
Beck 69.
Beck und Reither **342**.
Beck, S. C. **427**, 457, 482.
v. Beck **303**.
Becker **342**.
Behring 26, 29, 37, **42**.
Behring u. Kitasato 25.
Behring u. Paltauf 30.
Beitzke **382**.
Bell, Charles 385.
v. Benczur 656, 657, **669**.
Benedikt 651, 652, **669**.
Bergel 194, **196**.
Berger **356**.
Bergmann 2, 3, 9, 81, 158, 164, 296, 333, 543, 551.
Bernhard 7, **40**.
Bernhardt **342**.
Besredka 570, 571, 577, 579, 584, 585.
Bessau 571, 584, 585, 586, 587, 590, **593**.
Bethe 316.
Bettmann 693.
Beyer **196**.
Bezold 601, **611**.
Bier 19, 122, 125, **126**, 194, 202, 203, 205, 207, 208, 213, 302.
Bier, Braun und Kümmel **342**.
Bilguer 6.
Billroth 377.
Bircher 63, 68.
Bittner **342**.
Bittorf 330, 342.
Blaschko 429, 456, **457**, 700.
Bleyl 355, 356.
Blind **40**.
Blumenau 435.
Blumenthal 32.
Boas 541, **551**.
Bäcker **196**.
Bogdán **40**.
Böhler **356**, **397**.

Böhme **689**.
Boinet 7.
Boenhein 37, **42**.
Bonis **126**.
Boral 504, 519, 520, **525**.
Borchard **342**.
Borchardt 325, 330, 334, 341, **342**, **343**.
Borchardt u. Lang 334.
Borchers 170, **196**.
Borgononi 6.
Borgyoski, Milivoj 392.
Boerner 287, 304.
Bornhaupt 25, 151.
Borsos **40**.
Borsh 125.
Borszéky 327, **343**.
Böttner, A. **382**.
Braatz **196**.
Brandes **304**.
Brasdor 121.
Brauer 518, 525.
Braun 3, 7, 13, 25, **40**. 286, **342**.
Braun, L. 671.
Breitner **304**.
Breling 20.
Brentano **196**.
Brewitt 296.
Brill **40**, **105**.
Brix **196**.
Broca 272.
Brock 453.
Brown-Séquard 248, 261, 262.
Bruck 433, **457**.
Brugsch 546, **551**.
Bruhn **356**.
Brunn **196**.
v. Brunn, W. 378, **382**, 397.
Brunner 7, 10, 12, **40**.
Bruns 2, 3, 5, 6, 8, **40**, **42**, 56, 63, 89, 114, 308, 314, 328, **343**.
v. Bruns **105**.
Brunzel **343**.
Buday **40**.
Bujwid 75.
Bulling 7, **40**.
Bundschuh **357**, 448, **458**.
Burchardt 228, 628.
Burckhardt **126**.
Burckhardt u. Landois 368, 369, 382.
Bürgi 35.
Burk **196**.
Burow 7.,
Busalla **196**.
Buschke 26.
Cahen 335, **343**.
Calot 415.
Canon **304**.
Carl 392, 385, **397**.
Carrel 2, 8, 12, 114, 123, 126.
Casper 677.
Cassierer 311, 313, 314, 318, **343**.
Chatin 48.
Chaveau 627.
Cheyne, Watson, W. 6, 8.
Chiari 287, **304**.
Chittenden 543.
Chittenden u. Hindhede 542.
Chittenden und Russel **552**.
Chlumszky 5, 6.
Clement 377.
Codivilla 177.
Codivilla-Steinmann 177.
Cohnheim 653.
Coenen **106**, 314.
Connel, K. 3, 5.
Conradi 499.
Conradi u. Bieling 20.
Conradi u. Drigalski 512.
Coste **343**, 346.
Cramer 88, 89, 400, 412, 419.
Cranz 56, 59, 62, 65, 69, 72, 76.
Crile 419.
Crocker 453.
Croissant **343**.
Csernel 579.
Cummins 629.
Curschmann 24.
Cushing 291.
Czerny, Ad. **42**, 396, 552, 545.
Dakin u. Carrel 8, 12.
Danielsen 88, **196**.
Danziger **197**.
Dedolph 7, **40**, **106**.
Delorme 69, 83.
Demarquay u. Leconte 8.
Denk **197**, **232**, **343**.
Dennemark 589, 590, **593**.
Desault 400, 401.
Descous u. Barthélemy 25.
Determann 534, 552, 605, 611.
Detre 519, **525**.
Deutsch, A. **106**.
Dieballa, Géza v. 431, **493**, 710.
Dilger u. Meyer, A. W. **397**.
Döhner 21.
Dollinger 176, 406, 409.
Donáth **343**.
Donogány **613**.
Döpfner **343**.
Dorendorf 519, **525**.
Dorendorf u. Kolle 525, **525**.
Dörfler 121.
Dreyer **126**.
Dreyfus **42**.
Dreyfuss u. Unger 31, 43.
Drigalski 512.
Drüner **343**.
Dupny, Podesta I. 629.
Durlacher 36, 43.
Durchkau—Kessiakoff 5, **40**.
Edel 605.
Edinger 316, 325, 334, 341, **343**.
Effler **647**.
Egloff **343**.
Egnet 49.
Ehret 378, **382**, 600, 605.
Ehrlich 31, **43**.
Eichhorst 435.
Eichlam **343**.
v. Eiselsberg 83, 89, 167, 279, 295, **304**, **382**.
v. Eiselsberg u. Gergő 400.
Els **197**.
Eltzbacher 543, **552**.

Emmerich u. Wagner 515, **526**.
Enderlen 22, 29, 43, 125, 277, 281, 286, 288, **304**, 387, 388, 389, 392.
Enderlen u. Knauer 334, **343**.
Enderlen u. Ritter 11.
Endo 709.
Engel **41**.
Engelhardt **197**, **232**, 304.
Erb 700.
Erlacher **232**, **343**.
Erlacher u. Heinecke 335.
Ernst 287, **304**.
Ertl **343**, 351, **357**, 466.
Esless **197**.
Esmarch 404.
Euler 62.
Eunike **43**.
Ewald **197**, 562.
Exner 135, 161, **197**, 291, 302, 303, 347, 350, 384, 385.
Eysell 429, **458**.
Fackenheim 5, **41**.
Fahr **620**, 679, 680, **699**.
Faisst 3, 41, **397**.
Falk **43**.
Farago **197**.
Farkas, Géza **553**, 678, **707**.
Farkas, László v. 409.
Fasal 429, 458.
Fearusides **458**.
Fehling 7, **41**.
Feistmantel 587, 588.
Feistmantel und Kentzler **647**.
Fejes 504, **526**, 584, **593**.
Feldmann, J. **197**, 657, **669**.
Fenyvessy 585, 589, 593.
Ferran 574.
Fiedler **41**.
Figatner **382**.
Finckh 21.
Fink **197**.
Finkelburg **304**.
Fischel **197**, 541.
Fischer 629.
Fischer, Ernst 180, 182, 401, 404.
Fischl **552**.
Fleischhauer **343**.
Flesch 696, 698.
Flexner 525, 577.
Föderl und Fischel **197**.
Fonyó 519, 526.
Foramitti 330.
Fornet 514, 570, 584, 585, 586, **593**.
Förster 318, 335, **343**, 499.
Frank **197**.
Fraenkel 8, **41**, 429.
Fraenkel, Alex. **106**.
Fraenkel u. Wehrsig 20.
Franz 89, 106, 167, **197**, 288, 360.
Freund 37, **41**, **43**, 446.
Frey u. Selye **304**.
Friedenthal **41**.
Friedrich 11, 24, 89, 167, **197**, 289, **304**.
v. Frisch 21, **106**, 120, 121.
Fromme 654, **670**.
Frühwald **357**.
Fürbringer 594, 595, 596, 611.
Gajdusek **43**.
Galewski 451.
Gant 664, 666, **669**.
Garré 82, 85, 165, **197**, 355.
Gastand **345**.
Gaugele 336, **343**.
Gavius u. Girard 518.
v. Gaza **232**, 371, 373, **382**, 386, **397**.
Gebele **41**, **304**.
Geller 67.
Gerber 447.
Gergő 89, 167, **197**, 400.
Gerulanos 307, 309, 310, **343**, **346**.
Girard 518.
Gitting 295.
Glässner **196**.
Glücksthal **43**.
Goebel **197**, **232**, **304**, **397**.
Goldammer 87, 135, 168, 169, **197**, **232**, 309, 311, **343**, 399, 400.
Goldscheider 32, **43**, 504, **526**, 538, **552**, 583, **593**, 605, **612**.
Goldscheider u. Fejes 584.
Goldscheider u. Kroner 504, **526**.
Goldschmied **43**.
Göppert 661, **669**.
Goetjes **304**.
Gózony **580**.
Grabowski **197**.
Grandjean und Hister 559.
Gränz 519, **526**.
Gratzl **343**.
Grau 638, **647**.
Graul 596, 597, **612**.
Grober 504, **526**, 595, 596.
Grosse **343**.
Groth **197**.
Gruber **126**.
Gruber-Widal 572.
Grundmann **43**, **382**, **647**.
Grunert u. Mohr **41**.
Gulecke 193, 194, **197**, **304**.
Gulecke u. Borchardt 330.
Gundmann 29.
Gundermann **41**, **106**.
Guszmann 456, **691**.
Györki, Béla 9, 10, **46**, 517, **526**, 678, 712.
Haarf 32, **43**.
Haberer, H. v. **126**, 197, **304**.
Haberland 169, **197**, **343**.
Hackenbruch 176, **197**.
Hacker 89, 167, 171, 335, **344**, 400.
Hadra **197**.
Haffkine 574.
Haga 337, 378.
Haim, E. **382**.
Hainiss, E. 505, **526**.
Hamburger 628, 638.
Hamm **41**.
Hammer **43**.
Hancken **304**.
Handl **197**.

Haenel **41**, **304**.
Haenisch 74.
Hannes **41**.
Hannover 32.
Hans 8, **41**, **126**, **197**.
Hans u. Alapy 331.
Härtel 7, **41**.
Hartert, W. **382**.
Hartmann 52.
Hass **197**.
Hasslauer u. Ludloff 341.
Haudeck **197**.
Hauptmeyer **357**.
Hauser 83.
Hausmann 463.
Hayward **304**.
Hebra 8.
Hecht, V. 423.
Hecker 499.
Hecker u. Hirsch 504, 526.
Heddäus **43**, **197**.
Heile **43**, 311, 322, 328, **357**.
Heile u. Hezel **344**.
Heile u. Huismans 311.
Heinecke 335, **344**.
Heinsheimer 651, **669**.
Heisler **43**.
Helbing **197**.
Helferich 404.
Helm **648**.
Henle 120.
Henle u. Spitzy 335.
Henneberg 295, **304**.
Hercker 5, **41**, **43**.
Herff 5, **41**.
Herrenschneider, K. **382**.
Herrnheiser 504, **526**.
Hertz 666, **669**.
Herxheimer 429.
Herxheimer u. Nathan **458**.
Herzfeld **344**.
Herzog **41**.
Hetsch **580**.
Heymann 429, **458**.
Heyrovszky **126**.
Hezel **344**.
Hildebrand **344**.
Hildebrandt 363, 378, 394.
v. Hildebrandt, Graf **382**.
Hildebrand, O. **382**.
Hilgenreiner **197**.
Hindhede 542, **552**.
Hippel **43**.
Hirsch 504, **526**, 539, **552**, 661, **669**.
Hirsch u. Meisel **382**.
Hirschel **344**.
Hirschfeld 562.
His 605.
Hister 559.
Hochhaus **43**.
Hofbauer, L. **382**.
Hoffmann **304**, 313, **344**.
Hofmeister 310, 324, 334, 335, **344**.
Hohmann 87, **197**, **344**.
Hohmann, Lange und Schede **197**.
Hohmeyer 170, 177, **197**.
Hohmeyer und Perthes 177.
Holbeck 277, 279, 284, 285, 303, **303**, 378.
Holbeck u. Exner 291.
Holländer 192, **197**.
Holzbach 79, 85.
Holzwarth **397**.
Hoepfl **344**.
Höpfner 120, 123.
Horwath-Kadletz 711.
Hosemann 277, 278, **304**.
Hotz **127**, 297, **304**, 311, 339, **344**.
Hübner 656.
Hübner und Reiher 654, **669**.
Hueter 8.
Hufnagel **41**, **43**.
Huismans 311, **344**.
Hünermann 502, 505, **526**.
Hunter 121.
Hürter 680, 681, **689**.
Hüssy **41**.
Hutyra **43**.
Jackson 283.
Jacobi 531.
Jakobj 544, **552**.
Jakobstahl 36, **43**.
Janet 457.
Jankovich 133.
Janovsky 435.
Janssen **197**.
Jchikawa 515, 579.
Jeger **106**, **127**, **304**.
Jehle 541, **552**.
Jehn 35, **43**.
Jendrássik 503, **526**.
Jenner 576.
Jesionek 36, **43**.
Ihrig, Ludwig **93**, **108**, **128**.
Imbert **345**.
Imre, Josef, jun. **467**.
Jochmann **41**, **43**.
Johan, Béla **567**, 584, 585, 586, 587, 588, 590, 591, **593**.
Johann 130.
John, M. Karl **528**, 566, **581**, 627, 633, 687, 712.
Johnston, Ch. A. 629.
Joseph **305**.
Jourdan **345**.
Israel 82, 165, **197**.
Issekutz 35, **43**.
Jüngling **198**.
Jürgens 518, 519, 520, **526**.
Jürgens u. Gränz 519.
Kafemann 355, **357**.
Kahleiss 178, **198**.
Kaiser **232**, **344**,.
Kaiser u. Csernel 579.
Kaminer, S. u. Zondek, H. **382**.
Kaposi 434, 451.
Katzenstein 114, 116, **382**.
Kaup 505, **526**, **582**.
Kausch 21, 395.
Kellermann **43**.
Kelsch 629.
Kelynach 629.
Kentzler **647**.
v. Kern, Vinzenz 7.
Kertész **198**.
Kibardin 435.
Kikuzi 121.
Killian 356, **357**.
Kirchmayr **43**.
Kirsch 629.

Kirschner 75, **106**, **198**, 310, 324, **344**.
Kiss. Julius 515.
Kisskalt 585.
Kitasato 25.
Klapp 7, **41**, 177, 188, **198**, 352, **357**.
Klebersberg, E. **382**.
Klein 671, 685, 686.
Klein und Pulay **690**.
Kleinberger **44**.
Kleinschmidt 447.
Kleist 277, **305**.
Klieneberger 29, 32, **305**.
Klimenko 37.
Kloiber **198**.
Klose 502, 504, **527**.
Knack 672, 673, 675, 679, 681, 683, 685, 686, **690**.
Knauer 334, **343**.
Koch 53, 69.
Koch, Robert 512.
Kocher 10, 26, 34, 35, **44**, 69, 83, 141, 296, 532, **552**.
Kocher-Tavel 48, 49.
Kofler u. Frühwald **357**.
Kolb 330, **344**.
Kolin **198**.
Kolle 525, **525**, 569, 570, 571, 574, 577, 581, 584, 587, 588, 590, **593**.
Kolle u. Hetsch **580**.
Kolle u. Wassermann **580**.
König **198**, 559, 560, 565.
Korach 595, 596.
Korach, S. **383**.
Koerber **305**, 377.
Korbsch 2).
Koerner **357**.
Korottkoff 120.
Körte 25, **198**, 296, 385, **397**.
Korányi **526**, **648**.
Koetzle 386, **397**.
Kovács, Josef 400.
Kovalsky 24.
Kowarsky 711.
Krafft 26.
Kraemer **648**.
Kraske 385, 386, 387, 388, 389, 393, **397**.
Kraske, P. **382**.
Kraus **357**, 601, 605.
Kraus, Fr. 594.
Kraus u. Levaditi **580**.
Krause, F. **305**.
Krauss **41**.
Krebs **357**.
Kredel 329.
Krehl 503, **526**. 545, **552**.
Kreuter 31, **44**.
Kroh **41**, **44**, **106**, 277, **305**.
Kromayer **458**.
Kromeyer 432.
Kronenfels 378, 379.
Kronenfels, G. **383**.
Kroner 504, **526**.
Krönlein 25.
Krüger **41**.
Kruse 525, 577.
Kryger **305**.
Kuhn 169, **198**, 502.
Kuhn u. Marx 582.
Kümmell 7, 29, 31, **41**, 281, **305**, **342**.
Kümmell **43**.
Kuttner **344**.
Küttner 141, **198**, **305**, 384.
Kuzmik **344**, 447.
Lachmann **397**.
Lambertz **198**.
Lambotte 177.
Landois 228, 368, 369, **382**.
Landois, F. **383**.
Landsteiner 678.
Lane 177.
Láng 334, **344**.
Lange 88, 168, 169, 176, **198**.
Lange und Schede **197**.
Langemak **232**.
Lanz 10.
Larrey 23.
Laugier 8.
Läwen 277, 278, **305**, 393, 396, **397**.
Läwen u. Willmanns 388. 389.
Leconte 8.
Ledderhose **41**, **106**.
Lehmann 404.
Lehmann-Maquenne 711.
Leishman 584.
Leitner **397**.
Leitner, Philipp 390, 391.
Lemoine, Chr. 629.
Lenhartz u. Eichhorst 435.
Lenz **198**.
Leo 653.
Leschke 638, **648**.
Lesser **198**.
Letievant 341.
Leube 434.
Leubuscher 8, **41**.
Levaditi **580**.
Levy 67.
Levy, L. 672, **690**.
Lewandowsky **44**, 318, **344**.
Lewy **232**.
Lexer **41**, 83, **198**, 297, **304**.
Lichtwitz 661, **669**.
Liebe **648**.
Liebermann u. Aczél 586, 591, **593**.
Liebert, S. 70.
Liebold 29, **44**.
Lienberger 210, **232**.
Lindemann **357**.
Lingelsheim 50.
Link **106**.
Lipschütz 520, **526**.
Lister 8, 9, 51.
Litthauer **357**.
Löbker 333.
Lobmayer **44**.
Lohnstein 672, **690**.
Longard **305**.
Longin 444, **458**.
Lonhard 165, **198**, 378, **383**.
Loos **357**.
Lörcher 7, **41**.
Lorenz **344**.
Lossen **44**.
Lotheissen 328.
Lövi **44**.
Loewenthal **344**.
Lubinski **357**.

Luck **41**.
Lücken **198**.
Lüdke 686.
Ludloff 341.
Lundmark **127**.
Luer 166.
Lyle, St. 629.
Maase u. Zondek 599, 601.
Mac Cormac 38.4
Mackenzie **552**, 606.
Madelung 27, 29, **44**, 114, 356, **357**.
Magnus-Lewy 600, 601.
Mandel 8.
Manfredi 50.
Mandl, Andor 451.
Mann **344**.
Manninger **1**, **41**, **44**, 49, 51, 54, 131, 169, 177, 180, 182, **200**, **276**, **384**, **398**.
Manninger, R. **44**.
Manninger-Verebély **344**.
Mansfeld 34, **44**.
v. Manteuffel 25.
Marburg u. Ranzi **305**, **344**.
Marcosignori 24.
Marech **305**.
Margulics **344**.
Marie, Pierre **344**.
Marmorek 50.
Martens u. v. Frisch 21.
Martz 513, **526**.
Marx 582.
Matas 121.
Mathiolius 377.
Matignon 278.
Matko 683, **690**.
Matson 570.
Matti 14, **41**, **44**, 83, 89, **106**, **198**, 339, **344**.
Matti u. Hofmeister 310.
Mátyás 386, 391, **397**.
Mauclaire 26.
Mayer **344**.
Mayer und Mollenhauer **198**.
Mayer, Arthur W. **648**.
Mayrhofer **357**.
Mehler **344**.
Meisel **382**.
Meissen **648**.
Melchior **41**, **198**.
Melchior, E. **106**.
Meltzer 34, 35, **44**.
Meltzer-Auer 35.
Mendel **42**.
Mendel-Bechterev 267.
Menne **198**.
Menzer 29, **44**.
Mercade 26.
Mertens 37, **44**.
Messerschmidt 513, **527**.
Metschnikoff 571.
Metzge 629.
Meyer 30, 32.
Meyer, A. W. 393, **397**.
Meyer, Erich 5, **42**.
Meyer u. Ransom 27.
Meyer, W. **42**.
Michaelis 604, **612**, 653, **669**, 672, 674, 678, 682, **690**.
Milkó, Wilhelm **77**, **135**, **307**, **347**.
Minkowski 655.
Moberg 49.
Mohr **41**.
Mollenhauer **198**.
Molnár 597.
Mönckeberg 287, 630, 638, **648**.
de Mondeville, Henry 6.
Monod 26.
Monti 628.
Moritz 30, **44**.
Mosse **196**, 496, **526**.
Most **198**.
Moszkovicz **127**.
Mühsam **44**.
Müller 37, **44**, **106**, **305**, 337, **344**.
Müller L. R. 656, 657, 667, **669**.
Müller, L. u. Neumann, W. **383**.
Müller, P. **383**.
Müller, Paul 284, **305**.
Mummery 666, **669**.
Münch **42**.
Munk 505, **526**.
Murphy 114, 121, 210, 213, 226, 228, 231, 396.
Nadolecni **357**.
Naegeli 628.
Nathan **458**.
Naunyn 655, 669.
Négre 571.
Neisser 451, 456, **458**.
v. Nékám 455.
Neukirch u. Zlocisti 519. **526**.
Newton 57.
Nicolle 518.
Nippe 75.
Nocard 25.
Noeggerath u. Schottelius 36, **44**.
Nonne 313, 318, **344**.
Nordmann, O. **397**.
Noeske 448, **458**.
Noethe **305**.
Nussbaum **198**.
Oberst **42**.
Oeder 549, **552**.
Oehlecker 127.
Oehler **305**.
Oekonomakis **344**.
Olbrich 513, **527**.
Oelsner **198**.
Oppenheim 183, **198**, 246, 247, 267, 313, 314, **345**.
Orth, M. **305**.
Orth, O. **383**.
Ortner 671, 681.
Osten-Sacken 279.
Oettingen 84, 384.
Otto 519, **526**.
Padlewsky 709.
Paltauf 30, 31, 523, 526.
Papow **305**.
Paracelsus u. Würtz 7.
Parassin, Josef **358**, 378, 440, **626**.
Paulikovits 339, **345**.
Payr 5, 21, 23, **42**, 121, 159, 166, 184, 193, **198**, 200, 207, 212, 213, 215, 219, 222, 226, 228, 229, 230,

231, **232**, **305**, 328, 354.
Payr u. Kausch 395.
Peires 660, **670**.
Peiser **198**.
Peltesohn **198**.
Perls **458**.
Permin 31.
Perrier **345**.
Perthes 75, 87, 157, 177, 188, 191, 193, **198**, 297, **304**, **383**, 385, **397**.
Perthes u. Mátyás 391.
Peters **357**.
Petit 400.
Pfeiffer u. Bessau 585, 586.
Pfeiffer-Kolle 569, 570, 571, 574, 577, 581, 584, 587, 588, 590, **593**.
Phelps 5.
Philagrius 121.
Pick 672, 674, **690**.
Pick Friedel **304**.
Pincus **198**.
Piorkowski 36, **44**.
Pirogoff 1, 2, 8.
Plotz u. Baer 578.
Plotz, Harry 518.
Pochhammer 26.
Podesta I. Dupny 629.
Pollatschek **357**.
Pólya **198**, 333, **345**.
Popoff 518, **526**.
Porges, O. 658, **669**.
Port **357**.
Port u. Wilms **357**.
Posner 684.
Presechtel **127**.
Pribram **44**, **305**.
Pribram, E. **106**.
Priess 429.
Prinz Ludw. Ferdinand **383**.
Prowazek 429. **458**, 518.
Prowazek u. Sergent 578.
Pryn, W. Weumoth 629.
Pulay 671, **690**.
Pupovac **127**.
Purrucker **198**.
Rammstedt **198**.
Range 26.
Ranque u. Sénez 570.
Ranschburg 313, 318, 338, 339, **345**.
Ransom 27.
Ranzi 288, 295, **305**, **344**.
Ranzi, E. **106**.
Raschofski **648**.
Reckzeh **383**, 595, **612**, 672, **690**.
Reclus 26.
Redwitz **198**.
Reger 69.
Rehn 3, **42**, 85, 86, **198**, **304**, **305**.
Rehn jr. **305**.
Reich **305**.
Reiche 595, 596.
Reiche, P. **383**.
Reichmann 295, **305**, **345**.
Reiter 654, **669**.
Renaud 570.
v. Reudiger, Rydygier **106**.
v. Reusz **233**, 318, **345**.
Reynier 26.
Rezinek **345**.
v. Rhorer, Ladislaus **55**.
Ribbert 447.
Richter 25, 519, 520, **526**.
Riedel 25, **106**.
Rieder 379.
Rieder, H. **383**.
Riedl, **106**, **198**.
Riehl **106**.
Riese 277, **305**.
Riffel **198**.
v. Rihmer, Béla **481**.
Ringer 114.
Ritsch **232**.
Ritter 11, 21, 22, **44**, **198**.
Da Roche Lima 579.
Rogers 27.
Romberg 595, 597, 602, **612**.
Römer **357**, 638.
Ronca 62.
Rondke 519, **526**.
Röper **397**.
Röpke **305**, **648**.
Roschke **198**.
Rose 29.
Rose u. Richter 25.
Rosenfeld **345**.
Rosenstein **397**.
Rosewater 653.
Rossberger 519, **526**.
Rössle 544, **552**.
Rothe 3, **42**, **305**, **397**.
Rothfuchs **44**.
Rothmann 295, **306**, 314, 318, **345**.
Rotter 378, **397**.
Roux u. Vaillard 25.
Roznowski **44**.
Rühl **127**.
Rummel **199**.
Rumpel 540, **552**.
Rumpf **648**.
Russel 584.
Rydigier 176, **199**.
Saar **199**, 629.
Salomon 671, 673.
Samberger 435, **458**.
Sauer 276, **306**.
Sauerbruch 35, 114, 360, 376, **383**, 385, 388.
Sauter **345**.
Saxl **199**.
Schaack **306**.
Schächter **42**.
Schäfer **42**, 220.
Schäfer u. Matignon 278.
Schede **42**, **197**, **199**, **232**.
Scheidemantel 686.
Scheier **357**.
Schjerning 141, 629.
Schiff 671.
Schilling **357**.
Schittenhelm 502, **526**, 583.
Schlange **199**.
Schlayer 686, **690**.
Schlesinger **199**, **357**, 671, 674, 683, **689**.
Schlichtegroll **199**.
Schliep **383**.
Schlosser **199**.
Schloessmann **199**.
Schmerz 177, 178, 180, 183, **199**.
Schmid **199**.

Schmidt **199**, **345**, **383**, **526**, 652, **670**, 709.
Schmidt, A. **383**.
Schmieden 392.
Schmitz 591, **593**.
Schneider 29, **44**, **648**.
Scholtz 696, 697.
Scholz **526**.
Scholz, H. 504.
Schönwerth **42**.
Schott 595, 596, 599.
Schottelius 36, **44**.
Schottmüller 498, **528**, 679, **690**.
Schröder **357**, 638, 639, **648**.
Schultze **42**, 378, **383**.
Schultzen, Franz 629.
Schütz **44**.
Schwarz 671, 673, 674, 678.
Schwiening 629.
Seefisch 7, 23, **42**.
Sehrt **42**, 210, **232**.
Selter 20.
Selye **304**.
Semmelweis 8, 9.
Semple u. Matson 570.
Sénez 570.
Senger **106**.
Sergent 579.
Sforza 629.
Shiga-Kruse 525, 577.
Sick **306**.
Siegel 684, **690**.
Siemon 29, 31, **44**.
Sigard, Imbert, Jourdan und Gastaud **345**.
Silbergleit u. Veith **397**.
Simon 37, **44**, **306**, 324, 327, 407, 408, 411.
Simpson 629.
Singer 658, 663, 666, **670**.
Singer G. 671, 683, 685, 686.
Sittig **306**.
Skutetzky 519, **526**.
Spät 519, **527**.
Spiegel 391.
Spielmayer 308, 313, 318, **345**.
Spitzy **232**, 335, **345**.
Springer 7, **42**.
Stadler **44**.
Stargardt 74.
Stawski 435.
Stein **232**, **357**.
Steinberg **345**.
Steinbrück 20.
Steindler 8, **42**.
Steiner **345**.
Steinkamm **357**.
Steinmann 177, **199**.
Steinschneider **357**.
Steinthal 333, 341, **345**.
Stempell 518, **527**.
Stern 293, 302, **306**.
Steuer 24, 25.
Stevenson 384.
Stewart 316.
Stich 123, 126.
Stich u. Franz 288.
Sticker 636.
Stieda **306**.
Stiller 654.
Stoffel 322, 324, 326, 327 332, **345**.
Stracker **345**.
Strasser 671.
Strater **44**.
Straub 34, **44**.
Strauss **42**, **552**, 650, 657, 658, 659, 661, 663, 666, **670**, 680, 681.
Stricker 29, **44**.
Ströbel **42**.
Stromeyer **44**.
Strong 577.
Stubenrauch **199**.
Stursberg u. Klose 502, 504, **527**.
Suchanek **199**.
Sudeck 20, 29, 31, **45**, **345**.
Sudeck u. Axhausen 337.
Sugár **45**.
Suter 26.
Sweet 471.
Syring **45**, **306**.
Szabó, Josef 350, **459**.
Szántó 696, 697.
Szászy **45**.
Szilágyi **199**.
Szily **306**.
Szvinyarev **42**.
Tappeiner **106**.
Tar 5, **42**.
Tavel 10, 48, 49.
Teller **45**.
Terrier 26.
Teuschtländer 34, **45**.
Thiemann **306**, 339, **345**.
Thieme, L. **648**.
Thiersch 288.
Thöle 308, 309, 310, 311, 313, 325, 333, 340, **345**, **346**.
Thost **357**.
Thost u. Kafemann 355.
Tietze 3, **232**, **306**.
Tietze u. Korbsch 20.
Tillmann 73, 297, 299, **306**.
Tintner 89, **106**, 169, **199**.
Tizzoni 25, 26.
Tobias 32, **45**, 287, **306**, **346**.
Toldy, Loránd 390, 394.
Tomkinson, Goodwin 451, **458**.
Toenissen, E. **383**.
Töpfer 169, **199**, 389, **397**.
Torday, A. **527**.
Traverse 50.
Trendelenburg **106**, 333.
Treupel **612**.
Tuffier 12.
Turro 50.
Tyrrel-Grey 435.
Uhlenhuth 656.
Uhlenhuth-Fromme 654, **670**.
Uhlenhuth, Olbrich u. Messerschmidt **527**.
Ulrich 26.
Unger 31, 36, **43**, **45**.
Unna 451, **458**.
Unna—Moberg 49.
Unterberger 378.
Unterberger, F. **383**.
Unverricht, W. **383**.
Usener **45**.
Vaillard 25.
Veiel 505, **527**.
Veith **397**.

v. den Velden, R. 378, **383**, **648**.
Verebély 16, 116, 308, 340, 341, **344**, **346**.
Verebély u. Ranschburg 338.
Verth **42**.
Verworn 531, **552**.
Vezin 7.
Vincent 570.
Virchow 503.
Vogt **45**.
Voigt 543.
Voit 37.
Volhard 679, 680, **690**.
Volhard und Fahr **690**.
Völker **45**.
Voelker **346**.
Volkmann 89, 167, 400.
Volkmann, I. **383**.
Vollbrecht **306**, 378.
Vollbrecht u. Wieting 347, **357**, **383**.
Vollmer 601, **612**.
Vulpius 183, **199**.
Wagner 5, **42**, **107**, 515, **526**.
Walzel **107**.
Wardorf 121.
Warnekros **357**.
Wassermann 433, **580**.
Watson, Cheyne, W. 6, 8.
Wehrsig 20.
Weichart 531.
Weichselbaum 287, **306**.
Weiler **42**.
Weintrand **45**.
Weissenberg **42**.
Weissenberg u. Wild 7.
Weissgerber **199**.
Welz 435.
Wenckebach 534, 598, 604, 612.
Weumoth Pryn, W. 629.
Werndorf 177, **199**.
Wernicke 273.
Whilehouse 5.
Widal 49, 572.
Wiener **45**, 431, **458**.
Wienerts 29.
Wieschowski 661, 662, **670**.
Wiesel 29, **45**.
Wieting Pascha 307, 347, **357**, 376, **378**, **383**, 387, **397**, 444, 445, **458**,
Wieworowszky 85, **127**.
Wild 7, **42**.
Wilder 579.
Wildt 181, **199**, 406.
Wilkinson 430.
Williger **357**.
Willmanns 388, 389, **397**.
Wilms **306**, 319, 331, **346**, **357**.
Wintz 36, **45**.
Wittek 440, 441, 448, **458**.
Witzenhausen **199**.
Wolf **45**, 295, **306**.
Wolfsohn 29, **45**.
Wollenberg **346**.
Woodward 662, 670.
Worthington 24.
Wrede 333, **346**.
v. Wreden 25.
Wright 5, 12, 581, 584.
Wright u. Kuhn 502.
Wulker 429, **458**.
Würtz 7.
Zahradniczky 220, 221, 222, 224.
Zange 287, **357**.
Ziegler **199**.
Zlocisti 519, **526**.
Zoege 25.
Zondek 599, 601, **690**.
Zondek, H. **382**.
Zuckerkandl **42**, **107**, 199.
Zülzer 34, **45**.
Zuppinger 174.
Zweig 651, **670**.

SACHREGISTER.

Abdominaltyphus,
— Albuminurien 509.
— Angina und 500, 507.
— Bakteriotherapie 515.
— Bazillenwirte 512.
— Bazillenwirte und Schutzimpfung 514, 515.
— Bronchialkatarrhe 507.
— Darmsymptome 509.
— Flecktyphus und 519.
— Herzerscheinungen 508, 509.
— Infektionsquelle 498.
— Isolierung 499.
— klinische Eigentümlichkeiten 503.
— Kriegstyphus 503.
— Kulturen aus dem Blute 511.
— Kulturen aus dem Faeces 512.
— Luftwege, obere, bei 500, 507.
— Milz 509.
— Mortalität 510.
— Nierenentzündung und 508, 509.
— Pneumonia crouposa und 508.
— Puls 508, 509.
— Rachenkatarrhe und 500.
— Rezidive 507.
— Roseolen 510.
— Schutzimpfung 502, 504, 510.
— sensorielle Störungen 510.
— Statistik 497, 498, 501, 503, 504, 505, 510.
— Symptome 506.
— Temperaturverhältnisse 506, 508.
— Vakzinetherapie 579.
— Verlauf 510.
— Widalreaktion 505, 511.
— zeitliche Verteilung 501.
Abducensverletzung nach Schädelbrüchen und Blutungen 264.
Abteilungsoberärzte CIV.
Abteilungsoberschwester CVII.
Achylia gastrica 651.
Acusticusstamm, Läsionen des 265.
Acusticusverletzung nach Schädelbrüchen und Blutungen 264.
Aderhautruptur, Augenhintergrund bei 469.
Administration, ärztliche, und ihre Grundsätze LVI.
Administration, militärische, (Tihanyi) XLV.
Adrenalinpräparate bei Diarrhoen 660, 661.
Agglutinationsprüfungen bei Abdominaltyphus und ihr diagnostischer Wert 505, 511, 572.
Aknée cornée 453.
Albuminurie bei Abdominaltyphus 509.
Alföldis Nagelbettzeichen bei Nervenverletzungen 315.
Alkalien und Wundinfektionen 51.
Amaurosen, hysterische 476, 477.
Amputation
— Gasgangrän 23.
— Gelenkinfektionen 217.
— Hilfsplatz 91.
— Schussfrakturen 184, 185.
Anämie, akute, Behandlung auf dem Hilfsplatz 86.
Anaphylaktischer Shock nach Tetanusantitoxininjektionen 37.
Anästhesia dolorosa 235.

Anästhesien 234.
Anazidität des Magensekrets 651.
— Diarrhoe und 652.
Aneurysma embolicum infectiosum multiplex (Ihrig), kasuistische Mitteilung 128.
Aneurysmen 115.
— Behandlung 118.
— Halsschüsse und 353.
— Infektion 118.
— Klassifikation und Entstehung 115, 116.
— Kollateralbahnen bei 117.
— Kompressionsverbände 119.
— Krankheitsbild 117.
— Literatur 126.
— Operationen 120.
— traumatische, Entwicklung und Verlauf 117, 118.
Aneurysmenoperation, kasuistische Mitteilung 126.
Angina (s. a. Tonsillitis),
— Abdominaltyphus und 500, 507.
— Flecktyphus und 522.
Anisol, Läusebekämpfung durch 429.
Anisosthenie bei Kleinhirnläsionen 265.
Ansinns Apparate, Nachbehandlung von Oberschenkelfrakturen durch 174.
Anstandsräume im Spital XXII
Antiseptica,
— Hilfsplatz 82.
— neuere 7.
— — Epikrise 8. 9.
Antistreptokokkenserum bei Erysipelas 434.
Anus praeternaturalis, Anlegung nach Blasen-Mastdarmschuss 487.
Aphasien 273.
Aplasia pilorum moniliformis 449, 453.
Apotheke des Spitals XXIX, LXVII, CV.
— Kostenersparnis LXVIII, LXIX,
— Umsatz der LXVII.
Apotheker, Namensverzeichnis der CXVI.
Appendicitis 649.
Apraxien 274.
Arbeitsleistung beim Marschieren 554.
Arbeitsräume für die Handwerker im Spital XXIII.
Argentumspülungen bei Colitis ulcerosa 662.
Argosol bei Sepsis 18.
Arteriosklerosis praematura, Kriegsstrapazen und 600.
Arthrotomie bei Gelenkinfektionen 211.
Arzneiverordnung, Normen für LXXVII, LXXVIII.
Arzneiversorgung des Spitals XXIX.
Ärzte des Spitals CIII, CIV.
— Namenverzeichnis CXIV.
Ärztlicher Dienst im Spital LXXIII, LXXV, CIX.
Ärztliche Instrumente und Apparate LXX, LXXI.
Ärztliche Leitung und ihre Kompetenz LVI.
Ärztliche Organisation LXXVII.
Ärtzliches Pflegepersonal und Einrichtung des Spitals (Manninger) LV.
Ärztliche Verwaltung und ihre Grundsätze LVI.
Asepsis,
— Sepsis und, im jetzigen Kriege (Manninger) 1.
— Antiseptica, neuere 7.
— Infektion, Bedingungen, günstige, für die 10.
— — Behandlung 13.
— Literatur 40.
— Massage 14.
— Reizmittel 4.
— Schusswunden, Behandlung 11, 12.
— — Biologie 9.
— — Infektion 2.
— Überhäutungsmittel 13.
— Widerstandsübungen 14.
— Wundbehandlung, offene 7.
— — physikalische 6.
— Wundöle 5.
Aspirin bei Tonsillitis acuta 622.

Assoziationssystem der Hirnhemisphären 238.
— Anordnung, Funktion und Symptomatologie 249.
Assoziationszentren, Läsionen von 272.
Ataxie bei Kleinhirnläsionen 265, 266.
Atemlähmung nach Magnesiuminjektionen und ihre Bekämpfung 35.
Atmungsorgane, Krankheiten der, Statistisches CXXXII.
Atonie der Muskulatur 234.
Atrophien 235.
Aufnahme der Kranken XCVI.
— Vorschriften CIX.
Aufnahmeräume für die Kranken XXIII.
Aufseher CVII.
— Arbeitsfeld der XCI.
— Namenverzeichnis der CXVI.
Augenkrankheiten, Statistisches CXXXI.
Augenverletzungen (Imre) 467.
— Aderhautruptur 469.
— Blindheit, kortikale 476.
— Blutungen, intraokuläre 470.
— Bulbusverlagerung 472.
— Charakter und Folgezustände der Kriegsverletzungen 468.
— Chorioretinitis sclopetaria 471.
— Enophthalmus traumaticus 472.
— Enukleation 479.
— Exenteration bei 479.
— Exophthalmus traumaticus 473.
— Fremdkörper (Geschosssplitter etc.) im Auge und ihre Folgen 468, 471.
— Glaskörperblutung 470.
— Hemianopsien 475, 476.
— Hintergrundveränderungen 469.
— hysterische Amaurosen 476, 477.
— Ophthalmia sympathica 479.
— Papillenödem nach Schädelschüssen 478.
— Retinitis proliferans 470.
— Schädelverletzungen und 474, 475.
— Seelenblindheit 476.
— Sehnerven (Sehbahnen) Verletzungen 474.
— Stauungspapille 478.
— Wernickes hemianopische Pupillenreaktion und ihr diagnostischer Wert 475.
Austauschgefangene, Empfänge bei ihrer Rückkehr aus Russland XXXVI.
Bacillus bipolaris in Schusswunden 47.
Bäder, heisse, Tetanusbehandlung durch 36.
Baderäume XXII, XXV, LIX.
Bajonettverletzungen CXXVIII.
Bakterienbefunde in Schusswunden 9, 10, 46.
Ballistik, Elemente der 56.
Bardenheuers Extension, Oberschenkelfrakturen 173.
Bauchfellentzündung, Statistisches CXXXIII.
Bauchtyphus (s. a. Abdominaltyphus), Schutzimpfungen 569.
Bauchverletzungen (Manninger) 384.
— Darmverletzungen 385, 393, 394.
— Diagnostisches 393.
— Frühoperation 387.
— — Indikationen und Kontraindikationen 392, 393.
— Literatur 397.
— Mortalität 385.
— operatives Vorgehen 396.
— Prognose 391.
— Statistisches 384, 385, 389—391.
— Versorgung auf dem Hilfsplatz 91, 92, 100.
Bazillenwirte 495.
— Abdominaltyphus 512.
— — und Schutzimpfung 514, 515.
— Paratyphus B 517.
Beamte, Namenverzeichnis CXVI.
Beobachtungsabteilung des Spitals LVII, CI, 495.
Bergmanns Lehre von der Sterilität der Schusswunden 2, 3, 81.

Beschädigungen, körperliche, und deren Folgezutände, Statistisches CXXXIV.
Besredkasche Typhusvakzine 570.
— Herstellung 579.
Besuch, allerhöchster und hoher, des Spitals XXXVII.
Betanaphtolschwefelsalbe bei Krätze 430.
Bettstellen LIX.
Beugeapparat für Kriegskontrakturen 425.
Beugeschienen, Schedesche, bei Kniegelenkkontrakturen 426.
Bewegungsorgane, Krankheiten der, Statistisches CXXXIII.
Bewegungsstörungen bei Kleinhirnläsionen 265, 266.
Bibliothek des Spitals XXII.
Biersche Stauung (s. a. Stauungs-, Hyperämiebehandlung)
— bei Gelenkinfektionen 202, 203 ff.
— bei Wundinfektionen 19.
Bindehautkatarrh bei Flecktyphus 522.
Blasenfistel,
— Harndeviation durch 483.
— Harnröhrenverletzung mit 486.
Blasen-Mastdarmfistel nach Blasenschuss 487.
Blasenschüsse, Chirurgie der (v. Rihmer) 481.
— Anus praeternaturalis, Anlage bei Blasen-Mastdarm-Hautfistel 487.
— Blasenmastdarmfistel 487.
— Epicystotomie 489.
— Harndeviation, vesikale 487.
— Mastdarm-Hautfistel 487.
— Steinbildung 489.
Blasenstörungen bei Cauda- und Konusverletzungen 255, 257.
Blattern, Schutzimpfungen 576.
Blechschienen, Frakturenversorgung auf dem Hilfsplatze durch 88.
Blessiertenträger 79.
Blinddarmentzündung, Statistisches CXXXIII.
Blindheit,
— kortikale 270.
— Schädelverletzungen und 475, 476.
Blutbestimmungen im Laboratorium 711.
Blutersatz 114.
Blutgefässe (s. a. Gefässe), Kriegschirurgie der (Ihrig) 108.
Blutgerinnung, Blutung und 110.
Blutkörperzählungen im Laboratorium 711.
Blutinjektionen bei Pseudarthrosen 194.
Blutstillung 111.
— Hilfsplatz und 84.
Bluttransfusion nach Blutverlusten 114.
Blutung (s a. Gefässchirurgie),
— Folgen der 109.
— Halsschüsse und 354.
— intraokulare 470.
Bluntuntersuchungen, bakteriologische 708, 711.
Bolus alba bei Dysenterie und ähnlichen Zuständen 661.
Brachialplexus, Lähmungen nach Halsschüssen 353.
Brocasche Windung 272.
Bronchialkatarrhe, Abdominaltyphus und 507.
Brown-Séquardsche Lähmung des Rückenmarks 262.
Brückengipsverbände,
— Oberschenkelfrakturen 412, 415.
— Unterschenkelfrakturen 179.
Brustfellentzündung, gallige, nach Lungenleberschuss 373.
Brustmuskeln, Schmerzhaftigkeit der, bei Kriegstuberkulose 635.
Brustschüsse (Parassin) 358.
— Cholothorax 373.
— Emphysem, subkutanes 363.
— Exsudate und deren bakteriologische Untersuchung 366, 367.

— Ganglionverletzung des oberen Halssympathicus 371.
— Hämoptoë 361.
— Heilungsdauer und -erfolge 374, 375.
— Heliotherapie 381.
— Infektion 364, 367, 368.
— Komplikationen 364 ff., 367.
— Krankheitsbild 360.
— Leberverletzung und 371.
— Literatur 382.
— Mortalität 376.
— operative Eingriffe 380, 381.
— Pneumothorax 367, 368, 369.
— Prognose 376.
— Röntgenbefund 374.
— Statistisches 359, 360, 362—365.
— Tangentialschüsse 368.
— Temperatur 363.
— Therapie 379.
— Todesfälle 374.
— Tuberkulose und 379.
— Verlauf 364.
— Versorgung 90, 100.
— Waffengattung 367.
— Wirbelsäulenverletzung und 371.
C (s. a. unter **Z**. und **K**.)
Capsula interna, Läsionen der 266.
Carotis communis, Läsion nach Halsschuss 353.
Carrelsche Lösung, Wundbehandlung mit ders. 12.
Caudaläsionen 257.
— Symptome 244.
Chefärzte CIV.
Chiasmaläsionen. Diagnostisches 475.
Chininbehandlung,
— Kaczvinszkys, bei Sepsis 18.
— Tonsillitis acuta 622.
Chirurgische Kranke, Versorgung bei der Aufnahme XCVIII, XCIX.
Chirurgische Tuberkulose, Lichtbehandlung CXI.
Chlorkalk (-wasser), Wundbehandlung mit 8.
Chlorkalzium bei Kriegsnephritis 681.
Cholangitis acuta 655.
Cholecystitis 657.
Choleraschutzimpfungen 574.
Cholera-Typhus-Mischimpfungen 568, 576, 590, 591.
Cholothorax, Lungen-Leberschuss und 373.
Chorioretinitis sclopetaria 471.
Codivilla-Steinmanns Nagelextension bei Oberschenkelfrakturen 177.
Colibazillen in Schusswunden 47.
Colitis ulcerosa non specifica, Behandlung 662.
Conusläsionen 255.
— Symptome der 243.
Cramerschienen, Frakturenversorgung mit 88, 89.
Cystitis bei Cauda- und Conusläsionen 255, 257.
Cystotomie behufs Harndeviation 483, 484, 485, 487.
Cytodiagnostische Prüfung des Lumbalpunktats im Laboratorium 711.
Dakinlösung, Wundbehandlung mit 8, 12.
Darmprolaps (-perforation), Behandlung auf dem Hilfsplatze 91.
Darmstenosen, dysenterische 662.
Darmverletzungen, Bauchschüsse mit 385.
Deformitäten nach Frakturheilung und deren Korrektur 190.
Degeneration, sekundäre, von Nerven und Muskeln 233, 236.
Dekubitus,
— Cauda- und Conus-läsionen 255, 257.
— Querschnittläsionen des Rückenmarks 259.
— Rückenmarksegment und 242, 243.
Delirien 235.
Demobilisationsmassnahmen bezüglich der geschlechtskranken Soldaten 703.

Dermatologische Abteilung LXIII.
Desaultscher Verband bei Brustschüssen 380.
Desinfektion
— Aufnahme der Kranken C.
— Hilfsplatz 82.
Desinfektionsstation des Spitals XXIX.
Diaphysen, Splitterbrüche der 143.
Diarrhoeen,
— gastrogene, der Achyliker 652.
— — Therapie 652, 653.
— kolitische Prozesse 661, 662.
— metadysenterische 658.
— — Symptome 659, 660.
— — Therapie 660, 661.
Dienst, ärztlicher, im Spital CIX.
Dienstfähigkeit,
— Herzkrankheiten und 602, 604. 605.
— Kriegsnephritis und 682.
Dienstordnung und Grundregeln des Spitals CII.
Direktionskanzlei XXIII.
Disziplinarvergehen, militärische, im Spital XLV.
Disziplinarvorschriften CV.
„Dolmetsch" mit Antworten in den Sprachen Oesterreich-Ungarns LXXXI.
Drahtschienen, Cramersche, Frakturenversorgung auf dem Hilfsplatze durch 88.
Drainage,
— Gelenk-, bei Gelenkinfektionen 215.
— Schädelschüsse 289.
Dum-Dumgeschosse 73, 97.
— Frakturen und 157.
— Verletzungen durch CXXVIII.
Durchschüsse 96.
— Infektion und 161.
— Schädel- 276, 277.
Dysenterie 525.
— Dysenterieähnliche Zustände und ihre Folgen 658 ff.
— Therapie 661.
Dysenteriebazillenfunde im Stuhl 710.
Eicheldurchschuss 482.
Einjährig-Freiwillige, Unterbringung und Pflege ders. LXII.
Eiselsbergs Verfahren der Femurfrakturenversorgung mit Cramerschienen 89.
Eiterungen,
— Behandlung 102, 103.
— Schussfrakturen und 184.
Eiweissmenge und Kalorien der im Spital im 1 Monat verzehrten Nahrungsmittel 360, 361.
Eiweisszufuhr bei Kriegsnephritis 680, 681.
Ekthyma und deren Behandlung 431.
Elektrargol bei Sepsis 18.
Elektrische Erregbarkeit
— Läsionen des Zentralnervensystems 236, 237.
— Läsionen peripherischer Nerven 315.
Elephantiasis, Aneurysma und 118.
Ellbogenschüsse, Streckverband 403, 404.
Emboli 110.
Emphysem, subkutanes, Brustschüsse und 363.
Empyem des Gelenks 213.
Endoaneurysmoraphie von Matas 121.
Endocarditis acuta 600.
Endoneuraler Giftabschluss bei Tetanus 33.
Endoneurolyse 323.
Energiebedarf unter verschiedenen Lebensverhältnissen 554.
Enophthalmus traumaticus 472.
Entartungsreaktion 236.
— bei Läsion peripherischer Nerven 315.
Entlassung der Kranken, Vorschriften für CX.
Entlassungsmodus, Statistisches CXXVII.
Entlausung bei Aufnahme der Kranken C.
Entlausungsraum XXVII.

Entwicklungsstörungen, Statistisches CXXXI.
Enukleation des Bulbus bei Augenverletzungen 479.
Epicystotomie, Steinentfernung durch 489.
Epilepsie, Jacksonsche 268.
— — Knochen-Duradefekte und 296.
— — Schädelschüsse und 283, 284.
Epiphysen, Lochschüsse der 143.
Erblindung nach Schädelverletzungen 475.
Erbrechen, habituelles nervöses 653.
Erfrierungen 439.
— Abstossungsprozess bei hochgradigen 445.
— Behandlung 443.
— Einteilung 440.
— hochgradige, Behandlung 445.
— — Heilungsdauer 449.
— im 1. und 2. Kriegswinter 441, 442.
— Klinik. 442.
— Komplikationen und deren Behandlung 448.
— Lokalisation 441.
— Noeskesche Operation 448.
— Statistisches CXXX, CXXXI, CXXXIV., 439, 440.
— Verbände 446.
Ermüdungsgefühl, Muskelarbeit und 530, 531.
Ermüdungsherz 599, 600, 601.
Ernährung, Kriegs-, und Ernährungsverhältnisse des Spitals (Farkas) 553.
— Arbeitsleistung beim Marschieren 554.
— Ausnützungsversuch bei einem Kranken des Spitals 564 ff.
— Eiweissmenge und Kalorien der im Spital in 1 Monat verzehrten Nahrungsmittel 360, 361.
— Energiebedarf unter verschiedenen Lebensverhältnissen 554.
— Kriegseinwirkungen auf die 542.
— Kriegsnephritis und 679, 680.
— Nährstoffmenge 557, 558.
— Nahrungsbedarf 554.
— — der Feldsoldaten 557.
— Reichlichkeit der Spitalnahrung und deren Gründe 562, 563.
— Statistisches 559, 560, 562.
— Tuberkulose und 633.
— Vorschriften über die Nährstoffmenge in den Heeren verschiedener Staaten 559.
Ernährungsstörungen, Zentralnervensystem und 235.
Erregbarkeit, elektrische,
— Läsionen peripherischer Nerven 315.
— Läsionen des Zentralnervensystems 236, 237.
Erregungssymptome bei Erkrankungen des Zentralnervensystems 234.
Erste Hilfe auf dem Schlachtfelde (Milkó), s. a. Hilfe 77.
Erstickungsgefahr bei Schüssen im Halse etc. Bekämpfung ders. 90, 351.
Erysipelas und dessen Behandlung 433.
— Serumbehandlung 434.
— Verletzungen und 439.
Erysipelzimmer LXIII.
Erythrozyten, biologische Bedeutung 109.
— Zählung 711.
Esmarchbinden auf dem Hilfsplatz 85.
Euphyllin bei Kriegsnephritis 682.
Exaltationszustände 235.
Exenteration des Bulbus bei Augenverletzungen 479.
Exophthalmus traumaticus 473.
Explosionswirkung von Geschossen 68.
Extensionsgipsverband bei Oberschenkelfrakturen 176.
Extensionslatte Hackers, Femurfrakturenversorgung, provisorische, durch 89.
Extensionsschiene Fischer-Manninger bei Oberarmfrakturen 180.
— Unterarmfrakturen 182.

— Tintnerszweiks Femurfrakturenversorgung 89.
Extensionsverbände 401.
— Fingerfrakturen 182.
— Kieferbrüche 463.
— Metakarpalfrakturen 182.
— Oberarmfraktur 179.
— Oberschenkelfrakturen 172.
— Schussfrakturen 169.
— Unterschenkelfrakturen 179.
Extremität,
— obere, Extensionsverbände 401.
— untere, Extensionsverbände 406.
— — Gehverband 406, 409.
— — Pyodermien 432.
Extremitätenknochen, Schussfrakturen der, (Milkó) 135.
— Amputation 184, 185.
— Anatomie 138.
— Behandlung, Resultate 195.
— Deformitäten und deren Korrektur 190.
— dreieckiges Tuch 183.
— Dumdumgeschosse 157.
— Eiterungen, lokale und progrediente 184.
— Extensionsverbände 169.
— Feldspital 167.
— Fingerfrakturen, Behandlung 182.
— Fistelbildung und deren Behandlung 186 ff.
— Formen, relative Häufigkeit ders, 157, 158.
— Gasphlegmone 183.
— Gipsverbände 168.
— Häufigkeit 135.
— Heimatlazarett 170.
— Hilfsplatz 166.
— Immobilisation 166, 167.
— Infektion 158.
— — Durchschüsse 161.
— — Häufigkeit 159, 160.
— — Lokalisation 160.
— — Radikalbehandlung 165.
— — schwere 183.
— — septische 183.
— — Waffengattung 160.
— — Wundbehandlung 163.
— Infektionsbekämpfung 163.
— Kallusbildung und deren Störungen 192.
— Komplikationen 183.
— Literatur 196.
— Lochschüsse 143.
— Manningers Gipsverband 169.
— Metakarpalfrakturen, Behandlung 182.
— Mitella 183.
— Nervenverletzungen und 308, 309.
— Oberarmfrakturen, Behandlung 179.
— Oberschenkelfrakturen (s. a. diese), Behandlung 172, 178.
— Pseudarthrosen 193.
— Schienenverbände 168, 170.
— Schmetterlingsbrüche 151.
— Splitterbrüche 143.
— Statistisches 135.
— Steckschüsse und Infektion 161.
— Unterarmfrakturen, Behandlung 182.
— Unterschenkelfrakturen, Behandlung 179.
— Verbandplatz 167.
— Waffengattung 154.
— Weichteilverletzungen und deren Anatomie 158.
Extremitätenoperationen CXXXVII.
Extremitätenverletzungen,
— Infektionen 19.
— Nervenläsionen bei 308, 309.
— Statistisches CXXIX.
Exzision, Wund- 11.
— Gasgangrän und 22.
Faszien als Umhüllung bei der Nervennaht 329.
Fazialisverletzung nach Schädelbrüchen und Blutungen 264.
Feldspital, Immobilisation von Schussfrakturen im 167.
— Schädelschuss, Mortalität im 279.
Femurfrakturen, (s. a. Oberschenkelfrakturen) Versorgung auf dem Hilfsplatz 88.
Fermentbestimmungen im Laboratorium 711.

Fermente, proteolytische, und Infektionskeime 50, 51.
Fettfaszien (-lappen) als Umhüllung bei der Nervennaht 329.
Fibrininjektionen bei Pseudarthrosen 194.
Fingerfrakturen,
— Behandlung 182.
— Streckverbände für 404, 405.
Fingerkontrakturen, Behandlung 424.
Fischersche Apparate bei Kniegelenkkontrakturen 426.
Fischersche Schiene 401.
— Oberarmfrakturen 180.
— Unterarmfrakturen 182.
Fistelbildung
— Harnröhre 482—486.
— Schussfrakturen Behandlung 186 ff.
Fixationsverbände auf dem Hilfsplatz 86.
Flecktyphus 517.
— Abdominaltyphus und 519, 523.
— abortive Formen 519.
— Aetiologie 518.
— Differentialdiagnose 519, 523.
— Erreger 518.
— Exanthem 519, 522, 523.
— Gehirnsymptome 518.
— Geschichtliches und Geographisches 517.
— Infektionsquelle 520.
— Influenza und 523.
— Schutzimpfung 578.
— Symptome 518, 522.
— Temperatur 522.
— Tonsillenbeläge bei 614, 619.
Formalingelatine als Umhüllung bei der Nervennaht 328.
Formalinglyzerininjektionen bei Gelenkinfektionen 211.
Fornets Impfstoff für Typhus 570.
Frakturen, Schuss-, der Extremitätenknochen (Milkó), s. a. Extremitätenknochen 135.
— Versorgung auf dem Hilfsplatz 87, 88.
Fränkelsches Anisol, Läusebekämpfung durch 429.
Franzsche Vorderschienen, Femurfrakturenversorgung, provisorische, durch 89.
Fremdkörper, intraokulare, und ihre Folgen 468, 471.
— Wundheilung und 98.
Freundsches Verdauungsverfahren bei Erfrierungen 446.
Friedrichs Transportschienen, Femurfrakturenversorgung, durch 89.
Frühoperation,
— Bauchverletzungen 387.
— Nervenläsionen peripherer Nerven 319.
— Schädelschüsse 282, 285.
— — Indikationen 299, 300.
Frühresektion bei Gelenkinfektionen 228, 229.
Furunkulose und deren Behandlung 431.
Füsse, Pyodermien der 432.
Galalith als Umhüllung bei der Nervennaht 328.
Gasbazillen in Schusswunden 47.
Gasgangrän (Manninger) 20.
— Ätiologie 20, 21.
— Behandlung 22.
— Formen 21.
— Krankheitsbild 21.
— Literatur 40.
— Prognose 22.
— Prophylaxe 22.
— Statistisches 22, 23.
— Wundexzision 22, 23.
Gasphlegmone, Schussfrakturen und 159, 165, 166, 183.
Gastritis chronica 651.
Geburtsort der Pfleglinge CXXV.
Gefässchirurgie (Ihrig) 108.
— Anatomisches 108.
— Aneurysmen 115.
— Aneurysmenoperation, kasuistische Mitteilung 126.
— Blutersatz 114.
— Blutgerinnung 110.
— Blutstillung 111.

— Blutung 109.
— Emboli 110.
— Gefässverletzung, Entstehung 110.
— Haematoma communicans 116.
— Herzverletzung 109.
— Infektion 110, 112.
— Kochsalzinjektion 114.
— Ligatur 120.
— Literatur 126.
— Murphy-Katzensteins Tropfmethode 114.
— Nachblutungen, septische 112.
— Naht 112.
— — Technik 123.
— Physiologisches 108.
— Rekonstruktion des Gefässes 119, 121, 125.
— Ringersche Lösung 114.
— Tamponade 113.
— Thrombus 110.
— Transfusion 114.
— Transplantation 125.
Gefässligatur 111, 120.
Gefässnaht 112.
— Technik 123.
Gefässrekonstruktion 119, 121, 125.
Gefässverletzungen,
— Entstehung 110.
— Halsschüsse und 353.
— Versorgung 100, 111.
Gehgipsverband,
— Manningers 406.
— Oberschenkelfrakturen 176, 412.
— Unterschenkelfrakturen 409.
Gehirn, s. a. Hirn.
— Zentrale Apparate dess. 238.
Gehirnabszess,
— Kopfschmerz und 252.
— Schädelschüsse und, Diagnose 301, 302.
Gehirnblutung, Hirnnervenverletzung 264.
Gehirnläsionen (s. a. Gehirnschüsse) und ihre topische Diagnostik,
— Acusticusstamm 265.
— Allgemeinsymptome 251.
— Aphasien 273.
— Apraxien 274.
— Assoziationszentren 272.
— Brocasche Windung 272.
— Capsula interna 266.
— Fernsymptome 251, 253.
— Gehirnganglien, basale 266.
— Handbewegungen, Zentrum der 273.
— Heilungen ohne nachteilige Folgen 274, 275.
— Hemianästhesie, kapsuläre 268.
— Hemianopsien 270.
— Hemiplegie, alternierende 264.
— — kapsuläre 267.
— — kontralaterale 265.
— Hirndruckerscheinungen 252.
— Hirnnerven 264.
— Hirnrinde 268.
— Hirnschenkel 265.
— Hirnstamm 264.
— Hörzentrum 272.
— Jacksonsche Epilepsie 268.
— Kleinhirn 265.
— Lähmungen 234.
— — kapsuläre 266, 267, 269.
— — kortikale 268.
— — monoplegische 268, 269.
— — subkortikale 269, 270.
— Lesen, Störungen 272.
— Moria 275.
— Nachbarschaftssymptome 251, 253.
— Oblongata 264.
— Pons 264.
— Schreiben, Störungen 272.
— Sehzentren (-bahnen), Läsionen 244, 245, 270.
— — bilaterale und halbseitige 271.
— Sehzentrum, äusseres 273.
— Shockwirkung 251.
— Sprachzentrum und Sprachstörungen 272.
— Stabkranzfaserung 268.
— Stirnlappenläsionen 275.
— Symptomatologie 251.
— Wernickesche Windung 273.
Gehirnschüsse (Manninger), s. a. Gehirnläsionen 276.
— Abszesse und ihre Diagnose 301, 302.
— Drainage 289.
— Frühoperation, Indikationen 299, 300.

— Funktionsstörungen und ihre Nachbehandlung 294.
— Infektion 287, 288.
— Knochen- und Duraverschluss 296.
— Liquorbefunde bei entzündlichen Prozessen 296.
— Literatur 303.
— Lumbalpunktion 291.
— Meningitis 287.
— Nachbehandlung 289, 294.
— Prolapsbehandlung 291.
— Prolapsgefahr 287, 288.
— Versorgung auf dem Hilfsplatze 92.
— Wundvereinigung, primäre 288.
— Zusammenfassung 299.
Gehirnshock 251.
Gehpendelapparat bei Kniegelenkkontrakturen 426.
Geisteskrankheiten, Statistisches CXXXI.
Gelatine bei Kriegsnephritis 681.
Gelatineeinläufe bei Colitis ulcerosa 662.
Geldinstitute, Spital der, s. Spital.
Geldverkehr des militärischen Wirtschaftsamts LI.
Gelenkdrainage nach rückwärts bei Gelenkinfektionen 215.
Gelenkempyem (s. a. Gelenkinfektion) 213.
— Phenolkampfer bei 5.
Gelenkinfektion,
— Amputation 217.
— Behandlungsmethoden 201.
— Behandlungsschema nach Payr 229, 230.
— Biersche Stauungshyperämie 202, 203 ff.
— Drainage nach rückwärts bei 215.
— Empyem 213.
— Eröffnung des Gelenks bei 215.
— Frühresektion 228, 229.
— kasuistische Mitteilung 226, 227.
— Literatur 232.
— Material des Spitals 221.
— Murphys Verfahren bei 210.
— Oberflächeninfektion 213.
— Payrs Verfahren 212 ff., 215.
— Phlegmone, periartikuläre 213.
— Pyarthros 213.
— Resektion 217.
— Waffengattung und 222.
Gelenkschüsse (Manninger) 200.
— funktionelle Restitution 224, 225.
— Infektion (s. a. Gelenkinfektion) 200, 221.
— Literatur 232.
— Lokalisation 221.
— Material des Spitals 219.
— mobilisierende Verbände 419.
— Mortalität 223, 224.
— Statistisches 219, 220, 221.
— Versorgung auf dem Hilfsplatz 87.
— Wasserstoffsuperoxydspülung, ständige 418.
Gergös Schienen für provisorische Femurfrakturversorgung 89.
Geschlechtskrankheiten 455.
— Ausbreitung und Zunahme in Heer und Zivilbevölkerung 692, 693, 698.
— Bedeutung 691.
— Behandlung 457.
— Bekämpfung der (Guszmann) 691.
— Bewegungskrieg und 694.
— Demobilisation und 701, 703.
— Etappengebiet und 694.
— Frauen, Zunahme der Infektionen bei 699, 700.
— Gonorrhoe- Syphilis- Relation bei Frauen 700.
— hygienische Massnahmen im Feldheer und Etappengebiet 697.
— krankheitseinschränkende Faktoren des Felddienstes 696, 697, 698, 699.
— Kriegsdauer und 694.
— Kriegsgebiet und 694.
— Kriegsgefangene und 699.
— Okkupation und 694.
— Serologische Untersuchung der zur Entlassung kommenden Krieger 701.
— Statistisches CXXXIII, 456, 693, 694, 696.
— Stellungskrieg und 694.
— Truppengattung und 698.
— Urlaub und 694, 695.

— Verheiratete und Unverheiratete 695.
Geschosse, mechanische Wirkung der, (v. Rhorer) 55, 96.
— Ballistik 56.
— Deformation der 73.
— Dumdumgeschosse CXXVIII, 73, 97, 157.
— Eindringen ders. in den Körper 62.
— Energie der 59.
— Explosionswirkung 68.
— Geschwindigkeit, grosse 67.
— — mässige 64.
— Schussrichtung 96.
— Verdrehung ders. 66.
— Waffengattung 96, 97.
Geschossentfernung auf dem Hilfsplatze 90.
Geschosssplitter im Auge und ihre Folgen 471.
Gesellschaftsräume im Spital XXII.
Gesichtsoperationen, Statistisches CXXXV.
Gesichtsschüsse (Milkó) 347.
— Behandlung 348.
— Infektion 347.
— Kieferverletzungen 350.
— Knochenverletzungen 350.
— Literatur 356.
— Mundhöhle, Verletzungen 349.
— plastische Operationen 349.
— Statistisches 347, 348, 350.
— Weichteilverletzungen 348.
Gewichtsverlust,
— Kriegsstrapazen und Gewichtszunahme im Spital 547.
— Kriegstuberkulose und 633, 634, 637.
— Turgeszenzverminderung und 545, 549.
Giftabschluss, endoneuraler, bei Tetanus 33.
Gipsbrückenverbände, Schussfrakturen und 168.
Gipsschienen, Schussfrakturen und 169, 170.
Gipsverbände 399.
— Brücken-, für Oberschenkelfrakturen 412, 415.
— Geh- 406, 409, 412.
— Hilfsplatz und 87.
— Oberarmfrakturen 182.
— offene Wundbehandlung bei dens. 416.
— Schienenverbände und, in den vorderen Formationen 400.
— Schussfrakturen 168.
— Unterschenkelfrakturen 179.
Glaskörperblutungen 470.
Glossopharyngeusverletzung nach Schädelbrüchen und Blutungen 264.
Goldlösungen, intravenöse Injektion von, bei Sepsis 15.
Gonokokkenuntersuchung im Laboratorium 711.
Gonorrhoe, Statistisches 456.
— Syphilis- Relation bei Frauen 700.
Granatsplitter, mechanische Wirkung 97.
Granatverletzungen, Statistisches CXXVIII.
Grosshirnganglien, basale, Läsionen ders. 266, 267, 268.
Gründung des Spitals CII.
Gummihandschuhe auf dem Hilfsplatze 82.
Gummiröhrchen, vulkanisierte, als Umhüllung bei Nervennaht 328.
Hackenbruch'sche Klammern bei Oberschenkelfrakturen 176.
Hackersche Extensionslatte, Femurfrakturenversorgung, provisorische-, durch 89.
Halbseitenläsionen des Rückenmarks 262.
Halluzinationen 235.
Halsoperationen, Statistisches CXXXV.
Halsschüsse (Milkó) 347, 352.
— Aneurysmen 353.
— Blutung und Nachblutungen 354.
— Erstickungsgefahr und deren Bekämpfung 90, 351.
— Gefässverletzungen 353.
— Infektion 353.

— Kehlkopfverletzungen 354.
— Komplikationen 353.
— Literatur 356.
— Nervenverletzungen 353.
— Oesophagusverletzungen 356.
— Statistisches CXXVIII, 347, 352, 353.
Halssympathicus, oberer, Ganglionverletzung bei Brustschuss 371.
Haemarthros,
— Behandlung 230.
— Streckverband und 215.
Haematoma communicans 116.
Hämoglobinbestimmungen im Laboratorium 711.
Hämoptoë,
— Brustschüsse und 361.
— Kriegstuberkulose und 634, 636.
Haemothorax, Brustschüsse und 365.
Hand, hängende, Stützapparat bei Radialislähmung gegen 425.
Handbewegungen, Zentrum der, und seine Verletzung 273.
Händedesinfektion bei der ersten Hilfeleistung 82.
Handelslehrkurse im Spital XXXII.
Handgranatenverletzungen, Statistisches CXXVIII.
Handwaffen, Verletzungen durch, Statistisches, CXXVIII.
Handwerkerstuben XXIII, LXI.
Harndeviation,
— perineale 482.
— vesikale 483, 484, 485, 487.
Harnorgane, Krankheiten der, Statistisches CXXXIII.
Harnröhrenplastik 482.
Harnröhrenschüsse, Chirurgie der (v. Rihmer) 481, 482.
— Blasenfistel 486.
— Eicheldurchschuss 482.
— Fistelbildung 482, 483, 484, 485, 486.
— Harndeviation, perineale 482.
— — vesikale 483, 484, 485.
— Mastdarm-Harnröhrenfistel und deren Okklusion 485.
— Obliteration der Pars prostatica 486.
— Pars pendula-Durchschuss 482.
— Perinealteil 484, 485.
— plastische Operation 482, 484.
— prostatischer Teil 485.
— Resektion mit Naht 482, 483.
— Skrotalteil 483.
— Strikturbildung 482, 483, 484, 485.
— Urethrotomia interna 484.
Harnstoff-(Harnsäure-)bestimmungen im Laboratorium 711.
Harnträufeln bei Konusverletzungen 255.
Harnuntersuchungen im Laboratorium 711, 712.
Hausordnung im Spital LXIV, LXVI.
Hautkrankheiten,
— Abteilung für LXIII.
— Aplasia pilorum moniliformis 449, 453.
— Bekämpfung 427.
— Charakteristik, allgemeine 427.
— Ekthymata 431.
— Erfrierungen 439.
— Furunkulose 431.
— Geschlechtskrankheiten 455.
— Hyperkeratosen 449.
— Impetigo 431.
— Keratosis follicularis 449, 452.
— Krätze 430.
— Krieg und (Beck) 427.
— Lichen corneus 451.
— Lichen ruber planus 449.
— Literatur 457.
— Monilethrix 449, 453.
— Pityriasis rubra pilaris 449, 450.
— Prophylaxe 427.
— Pyodermien 431.
— Rotlauf 433.
— — Serumbehandlung 434.
— staphylogene 431.
— Statistisches CXXXIV, 428.
— Übersicht der im Spital behandelten 428.
— Verlausung und deren Bekämpfung 429.

Heftpflasterextensionsverband 402.
Heftpflasterverband Rosewaters bei habituellem Erbrechen und Splanchnoptose 653.
Heilerfolge im Spital, Statistisches CXXVII.
Heimatlazarett,
— Schädelschuss-Mortalität im 279.
— Schussfrakturenbehandlung im 170.
Heissluftkasten für Hyperämiebehandlung von Schusswunden 419.
Heizung des Spitals XXIII.
Heliotherapie bei Brustschüssen 381.
Hemianaesthesie, kapsuläre 268.
Hemianopische Pupillenreaktion Wernickes und ihr diagnostischer Wert 475.
Hemianopsien 270.
— Augenverletzungen und 475, 476.
Hemiplegie,
— alternierende, bei Oblongata-Ponsläsionen 264.
— kapsuläre 267.
— kontralaterale, bei Hirnschenkelläsionen 265.
Hemmungswirkung von Nervenelementen 235.
Herz
— Abdominaltyphus und 508.
— Kriegswirkungen auf das 532, 594.
Herzkrankheiten der Kriegsteilnehmer (Antal) 594.
— Diagnose ex juvantibus 598, 599.
— Dienstfähigkeit und 602, 604, 605.
— Einteilung vom praktischen Standpunkt 603.
— Endocarditis acuta 600.
— Ermüdungsherz 599, 600, 601.
— — Therapie 600.
— Erschöpfung des Herzmuskels 606, 607.
— Erweiterung des rechten Ventrikels infolge von Überanstrengung 601.
— geschädigte Herzen unter Einfluss der Kriegsstrapazen 606.
— Herzgeräusche und ihre Beurteilung 604, 605.
— Kriegsherz 594.
— Literatur 611.
— Mitralinsuffizienz 600.
— nervöse (funktionelle) 595.
— — Abgrenzung 596, 597.
— — Symptome und Diagnose 597, 598.
— — Therapie 599.
— — Ursachen 595, 596.
— organische 595, 602.
— Statistisches 595, 607, 608—610.
— Zusammenfassung 610.
Herzverletzung 109.
Hilfe, erste, auf dem Schlachtfelde (Milkó) 77.
— Amputationen 91.
— Anämie, akute 86.
— Bauchverletzungen 91, 100.
— Bergmannsche Wundbehandlung 81.
— Blessiertenträger 79.
— Blutstillung 84, 100.
— Brustverletzungen 90, 100.
— Desinfizieren der Wunden 82.
— Erstickungsgefahr bei Halsschüssen etc. 90.
— Esmarchbinden 85.
— Fixation und Immobilisation 86.
— Frakturen 87, 88.
— Frühoperationen und Konservativismus 100, 101.
— Gefässverletzungen 100.
— Gelenkschüsse 87.
— Gipsverband 87.
— Grundsätze, allgemeine 80.
— Gummihandschuhe 82.
— Händedesinfektion 82.
— Hemmungen und Schwierigkeiten 77.
— Hilfsplatz, Etablierung 78.
— Massen-Wundbehandlung 80.
— Mastisol 84.
— Naht, primäre 90.
— Oberschenkelfrakturen 88, 89, 90.
— Operationen 90, 100.
— Rückenmarkverletzungen 100.
— Schädeiverletzungen 100, 101.
— „Schlauchträger" 85.
— Tamponade 85, 86.

— Tracheotomie 90.
— Verbände, zu feste 85.
— Verbandpäckchen 79.
— Weichteilverletzungen 100.
Hilfsplatz,
— Etablierung 78.
— Immobilisation von Schussfrakturen auf dem 166, 167.
Hilfswärter XCIII, CVIII.
Hirn, s. a. Gehirn
Hirndrucksymptome 252.
Hirnhemisphären,
— Assoziationssystem der 238.
— — Anordnung, Funktion und Symptomatologie 249.
Hirnnerven, kortikobulbäre Bahnen der 244.
Hirnnervenkerne, Aufbau der 249.
Hirnnervenverletzungen 264.
Hirnrinde,
— Läsionen der 268.
— Sekundärprozesse 270.
Hirnschenkelläsionen 265.
Hirnstamm, Verletzungen 264.
Histopin bei Pyodermien 433.
Höhendiagnostik bei Rückenmarkläsionen 254.
Holzschienen, Frakturenversorgung auf dem Hilfsplatze durch 88.
Hörzentrum 272.
Hydrogenium peroxydatum, Wundbehandlung mit 8.
Hypästhesien 234.
Hyperämiebehandlung (s. a. Biersche Stauungsbehandlung),
— Lumbalschmerzen bei Kriegsnephritis 682.
— Schusswunden 419.
Hyperästhesien 234.
Hyperkeratosen 449.
Hyperolspülung bei Gelenkinfektionen 215.
Hypersthenie bei Kleinhirnläsionen 265.
Hypochloritlösung (s. a. Dakinlösung) Wundbehandlung mit 12.
Hypotonie bei Kleinhirnläsionen 265, 266.
Hysterische Amaurosen 476, 477.
Jacksonsche Epilepsie 268.
— Knochen-Duradefekt und 296.
— Schädelschüsse und 283, 284.
Jahrbuch des Kriegsspitals der Geldinstitute, Herausgabe und deren Zwecke XI.
Ichikawas Typhusvakzine 579.
Icterus acutus 654.
— Aetiologisches 656, 657.
Immobilisation, Schussfrakturen 166.
Immobilisationsverbände auf dem Hilfsplatz 86.
Immunisation, aktive und passive 568.
Impetigo und deren Behandlung 431.
Impfstoffe bei Bauchtyphus 569. 570, 579.
— Wertbestimmung 571.
Inaktivitätsatrophie des Muskels 277.
Incontinentia paradoxa 255.
Infanteriegeschosse der verschiedenen Nationen 62.
Infektion,
— Aneurysmen 118.
— Begünstigung ders. bei Kriegsverletzungen 10, 47, 48, 49, 50.
— Behandlung 12 ff, 46, 103, 163, 165.
— Brustschüsse 364, 367, 368, 375, 376, 377, 381.
— — und Waffengattung 367.
— Extremitätenverletzungen Statistisches 19.
— Gefässverletzungen 110, 112.
— Gelenkschüsse 200, 221.
— Gesichtsschüsse 347.
— Halsschüsse 353.
— Haut- 427.
— Nephritis und 539.
— Prophylaxe 11, 164.
— pyogene, Bedeutung ders. 48.
— — Behandlung 102, 103.
— — Literatur 54.

— — Schusswunden und rationelle Wundbehandlung (Györki) 46.
— Schussfrakturen 158, 183.
— — Infektionsbekämpfung 163.
— — Radikalbehandlung 165.
— — Wundbehandlung 163.
— Schusswunden 2, 46.
— Steck- und Durchschüsse in ihren Beziehungen zur 161.
— Weichteilverletzungen 94, 98.
— — Behandlung 103.
Infektionskeime,
— Fermente, proteolytische, und 50, 51.
— morphologische und biologische Merkmale der Virulenz 49.
— Nährboden und 49, 50.
— pyogene 48.
— Säuren und Alkalien in ihrer Einwirkung auf 50, 51, 54.
Infektionskrankheiten,
— akute, Statistik CXXX.
— chronische, Statistik CXXXI.
— im Spital (v. Dieballa) 493.
— — Abdominaltyphus 497.
— — Bazillenwirte 495.
— — Beobachtungsabteilung 494.
— — Dysenterie 525.
— — Flecktyphus 517.
— — Isolierungsabteilung 495.
— — Literatur 525.
— — Malaria 525.
— — Masern 525.
— — Paratyphus B 516.
— — Parotitis epidemica 525.
— — Prophylaxe 494.
— — Recurrens 524.
— — Röteln 525.
— — Schafblattern 525.
— — Statistisches 495, 496.
Infektionslift LXIII.
Influenza, Flecktyphus und 523.
Inspektionsarzt CVII.
Inspektionsdienst, ärztlicher, im Spital CVI, CXI.
Instrumentarium, ärztliches LXX.
Insufflation, intratracheale, nach Meltzer-Auer 35.
Jodkali bei Brustverletzungen 380.
Jodtinktur, Wundbehandlung mit 7, 12.
Johans Impfstoff für Bauchtyphus 570.
Isolierabteilung des Spitals LXII, 495.
Kaczvinszkysche Chininbehandlung bei Sepsis 18.
Kaiser-Csernels polyvalenter Typhusimpfstoff 579.
Kalbsarterien, formalingehärtete, Nerventubulisation durch 330.
Kallusbildung, Störungen ders. 192.
Kalorien und Eiweissmenge der im Spital in 1 Monat verzehrten Nahrungsmittel 360, 361.
Kampfer-Karbolinjektion bei Gelenkinfektionen 215.
Kapillarblutung, Stillung der 113.
Karbolsäure, Wundbehandlung mit konzentrierter 5, 8.
Karbolspülung bei Gelenkinfektion 215.
Kassenverkehr des Spitals XLII
Kehlkopfverletzungen 354.
— Komplikationen und Folgezustände 356.
— Literatur 356.
Keratosis follicularis 449.
— kasuistische Mitteilung 452.
Kieferbrüche, konservative Behandlung (Szabó) 459.
— Behandlungsgrundsätze 462.
— chirurgische Eingriffe 460.
— Extensionsbehandlung 463.
— Folgezustände und deren Behandlung 466.
— funktionelle Behandlung 462, 463.
— Immediatprotesen (-schienen) 461.
— Immobilisationsbehandlung 462, 463.
— Kallusbildung und deren Störung 466.
— Knochennaht 461, 464.
— Knochentransplantation 466.
— Literatur 356.

— Notverband (erster Verband) 459, 462.
— Prothesenbehandlung 465.
— Reposition 464.
— Schienenfixation 465.
Kiefersperre bei Schussverletzungen in der Mundhöhle 349.
Kieferverletzungen 350, 459.
Kinoprojektionsapparat des Spitals XXII.
Kirche des Spitals XXIV.
Klammern, Hackenbruchsche, bei Oberschenkelfrakturen 176.
Kleiderkammern des Spitals XXIII.
Kleiderläuse und deren Bekämpfung 429.
— Flecktyphus und 518.
Kleidermagazin, militärisches XLVIII, LII.
Kleinhirnläsionen 265.
Kleinhirnschwindel 266.
Kniegelenkkontraktur,
— Beugeapparat für 425.
— Gehpendelapparatbehandlung 426.
Knochen,
— dekalzinierte, als Umüllung bei der Nervennaht 328.
— Extremitäten-, Schussfrakturen der (Milkó), s. a. Extremitätenknochen 135.
Knochenbolzung bei Pseudarthrosen 195.
Knochenbrüche (s. a. Schussfrakturen),
— Nervenverletzung und 308, 309.
— Versorgung auf dem Hilfsplatz 87.
Knocheninfektionen, Schussfrakturen und 159.
Knochenmarkblutungen, Stillung von 113.
Knochenschwund, Aneurysma und 118.
Knochentransplantation bei Kieferbrüchen 466.
— bei Pseudarthrosen 194.
Knochenverletzung bei Gesichtsschüssen 350.
Knoll'sches Wundöl 5.
Kochsalzarme Diät bei Kriegsnephritis 681.
Kochsalzinjektionen, Blutung und 114.
Kohlensäure, Wundbehandlung mit 8.
Kolitische Prozesse, Diarrhoeen bei dens. und ihre Behandlung 661, 662.
Kommandantenkanzlei, XXIII.
Kommotionen, Nerven- 310.
Kompression,
— Blutung und 111.
— Rückenmarks- 260.
Kompressionsverbände bei Aneurysmen 119.
Konfession der Kranken CXXV.
Konstipation, proktogene 663.
Kontrakturen 235.
— Behandlung 420.
— Finger-, Behandlung 424.
— Verhütung 420.
Konzerte im Spital XXXIII.
Kopfoperationen, Statistisches CXXXV.
Kopfverletzungen, Statistik CXXVIII.
Körpergewichtsverlust (s. a. Gewichtsverlust), durch Kriegsstrapazen und dessen Ersatz im Spital 547.
— Turgeszenzverminderung und 545, 549.
Kortikale Lähmungen 269.
Kortiko-bulbäre Bahnen der Hirnnerven, Anordnung, Funktion und Symptomatologie 244.
Kortikospinale Projektionsapparate 238.
Kot-Ableitung durch Anlage eines Anus praeternaturalis nach Blasenmastdarmschuss 487.
Kräfteverfall des Körpers und seiner Organe im Kriege (John) 528.
— Bevölkerung des Hinterlandes 528, 529.

— Ermüdungsgefühl 530, 531.
— Ernährung und Ernährungsstörungen 542.
— Gewichtsabnahme und deren Ausgleichung durch Spitalpflege 547.
— Herzerscheinungen 532, 533.
— Literatur 551.
— Lungen 535.
— Lungenkranke bei der Aushebung 537.
— Muskelkraft (-arbeit) 529.
— Nervensystem 546.
— Nieren 538.
— Statistisches 548, 549, 550, 551.
— tuberkulöse Prozesse 535, 536.
— Turgeszenzabnahme 545, 549.
— Wasserverluste 544.
Krallenhand, Behandlung 420.
Krampferscheinungen 234.
Kranke, chirurgische, Versorgung bei der Aufnahme XCVIII, XCIX.
— innerlich, im Spital, Statistik (Parassin) CXXIII, CXXV.
Krankenaufnahme XLVIII, L, XCVI.
— Vorschriften für die CIX
Krankenaufnahmeräume im Spital XXIII.
Krankenentlassung XLVIII, L.
— Vorschriften für die CX.
Krankenpfleger XCI, XCIII.
Krankensäle im Spital XXI, XXII.
— Einrichtung der LIX.
Krankenstationen (-abteilungen) LVII.
Krankenverkehr im Spital, Statistik (Parassin) CXXIII.
— Entlassungsmodus CXXVII.
— Erfrierungen CXXX.
— Geburtsort der Pfleglinge CXXV.
— Heilerfolge CXXVII.
— Konfession CXXV.
— Krankheiten CXXVI, CXXX.
— Kriegsschauplatz und Verwundung CXXVI.
— Lebensalter CXXIV.
— Mortalitätsstatistik (Jankovich) CXXXIX.
— Operationen CXXXV.
— Personaldaten CXXVI.
— reichsdeutsche Pfleglinge CXXV.
— Verletzungen CXXVI, CXXXIV.
— — Lokalisation CXXVII.
— Verpflegungstage CXXIII.
— Waffengattung und Verletzung CXXVII.
Krankenverteilung auf die einzelnen Stationen XCVIII, CI.
Krätze und deren Behandlung 430.
Kreislaufsorgane, Krankheiten der, Statistisches CXXXII.
Kriegsernährung und Ernährungsverhältnisse des Spitals (Farkas), s. a. Ernährung 553.
Kriegsherz 594.
Kriegsnephritis (s. a. Nieren) 671.
Kriegsschauplatz, Verwundungen und CXXVI.
Kriegssklerose der Gefässe 600.
Kriegsspital der Geldinstitute s. Spital.
Kriegstuberkulose (Parassin) 626.
— Aufflackern der Krankheit und dessen Ursachen 631.
— Ausbreitung der Tuberkulose im Heere in Friedenszeiten 628.
— Autoreinfektion und ihre Wege 638 ff.
— Behandlungsergebnisse 636.
— bronchogene Entstehung 639.
— Brustschmerzen 635.
— Ernährungseinflüsse 633.
— Frontdienst in seiner zeitlichen Einwirkung auf die Exazerbation ders. 631.
— Genese 628, 637.
— Gewichtsabnahmen 633, 634.
— haematogene Ausbreitung 645.
— Haemoptoë 634, 636.
— Harnuntersuchung 635.

— klinischer Verlauf 635, 636.
— Konstitution und familiäre Belastung bei 632.
— Körpergewicht 637.
— Literatur 647.
— Lokalisation 634.
— lymphogene Ausbreitung 642.
— Malignität der Prozesse 636.
— Mortalität 636.
— Obduktionsbefunde von symptomlos bleibenden Fällen 629, 630.
— pandemischer Charakter 627.
— physikalischer Befund 635.
— physiologisches Elend des Krieges und 627.
— Sputumuntersuchung 635.
— Stadium der einzelnen Fälle 634.
— Statistisches 630, 631, 632, 633, 634, 635, 636, 637.
— Symptome, besonders hervortretende 634.
— Trauma und 645.
— Unterbringung der Fälle vom Spital aus 637.
— Vorgeschichte aus dem Zivilleben und der Militärdienstzeit 632.
— Witterungseinflüsse 633.
— Zusammenfassung 646.
Kriegstyphus 503.
Kristallzucker, Wundbehandlung mit 5.
Küche des Spitals LXI.
Kücheneinrichtung XXVII.
Küchenpersonal XVII.
— Namenverzeichnis CXXII.
Künstler-Nachmittage im Spital XXXIV.
Kuratorium des Spitals XVIII, CIII.
— Leitung dess. XIX.
Kuratoriumskanzlei XXIX.
Laboratorium des Spitals und seine Tätigkeit 707.
— Aufgabe und Bestimmung dess. 708.
— Ausrüstung 708.
— Blutbildbestimmungen 711.
— Blutkörperchenzählungen 711.
— Blutuntersuchungen, bakteriologische 708.
— Cholerafälle 710.
— Dysenteriefälle 710.
— elastische Fasern im Sputum 711.
— Fermentbestimmungen im Stuhl 711.
— Gonokokkenuntersuchung 711.
— Haemoglobinbestimmung 711.
— Harnstoff- und Harnsäuerbestimmungen 711.
— Harnuntersuchungen 711, 712.
— Lage dess. im Spital und Raumeinteilung 707.
— Lumbalpunktatuntersuchung 711.
— Mageninhaltsuntersuchungen 711.
— Malariafeststellung 711.
— Nonne-Appeltsche Reaktion des Lumbalpunktats 711.
— Paratyphusbazillenträger 710.
— Paratyphusbazillenzüchtung aus dem Blute und den Faeces 708, 709.
— Pleurapunktionsflüssigkeit 711.
— Recurrensspirochaeten 711.
— Sputumuntersuchungen 711.
— Statistisches 710, 712.
— Stuhluntersuchungen 709, 711.
— Tuberkelbazillenuntersuchungen 710.
— Typhusbazillenträger 710.
— Typhusbazillenzüchtung aus dem Blute und den Faezes 708, 709.
— Wassermannsche Reaktion 711.
— Widalreaktion, Anstellung ders. 709, 712.
— Wundbakterienflora, Untersuchung ders. 712.
— Zuckerbestimmungen 711.
Labyrinthverletzungen (-schwindel) 266.
Lagerräume des Spitals XXIII.
Lagerung bei Brustschüssen 380.
Lähmungen,
— Brown-Séquardsche, des Rückenmarks 262.
— Halsschüsse und 353.
— kapsuläre 266, 267, 269.
— kortikale 268, 269.
— monoplegische 268, 269.

— motorische, nach Läsion peripherer Nerven 313.
— subkortikale 269 270.
Lähmungssymptome bei Erkrankungen des Zentralnervensystems 234.
Landsturmleute der Klasse b und ihre Verwendung im Spital XCIII.
Landwirtschaftliche Kurse im Spital XXXIV.
Langes Papp-Bandeisenschienen, Frakturenversorgung auf dem Hilfsplatze durch 88.
Läuse, Kleider-, und deren Bekämpfung 429.
Lazarett, Heimats-, Schussfrakturenbehandlung im 170.
Lebensalter der Kranken CXXIV.
Lebensmittel, Anschaffungspreise in den Jahren 1914—16 XXVIII.
Lebensmittelbeschaffung für das Spital XXVII.
Leberverletzung, Brustschüsse und 371.
Lesefähigkeit, Störungen der 272.
Leukozon, Wundbehandlung mit 8.
Leukozyten,
— biologische Bedeutung der 109.
— Zählung der 711.
Lexikon, kleines in den Sprachen Oesterreich-Ungarns LXXXI.
Lichen corneus 451.
Lichen ruber planus 449.
Lichen spinulosus 453.
Lichtbehandlung bei Wunden und chirurgischer Tuberkulose CXI.
Ligatur von Blutgefässen 111, 120.
Listerverbände, Wundbehandlung mit dens. 8.
Literatur,
— Aneurysmen 126.
— Asepsis 40.
— Bauchverletzungen 397.
— Bauchschüsse 382.
— Gasgangrän 40.
— Gefässchirurgie 126.
— Gesichtsschüsse 356.
— Gehirnschüsse 303.
— Gelenkschüsse und -infektion 232.
— Halsschüsse 356.
— Hautkrankheiten 457.
— Herzkrankheiten 611.
— Infektion, pyogene 54.
— Infektionskrankheiten 525.
— Kehlkopfverletzungen 356.
— Kieferschüsse 356.
— Kräfteverfall des Körpers und seiner Organe im Kriege 551.
— Kriegsnephritis 689.
— Kriegstuberkulose 647.
— Magendarmkrankheiten 669.
— Nervenschussverletzungen 342.
— Oesophagusverletzungen 356.
— Schädelschüsse 303.
— Schussfrakturen 196.
— Schutzimpfungen 581.
— Sepsis 40.
— Tetanus 42.
— Typhusschutzimpfungen 593.
— Weichteilverletzungen 105.
— Wundbehandlung bei pyogener Infektion 54.
Lochschüsse der Epiphysen 143.
Lokaltetanus 32.
Luftwege, obere, Erkrankungen ders. bei Abdominaltyphus 500, 507.
— — Erkrankungen ders. bei Flecktyphus 522.
Lumbalpunktatuntersuchung im Laboratorium 711.
Lumbalpunktion bei Schädelschüssen 291.
Lungen, Kriegswirkungen auf die 535.
Lungenschüsse (s. a. Brustschüsse) 358.
Lymphlavage Wrights 5, 12.
Lymphome, Strahlenbehandlung CXII.
Magendarmkrankheiten, Krieg und (v. Áldor) 649.
— Achylie 651.
— Anazidität 651.
— Appendizitis 649.

— Bolustherapie 661.
— Charakterisierung des Krankenmaterials 649.
— Cholangitis acuta 655.
— Cholecystitis 657.
— Colitis postdysenteria 659.
— Colitis ulcerosa, Behandlung 662.
— Diarrhoeen, gastrogene 652.
— — kolitische Prozesse und, Behandlung 661.
— — metadysenterische 658, 659.
— Dysenterie, dysentericähnliche Zustände und ihre Folgen 658 ff.
— — Therapie 660, 661.
— Erbrechen, habituelles nervöses 653.
— Gastritis chronica 651.
— Ikterus acutus 654.
— — Aetiologisches 656, 657.
— Kohletherapie 661, 662.
— Literatur 669.
— Magensekretion und Kriegsstrapazen 652.
— metadysenterischer Symptomenkomplex 658, 659.
— nervöse 653.
— Obstipation, proktogene 663.
— Rosewaters Heftpflasterverband 653, 654.
— Splanchnoptose 654.
— Statistisches 649, 651.
— Stenosen, dysenterische 662.
— Subazidität 651.
— Ulkuskomplikationen 649.
— Weilsche Krankheit 654, 656.
— — Aetiologisches 656, 657.
— Zusammenfassung 668.
Magnesium, Tetanusbehandlung mit 34.
Magnesiumröhrchen als Umhüllung bei der Nervennaht 328.
Malaria 525.
Malariafeststellung im Laboratorium 711.
Mandelentzündung (s. a. Angina, Tonsillitis) Statistisches CXXXIII.
Manningers Gehgipsverband 406.
Manningers Gipsverband bei Schussfrakturen 169.
Marschieren, Arbeitsleistung beim 554.
Maschinengewehrverletzungen CXXVIII.
Masern 525.
Massage, Wundbehandlung und 14.
Massen-Wundbehandlung auf dem Hilfsplatze 80.
Mastdarmblasenfistel nach Blasenschuss 487.
Mastdarmharnröhrenfistel nach Schussverletzung 485.
Mastdarmhautfistel nach Blasenschuss 487.
Mastdarmstörungen bei Konusverletzungen 255.
Mastisol-Extsensionsverband 402.
Mastisolverbände, Hilfsplatz und 84.
Matas' Endoaneurysmoraphie 121.
Meltzer-Auersche intratracheale Insufflation 35.
Meningitis, Gehirnschüsse und 287.
Metadysenterischer Symptomenkomplex 658, 659.
Metakarpalfrakturen, Behandlung 182.
Metallsalzlösungen bei Sepsis 15.
Metzgerei des Spitals XXVII.
Mikuliczsche Salbe, Wundbehandlung und 13.
Milchkammer des Spitals XXVII.
Militärische Administration des Spitals (Tihanyi) XLV.
Militärisches Detachement des Spitals CIII.
— Namenverzeichnis CXV.
Milz
— Abdominaltyphus 509.
— Flecktyphus 522.

— Tonsillitis acuta und 615.
Mitella 183.
Mitralinsuffizienz 600.
Mittelhandbrüche, Streckverbände für 404, 405.
Monilethrix 449.
— kasuistische Mitteilung 453.
Monoplegie 269.
Moria 275.
Morphium bei Brustschüssen 380.
Mortalität,
— Gelenkschüsse 223, 224.
— Schädelschüsse 277, 279.
Mortalitätsstatistik des Spitals (Jankovich) CXXXIX.
Motilitätsstörungen nach Läsion peripherischer Nerven 313.
Mundhöhle, Verletzungen der 349.
— Erstickungsgefahr bei dens. und deren Bekämpfung 90. 351.
Murphy-Katzensteinsche Tropfmethode nach Blutungen 114.
Murphys Verfahren bei Gelenkinfektionen 210.
Musikaufführungen im Spital XXXIII.
Muskelarbeit, Ermüdungsgefühl und 530, 531.
Muskelfasern, sekundäre Degeneration, 233, 236.
Muskellappen als Umhüllung bei der Nervennaht 329.
Muskelschwäche (-atonie-, -parese und -paralyse) 234.
Muskelschwund, Aneurysma und 118.
Muskulatur,
— Brust-, Schmerzhaftigkeit bei Kriegstuberkulose 635.
— Inaktivitätsatrophie 237.
— Kriegseinwirkungen auf die 529.
Myosis, spinale, bei Querschnittsläsion des Rückenmarks 259.
Nachblutungen, septische 112.
Nagelbettzeichen Alföldis bei Nervenläsionen 315.
Nagelextension (und Modifikationen) bei Oberschenkelfrakturen 177.
Nährboden, Infektionskeime und 49, 50.
Nährstoffmenge der Feldsoldaten 557, 558.
— Vorschriften über dies. in verschiedenen Staaten 559.
Nahrungsbedarf unter verschiedenen Lebensverhältnissen 554.
Nahrungsmittel, Eiweissmengen und Kalorien der im Spital in 1 Monat verzehrten 360, 361.
Naht.
— Gefäss- 123.
— Nerven- 325.
— primäre, auf dem Hilfsplatz 90.
Name des Spitals CII.
Namenverzeichnis,
— Apotheker CXVI.
— ärztliches Personal CXIV.
— Aufseher CXVI.
— Beamte CXVI.
— Küchenpersonal CXXII.
— militärische Expositur CXV.
— Pflegeschwestern CXVII.
Naphthalin, Läusebekämpfung durch 429.
Naphtolschwefelsalbe bei Krätze 430.
Narbenbildung bei Nervenverletzungen 311, 312.
Natron bicarbonicum bei Kriegsnephritis. 681.
Nebennierenpräparate bei Diarrhoeen 660, 661.
Nephritis,
— Abdominaltyphus und 508, 509.
— haemorrhagica 671.
— Kriegs- 538, 539, 671.
— — Aetiologie und Pathogenese 539, 540.
— Tonsillitis und 619.
Nerven, periphere, Kriegsverletzungen (Milkó) 307.
— Druckempfindlichkeit 314. 315.
— Einleitung 307.

— Endoneurolyse 323.
— Entstehung, direkte und indirekte 309.
— Extremitätenverletzung und 308.
— Frühoperation 319.
— Knochenverletzung und 308, 309.
— Kommotionen 310.
— Kontinuitäts- und Leitungsunterbrechung 314, 315.
— Literatur 342.
— Material des Spitals 309.
— Motilitätsstörungen 313.
— Nachbehandlung 335.
— Nagelbettzeichen Alföldis 315.
— Naht 325.
— Nahtspannung 330.
— Narbenbildung 311, 312.
— Nervenpfropfungen 334, 335.
— Nervenscheidenumklammerung 312.
— Neuralgien 314.
— Neurolyse 322.
— Operation 320.
— — Indikationen 317.
— — Resultate und ihre Kritik 337.
— — Technik, allgemeine 320.
— Paraneurotomie 323.
— particlle Verletzungen 311.
— Pathologisch-Anatomisches 310.
— Pseudarthrosen 308.
— Regeneration der Nerven 315.
— Resektion 325.
— Restitution der Nervenfunktion 337, 338, 339.
— Sensibilitätsstörungen 313.
— Statistisches 307, 308, 309, 611.
— Symptomatologie 313.
— Tubulisation 328, 329, 330.
— Überbrückung der Nerven 333.
— Umhüllung der Nahtstelle 328.
— vasomotorische (trophische, sekretorische) Störungen 315.
— Verlagerung der Nerven 333.
— Waffengattung 309.
— Zeitpunkt der Operation 318.
— Zerreissung mit Diastase 310.
Nervenfasern,
— Degeneration, sekundäre 233, 236.
— Regeneration 233, 234.
Nervenkommotion 310.
Nervenkrankheiten, Statistisches CXXXI.
Nervennaht 325.
— Nachbehandlung 335.
— Nahtspannung 330.
Nervenpfroptungen 334, 335.
Nervenregeneration 315.
Nervenresektion 325.
Nervenscheidenumklammerung 312.
Nervenshock 251.
Nervensystem, Kriegsstrapazen und 546.
— Zentral- (s.a. Zentralnervensystem), topische Diagnostik der Verletzungen dess. (v. Reusz) 233.
Nervenüberbrückung 333.
Nervenverlagerung, Nervennaht und 333.
Nervenverletzungen, Halsschüsse und 353.
Netzprolaps, Behandlung auf dem Hilfsplatze 91.
Neuralgien,
— Aneurysmen und 117, 118.
— nach Läsion peripherischer Nerven 314.
Neuritis des Brachialplexus nach Halsschüssen 353.
Neurolyse 322.
Neuron, spinomuskuläres, Läsionen dess. 242, 244.
Neuronentheorie, Wesen der 233.
Nieren, Kriegseinwirkung auf die 538.
Nierenkrankheiten, im Kriege erworbene (v. Áldor) 671.
— Albuminurie 676.
— Anamnestisches 675.
— Arzneitherapie 681.
— Aetiologie 683.
— Bakterien im Stuhl und Harn 678.
— Benignität ders. 676.
— Bettruhe 679, 681.
— Blutdruck 677.
— Dauer der Spitalpflege und Unterbringung der Kranken nach ihrer Entlassung 682, 683.
— Diät 679, 680.

— Dienstpflichtigkeit 682.
— Eiweissproben und ihre Empfindlichkeit 678.
— Eiweisszufuhr 680, 681.
— Erkältung und Durchnässung 684, 685, 686.
— Ernährungseinflüsse (-störungen) 685, 686.
— Exazerbation latenter Nierenherde 684.
— Formelemente im Harn 676.
— Funktionsstörungen (-prüfung) 675, 676, 680.
— Haematurie 674, 676, 677, 686.
— haemorrhagische Nephritis 671.
— Häufung der Fälle 671, 673, 674.
— Infektion und 685, 686.
— kasuistische Mitteilung 687.
— kochsalzarme Diät 681.
— Kriegsnephritis 671.
— Literatur 689.
— Lumbalschmerzen 681.
— — Bekämpfung 682.
— Milchdiät 680.
— Nierenreizung durch läusevertilgende und sonstige Medikamente 683.
— pathologische Anatomie 678, 679.
— Prognostisches 677.
— Schutzimpfungen, nierenreizende Wirkung ders. 683.
— schweisstreibende Verfahren bei 682.
— Statistisches 672, 675, 686, 688.
— Symptome 675, 676.
— Therapie 679.
— Trauma und 684.
— urämische Erscheinungen 677.
— — Bekämpfung 682.
— Verdauungstrakt und 678.
— Vererbung 683.
— Zusammenfassung 688.
Nonne-Appeltsche Reaktionsprüfung des Lumbalpunktats im Laboratorium 711.
Noeskesche Operation bei Erfrierungen 448.
Oberarmfrakturen,
— Behandlung 179.
— Gipsverbände 182.
— Radialislähmung und 308.
— Streckverbände für 403.
Oberarzt des Tagesdienstes CVI.
Oberin CVII.
Oberschenkelfrakturen,
— Behandlung 172, 178.
— — Zusammenfassung 178.
— Behandlungsresultate im Felde 170.
— Brückengipsverband 412, 415.
— Extensionsgipsverband 176.
— Extensionsverbände 406.
— Gehgipsverband 170.
— Gewichtsextension 172.
— Hackenbruchsche Klammern 176.
— Häufigkeit 135.
— Nachbehandlung 174.
— Nagelextension und Modifikationen 177.
— Redressement, gewaltsames, bei 176.
— Versorgung auf dem Hilfsplatz 88, 89, 90.
Oberschenkelgehverband 412.
Oblongataverletzungen 264.
Obstipation, proktogene 663.
Offene Wundbehandlung 7.
Offiziersabteilung LXI.
Offiziersinspektion XLVI.
Ohrenkrankheiten, Statistisches CXXXII.
Ökonomiechef des Spitals CIX.
Oleum sterilisatum, Wundbehandlung mit 104.
Operationen,
— Aneurysmen 120.
— frühzeitige, und Konservativismus 100, 101.
— Statistisches CXXXV.
— Verbandplatz und 100.
Operationssäle XXVII.
— „Zimmer der Operierten" und LXI.
Ophthalmie, sympathische 479.
Opticusbahnen, Anordnung, Funktionen und Symptomatologie 244, 245, 270.
Ordnungsvorschriften im Spital LXIV.
Organisation,
— ärztliche LV, LXXVII.

— des Spitals CIII.
Ortizon, Wundbehandlung mit 8.
Oesophagusstriktur, Aneurysma und 118.
Oesophagusverletzungen 356.
— Literatur 356.
Osteomyelitis chronica, Schussfrakturen und 159.
Ostitis, Schussfrakturen und 159.
Oxygen,
— Gasgangränbehandlung mit 23.
— Wundbehandlung mit 8.
Papillenoedem nach Schädelverletzungen 478.
Papilloretinitis sympathica 479.
Pappschienen, Frakturenversorgung durch 88.
Paralyse (Parese) der Muskulatur 234.
Paraneurotomie 323.
Paraesthesien 234.
— Aneurysma und 117, 118.
Paratyphus B 516.
Paratyphusbazillenträger 517, 710.
Paratyphusbazillenzüchtung aus dem Blute 708.
Parenchymblutungen, Stillung von 113.
Parotitis epidemica 525.
Payrs Verfahren bei Gelenkinfektionen 212 ff., 215.
Pellidolsalbe,
— bei Erfrierungen 447.
— bei Wunden 13.
Perineale Harnröhre, Verletzung 484, 485..
Perubalsam, Wundbehandlung mit 5, 13.
Pfeiffer-Kollescher Impfstoff bei Bauchtyphus 579.
— Bereitung 569.
Pflegedienst im Spital CVII.
Pflegepersonal des Spitals LV, CV.
Pflegeschwestern LXXXIX, CVII.
— Namenverzeichnis CXVII.
Phenolkampfer, Wundbehandlung mit 5.
Phlegmone,
— Karbolsäure, konzentrierte, bei 5.
— periartikuläre 213.
Physiko-therapeutische Station LVII, LXI.
Pilocarpin bei Kriegsnephritis 682.
Piorkowskis Tetanusbehandlung mit Tetanusbazillen 36.
Pityriasis rubra pilaris 449.
— kasuistische Mitteilung 450.
Pix liquida, Wundbehandlung mit 5.
Platinlösungen, intravenöse Injektionen bei Sepsis 15.
Pleurapunktate, Untersuchung ders. im Laboratorium 711.
Pleuritis, Tonsillitis und 620.
Plexuslähmungen, Halsschüsse und 353.
Pneumonia crouposa,
— Abdominaltyphus und 508.
— Tonsillitis und 620.
Pneumonie, katarrhalische, bei Flecktyphus 522.
Pneumothorax,
— Brustschüsse und 367, 368, 369.
— offener, Versorgung dess. auf dem Hilfsplatze 90.
Ponsverletzungen 264.
Postsachen, Verteilung der LIII, LXVI.
Priessnitzumschläge bei Brustverletzungen 380.
Probepunktion nach Brustverletzungen 380.
Projektile, mechanische Wirkung der (v. Rhorer) 55, 96.
— Ballistik, Elemente der 56.
— Deformation 73.
— Dumdumgeschosse CXXVIII, 73, 97, 157.
— Eindringen ders. in den Körper 62.
— Energie ders. 59.
— Explosionswirkung 68.
— Geschwindigkeit, grosse 67.

— — mässige 64.
— Schussrichtung 96.
— Verdrehung 66.
— Waffengattung 96, 97.
Projektilentfernung auf dem Hilfsplatze 90.
Projektionsapparate, kortikospinale 238.
Projektionsbahnen, lange, Anordnung, Funktionen und Symptomatologie 244.
Properuin, Wundbehandlung mit 5, 13.
Prostatische Harnröhre, Verletzung 485.
Pseudarthrosen 193.
— Behandlung 194.
— Nervenverletzungen und 309.
Psychogene Kontraktur 236.
Puls bei Abdominaltyphus 508.
Pulsverlangsamung auf Druck bei Aneurysmen 117.
Punktion,
— Brustverletzungen 380, 381.
— Gelenkinfektionen 211, 215.
Pupillenreaktion Wernickes, hemianopische, und ihr diagnostischer Wert 475.
Pyarthros 213.
Pyocyaneus in Schusswunden 47.
Pyodermien und deren Behandlung 431.
Pyramidenbahnen,
— Anordnung, Funktion und Symptomatologie 244.
— reflexhemmende Wirkung der 241.
Quarzlampenbehandlung,
— Fisteln 189, 190.
— Pyodermien 432.
— Tuberkulose, chirurgische CXI.
— Wundinfektionen 13.
Querschnittsdiagnostik bei Rückenmarksläsionen 254.
Querschnittsläsionen des Rückenmarks,
— inkomplete 260, 264.
— totale 258.
Rachenkatarrhe,
— Abdominaltyphus und 500.
— Statistisches CXXXIII.
Radialislähmungen (-läsionen).
— Oberarmfraktur und 308.
— Stützapparat gegen hängende Hand bei 425.
Ranque und Senez' Impfstoff für Bauchtyphus 570.
Rapport beim Kommandaten CX.
Rauch- und Gesellschaftsräume der Krankensäle XXII, LX.
Recurrens 524.
Recurrensspirochäten, Blutuntersuchung im Laboratorium auf 711.
Redressement, gewaltsames, bei Oberschenkelfrakturen 176.
Reflektorische Kontraktur 235, 236.
Reflexapparate,
— des Gehirns und Rückenmarks 238.
— höhere, Anordnung, Funktion und Symptomatologie 249.
Reflexbogen, einfacher 238.
Reichsdeutsche Pfleglinge im Spital CXXV.
Reithosenanaesthesie 255.
Reizmittel, antiseptische 4.
Rekonvaleszentenserum bei Tetanus 36.
Rektumtorpor 663.
Renauds Impfstoff für Bauchtyphus 570.
Resektion,
— bei Gelenkinfektionen 217.
— Harnröhren-, mit Naht 482, 483, 484.
— Nerven- 325.
Retinitis proliferans 470.
Rezeptbuch, kleines, für Arzneiverordnung im Spital LXXVIII.
Rindenläsionen
— des Gehirns 268.
— Sekundärprozesse 270.
Ringersche Lösung, Einführung ders. bei Blutungen 114.
Rippenresektion nach Brustverletzungen 380, 381.

Röntgenbefunde bei Brustschüssen 374.
Röntgenbestrahlung bei chirurgischer Tuberkulose CXI.
Röntgenlaboratorium LVII, LXI.
Roseolen bei Abdominaltyphus 510.
Rosewaterscher Heftpflasterverband bei habituellem Erbrechen und Splanchnoptose 653, 654.
Röteln 525.
Rotlauf,
— Behandlung 433.
— Serumbehandlung 434.
— Statistisches 434.
— Verletzungen und 439.
Rückenmark, Apparate, zentrale, dess. 238.
Rückenmarkkompression 260.
Rückenmarkläsionen,
— Blasenstörungen 255.
— Brown-Séquardsche Lähmung 262.
— Caudaläsionen 255, 257.
— Conusläsionen 255.
— Incontinentia paradoxa 255.
— Halbseitenläsionen 262.
— Höhendiagnostik 254.
— Kompression 260.
— Lage der einzelnen Zentren 254, 255.
— Mastdarmstörungen 255.
— Myosis spinalis 259.
— Querschnittsdiagnostik 254.
— Querschnittsläsionen, inkomplete 260, 264.
— — totale 258.
— Segmentsymptome 258, 259.
— Shockerscheinungen 251, 252.
— Stuhlretention 259.
— Symptomatologie 251, 254.
— Tod, plötzlicher 260.
— Urinretention 259.
— Versorgung 100.
— Wurzelsymptome 254.
— Zwerchfellslähmung 259.
Rückenmarksegment,
— Funktionen 241.
— Struktur 238.
— Symptomatologie bei Läsionen dess. 242.
Rückenmarkschüsse, Behandlung im Beginn des Krieges 276.
Ruhrvakzinen 577.
Säbelverletzungen CXXVII.
Salizylpräparate bei Tonsillitis acuta 622.
Säuren, Wundinfektionen unter Einwirkung von 50, 51, 54.
Schädelbasisblutung, Diagnostisches 476.
Schädelfrakturen, Hirnnerverletzung und 264.
Schädelschüsse (Manninger) 276.
— Abszesse und ihre Diagnose 301, 302.
— Behandlung im Beginn des Krieges 276.
— Behandlung im Verlauf des Krieges 280.
— Drainage 289.
— Durchschüsse 276, 277, 279.
— Frühoperationen 100, 101.
— — Erfolge 282.
— — Indikationen 299, 300.
— — Technik 285.
— Funktionsstörungen und ihre Nachbehandlung 294.
— Infektion 287, 288.
— Jacksonsche Epilepsie und 283, 284.
— Knochen- und Duraplastik 296.
— Liquorbefunde bei entzündlichen Prozessen 296.
— Literatur 303.
— Lumbalpunktion 291.
— Material des Spitals 279.
— Meningitis und 287.
— Mortalität 277, 279.
— Nachbehandlung 289.
— Prognostisches 278, 279.
— Prolapsbehandlung 291.
— Prolapsgefahr 287.
— Segmentalschüsse 276, 277.
— Statistisches 277, 279, 285, 291, 301.
— Steckschüsse 276, 277, 279.

— Tangentialschüsse 276, 277.
— Versorgung auf dem Hilfsplatz 91.
— Wundvereinigung, primäre 288.
— Zusammenfassung 299.
Schädelverletzungen
— Papillenoedem (Stauungspapille) nach 478.
— Sehnervenläsionen nach 474, 475.
Schafblattern 525.
Schanker, weicher,
— Behandlung 457.
— Statistisches 456.
Schedesche Beugeschienen bei Kniegelenkkontrakturen 426.
Schiene, Fischersche 401.
Schienenverbände,
— Frakturenversorgung auf dem Hilfsplatz durch 88.
— Gipsverbände und, in den vordersten Formationen 400.
— Kieferbrüche 465.
— Oberarmfrakturen 179.
— offene Wundbehandlung bei dens. 416.
— Schussfrakturen 168, 170.
— Unterarmfrakturen 182.
— Unterschenkelfrakturen 179.
Schlachtfeld, erste Hilfe auf dem (Milkó), s. a. Hilfe 77.
— Schädelschüsse, Mortalität auf dem 279.
Schlafräume für Schwestern und Wärter XXIII.
„Schlauchträger" 86.
Schmerzstillung in der Chirurgie 104.
Schmetterlingsbrüche 151.
Schreibvermögen, Störungen dess. 272.
Schussfrakturen,
— Amputation 184, 185.
— Anatomie 138.
— Behandlung, Resultate 195.
— Deformitäten nach Frakturheilung und deren Korrektur 190.
— dreieckiges Tuch 183.
— Dumdumgeschosse 157.
— Eiterungen, lokale und progrediente 184.
— Extensionsverfahren 169.
— Extremitätenknochen (Milkó) 135.
— Feldspital 167.
— Fingerfrakturen, Behandlung 182.
Fistelbildung und deren Behandlung 186 ff.
— Formen und relative Häufigkeit ders. 157, 158.
— Gasphlegmone 183.
— Gipsverbände 168.
— Heimatlazarett 170.
— Hilfsplatz 166.
— Immobilisation 166, 167.
— Infektion 158.
— — Durchschüsse 161.
— — Häufigkeit 159, 160.
— — Lokalisation 160.
— — Radikalbehandlung 165.
— — schwere (septische) 183.
— — Steckschüsse 161.
— — Waffengattung 160.
— — Wundbehandlung 163.
— Infektionsbekämpfung 163.
— Kallusbildung und deren Störungen 192.
— Komplikationen 183.
— Literatur 196.
— Lochschüsse 143.
— Manningers Gipsverband 169.
— Metakarpalfrakturen, Behandlung 182.
— Mitella 183.
— Nervenverletzung 308, 309.
— Oberarmfrakturen, Behandlung 179.
— Oberschenkelfrakturen (s. a. diese), Behandlung 172, 178.
— Pseudarthrosen 193, 308.
— Schienenverbände 168, 170.
— Schmetterlingsbrüche 151.
— Splitterbrüche 143.
— Unterarmfrakturen, Behandlung 182.
— Unterschenkelfrakturen, Behandlung 179.
— Verbandplatz 167.
— Waffengattung und 154.
— Weichteilverletzungen und deren Anatomie 158.
Schusswunden,
— Bakterienbefunde in 9, 10, 46.
— Behandlung 4, 11, 12.
— Bergmanns Lehren über 2, 3, 46.

— Biologie 9.
— Gehirn (Manninger) 276.
— Gelenke (s. a. Gelenkschüsse) 200.
— Infektion (s. a. diese) 2.
— — Behandlung 13, 14, 15.
— — Literatur 54.
— — pyogene, und rationelle Wundbehandlung (Györki) 46.
— Schädel (Manninger) 276.
Schutzimpfungen (Johan) 567.
— Bauchtyphus (s. a. Typhusschutzimpfung) 569.
— Besredkasche Vakzine für Typhus 570.
— Blattern 576.
— Cholera 574.
— Fleckfieber 578.
— Immunisation 568.
— Impfscheine 592.
— Literatur 580.
— nierenreizende Wirkung ders. 683.
— Pfeiffer-Kollescher Impfstoff für Typhus 569.
— Ruhr 577.
— Simultanimpfung 568, 576.
— Theoretisches 567.
— Wertbestimmung verschiedener Impfstoffe 571.
— Wrightscher Impfstoff für Typhus 570.
— Wundstarrkrampf 577.
Schwefelpräparate, Läusebekämpfung durch 429.
Schwestern (s. a. Pflege-), Schlafräume für die XXIII.
Seelenblindheit 271.
— nach Schädelschüssen 476.
Segmentale Struktur des Zentralnervensystems 237.
Segmentalschüsse des Schädels 276, 277.
Segmentsymptome bei Querschnittsläsionen des Rückenmarks 258, 259.
Sehnervenverletzungen 474.
— intrakranielle, Diagnose 475.
Sehzentren (-bahnen), Läsionen der 244, 245, 270, 274.
— bilaterale und halbseitige 271.
— kasuistische Mitteilungen 475.
Sehzentrum, äusseres 273.
Seitengewehrverletzungen CXXVIII.
Semple und Matsons Impfstoff für Bauchtyphus 570.
Sensibilitätsstörungen nach Läsion peripherischer Nerven 313.
Sepsis, Asepsis (a. s. Asepsis und, im jetzigen Kriege (Manninger) 1.
— Bekämpfung der, bei Wundinfektionen 14, 15.
— Literatur 40.
— Schussfrakturen und 159, 183.
Serumkrankheit nach Tetanusantitoxininjektionen 37.
Seucheneinschleppung, Massnahmen zu ihrer Verhütung LVI.
Shock, anaphylaktischer, nach Tetanusantitoxininjektionen 37.
Shockerscheinungen 251, 252.
Shrapnellkugel, mechanische Wirkung 97.
Shrapnellverletzungen CXXVIII.
Siegel des Spitals CII.
Silberlösungen, intravenöse Injektionen bei Sepsis 15.
Simons Streckapparat für Verbände der unteren Extremität 408.
Simultanimpfungen (Typhus-Cholera) 568, 576, 590, 591.
Sinnesorgane, Projektionsbahnen der, Anordnung, Funktionen und Symptomatologie 245.
Skelett, Krankheiten am, Statistisches CXXXIII.
Skrotalteil der Harnröhre, Schussverletzung 483.
Sonnenbäder,
— Fistelbildungen 189, 190.
— Tuberkulose, chirurgische, CXI.

— Wundinfektionen CXI, 13.
Speisesäle im Spital XXIII.
Spezialärztliche Versorgung der Kranken LXXVI.
Spital der Geldinstitute,
— Anstandsräume XXII.
— Apotheke LXVII, CV.
— Arzneiverordnung LXXVII, LXXVIII.
— Arzneiversorgung XXIX.
— Ärzte des Spitals LXXIII, LXXV, CIII, CIV.
— ärztlicher Dienst LXXIII, LXXV, CIX.
— ärztliche Instrumente und Apparate LXX, LXXI.
— — Leitung und ihre Kompetenz LVI.
— — Organisation LV, LXXVII.
— — Verwaltung, Grundsätze ders. LVI.
— Aufnahme und Abgang der Kranken CIX, CX.
— Aufseher und ihr Arbeitsfeld XCI.
— Baderäume XXII, LIX.
— Beitragsleistungen der verschiedenen Institute XVI.
— Beobachtungsabteilung CI.
— Besuchsehrungen XXXVII.
— Bettstellen LIX.
— Bibliothek XXII.
— Dermatologische Abteilung LXIII.
— Desinfektionsstation XXIX.
— Dienstordnung und Grundregeln CII.
— Disziplinarvorschriften CV.
— Einjährig-Freiwillige, Unterbringung und Pflege ders. LXII.
— Einrichtung LV.
— Entlausungsraum XXVII.
— Entstehung LV.
— Ernährungsverhältnisse 553 ff.
— Erysipelzimmer LXIII.
— Gebäudebeschaffung XX, LVI.
— Gesellschaftsräume XXII.
— Gründer und Unterhalter CII.
— Gründung (Feder) XV.
— Handelslehrkurse XXXII.
— Handwerkerstuben XXIII, LXI.
— Hausordnung LXIV, LXVI.
— Hilfswärter XCIII.
— Infektionslift LXIII.
— Inneneinrichtung XXVII.
— Inspektionsdienst, ärztlicher CVI. CXI.
— Isolierabteilung LXII.
— Jahrbuch, Herausgabe und deren Zwecke XI.
— Kassenverkehr XLII.
— Kinoprojektionsapparat XXII.
— Kirche XXIV.
— Kleiderkammern XXIII.
— Krankenaufnahme XCVI.
— Krankensäle XXI, XXII.
— — Einrichtung LIX.
— Krankenstationen (-abteilungen) LVII.
— Krankenverkehr, Statistik (Parassin) CXXIII.
— Krankenverteilung XCVIII, CI.
— Küche LXI.
— Kücheneinrichtung und Küchenpersonal XXVII.
— Kuratorium XVIII, CIII.
— Kuratoriumskanzlei XXIX.
— Laboratorium und seine Tätigkeit (Farkas) 707.
— Lagerräume XXIII.
— Landsturmleute der Klasse b XCIII.
— Lebensmittelbeschaffung XXVII.
— Leiter, wirtschaftlicher (Spitaldirektor) CIII.
— militärische Administration XLV.
— militärisches Detachement CIII.
— Name und Siegel des Spitals CII.
— Offiziersabteilung LXI.
— Operationssäle und „Zimmer der Operierten" LXI.
— Ordnungsvorschriften LXIV.
— Organisation CIII.
— Pflegedienst CVII.
— Pflegepersonal LV, CV.
— Pflegeschwestern LXXXIX.
— Rapport beim Kommandanten CX.
— Rauch- und Gesellschaftsabteilung LX.
— Rauchzimmer XXII.
— Raumeinteilung XXI ff, LVII.

— — für chirurgische und innere Kranke LVII.
— Sonnenbäder und Strahlenbehandlung CXI.
— Speisesäle XXII.
— spezialärztliche Versorgung der Kranken LXXVI.
— Spitalkommandant CIII.
— Stationsdienst CVI.
— Tagesordnung im LXIV, LXVI.
— Telephonverbindung LXVII.
— Tuberkuloseabteilung LXIII.
— Übergangsabteilung LVII, CI.
— Umwandlung der Räume für den Spitaldienst XXI.
— Untersuchungszimmer LIX, LX.
— Veranstaltungen, festliche, gesellige und gemeinnützige XXXI.
— Verbandzimmer XXII, LIX.
— Verpflegungskosten, Anteil des Militärärars XVIII.
— Warteraum LXI.
— Wäschekammern XXIII.
— Wäscheversorgung XXIII.
— Waschräume XXII, LIX.
— Weihnachtsfeier 1914 XXXI.
— Zentralheizung XXIII.
— Zimmerschmuck LXVII.
Spitaldirektor CIII.
Spitalkommandant CIII.
— Rapport bei dems, CX.
Spitalordnung LXIV.
Splanchnoptose, Rosewaters Heftpflasterverband bei 654.
Splitterbrüche der Diaphysen sches 143.
Sprachstörungen, zentrale 272.
Sprachzentren 272.
Sputumuntersuchungen im Laboratorium 711.
Stammoperationen, Statisti- CXXXVI.
Stammverletzungen, Statistisches CXXIX.
Staphylokokkenextrakt bei Pyodermien 433.
Staphylokokkeninfektion in Schusswunden 47.
Starrkrampf (s. a. Tetanus) 24.
Stationsärzte CIV.
Stationsdienst, ärztlicher, im Spital CVI.
Statistisches,
— Abdominaltyphus 497, 498, 501, 503, 504, 505, 507, 510.
— Bauchverletzungen 384, 385, 389—391.
— Brustschüsse 359, 360, 362, 364, 365, 375—377, 381.
— Erfrierungen 439, 440.
— Ernährungsverhältnisse im Spital 559, 560, 562.
— Extremitätenschussfrakturen 135.
— Frakturformen 158.
— Gasgangrän 22, 23.
— Gelenkschüsse 219, 220, 221, 222, 223, 225.
— Geschlechtskrankheiten 456, 693, 694, 696.
— Gesichtsschüsse 347, 348, 350.
— Halsschüsse 347, 352, 353.
— Hautkrankheiten 428.
— Herzkrankheiten 595, 607, 608—610.
— Infektionen, Extremitätenverletzungen 19.
— — Schussfrakturen 159, 160.
— Infektionskrankheiten 495, 496.
— Kräfteverfall des Körpers im Kriege 548—551.
— Krankenverkehr im Spital (Parassin) CXXIII.
— Krankheiten im Spital CXXX.
— Kriegsnephritis 540.
— Kriegstuberkulose 630, 631, 632, 633, 634, 635, 636, 637.
— Laboratoriumtätigkeit 710, 712.
— Magendarmkrankheiten 649, 651.
— Mortalität im Spital (Jankovich) CXXXIX.
— Nerven, periphere, Verletzungen 307, 308, 309, 311.
— — — Heilungsresultate 340.
— Nierenkrankheiten 672, 675, 686, 688,
— Rotlauf 434.
— Schädelschüsse (Gehirnschüsse) 277, 279, 285, 291, 301.
— Tetanus im jetzigen Kriege 27.
— — Material des Spitals 39.

— — Morbidität 28.
— — Mortalität 24, 25, 28.
— — Serumbehandlung 25, 31, 39.
— Tonsillitis acuta 617, 621.
— Verletzungen CXXXIV.
— Weichteilverletzungen 94, 95.
Stauungsbehandlung, Biersche,
— Gelenkinfektionen 202, 203 ff.
— Lumbalschmerzen bei Kriegsnephritis 682.
— Wundinfektionen und 19.
Stauungspapille, Schädelverletzungen und 478.
Steckschüsse 96.
— Infektion und 161.
— Schädel- 276, 277, 279.
Steinbildung nach Blasenschuss 489.
Sterilisationsräume XXVII.
Stirnlappenläsionen 275.
Stoffels Nervennaht 326.
Strahlenbehandlung bei chirurgischer Tuberkulose CXI.
Streckapparat Simons für Extensionsverbände der unteren Extremität 408.
Streckverbände, s. a. Extensionsverbände.
— bei Gelenkinfektion 212, 215, 217.
— obere Extremität 401—403.
Streptokokken in Schusswunden 47.
Strikturen, traumatische, der Harnröhre 482—485.
Streuzucker, Wundbehandlung mit 5.
Stuhlretention bei Querschnittsläsionen des Rückenmarks 259.
Stuhluntersuchungen im Laboratorium 709, 711.
Stützapparat gegen hängende Hand bei Radialislähmung 425.
Subazidität des Magensekrets 651.
Sublimatinjektionen, intravenöse, bei Sepsis 15.
Sympathicus, oberer Hals-, Ganglionverletzungen bei Brustschuss 371.
Syphilis
— Behandlung 457.
— Statistisches 456.
— -Gonorrhoe-Relation bei Frauen 700.
Tagesordnung im Spital LXIV.
Tamponade,
— Hilfsplatz und 85, 86.
— Blutung und 111, 113.
Tangentialschüsse 96.
— Brustverletzungen und 368.
— Schädel- 276, 277.
Telephon im Spital LXVII.
Tetanus (Manninger) 24.
— Bäder, heisse, bei 36.
— Behandlung 26.
— Frühdiagnose 31.
— Giftabschluss, endoneuraler 33.
— Literatur 42.
— Lokaltetanus 32.
— Magnesiumbehandlung 34, 40.
— Material des Spitals 37, 38.
— Mortalität 24, 25.
— Piorkowskis Tetanusbazillenbehandlung 36.
— Preventivimpfungen 25.
— Rekonvaleszentenserum 36.
— Schussfrakturen und 159, 165, 166.
— Serumbehandlung 25, 29, 31.
— Serumkrankheit 37.
— Statistik im jetzigen Kriege 27, 28, 29, 31.
— Ultraviolette Strahlen bei 36.
Tetanusschutzimpfung 577.
Tetragenus in Schusswunden 47.
Thalamusapparat, Struktur, Funktion und Symptomatologie 250.
Thöles Methode der Nervenvereinigung 325.
Thorakotomie nach Brustverletzungen 380, 381.
Thoraxverletzungen, Versorgung ders. auf dem Hilfsplatze 90, 100.
Thrombus 110.
Tierkohle bei Dysenterie und ähnlichen Zustände 661.

Tintners Extensionsschienen, Femurfrakturenversorgung durch 89.
Todesfälle im Kuratorium und der Beamtenschaft XLIV.
Todesstatistik (Jankovich) CXXXIX.
Tonsillitis acuta nach den im Kriegslazarett gewonnenen Erfahrungen (Donogány) 613.
— Abszessbildung 617.
— — Diagnose 623.
— — Therapie 624.
— Albuminurie 619.
— Aryknorpelschleimhautabszesse 618.
— Bedeutung ders. 613.
— Beläge, diphterieähnliche 618.
— Dauer 616.
— Drüsenschwellung 618, 619.
— Fieber 615.
— Flecktyphus und 614, 619.
— Follikelpfröpfe 618.
— Gelenksschmerzen 615.
— Hautrötung 615.
— Herzgeräusche bei 620.
— Kopfschmerzen 615.
— Krankheitsbild 614.
— Lokalisation der Eiterpfröpfe 614.
— Milztumor 615.
— Muskelschmerzen 615.
— Nephritis und 619.
— Oedem der aryepiglottischen Falte und der interarytaenoidalen Schleimhaut 618.
— Pleuritis und 620.
— Pneumonie und 620.
— Pseudokrise 616.
— Rachenveränderungen 617, 618.
— Schlingbeschwerden 614, 615.
— Statistisches 617. 621.
— Stimmbandhyperämie 618.
— Therapie 621.
— Zunge bei 615.
Torpor recti 663.
Toxinabschluss, endoneuraler, bei Tetanus 33.
Trachealstenose, Aneurysma und 118.
Tracheotomie
— Hilfsplatz und 90.
— Kehlkopfverletzungen und 355.
Tractus opticus-Läsion. Diagnostisches 475.
Transfusion, Blut-, nach Blutverlusten 114.
Transplantation bei Gefässdefekten 125.
Transportschienen Friedrichs, Femurfrakturenversorgung, provisorische, durch 89.
Traubenzuckerlösung, Wundbehandlung mit 5.
Trauma, Kriegstuberkulose und 645.
Tropfmethode Murphy-Katzensteins nach Blutungen 114.
Tuberkelbazillenuntersuchungen im Laboratorium 710.
Tuberkulose, (s. a. Kriegstuberkulose)
— Brustschüsse und 379.
— chirurgische, Lichtbehandlung CXI.
— Kriegeinwirkungen auf 535, 536, 626.
Tuberkuloseabteilung LXIII.
Tubulisation, Nerven- 328, 329, 330.
Turgeszenzverminderung, Kriegsstrapazen und 545, 549.
Typhus, s. a. Abdominaltyphus.
Typhusbazillenträger 710.
Typhusbazillenzüchtung aus dem Blute 708.
Typhus-Cholera-Mischimpfungen 590, 591.
Typhusschutzimpfungen (John) 581.
— Bazillenwirte und 514, 515.
— Bazillenzüchtung aus dem Blute und 572.
— Besredkasche Vakzine 570.
— Immunität und Reaktion 589.
— Impfstoffe verschiedener Herstellung 584.
— Literatur 593.

— negative Phase 573.
— Pfeiffer-Kollescher Impfstoff 569, 581.
— Reaktion nach 584.
— Simultanimpfungen 590, 591.
— Typhusverlauf unter Einwirkung der 572, 573.
— vergleichende Impfungen mit Pfeiffer-Kolles und Johans Impfstoff und deren Ergebnisse 587.
— Wertbestimmung verschiedener Impfstoffe 571, 585.
— Widalreaktion und 572.
— Wirkung und ihre Dauer 502, 504, 510, 573, 582, 583.
— Wrightscher Impfstoff 570, 581.
Typhusvakzine Besredkas, Herstellung 579.
Übergangsabteilung des Spitals LVII, CI.
Überhäutungsmittel 13.
Ulcus molle
— Behandlung 457.
— Statistisches 456.
Unterarmschussfrakturen,
— Behandlung 182.
— Häufigkeit 135.
Unterbindung von Gefässen 120.
Unterhaltung des Spitals CII.
Unteroffiziersinspektion XLVI.
Unterschenkel,
— Gehverband 409.
— Pyodermien 432.
Untersuchungszimmer LIX, LX.
Unterschenkelschussfrakturen,
— Behandlung 179.
— Häufigkeit 135.
Urethrotomia interna nach Schussverletzung 484.
Urinretention bei Querschnittsläsion des Rückenmarks 259.
Uveitis sympathica 479.
Vakzinetherapie des Abdominaltyphus 578.
Varix aneurysmaticus 116.
Venaesektion bei Kriegsnephritis 682.
Venerische Krankheiten (s. a. Geschlechtskrankheiten), Bekämpfung (Guszmann) 691.
Veranstaltungen im Spital, festliche, gesellige und gemeinnützige XXXI, XXXIV.
Verbände (Manninger) 398.
— Beugeapparat für Kniegelenkkontraktur 425, 426.
— Erfrierungen 446.
— Extensionsverbände 401.
— Extremität, obere 401.
— — untere 406.
— Fingerkontraktur 424.
— Gehgipsverband 406.
— Gipsverband 399.
— Hilfsplatz 84, 85, 86.
— Kieferbrüche 459.
— Kontrakturbehandlung 420.
— mobilisierende 419.
— Oberschenkelgehverband 412.
— offene Wundbehandlung 416.
— Sekretaufsaugung 417.
— Simons Streckapparat 408.
— Stützapparat gegen hängende Hand (Radialislähmung) 425.
— Unterschenkelgehverband 409.
— Wasserstoffsuperoxydspülung, beständige 418.
Verbandpäckchen 79.
Verbandplatz, Immobilisation, von Schussfrakturen auf dem 166, 167.
Verbandzimmer XXII, LIX.
Verbrennungen, Statistisches CXXXIV.
Verdauungsorgane (und annexe Organe), Krankheiten Statistisches, CXXXIII.
Verdauungsverfahren, Freundsches, bei Erfrierungen 446.
Vergiftungen, Statistisches CXXXIV.
Verlausung und deren Bekämpfung 429.

Verletzungen, s. a. Schusswunden, Wund-
— Erysipelas als Komplikation von 439.
— Kriegsschauplatz und CXXVI.
— Lokalisation CXXVIII.
— mehrfache CXXIX.
— Statistik (Parassin) CXXIII, CXXVI, CXXXIV.
— Waffengattung und CXXVII.
— Weichteil- (Ihrig) 93.
Vermis-Verletzungen 265, 266.
Verpflegungskosten für das Spital, Anteil des Militärärars XVIII.
Verpflegungstage CXXIII.
Vestibularer Reflexapparat, Struktur, Funktion und Symptomatologie 250, 251.
Vincentscher Impfstoff für Bauchtyphus 570.
Vorderschienen von Franz, Femurfrakturenversorgung, provisorische, durch 89.
Waffengattung,
— Gelenkinfektion und 222.
— Geschosswirkung und 96, 97.
— Infektion bei Schussfrakturen und 160.
— Nervenverletzung und 309.
— Schussfrakturen und 154.
— Verletzung und CXXVII.
Wärter, Schlafräume für XXIII.
Warteräume LXI.
Wäscheräume im Spital XXIII.
Wäscheversorgung XXIII.
Waschräume im Spital XXII, LIX.
Wassermanns Histopin bei Pyodermien 433.
Wassermannsche Reaktion,
— Durchführung ders. bei der Demobilisation 701.
— Prüfung ders. im Laboratorium 711.
Wasserstoffsuperoxyd,
— Gasganränbehandlung mit 23.
— Wundbehandlung mit 8, 13.
Wasserstoffsuperoxydspülung, ständige, bei Wunden 418.
Wasserverluste, Kriegsstrapazen und 544.
Weichteilnaht, primäre, auf dem Hilfsplatze 90.
Weichteilverletzungen (Ihrig) 93.
— Antisepsis und Asepsis 102.
— Behandlung 100, 103.
— Eiterungen, Behandlung 102.
— Frühoperation und Konservativismus 100, 101.
— Gesichtsschüsse 348.
— Infektion 94, 98.
— — Behandlung 103.
— Knochenbrüche und 158.
— Literatur 105.
— Mechanik der 96.
— Narbenbildung und 105.
— physikalische Heilfaktoren 105.
— Schmerzstillung 104.
— Statistik 94, 95.
— Wundheilung, Bedingungen ders. 97.
Weihnachtsfeier 1914 im Spital XXXI.
Weilsche Krankheit 654, 656.
Wernickes hemianopische Pupillenreaktion und ihr diagnostischer Wert 475.
Wernickesche Windung 273.
Wetol, Wundbehandlung mit 5, 13, 104.
Whilehouses Wundspülungen 5.
Widalreaktion
— bei Abdominaltyphus, diagnostischer Wert 505, 511, 572.
— im Laboratorium des Spitals 709, 712.
Widerstandsübungen, Wundbehandlung und 14.
Wilkinsons-Salbe bei Krätze 430.
Wirbelsäulenverletzung, Brustschüsse und 371.
Wirtschaftsamt, militärisches XLVI.
Wörterbuch mit Antworten in den verschiedenen Spra-

chen Oesterreich-Ungarns LXXXI.
Wrights Lymphlavage 5, 12.
Wundbakterienflora, Untersuchung ders. im Laboratorium 712.
Wundbehandlung,
— Asepsis (s. a. diese) in der 102.
— Bergmannsche 81.
— Literatur 54.
— Massen-, auf dem Hilfsplatz 80.
— Methode, im Spital geübte, der 103.
— offene CXI, 7, 13, 416.
— — ständige Spülung bei ders. 418.
— physikalische 6, 105.
— rationelle, und pyogene Infektion (Györki) 46, 53.
Wunden (s. a. Schusswunden, Verletzungen), Desinfizieren der, auf dem Hilfsplatz 82.
Wundexzision, Gasgangrän und 22, 23.
Wundheilung, Bedingungen ders. 97.
Wundinfektionen (s. a. Infektion)
— Behandlung 12, 13, 102, 103.
— Säuren und Alkalien in ihrer Wirkung auf 50, 51, 54.
— Sepsisbekämpfung 14, 15.
Wundöle, 5.
Wundspülung,
— ständige 418.
— Wrights 5.
Wundstarrkrampf (s. a. Tetanus) 24.
— Schutzimpfung 577.
Wundversorgung auf dem Hilfsplatz 80 ff.
Wurzelläsionen 254.
— Symptomatologie 243.
Wurzelschmerzen bei Caudaläsionen 257, 258.
Zahn- und Zahnfleischerkrankungen, Statistisches CXXXIII.
Zentralheizung des Spitals XXIII.
Zentralnervensystem, Verletzungen, und ihre topische Diagnostik (v. Reusz) 233.
— Acusticusstamm 265.
— Anästhesia dolorosa 235.
— Anästhesien 234.
— Apparate, zentrale, des Gehirns und Rückenmarks 238.
— Assoziationssystem der Hemisphaeren 249.
— Atrophien 235.
— Caudaläsionen 244.
— Conusläsionen 243, 255.
— Delirien 235.
— Entartungsreaktion 236.
— Ernährungsstörungen 235.
— Erregungssymptome 234.
— Exaltationszustände 235.
— Gehirnläsionen (s. a. diese), Symptomatologie 251.
— Halluzinationen 235.
— Hemianopsien 270.
— Hemiplegie, alternierende 264.
— — kontralaterale 265.
— Hemmungswirkung (-nerven) 235.
— Hirnnerven 264.
— Hirnschenkelläsionen 265.
— Hirnstamm 264.
— Hypästhesie 234.
— Hyperästhesien 234.
— Inaktivitätsatrophie 237.
— Kleinhirn 265.
— Kontrakturen 235.
— kortikobulbäre Bahnen der Hirnnerven 244.
— Krampferscheinungen 234.
— Lähmungssymptome 234.
— Muskelfasern, sekundäre Degeneration, 233.
— Muskelschwäche (-atonie, -parese und -paralyse) 234.
— Nervenfasern, Degeneration, sekundäre 233.
— — Regeneration 233, 234.
— Neuronenthorie 233.
— Oblongata 264.
— Opticusbahnen 244, 245, 270.
— Parästhesien 234.
— Pons 264.
— Projektionsbahnen, lange 244.
— Pyramidenbahnen 244, 245.
— Reflexapparate 238.

— — höhere 249.
— Rückenmarkläsionen (s. a. diese) Symptomatologie 251.
— Rückenmarksegment, Struktur, Funktion und Symptomatologie 238 ff.
— Sinnesorgane, Projektionsbahnen der 245.
— Spinomuskuläres Neuron 242, 244.
— Struktur des Systems und ihre Grundprinzipien 237.
— Wurzelläsionen 243, 254.
— zentripetale Bahnen 244, 245.
— Zuckungen, fibrilläre und faszikuläre 234.
Zentripetale Bahnen im Zentralnervensystem, Anordnung, Funktionen und Symptomatologie 244, 245.
Zervikalplexus, Lähmungen nach Halsschüssen 353.
Zervikalsegmente des Rückenmarks, Läsionen ders. 259.
Zimmerschmuck im Spital LXVII.
Zuckerbestimmungen im Laboratorium 711.
Zuckungen, fibrilläre und faszikuläre 234.
Zuppingers Extensionbehandlung bei Oberschenkelfrakturen 174.
Zwerfell-Lähmung bei Querschnittsläsionen des Rückenmarks 259.
Zwirnhandschuh-Mastisol-Extension bei Unterarmfrakturen 182.

KERTÉSZ JÓZSEF BUDAPEST 75/61